Protocolos Assistenciais
Clínica Obstétrica
FMUSP

6ª edição

HISTÓRICO EDITORIAL

1ª edição	janeiro de 1997
1ª reimpressão da 1ª ed.	novembro de 1997
2ª reimpressão da 1ª ed.	fevereiro de 1999
3ª reimpressão da 1ª ed.	julho de 2000
4ª rempressão da 1ª ed.	fevereiro de 2001
2ª edição	março de 2003
1ª reimpressão da 2ª ed.	novembro de 2003
2ª reimpressão da 2ª ed.	julho de 2005
3ª reimpressão da 2ª ed.	junho de 2006
3ª edição	julho de 2007
1ª reimpressão da 3ª ed.	fevereiro de 2008
2ª reimpressão da 3ª ed.	maio de 2009
3ª reimpressão da 3ª ed.	julho de 2010
4ª edição	novembro de 2011
1ª reimpressão da 4ª ed.	agosto de 2013
5ª edição	novembro de 2015
1ª reimpressão da 5ª ed.	dezembro de 2016
6ª edição	agosto de 2022

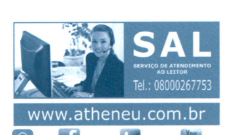

Protocolos Assistenciais Clínica Obstétrica FMUSP

6ª edição

Marcelo Zugaib
Professor Titular do Departamento de Obstetrícia e Ginecologia da Faculdade de Medicina da Universidade de São Paulo – FMUSP. Ex-Research Fellow em Medicina Reprodutiva da University of California – Los Angeles – EUA.

Rossana Pulcineli Vieira Francisco
Professora-Associada do Departamento de Obstetrícia e Ginecologia da Faculdade de Medicina da Universidade de São Paulo – FMUSP.

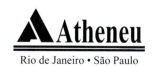

Rio de Janeiro • São Paulo

2022

EDITORA ATHENEU	São Paulo	—	Rua Maria Paula, 123 – 18º andar
			Tel.: (11) 2858-8750
			E-mail: atheneu@atheneu.com.br
	Rio de Janeiro	—	Rua Bambina, 74
			Tel.: (21) 3094-1295
			E-mail: atheneu@atheneu.com.br

CAPA: Equipe Atheneu

PRODUÇÃO EDITORIAL: EFE-PÊ Editoração

CIP-BRASIL. CATALOGAÇÃO NA PUBLICAÇÃO
SINDICATO NACIONAL DOS EDITORES DE LIVROS, RJ

Z86p
6. ed.

Zugaib, Marcelo
 Protocolos assistenciais : Clínica Obstétrica FMUSP/Marcelo Zugaib, Rossana Pulcineli Vieira Francisco. – 6. ed. – Rio de Janeiro: Atheneu, 2021.
 il. ; 21 cm.

 Inclui bibliografia e índice
 ISBN 978-65-5586-291-1

 1. Obstetrícia. 2. Medicina (Clínica Obstétrica). I. Francisco, Rossana Pulcineli Vieira. II. Título.

21-72499   CDD: 618.2
               CDU: 618.2

Camila Donis Hartmann – Bibliotecária – CRB-7/6472

09/08/2021   10/08/2021

ZUGAIB, M.; FRANCISCO, R. P. V.
Protocolos Assistenciais Clínica Obstétrica FMUSP – 6ª edição

© *Direitos reservados à EDITORA ATHENEU – Rio de Janeiro, São Paulo, 2022.*

Colaboradores

Adriana Lippi Waismann
Médica Assistente da Clínica Obstétrica da Faculdade de Medicina da Universidade de São Paulo – FMUSP. Mestre e Doutora em Obstetrícia e Ginecologia pela FMUSP.

Ana Claudia Rodrigues Lopes Amaral de Souza
Médica Assistente da Clínica Obstétrica do Hospital das Clínicas da Faculdade de Medicina da Universidade de São Paulo – HCFMUSP. Mestre em Obstetrícia e Ginecologia pela FMUSP.

Ana Maria da Silva Sousa
Doutoranda pela Universidade de São Paulo – USP. Mestre em Ciência e Saúde pela USP. Especialista em Obstetrícia pela Universidade Adventista de São Paulo – UNASP. Graduada em Enfermagem pela Universidade para o Desenvolvimento do Estado e da Região do Pantanal – UNIDERP.

Ana Maria Kondo Igai
Doutor em Obstetrícia e Ginecologia. Médico Assistente do Hospital das Clínicas da Faculdade de Medicina da Universidade de São Paulo – HCFMUSP.

Antonio Gomes de Amorim Filho
Médico Assistente da Clínica Obstétrica do Hospital das Clínicas da Faculdade de Medicina da Universidade de São Paulo – HCFMUSP. Especialista em Ginecologia e Obstetrícia – TEGO –, Medicina Fetal e Ultrassonografia em Ginecologia e Obstetrícia. Mestre em Imunologia e Microbiologia pela Universidade Federal de São Paulo – UNIFESP. Doutorando em Medicina pela USP.

Carolina Burgarelli Testa
Médica Assistente da Clínica Obstétrica do Hospital das Clínicas da Faculdade de Medicina da Universidade de São Paulo – HCFMUSP. Diretora Técnica da Enfermaria de Gestação de Alto Risco da Clínica Obstétrica do HCFMUSP. Especialista em Obstetrícia e Ginecologia pela Federação Brasileira das Associações de Ginecologia e Obstetrícia – FEBRASGO. Especialista em Infertilidade Conjugal e Reprodução Humana pela Santa Casa de São Paulo.

Cristiane de Freitas Paganoti
Médica Assistente da Clínica Obstétrica do Hospital das Clínicas da Faculdade de Medicina da Universidade de São Paulo – HCFMUSP. Mestre em Ciências pela FMUSP.

Danielle Domingues Mangabeira Albernaz
Médica Assistente da Clínica Obstétrica do Hospital das Clínicas da Faculdade de Medicina da Universidade de São Paulo – HCFMUSP.

Edécio Armbruster de Moraes
Graduação em Medicina pela Faculdade de Medicina do ABC – FMABC. Pós-Graduado pelo Institut für Humangenetik der Universität der Universität Göttingen, Alemanha. Doutor em Medicina pelo Institut für Humangenetik der Bayerische Universität Julius Maximilians der Universität Würzburg, Alemanha. Pós-Doutorado no Deutsches Krebsforschungszentrum – DKFZ (Centro Alemão de Pesquisa do Câncer) com o Professor Doutor Harald zur Hausen, Heidelberg, Alemanha. Médico Assistente, Disciplina Obstetrícia, do Hospital das Clínicas da Faculdade de Medicina da Universidade de São Paulo – HCFMUSP. Professor Assistente da FMABC.

Eliane Aparecida Alves
Doutora em Obstetrícia e Ginecologia pela Faculdade de Medicina da Universidade de São Paulo – FMUSP.

Eliane Azeka Hase
Médica Assistente da Clínica Obstétrica do Hospital das Clínicas da Faculdade de Medicina da Universidade de São Paulo – HCFMUSP. Doutor em Obstetrícia e Ginecologia pela FMUSP.

Fábio Roberto Cabar
Professor do Departamento de Obstetrícia e Ginecologia da Faculdade de Medicina da Universidade de São Paulo – FMUSP. Livre-Docente pela FMUSP. Diretor de *Compliance* do Hospital das Clínicas da FMUSP. Bacharel em Direito e Advogado pela Faculdade de Direito da USP.

Fabricio Marcondes Camargo
Mestrando do Programa de Pós-Graduação do Departamento de Obstetrícia do Hospital das Clínicas da Faculdade de Medicina da Universidade de São Paulo – HCFMUSP. Médico Assistente do Setor de Ecocardiografia Fetal da Clínica Obstétrica do HCFMUSP.

Colaboradores   vii

Fernanda Cristina Ferreira Mikami
Doutora em Ciências pela Faculdade de Medicina da Universidade de São Paulo – FMUSP. Médica Assistente da Clínica Obstétrica do Hospital das Clínicas – HC – da FMUSP. Supervisora do Ambulatório de Obstetrícia do HCFMUSP.

Fernanda Figueiredo de Oliveira
Mestre em Ciências Médicas (Obstetrícia e Ginecologia) pela Faculdade de Medicina da Universidade de São Paulo – FMUSP. Professora Assistente da Disciplina de Obstetrícia da Pontifícia Universidade Católica de São Paulo – PUC-SP. Especialista em Medicina Fetal pelo Hospital das Clínicas – HC – da FMUSP. Pós-Graduação em Cuidados Paliativos.

Fernanda Spadotto Baptista
Coordenadora do Ambulatório de Alto Risco da Clínica Obstétrica do Hospital das Clínicas da Faculdade de Medicina da Universidade de São Paulo – HCFMUSP. Assistente do Grupo de Hipertensão na Gestação da Clínica Obstétrica do HCFMUSP. Assistente do Grupo de Trombose e Trombofilias na Gestação da Clínica Obstétrica do HCFMUSP. Mestrado em Ginecologia e Obstetrícia pela FMUSP.

Fernando Souza Nani
Supervisor da Anestesia Obstétrica do Hospital das Clínicas da Faculdade de Medicina da Universidade de São Paulo – HCFMUSP.

Gilmar de Souza Osmundo Junior
Médico Assistente da Clínica Obstétrica do Hospital das Clínicas da Faculdade de Medicina da Universidade de São Paulo – HCFMUSP. Especialista em Sexologia pela Federação Brasileira das Associações de Ginecologia e Obstetrícia – FEBRASGO. Mestre em Obstetrícia e Ginecologia pela FMUSP.

Joelma Queiroz Andrade
Especialista em Ginecologista e Obstetrícia. Mestre e Doutora em Medicina pela Universidade de São Paulo – USP. Especialista em Medicina Fetal pela Federação Brasileira das Associações de Ginecologia e Obstetrícia – FEBRASGO. Médica Assistente da Clínica Obstétrica do Hospital das Clínicas da Faculdade de Medicina da Universidade de São Paulo – HCFMUSP.

Juliana Ikeda Niigaki
Médica Assistente da Clínica Obstétrica do Hospital das Clínicas da Faculdade de Medicina da Universidade de São Paulo – HCFMUSP. Mestre em Obstetrícia e Ginecologia pela FMUSP.

Lawrence Hsu Lin
Doutor em Obstetrícia e Ginecologia pela Faculdade de Medicina da Universidade de São Paulo – FMUSP, com Período Sanduíche no Brigham and Women's Hospital, Harvard Medical School, EUA.

Lécio Figueira Pinto
Neurologista do Grupo de Epilepsia e Coordenador do Ambulatório de Epilepsia de Adultos da Divisão de Clínica Neurológica do Hospital das Clínicas da Faculdade de Medicina da Universidade de São Paulo – HCFMUSP.

Marco Antonio Borges Lopes
Professor-Associado da Faculdade de Medicina da Universidade de São Paulo – FMUSP.

Marco Aurélio Knippel Galletta
Docente Doutor da Disciplina de Obstetrícia do Departamento de Obstetrícia e Ginecologia da Faculdade de Medicina da Universidade de São Paulo – FMUSP. Mestre e Doutor pela FMUSP. Responsável pelo Setor de Psicopatologia e Gravidez da Clínica Obstétrica do Hospital das Clínicas – HC – da FMUSP.

Maria Augusta Bento Cicaroni Gibelli
Doutora em Ciências da Saúde pela Faculdade de Medicina da Universidade de São Paulo – FMUSP. Especialização em Cuidados Paliativos pelo Instituto Sírio-Libanês de Ensino e Pesquisa – IEP-HSL. MBA em Gestão Hospitalar pela Fundação Getulio Vargas – FGV. Especialização em Educação em Saúde pelo Centro de Desenvolvimento de Educação Médica – CEDEM-FMUSP. Diretora Médica da Maternidade São Luiz Star – Rede D'Or.

Maria de Lourdes Brizot
Professora-Associada da Faculdade de Medicina da Universidade de São Paulo – FMUSP.

Maria Rita de Figueiredo Lemos Bortolotto
Mestre e Doutora pela Faculdade de Medicina da Universidade de São Paulo – FMUSP. Coordenadora do Centro Obstétrico da Clínica Obstétrica da FMUSP.

Mariana Vieira Barbosa
Médica Assistente da Clínica Obstétrica do Hospital das Clínicas da Faculdade de Medicina da Universidade de São Paulo – HCFMUSP.

Colaboradores ix

Mariane de Fatima Yukie Maeda
Médica Assistente da Clínica Obstétrica do Hospital das Clínicas da Faculdade de Medicina da Universidade de São Paulo – HCFMUSP. Mestre em Ciências pela FMUSP.

Mário Henrique Burlacchini de Carvalho
Professor-Associado Livre-Docente da Disciplina de Obstetrícia do Departamento de Obstetrícia e Ginecologia da Faculdade de Medicina da Universidade de São Paulo – FMUSP. Ex-*Research Fellow* do Harris Birthwright Centre for Fetal Medicine, King's College Hospital and School of Medicine, Londres.

Mario Macoto Kondo
Doutor em Obstetrícia e Ginecologia pela Faculdade de Medicina da Universidade de São Paulo – FMUSP. Médico Assistente da Clínica Obstétrica da FMUSP.

Mônica Fairbanks de Barros
Médica Assistente da Clínica Obstétrica do Hospital das Clínicas da Faculdade de Medicina da Universidade de São Paulo – HCFMUSP. Membro da Comissão de Aleitamento Materno da Federação Brasileira das Associações de Ginecologia e Obstetrícia – FEBRASGO.

Nathalia Bertolassi do Nascimento
Enfermeira do Hospital das Clínicas da Faculdade de Medicina da Universidade de São Paulo – HCFMUSP. Pós-Graduada em Cardiologia e Aperfeiçoamento em Cuidados Paliativos.

Nidia Denise Pucci
Nutricionista. Doutorado em Ciências pela Faculdade de Medicina da Universidade de São Paulo – FMUSP. Mestrado em Ciências pela FMUSP. Especialista em Fisiologia do Exercício e Educação em Saúde Pública. Especialista em Nutrição pela Associação Brasileira de Nutrição – Asbran. Especialista em Nutrição Parenteral e Enteral pela Sociedade Brasileira de Nutrição Parenteral e Enteral – SBNPE.

Nilton Hideto Takiuti
Mestrado e Doutorado pelo Departamento de Obstetrícia e Ginecologia da Faculdade de Medicina da Universidade de São Paulo – FMUSP. Médico Assistente da Clínica Obstétrica do Hospital das Clínicas da FMUSP.

Pedro Paulo Pereira
Diretor do Pronto-Socorro de Obstetrícia do Hospital das Clínicas da Faculdade de Medicina da Universidade de São Paulo – HCFMUSP. Assistente Doutor da Clínica Obstétrica do HCFMUSP.

Rafaela Alkmin da Costa
Doutora em Ciências pela Faculdade de Medicina da Universidade de São Paulo – FMUSP. Médica Assistente e Supervisora Técnica de Serviço da Divisão de Obstetrícia do Hospital das Clínicas – HC – da FMUSP.

Renata Bolibio
Psicóloga da Divisão de Psicologia do Hospital das Clínicas da Faculdade de Medicina da Universidade da São Paulo – HCFMUSP. Formação em Cuidados Paliativos pelo Hospital Sírio-Libanês – HSL.

Sckarlet Ernandes Biancolin Garavazzo
Médica Assistente da Clínica Obstétrica do Hospital das Clínicas da Faculdade de Medicina da Universidade de São Paulo – HCFMUSP. Especialista em Medicina Fetal e Mestre em Obstetrícia e Ginecologia pela FMUSP.

Seizo Miyadahira
Doutor em Obstetrícia pela Faculdade de Medicina da Universidade de São Paulo – FMUSP. Livre-Docente em Obstetrícia pela FMUSP. Coordenador do Setor de Avaliação da Vitalidade Fetal da Clínica Obstétrica do Hospital das Clínicas – HC – da FMUSP.

Silvio Martinelli
Assistente Doutor da Disciplina de Obstetrícia do Hospital das Clínicas da Faculdade de Medicina da Universidade de São Paulo – HCFMUSP. Professor Responsável pela Disciplina de Obstetrícia da Universidade Metropolitana de Santos – UNIMES.

Soubhi Kahhale
Professor-Associado, Livre-Docente da Faculdade de Medicina da Universidade de São Paulo – FMUSP.

Tatiana Assunção Zaccara
Médica Assistente da Clínica Obstétrica do Hospital das Clínicas da Faculdade de Medicina da Universidade de São Paulo – HCFMUSP.

Colaboradores

Tercília Virgínia Aparecida Barbosa
Assistente Social da Divisão de Serviço Social do Hospital das Clínicas da Faculdade de Medicina da Universidade de São Paulo – HCFMUSP. Formação em Serviço Social de Pediatria pelo Instituto da Criança – ICr – do HCFMUSP. Formação em Cuidados Paliativos pelo Hospital Sírio-Libanês – HSL.

Tiago Pedromonico Arrym
Médico Assistente da Clínica Obstétrica do Hospital das Clínicas da Faculdade de Medicina da Universidade de São Paulo – HCFMUSP.

Ursula Trovato Gomez
Médica Assistente da Clínica Obstétrica do Hospital das Clínicas da Faculdade de Medicina da Universidade de São Paulo – HCFMUSP. Mestra em Ciências pela FMUSP.

Venina Isabel Poço Viana Leme de Barros
Mestre e Doutora em Medicina pela Faculdade de Medicina da Universidade de São Paulo – FMUSP. Presidente da Comissão Nacional Especializada em Tromboembolismo na Mulher da Federação Brasileira das Associações de Ginecologia e Obstetrícia – FEBRASGO. Médica Assistente da Clínica Obstétrica do Hospital das Clínicas da Faculdades de Medicina da Universidade de São Paulo – HCFMUSP – Setor de Trombose e Trombofilias na Gravidez.

Veridiana Freire Franco
Médica Assistente da Clínica Obstétrica do Hospital das Clínicas da Faculdade de Medicina da Universidade de São Paulo – HCFMUSP.

Victor Bunduki
Médico Obstetra Especialista em Medicina Fetal e Ultrassonografia. Professor Livre-Docente Adjunto do Departamento de Obstetrícia e Ginecologia da Faculdade de Medicina da Universidade de São Paulo – FMUSP. Médico Assistente Estrangeiro da Universidade de Paris, França.

Victor Ishii
Médico Assistente da Clínica Obstétrica do Hospital das Clínicas da Faculdade de Medicina da Universidade de São Paulo – HCFMUSP.

Dedicatória

*A Paulo Goffi,
extraordinária figura humana,
pelo muito que fez para preservar
a verdadeira e boa Obstetrícia.*

Prefácio à Sexta Edição

A Escola Obstétrica da Faculdade de Medicina da Universidade de São Paulo (FMUSP) foi inaugurada pelo Prof. Dr. Sylvio Azambuja de Oliva Maya (1917-1924), liderada pelo Prof. Dr. Raul Carlos Briquet (1925-1953), mantida pelo Prof. Dr. Bussâmara Neme (1972-1985), e consolidada pelo Prof. Dr. Marcelo Zugaib (1985-).

Assumi a direção da Clínica Obstétrica da FMUSP no inverno de 1985. Decorridos 37 anos, surge a 6ª edição deste manual de normas assistenciais. O histórico editorial, que compreende seis edições (1997, 2003, 2007, 2011, 2015 e agora 2022) e 12 reimpressões, traduz a grande aceitação por aqueles que militam na assistência obstétrica e justifica plenamente a alegria e o orgulho de seus editores e colaboradores.

A criação deste manual-síntese esteve desde sempre entre os meus principais objetivos, pois o considerava viga-mestra para a consecução de todos os demais. Para tanto, a assistência obstétrica foi setorizada e suas respectivas responsabilidades, individualizadas. Protocolos foram definidos e por 12 anos exaustivamente testados até que no verão de 1997 a 1ª edição se materializou.

Esta obra teve e tem o propósito de alicerçar a síntese do entendimento obstétrico daquela que é a mais antiga escola obstétrica paulista. Cumpre realçar que a sucessão dos referidos e acima nominados professores permitiu a homogeneidade e a continuidade desse pensamento. O conteúdo permanece representando o resultado da fusão e da solidificação do conhecimento de todos aqueles que estiveram e estão em ação na Clínica Obstétrica desde seu surgimento.

O convívio diuturno com uma equipe fiel e dedicada permitiu-nos plasmar ideias que redundaram nestas linhas de ação. A todos, inclusive aos anônimos, nosso respeito e nosso reconhecimento. Enalteço o papel desses colaboradores na pessoa da Profa. Dra. Rossana Pulcineli Vieira Francisco, que coordenou os trabalhos desta edição.

O sucesso editorial deste manual não teria sido o mesmo, não fosse a coordenação do Prof. Roberto Eduardo Bittar, que esteve presente em todas as demais edições, com uma atuação fundamental. A ele, profissional leal, dedicado, detalhista, perfeccionista, dedico esta edição e devoto minha eterna gratidão.

São Paulo, inverno de 2022
Marcelo Zugaib

Prefácio à Quinta Edição

"E, por que não salientar, o justo orgulho de quem acompanha e vive o progresso contínuo da Clínica Obstétrica da FMUSP desde 1940, e vibra com ele." Assim, Neme encerrava o prefácio da 4ª edição na primavera de 2011.

Assumi a direção da Clínica Obstétrica da Faculdade de Medicina da Universidade de São Paulo no inverno de 1985. Decorridos 30 anos, surge a 5ª edição deste manual de normas assistenciais.

A Escola Obstétrica da Faculdade de Medicina da Universidade de São Paulo (FMUSP) foi inaugurada pelo Prof. Dr. Sylvio Azambuja de Oliva Maya (1917-1924), liderada pelo Prof. Dr. Raul Carlos Briquet (1925-1953), mantida pelo Prof. Dr. Bussâmara Neme (1972-1985), e definitivamente consolidada por seu sucessor Prof. Dr. Marcelo Zugaib (1985-).

Protocolos Assistenciais da Clínica Obstétrica da Faculdade de Medicina da Universidade de São Paulo teve e tem o objetivo de fixar no papel o manual-síntese do pensamento obstétrico, daquela que é a mais antiga escola obstétrica paulista.

Cumpre ressaltar que a sucessão dos referidos e acima nominados professores titulares permitiu a homogeneidade e continuidade desse pensamento.

Esta publicação sintetiza as orientações sugeridas pelo Corpo Clínico da referida Instituição. A todos, inclusive aos anônimos, nosso respeito e nossa gratidão.

Enalteço o papel desses colaboradores nas pessoas do Prof. Dr. Roberto Eduardo Bittar e da Profa. Dra. Rossana Pulcineli Vieira Francisco, que coordenaram os trabalhos desta edição.

O histórico editorial deste Manual, que compreende cinco edições (1997, 2003, 2007, 2011 e agora 2015) e 11 reimpressões, traduz a grande aceitação por aqueles que militam na assistência obstétrica e justifica plenamente a alegria e o orgulho de seus editores e colaboradores.

O conteúdo continua representando o resultado da fusão e da solidificação dos princípios de todos aqueles que estiveram e estão em ação na Clínica Obstétrica desde o seu surgimento.

No outono de 2015, a poucos meses de seu centenário, nos despedimos daquele que considero o responsável maior pela solidez e pela continuidade desta enorme riqueza cultural que é a Escola Obstétrica da Faculdade de Medicina da Universidade de São Paulo. A ele, mestre e amigo Bussâmara Neme, esta edição é dedicada.

"Reparta o seu conhecimento. É uma forma de alcançar a imortalidade."

Professor Bussâmara Neme, para mim, você é imortal.

São Paulo, primavera de 2015.
Marcelo Zugaib

Prefácio à Quarta Edição

É com muita alegria e até orgulho que, atendendo ao convite do Professor Dr. Marcelo Zugaib, prefacio a 4ª edição de *Protocolos Assistenciais da Clínica Obstétrica da Faculdade de Medicina da Universidade de São Paulo (FMUSP)*.

Publicação que encerra os conselhos e as orientações sugeridos pelo Corpo Clínico da referida Instituição, a sua leitura impressiona pela clareza e qualidade dos inúmeros temas nela contidos, todos, com certeza, endossados e sugeridos pelos seus editores, Marcelo Zugaib e Roberto Eduardo Bittar.

A Escola Obstétrica Paulista, inaugurada pelo Prof. Dr. Sylvio Maia (1924-1929), liderada pelo Prof. Dr. Raul Briquet (1925-1953), mantida pelo seu sucessor Prof. Dr. Bussâmara Neme (1972-1985) e agora pela gestão do Prof. Dr. Marcelo Zugaib, justifica por que me orgulho de prefaciar esta obra, cujo mérito, entre outras razões, deve-se à excelência e à qualificação científica do seu Corpo Clínico.

O histórico editorial de *Protocolos Assistenciais da Clínica Obstétrica da Faculdade de Medicina da Universidade de São Paulo*, iniciado em 1997, acrescido de duas reedições (2003 e 2007) e de dez reimpressões, traduz a excelência desta publicação, cuja aceitação nacional pelos que militam na Assistência Obstétrica justifica, plenamente, a alegria e o orgulho de seus editores e colaboradores. E, por que não salientar, o justo orgulho de quem acompanha e vive o progresso contínuo da Clínica Obstétrica da FMUSP, desde 1940, e vibra com ele.

Bussâmara Neme
Professor Titular de Obstetrícia da Faculdade de Medicina de Sorocaba (PUC) e da Faculdade Estadual de Campinas (Unicamp). Professor Emérito da Faculdade de Medicina de São Paulo (FMUSP) e da Unicamp.

Prefácio à Terceira Edição

Instado pelos editores de *Protocolos Assistenciais da Clínica Obstétrica da Faculdade de Medicina da Universidade de São Paulo (FMUSP)* para, de novo, prefaciá-lo, em sua terceira edição, confesso que gostaria de transcrever, *in totum*, as palavras com as quais tive a satisfação de prefaciar a sua segunda edição.

Acrescido de novos temas e, criteriosamente, atualizados os já apresentados em sua edição anterior, *Protocolos Assistenciais* apresenta-se como contribuição indispensável para o rápido conhecimento dos atuais e recentes avanços científicos, relacionados à assistência idônea, na vigência do ciclo gravídico-puerperal.

Os inúmeros temas ventilados (84) caracterizam-se pela leitura fácil e sintética. Entretanto, impressionam por serem atualizados e suficientemente completos. Daí, garantirem a seus consultores, residentes, médicos generalistas e, também, a obstetras menos afeitos a revisões da literatura especializada segurança e tranqüilidade durante os seus envolvimentos na assistência a gestantes, parturientes e puérperas.

Agrada-me, e muito, cumprimentar os seus editores e os inúmeros autores dos temas ventilados, pela excelência de suas respectivas contribuições. Todas elas, estou seguro, devidamente sancionadas por Marcelo Zugaib e Roberto Eduardo Bittar.

Em particular, desejo cumprimentar o professor Marcelo Zugaib, responsável pela formação tocológica dessa plêiade de colaboradores, que honra a Obstetrícia paulista e nacional.

São Paulo, inverno de 2007

Bussâmara Neme
Professor Titular de Obstetrícia da Faculdade
de Medicina de Sorocaba, PUC.
Professor Emérito das Faculdades de Medicina
da Universidade de São Paulo, USP
e de Campinas, UNICAMP

Prefácio à Segunda Edição

A rapidez com que se esgotaram a primeira edição e suas reimpressões, dos *Protocolos Assistenciais da Clínica Obstétrica da Faculdade de Medicina da Universidade de São Paulo (FMUSP)*, é demonstrativo do quanto a súmula de orientações sugeridas foi observada e aceita pela comunidade médica envolvida na assistência ao ciclo gravídico-puerperal.

A plêiade de jovens obstetras, responsáveis pela redação dos inúmeros capítulos, nela inseridos, sob a supervisão constante e criteriosa de Marcelo Zugaib e Roberto Eduardo Bittar, impressiona pela capacidade demonstrada de sintetizar normas assistenciais de patologias e situações complexas, tornando-as de fácil compreensão, além de corretamente atualizadas.

Na verdade, estudantes, residentes e médicos, em leitura rápida, encontrarão nos temas ventilados nesta publicação, as diretrizes básicas para exercerem e praticarem assistência obstétrica segura e atual.

Na condição de ex-professor titular dessa mesma Clínica Obstétrica, sinto-me orgulhoso ao comprovar a meritória evolução dessa Instituição que, em verdade, foi a "mãe" de todas as demais que existem no Estado de São Paulo.

São Paulo, verão de 2003

Bussâmara Neme
Professor Titular de Obstetrícia da Faculdade
de Medicina de Sorocaba, PUC.
Professor Emérito das Faculdades de Medicina
da Universidade de São Paulo, USP
e de Campinas, UNICAMP

Prefácio à Primeira Edição

Assumimos a direção da Clínica Obstétrica da Faculdade de Medicina da Universidade de São Paulo (FMUSP) em agosto de 1985. Decorridos dois lustros, surge este manual com normais assistenciais.

O convívio diuturno com uma equipe jovem e dedicada permitiu-nos plasmar idéias que, testadas e devidamente modificadas, redundaram nestas linhas de ação.

Enalteço o papel desses jovens assistentes na pessoa do Dr. Roberto Eduardo Bittar, que coordenou os trabalhos de edição desta coletânea de protocolos.

Fixar conceitos no papel tem, neste caso, objetivo de torná-los vulneráveis à crítica construtiva. É nosso propósito que esta seja obra inacabada e de muitos autores. A todos, principalmente os anônimos, nosso respeito e nossa gratidão.

"Para nós, um século é um dia e um dia é um século. Portanto, tudo pode ser totalmente mudado."

Marcelo Zugaib

Sumário

Parte 1 Avaliação Antenatal

1. Aspectos Nutricionais, *3*
   Mariane de Fatima Yukie Maeda
   Nidia Denise Pucci

2. Exercícios Físicos: Riscos e Benefícios, *19*
   Marco Antonio Borges Lopes

3. Imunizações, *31*
   Mariana Vieira Barbosa

4. Aconselhamento Genético, *45*
   Edécio Armbruster de Moraes

5. Assistência Pré-Natal, *65*
   Fernanda Cristina Ferreira Mikami
   Fernanda Spadotto Baptista
   Tatiana Assunção Zaccara

6. Riscos Teratogênicos, *77*
   Venina Isabel Poço Viana Leme de Barros

7. Parasitoses Intestinais, *87*
   Danielle Domingues Mangabeira Albernaz

8. Medicamentos para Uso Dermatológico, *93*
   Danielle Domingues Mangabeira Albernaz

9. Sexualidade e Gestação, *105*
   Gilmar de Souza Osmundo Junior

10. Ultrassonografia, *113*
    Victor Ishii
    Mário Henrique Burlacchini de Carvalho

11. Rastreamento das Anomalias Cromossômicas no Primeiro Trimestre, *121*
    Gilmar de Souza Osmundo Junior
    Maria de Lourdes Brizot

xxviii Protocolos Assistenciais

12. Malformações Fetais, *129*
Victor Bunduki
Mariane de Fatima Yukie Maeda

13. Rastreamento e Diagnóstico dos Defeitos do Tubo Neural, *139*
Victor Bunduki

14. Ecocardiografia Fetal, *145*
Fabricio Marcondes Camargo
Marco Antonio Borges Lopes

15. Procedimentos Invasivos, *159*
Marco Antonio Borges Lopes
Sckarlet Ernandes Biancolin Garavazzo

16. Vitalidade Fetal, *173*
Seizo Miyadahira

17. Cuidados Paliativos em Medicina Fetal, *195*
Joelma Queiroz Andrade
Nathalia Bertolassi do Nascimento
Tercília Virgínia Aparecida Barbosa
Renata Bolibio
Fernanda Figueiredo de Oliveira
Maria Augusta Bento Cicaroni Gibelli

18. Cirurgias Fetais, *199*
Antonio Gomes de Amorim Filho
Mário Henrique Burlacchini de Carvalho
Sckarlet Ernandes Biancolin Garavazzo
Victor Bunduki

Parte 2 Intercorrências Clínicas

19. Anemias, *209*
Ana Maria Kondo Igai

20. Lúpus Eritematoso Sistêmico, *227*
Joelma Queiroz Andrade
Adriana Lippi Waismann

21. Trombofilias, *235*
Fernanda Spadotto Baptista
Ana Maria Kondo Igai

Sumário **xxix**

22. **Profilaxia Antitrombótica, *247***
Venina Isabel Poço Viana Leme de Barros

23. **Tromboembolismo Venoso – Diagnóstico e Tratamento, *257***
Venina Isabel Poço Viana Leme de Barros
Maria Rita de Figueiredo Lemos Bortolotto

24. **Cardiopatias, *265***
Carolina Burgarelli Testa
Maria Rita de Figueiredo Lemos Bortolotto

25. **Nefropatias, *281***
Soubhi Kahhale
Nilton Hideto Takiuti

26. **Hipertensão Arterial Crônica, *289***
Maria Rita de Figueiredo Lemos Bortolotto
Marcelo Zugaib

27. **Diabetes *Mellitus* Tipo 1, *301***
Rafaela Alkmin da Costa
Rossana Pulcineli Vieira Francisco

28. **Diabetes *Mellitus* Tipo 2, *313***
Cristiane de Freitas Paganoti
Rossana Pulcineli Vieira Francisco

29. **Manejo da Hipoglicemia e da Cetoacidose Diabética, *321***
Cristiane de Freitas Paganoti
Rafaela Alkmin da Costa

30. **Obesidade, *329***
Cristiane de Freitas Paganoti

31. **Gestação após Cirurgia Bariátrica, *337***
Cristiane de Freitas Paganoti
Ana Maria Kondo Igai

32. **Disfunções Tireoidianas, *343***
Fernanda Cristina Ferreira Mikami
Rossana Pulcineli Vieira Francisco

33. **Doenças Respiratórias, *359***
Gilmar de Souza Osmundo Junior

34. **Colestase Gravídica, *373***
Marco Aurélio Knippel Galletta

XXX Protocolos Assistenciais

35. Epilepsia, *381*
Danielle Domingues Mangabeira Albernaz
Lécio Figueira Pinto

36. Toxoplasmose, *387*
Antonio Gomes de Amorim Filho
Joelma Queiroz Andrade

37. Rubéola, *395*
Joelma Queiroz Andrade

38. COVID-19, *401*
Rossana Pulcineli Vieira Francisco

39. Hepatites Virais, *413*
Joelma Queiroz Andrade

40. Infecção pelo Vírus da Imunodeficiência Humana, *421*
Gilmar de Souza Osmundo Junior

41. Infecções Sexualmente Transmissíveis na Gestação, *435*
Gilmar de Souza Osmundo Junior
Antonio Gomes de Amorim Filho
Joelma Queiroz Andrade

42. Infecção do Trato Urinário, *449*
Eliane Azeka Hase

43. Infecção pelo Papilomavírus Humano e Carcinoma de Colo Uterino, *457*
Eliane Azeka Hase
Victor Ishii

44. Infecção por Estreptococo do Grupo B, *471*
Carolina Burgarelli Testa
Veridiana Freire Franco

45. Câncer de Mama, *479*
Eliane Azeka Hase

46. Depressão na Gravidez, *485*
Marco Aurélio Knippel Galletta

47. Distúrbios Psiquiátricos durante a Gravidez, *503*
Marco Aurélio Knippel Galletta

Sumário **xxxi**

Parte 3 Intercorrências Obstétricas

48. Hiperêmese Gravídica, 525
Marco Aurélio Knippel Galletta

49. Doença Trofoblástica Gestacional, 535
Lawrence Hsu Lin
Tiago Pedromonico Arrym

50. Gravidez Ectópica, 545
Fábio Roberto Cabar
Pedro Paulo Pereira

51. Gravidez de Localização Desconhecida, 553
Pedro Paulo Pereira

52. Abortamento, 559
Ursula Trovato Gomez
Pedro Paulo Pereira

53. Aborto Retido, 569
Ursula Trovato Gomez
Pedro Paulo Pereira

54. Aborto Habitual, 573
Antonio Gomes de Amorim Filho
Mário Henrique Burlacchini de Carvalho
Mônica Fairbanks de Barros

55. Incompetência Cervical, 581
Mário Henrique Burlacchini de Carvalho
Antonio Gomes de Amorim Filho

56. Prolapso de Cordão, 591
Mariana Vieira Barbosa
Maria Rita de Figueiredo Lemos Bortolotto

57. Óbito Fetal, 597
Marco Antonio Borges Lopes

58. Polidrâmnio, 607
Ana Claudia Rodrigues Lopes Amaral de Souza
Rafaela Alkmin da Costa

59. Restrição do Crescimento Fetal, 613
Silvio Martinelli

xxxii Protocolos Assistenciais

60. Prevenção da Prematuridade, *627*
Mário Henrique Burlacchini de Carvalho
Antonio Gomes de Amorim Filho

61. Trabalho de Parto Prematuro, *635*
Mário Henrique Burlacchini de Carvalho
Antonio Gomes de Amorim Filho

62. Gemelidade, *645*
Sckarlet Ernandes Biancolin Garavazzo
Ursula Trovato Gomez

63. Rotura Prematura das Membranas Ovulares, *665*
Marco Aurélio Knippel Galletta

64. Infecção Intra-Amniótica, *679*
Marco Aurélio Knippel Galletta

65. Diabetes *Mellitus* Gestacional, *685*
Rafaela Alkmin da Costa
Cristiane de Freitas Paganoti
Rossana Pulcineli Vieira Francisco

66. Pré-Eclâmpsia, *697*
Eliane Aparecida Alves
Fernanda Spadotto Baptista
Marcelo Zugaib

67. Eclâmpsia, *707*
Eliane Aparecida Alves
Fernanda Spadotto Baptista
Marcelo Zugaib

68. Síndrome HELLP, *713*
Nilton Hideto Takiuti
Marcelo Zugaib

69. Aloimunização Rh, *721*
Sckarlet Ernandes Biancolin Garavazzo
Veridiana Freire Franco

70. Placenta Prévia, *729*
Eliane Azeka Hase
Mario Macoto Kondo

71. Descolamento Prematuro de Placenta, *737*
Silvio Martinelli

Sumário **xxxiii**

72. **Pós-Datismo, *743***
Seizo Miyadahira

73. **Sepse e Choque Séptico, *749***
Tiago Pedromonico Arrym
Pedro Paulo Pereira

Parte 4 Parto e Puerpério

74. **Plano de Parto, *761***
Rossana Pulcineli Vieira Francisco
Mariana Vieira Barbosa
Maria Rita de Figueiredo Lemos Bortolotto
Fernanda Spadotto Baptista
Ana Maria da Silva Sousa
Carolina Burgartelli Testa

75. **Maturação Cervical, *771***
Rossana Pulcineli Vieira Francisco
Maria Rita de Figueiredo Lemos Bortolotto

76. **Indução do Parto, *777***
Rossana Pulcineli Vieira Francisco
Maria Rita de Figueiredo Lemos Bortolotto

77. **Assistência ao Parto, *783***
Maria Rita de Figueiredo Lemos Bortolotto
Mario Macoto Kondo

78. **Cesárea, *789***
Juliana Ikeda Niigaki
Maria Rita de Figueiredo Lemos Bortolotto
Mario Macoto Kondo

79. **Parto Operatório – Fórcipe, *799***
Maria Rita de Figueiredo Lemos Bortolotto
Juliana Ikeda Niigaki

80. **Monitoração Fetal Intraparto, *805***
Rossana Pulcineli Vieira Francisco

81. **Distocia Funcional, *821***
Rossana Pulcineli Vieira Francisco
Marcelo Zugaib

82. **Parto Pélvico, *827***
Mario Macoto Kondo

xxxiv Protocolos Assistenciais

83. Distocia do Biacromial, *831*
Veridiana Freire Franco

84. Analgesia e Anestesia para o Parto, *837*
Fernando Souza Nani

85. Hemorragias de Terceiro e Quarto Períodos, *845*
Cristiane de Freitas Paganoti

86. Acretismo Placentário, *853*
Mario Macoto Kondo

87. Infecção Puerperal, *859*
Tiago Pedromonico Arrym
Pedro Paulo Pereira

88. Complicações da Cicatriz Cirúrgica, *867*
Tiago Pedromonico Arrym
Pedro Paulo Pereira

89. Estímulo e Inibição da Lactação, *879*
Mônica Fairbanks de Barros

90. Mastite, *889*
Mônica Fairbanks de Barros

91. Depressão Pós-Parto e Outros Distúrbios Psiquiátricos Puerperais, *895*
Marco Aurélio Knippel Galletta

Índice Remissivo, *905*

Parte 1

Avaliação Antenatal

capítulo 1

Aspectos Nutricionais

Mariane de Fatima Yukie Maeda
Nidia Denise Pucci

A gravidez, como um processo biológico de maior sobrecarga fisiológica, impõe um aumento das necessidades nutricionais a fim de suprir todas as demandas da mãe e do feto, além de promover o aumento da massa de tecido ativo (fetal, placentário e materno) e dos trabalhos cardiovascular, respiratório e metabólico. Dessa forma, a intervenção nutricional tem por objetivo promover aumento ponderal suficiente para garantir o crescimento fetal e a manutenção de peso adequado para a gestante, evitando riscos à sua saúde.

A relação entre a dieta materna e as condições do recém-nascido, principalmente o baixo peso ao nascer, foi evidenciada em trabalhos clínicos e experimentais. Grupos vulneráveis podem apresentar maior risco nutricional, devendo receber atenção diferenciada e intervenção nutricional precoce.

A nutrição pré-natal exerce impacto significativo na saúde da mãe e do feto, em curto e longo prazos, e o estado nutricional materno deve ser avaliado desde o período pré-concepcional, a fim de promover mudanças apropriadas nos hábitos alimentares, tanto na gravidez como no período de lactação.

Alimentação Equilibrada

Além de equilibrada, a alimentação da gestante deve ser diversificada para que o aporte de nutrientes esteja em conformidade com as recomendações.

Na pirâmide alimentar clássica, os alimentos são classificados em quatro níveis, de acordo com suas funções: energéticos (carboidratos), que consistem em pães, cereais, arroz e massas; reguladores, representados por verduras, legumes e frutas; construtores (proteicos), como leite e derivados, carnes, peixes, ovos e leguminosas; e energéticos extras, que correspondem aos óleos, às gorduras e aos açúcares. Sabe-se que cada grupo de alimentos fornece nutrientes específicos e um grupo não substitui o outro. Assim, a dieta deve valorizar alimentos funcionais, ou seja, aqueles que exerçam funções importantes como fornecer a quantidade de proteínas recomendada e o aporte de vitaminas e sais minerais para a prevenção de deficiências.

Na pirâmide alimentar, verifica-se o número de porções de cada grupo para se obter uma alimentação equilibrada e um ganho de peso adequado durante a gestação (Figura 1.1). Salienta-se que o consumo de alimentos ricos em cálcio e ferro deve ser incentivado a fim de atingir as recomendações diárias de 1.000-1.300 mg e 27 mg desses minerais, respectivamente.

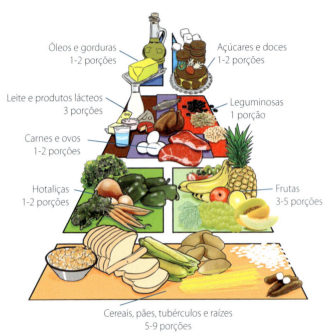

Figura 1.1 – Pirâmide alimentar: guia para escolha dos alimentos.

Diagnóstico e Acompanhamento do Estado Nutricional

Na primeira consulta de pré-natal, a avaliação nutricional da gestante permite conhecer seu estado nutricional e subsidia a previsão de ganho de peso até o fim da gestação. Essa avaliação é feita com base em dados antropométricos como peso e altura, por meio do cálculo do índice de massa corpórea (IMC) obtido pela seguinte fórmula:

$$IMC = \frac{Peso\ (kg)}{Altura\ ao\ quadrado\ (kg/m^2)}$$

O ideal é que no diagnóstico inicial da gestante seja obtido o IMC pré-gestacional ou que o IMC seja calculado a partir de medição realizada até a 13ª semana gestacional. Caso isso não seja possível, deve-se considerar os dados da primeira consulta de pré-natal, mesmo que seja em idade gestacional mais avançada.

Uma das limitações para a utilização do IMC durante a gestação é que não existe ainda uma curva de referência brasileira de valores de IMC por idade gestacional. Enquanto essa situação permanece, recomenda-se utilizar a curva de Atalah, que foi construída para a população de gestantes do Chile. De acordo com essa tabela, uma gestante com IMC < 20 kg/m² no primeiro trimestre tem baixo peso; IMC 20-25 kg/m² é classificado como adequado; IMC > 25 kg/m² como sobrepeso; e IMC > 30 kg/m² é classificado como obesidade (Figura 1.2).

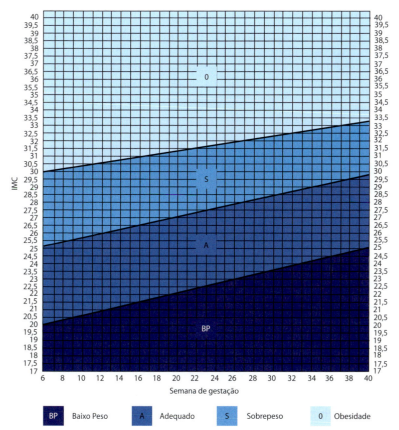

Figura 1.2 – Gráfico para acompanhamento nutricional da gestante (IMC em função da idade gestacional), de acordo com a curva de Atalah (1997). IMC: Índice de massa corpórea.

6 Protocolos Assistenciais

Para gestantes adolescentes, a classificação do estado nutricional deveria ser específica, já que muitas dessas pacientes estão em fase de crescimento e de mudanças biológicas. No entanto, essa mesma classificação pode ser usada desde que a interpretação dos achados seja flexível e que se considere as características próprias do grupo. Para adolescentes cuja gestação ocorreu 2 ou mais anos após a menarca (em geral, acima dos 15 anos de idade), a interpretação dos achados é equivalente à das adultas. Para as que engravidaram menos de 2 anos após a menarca, é provável que muitas sejam classificadas como baixo peso. Nessas situações, é importante acompanhar a tendência do IMC materno, que deverá ser ascendente, pois há risco de comprometimento nutricional.

◗ Ganho de Peso Materno

O ganho de peso materno total é estimado em função do estado nutricional calculado na primeira consulta de pré-natal: para cada situação – baixo peso, adequado, sobrepeso ou obesidade –, recomenda-se um limite para o ganho ponderal conforme descrito na Tabela 1.1.

Tabela 1.1 – Ganho de peso materno recomendado (kg) na gestação, segundo o estado nutricional inicial

Estado nutricional (IMC)	Ganho de peso total (kg) no 1º trimestre	Ganho de peso semanal médio (kg) no 2º e 3º trimestres	Ganho de peso total (kg)
Baixo peso	2,3	0,5	12,5-18,0
Adequado	1,6	0,4	11,5-16,0
Sobrepeso	0,9	0,3	7,0-11,5
Obesidade	–	0,3	5,0-9,0

Fonte: Adaptada do Ministério da Saúde (2010) e Institute of Medicine (2009).

Acompanhar o ganho de peso fetal por meio da ultrassonografia obstétrica pode auxiliar na revisão da conduta do nutricionista durante a gestação, possibilitando a readequação do aporte calórico e proteico da gestante a cada trimestre a fim de auxiliar no ganho de peso fetal.

Gestantes obesas muitas vezes apresentam perda de peso durante a gestação, no entanto, é importante desencorajar o emagrecimento mesmo nesse grupo de pacientes. Deve haver um ganho em conformidade com a Tabela 1.1 e a alimentação deve ser adequada para atender às necessidades calóricas e de nutrientes.

Gestantes adolescentes com sobrepeso e obesidade estão vulneráveis aos mesmos riscos das gestantes adultas quando as recomendações de ganho de peso são ultrapassadas. Na prática, observa-se que um ganho de peso total superior a 13 kg, mesmo com IMC pré-gestacional abaixo da eutrofia, pode contribuir para o aparecimento de complicações como o diabetes *mellitus* gestacional.

▶ Necessidades Calóricas e Suplementação

No primeiro trimestre gestacional, as necessidades energéticas são as mesmas de uma mulher não gestante, isto é, de aproximadamente 2.000 kcal/dia (1.800-2.200 kcal/dia). No segundo e terceiro trimestres, são necessárias cerca de 340-450 kcal adicionais para suprir as necessidades calóricas gestacionais. Há alguns fatores que devem ser considerados para o cálculo das necessidades energéticas individuais, como idade, peso pré-gestacional, estatura, estado nutricional, atividade física, entre outros. Na lactação, por exemplo, o acréscimo deve ser de cerca de 500 kcal/dia.

Para gestantes com IMC fora dos limites adequados, as necessidades nutricionais podem ser diferenciadas. A ingestão calórica diária recomendada para mulheres eutróficas é de 30-36 kcal/kg de peso; para mulheres com peso pré-gestacional superior a 120% acima do peso ideal, é de 24 kcal/kg; e para mulheres abaixo de 90% do peso ideal, é de 36-40 kcal/kg. Adolescentes eutróficas ou com baixo peso devem ingerir 40-50 kcal/kg. A oferta energética pode ser ajustada com base no monitoramento de parâmetros metabólicos maternos, ganho de peso e desenvolvimento fetal.

Na Tabela 1.2, é apresentada uma sugestão de cardápio com base em uma dieta de 2.000 kcal. A lista de equivalência de porções está representada na Tabela 1.3.

Macronutrientes

• Carboidratos

Os carboidratos compõem a principal fonte energética para o organismo materno. A recomendação diária de glicídios é de 175 g/dia, superior aos 130 g/dia para mulheres não gestantes. A ingesta deve corresponder a 45-65% da composição nutricional diária, distribuídos ao longo de 6 refeições. Deve-se estimular o consumo de carboidratos integrais e de baixo índice glicêmico, como os legumes e cereais integrais.

8 Protocolos Assistenciais

Tabela 1.2 – Cardápio de 2.000 kcal

Desjejum	• Laticínios (leite desnatado, iogurte ou queijo branco magro) – 1 copo de 240 mL • 2 fatias de pão integral *light* (de preferência) ou pão francês – 1 unidade • Margarina *light* sem sal – 2 pontas de faca • Linhaça – 1 colher de sobremesa
Lanche matinal	• 1 fruta ou 1 copo de leite ou iogurte desnatado
Almoço	• Salada de verduras cruas – 1 prato raso cheio • Azeite ou óleo de soja – 1 fio e limão • Arroz integral ou branco, ou massas simples – 6 colheres de sopa • Feijão – ½ concha • Legumes (abobrinha ou cenoura ou outro) – 4 colheres de sopa (crus, de preferência) • Carne vermelha grelhada (1 bife médio), ovo, ou peixe ou frango grelhado, assado ou cozido • Sobremesa – 1 fruta (com casca e bagaço)
Lanche da tarde	• Idem ao desjejum, com meia porção de pão ou 1 fruta pequena
Jantar	• Salada de verduras cruas – 1 prato de sobremesa cheio • Azeite ou óleo de soja – 1 fio e limão • Arroz integral ou branco, ou massas simples – 6 colheres de sopa • Feijão, lentilha, ervilha ou soja – ½ concha • Legumes (cenoura ou outro) – 4 colheres de sopa • Filé de peixe grelhado – 1 unidade média • Sobremesa – 1 fruta
Ceia ou lanche noturno	• Mingau de aveia • 1 fruta ou 1 copo de leite ou iogurte desnatado • 2 torradas integrais
Água	• Mínimo 2 litros ao dia ou 8 copos

- ## Proteínas

A ingestão de proteínas na gestação é importante para aumentar a síntese proteica materna, garantindo aumento da volemia e do tecido materno, como o útero e as mamas, e a formação dos tecidos fetais e placentários. A recomendação proteica é de 1,0-1,2 g/kg/dia, correspondendo a 10-35% do total do aporte calórico diário. Para gestantes adolescentes, recomenda-se, em média, 1,5 g de proteína/kg de peso corporal/dia.

- ## Gorduras

O metabolismo das gorduras encontra-se alterado na gravidez. A hiperlipidemia transitória materna é comum, com tendência ao aumento dos ácidos graxos livres, triglicérides e colesterol, principalmente no final da gestação. A ingestão materna de ácidos graxos poli-insaturados (LC-PUFA), principalmente o ácido docosaexaenoico (DHA) e o ácido eicosapentaenoico (EPA), presentes nos

Capítulo 1 Aspectos Nutricionais **9**

Tabela 1.3 – Lista de equivalência dos grupos alimentares em porções

	Quantidades equivalentes a uma porção
Cereais	▪ 1 pão francês ou 2 fatias de pão de forma ▪ 4 colheres de sopa de arroz, massas ou batata
Hortaliças	▪ 2 colheres de sopa de beterraba crua ▪ 3 fatias de tomate ▪ 4 folhas de alface ou folhas verde-escuras (escarola, couve etc.)
Frutas	▪ 1 banana ▪ ½ maçã ▪ 1 laranja ▪ ½ copo de suco de laranja
Carnes ou ovos	▪ 1 filé grelhado ▪ 1 fatia de carne bovina ou filé de frango ▪ 2 ovos
Leguminosas	▪ 1 concha de feijão ▪ 2 colheres de sopa de lentilha/ervilha
Leite e derivados	▪ 1 copo de leite ou iogurte natural ▪ 1 ½ fatia de queijo minas
Óleo e gorduras	▪ 1 colher de sopa de óleo (soja) ou azeite ▪ ½ colher de sopa de margarina sem sal

peixes de águas marinhas frias e profundas, tem se mostrado importante para o desenvolvimento neurológico fetal. Além disso, há evidências de que uma dieta rica em ômega 3 poderia trazer benefícios como a redução da prematuridade e aumento do peso no nascimento.

As principais fontes de DHA e EPA são as algas e peixes como salmão, atum, sardinha e pescada, porém, por conta do risco de intoxicação pelo mercúrio, deve-se limitar o consumo a 2 porções semanais. Não existe consenso sobre a dose ideal a ser consumida pelas gestantes, por isso a suplementação de ômega 3 deve ser restrita às pacientes com baixa ingesta de pescados, principalmente no terceiro trimestre.

- ## Vitaminas e sais minerais

Uma dieta equilibrada é capaz de suprir grande parte dos micronutrientes essenciais durante o período gestacional, no entanto, ajustes individuais podem ser necessários de acordo com as particularidades do estado nutricional e da ingestão calórica das pacientes. Naquelas com consumo diário inferior a 2.000 kcal/dia, adolescentes, pós-cirurgia bariátrica, ou com náuseas e vômitos persistentes, faz-se necessário o uso de suplementação vitamínica para atingir as recomendações diárias (Tabela 1.4). Nas Tabelas 1.5 e 1.6, são apresentados exemplos das fontes alimentares das principais vitaminas e minerais.

10 Protocolos Assistenciais

Tabela 1.4 – Recomendações nutricionais diárias para a mulher

Nutrientes	Gravidez		Lactação	
	Adolescente	Adulta	Adolescente	Adulta
Proteínas (g)	71	71	71	71
Carboidratos (g)	175	175	210	210
Cálcio (mg)	1.300	1.000	1.300	1.000
Fósforo (mg)	1.250	700	1.250	700
Magnésio (mg)	400	360	360	320
Ferro (mg)	27	27	10	9
Zinco (mg)	12	11	13	12
Iodo (mcg)	220	220	290	290
Tiamina (mg)	1,4	1,4	1,4	1,4
Riboflavina (mg)	1,4	1,4	1,6	1,6
Niacina (mg)	18	18	17	17
Vitamina B6 (mg)	1,9	1,9	2,0	2,0
Ácido fólico (mcg)	600	600	500	500
Vitamina B12 (mcg)	2,6	2,6	2,8	2,8
Selênio (mcg)	60	60	70	70
Vitamina A (mcg)	750	770	1.200	1.300
Vitamina D (mcg)	15	15	15	15
Vitamina E (mg)	15	15	19	19
Vitamina C (mg)	80	85	115	120
Vitamina K (mcg)	75	90	75	90
Fibras (g)	28	28	29	29

Fonte: Retirada de Dietary Recommended Intakes DRI (2011).

Tabela 1.5 – Vitaminas e fontes alimentares

Vitaminas	Fontes
Vitamina B6 (piridoxina)	Grãos integrais, germe de trigo, miúdos, legumes
Vitamina B9 (ácido fólico)	Espinafre, nozes, cereais integrais, lentilha, ovos
Vitamina C (ácido ascórbico)	Frutas cítricas (limão, laranja, acerola, quiuí)
Vitamina B12 (cianocobalamina)	Carnes, peixes, frutos do mar, ovos, leite
Vitamina A (retinol e carotenoides)	Carnes e produtos de origem animal (ovos, leite, fígado), hortaliças escuras ou amarelo-alaranjadas, óleo de fígado de peixe
Vitamina D (calciferol)	Peixes e óleo de fígado de bacalhau

Capítulo 1 Aspectos Nutricionais 11

Tabela 1.6 – Minerais e fontes alimentares

Minerais	Fontes
Ferro	Carnes vermelhas e brancas, leguminosas, vegetais verde-escuros
Zinco	Leguminosas, carnes em geral
Cálcio	Leite e derivados, gergelim, couve
Fósforo	Carnes, ovos, leite e derivados, alimentos integrais

Vitaminas

• Ácido fólico (vitamina B9)

O ácido fólico é elemento essencial no processo de multiplicação celular, participando do aumento no número de eritrócitos e no volume uterino, bem como no crescimento da placenta e do feto. Atua como coenzima no metabolismo de aminoácidos e na síntese de ácidos nucleicos (DNA e RNA). É, portanto, elemento vital para a divisão celular e a síntese proteica. Logo, existe reconhecida demanda desse nutriente nos períodos de rápida divisão celular e crescimento fetal, bem como para suprir as modificações do organismo materno.

A dieta habitual fornece em torno de 0,25 mg/dia de folatos, quantidade insuficiente para a prevenção dos defeitos abertos do tubo neural (DTN). A suplementação é necessária no período periconcepcional e a dose recomendada é de 0,4-0,8 mg/dia, iniciando-se 1-3 meses antes da concepção. Essa suplementação deve ser mantida pelo menos até a 12ª semana de gestação, podendo-se estender até o término dela. Pacientes com alto risco de DTN se beneficiam do uso de doses maiores de ácido fólico (4 mg/dia), além do incentivo da ingestão de alimentos-fonte (Tabela 1.5). São consideradas pacientes de risco as diabéticas pré-gestacionais, aquelas em uso de medicamentos antagonistas do folato como os anticonvulsivantes e com histórico de DTN em gestações anteriores.

• Cianocobalamina (vitamina B12)

A vitamina B12 atua na formação de hemácias, na síntese de DNA e no equilíbrio do sistema nervoso, sendo essencial para a síntese de proteínas, fosfolipídios e neurotransmissores. Portanto, frente a situações de risco de deficiência, seja por baixa ingesta ou má absorção, sugere-se a suplementação. As principais fontes alimentares são os alimentos de origem animal, portanto, pacientes com restrição dietética como as veganas também merecem atenção.

12 Protocolos Assistenciais

Entre as causas de má absorção, sobressai a redução da secreção de ácido pelo estômago e da produção do fator intrínseco, situações comuns em pacientes submetidos à cirurgia bariátrica. A suplementação de vitamina B12 pode ser realizada na forma oral (1 mg/dia) ou injetável (1 mg, IM, realizada mensalmente).

• **Ácido ascórbico (vitamina C)**

A vitamina C é fundamental para a formação do colágeno, que compõe a pele, os ossos, a cartilagem e os vasos sanguíneos, além de auxiliar na absorção de ferro e fortalecer o sistema imunológico. Como a vitamina C não pode ser armazenada no organismo, é importante que ela seja consumida diariamente. De modo geral, a dieta é suficiente para suprir as necessidades diárias durante a gestação, e sua suplementação não está indicada.

• **Calciferol (vitamina D)**

A deficiência da vitamina D é comum no mundo e relaciona-se com a exposição à luz solar, a cor da pele e a ingestão de fontes dessa vitamina. Não existem informações suficientes para recomendar a suplementação universal de vitamina D na gestação. Sugere-se suplementar 200-400 UI/dia (5-10 mcg/dia) para todas as mulheres em idade reprodutiva, inclusive na gravidez e na lactação, que estiverem sob risco de hipovitaminose D, como nos casos de baixa exposição solar. Se houver hipovitaminose D prévia, a suplementação com multivitamínicos não é suficiente para a correção e nem para prevenir a ocorrência de deficiência neonatal de vitamina D, sendo necessárias doses maiores.

• **Vitamina A**

A vitamina A é um nutriente que atua no crescimento e no desenvolvimento fetal, no metabolismo hormonal e no sistema imune. Além disso, é importante para o bom funcionamento da visão, de forma que a deficiência de vitamina A pode resultar em sintomas como cegueira noturna, xeroftalmia, anemia e suscetibilidade a infecções.

O consumo excessivo de vitamina A é sabidamente teratogênico, e pode provocar malformações do sistema nervoso central, craniofaciais, cardiovasculares e no timo. Entretanto, a ingestão no terceiro trimestre é importante para a formação dos depósitos de vitamina A no recém-nascido. Deve-se, portanto, recomendar o consumo moderado de alimentos-fonte (Tabela 1.5). O fígado, por ser um alimento muito rico em vitamina A, deve ser ingerido de forma limitada na gravidez (100 g/semana). Recomenda-se não ultrapassar o limite diário de 10.000 UI/dia de vitamina A (3.000 mcg RAE).

Minerais

• Ferro

A demanda materna de ferro é progressiva na gestação, por isso sugere-se a suplementação universal deste mineral após a 12ª semana, período em que geralmente se observa a melhora de sintomas como náuseas e vômitos. A quantidade de ferro para suprir a demanda fetal cresce de 1,25 mg/dia no primeiro trimestre para 6,5 mg/dia no terceiro. Ao final da gravidez, a demanda total de ferro é de 1 g/dia, dos quais cerca de 200 mg são perdidos no parto (sangue), 300 mg são transferidos para o feto por meio de mecanismos ativos da placenta e 500 mg correspondem à demanda materna.

A suplementação diária com ferro reduz o risco de anemia materna e deficiência de ferro na gestação, entretanto não se conhece efeito benéfico sobre outros desfechos maternos e infantis.

O ferro deve ser ingerido 30-60 minutos antes das refeições, na dose de 40-60 mg de ferro elementar, e mantido até 3 meses após o parto. Na vigência de anemia materna (hemoglobina inferior a 11 g/dL e ferritina abaixo de 30 ng/mL), ou nos casos de maiores necessidades (gestações gemelares) ou de má absorção, sugere-se o uso de doses maiores de ferro (120 mg/dia), além do aumento da ingesta de alimentos-fonte. O ferro de origem animal (ferro heme) possui absorção de até 50%, enquanto o de origem vegetal possui uma absorção de somente 1-7%. Leite, chá (tanino) e chocolate dificultam a absorção de ferro, enquanto a vitamina C facilita essa absorção.

No caso de intolerância gastrointestinal ao ferro oral, é permitida a ingestão nas refeições, pois, apesar de haver prejuízo na absorção, essa prática mantém a aderência ao tratamento. Nos casos de intolerância significativa à apresentação oral ou de deficiência grave, pode-se realizar a administração endovenosa.

• Cálcio

O organismo materno fornece cerca de 25-30 g de cálcio para o desenvolvimento do esqueleto fetal durante toda a gestação. A maior demanda de cálcio ocorre na segunda metade da gestação, quando há maior mineralização dos ossos fetais. A perda óssea materna na gravidez é mínima, apesar da elevada demanda de cálcio pelo feto.

A recomendação de cálcio para mulheres de 19-50 anos de idade é de 1.000 mg/dia, e para adolescentes é de 1.300 mg/dia. Um copo de leite ou iogurte (200 mL) corresponde a 246 mg de cálcio em média; uma fatia média de queijo minas (30 g) corresponde a 205 mg. A necessidade de cálcio na gestação é a mesma do período pré-concepcional; no entanto, grande parte das pacientes não obtém essa quantidade exclusivamente da dieta.

14 Protocolos Assistenciais

Nas pacientes com alto risco de doença hipertensiva específica da gestação e que apresentam baixa ingesta de cálcio, a suplementação com cálcio parece reduzir o risco da doença. Em gestantes com sobrepeso, obesidade ou diabetes *mellitus*, é importante recomendar leite e derivados com baixo teor de gorduras para atingir as recomendações nutricionais do mineral sem aumentar o aporte calórico acima do recomendado.

• Iodo

A deficiência de iodo pode acarretar complicações como o hipotireoidismo fetal e neonatal. No entanto, o consumo excessivo de iodo também pode ser prejudicial, podendo levar à formação de bócio fetal. A recomendação é a ingesta de 220 mcg/dia de iodo durante a gestação e 290 mcg/dia na lactação.

Como estratégia para suprir a necessidade de iodo pelas populações, diversos países adotam a adição de iodo no sal de cozinha. No Brasil, adota-se o mesmo critério da Organização Mundial da Saúde (OMS), 15-45 mg de iodo/g de sal. Considerando que o consumo ideal de sal é de cerca de 5 g/dia, com essa adição grande parte das necessidades diárias de iodo são supridas pelo consumo de sal na dieta. Não há, até o momento, nenhuma evidência de alta qualidade que ratifique o uso de suplementos contendo iodo na gestação.

▶ Orientações Nutricionais Gerais

O consumo alimentar das gestantes deve ser avaliado por nutricionista a cada 3 ou 4 semanas, utilizando-se da anamnese dietética e do recordatório de 24 horas. Os dados são comparados com a evolução do peso materno semanal, para que sejam realizadas as orientações dietéticas necessárias.

As gestantes devem ser orientadas a escolher alimentos com alto teor nutricional, ricos em vitaminas e nutrientes e com baixo teor calórico, como frutas e vegetais, castanhas e iogurtes desnatados. A ingestão de líquidos deve ser no mínimo de 2 L/dia.

Deve-se dar preferência ao preparo dos alimentos grelhados, assados ou cozidos, evitando frituras e líquidos às refeições. Carnes, ovos e peixes malcozidos ou com cozimento inadequado devem ser evitados, por aumentar o risco de toxoplasmose e infecções alimentares. A higienização adequada de verduras, legumes e frutas deve ser realizada com água e hipoclorito de sódio. Alimentos com teor elevado de sódio devem ser evitados, como: produtos enlatados, embutidos, queijos amarelos, azeitona, frios, comida pronta, temperos com glutamato monossódico, molho de soja, entre outros.

Capítulo 1 Aspectos Nutricionais 15

A ingestão moderada de cafeína é segura na gestação, no entanto, doses superiores a 200 mg/dia podem induzir arritmias fetais, sendo recomendado o consumo máximo de 2 xícaras de café pequenas ao dia. Não existe dose segura de álcool na gestação, portanto seu consumo deve ser desencorajado. Adoçantes (sucralose, estévia, aspartame) são seguros e devem ser indicados para as pacientes com necessidade de redução do açúcar da dieta. É importante ressaltar que o uso de plantas e chás medicinais também não deve ser indicado nos períodos de gestação e lactação, e as gestantes devem ser orientadas para os efeitos adversos.

Alimentos e bebidas muito quentes, como café e chocolate, podem piorar os sintomas de refluxo e azia, devendo ser evitados nas pacientes sintomáticas. Água gelada com gotas de limão pode auxiliar no alívio das náuseas, bem como o consumo de alimentos mais secos (torradas e maçã) em intervalos pequenos, a cada 1 ou 2 horas. Fracionar entre 5-6 refeições/dia, em intervalos de 3 horas, também auxilia a reduzir náuseas e atingir o aporte nutricional.

Alterações de paladar disfuncionais (disgeusia) ou redução de paladar (hipogeusia) podem ocasionar aversões alimentares, como a alimentos mais adocicados e carnes vermelhas, ou preferência por alimentos mais salgados ou com acréscimo de sódio, dentre outras. Alterações olfativas também contribuem ou estão associadas a essa sintomatologia. Essas condições devem ser investigadas na anamnese alimentar para não ocasionar deficiências nutricionais.

▶ Orientações Nutricionais para Grupos Especiais

As orientações apresentadas às gestantes de alto risco, como diabéticas, hipertensas e adolescentes, devem ser realizadas, de preferência, pela equipe multidisciplinar, pois aspectos sociais, econômicos, psicológicos, educacionais e de cuidados são mais efetivos quando efetuados em conjunto.

Gestantes com sobrepeso/obesidade e hipertensão devem ser orientadas a realizar uma dieta hipossódica (2-3 g de sódio/dia). Molhos à base de suco de limão, vinagre e ervas substituem a restrição de sal e melhoram a aceitação de alguns alimentos como as carnes vermelhas.

Gestantes diabéticas ou com sobrepeso/obesidade devem utilizar adoçantes em substituição ao açúcar, além de evitar doces ou alimentos com adição de sacarose, optando por apenas um tipo de carboidrato por refeição, de baixo índice glicêmico e integral, para atingir um consumo de fibras adequado próximo de 30 g/dia.

Para as gestantes diabéticas, as informações do recordatório devem ser analisadas conjuntamente com os dados de controle glicêmico diário, o que permite a correção dos horários das refeições, bem como ajustes no consumo de carboidratos.

Pacientes que se submeteram a cirurgia bariátrica prévia devem ter acompanhamento nutricional no período pré-concepcional e durante toda a gestação. A deficiência de micronutrientes pode ocorrer associada a diversos fatores: redução da acidez gástrica, deficiência de fator intrínseco e redução da porção proximal do intestino delgado, local onde ocorre absorção de grande parte das vitaminas lipossolúveis. A suplementação de vitaminas deve ser individualizada de acordo com o tipo de cirurgia e o estado nutricional da paciente, considerando-se que as principais deficiências cʰ ervadas são de ferro, vitamina D, cálcio e vitaminas do complexo B.

É importante reforçar a importância do fracionamento da dieta (6-7 refeições/dia) para atingir as recomendações nutricionais diárias. A ingestão de porções reduzidas de alimentos, somadas à baixa ingestão de carboidratos simples, reduz os sintomas associados à síndrome de *dumping* pós-prandial.

Nas gestações gemelares, o aporte calórico no segundo e no terceiro trimestres deve ser de 300 kcal/dia a mais do que nas gestações únicas, ou 600 kcal/dia acima das necessidades individuais pré-gestacionais, a fim de manter o ganho de peso dentro do desejado (16-24 kg nas pacientes eutróficas). A suplementação de alguns micronutrientes costuma estar aumentada nessa população principalmente após o segundo trimestre, sendo necessária a suplementação de cálcio e ferro de acordo com a quantidade obtida pela dieta.

Pacientes vegetarianas ou veganas devem ter um balanceamento adequado no consumo de proteínas vegetais realizado pelo nutricionista, além de manter controle de vitaminas e minerais séricos, pois, a depender da dieta, podem necessitar de prescrição de suplementação de vitaminas e minerais, em especial, vitamina B12, ferro, cálcio, vitamina D e ômega 3.

◗ Bibliografia

- American College of Obstetricians and Gynecologists, ACOG Committee Opinion n. 462. Moderate caffeine consumption during pregnancy. Obstet Gynecol. 2010; 116(2 Pt 1):467-8.
- Atalah ES, Castilhom Cl, Castro RS, Aldeã AP. Propuesta de un nuevo estándarde e valuación nutricional en embarazadas. Rev Med Chile. 1997; 125:1429-36.
- Bialy L, Fenton T, Shulhan-Kilroy J, Johnson DW, McNeil DA, Hartling L. Vitamin D supplementation to improve pregnancy and perinatal outcomes: an overview of 42 systematic reviews. BMJ Open. 2020; 10:e032626.
- Dias MC, Fazio ES, Oliveira FC, Nomura RM, Faintuch J, Zugaib M. Bodyweight changes and outcome of pregnancy after gastroplasty for morbid obesity. Clin Nutr. 2009; 28(2):169-72.
- Dietary Recommended Intakes DRI. [Acesso em 17/02/2020]. Disponível em: https://ods.od.nih.gov/Health_Information/Dietary_Reference_Intakes.aspx.

Capítulo 1 — Aspectos Nutricionais

- Fazio ES, Nomura RM, Dias MC, Zugaib M. Dietary intake of pregnant women and maternal weight gain after nutritional counseling. Rev Bras Ginecol Obstet. 2011; 33(2):87-92.
- Gamer CD, Lockwood CJ, Barss VA. Nutrition in pregnancy 2019. [Acesso em 04/02/2020]. Disponível em: https://www.uptodate.com/home.
- Institute of Medicine, National Research Council. Weight gain during pregnancy: reexamining the guidelines. Washington, DC: The National Academic Press, 2009.
- Khaing W, Vallibhakara SA, Tantrakul V, Vallibhakara O, Rattanasiri S, McEvoy M et al. Calcium and vitamin D supplementation for prevention of preeclampsia: a systematic review and network meta-analysis. Nutrients. 2017; 9:E1141.
- Middleton P, Gomersall JC, Gould JF, Shepherd E, Olsen SF, Makrides M. Omega-3 fatty acid addition during pregnancy (Review). Cochrane Database Syst Rev. 2018; CD003402.
- Ministério da Saúde (Brasil). Manual técnico pré-natal e puerpério. Atenção qualificada e humanizada. Brasília: Ministério da Saúde, 2010.
- Mousa A, Naqash A, Lim S. Macronutrient and micronutrient intake during pregnancy: an overview of recent evidence. Nutrients. 2019; 11(2):E443.
- Nomura RM, Paiva LV, Costa VN, Liao AW, Zugaib M. Influence of maternal nutritional status, weight gain and energy intake on fetal growth in high-risk pregnancies. Rev Bras Ginecol Obstet. 2012; 34(3):107-12.
- Palacios C, Kostiuk LK, Peña-Rosas JP. Vitamin D supplementation for women during pregnancy. Cochrane Database Syst Rev. 2019; CD008873.
- Protocolos Febrasgo (Brasil). Nutrição durante a gravidez, 2018. [Acesso em 04/02/2020]. Disponível em: https://www.febrasgo.org.br/images/pec/Protocolos-assistenciais/Protocolos-assistenciais-obstetricia.pdf/Nutrio-Durante-a-Gravidez.pdf
- Sebastiani G, Herranz Barbero A, Borrás-Novell C, Alsina Casanova M, Aldecoa-Bilbao V, Andreu-Fernández V, et al. The effects of vegetarian and vegan diet during pregnancy on the health of mothers and offspring. Nutrients. 2019; 11(3):E557.
- Slater C, Morris L, Ellison J, Syed AA. Nutrition in pregnancy following bariatric surgery. Nutrients. 2017; 9:E1338.

capítulo 2

Exercícios Físicos:
Riscos e Benefícios

Marco Antonio Borges Lopes

Na ausência de contraindicações, a gestante deve ser encorajada pelo seu médico obstetra a iniciar ou a dar continuidade a um programa de exercícios. A prática regular (acumulando 150 min/semana divididos em no mínimo 3 dias/semana) e moderada de atividades aeróbias e de exercícios resistidos é considerada segura, tanto para o concepto quanto para a gestante, desde que sejam seguidas as recomendações de frequência e intensidade da atividade física para cada gestante. A atividade física durante o período gravídico é indicada tanto para as mulheres já ativas no período anterior à gestação quanto para aquelas sedentárias, sendo a palavra "adaptação" a melhor estratégia para o acompanhamento dessas mulheres.

Avaliação fisioterápica da postura, da posição da pelve e do assoalho pélvico, bem como das condições musculares e aeróbicas, pelo educador físico, e das condições médicas são importantes antes do início de atividades físicas, principalmente nas sedentárias. Mesmo para as mulheres já ativas, as avaliações periódicas também são fundamentais. A decisão de iniciar ou dar continuidade ao programa de exercício vai depender do quadro clínico, da sintomatologia e da história obstétrica pregressa da gestante avaliada pelo obstetra.

Entre os benefícios da atividade física na gestação, é importante citar:

- Diminuição de complicações obstétricas.
- Menor ganho de peso e adiposidade materna, além de maior facilidade para retomar seu peso pré-gestacional.
- Diminuição do risco de desenvolvimento de diabetes *mellitus* gestacional e hipertensão arterial.
- Menor incidência de desconfortos gerados pela gravidez, como dor lombar, dor nos pés e edemas.
- Menor duração da fase ativa do parto.
- Menor tempo de hospitalização e de recuperação da paciente, com diminuição na incidência de operações cesarianas.
- Melhora da capacidade física e do bem-estar da mãe.
- Melhora da autoimagem da gestante.
- Menor incidência de insônia, ansiedade e depressão, inclusive no pós-parto.

20 Protocolos Assistenciais

🔹 Definição

- Atividade física: qualquer movimento realizado em função de contração muscular, gerando um gasto energético acima do metabolismo basal. Podem ser citados como exemplos: caminhar até o trabalho, dançar e subir escadas.
- Exercício: é uma forma estruturada de atividade física, que envolve conceitos de intensidade, frequência e duração. Tem como objetivo a melhora de capacidades e habilidades físicas, bem como da saúde. Alguns exemplos são: caminhar até o trabalho com um número de passadas por minuto previamente estabelecidas, durante um determinado tempo.
- Esporte: é uma atividade física que envolve conceitos de desempenho e competição. São exemplos de esportes: futebol, basquetebol e tênis.

Modificações Gravídicas no Organismo Materno e Atividade Física

Conhecer as modificações do organismo materno durante o ciclo gravídico-puerperal decorrentes da ação hormonal do estrogênio e a progesterona é fundamental para o acompanhamento e a orientação de qualquer atividade física durante esse período.

Destacam-se modificações como o aumento da volemia em até 50%, que leva ao aumento da frequência cardíaca (FC) materna em 10-15 bpm e à diminuição da reserva miocárdica (FC de reserva = FC máxima – FC de repouso) durante a atividade física, fazendo com que a gestante não tolere aumento significativo da frequência cardíaca indicada para a sua idade e condicionamento físico. O controle desse parâmetro durante a atividade física é fundamental.

As modificações pulmonares como aumento da função pulmonar e aumento da sensação de dispneia subjetiva também têm impacto no controle da intensidade da atividade física durante esse período, portanto, a utilização da escala de percepção subjetiva de esforço também se torna importante durante a atividade física.

A ação hormonal da relaxina, tornando as articulações mais flexíveis, pode aumentar o rico de torções e lesões musculares, demandando cuidado nas atividades físicas como alongamento e corridas.

O aumento abdominal a partir do segundo trimestre e principalmente no terceiro trimestre, juntamente com a diminuição da resistência vascular periférica por ação das prostaciclinas, pode desencadear diminuição do retorno venoso com queda da pressão arterial, facilitando edemas dos membros inferiores, por isso é necessário adaptar a postura e evitar a manobra de Valsalva.

A diminuição da glicemia materna no período gestacional, decorrente do consumo fetal, faz com que o controle da hidratação e a adoção de uma dieta fracionada adequada sejam fundamentais. Em média, as gestantes precisarão

Capítulo 2 · Exercícios Físicos: Riscos e Benefícios

incrementar em 300 kcal/dia a sua ingestão calórica somente para suprir as necessidades metabólicas desse período. Esse aumento deverá ser ainda ajustado de acordo com o gasto energético da intensidade e frequência da atividade física escolhida.

O aumento do tempo de esvaziamento gástrico faz com que atividade física próxima às refeições maiores ou à ingestão de alimentos de difícil digestão aumente a chance de náuseas e refluxo.

A maior ação dos melanócitos durante esse período torna importante ainda a orientação do uso de protetores solares, principalmente em atividade física ao ar livre, para prevenir manchas na pele.

▶ Contraindicações da Atividade Física na Gravidez

Contraindicações absolutas

- Doenças miocárdicas.
- Insuficiência cardíaca congestiva (ICC).
- Cardiopatia reumática.
- Tromboflebite.
- Embolismo pulmonar recente.
- Risco para trabalho de parto prematuro (TPP).
- Incompetência cervical.
- Gestação múltipla com mais de 2 fetos.
- Sangramento vaginal sem causa conhecida.
- Restrição do crescimento fetal (RCF).
- Hipertensão arterial não controlada.
- Pré-eclâmpsia.
- Sofrimento fetal.
- Epilepsia mal controlada.
- Suspeita de rotura de membranas ovulares.
- Diabetes *mellitus* tipo I mal controlado.
- Tireoidopatia mal controlada.
- Placenta prévia após 26 semanas de gestação.
- Limitação ortopédica.
- Distúrbios na quantidade de líquido amniótico.

Contraindicações relativas

- Hipertensão arterial leve.
- Abortamento de repetição (mais que 3 perdas).
- História de parto prematuro espontâneo.
- Gestação múltipla após 28 semanas.

22 Protocolos Assistenciais

- Distúrbios alimentares.
- Ausência de assistência pré-natal.
- Anemia ou alterações sanguíneas.
- Baixo peso excessivo (índice de massa corpórea < 12 kg/m^2).

Segurança da Atividade Física na Gravidez

É difícil mensurar a segurança da prática de exercícios durante o ciclo gestacional. Há um grande número de variáveis envolvidas, como a modalidade praticada, a frequência semanal com que essa atividade é realizada, sua intensidade, o condicionamento físico prévio à gravidez, bem como obstáculos éticos no desenvolvimento de pesquisas clínicas para essa população. Mesmo assim, alguns conceitos já foram bem estabelecidos e sabe-se que a atividade física moderada é considerada segura durante a gestação.

Abortamento e embriogênese

O risco de abortamento espontâneo que ocorre principalmente nas primeiras semanas gestacionais e as possíveis malformações fetais durante o processo de desenvolvimento embrionário preocupam as gestantes e os profissionais envolvidos em sua assistência. Em decorrência disso, muitas vezes essas mulheres são desestimuladas a continuar suas rotinas de exercício ou a iniciar um programa de atividade física.

Deve-se destacar, no entanto, que as alterações genéticas e aneuploidias respondem por cerca de 90% dos abortos no primeiro trimestre. A literatura não indica relação de causa e efeito entre atividade física moderada e abortamento, porém há relatos de que a atividade física vigorosa (maior que 90% do consumo máximo de oxigênio – VO$_2$ máximo) pode ter relação com abortamento.

Em pacientes com história de abortamentos de repetição anteriores considera-se que há contraindicação relativa à prática de atividades físicas. Já a história de abortamentos tardios, se estiver vinculada à incompetência do istmo cervical, contraindica atividade física.

O aumento da temperatura corporal proporcionado pelo exercício é diretamente associado à sua intensidade. O fechamento do tubo neural fetal ocorre por volta de 5 semanas de gestação e parece ser sensível ao calor. Não há relatos, porém, de casos nos quais essa hipertermia seja teratogênica em seres humanos. Atividades físicas que respeitam a intensidade e a frequência seguras para cada gestante, bem como local com ventilação adequada e hidratação constante, permitem a manutenção da temperatura corpórea materna em níveis seguros.

Capítulo 2 | Exercícios Físicos: Riscos e Benefícios | 23

▌ Influência da Atividade Física no Peso Fetal/Recém-Nascido e Parto Prematuro

O segundo trimestre gestacional é frequentemente relatado como a melhor fase da gestação, inclusive para a prática de atividade física. Geralmente, os desconfortos associados ao início da gestação, como náuseas e mal-estar, passaram e os principais receios, como abortamento e malformações, já foram superados. Em decorrência disso, a literatura não coloca nenhuma restrição quanto à atividade física nesse período.

No terceiro trimestre, porém, muitos autores e alguns consensos existentes na literatura consideram importante diminuir o volume do treinamento, como forma de preservar o bem-estar fetal e evitar possíveis intercorrências maternas e fetais. Não há aumento da atividade uterina no final do ciclo gestacional em atividades com intensidade e frequência leves e moderadas.

O peso fetal e as características antropométricas do recém-nascido não são influenciados pela atividade física moderada em gestantes com dieta e ganho de peso adequados.

Níveis glicêmicos materno e fetal

Em níveis leves e moderados, o exercício físico se mostra capaz de auxiliar a paciente a atingir um adequado controle glicêmico, por aumentar o transporte e a utilização de glicose nos músculos, bem como a sensibilidade desse tecido à ação da insulina posteriormente ao esforço, podendo se mostrar benéfico às gestantes com diabetes *mellitus* tipo 2 ou diabetes *mellitus* gestacional. No entanto, exercícios extenuantes e prolongados podem levar a gestante a um quadro hipoglicêmico, causando hipoglicemia fetal transitória, que, se mantida por longo prazo, pode afetar o crescimento fetal.

Resposta hemodinâmica fetal

A principal resposta hemodinâmica ao exercício é a redistribuição seletiva de sangue aos músculos em atividade, com redução aos órgãos esplâncnicos, potencialmente ao útero e ao feto. Esse mecanismo é ativado principalmente em atividades intensas ou prolongadas. Isso pode acarretar risco de sofrimento fetal, por reduzir o transporte de oxigênio e nutrientes pela placenta. No entanto, observa-se que mesmo exercícios isométricos não influenciam o fluxo placentário ao Doppler.

Frequência cardíaca fetal

Estudos mostram um aumento da frequência cardíaca fetal (FCF) durante ou logo após a prática de exercícios da gestante. Esse aumento pode oscilar em 10-30 bpm acima do basal. Em intensidades leves e moderadas, porém, a FCF retoma os níveis basais em aproximadamente 5 minutos. Já em exercícios de alta intensidade ou extenuantes, a FCF permanece elevada por até 30 minutos após o término da atividade, também sendo possível observar um aumento da pressão arterial fetal. Apesar disso, mesmo exercícios que elevaram a frequência cardíaca materna a 170 bpm não induziram estresse fetal durante gravidez saudável.

Tipos de Atividade Físicas

São descritos dois tipos de atividades físicas principais: as aeróbias e as resistidas. No entanto, entre as várias atividades físicas indicadas na gravidez (Tabela 2.1), muitas não se encaixam nessa classificação. Por conta disso, elas podem ser divididas em aeróbias, resistidas ou mistas, devendo-se individualizar cada caso observando risco, benefício e condicionamento físico anterior.

Tabela 2.1 – Atividades físicas indicadas na gravidez

• Atividade aeróbia de baixo impacto (p. ex., caminhada)	• Esportes de raquete (p. ex., tênis)
• Bicicleta estacionária	• Alongamento
• Corrida*	• Exercícios resistidos
• Ioga**	• Hidroterapia
• Pilates**	• Alongamento
	• Dança

*Não há estudos na literatura sobre corrida e praticantes amadoras grávidas, mas há breve relato do American College of Obstetricians and Gynecologists (2015), para a gestante que já corria previamente adaptar a corrida de acordo com a idade gestacional.
**Evitar a chamada "hot yoga", aquela que exige posturas não usuais e que aumenta excessivamente a frequência cardíaca.
***Há poucos estudos na literatura, sendo o método composto por mais de 300 movimentos. Contraindica-se aqueles que imprimem elevação excessiva da frequência cardíaca, que necessitam da manobra de Valsalva e oferecem risco de lesões musculares.

Tipos de Atividade Física e Precauções

Abdominais

Exercícios abdominais podem ser realizados no solo até 16 semanas de gestação, porém, na Clínica Obstétrica do Hospital das Clínicas da Faculdade de Medicina da Universidade de São Paulo (HCFMUSP), são indicados exercícios que também trabalham indiretamente a musculatura abdominal.

Aumento da temperatura corporal

Como foi dito anteriormente, o aumento da temperatura corporal pode causar malformações fetais. Deve-se evitar atividades intensas, feitas em lugares quentes e úmidos. Da mesma forma, exercícios muito longos não são reco-

Capítulo 2 Exercícios Físicos: Riscos e Benefícios **25**

mendados. A gestante deve utilizar roupas leves que favoreçam a transpiração, bem como manter boa hidratação.

Alongamentos

Os alongamentos devem ser feitos de maneira controlada, não forçando o limite articular, e deve-se dar atenção especial aos alongamentos dinâmicos.

Atividades aeróbias

Aeróbias são as atividades caracterizadas pelo movimento contínuo e dinâmico, em geral utilizando grandes grupamentos musculares. O exercício aeróbio estimula a função dos sistemas cardiorrespiratório e vascular, assim como o metabolismo, aumentando a capacidade cardíaca e pulmonar de suprir de energia o músculo exercitado a partir da oxidação de nutrientes nas mitocôndrias (daí o nome aeróbio). Como exemplos de atividades aeróbias, pode-se citar: correr, pedalar e caminhar.

• Duração/intensidade

É recomendado que gestantes saudáveis acumulem cerca de 150 minutos de atividade aeróbia moderada no mínimo 3 vezes por semana, por isso são indicados 5 dias de atividade física na semana, com duração de 30-60 minutos em cada dia. Mulheres sem condicionamento físico prévio devem iniciar com sessões de 15 minutos de exercícios, 3 vezes por semana, aumentando gradativamente até chegar a sessões de 30 minutos de exercício, 5 vezes por semana. Atividades longas não são recomendadas em razão das dificuldades que o organismo materno enfrenta em sua termorregulação e em seu balanço calórico/energético.

Na Clínica Obstétrica do HCFMUSP, recomenda-se a utilização de dois parâmetros de controle da intensidade da atividade física que são a frequência cardíaca e a escala de percepção subjetiva de esforço de Borg (Tabela 2.2), considerando-se que a gestante poderá exercitar-se com segurança se permanecer na faixa compreendida entre 13-14, isto é, uma atividade ligeiramente cansativa.

A forma mais objetiva, sendo a de primeira escolha na prescrição da intensidade da atividade física, é a utilização da frequência cardíaca máxima (FCM). Esse parâmetro é oriundo de pesquisa sobre o consumo máximo de oxigênio (VO_2 máximo) no período gestacional descrita por Mottola *et al.* em 2006, abordando a relação entre FCM e VO_2 máximo. Existem vários protocolos que se baseiam nessa relação, porém com algumas variações. O protocolo canadense, p. ex., utiliza a FCM entre 60-80% do VO_2 máximo; já o Reino Unido advoga a FCM entre 60-90% do VO_2 máximo para mulheres que

26 Protocolos Assistenciais

querem manter o condicionamento físico e para as sedentárias no período pré-gestacional, 60-70%; e a Noruega preconiza FCM de 70-75%.

Na Clínica Obstétrica do HCFMUSP, recomenda-se FCM de 60-70% para as gestantes sedentárias e de 60-90% para gestantes previamente treinadas. A Tabela 2.3 descreve os níveis de frequência cardíaca no acompanhamento da intensidade dos exercícios de acordo com a idade da gestante.

Tabela 2.2 – Escala de percepção de esforço subjetivo de Borg

6	–
7	Muito fácil
8	–
9	Fácil
10	–
11	Relativamente fácil
12	–
13	Ligeiramente cansativo
14	–
15	Cansativo
16	–
17	Muito cansativo
18	–
19	Exaustivo
20	–

Adaptada de Borg G. Perceived exertion and pain scales. Human Kinetics, 1998. Estados Unidos (https://w3.psychology.su.se/staff/gbg/Borg1998.pdf).

Tabela 2.3 – Tabela modificada para zonas de frequência cardíaca em treinamento aeróbio durante a gestação

Idade materna (anos)	Intensidade	Frequência cardíaca (bpm)
< 29	Leve	102-124
	Moderada	125-146
	Vigorosa	147-169
≥ 30	Leve	101-120
	Moderada	121-141
	Vigorosa	142-162

Fonte: Mottola et al., 2019.

Capítulo 2 Exercícios Físicos: Riscos e Benefícios **27**

Exercícios resistidos

Exercícios resistidos são aqueles em que ocorrem contrações musculares contra alguma forma de resistência, que pode ser uma tornozeleira, um aparelho ou até o próprio peso do corpo. Nessa modalidade, são executados movimentos de ação muscular isotônica, que devem ser feitos de maneira lenta e cadenciada. São ainda trabalhadas capacidades físicas como a força e a resistência musculares.

Esse tipo de atividade auxilia a manutenção de boa postura e pode evitar eventuais desconfortos musculoesqueléticos decorrentes da gravidez, como as lombalgias e diástase do reto abdominal. Programas de exercícios resistidos também já se mostraram capazes de auxiliar o adequado controle glicêmico no diabetes *mellitus* gestacional, com a mesma segurança e eficiência dos exercícios aeróbios.

• Frequência/intensidade

O programa de atividade física deve ser individualizado. A modalidade que envolve frequência e intensidade pode ser praticada 3 vezes por semana, em dias alternados, dando tempo para a musculatura recuperar-se do esforço realizado. Caso a gestante seja previamente sedentária ou nunca tenha feito esse tipo de exercício, deve-se orientá-la a fazer a rotina em dias não consecutivos, dando tempo para que sua musculatura se recupere do esforço realizado.

É importante exercitar os principais grupamentos musculares, tanto dos membros superiores quanto dos inferiores, como peitorais, musculatura dorsal, bíceps, tríceps, deltoides, quadríceps, flexores de perna e panturrilha. A gestante deve utilizar pouca sobrecarga, fazendo de 2-3 séries de 12-15 repetições em cada exercício. Por segurança, recomenda-se evitar isometria, apneia ou qualquer atividade que resulte em aumento da resposta pressórica da gestante. Deve-se alongar de forma estática os principais grupamentos musculares, antes e após os exercícios.

• Segurança

Estudos mostram que não há alterações significativas na FCF durante a realização de exercícios resistidos de moderada intensidade.

Exercícios no meio aquático

A imersão leva a um aumento do volume sanguíneo em decorrência da transferência do líquido intersticial para o intravascular. Isso ocorre por ação da pressão hidrostática, que é exercida uniformemente em toda a superfície

28 Protocolos Assistenciais

corporal. Como consequência, há aumento na diurese, o que pode prevenir a formação de edema em membros inferiores.

Além desse, outros benefícios dessa atividade são:

- Menor estresse articular.
- Diminuição das forças gravitacionais.
- Facilidade para suportar o peso corporal.
- Aumento da mobilidade articular.
- Controle da temperatura corporal da gestante.
- Rápida recuperação da frequência cardíaca pós-esforço.
- Possibilidade de aliar o trabalho aeróbio ao resistido na mesma atividade.

A gestante participante de hidroginástica deve ficar alerta para possíveis infecções vaginais e cutâneas, principalmente infecções fúngicas. Caso ocorra infecção, deve-se pesquisar a causa e tratar adequadamente, com interrupção da atividade física na água durante o tratamento.

Sinais e Sintomas que Contraindicam os Exercícios

- Dor intensa de qualquer espécie, principalmente na região lombar ou na região pélvica.
- Cansaço excessivo.
- Tontura, fraqueza e tremores.
- Dispneia.
- Sangramento ou qualquer tipo de corrimento vaginal em excesso.
- Contrações uterinas.
- Diminuição acentuada do movimento fetal.

Puerpério

A maior parte das mudanças físicas e morfológicas da gestação persiste por 4-8 semanas. Após esse período, que coincide com a consulta de puerpério, a paciente estará apta a retomar gradativamente a prática de exercícios físicos. Esse retorno é importante e está relacionado a uma menor incidência de depressão no pós-parto. O retorno para qualquer atividade, porém, depende do tipo de atividade física, do tipo de parto e da presença de possíveis complicações.

A mulher que teve uma gestação sem complicações, principalmente com término em parto vaginal, pode retomar atividades como pequenas caminhadas, alongamentos e exercícios pélvicos no pós-parto imediato, sendo a cinesioterapia do assoalho pélvico a principal indicação nesse período.

Nos partos cirúrgicos, principalmente na cesárea, o tempo de recuperação é maior, por isso esse retorno deve ser avaliado caso a caso, respeitando o período de pelo menos 40-60 dias. A caminhada leve e exercícios resistidos são recomendados no pós-parto, com a volta aos exercícios mais vigorosos gradualmente após período de adaptação, iniciando com exercícios resistidos pela atrofia muscular. A fáscia abdominal recupera 51-59% de sua tensão original até 6 semanas após cesárea e 73-93% entre 6-7 meses.

▶ Amamentação

Não há redução na quantidade e na qualidade do leite materno com a prática de atividade física, desde que haja uma boa hidratação materna antes, durante e depois da prática. Pode haver menor aceitação pelo recém-nascido se a amamentação ocorrer logo após a atividade física intensa, em razão da concentração de ácido lático no leite materno, por isso a amamentação deve ser realizada de preferência antes da atividade física.

▶ Bibliografia

- Bo K, Artal R, Barakat R, Broen W, Davies GA, Dooley M et al. Exercise and pregnancy in recreational and elite athletes: 2016 evidence summary from the IOC expert group meeting, Lausanne. Part 2 – the effect of exercise on fetus, labor and birth. Br J Sport Med. 2016; 50:1297-305.
- Bo K, Artal R, Barakat R, Broen W, Davies GA, Dooley M et al. Exercise and pregnancy in recreational and elite athletes: 2016 evidence summary from the IOC expert group meeting, Lausanne. Part 3 – exercise in postpartum period. Br J Sport Med. 2017; 0:1-10.
- Borg GA. Perceived exertion. Exerc Sport Sci Rev. 1974; 2:131-53.
- Borg G. Perceived exertion and pain scales. Human Kinetics, 1998. Estados Unidos (https://w3.psychology.su.se/staff/gbg/Borg1998.pdf).
- Everson K, Barakat R, Brown WJ, Molina PD, Haruna M, Mikkensen EM et al. Guidelines for physical activity during pregnancy: comparisons from around the world. Am J Lifestyle Med. 2014; 8(2):102-21.
- Lopes MAB, Zugaib M. Atividade física na gravidez. São Paulo: Roca, 2010.
- Mottola MF, Davenport MH Ruchat SM, Davies GA, Poitras VJ, Gray CE et al. 2019 Canadian guideline for physical activity throughout. Br J Sport Med. 2018; 52:1339-46.
- Mottola MF, Davenport MH, Brun CR, Inglis SD, Chalesworth S, Sopper MM. VO_2 peak prediction and exercise prescription for pregnant women. Med Sci Sport Exerc. 2006; 38:1389-95.
- Syed H, Slayman T, Thoma KD. ACOG Committee Opinion n. 84: Physical activity and exercise during pregnancy and postpartum period. Obstet Gynecol. 2021; 137(2):375-6.
- White E, Pivarnik J, Pfeiffer K. Resistence training during pregnacy and perinatal outcomes. J Phys Act Health. 2014; 11:1141-8.

capítulo 3

Imunizações

Mariana Vieira Barbosa

A prevenção de infecções na gravidez impacta de forma positiva a saúde materna e o desenvolvimento fetal. A vacinação é a forma ativa de imunização da mãe e, quando aplicada apropriadamente, beneficia mãe, feto e, em alguns casos, o recém-nascido, como resultado de sua imunização passiva. As imunoglobulinas constituem a forma passiva de imunização materna quando administrado soro hiperimune em gestantes expostas a patógenos específicos.

A indicação das vacinas na gravidez deve levar em consideração a segurança, a efetividade e o programa de imunização local vigente. São classificadas como seguras as vacinas mais purificadas com partículas não infectantes virais ou bacterianas que, portanto, podem ser administradas na gestação de acordo com calendário preestabelecido. São contraindicadas vacinas contendo vírus vivos atenuados por conta do risco de infecção fetal e materna, mesmo que subclínica. Por último, na Clínica Obstétrica do Hospital das Clínicas da Faculdade de Medicina da Universidade de São Paulo (HCFMUSP) indica-se de maneira individualizada um outro grupo de vacinas, cujos riscos e benefícios são considerados em situações específicas de exposição (Tabela 3.1).

Tabela 3.1 – Uso de vacinas e indicação na gravidez

Vacinas seguras e de rotina no pré-natal	Vacinas indicadas em situações especiais	Vacinas contraindicadas na gravidez
▪ dTpa ▪ Influenza ▪ Hepatite B	▪ Hepatite A ▪ Raiva ▪ Tuberculose (BCG) ▪ Pneumococo ▪ Meningococo ▪ Febre amarela	▪ Sarampo ▪ Caxumba ▪ Rubéola ▪ Varicela ▪ HPV ▪ Dengue ▪ Poliomielite

dTpa: vacina tríplice bacteriana acelular, contra tétano, difteria e coqueluche acelular; HPV: papilomavírus humano.

Vacinas Seguras de Rotina Pré-Natal

Tétano, difteria e coqueluche acelular (dTpa)

No Brasil, a cobertura vacinal para tétano nas gestantes é, ainda hoje, inadequada e encontra-se muito distante da meta do Ministério da Saúde, de 100% de mulheres vacinadas durante o pré-natal. Apesar disso, o tétano neonatal é considerado atualmente doença em processo de eliminação. Assim, a imunização contra a doença deve obedecer ao histórico vacinal da mulher, de acordo com as doses administradas antes da gestação (Tabela 3.2).

Tabela 3.2 – Vacinação dTpa conforme histórico vacinal da gestante

Histórico vacinal da gestante	Conduta na gestação
Previamente vacinada com pelo menos 3 doses de vacina com componente tetânico	1 dose de dTpa a partir da 20ª semana de gestação
Vacinação incompleta com apenas 1 dose de vacina com componente tetânico	1 dose de dTpa a partir da 20ª semana de gestação e 1 dose de dT com intervalo mínimo de 30 dias
Vacinação incompleta com 2 doses de vacina com componente tetânico	1 dose de dTpa a partir da 20ª semana de gestação
Gestantes não vacinadas ou com histórico vacinal desconhecido	1 dose de dTpa a partir da 20ª semana de gestação e 2 doses de dT com intervalo mínimo de 30 dias entre as administrações

dT: vacina dupla bacteriana do tipo adulto, contra tétano e difteria; dTpa: vacina tríplice bacteriana acelular, contra tétano, difteria e coqueluche acelular.

Na circunstância de exposição ao tétano na gravidez, por ferimentos de pele, nas gestantes não vacinadas ou com histórico vacinal desconhecido, deve ser administrada uma dose de toxoide tetânico caso o ferimento seja pequeno e limpo. A imunoglobulina hiperimune intramuscular deve ser associada ao toxoide tetânico caso o ferimento seja maior e contaminado. Nas gestantes com histórico vacinal conhecido e atualizado, não há conduta a ser tomada frente a essa situação, pois há níveis de anticorpos satisfatórios.

Na última década, em decorrência do aumento do número de casos de coqueluche entre adultos e, principalmente, crianças lactentes, foi disponibilizada na rede pública a vacina tríplice bacteriana contendo a *Bordetella pertussis* acelular (dTpa), mais segura para mãe e feto em comparação à vacina com a bactéria viva atenuada. A vacinação estimula a resposta imune materna e otimiza a imunização passiva do neonato, promovendo defesa até que o recém--nascido receba a tríplice bacteriana, com 2 meses de vida.

Até 2017, preconizava-se a administração de dTpa a partir da 27ª semana de gestação, porém, visando aumentar a oportunidade de imunização das gestantes, a orientação foi modificada pelo Ministério da Saúde para que a vacina seja aplicada a partir da 20ª semana.

Influenza

Toda gestante deve receber dose da vacina contra influenza a qualquer momento da gestação assim que disponível em campanha anual do Ministério da Saúde. A gestante não apresenta maior risco de infecção pelo vírus, no entanto, há maior chance de gravidade da doença, que pode ocasionar complicações como pneumonia e insuficiência respiratória aguda. Cabe salientar que a vacinação contra o influenza permite ainda transmissão passiva de anticorpos para o recém-nascido, que receberá sua primeira dose apenas aos 6 meses de vida, o que impacta na diminuição de internações pelo vírus nessa faixa etária.

Como se trata de vacina com vírus inativado, a imunização contra influenza trivalente ou tetravalente é segura na gestação, sem risco de infecção mesmo que subclínica. Excetua-se a vacina com vírus vivo atenuado, cuja administração é contraindicada durante toda a gravidez. Gestantes em grupos de risco como cardiopatas, diabéticas, imunossuprimidas ou que possuem pneumopatias crônicas devem ser vacinadas mesmo que não haja campanha vigente, por constituírem população com maior chance de doença grave.

Hepatite B

Apesar de ser indicada somente para populações de risco em outros países, no Brasil, em decorrência da possibilidade de transmissão vertical relacionada à faixa etária da população gestante e do fato de a principal via de contaminação ser sexual, toda gestante deve ser imunizada independentemente de grupos de risco. Quando não há identificação e tratamento da infecção materna, a transmissão vertical ocorre em até 90% dos neonatos e pode evoluir para doença crônica com cirrose ou hepatocarcinoma.

De acordo com o Programa Nacional de Imunização (PNI), caso a gestante ainda não seja vacinada, deve receber a imunização contra a hepatite B. Por ser altamente purificada e conter somente o antígeno de superfície do vírus, seu uso é seguro em toda a gravidez. Em mulheres sem imunização prévia, são preconizadas 3 doses da vacina, sendo a segunda 1 mês após a dose inicial e a terceira, 6 meses após a dose inicial (esquema 0–1–6 meses). Caso haja necessidade de profilaxia pós-exposição, como em situações de acidentes percutâneos com objetos contaminados, contato sexual e em vítimas de estupro, preconiza-se a administração de imunoglobulina humana

34 Protocolos Assistenciais

específica para hepatite B, conforme Tabela 3.3. Se não houver imunização prévia, a gestante receberá, além da imunoglobulina, o esquema completo de imunização. Se a imunização foi realizada, porém a imunidade é desconhecida com título de anticorpo anti-HBs inferior a 10 mUI/mL, a gestante receberá, além da imunoglobulina, 1 dose de reforço da vacina.

Tabela 3.3 – Uso de imunoglobulinas na gestação

Doença	Dose usual	Observações
Hepatite A	Imunoglobulina G humana: 0,02 mL/kg em exposição inferior a 3 meses ou 0,06 mL/kg se exposição superior a 3 meses	Se mantida a exposição, deve haver repetição a cada 4-6 meses
Hepatite B	Imunoglobulina humana específica anti-hepatite B: 12-20 UI/kg, IM	Aplicar mediante exposição se possível em até 24 horas e iniciar vacinação no mesmo momento
Raiva	Soro antirrábico (SAR) equino: 40 UI/kg a ser infiltrado nos bordos das lesões	Imunoglobulina humana hiperimune antirrábica (IGAR) em caso de hipersensibilidade ou uso prévio de SAR. Deve ser feita vacinação concomitante à aplicação de IGAR ou SAR
Tétano	Imunoglobulina G humana: 250 UI, IM	Administrada quando o ferimento é grande e contaminado, em conjunto com a vacina, em caso de histórico vacinal desconhecido ou incompleto
Sarampo	Imunoglobulina G humana: 0,25 mL/kg, IM	Administrada no intuito de prevenir ou atenuar o sarampo da gestante com exposição a caso confirmado ocorrida em até 7 dias
Rubéola	Imunoglobulina G humana: 20 mL (3.200 mcg), IM	Administrar em gestantes suscetíveis expostas inadvertidamente à doença
Varicela	Imunoglobulina humana antivaricela-zóster (IGHAV): 125 UI a cada 10 kg de peso, IM	Aplicação em gestantes suscetíveis em até 96 horas após a exposição
Doença hemolítica do recém-nascido	Imunoglobulina específica anti-D: 250 mcg, IM, em pacientes não sensibilizadas, conforme Capítulo 69 – Aloimunização Rh	Aplicar durante a gestação em caso de parceiro Rh(+) ou desconhecido e pós-parto se recém-nascido Rh(+) com Coombs direto negativo

IM: via intramuscular.

Capítulo 3 · Imunizações **35**

📖 Vacinas Contraindicadas na Gestação

Sarampo

Por se tratar de imunizante que contém vírus vivo atenuado, a vacina contra o sarampo é contraindicada na gravidez. Mulheres no período pré-concepcional ou no puerpério não apresentam contraindicação e, portanto, devem ser orientadas a receber a vacina caso não sejam imunes por conta da gravidade da doença para a gestante e o recém-nascido. Em 2019, o Brasil apresentou surto da doença e perdeu o *status* de país livre do sarampo, com mais de 3 mil casos registrados naquele ano. É muito provável que o surto tenha sido ocasionado pela baixa cobertura vacinal atual, dessa forma, a orientação torna-se uma arma na prevenção da doença e poderá permitir que o sarampo seja novamente erradicado.

A vacinação evita também dificuldades como nos casos em que a gestante não imunizada tem contato com caso confirmado de sarampo, visto que não há disponibilidade no país de imunoglobulina específica para esse vírus. A imunoglobulina G humana pode ser usada conforme Tabela 3.3 para imunoprofilaxia passiva, caso o contato tenha ocorrido em até 7 dias, com intenção de prevenir ou atenuar a doença.

Caxumba

A imunização contra caxumba faz parte do preparado antigênico que constitui a vacina tríplice viral (SCR ou MMR) e, portanto, é contraindicada na gestação, pois contém o vírus vivo atenuado. Em oposição à rubéola, parece não haver relação entre doença materna e repercussões fetais, mas a taxa de abortamento em mulheres expostas à caxumba no primeiro trimestre de gravidez pode chegar a 27% dos casos, o que reforça a contraindicação.

Rubéola

A vacina contra rubéola contém vírus vivo atenuado, por isso, apesar do aparente baixo risco, é contraindicada na gestação. Não há, atualmente, descrição de casos de síndrome da rubéola congênita (SRC) decorrente da imunização inadvertida na gravidez. Mangtani *et al.* descreveram somente 1 caso no qual o recém-nascido de mãe imunizada na gestação apresentou reação em cadeia da polimerase (PCR) positiva para rubéola, que assim permaneceu durante cerca de 1 ano, porém sem quaisquer manifestações de SRC. Apesar disso, em decorrência do risco de abortamento, óbito fetal e importante impacto na morbidade neonatal com a SRC, que pode ocasionar também surdez, defeitos cardíacos estruturais, alterações oftalmológicas e neurológicas, a Organização Mundial da Saúde (OMS) recomenda desde 2001 que a mulher evite gestação nos 28 dias subsequentes à vacinação tríplice viral.

36 Protocolos Assistenciais

Em 2015, o Brasil recebeu o certificado de eliminação da rubéola, sendo o último caso de SRC notificado mais de 10 anos antes. Contam como políticas importantes para esse resultado o estímulo à imunização de mulheres adultas suscetíveis, puérperas e pacientes no período pós-abortamento, que devem continuar a ser estimuladas a fim de manter a rubéola e a SRC erradicadas do país. Em casos de exposição inadvertida da gestante à doença, há indicação formal de administrar imunoglobulina G humana conforme a Tabela 3.3.

Varicela (catapora)

Não há na literatura referência de repercussões fetais relacionadas à vacina contra varicela, também conhecida como catapora. O imunizante é composto por vírus vivo atenuado, portanto, sua administração na gravidez, bem como nos 28 dias anteriores à concepção, não é aconselhada. Nas mulheres suscetíveis, orienta-se a imunização pré-concepcional ou tão logo ocorra o puerpério, a fim de evitar quadros de maior gravidade na gestação como pneumonia materna e síndrome de varicela congênita, quando há transmissão na gravidez.

Caso haja exposição de gestante sem imunização prévia a situação de risco, a imunoglobulina humana antivaricela-zóster (IGHAV) deve ser administrada em até 96 horas após a exposição (Tabela 3.3).

Papilomavírus humano (HPV)

O PNI contraindica o uso da vacina contra o HPV na gestação. Mulheres com esquema vacinal em andamento devem aguardar o final da gravidez para a administração das demais doses que podem, inclusive, ser aplicadas durante o puerpério e a amamentação. O uso inadvertido na gestação não parece expor gestante e feto a riscos, contudo, por não existirem dados consistentes que demonstrem segurança ou qualquer benefício relacionado à gravidez, a vacina não é indicada.

Dengue

Em 2019, o Brasil registrou aumento de 599,5% de casos de dengue em relação ao ano anterior. Assim, além de campanhas de conscientização da população e medidas de prevenção, a vacina da dengue poderá, nos próximos anos, contribuir para a diminuição do número de casos. A nova vacina contra os quatro sorotipos da doença encontra-se em etapa final de testes no país, porém seu uso será contraindicado na gestação por tratar-se de vacina composta por vírus vivo atenuado, cuja carência de estudos durante a gravidez não nos permite afirmar a segurança de uso. A dengue na gestação parece se relacionar a trabalho de parto prematuro e quadros mais graves da doença na mãe, portanto, cabe ao obstetra orientar a gestante sobre medidas de prevenção, como uso de repelente e formas de combate ao *Aedes aegypti*.

Capítulo 3　　　　　　　　　　　　　　　　　　　　Imunizações　**37**

▶ Situações Especiais

Hepatite A

A vacina contra hepatite A contém vírus inativado e, portanto, apresenta em teoria baixo risco para o feto. Moro *et al.*, em revisão de casos das últimas 2 décadas dos Centers for Disease Control and Prevention (CDC) americano, não identificaram complicações maternas ou fetais relacionadas a essa imunização; soma-se a isso o fato de que o risco associado à infecção pelo vírus da hepatite A (VHA) na gestação é maior que o possível risco associado à vacinação. Assim, na Clínica Obstétrica do HCFMUSP, orienta-se vacinar gestantes suscetíveis ou cujo *status* vacinal seja desconhecido, que apresentem alto risco de contrair hepatite A, na intenção de prevenir falência hepática aguda da mãe, possível risco de transmissão vertical e aparentes complicações como prematuridade.

São situações de risco de exposição ao vírus o uso de drogas intravenosas, doença hepática crônica e viagens a regiões endêmicas nas quais há, em geral, precariedade de saneamento básico e baixo nível socioeconômico. Atualmente, o calendário vacinal nacional orienta imunização de gestantes expostas a situação de risco em 2 doses no esquema 0 e 6 meses. Nos casos em que o intervalo entre a viagem e a vacinação for inferior a 3 semanas, deve ser administrada em conjunto a imunoglobulina, conforme Tabela 3.3.

Raiva

A letalidade da raiva é próxima de 100% e não há, ainda hoje, tratamento comprovadamente eficaz. Além disso, não há relatos de abortamento, prematuridade ou anomalias fetais em quaisquer dos trimestres da gestação relacionados à vacina. Desse modo, o Ministério da Saúde não contraindica a imunização no ciclo gravídico-puerperal, já que o benefício potencial supera os riscos relacionados a uma doença de tamanha gravidade.

A vacina contém vírus morto inativado e deve ser administrada em casos de surto, viagens às regiões de alta incidência ou exposição à doença, como na mordedura ou arranhadura de animais suspeitos. No Brasil, as principais fontes de infecção são acidentes com morcegos, cachorros e macacos. Acidentes com animais silvestres devem ser sempre considerados como de maior risco e graves, enquanto em acidentes com outros animais deve-se levar em consideração o estado de saúde, a procedência, hábitos de vida e possibilidade de observação do animal. Após essa avaliação, indica-se profilaxia pós-exposição com limpeza da ferida, administração de vacina e imunoglobulina, conforme Tabela 3.3.

Tuberculose

A vacina da tuberculose, conhecida como vacina BCG (bacilo Calmette-Guérin), é produzida a partir do vírus vivo atenuado bovino – *Mycobacterium bovis*. A OMS contraindica sua administração na gestação, permitindo-a somente no puerpério, pois não há dados suficientes que garantam a segurança do uso. Até o momento, no entanto, não há também relato de eventos adversos relacionados à sua administração, o que permite, após a avaliação de riscos e benefícios, considerar seu uso em situações pontuais como a exposição profissional.

Pneumococo

Infecções pelo pneumococo são importante causa de morte em populações de risco específicas e, por esse motivo, o Ministério da Saúde sugere a vacinação nas populações de risco para doença pneumocócica invasiva, independentemente da gestação. São indicações de administração da vacina: pneumopatias, cardiopatias, vírus da imunodeficiência humana (HIV), doenças autoimunes, diabetes *mellitus*, asplenia (funcional ou anatômica), hepatopatias e nefropatias crônicas, imunodeficiência primária, transplante, uso de imunossupressores e neoplasias.

Há 2 tipos de vacina pneumocócica, ambas produzidas a partir de polissacarídeo capsular de antígeno purificado, logo, sem risco teórico para a gestante e o feto. A vacina 23-valente (VPP23) é indicada para as populações de risco descritas anteriormente e tem aparente segurança no segundo e terceiro trimestres, enquanto não há dados suficientes na literatura sobre uso no primeiro trimestre – também não há relatos de repercussão neonatal. A vacina conjugada 13-valente (VPC13) conta com poucos ensaios clínicos randomizados e é indicada, especificamente, para gestantes sem vacinação prévia com maior risco de infecção pelo *Streptococcus pneumoniae*. Cabe pontuar que não há evidências suficientes para assegurar a eficácia da imunização durante a gravidez quando se trata do objetivo de prevenir infecção pneumocócica da criança até os 2 anos de vida.

Meningococo

O calendário vacinal nacional cita 3 vacinas contra o meningococo. As vacinas do tipo A e ACWY são compostas por polissacarídeo capsular purificado e, portanto, não apresentam risco teórico para gestante e feto. Além disso, não existe na literatura atual, descrição de eventos adversos na gravidez. Essas vacinas são indicadas em casos de maior risco de infecção pelo meningococo, como em pacientes com asplenia (funcional ou anatômica), deficiências de complemento ou que viajam às regiões endêmicas da doença.

De acordo com o CDC, a gravidez não deve contraindicar a vacinação nas situações descritas anteriormente.

Por sua vez, embora a vacina contra o meningococo B seja feita a partir de proteínas recombinantes que confeririam baixo risco teórico na gestação, ela não deve ser indicada como primeira escolha para gestantes pela ausência de estudos clínicos randomizados que comprovem sua segurança. Além disso, não é disponibilizada no sistema de saúde público brasileiro, tornando preferencial a escolha pela vacina do tipo A ou ACWY.

Febre amarela

A princípio, a vacina contra a febre amarela deve ser contraindicada na gestação por tratar-se de vacina contendo vírus vivo atenuado, no entanto, em 2017 ocorreu um surto da doença nos estados do Sudeste e Bahia e, a partir daquele ano, o PNI do Ministério da Saúde iniciou a orientação de imunizar com dose padrão as gestantes suscetíveis que residam em áreas de transmissão ativa de febre amarela ou que viajem a países que exigem o Certificado Internacional de Vacinação e Profilaxia.

Há relato de acometimento visceral e neurológico que pode estar relacionado à reação autoimune vacinal, bem como relato de óbito neonatal secundário à transmissão vertical. Dessa forma, cabe ao obstetra desaconselhar viagens a regiões endêmicas no período do ciclo gravídico-puerperal e discutir em conjunto com a paciente se os riscos da infecção superam os riscos potenciais da vacinação. Em nutrizes, a vacina é contraindicada até os 6 meses de vida da criança, mas, se a vacinação não puder ser evitada, o aleitamento materno deve ser suspenso por 10 dias.

COVID-19

No início de 2020, a OMS declarou a epidemia do vírus SARS-CoV-2 (sigla para a denominação em inglês *severe acute respiratory syndrome coronavirus 2*) uma emergência de saúde pública internacional. Trata-se de um betacoronavírus que causa COVID-19 (*coronavirus disease 2019*), com potencial de morbidade e mortalidade bastante elevado. Em comparação com mulheres não grávidas, as gestantes infectadas têm maior chance de hospitalização, admissão em unidade de terapia intensiva, necessidade de ventilação mecânica e óbito.

Em vista do impacto e da gravidade da doença no ciclo gravídico-puerperal, a vacinação se mostrou uma medida de proteção contra casos graves da doença. Por tratar-se de uma imunização recente, cujos estudos clínicos não incluem gestantes ou estão ainda em andamento, o Ministério da Saúde orienta vacinação de gestantes e puérperas com as vacinas:

- Butantan/Sinovac Biotech (CoronaVac®), que possui vírus inativado e tecnologia semelhante à vacina para influenza. A aplicação é feita em 2 doses, com intervalo de 3-4 semanas.
- Pfizer Biontech (Cominarty®), vacina de RNA mensageiro incorporado em nanopartículas lipídicas capaz de codificar a proteína S (*Spike*) do SARS-CoV-2. A aplicação também é feita em 2 doses.

Com o avanço de estudos clínicos que incluam gestantes e puérperas, é possível que ocorram mudanças em breve no que diz respeito à vacinação desse grupo e observe-se impacto positivo ainda maior na prevenção de casos graves, bem como diminuição da mortalidade materna que atingiu número alarmante de 38 mortes maternas por semana no ano de 2021, de acordo com o Sistema de Vigilância Epidemiológica da Gripe (SIVEP-Gripe).

Novas Perspectivas

Haemophilus influenzae tipo B (HIB)

A principal indicação da vacina contra o HIB é a imunização de crianças no primeiro ano de vida, impactando diretamente no número de casos de meningite e pneumonia dessa população. Apesar de se tratar de vacina composta a partir de polissacarídeo do HIB, o que não contraindicaria o uso na gestação pelo baixo risco teórico para mãe e feto, não há indicação de administração na gravidez, pois o único objetivo seria a imunização passiva do recém-nascido. No entanto, há literatura no atual momento que permita indicar a vacina com esse objetivo.

Estreptococo do grupo B

A infecção pelo estreptococo do grupo B (*Streptococcus agalactiae*) é a principal causa de pneumonia, meningite e sepse do recém-nascido, além de causa de infecções maternas como corioamnionite, endometrite e infecções do trato urinário. Em razão da forma precoce com que a infecção neonatal se instala, a vacinação do recém-nascido não produz resposta imune capaz de evitar a doença, então, o objetivo de imunização passiva do neonato poderia motivar a vacinação materna. A vacinação contra o estreptococo ainda se encontra em fase de ensaios clínicos que poderão no futuro permitir segurança de uso na gestação, e com 2 objetivos: somar-se à profilaxia antibiótica intraparto, a fim de reduzir ainda mais o risco da doença neonatal, e permitir prevenção da infecção estreptocócica do recém-nascido em populações de baixo nível socioeconômico, nas quais o rastreio na gestação é inadequado ou ausente.

Capítulo 3 Imunizações **41**

🕮 Bibliografia

- American College of Obstetrician and Gynecologists. ACOG Committee Opinion n. 741: maternal immunization. Obstet Gynecol. 2018; 131(6).
- Brasil. Ministério da Saúde. Nota informativa sobre mudanças no calendário nacional de vacinação para o ano de 2017. [Acesso em 21/02/2020]. Disponível em: https://www.saude.gov.br/images/pdf/2016/dezembro/28/Nota-Informativa-384-Calendario--Nacional-de-Vacinacao-2017.pdf.
- Brasil. Ministério da Saúde. Secretaria de Vigilância Sanitária. Departamento de Imunicação e Doenças Transmissíveis. Nota Técnica n. 651/2021. Retificação da Nota Técnica n. 627/2021, que trata das orientações referentes à suspensão temporária da vacinação contra a covid-19 com a vacina AstraZeneca/Oxford/Fiocruz em gestantes e puérperas; interrupção da vacinação contra a covid-19 em gestantes e puérperas sem comorbidades e continuidade da vacinação contra a covid-19 em gestantes e puérperas com comorbidades. 19 mai 2021. [Acesso em 10/09/2021]. Disponível em: https://portaldeboaspraticas.iff.fiocruz.br/wp-content/uploads/2021/05/Nota--Te%CC%81cnica-651-2021-CGPNI-DEIDT-SVS-MS.pdf.
- Brasil. Ministério da Saúde. Secretaria de Vigilância em Saúde. Departamento de Vigilância das Doenças Transmissíveis. Plano estratégico de vacinação contra febre amarela. Brasília: Ministério da Saúde, 2018.
- Brasil. Ministério da Saúde. Secretaria de Vigilância em Saúde. Departamento de Vigilância Epidemiológica. Normas técnicas de profilaxia da raiva humana. Brasília: Ministério da Saúde, 2014.
- Brasil. Ministério da Saúde. Sistema de Informação da Vigilância Sanitária Epidemiológica da Gripe (SIVEP-Gripe). [Acesso em 25/07/2021]. Disponível em: https://opendatasus.saude.gov.br/dataset?tags=SRAG.
- Centers for Disease Control and Prevention. Guidelines for vaccinating pregnant woman 2016. [Acesso em 21/02/2020]. Disponível em: https://www.cdc.gov/vaccines/pregnancy/hcp-toolkit/guidelines.html.
- Chaithongwongwatthana S, Yamasmit W, Limpongsanurak S, Lumbiganon P, Tolosa JE. Pneumococcal vaccination during pregnancy for preventing infant infection. Cochrane Database Syst. Rev. 2015.
- Covid-19. [Acesso em 25/07/2021]. https://observatorioobstetrico.shinyapps.io/covid_gesta_puerp_br.
- Francisco RPV, Lacerda L, Rodrigues AS. Obstetric observatory BRAZIL-COVID-19: 1031 maternal deaths because of COVID-19 and the unequal access to health care services. 2021 (pre-print). [Acesso em 10/09/2021]. Disponível em: https://observatorioobstetrico.shinyapps.io/covid_gesta_puerp_br/.
- Kobayashi M, Vekemans J, Baker CJ, Ratner A, Le Doare K, Schrag SJ. Group B Streptococcus vaccine development: present status and future considerations, with emphasis on perspectives for low and middle income countries. F1000Res. 2016; 5:2355.
- Litvoc MN, Lopes MIBF. From the measles-free status to the current outbreak in Brazil. Rev Assoc Med Bras. 2019; 65(10):1229-30.
- Mangtani P, Evans SJW, Lange B, Oberle D, Smith J, Drechsel-Baeurle U, et al. Safety profile of rubella vaccine administered to pregnant women: a systematic review of pregnancy related adverse events following immunisation, including congenital rubella syndrome and congenital rubella infection in the foetus or infant. Vaccine. 2020; 38(5):963-78.

42 Protocolos Assistenciais

- Marinho PS, Cunha AJ, Amim Junior J, Prata-Barbosa A. A review of selected Arboviruses during pregnancy. Matern Health Neonatol Perinatol. 2017; 3:17.
- Moro PL, Cragan J, Lewis P, Sukumaran L. Major birth defects after vaccination reported to the Vaccine Adverse Event Reporting System (VAERS), 1990-2014. Birth Defects Res. 2017; 109(13):1057-62.
- Moro PL, Museru OI, Niu M, Lewis P, Broder K. Reports to the Vaccine Adverse Event Reporting System (VAERS) after hepatitis A and hepatitis AB vaccines in pregnant women. Am J Obstet Gynecol. 2014; 210(6):561.
- Munoz FM, Jamieson DJ. Maternal immunization. Obstet Gynecol. 2019; 133:739-53.
- Oltean I, Tran J, Lawrence S, Ruschkowski BA, Zeng N. Impact of SARS-CoV-2 on the clinical outcomes and placental pathology of pregnant women and their infants: a systematic review. Heliyon. 2021; 7(3):e06393.
- Psarris A, Sindos M, Daskalakis G, Chondrogianni ME, Panayiotou S, Antsaklis P, et al. Immunizations during pregnancy: how, when and why. Eur J Obstet Gynecol Reprod Biol. 2019; 240:29-35.
- Quintana SM, Teixeira JC, Franceschini AS, Ballalai I, Galletta MAK, Taha NSA. Imunização na mulher. [Acesso em 20/02/2020]. Disponível em: www.Sogesp.com.br/recomendações-sogesp.
- Rasmussen AS, Kelley CF, Horton JP, Jamieson DJ. Coronavirus disease 2019 (COVID-19) vaccines and pregnancy: what obstetricians need to know. Obstet Gynecol. 2021; 137:408-14.
- Rayaa BA, Sadarangania M. Meningococcal vaccination in pregnancy. Hum Vaccin Immunother. 2018;14(5):1188-96.
- Salam RA, Das JK, Dojo Soeandy C, Lassi ZS, Bhutta ZA. Impact of Haemophilus influenzae type B (Hib) and viral influenza vaccinations in pregnancy for improving maternal, neonatal and infant health outcomes. Cochrane Database Sys Rev. 2015.
- Sarwal Y, Sarwal T, Sarwal R. Prioritizing pregnant women for COVID-19 vaccination. Int J Gynecol Obstet. 2021; 00:1-7.
- Schillie S, Vellozzi C, Reingold A, Harris A, Haber P, Ward JW et al. Prevention of hepatitis B virus infection in the United States: recommendations of the Advisory Committee on Immunization Practices. MMWR Recomm Rep. 2018; 67(1):1-31.
- Skipetrova A, Wartel TA, Gailhardou S. Dengue vaccination during pregnancy: an overview of clinical trials data. Vaccine. 2018; 36(23):3345-50.
- Sociedade Brasileira de Imunizações (SBIm). Calendário de vacinações SBIm gestante 2019/2020. [Acesso em 25/02/2020]. Disponível em: https://sbim.org.br/images/calendarios/calend-sbim-gestante.pdf.
- Sociedade Brasileira de Imunizações (SBIm). Calendário de vacinações SBIm pacientes especiais 2019/2020. [Acesso em 26/02/2020]. Disponível em: https://sbim.org.br/images/calendarios/calend-sbim-pacientes-especiais.pdf.
- Souza ASR, Amorim MMR. Maternal mortality by COVID-19 in Brazil. Rev Bras Saúde Matern Infant. 2021; 21(Supl. 1):S253-6.
- Vojtek I, Dieussaert I, Doherty TM, Franck V, Hanssens L, Miller J, et al. Maternal immunization: where are we now and how to move forward? Ann Med. 2018; 50(3):193-208.
- Wang EW, Parchem JG, Atmar LR, Clark EH. SARS-CoV-2 vaccination during pregnancy: a complex decision. Open Forum Infect Dis. 2021; 8(5):ofab180.

- White SJ, Boldt KL, Holditch SJ, Poland GA, Jacobson RM. Measles, mumps, and rubella. Clin Obstet Gynecol. 2012; 55(2):550-9.
- World Health Organization (WHO). BCG vaccine: WHO Position Paper, February 2018 – recommendations. Vaccine. 2018; 36(24):3408-10.
- Zhao Y, Jin H, Zhang X, Wang B, Liu P. Viral hepatitis vaccination during pregnancy. Hum Vaccin Immunother. 2016; 12(4):894-902.

capítulo 4

Aconselhamento Genético

Edécio Armbruster de Moraes

A genética relaciona-se com inúmeras especialidades das ciências biológicas e nelas é utilizada, por exemplo, no desenvolvimento de novos organismos e no avanço do conhecimento com fins diagnósticos e curativos. Na especialidade obstétrica, a genética está relacionada principalmente com o diagnóstico pré-concepção, pré-implantação e pré-natal, baseando-se no assim chamado aconselhamento genético.

Os objetivos do aconselhamento genético em obstetrícia são os de estimar o risco genético gestacional, sondar a disponibilidade de um diagnóstico pré-natal e avaliar a possibilidade de uma eventual terapia intraútero.

O aconselhamento genético é oferecido aos casais que apresentam:

- Doença herdável ou malformações na família.
- Malformações em gestações anteriores ou na atual.
- Abortamentos frequentes sem causa determinada.
- Casamento consanguíneo.
- Idade parental avançada.
- Contato com agentes mutagênicos ou teratogênicos.

A rotina do aconselhamento genético deve incluir:

- Motivo do aconselhamento.
- Heredograma.
- Exame do propósito e dos familiares afetados.
- Diagnóstico exato da doença envolvida.
- Modelo de herança da doença.
- Risco do casal.
- Viabilidade de diagnóstico pré-natal.

Os exames pré-natais com finalidade diagnóstica fetal podem ser separados em dois grupos:

- Não invasivos: dosagem de α-fetoproteína em sangue materno, ultrassonografia morfológica, medida da translucência nucal, ecocardiograma fetal, ressonância magnética, radiografia fetal, teste pré-natal não invasivo (em inglês, *non-invasive prenatal testing* – NIPT).

46 Protocolos Assistenciais

- Invasivos: biópsia do vilo corial (BVC), amniocentese, cordocentese, fetoscopia, biópsia de tecidos fetais.

● Doença Herdável ou Malformações na Família

O diagnóstico preciso da doença e da malformação é em muito beneficiado pelos exames físico e laboratorial dos indivíduos afetados da família. O heredograma familiar sempre deve ser obtido, pois auxilia o estabelecimento do modelo de herança, que pode ser autossômico dominante, autossômico recessivo, ligado ao sexo, multifatorial ou, ainda, por alteração cromossômica.

● Malformações em Gestações Anteriores ou na Atual

É por meio do cariótipo que o diagnóstico pré-natal se torna mais efetivo. Uma vez afastadas as causas gênicas e ambientais, o cariótipo fetal está indicado nos seguintes casos:

1. Quando, na gestação atual, o feto apresenta malformações comuns em aberrações cromossômicas autossômicas, como:
   - Palato fendido, lábio leporino (ou a associação de ambos), atresia de esôfago, fístula traqueoesofágica.
   - Atresia anal com fístula, má rotação do intestino, mesentérica comum.
   - Onfalocele.
   - Malformação do coração e dos grandes vasos.
   - Malformação dos rins e do trato urinário.
   - Malformações cerebrais, principalmente a holoprosencefalia e a agenesia do corpo caloso.
   - Ausência ou hipoplasia do rádio e do polegar.
   - Hexadactilia pós-axial.
   - Micro-oftalmia, coloboma ocular.
   - Espinha bífida.
2. Se a gestação anterior apresentou feto com cariótipo anômalo ou com alguma das malformações comumente associadas às cromossomopatias, deve-se levar em conta a idade parental. Caso o cariótipo anômalo seja decorrente de cromossomopatia estrutural, o cariótipo do casal também está indicado.
3. Se as células germinativas parentais foram expostas a irradiações ionizantes ou agentes mutagênicos cromossômicos durante as fases de maior sensibilidade da gametogênese.
4. Diante da restrição do crescimento fetal precoce sem uma causa aparente que a justifique.

Capítulo 4 Aconselhamento Genético **47**

5. Quando o sexo fetal é de importância diagnóstica, pois na família há indivíduos afetados com uma doença herdável de herança ligada aos cromossomos sexuais.
6. Se o casal apresenta anomalias cromossômicas balanceadas ou não.
7. Quando houver história de abortamentos habituais.

Abortamento Habitual sem Causa Determinada

Descartando-se as causas imunológicas, ginecológicas e obstétricas, 4 a 6% dos casais com abortamentos habituais apresentam anomalias cromossômicas em pelo menos 1 dos pais. Essa porcentagem aumenta para quase 10% quando o casal já tem 1 filho normal e para 36% quando o casal já possui 1 filho malformado, natimorto malformado ou quando em 1 dos abortamentos se identificou alguma malformação. Em casos de abortamento habitual (3 ou mais perdas) sem uma causa definida, está indicado o cariótipo do casal.

Casamento Consanguíneo

Quando na família do casal consanguíneo não for detectada nenhuma doença genética, a gestação do casal só será de risco se o coeficiente de consanguinidade for maior que 1/8. Isso ocorre nos casamentos de tios/tias com sobrinhas/sobrinhos. Primos de primeiro grau, por sua vez, terão um aumento no risco de doença genética do tipo recessivo. Quando comparados com casamentos não consanguíneos, esse aumento é da ordem de 8 vezes. Ainda assim, não se desaconselha a procriação para esses casais, pois a frequência dos genes na população é muito baixa e mesmo multiplicada por 8 traduzirá ainda um baixo risco para doenças autossômicas recessivas. Esse raciocínio não é válido quando a frequência de um gene mutado for muito alta na população à qual pertence o casal. Assim, se na família já existirem casos de doença genética recessiva, para se estabelecer o risco gestacional o cálculo sobre a possibilidade de o casal ter obtido o alelo mutado do ancestral comum deverá ser feito. Um bom exemplo são as doenças genéticas por defeitos de metabolismo, que na maioria são de herança autossômica recessiva e em muitos casos são diagnosticáveis ainda intraútero. Essas doenças metabólicas podem ser divididas em:

- Doenças do metabolismo dos aminoácidos.
- Doenças do metabolismo dos carboidratos.
- Doenças do metabolismo das purinas e pirimidinas.
- Doenças do metabolismo dos ácidos orgânicos.
- Doenças do metabolismo do cobre.

Protocolos Assistenciais

- Doenças do metabolismo do ferro (hemocromatoses idiopáticas e atransferrinemia).
- Mucopolissacaridose.
- Oligossacaridoses.
- Gangliosidoses.

No caso de existir a possibilidade de se detectar sinais da doença ainda intraútero, estes devem ser pesquisados durante a gestação. Em todo casamento consanguíneo, está indicado o acompanhamento da gestação por meio dos métodos não invasivos de diagnóstico fetal.

Idade Parental Avançada

Mães com idade acima dos 35 anos integram o chamado grupo de risco para as anomalias cromossômicas, principalmente as aneuploidias. A essas gestantes deve ser oferecida a possibilidade de um rastreamento por métodos não invasivos, como o NIPT, e o diagnóstico pré-natal invasivo para o estudo do cariótipo fetal. Além disso, nesses casos está indicada a ultrassonografia entre a 11ª e a 13ª semana para a medida da translucência nucal, a ultrassonografia morfológica em torno da 18ª à 22ª semana e a ecocardiografia diante da suspeita de anomalia cardiovascular ao redor da 26ª semana.

Contato com Agentes Mutagênicos ou Teratogênicos

O que é genético e o que é ambiental

De uma forma grosseira, quando a malformação é bilateral e simétrica, deve-se pensar em causa genética; quando ela é unilateral ou assimétrica, por outro lado, deve-se pensar primeiramente em uma causa exógena.

Se houve exposição a um agente mutagênico ou teratogênico algumas semanas antes da concepção até o período da fecundação, esta pode causar uma mutação gênica ou cromossômica, tanto recessiva como dominante. Se a exposição se deu durante a organogênese, pode levar a malformações de diversos órgãos.

Os agentes mutagênicos e teratogênicos podem ser divididos em quatro grupos:
1. Irradiações.
2. Medicamentos, agentes químicos e drogas.
3. Infecções durante a gestação.
4. Doença materna de defeito enzimático ou metabólico.

Capítulo 4 — Aconselhamento Genético

• Irradiações

Diante de irradiações terapêuticas das células germinativas masculinas, é imperativo o uso de métodos anticoncepcionais por um período de pelo menos 3 meses após a terapia. No caso de for realizada concepção nesse período, está indicado o diagnóstico pré-natal com cariótipo fetal, ultrassonografia morfológica e ecocardiograma fetal. Se houver irradiação das células germinativas femininas durante o período ovulatório e ocorrer concepção, esse diagnóstico também está indicado.

Irradiações diagnósticas usualmente não levam a nenhuma alteração em razão de envolver baixa exposição fetal.

• Medicamentos, agentes químicos e drogas

Esses agentes podem ser divididos em três grupos:
- Sabidamente teratogênicos.
- Supostamente teratogênicos.
- Possivelmente teratogênicos.

Sabidamente teratogênicos

- Talidomida: malformação de membros, paralisia facial, anotia, atresia anal, atresia duodenal, malformações cardíacas e renais.
- Aminopterina, metotrexato e varfarina: 10% dos embriões expostos apresentam restrição do crescimento fetal, hipoplasia de esqueleto nasal, turvamento de córnea, micro-oftalmia, atrofia do nervo óptico, encurtamento de extremidades e calcificação de epífise, vértebras e calcâneo.
- Retinoides: efeito contraceptivo e teratogênico com malformações dos ouvidos, sistema nervoso central (SNC), sistema cardiovascular e fenda palatina.
- Álcool: embriopatia alcoólica com defeitos do tubo neural, cardíacos e do sistema urogenital, retardo mental e motor.
- Prostaglandina: defeitos estruturais ou funcionais.
- Sulfonamidas: no terço final da gravidez, pode provocar o *kernicterus*.

Supostamente teratogênicos

- Anticonvulsivantes (ácido valproico): aumento de risco para espinha bífida.
- Lítio.
- Cocaína.

50 Protocolos Assistenciais

Possivelmente teratogênicos

- Hormônios sexuais.
- Antieméticos.
- Ergotamina.
- Virustáticos (aciclovir).

Quando há exposição do embrião a um desses agentes, está indicado o diagnóstico fetal por ultrassonografia, ecocardiograma fetal e, nos casos nos quais há a possibilidade de um comprometimento aberto do SNC, dosagem de α-fetoproteína.

Com relação aos antiepilépticos, sugere-se evitar uma terapia desnecessária. Nos casos em que ocorre convulsão, não se deve suspender a terapia materna. Dá-se preferência à monoterapia para essas pacientes, pois as associações aumentam o risco teratogênico. Como a gestação altera a cinética farmacológica, indica-se o controle da concentração do medicamento no sangue materno para otimização da dose.

Com relação aos anti-hipertensivos, devem ser evitados os inibidores da enzima conversora de angiotensina (ECA) durante toda a gestação, em razão do risco de displasias renais e cardiopatias congênitas.

- **Infecções durante a gestação**

  Ver capítulos específicos.

- **Doença materna de defeito enzimático ou metabólico**

Fenilcetonúria

Pode levar a restrição do crescimento fetal com microcefalia, malformações cardíacas e retardo mental. Uma dieta materna adequada no período pré-concepcional e durante toda a gravidez pode evitar as alterações teratogênicas.

Diabetes *mellitus*

Principalmente naquelas gestantes que já possuem um comprometimento vascular, retinopatia ou outras complicações do diabetes *mellitus*, o risco de malformações múltiplas aumenta em até 3 vezes, sobretudo do esqueleto, SNC, coração e trato urogenital, quando comparado à gestação normal. O risco para o feto de uma mãe diabética vir a ter uma dessas malformações pode chegar até a 9%. Está indicado nesses casos o diagnóstico pré-natal por ultrassonografia morfológica, ecocardiograma fetal e dosagens de α-fetoproteína.

Capítulo 4 — Aconselhamento Genético **51**

▶ Tecidos Utilizados para o Diagnóstico Pré-Natal Fetal

Sangue materno

Do plasma do sangue materno circulante a partir da 9ª semana de gestação pode-se obter o DNA fetal livre circulante (*cell-free fetal DNA* – cffDNA), derivado do citotrofoblasto placentário, para ser empregado no rastreamento pelo NIPT (ver detalhes mais adiante).

Vilo corial

Obtido por biópsia transabdominal entre a 11ª e a 14ª semana, o vilo deve ser submetido a dois tipos de cultura, uma que dura ao redor de 24 horas (método direto) e outra que dura entre 2 dias e 1 semana (de curta duração). Para a obtenção do cariótipo fetal, são usadas, no método direto, as células epiteliais embrionárias (citotrofoblasto) e, na cultura de curta duração, as derivadas do mesoderma. A camada citotrofoblástica é derivada do trofoblasto, que se separa da massa interna já no estágio de 64 células. As do mesênquima derivam do mesênquima extraembrionário e só se separam ao redor do 11º ao 12º dia do desenvolvimento embrionário. Dessa forma, o mesênquima deve traduzir mais fidedignamente o cariótipo fetal que o citotrofoblasto, ou seja, o método de cultura de curta duração oferece maior similaridade com o cariótipo das próprias células fetais. Quando o método direto mostrar uma alteração, o método de cultura de curta duração deve confirmá-lo. Se houver discrepância, deve-se assumir o resultado do cariótipo da cultura de curta duração, mas, caso ainda persistam dúvidas, deve-se indicar uma amniocentese para um cariótipo confirmativo.

Ao se encontrar um mosaicismo no resultado no vilo corial, deve-se realizar um novo cariótipo fetal, usando desta vez células do líquido amniótico, para confirmação do resultado. O mosaicismo em células do vilo corial pode refletir uma alteração restrita apenas à placenta e o feto pode possuir um cariótipo totalmente normal.

Células do líquido amniótico

Colhidas por amniocentese a partir da 15ª até a 22ª semana de gestação. Esse exame oferece uma margem de erro abaixo de 1%, como o do vilo corial. As células necessitam permanecer pelo menos 1 semana em meio de cultura. O líquido amniótico obtido pode ser utilizado também para o diagnóstico de doenças metabólicas fetais.

Uma série dessas doenças recessivas pode ser detectada no exame pré-natal por exames bioquímicos em material fetal obtido do líquido amniótico ou por investigação do DNA fetal. Entre essas doenças, pode-se citar:

52 Protocolos Assistenciais

- Galactosemia.
- GM1-gangliosidoses.
- GM2-gangliosidoses tipos Tay-Sachs e Sandhoff.
- Homocisteinúria.
- Leucodistrofia metacromática.
- Doença de Fabry.
- Doença de Gaucher tipos 1, 2 e 3.
- Doença de Krabbe.
- Doença de Niemann-Pick tipos A, B e C.
- Alteração da piruvato desidrogenase.
- Cistinose.

Células do sangue fetal

O exame, colhido por cordocentese a partir da 20ª semana, oferece um rápido cariótipo fetal, porém há um aumento no risco de interrupção da gravidez causado por esse método invasivo quando comparado aos dois métodos citados anteriormente.

A cordocentese está indicada principalmente quando há necessidade de elucidar um diagnóstico de mosaicismo em material de biópsia de vilo corial, para o estudo de X frágil e para a obtenção de bandamento mais adequado no estudo de quebras cromossômicas.

▶ Como Analisar as Células Obtidas

Desde o final da década de 1970 e início dos anos 1980, o cariótipo fetal faz parte do arsenal laboratorial para a investigação intrauterina das anomalias cromossômicas.

Nas primeiras décadas dos anos 2000, a tecnologia molecular genética avançou muito rapidamente e sua aplicação ao diagnóstico pré-natal permitiu não apenas o reconhecimento de macroalterações cromossômicas numéricas ou estruturais, mas também o reconhecimento de microdeleções, microamplificações e mutações de ponto no genoma humano. Entre esses avanços tecnológicos aplicáveis aos testes ou diagnósticos pré-natais, é possível citar:

- NIPT.
- Hibridização *in situ* fluorescente (em inglês, *fluorescent in situ hybridization* – FISH).
- Reação em cadeia da polimerase fluorescente quantitativa (em inglês, *quantitative fluorescent polymerase chain reaction* – QF-PCR).
- Amplificação *multiplex* de sondas dependente de ligação (em inglês, *multiplex ligation-dependent probe amplification* – MLPA).

Capítulo 4 — Aconselhamento Genético **53**

- *Microarray* cromossômico (em inglês, *chromosomal microarray* – CMA) pelos métodos de hibridização genômica comparativa (em inglês, *microarray-based comparative genomic hybridization* – a-CGH) ou *array* de polimorfismo de nucleotídeo único (em inglês, *single nucleotid polimorfism array* – a-SNP).
- Sequenciamento de próxima geração (em inglês, *next generation sequencing* – NGS), seja por meio do sequenciamento do genoma completo (em inglês, *whole genome sequencing* – WGS) ou do sequenciamento do exoma completo (em inglês, *whole exome sequencing* – WES).

Cada uma dessas técnicas apresenta vantagens e desvantagens. Dependendo do objetivo específico do caso, a técnica mais adequada será escolhida (Tabela 4.1).

Tabela 4.1 – Vantagens e desvantagens das diferentes metodologias moleculares no diagnóstico pré-natal

Métodos	Vantagens	Desvantagens
NIPT	Pode ser realizado a partir da 9ª ou 10ª semanas de gravidez. O resultado pode ser obtido em 7 a 10 dias. Atualmente, o melhor método de rastreamento para as aneuploidias comuns. Diminui a necessidade de realização de um exame diagnóstico invasivo	Não recomendado como teste diagnóstico ou etiológico: na presença de ultrassom morfológico anormal; em gestação gemelar; em gestante transplantada, obesa ou portadora de mutação cromossômica; em caso de cffDNA insuficiente; em mosaicismo placentário; na falta de heterozigose; em casal consanguíneo; na dissomia uniparental
MLPA	Detecta pequenos rearranjos. Abrange mais de 40 alvos. Tem alta taxa de sucesso e baixo custo	Não consegue detectar perdas neutras em heterozigose. Pode ter problemas com mosaicismo ou contaminação com células normais maternas
FISH	Detecta rearranjos balanceados e mosaicismo. Quantifica cópias múltiplas	Tem resolução maior que 500 kb. Número de alvos. Tem limitada taxa de sucesso
QF-PCR	Detecta pequenos rearranjos e até mutação de ponto. Pode quantificar cópias múltiplas. Tem baixo custo	Requer cuidados com a optimização e eficiência. Tem número de alvos limitado. Pode ter problemas com mosaicismo ou contaminação com células normais maternas
Southern blot	Detecta pequenos rearranjos e mosaicismo	Não pode detectar perdas neutras em heterozigose. Não é quantitativo. O método é complicado e consome muito tempo. Tem número de alvos restrito e eficiência limitada
a-CGH	Detecta pequenos rearranjos e mosaicismo	Não pode detectar perdas neutras em heterozigose. Alto custo dos equipamentos e reagentes. Tem baixa eficiência

Continua >>

54 Protocolos Assistenciais

>> *Continuação*

Métodos	Vantagens	Desvantagens
a-SNP	Pode detectar perdas neutras ou heterozigose. Pode examinar o genoma inteiro. Tem baixo custo por item examinado	Não consegue detectar pequenos rearranjos (p. ex., deleções ou duplicações menores que 100 kb). Alto custo dos equipamentos e reagentes. Tem baixa eficiência
WGS	A alta resolução faz com que o método tenha alta acurácia. Analisa os pontos de quebras em inversões, em translocações equilibradas. Detecta translocações balanceadas. Detecta mutações de uma única base	Exige um tempo longo para o resultado. A interpretação dos resultados. Inclui sequências não codificadoras de pouco significado clínico. Tem custo muito alto
WES	Os exomas são de alto significado clínico e de alta aplicabilidade clínica. Detecta alterações acima de 30% em fetos malformados, que não foram identificadas por outras metodologias	Exige um tempo longo para obtenção do resultado (de 5 a 18 semanas). Apresenta inúmeras variantes de significado incerto (VOUS). Ainda tem custo alto

a-CGH: hibridização genômica comparativa (em inglês, microarray-based comparative genomic hybridization*); a-SNP: array de polimorfismo de nucleotídeo único (em inglês,* single nucleotid polimorfism array*); cffDNA: DNA fetal livre circulante (em inglês,* cell-free fetal DNA*); FISH: hibridização in situ fluorescente (em inglês,* fluorescent in situ hybridization*); MLPA: amplificação multiplex de sondas dependente de ligação (em inglês,* multiplex ligation-dependent probe amplification*); NIPT: teste pré-natal não invasivo (em inglês,* non invasive prenatal testing*); QF-PCR: reação em cadeia da polimerase fluorescente quantitativa (em inglês,* quantitative fluorescent polymerase chain reaction*); WES: sequenciamento do exoma completo (em inglês,* whole exome sequencing*); WGS: sequenciamento do genoma completo (em inglês,* whole genome sequencing).*

Fonte: baseada em Stuppia et al. (2021).

Teste pré-natal não invasivo (NIPT)

O NIPT é a análise do cffDNA no sangue materno. Essa análise pode ser realizada a partir da 9ª ou 10ª semana de gravidez e o resultado pode ser obtido entre 7 e 10 dias após a coleta.

• Indicações
NIPT convencional

No NIPT convencional, geralmente são investigadas aneuploidias numéricas envolvendo os cromossomos 21, 18, 13, X e Y. Esse exame apresenta uma capacidade individual de detecção de trissomias para cada cromossomo: 21 – 99,1%; 18 – 98,5% e 13 – 96,5%. Para aneuploidias dos cromossomos sexuais, essa individualidade também existe: 45,X – 50-94,4%; 47,XXY, 47,XXX, 45,XYY – 50-100%. Ao redor de 12,4% das aneuploidias passariam despercebidas se apenas o NIPT fosse empregado.

Capítulo 4 Aconselhamento Genético 55

NIPT expandido

A indicação principal desse teste são as aneuplodias estruturais (microdeleções ou microamplificações), principalmente 22q11.2, 15q11.2-q13, 4p16.3, 5p tern, 1p36; e as microdeleções (38%). As razões apresentadas para os pedidos de realização do NIPT expandido são: 45% por histórico familiar, 39% por ultrassom fetal alterado e 38% a pedido do casal. A maior preocupação dos que solicitam o exame se relaciona com a interpretação das variantes de significado incerto (VOUS) que podem ser identificados nessa análise.

As frequências dessas microdeleções e microamplificações na população são: 22q11.2 (síndrome de DiGeorge ou síndrome velocardiofacial) – 1:6.000; 15q11.2-q13 (síndrome de Prader-Willi/Angelman) – 1:10.000-20.000; 4p16.3 (síndrome de Wolf-Hirschhorn) – 1:20.000-50.000; 5p tern (síndrome do Cri du Chat) – 1:20.000-50.000; síndrome da monossomia do 1p36 – 1:5.000-10.000.

NIPT "à la carte"

Esse é um teste de desenho específico para cada paciente. O seu perfil é de um exame baseado no histórico familiar, quando da presença de uma doença particular na família. Sua realização pode ser sugerida ao casal quando o heredograma apresentar doenças genéticas específicas muitas vezes raras, alteração no ultrassom fetal ou ainda a pedido dos pacientes.

• Outras Indicações do NIPT

O NIPT também é indicado na investigação de β-talassemia, Rh do feto, presença de doenças hereditárias monogênicas e ligadas ao X e doenças infecciosas como citomegalovírus.

• Contraindicações do NIPT

O NIPT não é recomendado com finalidade diagnóstica pelo American College of Obstetricians and Gynecologists (ACOG) e pela Society for Maternal-Fetal Medicine (SMFM), porém o UK Genetic Testing Network aprovou o teste como uma técnica diagnóstica (NIPD) para algumas alterações autossômicas recessivas.

Esse exame não deve ser usado na triagem de avaliação etiológica de ultrassom morfológico anormal, gestação gemelar e gestante transplantada. Nesses casos, o exame invasivo é uma indicação mais adequada.

• Limitações do NIPT

• cffDNA insuficiente (obesidade materna, trissomias dos cromossomos 13 e 18, 45,X, triploidia).

56 Protocolos Assistenciais

- Mosaicismo placentário (1-2% das gestações).
- Mutação materna (p. ex., microdeleção 22q11.2 ou mosaico 46,XX/45,X).
- Transplante (mãe transplantada).
- Gemelidade (com perda de um dos gemelares).
- Falta de heterozigose.
- Consanguinidade do casal.
- Dissomia uniparental (par cromossômico de um único genitor e nenhum do outro).

- **Capacitação**

Para se indicar um NIPT, o profissional da saúde deve estar capacitado a realizar, concomitantemente, um aconselhamento pré e pós-teste ao casal.

Aconselhamento pré-teste

No aconselhamento pré-teste do casal, devem estar incluídas as seguintes informações:

1. Esclarecimento e oferta do diagnóstico pré-natal invasivo (em inglês, *invasive prenatal diagnosis* – IPD).
2. Outras alternativas não invasivas de rastreamento para as aneuploidias, como: *screening* no primeiro trimestre (em inglês, *first trimester screening* – FTS, TN, AFP, hCG, estriol, inibina.
3. Que um resultado falso-positivo pode ser secundário ao mosaicismo circunscrito à placenta (COM, gestação gemelar, alteração genômica materna como mosaicismo (45,X/46,XX) ou triplo X (47,XXX).
4. Que com cffDNA nem sempre se chega a um diagnóstico.
5. Que um teste de rastreamento como o NIPT pode levar à necessidade de outros testes complementares que elevarão os custos do diagnóstico e a um estresse psicológico maior do casal.
6. Que o uso de cffDNA em gestação gemelar tem limitações.
7. Que se pode encontrar um variante de número de cópias (em inglês, *copy number variation* – CNV) inconclusivo ou não patológico.
8. Que há limitações no arsenal terapêutico diante dos achados de rastreamento.
9. Que há a possibilidade da interrupção da gravidez.

Ao final do aconselhamento, o casal deve sempre assinar um termo de consentimento livre e esclarecido mostrando ter conhecimento das limitações do teste.

Aconselhamento pós-teste

1. Na presença de um resultado de baixo risco, deve-se enfatizar ao casal que o NIPT é ainda aceito universalmente apenas como um teste de rastreamento e que tem limitações.
2. Deve ser enfatizada a opção do IPD quando o resultado do NIPT apenas sugere a presença de uma aneuploidia ou quando não se pode chegar a um possível diagnóstico (positivo ou negativo).
3. A opção de interrupção da gravidez deve ser discutida somente após a confirmação do diagnóstico por métodos invasivos, pois pode-se estar diante de um resultado falso-positivo.
4. Na presença de CNV/VOUS, é importante a avaliação de um especialista molecular e a análise comparativa com os achados do ultrassom morfológico.
5. Os solicitantes do NIPT devem encorajar o casal a procurar um especialista com bom conhecimento genético para dar continuidade ao aconselhamento, como um médico geneticista, um especialista em medicina fetal etc.

Aconselhamento na fertilização in vitro

1. O rastreamento pré-natal para aneuploidias deve ser oferecido a toda gestante que se submeteu à fertilização *in vitro* cujos embriões foram submetidos apenas aos testes genéticos pré-implantacionais (em inglês, *pre-implantation genetic diagnosis* – PGT) específicos, como para fibrose cística, distrofias musculares progressivas, neuropatias hereditárias etc., sem avaliação de alterações cromossômicas.
2. Mesmo quando foi feito um rastreamento para aneuploidias em embriões por PGT, deve-se investigar o laboratório de origem do teste e, em caso de dúvida, pode-se sugerir um NIPT confirmatório.
3. Se a tensão psicológica do casal é muito grande, principalmente depois de uma gestação anterior com aborto, natimorto ou neonato com alteração cromossômica, pode-se oferecer o NIPT mesmo que se tenha um PGT normal.

É importante destacar que o NIPT não deve ser realizado quando há doação de óvulos ou na presença de gemelidade como resultado de uma fertilização *in vitro*.

Resumindo

1. Além das trissomias dos cromossomos 13, 18 e 21, o cffDNA pode dar informações de outras trissomias mais raras.
2. Se a alteração não está presente em forma de mosaico, ela pode levar à perda fetal.

3. Se há mosaico, ele pode estar associado a um atraso de desenvolvimento, restrição de crescimento e perdas fetais intrauterinas.
4. O rastreamento de alguns CNV (> 7-10 Mb) por cffDNA já foi descrito com sensibilidade de 97,7% e especificidade de 99,9%. Sua utilidade, porém, ainda precisa ser comprovada.
5. O custo do NIPT ainda é alto e o aconselhamento pré e pós-exame, limitado.
6. O teste pré-natal por cffDNA é o melhor método de rastreamento não invasivo para as aneuploidias comuns e está sendo cada dia mais valorizado.

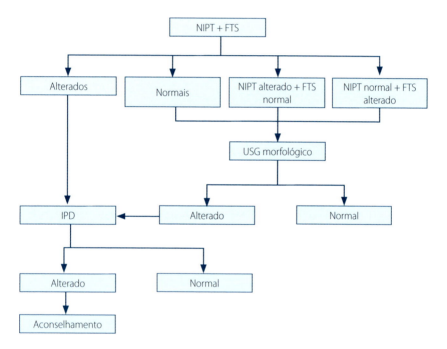

FTS: Screening *no primeiro trimestre*
IPD: *Diagnóstico pré-natal invasivo*
NIPT: *Teste pré-natal não invasivo*
USG: *ultrassom*

Figura 4.1 – Recomendações de testes diagnósticos para aconselhamento genético.

Recomendações

Hibridização *in situ* fluorescente (FISH)

Utiliza sondas fluorescentes de diferentes cores para marcar, por hibridização *in situ*, regiões específicas de cada cromossomo de interesse e permitir sua posterior visualização em microscopia de fluorescência. Aumento ou diminuição do número de pontos fluorescentes normais de mesma cor em uma célula indica uma aneuploidia (alteração numérica cromossômica), ou ainda uma deleção ou amplificação na região específica de interesse. Ela pode ser realizada em qualquer DNA embrionário ou fetal obtido de forma invasiva ou não.

Reação em cadeia da polimerase fluorescente quantitativa (QF-PCR)

Técnica molecular que também emprega a fluorescência para se estudar aneuploidias e algumas anomalias estruturais cromossômicas. A obtenção de resultados por essa técnica é muito rápida, podendo detectar, por exemplo, uma aneuploidia em até 24 horas. Uma vez detectada a aneuploidia, a QF-PCR não permite afirmar se esse achado se trata de uma trissomia livre ou de uma translocação não balanceada. Sua eficiência diagnóstica, porém, é maior que a do cariótipo convencional.

Amplificação *multiplex* de sondas dependente de ligação (MLPA)

O MLPA usa a PCR *multiplex* com um número maior que 40 sondas de diferentes DNA. Nas deleções, as homozigoses e hemizigoses são identificadas, porém a heterozigose torna-se um fator limitante. Nas duplicações e variações no número de cópias, isso já não ocorre. Não são detectadas, por essa técnica, as poliploidias e mosaicismo. É um método muito sensível, no qual uma contaminação com sangue materno pode levar a resultados inconclusivos, pois a técnica não utiliza a cultura celular. Por não necessitar de cultura, trata-se de uma técnica diagnóstica rápida, com resultado obtido em até 48 horas.

Microarray cromossômico fetal (CMA)

- Variantes

Atualmente, algumas técnicas estão sendo particularmente direcionadas ao diagnóstico pré-natal. Entre elas, estão: o CMA, usado na avaliação de variações genômicas de até 1 kb (um poder de resolução bem maior que o cariótipo convencional, que é de 5 MB); a a-CGH, que detecta amplificações e deleções; e o a-SNP, usado para estudar polimorfismos de nucleotídeos únicos. O diagnóstico fetal por *microarray* necessita de apenas 500 ng de DNA e o resultado é obtido em 1 a 2 semanas.

Quando se observa uma alteração morfológica no ultrassom morfológico fetal em uma família sem história de síndromes familiares, é possível se tratar de uma amplificação ou deleção chamada *de novo*, que acontece nesses casos com uma frequência de cerca de 40%.

Os resultados do *microarray* podem ser muitas vezes imprecisos, revelando:

1. VOUS: variantes não caracterizadas como benignas ou patogênicas pelo exame, pois os dados de literatura são ainda insuficientes.
2. CNV: variantes designadas como achados acidentais ou não esperados.
3. Apenas uma provável suscetibilidade, como penetrância incompleta ou expressividade variável.

Como no NIPT, ao se propor um *microarray* convencional ao casal, deve-se mostrar as limitações do exame nas síndromes que apresentam CNV abaixo da acuidade do método, mutação de ponto, pequenas amplificações ou deleções (menores que 100 kb), expansões do *triplet* ou de sequências repetitivas (como no caso do X frágil, distrofias miotônicas etc.) e nas triploidias. Esses CNV levariam à necessidade de se realizar outros exames complementares, como o sequenciamento dos exomas ou do genoma total, MLPA, *microarray* de alta resolução (abaixo de 400 kb), FISH, NGS, ou até mesmo um estudo epigenético.

Sequenciamento de próxima geração (NGS)

O NGS é uma das técnicas mais modernas da atualidade. Na presença de um cariótipo fetal normal, um CMA não informativo ou um ultrassom morfológico fetal com malformações significativas, o NGS aumenta em muito a capacidade de se obter um diagnóstico pré-natal definitivo. O NGS do DNA fetal pode ser de todo o genoma (WGS), ou apenas dos éxons (WES). Como o WGS irá incluir os íntrons (regiões não codificadoras do DNA) ainda com relativo significado clínico e por tratar-se de um exame muito mais caro, sua indicação deve ser muito precisa. O WGS em alta resolução tem alta acurácia, analisa o ponto de quebra em inversões e em translocações equilibradas, identifica translocações balanceadas e detecta mutações de uma única base. Na

Capítulo 4 — Aconselhamento Genético **61**

área da reprodução humana, o NGS foi introduzido no PGT para a detecção, em célula única de blastômeros, de aneuploidias numéricas e estruturais.

A primeira opção, no entanto, ainda deve ser o WES, por ser mais barato e informativo ao analisar apenas regiões codificadoras.

Na presença de alteração ultrassonográfica fetal com o cariótipo e CMA normais, o WES pode identificar de 20-30% das alterações causadoras de anormalidades, com a possibilidade de um diagnóstico pré-natal definitivo, e estimar se há risco de recorrência.

O American College of Medical Genetics and Genomics (ACMG) não recomenda ainda o WGS ou o WES como rotina clínica no diagnóstico pré-natal, exceto quando os outros exames foram negativos em fetos polimalformados, ou dentro de um contexto clínico investigativo.

O WES tem maior eficiência quando os DNA dos pais biológicos são paralelamente analisados, formando o chamado trio de sequenciamento. Nesse caso, porém, pode-se ter a surpresa de se deparar com uma falsa paternidade, com uma consanguinidade desconhecida ou com uma tendência para outras doenças, por exemplo, algum tipo de específico câncer.

No diagnóstico pré-natal, esse sequenciamento tem também limitações, como:

1. Longo tempo para a obtenção de um resultado (tratando-se de material fetal maior que 5-18 semanas).
2. Grande número de VOUS.
3. Alto custo.

O Comitê formado pelo ACOG e pela SMFM recomenda que o WES seja prescrito apenas por um profissional experiente na área da genética para realizar um adequado aconselhamento genético dos pais pré e pós-exame. Essas instituições também não recomendam o WES como rotina no diagnóstico pré-natal. Sua indicação é restrita aos casos em que outras metodologias não encontraram um diagnóstico definitivo.

Recomendações

Recomendações gerais de diversas entidades com relação às diferentes indicações fetais para metodologias pré-natais diagnósticas estão resumidas na Tabela 4.2.

62 Protocolos Assistenciais

Tabela 4.2 – Recomendações das metodologias pré-natais diagnósticas para diferentes indicações fetais

Indicação	Primeira recomendação	Segunda recomendação
Histórico familiar com alterações genéticas ou ultrassom de gestação atual com alteração fetal grave	Quando a causa do problema familiar já é conhecida, emprega-se a metodologia de detecção mais adequada no material fetal: se o defeito é cromossômico, usa-se cariótipo, QF-PCR ou *microarray*; se for gênico, o NGS. Quando a causa é ainda desconhecida, aplica-se o método diagnóstico mais adequado à provável suspeita causal associada ao quadro clínico	*Microarray* cromossômico/QF-PCR/cariótipo para tentar detectar presença de aneuploidias e microdeleções que poderiam estar envolvidas no quadro clínico
Translucência nucal maior que o P99 ou ecocardiograma com alteração cardíaca	QF-PCR ou FISH: método rápido para detecção de alterações dos cromossomos 21, 18, 13, X e Y. Se positivo, está indicado cariótipo fetal e dos pais para afastar translocações robertsonianas, ou ainda mosaicismo de aneuploidia de cromossomos sexuais parentais	Se os achados do QF-PCR/FISH/cariótipos fetais forem negativos, está indicado um *microarray*. Se ele for positivo, examinar o material genético dos pais para investigar presença de translocação balanceada, inversões etc.; caso haja presença de microdeleção no feto, investigar a mesma alteração nos pais
Anomalia fetal inespecífica detectada ao ultrassom	*Microarray* pré-natal podendo associar-se uma investigação por QF-PCR e cariótipo fetal, principalmente para detecção de aneuploidias e triploidias já no primeiro trimestre	Na suspeita de poliploidia ou aneuploidia fetal, inicia-se com QF-PCR/cariótipo, seguida por CMA; se negativos, fazer novos ultrassons em busca de achados associados a alguma síndrome já descrita na literatura e sua causa. Se não for possível essa associação, usar o NGS e afastar metilação
Ultrassom com feto normal, mas será realizada técnica invasiva por algum outro motivo	Está indicada a QF-PCR, cariótipo fetal ou *array* cromossômico para *screening*	

CMA: microarray *cromossômico (em inglês,* chromosomal microarray*); FISH: hibridização* in situ *fluorescente (em inglês,* fluorescent in situ hybridization*); QF-PCR: reação em cadeia da polimerase fluorecente quantitativa (em inglês,* quantitative fluorescent polymerase chain reaction*); NGS: sequenciamento de próxima geração (em inglês,* next-generation sequencing*).*
Fonte: baseada nas recomendações do American College of Obstetricians and Gynecologists (2016); da Society for Maternal-Fetal Medicine (2016); da Asociación Española de Diagnóstico Prenatal, da Asociación Española de Genética Humana e da Sociedad Española de Genética Clínica y Dismorfología (2017), da Society of Obstetricians and Gynaecologists of Canada e do Canadian College of Medcal Geneticists (2017); e da Associação de Obstetrícia e Ginecologia do Estado de São Paulo (2019).

Capítulo 4 — Aconselhamento Genético

Bibliografia

- ACMG Board of Directors. Points to consider in the clinical application of genomic sequencing. Genet Med. 2012; 14:759-61.
- Armbruster-Moraes E, Amorim Filho AG, Araújo Junior E, Miguelez J, Okido MM. Recomendações do uso de microarray, next-generation sequencing e outras técnicas moleculares no diagnóstico pré-natal. SOGESP. 2019; 6:61-75.
- Benachi A, Caffrey J, Calda P, Carreras E, Jani JC, Kilby MD, et al. Understanding attitudes and behaviors towards cell-free DNA-based noninvasive prenatal testing (NIPT): a survey of European health-care providers. Eur J Med Genet. 2020; 63(1):103616.
- Beulen L, Faas BHW, Feenstra I, van Vugt JMG, Bekker MN. Clinical utility of non--invasive prenatal testing in pregnancies with ultrasound anomalies. Ultrasound Obstet Gynecol. 2017; 49(6):721-8.
- Chen YP, He ZQ, Shi Y, Zhou Q, Cai ZM, Yu B, et al. Not all chromosome aberration can be detected by NIPT at advanced maternal age: a multicenter retrostective study. Clin Chim Acta. 2018; 486:232-6.
- Chesnais V, Ott A, Chaplais E, Gabillard S, Pallares D, Vauloup-Fellous C, et al. Using massively parallel shotgun sequencing of maternal plasmatic cell-free DNA for cytomegalovirus DNA detection during pregnancy: a proof of concept study. Sci Rep. 2018; 8(1):4321.
- Committee Opinion No. 682: Microarrays and next-generation sequencing technology: the use of advanced genetic diagnostic tools in obstetrics and gynecology. Obstet Gynecol. 2016; 128(6):e262-8.
- Drury S, Williams H, Trump N, Boustred C, Lench N, Scott RH, Chitty LS. Exome sequencing for prenatal diagnosis of fetuses with sonographic abnormalities. Prenat Diagn. 2015; 35:1010-7.
- Gil MM, Accurti V, Santacruz B, Plana MN, Nicolaides KH. Analysis of cell-free DNA in maternal blood in screening for aneuploidies: updated meta-analysis. Ultrasound Obstet Gynecol. 2017; 50(3):302-14.
- Goldstein M, Svirsky R, Reches A, Yaron Y. Does the number of previous miscarriages influence the incidence of chromo-somal aberrations in spontaneous pregnancy loss? J Matern Fetal Neonatal Med. 2017; 30(24):2956-60.
- Goldwaser T, Klugman S. Cell-free DNA for the detection of fetal aneuploidy. Fertil Steril. 2018; 109(2):195-200.
- Grati FR, Gross SJ. Noninvasive screening by cell-free DNA for 22q11.2 deletion: benefits, limitations, and challenges. Prenat Diagn. 2019; 39(2):70-80.
- Horton RH, Wellesley DG. Extending non-invasive prenatal testing to non-invasive prenatal diagnosis. Arch Dis Child Fetal Neonatal. 2019; 104(1):F6-7.
- Kalousek DK, Dill FJ. Chromosomal mosaicism confined to the placenta in human conceptions. Science. 1983; 221(4611):665-7.
- Lefkowitz RB, Tynan JA, Liu T, Wu Y, Mazloom AR, Almasri E, et al. Clinical validation of a noninvasive prenatal test for genomewide detection of fetal copy number variants. Am J Obstet Gynecol. 2016; 215(2):227.e116.
- Liang D, Wang Y, Ji X, Hu H, Zhang J, Meng L, et al. Clinical application of whole--genome low-coverage next-generation sequencing to detect and characterize balanced chromosomal translocation. Clin Genet. 2017; 91:605-10.

64 Protocolos Assistenciais

- Lilley M, Hume S, Karpoff N, Maire G, Taylor S, Tomaszewski R, et al. Assessing the cost of implementing the 2011 Society of Obstetricians and Gynecologists of Canada and Canadian College of Medical Genetics practice guidelines on the detection of fetal aneuploidies. Prenat Diagn. 2017; 37(9):916-23.
- Mackie FL, Hemming K, Allen S, Morris RK, Kilby MD. The accuracy of cell-free fetal DNA-based non-invasive prenatal testing in singleton pregnancies: a systematic review and bivariate meta-analysis. BJOG. 2017; 124(1):32-46.
- Oepkes D, Page-Christiaens GC, Bax CJ, Bekker MN, Bilardo CM, Boon EM, et al.; Dutch NIPT Consortium. Trial by Dutch laboratories for evaluation of non-invasive prenatal testing. Part I – clinical impact. Prenat Diagn. 2016; 36(12):1083-90.
- Peng HH, Lee CH, Su SY, Chen KJ, Lee YC, You SH et al. Prenatally diagnosed de novo segmental amplification or deletion by microarray-based comparative genomic hybridization: a retrospective study. Taiwan J Obstet Gynecol. 2019; 58(5):662-6.
- Pertile MD, Halks-Miller M, Flowers N, Barbacioru C, Kinnings SL, Vavrek D, et al. Rare autosomal trisomies, revealed by maternal plasma DNA sequencing, suggest increased risk of feto-placental disease. Sci Transl Med. 2017; 9(405):1240.
- Stuppia L, Antonucci I, Palka G, Gatta V. Use of the MLPA assay in the molecular diagnosis of gene copy number altera-tions in human genetic disease. Int J Mol Sci. 2012; 13(3):3245-76.
- Suela J, López-Expósito I, Querejeta ME, Martorell R, Cuatrecasas E, Armengol L, et al. Recommendations for the use of microarrays in prenatal diagnosis. Med Clin. (Barc). 2017; 148(7):328.e1-8.
- Tonni G, Palmisano M, Zamarian ACP, Caetano ACR, Santana EFM, Peixoto AB, et al. Phenotype to genotype characterization by array-comparative genomic hydridization (a--CGH) in case of fetal malformations: a systematic review. Taiwan J Obstet Gynecol. 2019; 58(1):15-28.
- Van Opstal D, van Maarle MC, Lichtenbelt K, Weiss MM, Schuring-Blom H, Bhola SL, et al. Origin and clinical relevance of chromosomal aberrations other than the common trisomies detected by genome-wide NIPS: results of the TRIDENT study. Genet Med. 2018; 20(5):480-5.
- Wolstenholme J, Rooney DE. Cytogenetics in 1970 and 1980. Prenat Diagn. 2010; 30:605-7.

capítulo 5

Assistência Pré-Natal

Fernanda Cristina Ferreira Mikami
Fernanda Spadotto Baptista
Tatiana Assunção Zaccara

A assistência pré-natal é indispensável para a identificação precoce de situações de risco (habitual ou ocasional) que possam expor a gestante ao agravo de sua saúde ou de seu concepto, o que possibilita o pronto estabelecimento de medidas preventivas, além de cuidados e tratamentos que possam reduzir a morbidade e a mortalidade materna e perinatal.

Acolhimento

Um dos principais objetivos da assistência pré-natal é acolher a mulher diagnosticada com gravidez, assistindo-a em todas as suas necessidades. Ter o entendimento do contexto em que a gestação ocorre e ter delicadeza e tato ao dar o diagnóstico de gravidez são fundamentais, principalmente em circunstâncias em que a gestação não foi planejada ou desejada. Ter empatia e utilizar linguagem apropriada auxiliam no estabelecimento de um bom vínculo ao longo do pré-natal.

Avaliação Inicial

Confirmação do diagnóstico de gestação e da idade gestacional

Em princípio, diante de uma mulher com quadro compatível com gravidez, deve-se realizar a confirmação do diagnóstico por meio da dosagem da gonadotrofina coriônica em teste urinário – mais rápido, barato e disponível – ou do teste sérico. A partir da confirmação da gestação, deve-se estabelecer a idade gestacional em função da data da última menstruação (DUM) e, assim que possível, confirmá-la com a primeira ultrassonografia.

O próximo passo é proceder à identificação da gestante e dos riscos aos quais ela pode estar exposta.

Identificação

A) Nome: conferir o nome com exatidão e verificar como a paciente gostaria de ser chamada. Esse cuidado ajuda no estabelecimento de vínculo e reforça a relação médico-paciente.

B) Idade: conferir a data de nascimento para adaptar a linguagem a ser utilizada e para avaliar riscos, que são maiores nos extremos reprodutivos (< 16 e > 35 anos).

C) Cor ou etnia: verificar como a paciente descreve a cor da pele. A frequência de algumas doenças pode variar de acordo com a etnia.

D) Procedência atual e pregressa: identificar onde a paciente nasceu e onde ela mora atualmente são importantes para avaliar riscos de moléstias mais prevalentes em determinadas regiões, assim como o impacto de usos, costumes e da alimentação próprias de cada população no desenvolvimento de disfunções orgânicas ou psicoemocionais.

E) Estado civil: avaliar se a paciente é solteira ou se mora com companheiro. Sabe-se que uniões estáveis se associam a melhores resultados obstétricos e neonatais. Deve-se ainda avaliar a situação conjugal da mulher, de forma a identificar possíveis sinais de violência doméstica, sejam eles físicos ou emocionais.

F) Escolaridade: identificar o grau de escolaridade auxilia a avaliar a dificuldade de entendimento da paciente frente às orientações e prescrições que serão fornecidas durante o pré-natal. Essa informação norteia a linguagem a ser utilizada.

G) Profissão: identificar a profissão auxilia a avaliar o nível socioeconômico e a existência de risco ocupacional.

Programação da gravidez

A gravidez não programada e/ou não planejada está associada a maior risco de complicações. A falta de planejamento pode fazer com que a gestação aconteça em um momento de fragilidade física ou emocional da mulher, predispondo a gestante a maiores riscos de descompensação de doenças, desequilíbrio psicoemocional e má aderência aos tratamentos propostos, ou até mesmo absenteísmo durante pré-natal. Grávidas que não desejam a gestação muitas vezes provocam abortamento, aumentando o risco de complicações como hemorragias e infecções. Por isso, é fundamental que o obstetra pergunte à paciente se aquela gestação foi planejada e se está sendo ou não desejada e aceita.

Antecedentes e identificação de riscos

A) Antecedentes pessoais: deve-se perguntar ativamente sobre o histórico de doenças prévias (curadas ou em tratamento), uso de medicamentos, imunizações e realização de cirurgias. São doenças que merecem atenção

Capítulo 5 — Assistência Pré-Natal

especial e que deverão ter controle e tratamento adequados durante a gestação (ver capítulos específicos): hipertensão arterial sistêmica (HAS), diabetes *mellitus* (DM), tireoidopatias, cardiopatias, hemopatias, nefropatias, epilepsia, asma, transtornos psiquiátricos, sífilis, infecção pelo vírus da imunodeficiência humana (HIV), infertilidade.

B) Hábitos e vícios: deve-se questionar ativamente sobre o uso de bebidas alcoólicas, cigarro e drogas ilícitas, orientar a gestante acerca dos riscos a eles associados e desencorajá-las quanto ao uso. A prática de atividade física deve ser questionada e orientada.

C) Antecedentes familiares: deve-se questionar a presença de doenças mais frequentes e que podem apresentar risco para a presente gravidez, como HAS, DM, doença hipertensiva específica da gestação (DHEG), cardiopatias, hemopatias, gemelidade, epilepsia, tuberculose, neoplasia, transtornos psiquiátricos, malformações congênitas.

D) Antecedentes ginecológicos: deve-se perguntar sobre a idade da menarca, característica dos ciclos menstruais, DUM, uso de métodos contraceptivos (MAC), doenças ou cirurgias ginecológicas prévias, infertilidade. Ciclos irregulares levam a DUM não confiáveis. Falha no MAC pode ter levado a gestação indesejada e o obstetra pode orientá-la quanto a isso. É importante determinar ainda se a gestação ocorreu de forma espontânea ou após realização de procedimento de reprodução assistida, que está associada a maiores riscos.

E) Antecedentes obstétricos: deve-se perguntar número de gestações, paridade, intervalo entre as gestações e evolução dos ciclos gravídico-puerperais anteriores. Quando houver antecedente de abortamento, é preciso verificar se foi precoce ou tardio, espontâneo ou intencional, e se houve ou não necessidade de intervenção cirúrgica. Também se deve avaliar antecedente de gestação ectópica e quais tratamentos foram instituídos. Em pacientes que tenham tido moléstia trofoblástica, é importante avaliar a necessidade de quimioterapia. Sabe-se que muitas intercorrências obstétricas podem se repetir, por isso é fundamental questionar se a paciente teve alguma intercorrência clínica (anemia, DM, hipertensão, infecção urinária, entre outras) ou obstétrica (doença hipertensiva, prematuridade, síndromes hemorrágicas), assim como presença de óbito perinatal, distocias, dificuldades de dequitação/aderências placentárias, atonia uterina, entre outras complicações. Questiona-se ainda sobre o histórico de infecção puerperal, a duração da amamentação e complicações a ela associadas.

F) História obstétrica atual: inclui avaliação da idade gestacional, data provável do parto e intercorrências na gestação atual. Deve-se identificar todos os tratamentos já estabelecidos.

68 Protocolos Assistenciais

G) Queixas atuais: é importante questionar ativamente a gestante sobre sintomas que possam ter surgido durante a gestação, fazendo-se a distinção entre os que são próprios dessa condição e os que podem indicar alguma doença.

Exame físico geral e obstétrico

A) Geral: realiza-se exame físico completo de acordo com as normas usuais de propedêutica clínica, incluindo inspeção da pele, verificação de mucosas, temperatura, peso, estatura, pressão arterial (PA), frequência cardíaca (FC) e pulsos, ausculta cardíaca e respiratória, palpação de pescoço e abdome e avaliação das extremidades.

B) Obstétrico: realiza-se exame obstétrico dirigido, incluindo avaliação de mamas e mamilos, medida da altura uterina e ausculta de batimentos cardíacos fetais (BCF) com sonar a partir de 9 a 12 semanas de gestação, avaliação de vulva, vagina e colo uterino, além de toque vaginal.

Avaliação laboratorial inicial

Os exames laboratoriais fazem parte da propedêutica complementar do pré-natal e têm como objetivo identificar condições de risco materno e/ou fetal. São considerados exames de rastreamento aqueles que visam prevenir e identificar precocemente os estados mórbidos e porventura preexistentes, ou que podem se desenvolver durante a gestação.

Os exames laboratoriais devem ser solicitados na primeira consulta de pré-natal, sendo alguns deles repetidos com a evolução da gravidez.

Atualmente, na Clínica Obstétrica do Hospital das Clínicas da Faculdade de Medicina da Universidade de São Paulo (HCFMUSP), são solicitados os exames descritos na Tabela 5.1.

◗ Suplementação Vitamínica

Rotineiramente, as seguintes suplementações são indicadas durante o pré-natal:

- Ácido fólico: 0,4-0,8 mg/dia durante toda a gestação. Iniciar preferencialmente 2 a 3 ciclos menstruais antes do ciclo da concepção. Em casos especiais, como antecedente de defeito aberto do tubo neural, uso de drogas anticonvulsivantes, alguns tipos de anemias ou doenças disabsortivas, a dose diária deverá ser ajustada. Essas particularidades serão tratadas em capítulos futuros.
- Ferro elementar: 40-60 mg/dia, a partir do segundo trimestre (12 semanas), quando houver melhora dos enjoos gravídicos e melhor aceitação oral pela gestante. Deverá ser mantido durante toda a gestação e durante o período de amamentação.

Capítulo 5   Assistência Pré-Natal 69

Tabela 5.1 – Exames solicitados durante o pré-natal na Clínica Obstétrica do HCFMUSP

Idade gestacional	Exames	Observações
Primeira consulta	Tipagem sanguínea (ABO e Rh) e pesquisa de anticorpos irregulares	Em pacientes Rh negativo, deve-se solicitar a pesquisa de anticorpos irregulares mensalmente
	Hemograma completo	▪ Normal: ≥ 11 g/dL (1º e 3º trimestres) e ≥ 10,5 g/dL (2º trimestre) ▪ Anemia: < 11 g/dL (1º e 3º trimestres) e < 10,5 g/dL (2º trimestre)
	Ferritina	▪ Profilaxia, diagnóstico e tratamento das anemias no Capítulo 19 – Anemias
	Sorologia para sífilis	▪ Rastreamento pelo teste treponêmico ELISA e, se positivo, realiza-se VDRL
	Sorologia para toxoplasmose	▪ Pacientes com IgG negativo e IgM negativo são consideradas suscetíveis e devem receber orientações higienodietéticas. Neste caso, repete-se a sorologia bimensalmente
	Sorologia para rubéola	▪ Pacientes com IgG e IgM negativos são consideradas suscetíveis e orientadas a repetir a sorologia quantitativa diante de qualquer exposição suspeita. Essas pacientes devem ser vacinadas no puerpério
	Sorologia para hepatite B	▪ Padrões sorológicos da hepatite B interpretados de acordo com a Tabela 5.2
	Sorologia para hepatite C	▪ O diagnóstico de hepatite C é feito com o teste para detecção de anticorpos totais anti-HCV ou dois testes ELISA de diferentes *kits*
	Sorologia para HIV	▪ Rastreamento do HIV durante o pré-natal de acordo com a Figura 5.1
	Sorologia para citomegalovírus	▪ É solicitada apenas para pacientes de grupos de risco: trabalhadoras da área de saúde, trabalhadoras de creches e escolas infantis, pacientes imunossuprimidas e cuidadores de pacientes imunossuprimidos
	Glicemia em jejum	▪ Segue-se o rastreamento proposto pela IADPSG ▪ Normal: < 91 mg/dL ▪ Diabetes *mellitus* gestacional (DMG): 92-125 mg/dL ▪ Diabetes diagnosticada na gravidez (*overt diabetes*): ≥126 mg/dL ▪ Pacientes com DMG e *overt diabetes* devem ser encaminhadas para o setor especializado

Continua >>

70 Protocolos Assistenciais

>> Continuação

Idade gestacional	Exames	Observações
Primeira consulta	TSH	▪ Faz-se o rastreamento universal de tireopatias e o valor de referência depende da idade gestacional: – 1º trimestre: 0,1-2,5 mcU/mL – 2º trimestre: 0,1-3,0 mcU/mL – 3º trimestre: 0,1-3,5 mcU/mL
	Urina tipo 1 e urocultura	–
	Protoparasitológico de fezes	–
	Colpocitologia oncótica	▪ Colhe-se na primeira consulta se a última coleta foi há mais de 1 ano. Se houver alterações, pode-se complementar a avaliação com colposcopia, vulvoscopia e, se necessário, biópsia
24-28 semanas	TTGO 75 g	▪ Esse teste é feito nas pacientes que apresentaram glicemia em jejum normal (≤ 91 mg/dL) em avaliação prévia
30 semanas	Ferritina Hemograma completo Sorologia para sífilis e HIV	▪ Profilaxia, diagnóstico e tratamento das anemias no Capítulo 19 – Anemias
	Sorologia para hepatite C	▪ É realizada para pacientes que apresentam fatores de risco
35-37 semanas	Pesquisa de estreptococo do grupo B	

ELISA: ensaio imunoenzimático; HCFMUSP: Hospital das Clínicas da Faculdade de Medicina da Universidade de São Paulo; HCV: vírus da hepatite C; HIV: vírus da imunodeficiência humana; IADPSG: International Association of the Diabetes and Pregnancy Study Groups; TTGO 75 g: teste de tolerância à glicose oral com ingestão de 75 g.

▶ Acompanhamento Pré-Natal

Frequência das consultas

Em gestações de risco habitual, a gestante será acompanhada da seguinte maneira:

▪ Até 28 semanas: consultas mensais.
▪ 28-36 semanas: consultas a cada 2-3 semanas.
▪ 36 semanas até o parto: consultas semanais.

Após 40 semanas, a gestação deverá ser acompanhada até 42 semanas, em consultas semanais ambulatoriais, promovendo-se, contudo, os cuidados referentes ao pós-datismo (Capítulo 72).

Tabela 5.2 – Interpretação dos padrões sorológicos da hepatite B

Interpretação	AgHBs	AgHBe	Anti-HBc IgM	Anti-HBc IgG	Anti-HBe	Anti-HBs
Suscetível	–	–	–	–	–	–
Incubação	+	–	–	–	–	–
Fase aguda	+	+	+	±	–	–
Fase aguda final	+	+	–	+	–	–
Início da convalescença	–	–	+	+	–	–
Imunidade na infecção passada recente	–	–	–	+	+	+
Imunidade na infecção passada	–	–	–	+	–	+*
Imunidade na resposta vacinal	–	–	–	–	–	+*

*O anti-HBs pode estar em níveis indetectáveis após muito tempo da vacinação.
AgHBe: antígeno e do vírus da hepatite B; AgHBs: antígeno de superfície do vírus da hepatite B; anti-HBc: anticorpo contra antígeno do nucleocapsídio do vírus da hepatite B; anti-HBe: anticorpo contra o antígeno e do vírus da hepatite B; anti-HBs: anticorpo contra o antígeno de superfície do vírus da hepatite B.
Fonte: Zugaib et al. (2015).

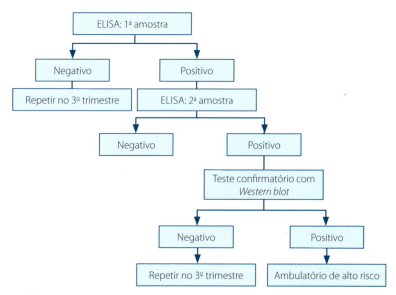

Figura 5.1 – Fluxograma de rastreamento do vírus da imunodeficiência humana (HIV) durante o pré-natal. Fonte: Zugaib et al. (2015).

72 Protocolos Assistenciais

Em situações em que se encontram riscos adicionais, a frequência das consultas deverá ser aumentada, adequando-se aos protocolos específicos de cada risco.

Vigilância materna

• Queixas clínicas e obstétricas

Muitas vezes, a gestante irá se apresentar à consulta pré-natal sem queixas ou com queixas que podem fazer parte das modificações fisiológicas da gestação. Cabe ao médico esclarecer a paciente sobre o que são alterações próprias da gravidez e o que são alterações que possam estar relacionadas a algum risco ou doença.

As queixas frequentemente trazidas pelas gestantes e que podem fazer parte de modificações fisiológicas são:

- Pele:
  - Hiperpigmentação: em face – melasma, aréolas mamárias, axilas, região genital e linha *alba* – chamada linha *nigra* na gestação.
  - Estrias: em abdome, mamas, coxas e região inguinal.
  - Acne.
  - Hirsutismo.
  - Alterações vasculares: edema, hiperemia, telangiectasias e varicosidades.
- Cavidade oral: granuloma *gravidarum*, gengivite.
- Aparelho cardiorrespiratório: queda da PA sistêmica, aumento da FC, surgimento de varizes, edema de membros inferiores e doenças hemorroidárias, dispneia, rinite e obstrução nasal.
- Aparelho gastrointestinal: náuseas e vômitos, sialorreia, aumento do apetite, sede, obstipação.
- Aparelho geniturinário: poliúria e polaciúria (deve-se afastar infecções urinárias), aumento da lubrificação vaginal, pequenas contrações uterinas durante o orgasmo, aumento do conteúdo vaginal (avaliação cuidadosa para descartar ruptura prematura de membranas ovulares e vulvovaginites).
- Mamas: aumento do volume e da sensibilidade mamária, hipertrofia das glândulas sebáceas das aréolas, hiperpigmentação das aréolas e mamilos, aumento da rede venosa da mama.
- Aparelho musculoesquelético: maior elasticidade das articulações, dores crônicas.
- Sistema nervoso: sonolência, alteração da memória, piora da acuidade visual, hiposmia, hipoacusia, alterações de paladar.

Capítulo 5 — Assistência Pré-Natal

• Exame físico

Na avaliação geral da paciente, é importante atentar para alguns parâmetros do exame físico que podem sofrer alteração de acordo com o evoluir da gestação e suas consequentes modificações gravídicas:

▪ Geral: o descoramento de mucosas pode indicar anemia, apesar da hemodiluição fisiológica. É comum edema na gestação, principalmente em membros inferiores, mas deve-se estar atento para edemas patológicos de mãos e face (ganho de peso superior a 1 kg/semana pode ser indicativo). O ganho de peso deve ser monitorado de acordo com o descrito na Tabela 5.3.

▪ Sinais vitais: a medida da PA deve ser feita a cada consulta, sendo comum um descenso fisiológico desse parâmetro no segundo trimestre. Ao longo do pré-natal, a FC e a frequência respiratória aumentam fisiologicamente e também deverão ser observadas.

• Exame obstétrico e ginecológico

▪ Exame ginecológico: ao longo da gestação, os órgãos genitais internos e externos sofrem mudanças da coloração e da textura. O colo do útero se torna mais amolecido, e no termo pode ocorrer o esvaecimento dessa estrutura. As mamas sofrem hiperpigmentação nos mamilos e ocorre aumento da rede vascular, e também pode ter início na segunda metade da gestação a produção de colostro.

▪ Exame obstétrico: a cada consulta de pré-natal após as 12 semanas de gestação, deve-se proceder à medida da altura uterina (ver o item "Vigilância fetal" mais adiante) e ausculta dos BCF. Após 28 semanas, também deve-se realizar a palpação uterina para avaliação da situação fetal. Se a gestante apresentar queixa de dor em baixo ventre, é importante a avaliação da atividade uterina (dinâmica uterina).

• Adequação nutricional

O peso da gestante deverá ser avaliado na primeira consulta do pré-natal e classificado segundo a curva de Atalah (Figura 1.2 do Capítulo 1 – Aspectos Nutricionais), que leva em consideração o índice de massa corpórea (IMC) para cada idade gestacional. Em cada fase da gestação, o ganho de peso recomendado será orientado pelo estado nutricional, conforme a Tabela 5.3.

74 Protocolos Assistenciais

Tabela 5.3 – Ganho de peso materno recomendado (kg) na gestação, segundo o estado nutricional inicial

Classificação nutricional	Ganho de peso total (kg) no 1º trimestre	Ganho de peso semanal (kg) 2º e 3º trimestres
Baixo peso	2,3	0,5
Adequado	1,6	0,4
Sobrepeso	0,9	0,3
Obesidade	–	0,3

Fonte: adaptada de Ministério da Saúde (2010) e Institute of Medicine (2009).

- ## Acompanhamento da imunização de rotina

Existem vacinas que são administradas rotineiramente na gestação, por isso a equipe de saúde que assiste a gestante deverá acompanhar sua realização. São elas:

- Tétano, difteria e coqueluche acelular (dTpa ou vacina tríplice bacteriana acelular): a partir de 20 semanas até 20 dias antes do parto.
- Tétano: além da primeira dose realizada com a dTpa, a gestante deverá receber doses adicionais, a depender do seu estado vacinal. Se a paciente foi previamente vacinada (esquema vacinal completo), faz-se apenas a aplicação da dTpa. Se a gestante recebeu apenas 1 dose de componente tetânico previamente, completa-se o esquema com 1 dose de dTpa e 1 dose de dT, com intervalo mínimo de 30 dias entre elas. Se a paciente tem esquema vacinal incompleto com 2 doses de componente tetânico, completa-se o esquema com 1 dose de dTpa a partir de 20 semanas. Se o histórico vacinal for desconhecido ou se a gestante não tiver sido previamente vacinada, realiza-se o esquema completo com 2 doses de dT e 1 dose de dTpa, respeitando-se o intervalo de 30 dias entre elas.
- Influenza: recomenda-se a imunização que todas as gestantes sejam vacinadas durante a campanha de vacinação do Ministério da Saúde.
- Hepatite B: recomendada para todas as gestantes não imunizadas, com 3 doses, sendo a segunda e a terceira doses após 1 mês e 6 meses, respectivamente.
- COVID-19: deve ser feita seguindo-se o cronograma e as indicações do Plano Nacional ou Estadual de Imunização.

- ## Avaliação e repetição de exames

Durante o pré-natal, a equipe de saúde que assiste a gestante deverá avaliar os resultados dos exames solicitados na primeira consulta e repeti-los conforme o já descrito na Tabela 5.1.

Capítulo 5 | Assistência Pré-Natal | **75**

Vigilância fetal

Nas gestações de baixo risco, deve-se acompanhar ao longo do pré-natal a viabilidade e a morfologia fetal, seu crescimento adequado e seu bem-estar. Nessa vigilância, além da vigilância clínica por meio do exame obstétrico a cada consulta, também pode-se solicitar alguns exames de propedêutica armada (Tabela 5.4).

• Viabilidade da gestação e morfologia fetal

Será realizado exame de ultrassonografia entre 7 e 9 semanas de gestação para avaliar a viabilidade da gestação e confirmar a idade gestacional, conforme já foi mencionado. A morfologia fetal será avaliada por meio de 2 ultrassons morfológicos, o de primeiro trimestre (11 3/7-13 6/7 semanas) e o do segundo trimestre (20-24 semanas).

• Crescimento fetal

Após 20 semanas de gestação, o crescimento fetal deverá ser avaliado com a medida da altura uterina e categorizado de acordo com a curva de Martinelli adaptada (Figura 59.1 do Capítulo 59 – Restrição do Crescimento Fetal). Caso haja uma discrepância da altura uterina em relação à idade gestacional, deverá ser realizado um ultrassom para avaliação do crescimento fetal. A paciente será submetida também ao exame de rotina do terceiro trimestre após a 34ª semana de gestação para avaliação do crescimento e do bem-estar fetal.

• Bem-estar fetal

O bem-estar fetal na gestação de baixo risco será avaliado a cada consulta pela ausculta dos BCF e pela palpação de movimentos fetais. Após 40 semanas e até 42 semanas de gestação, recomenda-se a realização do perfil biofísico fetal (PBF) 2 vezes por semana (Capítulos 16 e 74).

Tabela 5.4 – Exames de vigilância fetal durante o pré-natal

Idade gestacional	Tipo de exame
7-9 semanas	USG obstétrico transvaginal
11 3/7-13 6/7 semanas	USG morfológico do 1º trimestre com medida da transluscência nucal
20-24 semanas	USG morfológico do 2º trimestre com medida do colo uterino
34-37 semanas	USG obstétrico do 3º trimestre
40-42 semanas	Perfil biofísico fetal 2 ×/semana

USG: ultrassom.

76 Protocolos Assistenciais

Bibliografia

- Auerbach M, Abernathy J, Juul S, Short V, Derman R. Prevalence of iron deficiency in first trimester, nonanemic pregnant women. J Matern Fetal Med. 2019; 34(6):1002-5.
- Cunningham FG, Leveno KJ, Bloom SL, Dashe JS, Hoffman BL, Casey BM, et al. Williams' obstetrics. 25.ed. New York: McGraw-Hill. 2018.
- International Association of Diabetes and Pregnancy Study Groups Consensus Panel, International Association of Diabetes and Pregnancy Study Groups. Recommendations on the diagnosis and classification of hyperglycemia in pregnancy. Diabetes Care 2010; 33(3).
- Institute of Medicine, National Research Council. Weight gain during pregnancy: reexamining the guidelines. Washington, DC: The National Academic Press, 2009.
- Lazarus J, Brown RS, Daumerie C, Hubalewska-Dydejczyk A, Negro R, Vaidya B. 2014 European Thyroid Association guidelines for the management of subclinical hypothyroidism in pregnancy and in children. Eur Thyroid J. 2014; 3(2):76-94.
- Ministério da Saúde (Brasil). Atenção ao pré-natal de baixo risco [recurso eletrônico]. Brasília: Ministério da Saúde, 2013.
- Ministério da Saúde (Brasil). Manual técnico pré-natal e puerpério. Atenção qualificada e humanizada. Brasília: Ministério da Saúde, 2010.
- Pearce S, Brabant G, Duntas L, Monzani F, Peeters R, Razvi S, et al. 2013 ETA guideline: management of subclinical hypothyroidism. Eur Thyroid J. 2013; 2(4):215-28.
- Zugaib M, editor. Zugaib obstetrícia. 4. ed. Barueri: Manole, 2020.
- Zugaib M, Bittar RE, Francisco RPV, editores. Zugaib obstetrícia básica. Barueri: Manole, 2015.
- Zugaib M, Ruocco RM. Pré-natal. 3. ed. São Paulo: Atheneu, 2005.

capítulo 6

Riscos Teratogênicos

Venina Isabel Poço Viana Leme de Barros

Teratogenicidade é a capacidade de gerar malformações congênitas. Os principais fatores são: causas genéticas (20% dos casos), cromossômicas (15%), ambientais (10%, sendo 2-3% referentes a irradiações e infecções; 1-2%, a patologias maternas; e 4-5%, a fármacos e outros agentes químicos) e multifatoriais (65%). As drogas podem causar malformações (2-3% dos casos) quando agem no período teratogênico clássico, que vai do 31º dia da data da última menstruação (DUM) a 10 semanas de gestação, mas pode haver alteração no desenvolvimento fetal após esse período (Figura 6.1).

Nesse contexto, o próprio conceito de teratogênese (*teras,* em grego significa "monstro") foi alterado, abrangendo hoje, além do aspecto anatomoestrutural, também alterações funcionais, restrição do crescimento fetal, desenvolvimento psicossomático defasado e anormalidades de comportamento. Para demonstrar a importância da teratologia, destaca-se que 2-3% da incidência de defeitos neonatais se relaciona a aproximadamente 20% dos casos de mortalidade infantil.

Ainda que a incidência de teratogênese induzida por drogas não prevaleça, esta parece ser a causa de mais fácil prevenção, pois depende do conhecimento científico baseado em evidências e do uso terapêutico racional. No planejamento pré-natal, todos os medicamentos devem ser considerados, incluindo prescrições, medicamentos de venda livre, suplementos de ervas e dietéticos e vitaminas. O uso de drogas ilícitas também deve ser discutido com as pacientes. Elas devem ser orientadas a evitar produtos químicos nocivos, contaminantes ambientais e outras substâncias tóxicas, como produtos químicos sintéticos, metais, fertilizantes, inseticidas e fezes de gatos ou roedores em casa e no local de trabalho. Essas substâncias podem prejudicar os sistemas reprodutivos de homens e mulheres e podem dificultar a gravidez. A exposição a pequenas quantidades durante a gravidez, infância ou puberdade pode levar a doenças.

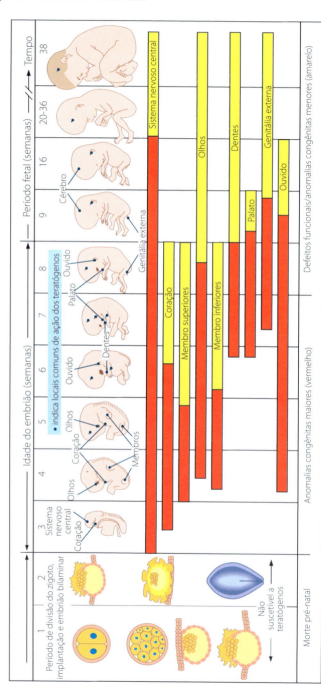

Figura 6.1 – As barras vermelhas representam o período crítico durante o qual o desenvolvimento pode ser interrompido por um teratógeno, resultando em uma malformação estrutural importante. A exposição durante esse período pode resultar em malformações estruturais menores, restrição de crescimento ou deficiência funcional. A diferenciação celular ocorre durante um período mais longo (barras amarelas). Nota: a idade embrionária é contada a partir da fertilização, enquanto a idade menstrual (isto é, idade gestacional) é contada a partir do primeiro dia do último período menstrual. Assim, uma idade embrionária de 6 semanas corresponde a uma idade menstrual (idade gestacional) de 8 semanas. Fonte: modificada de Zugaib (2020).

Capítulo 6 Riscos Teratogênicos **79**

A Food and Drug Administration (FDA) descreve cinco categorias de risco para classificar o uso de drogas na gravidez:

- Categoria A: estudos controlados em mulheres não demonstraram risco para o feto no primeiro trimestre (sem evidências de risco nos trimestres posteriores) e a possibilidade de dano fetal parece remota.
- Categoria B: pesquisas em animais não demonstraram risco fetal, mas não há estudos controlados em mulheres grávidas; ou estudos em animais mostraram efeito adverso, que não foi confirmado em estudos controlados em gestantes no primeiro trimestre (sem evidências de risco nos trimestres posteriores).
- Categoria C: estudos em animais revelaram efeitos adversos no feto (teratogênico, embriotóxico ou ambos) e não há pesquisas controladas em mulheres ou elas não são disponíveis em mulheres e em animais. As drogas devem ser administradas somente se o benefício esperado justificar o potencial de risco para o feto.
- Categoria D: há evidências de risco para o feto humano, mas os benefícios do uso na gestante podem justificar o risco (por exemplo, se a droga for necessária em uma situação de risco de morte iminente ou para tratar doença grave quando não existem outros medicamentos mais seguros ou estes são ineficazes).
- Categoria X: estudos em animais e em mulheres demonstraram anormalidades fetais, há risco fetal baseado em experiência humana ou ambos; risco que claramente excede qualquer benefício potencial para a gestante. A droga é contraindicada em mulheres que estão ou pretendem ficar grávidas.

Se o fabricante avaliou seu produto na literatura médica, o fator de risco é identificado com a letra M (por exemplo, C_M). De maneira geral, pode-se usar as drogas A e B sempre com indicação adequada; as drogas C devem ser criteriosamente utilizadas; as drogas D devem ser evitadas e usadas apenas em situações clínicas especiais; e as X são formalmente contraindicadas.

Uma normativa de abril de 2014, aplicada a partir de dezembro de 2014 pelo FDA, no entanto, propõe que todas as bulas dos medicamentos eliminem a classificação por letras nos próximos anos. A justificativa para a mudança é que a classificação por letras é muito simplista. A decisão de que medicamentos prescrever na gestação e na lactação deve ser individualizada e envolve considerações complexas sobre os riscos e benefícios materno-fetais. A partir de junho de 2015, todos os medicamentos novos devem ter suas bulas nesse novo formato nos Estados Unidos.

A regra final prevê que a rotulagem inclua um resumo dos riscos da utilização de um medicamento durante a gravidez e a lactação, uma discussão sobre os dados de suporte desse resumo e as informações relevantes para

80 Protocolos Assistenciais

ajudar os provedores de cuidados de saúde a tomarem decisões e aconselhar as mulheres sobre o uso de drogas durante esses períodos. Assim, essa normativa cria um formato consistente para a prestação de informações sobre os riscos e benefícios da prescrição de medicamentos e/ou de produtos biológicos durante a gravidez e a lactação.

Para consulta de dados sobre drogas e amamentação, está disponível o site LactMed, também com aplicativo para dispositivos móveis. A classificação desse site já se encontra no novo formato sugerido pelo FD´

Os agentes teratogênicos mais estudados são: inibidores da enzima conversora da angiotensina e dos antagonistas dos receptores da angiotensina, agentes anticonvulsivantes, drogas antineoplásicas, talidomida, misoprostol, penicilamina, fluconazol e lítio. Outros agentes sabidamente teratogênicos são: antagonistas do ácido fólico (trimetoprima, carbamazepina, fenitoína, metotrexato), isotretinoína, uso do álcool e agentes químicos como chumbo e mercúrio.

▌Drogas Contraindicadas na Gravidez (Categoria X) e com Forte Evidência de Risco (Categoria D)

Classificação

- **Depressores do sistema nervoso central**
  - Anestésicos gerais:
    - Fentanila: C (D, quando usada por longos períodos ou em altas doses no termo).
    - Propofol: B/D (durante o trabalho de parto).
    - Remifentanila: C/D.
  - Sedativos e hipnóticos:
    - Midazolam: D_M.
    - Pentobarbital: D_M.
  - Antiepilépticos:
    - Ácido valproico: D; aumenta o risco de espinha bífida, dismorfologia facial, autismo, comunicação interatrial, fenda palatina, hipospádia, polidactilia, craniossinostose e anormalidades nos membros. Efeitos ocorrem principalmente na organogênese (18-60 dias pós-concepção).
    - Carbamazepina: D/C (compatível com amamentação segundo a Academic Pediatric Association – APA); aumenta o risco de dismorfologia facial, defeitos do tubo neural, defeitos cardiovasculares e defeitos do trato urinário quando usado no primeiro trimestre da gravidez.

Capítulo 6 Riscos Teratogênicos **81**

- Clonazepam: D.
- Diazepam: D.
- Fenitoína: D (compatível com amamentação segundo a APA); aumenta o risco de síndrome da hidantoínica fetal, consistindo em dismorfologia facial, fenda palatina, comunicação interventricular, disfunção de crescimento e inabilidade intelectual. Efeitos ocorrem principalmente na organogênese (18-60 dias pós-concepção).
- Fenobarbital: D.
- Lamotrigina: C_M/D (na amamentação).
- Hipnoanalgésicos:
  - Petidina: C (D, quando usado por longos períodos ou em altas doses no termo).
  - Morfina: C (D, quando usado por longos períodos ou em altas doses no termo).
- Analgésicos e antipiréticos:
  - Ácido acetilsalicílico: C_M (D, no terceiro trimestre em dose plena).
  - Ibuprofeno: C (D, no terceiro trimestre ou próximo do parto).
  - Naproxeno: C_M (D, no terceiro trimestre ou próximo do parto).
  - Paracetamol: B (D, quando usados mais de 4 g/dia por tempo prolongado).
- Outros analgésicos:
  - Ácido mefenâmico: C_M (D, no terceiro trimestre ou próximo do parto).
  - Ergotamina: X.
- Antipruriginosos centrais:
  - Dimenidrinato: B_M/D.
  - Prometazina: C/D.

- **Psicotrópicos**
  - Sedativos ansiolíticos:
    - Alprazolam: D_M.
    - Lorazepam: D_M.
  - Antidepressivos:
    - Bupropiona: C/D (no terceiro trimestre, pois há risco de síndrome serotoninérgica do recém-nascido).
    - Carbonato de lítio: D.
    - Imipramina: D.
    - Nortriptilina: D.
    - Paroxetina: D_M.

82 Protocolos Assistenciais

- **Antialérgicos**
  - Dexclorfeniramina: B (D_M, nas últimas semanas de gestação).
  - Loratadina: B/D_M.

- **Fármacos cardiovasculares**
  - Fármacos para insuficiência cardíaca congestiva:
    - Digoxina: B/D_M.
  - Antiarrítmicos:
    - Amiodarona: D_M.
  - Betabloqueadores:
    - Atenolol: D_M.
    - Metoprolol: C_M (D, no segundo e no terceiro trimestres).
    - Nadolol: C_M (D, no segundo e no terceiro trimestres).
    - Propranolol: C_M (D, no segundo e no terceiro trimestres).
  - Anti-hipertensivos:
    - Inibidores da enzima conversora da angiotensina (IECA): podem levar a hipotensão fetal resultando em hipoperfusão de rim fetal e anúria, oligoâmnio, hipoplasia pulmonar, hipoplasia do osso craniano, restrição do crescimento e óbito fetal. Também podem causar oligúria neonatal, anúria, hipotensão e disgenesia tubular renal, principalmente quando usadas no segundo e no terceiro trimestres).
      - » Captopril: C/D_M.
      - » Enalapril: C/D_M.
      - » Fosinopril: C/D_M.
      - » Lisinopril: $B/C/D_M$.
    - Antagonistas dos receptores da angiotensina II:
      - » Irbesartana: C (D, a partir do segundo trimestre).
      - » Losartana: C/D.
      - » Olmesartana: C/D.
      - » Valsartana: D.
    - Diuréticos:
      - » Clortalidona: D.
      - » Espironolactona: D.
      - » Indapamida: B/D.
  - Anticoagulantes:
    - Apixabana: D.
    - Dabigatrana: D.
    - Rivaroxabana: D.
    - Varfarina: X (suspender até 6 semanas de gestação, pois há risco de embriopatia fetal depois).

Capítulo 6 Riscos Teratogênicos **83**

- **Fármacos para trato gastrointestinal**
  - Prostaglandinas:
    - Misoprostol: X_M.
  - Anti-infecciosos:
    - Anti-helmínticos:
      » Pirvínio: D/C.
  - Antiprotozoários:
    - Metronidazol: B_M/X (no primeiro trimestre), D (na amamentação).
  - Antieméticos:
    - Tratamento da colite ulcerativa: sulfassalazina: B/D (na amamentação).

- **Fármacos para aparelho respiratório**
  - Antitussígenos:
    - Codeína: C (D, quando usado por longos períodos ou em altas doses no termo).
    - Guaifenesina: C.
    - Iodeto de potássio: B (D, quando usado por longos períodos ou próximo do termo).

- **Fármacos para metabolismo e nutrição**
  - Antilipêmicos:
    - Lovastatina: X_M.
    - Sinvastatina: X.
  - Hipoglicemiantes:
    - Clorpropamida: B/D (no último mês e na amamentação).
    - Glipizida: C/D (no último mês e na amamentação).
  - Fármacos para hipertireoidismo:
    - Propiltiouracila: D.

- **Vitaminas**
  - Vitamina A: A (X, quando ultrapassada dose máxima recomendada pelo RDA).
  - Acitretina (vitamina A): X_M (pode acumular-se por até 2 anos no tecido gorduroso).
  - Isotretinoína (vitamina A): X_M (deve-se interromper o uso pelo menos 1 mês antes da concepção).

84 Protocolos Assistenciais

- **Hormônios e substâncias com ação uterina**
  - Androgênios e danazol: X. A masculinização do feto feminino em desenvolvimento pode ocorrer a partir de andrógenos e altas doses de alguns progestógenos derivados do sexo masculino. No primeiro trimestre, podem levar a fusão de pequenos lábios. No segundo e terceiro trimestres, podem levar a aumento do clitóris.
  - Estrogênios:
    - Estradiol: X.
    - Etinilestradiol: X.
    - Estrogênios conjugados: X_M.
  - Antiestrogênico:
    - Clomifeno: X_M.
  - Progestogênios:
    - Hidroxiprogesterona: D (contraindicado no primeiro trimestre).
    - Medroxiprogesterona: D_M.
    - Noretindrona: X_M.
    - Norgestrel: X_M.

- **Anti-infecciosos**
  - Antifúngicos:
    - Anfotericina B: C.
    - Cetoconazol: C_M.
    - Fluconazol: X (no primeiro trimestre)/C_M.
    - Itraconazol: D/C_M.
  - Antibióticos:
    - Amicacina: C (D, segundo o fabricante).
    - Gentamicina: C (oftalmológica); D (injetável).
    - Tetraciclina: D.
  - Quinolonas:
    - Moxifloxacino: C/D (na amamentação, não há estudos).
    - Nitrofurantoína: B/D.
  - Nitroimidazólicos:
    - Quimioterápicos virais:
      » Imunoestimulantes:
        Alfainterferona 2B: C/X (quando associada à ribavirina).
        Betainterferona 1A: C.
        Betainterferona 1B: C.

Capítulo 6   Riscos Teratogênicos   **85**

- **Anti-inflamatórios**
  - Não hormonais:
    - Cetoprofeno: B_M (D, quando usado no terceiro trimestre ou próximo do parto).
    - Diclofenaco: B_M (D, quando usado no terceiro trimestre ou próximo do parto).
    - Indometacina: B (D, quando usado por mais de 48 horas após 34 semanas ou próximo do parto).
    - Piroxicam: B (D, quando usado no terceiro trimestre ou próximo do parto).

- **Drogas modificadoras de doenças reumáticas (DMARDS)**
  - Leflunomida: X.
  - Micofenolato de mofetila: X.

- **Antimaláricos**
  - Dapsona: D.

- **Antineoplásicos**
  - Ciclofosfamida: D.
  - Metotrexato: D.

- **Drogas antirreumáticas com informações limitadas**
  - Belimumabe.
  - Kineret.
  - Rituximabe.
  - Abatacepte.
  - Tocilizumabe.
  - Ustequinumabe.
  - Secuquinumabe.
  - Tofacitinibe.

Protocolos Assistenciais

Bibliografia

- Anderson P. EU body endorses restrictions on valproate in pregnancy. Medscape Medical News: Neurology News. 27 mar 2018. [Acesso em: 17/09/2021]. Disponível em: http://www.medscape.com/viewarticles/894483.
- Bacino CA. Birth defects: causes. Firth HV, Wilkins-Haug L, editores. UpToDate. Waltham, MA: UpToDate Inc. [Acesso em: 13/04/2021]. Disponível em: https://www.uptodate.com/contents/birth-defects-causes.
- Brasil. Agência Nacional de Vigilância Sanitária. Bulário eletrônico. [Acesso em: 17/09/2021]. Disponível em: https://consultas.anvisa.gov.br/#/bulario.
- Centers for Disease Control and Prevention. Treating for two: medicine and pregnancy. [Acesso em: 13/04/2021]. Disponível em: https://www.cdc.gov/pregnancy/meds/treatingfortwo/index.
- Chambers CD, Johnson DL, Xu R, Luo Y, Lopez-Jimenez J, Adam MP, et al. Birth outcomes in women who have taken adalimumab in pregnancy: A prospective cohort study. PLoS One. 2019; 14(10):e0223603.
- Drugs and lactation database (LactMed) [Internet]. Bethesda, MD: National Library of Medicine, 2006. [Acesso em: 13/04/2021]. Disponível em: https://www.ncbi.nlm.nih.gov/books/NBK501922/?report=classic.
- Food and Drug Administration. Content and format of labeling for human prescription drug and biological products; requirements for pregnancy and lactation labeling. Federal Register. 2014; 79(233). [Acesso em: 13/04/2021]. Disponível em: https://www.federalregister.gov/documents/2014/12/04/2014-28241/content-and-format-of-labeling-for-human-prescription-drug-and-biological-products-requirements-for.
- Food and Drug Administration. FDA drug safety communication: FDA to evaluate potential risk of neural tube birth defects with HIV medicine dolutegravir (Juluca, Tivicay, Triumeq). [Acesso em: 13/04/2021]. Disponível em: https://www.fda.gov/drugs/drug-safety-and-availability/fda-drug-safety-communication-fda-evaluate-potential-risk-neural-tube-birth-defects-hiv-medicine.
- Hyrich KL, Verstappen SMM. Biologic therapies and pregnancy: the story so far. Rheumatology (Oxford). 2014; 53:1377-85.
- Interrante JD, Ailes EC, Lind JN, Anderka M, Feldkamp ML, Werler MM, et al. Risk comparison for prenatal use of analgesics and selected birth defects, National Birth Defects Prevention Study 1997-2011. Ann Epidemiol. 2017; 27(10):645-53.
- Mahadevan U, McConnell RA, Chambers C. Drug safety and risk of adverse outcomes for pregnant patients with inflamatory bowel diseases. Gastroenterology. 2017; 152(2)451-62.
- Potts JM, Nelson-Piercy C. Prescribing in pregnancy. Obstetrics, Gynaecology & Reproductive Medicine. 2013; 23:137-45.
- van Gelder MMHJ, Van Bennekom CM, Louik C, Werler MM, Roeleveld N, Mitchell AA. Maternal hypertensive disorders, antihypertensive medication use, and the risk of birth defects: a case-control study. BJOG 2015; 122(7):1002-9.
- Zugaib M, editor. Zugaib obstetrícia. 4. ed. Barueri: Manole, 2020.

capítulo 7

Parasitoses Intestinais

Danielle Domingues Mangabeira Albernaz

As doenças infecciosas parasitárias têm alta incidência e prevalência na população, principalmente nos locais com saneamento básico deficiente, acometendo muitas gestantes. As parasitoses podem ser causadas por helmintos ou protozoários e quando ocorrem na luz intestinal de um hospedeiro humano, são classificados como parasitose intestinal.

Quadro Clínico

As manifestações clínicas são variáveis e dependem da etiologia, mas geralmente apresentam sintomas, mesmo que pouco proeminentes. Os sintomas mais comuns são: dor e desconforto abdominal, náuseas, vômitos e diarreia. Além disso, podem ocorrer carências nutricionais e anemia por espoliação.

É importante lembrar, ainda, que alguns parasitas podem gerar complicações mais sérias, como quadros pulmonares (síndrome de Löeffler), neurológicos (neurocisticercose), hepáticos (*Entamoema histolytica* e *Schistossoma mansoni*) e cirúrgicos (apendicite e suboclusão intestinal).

Cuidados na gravidez

As modificações fisiológicas da gravidez se sobrepõem aos sintomas das parasitoses, dificultando o diagnóstico, por isso são importantes a solicitação e a correta avaliação do exame protoparasitológico de fezes, que faz parte da rotina do pré-natal. Se não diagnosticadas e tratadas corretamente, as parasitoses intestinais podem levar a déficit nutricional, pouco ganho de peso e anemia, que comprometem o desenvolvimento e o bem-estar fetais. Na maioria dos casos, no entanto, o tratamento deve ser realizado após o primeiro trimestre.

Diagnóstico e Tratamento

O diagnóstico é realizado a partir do exame protoparasitológico de fezes que deve ser solicitado sempre na rotina do pré-natal ou quando houver suspeita clínica ao longo da gestação.

88 Protocolos Assistenciais

O tratamento depende do protozoário ou helminto encontrado e da idade gestacional. Na maioria casos, recomenda-se o tratamento durante a gestação em razão das possíveis implicações negativas na mãe e no feto. Nos últimos anos, o tratamento farmacológico evoluiu bastante, apresentando maior aplicabilidade na gravidez com relativa segurança. Como regra geral, no entanto, deve-se evitar realizá-lo durante o primeiro trimestre, uma vez que o benefício seria pequeno em relação ao potencial risco das drogas disponíveis. Exceções a essa regra em casos específicos serão descritas a seguir.

Helmintoses

As helmintoses mais comuns e seus tratamentos estão listados na Tabela 7.1. Os tratamentos estão dispostos em uma sequência lógica de preferência, considerando a eficácia e a segurança das drogas pelo Food and Drug Administration (FDA). Nesta tabela, é utilizada a classificação de 1979 em virtude da familiaridade e de sua utilização no bulário da Anvisa.

Entre as helmintoses, é importante destacar os casos de teníase com vômitos graves, com risco de regurgitação de proglotes, aspiração e desenvolvimento de neurocisticercose, nos quais o tratamento deve ser realizado independentemente da idade gestacional, inclusive no primeiro trimestre. Também merecem destaque os casos de síndrome de Löeffler, quando ocorre passagem das larvas pelo pulmão do hospedeiro humano ocasionando tosse seca, febre e dispneia, que podem ocorrer na ancilostomíase, estrongiloidíase e ascaridíase.

Nos casos de tricuríase e enterobíase, as complicações com repercussão materno-fetal são infrequentes, devendo ser tratadas apenas na presença de sintomas.

Salienta-se, ainda, que, no tratamento dos cestódeos (*Taenia sp.* e *Hymenolepis sp.*), as medicações devem ser tomadas em jejum e o uso de laxantes 2-3 horas depois pode ser útil para auxiliar na expulsão das proglotes. A niclosamida (clorossalicilamida) é a droga preferida por causa de sua absorção intestinal desprezível, que a torna a opção mais segura na gravidez.

Protozooses

As principais protozooses e seus tratamento estão dispostos na Tabela 7.2 com a mesma sequência lógica das helmintoses. As demais protozooses, como blastocistose, balatidíase, criptosporidíase, ciclosporidíase, microsporidíase, isosporidíase e dientamebíase, não estão representadas na tabela, pois possuem baixas incidência e patogenicidade, sendo tratadas, em geral, apenas nas pacientes imunodeprimidas.

Capítulo 7   Parasitoses Intestinais   **89**

Tabela 7.1 – Tratamento das principais helmintoses intestinais

Doença	Parasita	Medicação	Dose usual	FDA
Ancilostomíase	*Ancylostoma duodenale, Necator americanus*	Mebendazol	100 mg, 2×/dia, por 3 dias	C
		Nitazoxanida	500 mg, a cada 12 horas, por 3 dias	B
		Pamoato de pirantel	10 mg/kg, 1×/dia, por 3 dias (máximo de 1 g/dia)	C
		Albendazol	400 mg, em dose única	C
Ascaridíase	*Ascaris lumbricoides*	Mebendazol	100 mg, 2×/dia, por 3 dias	C
		Albendazol	400 mg, em dose única	C
		Nitazoxanida	500 mg, a cada 12 horas, por 3 dias	B
		Pamoato de pirantel	10 mg/kg, 1×/dia, por 3 dias (máximo de 1 g/dia)	C
Enterobíase ou oxiuríase*	*Enterobius vermicularis (ou Oxiurus vermicularis)*	Nitazoxanida	500 mg, a cada 12 horas, por 3 dias	B
		Mebendazol	100 mg, 2×/dia, por 3 dias	C
		Albendazol	400 mg, em dose única	C
		Pamoato de pirantel	11 mg/kg, em dose única (máximo de 1 g/dia)	C
Esquistossomose intestinal	*Schistosoma mansoni*	Praziquantel	40 mg/kg, em dose única	B
Estrongiloidíase	*Strongyloides stercoralis*	Ivermectina	200 mcg/kg, por 2 dias	C
		Tiabendazol	25 mg/kg, 1×/dia por 3 dias (máximo de 3 g/dia)	C
		Albendazol	400 mg, 2×/dia, por 3-7 dias	C
		Cambendazol	5 mg/kg, em dose única – repetir em 15 dias	C
Himenolepíase	*Hymenolepis nana*	Praziquantel	25 mg/kg, em dose única – repetir em 10 dias	B
		Niclosamida	1 g, 1×/dia, por 6 dias	B
Teníase	*Taenia solium, Taenia saginata*	Praziquantel	10 mg/kg, em dose única	B
		Niclosamida	2 g, em dose única	B
		Nitazoxanida	500 mg, a cada 12 horas, por 3 dias	B
Tricuríase*	*Trichuris trichiura*	Mebendazol	100 mg, 2×/dia, por 3 dias	C
		Nitazoxanida	500 mg, a cada 12 horas, por 3 dias	B
		Albendazol	400 mg, em dose única	C

Tratar somente se sintomas. FDA: Food and Drug Administration.

90 Protocolos Assistenciais

Tabela 7.2 – Tratamento das principais protozooses intestinais

Doença	Parasita	Medicação	Dose usual	FDA
Amebíase intestinal	*Entamoeba histolytica* ou *dispar*	Metronidazol	500 mg, 3 ×/dia, por 7 dias	B
		Nitazoxanida	500 mg, a cada 12 horas, por 3 dias	B
		Tinidazol	2 g, 1 ×/dia, por 3 dias	C
		Metronidazol	500-750 mg, 3 ×/dia, por 7-10 dias	B
		Tinidazol	2 g, 1 ×/dia, por 5 dias	C
Giardíase	*Giardia lamblia* ou *Giardia intestinalis*	Nitazoxanida	500 mg, a cada 12 horas, por 3 dias	B
		Tinidazol	2 g, 1 ×, em dose única	C
		Metronidazol	500 mg, 2 ×/dia, por 5-7 dias	B
		Mebendazol	200 mg, 3 ×/dia, por 5 dias	C
		Albendazol	400 mg, 1 ×/dia, por 5 dias	C

FDA: Food and Drug Administration.

Assim como a niclosamida, a etofamida e a teclozana apresentam baixa absorção entérica, por isso são as drogas de escolha para o tratamento das protozooses.

É importante lembrar que os protozoários não patogênicos, como *Endolimax nana, Entamoeba coli* e *Iodamoeba butschlii*, apesar de muito frequentes, são comensais e não necessitam de tratamento. Apesar disso, alguns autores acreditam que a presença do *Endolimax nana* pode sugerir coexistência de outras infecções ou parasitismos intestinais, já que a transmissão é por água contaminada. É aconselhável, portanto, realizar um segundo exame para confirmação de possíveis infestações por parasitas verdadeiro. Na Clínica Obstétrica do Hospital das Clínicas da Faculdade de Medicina da Universidade de São Paulo (HCFMUSP), não se recomenda o tratamento profilático durante a gravidez.

Outro protozoário muito frequentemente presente nos exames e que pode coexistir com outras parasitoses intestinais é o *Blastocystis hominis*. Ainda há controvérsias com relação a sua patogenicidade e à necessidade de tratamento, pois poucos estudos o identificam como único agente causal em pacientes sintomáticos. Como os dados ainda são contraditórios, recomenda-se a coleta de um segundo exame para pacientes sintomáticas e não realizar tratamento em pacientes sem sintomas. Em casos de sintomas intensos com exclusão de infecções associadas, o tratamento pode ser realizado com metronidazol.

Capítulo 7 — Parasitoses Intestinais **91**

Bibliografia

- Amato Neto V, Henriques O. Parasitoses. In: Neme B. Obstetrícia básica. 3. ed. São Paulo: Sarvier, 2005; p. 562-72.
- Batista L, Jove JP, Rosinach M, Gonzalo V, Sainz E, Loras C, et al. Escasa eficacia de metronidazol en la erradicación de Blastocystis hominis en pacientes sintomáticos: serie de casos y revisión sistemática de la literatura. Gastroenterol Hepatol. 2017; 40(6):381-7.
- Chieffi PP, Gryscheck RCB, Amato Neto V. Parasitoses intestinais: diagnóstico e tratamento. São Paulo: Lemos, 2001.
- Chieffi PP, Gryscheck RCB, Amato Neto V. Parasitoses intestinais: helmintoses. In: Cimerman S, Cimerman B. Condutas em infectologia. São Paulo: Atheneu, 2004. p. 343-9.
- Galletta MAK. As parasitoses intestinais na gravidez. In: Zugaib M, Ruocco RMSA. Pré-natal. 3. ed. São Paulo: Atheneu, 2005. p. 331-47.
- Guerra EM, Vaz AJ, Toledo LAS, Ianoni SA, Quadros CMS, Dias RMDS, et al. Infecções por helmintos e protozoários intestinais em gestantes de primeira consulta atendidas em centros de saúde da rede estadual no subdistrito do Butantã, município de São Paulo. Rev Inst Med Trop São Paulo. 1991; 33(4):303-8
- Nurdia DS, Sumarni S, Suyoko, Hakim M, Winkvist A. Impact of intestinal helminth infection on anemia and iron status during pregnancy: a community based study in Indonesia. Southeast Asian J Trop Med Public Health. 2001; 32(1):1422.
- Somvanshi VS, Ellis BL, Hu Y, Aroian RV. Nitazoxanide: nematicidal mode of action and drug combination studies. Mol Biochem Parasitol. 2014: 193(1):1-8.
- Yoshizaki CT, Baptista FS, Osmundo Junior GS, Lin LH, Bortolotto MRFL, Pereira PP, et al. Doenças infecciosas parasitárias. In: Zugaib M, editor. Zugaib obstetrícia. 3. ed. Barueri: Manole, 2016. p. 1096-105.
- UpToDate. Disponível em: www.uptodate.com. Acesso em: 19/02/2020.

capítulo 8

Medicamentos para Uso Dermatológico

Danielle Domingues Mangabeira Albernaz

A gestação e o puerpério são períodos de mudanças imunológicas, metabólicas, endócrinas e vasculares que acarretam diversas alterações cutâneas, tanto fisiológicas quanto patológicas. Essas alterações podem ser classificadas da seguinte forma:

- Alterações cutâneas fisiológicas: acometem a maioria das gestantes, sendo consideradas normais. As principais e mais comuns são: acne, estrias, alterações pigmentares e eflúvio telógeno pós-parto.
- Dermatoses específicas da gravidez: afecções cutâneas que ocorrem exclusivamente durante a gestação. Fazem parte desse grupo: penfigoide gestacional, erupção polimórfica da gravidez, impetigo herpertiforme, erupções atópicas da gravidez e colestase intra-hepática da gravidez.
- Dermatoses alteradas pela gravidez: doenças dermatológicas preexistentes que podem sofrer alterações decorrentes das modificações gravídicas. São representadas por: doenças inflamatórias e autoimunes, como psoríase, que tem melhora em 60% das mulheres acometidas; além de doenças infecciosas, como as causadas pelo herpes simples, que frequentemente são reativados na gravidez (p. ex., HSV-1 e HSV-2).

Todas as alterações dermatológicas, mesmo as fisiológicas, podem gerar insegurança e acarretar prejuízo físico e emocional para a gestante. Neste capítulo, serão abordados o diagnóstico e o tratamento das principais alterações fisiológicas e dermatoses específicas da gravidez.

É importante que os obstetras estejam atualizados quanto ao uso dos cosméticos e medicamentos seguros na gravidez com o intuito de fornecer o melhor tratamento e suporte para as mulheres no ciclo gravídico-puerperal, evitando as orientações puramente proibitivas.

É válido mencionar que os agentes teratogênicos são mais lesivos durante o primeiro trimestre de gestação, quando ocorre a organogênese. Para a maioria das condições dermatológicas, os tratamentos tópicos são os mais seguros e muitas vezes são utilizados como primeira linha de tratamento, mas é importante lembrar que nas primeiras semanas ocorre um aumento de fluxo sanguíneo, principalmente nas extremidades (mãos e pés), o que eleva a absorção das substâncias tópicas aplicadas na região. Portanto, mesmo as medicações tópicas devem ser indicadas com cautela.

Para analisar as drogas com relação ao risco de teratogenicidade neste capítulo, será utilizada a classificação do Food and Drug Administration (FDA) de 1979 em virtude da familiaridade e de sua utilização no bulário da Anvisa.

▶ Alterações Fisiológicas

Acne

A acne é uma doença inflamatória crônica da unidade pilossebácea, caracterizada por lesões não inflamatórias (comedões) e inflamatórias (pápulas, pústulas e nódulos) que podem causar cicatrizes. Manifesta-se principalmente na face e no tronco, locais onde há maior quantidade de glândulas sebáceas. Afeta cerca de 80% dos adultos jovens no mundo, sendo mais comum em mulheres, e pode piorar na gestação.

* Tratamento

Nos casos de acne leve a moderada, o tratamento de escolha é com medicações tópicas, principalmente antibióticos. Já nos quadros mais graves, é comumente necessária a associação com medicação por via oral.

Clindamicina e eritromicina tópicas (ambas categoria B) são os medicamentos mais utilizados como primeira linha de tratamento. Peróxido de benzoíla 2,5-10% (categoria C) pode ser utilizado em baixas concentrações e preferencialmente associado à clindamicina, pois reduz o risco de resistência bacteriana. Ácido azelaico 15-20% é indicado principalmente nos casos de hipercromia, sendo uma ótima opção para pacientes com acne vulgar, rosácea e dermatite perioral.

Retinoicos tópicos como tretinoína, adapaleno (ambos categoria C) e tazaroteno (categoria X), apesar da baixa absorção sistêmica, devem ser evitados na gravidez por causa do risco de teratogenicidade. O ácido salicílico (categoria C) tópico, embora não tenha mostrado toxicidade sistêmica, não é indicado de rotina, mas pode ser utilizado em áreas pequenas e por curtos períodos.

Os antibióticos orais podem ser associados ao tratamento tópico nos casos graves por 1-2 meses. O estearato de eritromicina (categoria B), na dose de 500 mg, 2 vezes ao dia, é a droga de escolha, evitando-se a forma estolato na gravidez em razão do risco de hepatotoxicidade. Como alternativa, podem ser utilizadas cefalexina ou amoxicilina (categoria B), ambos na dose de 500 mg, 2 vezes ao dia, porém normalmente com menor resposta. Nos casos ainda mais graves, usualmente com apresentação de nódulos e pseudocistos ou acne *conglobata*, pode ser necessária a administração de glicocorticoides orais em doses baixas,

Capítulo 8 Medicamentos para Uso Dermatológico **95**

na tentativa de melhorar o quadro clínico e prevenir cicatrizes. Prednisona ou prednisolona na dose de 5-20 mg/dia, por 2 semanas, são as mais indicadas.

A terapêutica oral com tetraciclinas (categoria D) é contraindicada, pois está associada a malformações ósseas e deposições dentárias nos fetos. Da mesma forma, o uso de isotretinoína (categoria X) foi proscrito na gravidez por causa de seu efeito teratogênico associado a diversas malformações graves, como alterações cardíacas e de sistema nervoso central. Recomenda-se, para este medicamento, um intervalo de 4 semanas após sua suspensão para engravidar.

Tabela 8.1 – Algoritmo de tratamento para acne na gestação

Tipo de acne	Tratamento
Não inflamatória	
Grau 1 (leve) • Comedoniana	Ácido azelaico 15-20%
Inflamatórias	
Grau 2 (leve a moderada) • Pápulo-pustulosa	- Ácido azelaico + eritromicina **ou** clindamicina tópicas ambas com ou sem peróxido de benzoíla
Grau 3 (moderada a grave) • Nódulo cístico	Eritromicina oral + peróxido de benzoíla com ou sem ácido azelaico
Grau 4 • *Conglobata*	Eritromicina oral + peróxido de benzoíla + ácido azelaico + prednisona oral

Fonte: Chien Al et al. (2016).

Alterações pigmentares

As alterações pigmentares são frequentes, acometendo até 90% das gestantes, com maior incidência na raça negra. As mais comuns são alterações fisiológicas como hiperpigmentação e melasma, que são atribuídas à maior densidade de melanócitos na epiderme e ao aumento da sensibilidade aos hormônios na gravidez (estrogênio, progesterona e hormônio melanocítico). As modificações em nevos melanocíticos e o surgimento de melanoma na gestação ainda não têm causa bem estabelecida, mas é importante manter acompanhamento clínico e dermatoscópio dos nevos e realizar biópsia com avaliação anatomopatológica em lesões suspeitas.

A hiperpigmentação generalizada pode ocorrer, mas o mais frequente é a acentuação de áreas já mais escuras, como axilas, região inguinal, genitália, linha *alba* (denominada linha *nigra* quando pigmentada) e aréolas, com surgimento da aréola secundária, além do escurecimento de efélides (sardas), nevos

96 Protocolos Assistenciais

e cicatrizes. O clareamento das áreas acometidas tende a ocorrer de forma espontânea nos meses subsequentes ao parto.

O melasma acomete 50-70% das gestantes, é mais evidente na segunda metade da gravidez e pode ser classificado como centro-facial (mais comum), malar e mandibular. Além das alterações hormonais que ocorrem na gravidez, podem estar associados a predisposição genética e exposição à radiação ultravioleta. Seu diagnóstico é clínico, a partir da observação de máculas simétricas castanho-acinzentadas ou castanho-escuras com limites mal definidos.

• Tratamento

O uso diário de filtro solar de amplo espectro para radiação ultravioleta A e B (UVA e UVB), com fator de proteção solar (FPS) 30 ou superior deve ser recomendado para todas as gestantes desde o início da gestação, além de se desaconselhar exposição solar direta entre as 10 e 15 horas. Caso ocorra, deve ser orientada a reaplicação do filtro solar a cada 2-3 horas, além do uso de proteção mecânica, como chapéus e bonés.

O melasma regride espontaneamente em até 1 ano após o parto em 70% dos casos, não sendo necessária terapêutica específica durante a gestação na maioria dos casos leves além da fotoproteção já citada. Apesar disso, quando há prejuízo emocional e impacto na autoestima, o tratamento pode ser iniciado durante a gravidez utilizando agentes clareadores seguros nesse período.

A resposta ao tratamento pode ser lenta e há casos de recorrência e resistência, principalmente quando a exposição solar não é evitada adequadamente. As opções de agentes clareadores seguros na gestação e amamentação incluem ácido azelaico em concentrações de 15-20% (categoria B), além de ácido ascórbico a 5% (categoria A) e ácido glicólico em concentração menor ou igual a 10% associados a outros agentes clareadores.

A hidroquinona 2-5% e a tretinoína 0,05-0,1% são drogas de primeira escolha no clareamento do melasma, principalmente quando utilizadas em associação a corticosteroides tópicos, como acetonido de flucinolona 0,01%. Essas drogas são classificadas como categoria C pelo FDA e seu uso não é recomendado na gestação.

Nos casos mais graves e refratários ao tratamento clínico, a microdermoabrasão tem mostrado resultados favoráveis e, por ser um método físico, parece não ter malefício na gravidez, porém ainda não existem estudos que suportem seu emprego nesse período. Os *peelings* químicos e o *laser* são procedimentos complementares, mas só podem ser indicados após o parto.

Estrias

As estrias representam uma preocupação frequente, acometendo 55-90% das mulheres, com surgimento usualmente no segundo e no terceiro trimestres.

Manifestam-se inicialmente como linhas planas róseas e violáceas (estrias *rubras* ou imaturas) e, após alguns meses, tornam-se cicatrizes permanentes, esbranquiçadas e atróficas (estrias *albas* ou maduras). Costumam aparecer em mamas, abdome, coxas, quadris e nádegas e podem causar coceira e queimação no local.

O estiramento mecânico da pele e as alterações hormonais que ocorrem na gravidez, além da predisposição genética, propiciam o aparecimento das estrias. Os fatores de risco associados incluem idade materna inferior a 20 anos, antecedente pessoal e familiar de estrias, além de índice de massa corpórea (IMC) maior que 26 antes de engravidar, ganho de peso superior a 15 kg durante a gestação e peso do recém-nascido superior a 3.000 g.

- Tratamento

A medida mais eficaz contra as estrias é a prevenção, já que elas não regridem no pós-parto e podem ser permanentes. Deve-se identificar os fatores predisponentes e orientar adequadamente sobre o impacto do IMC pré-concepcional e do ganho de peso ideal na gestação, além de salientar a importância da hidratação da pele desde o primeiro trimestre. Alguns artigos já demonstraram benefício de cremes contendo extrato de *Centella asiatica*, α-tocoferol (vitamina E) e colágeno-elastina hidrolisado na prevenção de estrias, porém na última revisão da Cochrane, em 2012, esse efeito não foi comprovado. Hidratantes com ácido hialurônico também parecem ser eficazes e seguros na gravidez. Já o uso de óleo de amêndoa, óleo de oliva e manteiga de cacau não parecem ter efeito na prevenção de estrias.

A realização de microdermoabrasão seriada (10-20 sessões) é uma medida terapêutica com bons resultados descritos para estrias com menos de 1 ano e aparentemente segura na gestação. Porém, apesar de ser um procedimento mecânico, que não causa efeitos sistêmicos, ainda faltam estudos conclusivos em gestantes.

Tratamentos tópicos com tretinoína a 5%, ácido glicólico a 20% e ácido ascórbico a 10% têm resultados promissores, porém são indicados somente após a amamentação. A recomendação é a mesma para procedimentos dermatológicos como *pulsed dye laser*, luz intensa pulsada e radiofrequência.

Eflúvio telógeno pós-parto

Durante a gravidez, ocorrem fisiologicamente um aumento da fase anágena (crescimento ativo dos cabelos) e o prolongamento do ciclo capilar. No puerpério, por outro lado, nota-se um incremento da fase telógena (involução do folículo capilar), ocasionando maior queda capilar (3 vezes maior que a perda normal). Normalmente, esse processo tem início 2 meses após o parto e permanece em média por 3 meses, mas pode durar até 1 ano.

98 Protocolos Assistenciais

Acredita-se que sua etiologia esteja associada às alterações hormonais que ocorrem no período pós-parto, como a queda dos níveis de tiroxina e estradiol. Em geral, o crescimento capilar normal é retomado em até 15 meses após o parto, mas algumas mulheres relatam recuperação incompleta do volume capilar.

• Tratamento

O uso de 10-20 mg/dia de biotina (vitamina B8) apresentou benefício na redução da queda de cabelo. Alguns autores sugerem o uso preventivo no período gestacional, porém seu efeito ainda não foi comprovado. O minoxidil (categoria C), vasodilatador periférico utilizado no tratamento da alopecia androgênica, é contraindicado na gravidez.

▶ Dermatoses Específicas da Gravidez

As dermatoses específicas da gravidez incluem um grupo de doenças cutâneas que ocorrem exclusivamente no período gestacional. Sua classificação já foi modificada diversas vezes e a mais aceita atualmente inclui quatro afecções: erupção polimórfica da gravidez, erupção atópica da gravidez, penfigoide gestacional e colestase intra-hepática da gravidez (ver Capítulo 34 – Colestase Gravídica). Além disso, acredita-se que a psoríase pustulosa da gravidez também possa ser incluída, mas ainda é controverso se sua ocorrência é realmente específica da gravidez. A classificação atual e as denominações anteriores estão resumidas na Tabela 8.2.

Tabela 8.2 – Nomenclatura e sinônimos anteriores das dermatoses da gravidez

Classificação atual	Denominações anteriores
Erupção polimórfica da gravidez	• Pápulas e placas urticariformes pruriginosas da gravidez (PUPPP) • Eritema tóxico da gravidez • Erupção cutânea toxêmica da gravidez • Prurigo da gravidez de início tardio
Erupção atópica da gravidez	• Prurigo da gravidez • Foliculite pruriginosa da gravidez • Eczema da gravidez • Dermatite papular da gravidez
Penfigoide gestacional	• Herpes gestacional
Colestase intra-hepática da gravidez	• Colestase gravídica • *Pruritus/prurigo gravidarum*
Psoríase pustulosa da gravidez	• Impetigo herpetiforme

Fonte: Lehrhoff e Pomeranz (2013).

Capítulo 8 Medicamentos para Uso Dermatológico **99**

A aparência clínica é variável, mas o prurido é o principal sintoma em todas elas. Anamnese e exame físico são essenciais para auxiliar no diagnóstico ao determinar o início do aparecimento, a localização e o aspecto das lesões, já que os testes de diagnóstico definitivos são raros. Podem ser utilizados testes histopatológicos e laboratoriais, como imunofluorescência direta e indireta, nos casos duvidosos.

Erupção polimórfica da gravidez

É a dermatose específica da gravidez mais comum, ocorrendo em 1:60-200 gestações. Também é conhecida como pápulas e placas urticariformes pruriginosas da gravidez (PUPPP). Acomete mais frequentemente primigestas durante o terceiro trimestre de gravidez ou no pós-parto imediato.

Clinicamente, caracteriza-se por pápulas e placas pruriginosas que acompanham as estrias gravídicas, poupam a região periumbilical e podem se disseminar para tronco e extremidades, raramente acometendo face e região palmo-plantar. Uma minoria apresenta pequenas vesículas ou lesões micropapulares e nas fases tardias da doença, podendo desenvolver lesões eczematosas e eritema policíclico.

Seu diagnóstico é essencialmente clínico e o curso da doença é autolimitado e benigno, sem prejuízo materno e fetal, com resolução em 7-10 dias após o parto na maioria dos casos. O tratamento é sintomático, com corticosteroides tópicos de baixa a média potência inicialmente (Tabela 8.3) e corticosteroide sistêmico somente para os casos mais graves, que são raros.

Tabela 8.3 – Corticosteroides tópicos

Medicação	Potência	Formulação
Propionato de clobetasol Propionato de halobetasol	Muito alta	• Creme ou pomada a 0,05% • Creme ou pomada a 0,05%
Dipropionato de betametasona Valerato de betametasona Fluocinolona acetonida Halcinonida	Alta	• Creme ou pomada a 0,05% • Pomada a 0,1% • Creme a 0,2% • Creme ou pomada a 0,1%
Valerato de betametasona Valerato de hidrocortisona Acetonida de triancinolona	Média	• Creme a 0,1% • Creme ou pomada a 0,2% • Creme ou pomada a 0,05 ou loção a 0,1% ou 0,025%
Hidrocortisona	Baixa	• Creme ou pomada a 2,5% ou 1%

Erupção atópica da gravidez

Trata-se de um grupo heterogêneo de dermatoses com lesões papulares e eczematosas que ocorre normalmente em gestantes com predisposição a

100 Protocolos Assistenciais

lesões atópicas. O termo engloba três doenças, antes classificadas separadamente: eczema da gravidez (50% dos casos), prurigo da gravidez (0,8% dos casos) e foliculite pruriginosa da gravidez (0,2% dos casos).

O eczema é a doença dermatológica mais incidente na gravidez e aparece comumente no primeiro ou segundo trimestre. Em 80% dos casos, se manifesta pela primeira vez na gestação ou após um longo período de remissão e em apenas 20% decorrem da exacerbação de uma dermatite atópica preexistente. Dois terços das gestantes apresentam lesões eczematosas em locais comumente afetados pela dermatite atópica, como face, pescoço e regiões de dobras e o terço restante manifesta pápulas pruriginosas em tronco e extremidades. Os exames laboratoriais apresentam-se normais, exceto por IgE sérica que pode estar aumentada.

O prurigo da gravidez ocorre em 1:300 gestações e pode ocorrer nos três trimestres. As lesões caracterizam-se por pápulas e nódulos eritematosos nas extremidades (em sua face extensora), que costumam regredir no pós-parto, podendo persistir uma hipercromia residual das lesões. O diagnóstico é essencialmente clínico.

A foliculite pruriginosa da gravidez é mais rara, acometendo 1:3.000 gestantes e manifestando-se normalmente no segundo trimestre. Caracteriza-se por pequenas pápulas eritematosas de 3-5 mm que progridem para pápulas foliculares e pústulas, acometendo comumente o tronco e podendo se tornar generalizada. Seu diagnóstico é clínico e a evolução, autolimitada, desaparecendo algumas semanas após o parto. Não representa risco materno-fetal.

O tratamento é semelhante para as três entidades e consiste em manter adequada hidratação da pele com emolientes e controlar o prurido com corticosteroides tópicos de baixa a média potência (Tabela 8.3) e anti-histamínicos orais.

Penfigoide gestacional

Antes conhecido como herpes gestacional, é uma dermatose bolhosa autoimune e rara, que acomete 1:50.000 gestações. Aparece normalmente no segundo e no terceiro trimestres, mas pode ocorrer no puerpério em 25% dos casos. É comum haver recorrência durante a menstruação, com o uso de anticoncepcionais e em novas gestações, inclusive com manifestações mais graves.

O quadro clínico é caracterizado por pápulas e placas urticariformes acompanhadas posteriormente por vesículas e bolhas, que surgem inicialmente na região periumbilical e se disseminam de forma centrífuga para abdome e membros, normalmente poupando face, mucosa oral e região palmo-plantar. A maioria dos casos melhora consideravelmente no final da gravidez, mas apresenta uma nova piora no puerpério imediato e regride em até 2 meses após o parto.

Diferente das outras dermatoses, quando se manifesta precocemente ou com bolhas, há maior risco de parto prematuro ou de restrição de crescimento

Capítulo 8 — Medicamentos para Uso Dermatológico — 101

fetal. Além disso, após a gestação, as mulheres acometidas têm maior risco de desenvolver doenças autoimunes secundárias, sendo a doença de Graves a mais comum delas.

Seu diagnóstico pode ser confirmado com anatomopatológico e imunofluorescência direta e o tratamento tem como objetivo melhorar o prurido e prevenir a formação de novas bolhas. Em casos leves e moderados, corticosteroides tópicos de média a alta potências (Tabela 8.3), associados ou não a anti-histamínicos orais, podem ser suficientes. Pode ser necessário o uso de corticosteroide sistêmico nos casos graves ou refratários à terapêutica inicial.

Prednisona ou prednisolona, na dose de 20-40 mg/dia, podem ser utilizadas, devendo ser mantidas por 1-2 semanas após a melhora das lesões e retiradas de forma gradativa após esse período. Pode ser necessário aumentar novamente a dose do corticosteroide no parto, pois neste momento comumente ocorre agudização da doença. Quando utilizadas durante a amamentação, recomenda-se um intervalo de 4 horas entre a ingestão das medicações e a amamentação, a fim de minimizar a exposição do recém-nascido.

Psoríase pustulosa da gravidez

Também conhecida como impetigo herpertiforme, é uma variante rara da psoríase pustulosa generalizada que ocorre durante o puerpério, sendo considerada como dermatose específica da gravidez por alguns autores por causa de sua ocorrência nessa fase e da morbidade materno-fetal associada.

Tipicamente, manifesta-se no terceiro trimestre, mas pode surgir antes. Caracteriza-se por placas eritematosas simétricas com pústulas estéreis na periferia da lesão, que secam, descamam e formam crostas. Inicialmente, acomete áreas de flexura e se espalha de forma centrífuga, podendo acometer mucosa e até o esôfago. Sintomas sistêmicos estão frequentemente associados, incluindo mal-estar, febre, delírio, diarreia, vômito e sintomas de tetania (secundários à hipocalcemia).

O prognóstico materno costuma ser favorável com tratamento precoce e acompanhamento adequado. O desfecho fetal, no entanto, é imprevisível, sendo maior o risco de óbito fetal, natimorto e neomorto precoce. Além disso, pode ocorrer recorrência nas gestações subsequentes, inclusive com quadros mais graves.

O diagnóstico pode ser feito com biópsia (histopatológico com pústulas espongiformes com neutrófilos e imunofluorescência negativa). É fundamental o acompanhamento laboratorial, pois é frequente a presença de leucocitose com neutrofilia, aumento de sedimentação eritrocitária, hipocalcemia, hipofosfatemia e deficiência de vitamina D, secundários ao hipoparatireoidismo e à hipoalbuminemia que podem estar presentes.

102 Protocolos Assistenciais

Corticosteroide sistêmico, como prednisona, na dose de 60-80 mg/dia, é o tratamento de primeira linha. Em casos mais graves, pode ser necessário uso de ciclosporina e infliximabe após avaliar risco-benefício.

A seguir, a Tabela 8.4 resume as principais medicações citadas neste capítulo e suas respectivas recomendações na gestação e na lactação.

Tabela 8.4 – Segurança das medicações dermatológicas na gestação e na lactação

Classe	Medicações	Gestantes		Lactantes
		FDA	Observações	Recomendações
Anti-inflamatórios tópicos	Corticosteroides	C	Preferir os de baixa e média potência	Não aplicar os de alta potência nos mamilos
Anti-inflamatórios sistêmicos	Corticosteroides	C	Aumento de risco de fenda palatina no 1º trimestre	Usar prednisona ou prednisolona. Dar intervalo de 4 horas para amamentar
Anti-histamínicos	Loratadina	B	Primeira escolha	Observar sonolência, taquicardia e boca seca no lactente
	Cetirizina	B	Segunda opção após loratadina	Observar sedação no lactente
	Hidroxizina	C	Aumento de risco de malformações no 1º trimestre	Observar sonolência, taquicardia e boca seca no lactente
Cosméticos e agentes clareadores	Ácido azelaico	B	Sem contraindicações	Sem contraindicações
	Peróxido de benzoíla	C	Utilizar em áreas limitadas	Sem contraindicações
	Tretinoína	C	Normalmente não utilizada, poucos dados sobre segurança	Absorção em quantidades pouco significativas, provavelmente seguro
	Hidroquinona	C	Não recomendada	Deve ser evitada apesar de não haver evidências de toxicidade
	Tazaroteno	X	Contraindicado	Baixa absorção sistêmica. Aplicar com precaução em grandes áreas (> 20%)
	Ácido salicílico	C	Utilizar apenas em áreas pequenas e por curto período	Utilizar em áreas pequenas e por curto período

Continua >>>

Capítulo 8 — Medicamentos para Uso Dermatológico 103

>>> Continuação

Tabela 8.4 – Segurança das medicações dermatológicas na gestação e na lactação

Classe	Medicações	Gestantes		Lactantes
		FDA	Observações	Recomendações
Queda de cabelo	Biotina		Seguro	Seguro
	Minoxidil	C	Evitar uso, risco de hipertricose no neonato	Uso tópico permitido, baixa absorção sistêmica
Antibióticos tópicos	Eritromicina	B	Provavelmente seguro	Seguro
	Clindamicina	B	Provavelmente seguro	Seguro
Antibióticos sistêmicos	Eritromicina	B	Utilizar na forma de estearato. Não utilizar estolato	Compatível por curto período
	Tetraciclina	D	Contraindicado	Contraindicado
Medicações para psoríase	Ciclosporina	C	Evitar uso	Evitar uso ou monitorar níveis séricos no lactente
	Infliximabe	B	Provavelmente seguro	Seguro

Bibliografia

- Awan SZ, Lu J. Management of severe acne during pregnancy: A case report and review of the literature. Int J Women's Dermatology. 2017; 3(3):145-50.
- Bieber AK, Martires KJ, Stein JA, Grant-Kels JM, Driscoll MS, Pomeranz MK. Pigmentation and pregnancy: Knowing what is normal. Obstet Gynecol. 2017; 129:168-73.
- Brennan M, Young G, Devane D. Topical preparations for preventing stretch marks in pregnancy. Cochrane Database Syst R. 2012; 11:CD000066.
- Chien AL, Qi J, Rainer B, Sachs DL, Helfrich YR. Treatment of acne in pregnancy. J Am Board Fam Med. 2016; 29:254-62.
- Danesh M, Pomeranz MK, McMeniman E, Murase JE. Dermatoses of pregnancy: Nomenclature, misnomers, and myths. Clin Dermatol. 2016; 34(3):314-9.
- Farahnik B, Park, Kroumpouzos G, Murase J. et al. Striae gravidarum: Risk factors, prevention, and management. Int J Women's Dermatol 2016; 3(2):77-85.
- Food and Drug Administration. Pregnancy categories for prescription drugs. Food and Drugs Administration, Bulletin. 1979.
- Lehrhoff S, Pomeranz MK. Specific dermatoses of pregnancy and their treatment. Dermatol Ther. 2013; 26(4):274-84.
- Murase JE, Heller MM, Butler DC. Safety of dermatologic medications in pregnancy and lactation: Part I. Pregnancy. J Am Acad Dermatol. 2014; 70(3):401.e1-14.
- Nussbaum R, Benedetto AV. Cosmetic aspects of pregnancy. Clin Dermatol 2006; 24(2):133-41.

capítulo 9

Sexualidade e Gestação

Gilmar de Souza Osmundo Junior

A sexualidade constitui aspecto central do ser humano que engloba **sexo** genotípico, identidade de gênero, orientação sexual, erotismo, intimidade e reprodução. Suas manifestações incluem pensamentos, fantasias, desejos, crenças, atitudes, comportamentos e relacionamentos. A atividade sexual resulta de uma complexa interface biológica e bioquímica entre os sistemas nervoso, endócrino e vascular, e envolve, ainda, diversos órgãos e estruturas anatômicas, sofrendo influência de aspectos psicológicos, sociológicos, culturais, políticos, econômicos, legais, históricos e religiosos.

Está vinculada à longevidade das relações afetivas, à saúde global e ao bem-estar do indivíduo. Sua expressão acarreta ao indivíduo **reafirmação** do próprio gênero, reforço da autoestima e incremento do senso de atratividade, proporcionando ainda maior intimidade afetiva e satisfação aos relacionamentos.

A sexualidade feminina raramente era discutida academicamente até a primeira metade do século XX, pois tratava-se de um tema reprimido em função de normas socioculturais e questões religiosas. Em 1953, Kinsey introduziu a discussão sobre sexualidade feminina no meio acadêmico ao publicar seus estudos sobre comportamento sexual das mulheres americanas.

▶ Ciclos de Resposta Sexual Humana

Em 1966, o modelo proposto por Master e Johnson considerava a resposta sexual como uma progressão de fases: excitação, platô, orgasmo e resolução (Figura 9.1). Esse modelo se baseou na observação de indivíduos altamente motivados para a atividade sexual pertencentes a um grupo muito específico de mulheres: que aceitavam ser observadas durante o sexo e atingiam o orgasmo.

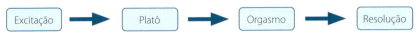

Figura 9.1 – Modelo linear de resposta sexual.
Fonte: Master e Johnson (1966).

106 Protocolos Assistenciais

O modelo de Master e Johnson prescindia do papel do **desejo sexual**, caracterizado como pensamentos ou fantasias sobre sexo e ânsia por envolver-se em atos sexuais. Nesse sentido, Kaplan propôs em 1974 um modelo ainda linear, porém modificado, constituído por desejo, excitação, orgasmo e resolução. **Esses modelos lineares são baseados em fases subsequentes e focados em respostas como lubrificação, ingurgitamento e orgasmo.** Por outro lado, tem-se sugerido que os modelos lineares não são adequados para representar o funcionamento sexual feminino. Já foi demonstrado que, em mulheres, existe uma correlação pobre entre sinais de modificações genitais (lubrificação e ingurgitamento) e reconhecimento de excitação sexual. Além disso, aproximadamente 50% das mulheres não conseguem distinguir "desejo" e "excitação" como momentos diferentes da resposta sexual. Sabe-se, também, que presença ou ausência de "fantasias sexuais" (outro componente do desejo sexual) não refletem necessariamente a motivação da mulher para se engajar no ato sexual.

Acredita-se, ainda, que o desejo sexual não é necessariamente o iniciador da atividade sexual feminina. A ocorrência de desejo sexual espontâneo é variável no sexo feminino, sendo mais comum em mulheres jovens e mais esporádica em relacionamentos de longa duração, e pode oscilar inclusive conforme a fase do ciclo menstrual.

Os fatores mais comumente relacionados ao início da atividade sexual em mulheres são os **desejos de expressar amor, sentir prazer, agradar o parceiro e aliviar tensão, além de vontade de intimidade emocional e de melhora da própria autoestima e do bem-estar.**

A excitação sexual feminina também é composta por importante componente subjetivo e não pode ser diretamente correlacionada com modificações genitais. Além disso, a satisfação sexual feminina não depende estritamente da ocorrência de orgasmo – que pode ser múltiplo ou mesmo estar ausente, além de apresentar intensidade e duração altamente variáveis na mesma mulher.

Frente à demonstração de que as fases propostas pelos modelos lineares podem estar sobrepostas ou mesmo ausentes na resposta sexual feminina, Basson propõe um **modelo circular de resposta sexual em mulheres**, com sobreposição de fases e sequência variável (Figura 9.2). Esse modelo admite que a atividade sexual inicia-se pela motivação subjetiva e complexa de engajar-se em relação sexual, o que levaria a mulher a permitir-se envolvimento sexual com o parceiro.

Quando a mulher se encontra devidamente interessada em relacionar-se sexualmente, ela se mantém focada nos estímulos sexuais (**preliminares**). Se os estímulos corresponderem ao desejado pela mulher e perdurarem por tempo suficiente, a mulher experimenta intensificação da excitação e do prazer, desde que se mantenha focada na relação sexual. A manutenção e a

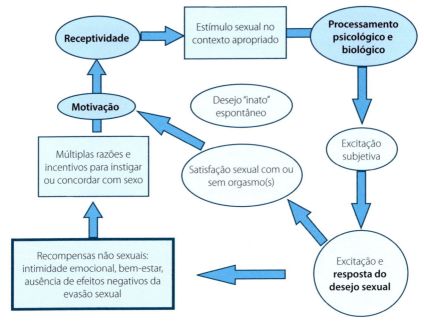

Figura 9.2 – Modelo circular de resposta sexual.
Fonte: Basson (2000).

intensificação dos estímulos sexuais, do envolvimento emocional e do prazer físico levam, então, ao desenvolvimento do desejo sexual e do desejo do ato sexual em si.

A satisfação sexual ocorre quando os estímulos continuam por tempo adequado e a mulher consegue permanecer focada, desfrutando das sensações da excitação sexual, em contexto livre de estímulos negativos (dor, ansiedade, culpa, medo). Muitas mulheres expressam satisfação sexual como sensação de gratificação física e emocional ou mesmo como sensação de saciedade, independentemente da ocorrência de orgasmo. Outras mulheres, contudo, demandam um ou mais orgasmos com intensidade variável para sentirem-se satisfeitas.

Sexualidade e gestação

Gestantes saudáveis demonstram redução da frequência e da qualidade da atividade sexual ao longo da gestação. Observa-se diminuição progressiva da frequência de relação sexual durante a gravidez, com alterações no desejo e na satisfação sexual.

108 Protocolos Assistenciais

Essas mudanças têm sido atribuídas a diversos fatores, como alterações na imagem corporal, presença de desconfortos físicos (como náuseas, sonolência e cansaço), dores durante o coito, mudanças na lubrificação vaginal, alterações de humor, mudanças de papel social, medo de machucar o feto durante a relação sexual ou desta provocar aborto ou nascimento prematuro.

Mudanças específicas na atividade sexual têm sido caracterizadas em cada trimestre gestacional. Comumente, relata-se queda na frequência de relações sexuais no primeiro trimestre, atribuída à presença de enjoos e outros desconfortos físicos característicos deste período, o que tornaria a mulher menos disposta ao contato sexual.

O segundo trimestre seria marcado pela retomada da atividade sexual de forma similar ao período pré-gestacional, visto que há diminuição dos sintomas do primeiro trimestre e ainda não há aumento significativo do ventre. O último trimestre da gravidez, por sua vez, seria caracterizado por uma nova diminuição da frequência das relações sexuais, provocada pelo desconforto da gestante em razão do aumento do ventre, dores osteomusculares lombares e em membros inferiores, além de receios do casal de ferir o feto ou estimular um parto prematuro.

Estudos apontam que também ocorre uma diminuição do desejo e da intimidade sexual nas mulheres grávidas quando comparadas a não gestantes, porém observa-se um aumento na satisfação com o relacionamento conjugal.

Com o avanço da gravidez, as mulheres apresentam mais preocupações referentes ao relacionamento conjugal do que seus parceiros e identificam que a qualidade do relacionamento conjugal pode estimular o desejo sexual. Dessa forma, fatores relacionais positivos podem levar a uma melhor qualidade da função sexual e fatores relacionais negativos, por sua vez, podem diminuir a resposta sexual global da gestante.

Exercendo a sexualidade na gestação

Como apontado anteriormente, a gestação tende a exacerbar medos e tabus da gestante e de suas parcerias sexuais com relação ao ato sexual. Além disso, mudanças corporais, desconfortos físicos e *status* do relacionamento afetivo têm importante influência sobre a sexualidade.

Cabe ao pré-natalista questionar ativamente a paciente com relação a sua satisfação sexual, criando ambiente respeitoso e livre de julgamentos, de modo que a gestante se sinta segura para discutir abertamente suas questões sexuais.

A terapia sexual consiste em técnicas baseadas na terapia cognitivo-comportamental, tendo por objetivo relaxamento, controle de ansiedade associada ao ato sexual, estímulos sensórios, exercício da libido e excitação e aproximação do casal. Ferramentas como toque, carícias, treino de assertividade, treino

Capítulo 9   Sexualidade e Gestação   **109**

e partilha de fantasias sexuais, e até mesmo masturbação e exposição a livros e vídeos eróticos podem ser utilizadas em determinadas disfunções sexuais. Essa terapia não está indicada durante a gestação, por ser tratar de um evento transitório, mas **reforços positivos e esclarecimento de dúvidas e tabus** são práticas que o obstetra pode adotar, com importante impacto positivo na sexualidade das gestantes. A seguir, são apresentados exemplos de atitudes positivas com relação à sexualidade:

- Ambiente acolhedor e livre de julgamentos: o ambiente do consultório deve ser confortável e sigiloso, de modo que a gestante se sinta segura a discutir sua sexualidade.
- Postura ética e respeitosa: a sexualidade é um tabu para muitas pacientes e também para muitos profissionais de saúde. Médicos, terapeutas sexuais e demais profissionais de saúde também têm questões inerentes à própria sexualidade, contudo estas não devem jamais adentrar a consulta. É fundamental que o pré-natalista seja capaz de separar suas crenças, religião, anseios e experiências sexuais do aconselhamento à gestante. **Deve-se evitar dar opiniões ou falar sobre experiências pessoais.** O pré-natalista deve fornecer apenas informações claras e baseadas em literatura médica. Caso o profissional sinta-se desconfortável para abordar a sexualidade, a melhor opção é encaminhar essa abordagem a outro profissional.
- Sexo é normal, saudável e seguro: a gestante e suas parcerias sexuais precisam entender que a prática sexual durante a gravidez é totalmente segura e tem efeitos positivos para a gestante e o relacionamento afetivo. O medo e o tabu do sexo na gravidez são importantes fatores que levam a prejuízo da sexualidade na gestação. Combater esses fatores pode ter importante impacto positivo. **Frases como "agora que você está grávida, não precisa mais de sexo" jamais podem ser utilizadas por profissionais de saúde.**
- Sexualidade não significa penetração vaginal: a sexualidade vai muito além do coito. Envolve acolhimento, estímulo tátil, olfativo, gustativo e visual. Envolve também carícias, partilha de fantasias e preliminares. Eventualmente, pode envolver genitália. Deve-se lembrar da importância das preliminares no ciclo de resposta sexual feminino e também que, caso a gestante e suas parcerias sexuais optem por práticas genitais, estas podem ser orais, vaginais e/ou anais.
- Contraindicações ao sexo: a penetração vaginal não é recomendada em situações como ruptura prematura de membranas ovulares, risco alto para prematuridade e placenta prévia. Contudo, novamente, a contraindicação à penetração vaginal não significa impedimento para o exercício da sexualidade.

110 Protocolos Assistenciais

- Sexo com proteção: é importante lembrar de orientar a gestante com relação aos riscos de infecções sexualmente transmissíveis na gestação. Nesse sentido, o uso de preservativos deve continuar a ser estimulado, principalmente com parcerias sexuais eventuais.
- A paciente grávida não é necessariamente uma mulher cisgênero e heterossexual: transexuais, bissexuais, indivíduos não binários, *queers* e mulheres que fazem sexo com mulheres também engravidam. Além disso, podem ter questões relacionadas à sexualidade completamente diferentes de uma mulher cisgênero heterossexual. Não se pode partir de nenhum pressuposto na consulta de pré-natal e sim questionar a gestante com relação às características de sua sexualidade.

Bibliografia

- Abdo C. Sexualidade humana e seus transtornos. 5 ed. São Paulo: Leitura Médica, 2014.
- Aslan G, Aslan D, Kizilyar A, Ispahi C, Esen A. A prospective analysis of sexual functions during pregnancy. Int J Impot Res. 2005; 17(2):154-7.
- Bartellas E, Crane JM, Daley M, Benett KA, Hutchens D. Sexuality and sexual activity in pregnancy. BJOG. 2000; 107(8):964-8.
- Basson R. Female sexual response: A different model. J Sex Marital Ther. 2000; 26(1):51-65.
- Basson R. Are our definitions of women's desire, arousal and sexual pain disorders too broad and our definition of orgasmic disorder too narrow? J Sex Marital Ther. 2002; 28(4):289-300.
- Basson R. Human sex-response cycles. J Sex Marital Ther. 2011; 27(1):33-43.
- Basson R. Women's sexual dysfunction: Revised and expanded definitions. CMAJ. 2005; 172(10):1327-34.
- Bean JL. Expressions of female sexuality. J Sex Marital Ther. 2002; 28 Suppl 1:29-38.
- Bello F, Olayemi O, Aimakhu CO, Adekunle AO. Effect of pregnancy and childbirth on sexuality of women in Ibadan, Nigeria. Obstet Gynecol. 2011; 2011:856586.
- Carvalheira AA, Brotto LA, Leal I. Women's motivations for sex: Exploring the diagnostic and statistical manual, fourth edition, text revision criteria for hypoactive sexual desire and female sexual arousal disorders. J Sex Med. 2010; 7(4 Pt 1):1454-63.
- Glasier A, Gülmezoglu AM, Schmid GP, Moreno CG, Van Look PF. Sexual and reproductive health: A matter of life and death. Lancet. 2006; 368:1595-607.
- Graham CA, Sanders SA, Milhausen RR, McBride KR. Turning on and turning off: A focus group study of the factors that affect women's sexual arousal. Arch Sex Behav. 2004; 33(6):527-38.
- Hayes RD. Circular and linear modeling of female sexual desire and arousal. J Sex Res. 2011; 48(2-3):130-41.
- Kaplan HS. Disorders of sexual desire. Nova York: Brunner Matzel, 1977.
- Kinsey AC, Pomeroy WB, Martin CE, Gebhard PM. Sexual behaviour in the human female. Filadélfia/Londres: WB Saunders Company, 1953.
- Lara L, Silva A, Romão A, Junqueira F. Abordagem das disfunções sexuais femininas. Rev Bras Ginecol Obst. 2008; 30:312-21.

- Lara LAS, Rosa e Silva ACJS, Romão APMS, Junqueira FRR. Abordagem das disfunções sexuais femininas. Rev Bras Ginecol Obstet. 2008;30(6):312-21.
- Masters WH, Johnson VE. Human sexual response. Boston: Little, Brown and Company, 1966.
- Mulhall J, King R, Glina S, Hvidsten K. Importance of and satisfaction with sex among men and women worldwide: Results of the global better sex survey. J Sex Med. 2008; 5:788-95.
- Pauleta JR, Pereira NM, Graça LM. Sexuality during pregnancy. J Sex Med. 2010; 7(1 Pt 1):136-42.
- Rao TS, Nagaraj AK. Female sexuality. Indian J Psychiatry. 2015; 57(Suppl 2):S296-302.
- Sagiv-Reis DM, Birnbaum GE, Safir MP. Changes in sexual experiences and relationship quality during pregnancy. Arch Sex Behav. 2012; 41(5):1241-51.
- Studd J. A comparison of 19th century and current attitudes to female sexuality. Gynecol Endocrinol. 2007; 23:673-81.
- World Health Organization. Defining sexual health: Report of a technical consultation on sexual health, 28-31 January 2002. Genebra: World Health Organization, 2006.

capítulo 10

Ultrassonografia

Victor Ishii
Mário Henrique Burlacchini de Carvalho

A ultrassonografia gestacional é importante recurso para identificação de fatores de risco que possam afetar a evolução da gravidez. Os principais benefícios de seu uso são:

- Datação da gestação, pois cerca de 30% das gestantes apresentam data menstrual incerta.
- Identificação precoce das gestações múltiplas e definição de corionicidade.
- Diagnósticos de viabilidade, abortamento, gestação molar e gestação ectópica.
- Rastreamento de cromossomopatias fetais.
- Diagnóstico e acompanhamento de malformações fetais.
- Avaliação do colo uterino.
- Diagnóstico de placenta prévia assintomática.
- Avaliação e acompanhamento de anemia fetal.
- Identificação e acompanhamento dos desvios de crescimento fetal.
- Avaliação da vitalidade fetal.
- Suporte para realização de procedimentos intrauterinos.
- Benefício psicológico para os pais.

As épocas recomendadas para a realização das ultrassonografias de rotina são descritas na Tabela 10.1.

Tabela 10.1 – Exame ultrassonográfico e idade gestacional recomendada

Exame ultrassonográfico	Idade gestacional
Ultrassonografia obstétrica transvaginal	7 semanas - 8 semanas e 6 dias
Ultrassonografia morfológica de 1º trimestre	11 semanas e 3 dias - 13 semanas e 6 dias
Ultrassonografia morfológica de 2º trimestre Ultrassonografia transvaginal	20 - 24 semanas
Ultrassonografia obstétrica	36 semanas

114 Protocolos Assistenciais

Indicações da Ultrassonografia

Com o avanço tecnológico e a disseminação do conhecimento acerca da avaliação fetal, atualmente a ultrassonografia tem indicação universal, ou seja, todas as gestantes devem realizar os exames ultrassonográficos de rotina para acompanhamento da gestação.

Ultrassonografia obstétrica transvaginal de primeiro trimestre

O primeiro exame ultrassonográfico na gestação deve ser realizado pela via transvaginal e preferencialmente a partir de 7 semanas até 8 semanas e 6 dias de idade gestacional, em razão da melhor acurácia para datação da gestação neste período. Entre os benefícios da realização desse exame estão:

- Saco gestacional: pode ser visualizado na cavidade uterina a partir de aproximadamente 5 semanas de amenorréia. Pode-se utilizar para cálculo da idade gestacional a medida dos seus três diâmetros e o cálculo do diâmetro interno médio [DIM = (D1 + D2 + D3) ÷ 3], caso o embrião ainda não seja visível.
- Determinação da idade gestacional: pode ser realizada pela medida do comprimento cabeça-nádega (CCN). A medida deve ser feita de forma linear entre as duas extremidades do embrião, sem a inclusão da vesícula vitelínica. Uma vez identificado o embrião, não se deve utilizar mais a datação pelo saco gestacional. Opta-se pela idade gestacional ultrassonográfica quando houver discrepância com a idade gestacional menstrual maior que o intervalo de erro do exame (informação mais detalhada na Tabela 10.3), e caso essa diferença seja ainda mantida em um segundo exame ultrassonográfico, preferencialmente realizado até 14 semanas de gestação.
- Viabilidade: a frequência cardíaca do embrião é observada pela via transvaginal a partir de CCN de 5,3 mm em 100% dos fetos. Quando o CCN está entre 2 a 4 mm mm, o batimento cardíaco fetal pode não ser detectado em até 5 a 10% dos embriões. Por segurança, diante da ausência de detecção da frequência cardíaca em embriões medindo entre 5 a 7 mm, está recomendada a repetição do exame em 7 a 10 dias para confirmação diagnóstica.
- Número de embriões: o período indicado para a realização desse exame é uma época de excelência para identificação da gestação múltipla e de sua corionicidade. Na gestação dicoriônica, identificam-se 2 sacos gestacionais bem separados, com 1 vesícula vitelínica e 1 embrião em cada saco gestacional. Na gestação monocoriônica, observa-se saco gestacional único com 2 vesículas vitelínicas e 2 embriões em seu interior.

Capítulo 10 Ultrassonografia **115**

- Hematomas e descolamentos: é possível realizar a avaliação de hematomas e descolamentos ovulares nesse exame. Os hematomas e descolamentos que ocupam 50% ou mais do saco gestacional têm maior risco de abortamento.
- Regiões anexiais: a região anexial sempre deve ser avaliada nesse exame, com visualização dos ovários. A presença de massas anexiais e cistos ovarianos deve ser descrita no laudo do exame.

Ultrassonografia morfológica do primeiro trimestre

Esta ultrassonografia tem por objetivo principal o rastreamento de cromossomopatias e malformações fetais. O exame nessa fase da gestação tem como características e padrões obrigatórios:

- Deve ser agendado entre 11 semanas e 3 dias a 13 semanas e 6 dias, que correspondem ao intervalo de CCN de 45 a 84 mm. Preferencialmente, o exame deve ser realizado entre 12 semanas e 12 semanas e 6 dias, pois antes de 12 semanas a sensibilidade para detecção de malformações fetais é menor e após 13 semanas a medida da translucência nucal (TN) tem menor sensibilidade para avaliação de cromossomopatias.
- Datação da gestação: é realizada nessa ultrassonografia por meio da medida do CCN, com erro estimado de aproximadamente 7 dias, sendo um bom momento também para determinação da idade gestacional.
- Viabilidade: a frequência cardíaca fetal média dessa fase da gestação é de aproximadamente 160 bpm. Diante de frequência cardíaca acima de 180 bpm, deve-se programar uma reavaliação em 2 semanas.
- Número de fetos: o período de realização desse exame ainda é uma época adequada para identificação da gestação gemelar e de sua corionicidade, pela identificação dos sinais do "lambda" (dicoriônica) e do "T" (monocoriônica).
- Malformações fetais: a taxa de detecção da ultrassonografia para malformações fetais graves é de 45-50%. Entre as malformações fetais passíveis de diagnóstico nessa fase da gestação, pode-se citar anencefalia, holoprosencefalia alobar, espinha bífida, fendas faciais medianas grandes, onfalocele, gastrosquise, agenesias parcial ou completa de membros e megabexiga.
- Rastreamento de cromossomopatias: o principal marcador para cromossomopatia nessa fase da gestação é a medida da translucência nucal. Quanto maior for a espessura da translucência nucal, maior é o risco fetal. A ausência do osso nasal também eleva o risco, além do ducto venoso com onda "a" ausente ou reversa e a presença de regurgitação tricúspide. A associação desses dados à bioquímica materna de

116 Protocolos Assistenciais

primeiro trimestre – fração livre da gonadotrofina coriônica, proteína A plasmática associada à gravidez (PAPP-A) e hormônio do crescimento placentário (PLGF) – eleva a sensibilidade do método para mais de 90% e integra ainda a avaliação de risco de desenvolvimento de restrição de crescimento fetal e hipertensão na gestação (Tabela 10.2).

Tabela 10.2 – Sensibilidade e especificidade dos marcadores do 1º trimestre para rastreamento da trissomia do cromossomo 21

	Sensibilidade	Falso-positivo
Idade materna	30%	5%
Idade materna + translucência nucal	75-80%	5%
Idade materna + translucência nucal + β-hCG livre + PAPP-A	85-95%	5%
Idade materna + translucência nucal + β-hCG livre + PAPP-A + ducto venoso (onda a) + osso nasal + avaliação de regurgitação tricúspide	93-96%	3%

β-hCG: fração beta da gonadotrofina coriônica humana; PAPP-A: proteína A plasmática associada à gravidez.

Ultrassonografia morfológica do segundo trimestre

Este exame estuda minuciosamente toda a morfologia fetal para detecção de malformações. É realizado pela via abdominal e preferencialmente entre 20 a 24 semanas gestacionais. Nesse exame, são avaliados os seguintes parâmetros:

- Crescimento fetal: com a definição da idade gestacional baseada nos exames de primeiro trimestre, é possível avaliar e classificar o crescimento fetal.
- Biometria fetal: a estimativa do peso fetal é feita por meio das medidas do diâmetro biparietal (DBP), da circunferência cefálica (CC), da circunferência abdominal (CA) e do comprimento do fêmur (CF).
- Biometria específica: engloba parâmetros que ajudam na identificação de malformações fetais, risco para alterações genéticas e desvios do crescimento. Sugere-se a realização das medidas do diâmetro transverso do cerebelo, cisterna magna, prega nucal, corno posterior do ventrículo lateral (átrio), osso nasal, úmero, diâmetro transverso da pelve renal bilateralmente, comprimento do pé, além das relações que são calculadas a partir dos parâmetros fetais, como índice cefálico, DBP/DOF, CC/CA, CF/CA, CF/comprimento do pé e comprimento do úmero/comprimento do pé.

Capítulo 10 — Ultrassonografia **117**

- Malformação fetal: nesse exame, é realizada a avaliação sistemática das estruturas fetais – crânio, encéfalo, face, pescoço, coluna, tórax, coração, abdome e extremidades. A sensibilidade para malformações varia de acordo com o tipo de malformação, biotipo materno e idade gestacional de realização do exame.
- Placenta: a identificação de localização, altura, espessura e grau da placenta são os parâmetros avaliados nessa fase. A localização da placenta em relação ao orifício interno do colo uterino, pode ser melhor avaliada pela via transvaginal.
- Cordão umbilical: deve ser avaliada a presença de duas artérias e uma veia umbilical em corte transversal por meio do estudo dopplervelocimétrico na inserção abdominal do cordão ao nível da bexiga fetal. Sua inserção na placenta também deve ser documentada para descartar os diagnósticos de inserção velamentosa e vasa prévia. Com relação à morfologia do cordão, é possível, além do número de vasos, notar a presença de cistos, massas e anormalidades do espiralamento.
- Vitalidade fetal: realiza-se a avaliação do índice de líquido amniótico, podendo o resultado alterado ser correlacionado com malformações fetais. Além disso, avaliam-se a movimentação respiratória, a movimentação fetal, o tônus fetal e a dopplervelocimetria da artéria umbilical.
- Dopplervelocimetria das artérias uterinas: inclui a avaliação de resistência do fluxo uterino.
- Colo uterino: são avaliados o comprimento do colo uterino, a presença de afunilamento e a presença de *sludge*, por meio da ultrassonografia transvaginal após esvaziamento vesical.

Ultrassonografia obstétrica de terceiro trimestre

Tem por objetivo principal a avaliação do crescimento fetal, do volume de líquido amniótico e da apresentação fetal. Como descrito a seguir, alguns parâmetros avaliados são semelhantes aos verificados nos exames anteriores. As principais características e objetivos desse exame são:
- Realização preferencial com 36 semanas gestacionais.
- Identificação do número de fetos.
- Identificação da apresentação fetal.
- Biometria fetal e cálculo de peso fetal estimado: a fórmula de Hadlock utiliza quatro parâmetros para o cálculo do peso (DPB, CC, CA e CF). Em estudo realizado no Hospital das Clínicas da Faculdade de Medicina da Universidade de São Paulo (HCFMUSP), avaliou-se que o cálculo ultrassonográfico do peso fetal tem um erro médio de 6,7% e que 79,2% dos casos tiveram seu peso calculado circunscrito a uma variação de

10% para mais ou para menos. Identificou-se também que o erro da estimativa do peso fetal é diretamente proporcional à distância entre a pele e o útero materno e é inversamente proporcional ao peso fetal. O volume do líquido amniótico não interferiu significativamente na predição do peso fetal.

- Morfologia fetal: alguns órgãos podem apresentar alteração com relação ao exame de segundo trimestre e devem ser reavaliados, a saber: encéfalo, coração, pulmão, rins e trato gastrointestinal.
- Vitalidade fetal: inclui a avaliação dos movimentos corporal e respiratório, do tônus fetal e do índice de líquido amniótico.
- Cordão umbilical: a presença de circular cervical é usualmente de pouco significado clínico. Diante do oligoâmnio, redução da movimentação fetal e alteração no traçado cardiotocográfico, no entanto, pode ser relatada e proporcionar benefício clínico.
- Placenta: deve-se avaliar o grau placentário, a localização e sua relação com o colo uterino.
- Útero: envolve a avaliação de estruturas tais como miomas uterinos, a sua relação com o segmento inferior, o seu tamanho e se provoca obstrução da via de parto.

Ecocardiografia fetal

Tem por objetivo a avaliação mais específica do coração fetal, identificando anomalias estruturais e alterações funcionais também, tais como arritmias fetais. A idade gestacional para sua realização é de 22 a 28 semanas (ver Capítulo 14 – Ecocardiografia Fetal).

Idade gestacional

Para o adequado acompanhamento da gravidez, é de extrema importância a determinação mais precisa possível da idade gestacional. Muitos diagnósticos de doenças gestacionais e condutas são baseados neste parâmetro, tais como os desvios do crescimento fetal, o pós-datismo, a prematuridade e o abortamento. Há diferentes formas de se estimar a idade gestacional, a saber:
1. Altura uterina: por volta da 20ª semana de gestação, a altura uterina encontra-se geralmente ao nível da cicatriz umbilical. Após este ponto, existe uma correlação direta entre a altura uterina e a idade gestacional, apresentando-se menos fiel a partir da 30ª semana de gestação.
2. Data da última menstruação: é o método mais clássico para a determinação da idade gestacional. Basta somar o total de dias a partir do primeiro dia da última menstruação até o dia atual e dividir este

Capítulo 10   Ultrassonografia **119**

número por 7 dias (que equivale a 1 semana). O quociente corresponde ao número de semanas e o resto corresponde ao número de dias.

3. Ultrassonografia: sabe-se que cerca de 30% das mulheres possuem datas menstruais incertas, por isso a ultrassonografia se torna um método ótimo para determinação da idade gestacional nesse caso. Para tanto, compara-se a idade gestacional estimada pelo parâmetro fetal com a idade gestacional menstrual calculada no dia de realização da ultrassonografia. Para identificação de qual idade gestacional é mais precisa entre a menstrual e a ultrassonográfica, leva-se em consideração a acurácia do exame para cada faixa de idade gestacional. Caso a diferença de dias entre as datas gestacionais calculadas seja maior que o número de dias de precisão do ultrassom, opta-se pelo acompanhamento da gravidez com base na idade gestacional ultrassonográfica, como demonstrado na Tabela 10.3.

O terceiro trimestre (após 28 semanas) é o pior período para a definição de idade gestacional, por conta da maior variação entre os parâmetros fetais. Neste período, o melhor parâmetro de estimativa de idade gestacional é a medida do fêmur, mas ainda assim apresenta uma variação de 3-4 semanas na gestação a termo. Portanto, recomenda-se a realização de ultrassonografias seriadas para acompanhamento mais fidedigno do crescimento fetal.

No caso de gestação resultante de fertilização *in vitro*, contam-se 261 dias a partir da implantação de um embrião em seu quinto dia de desenvolvimento para a determinação da data provável de parto. Já para um embrião de terceiro dia de desenvolvimento, contam-se 263 dias a partir da data de implantação do embrião.

Tabela 10.3 – Parâmetros ultrassonográficos utilizados para cálculo da idade gestacional e variabilidade de estimativa que suporta redatação

Idade gestacional de realização da ultrassonografia	Método de cálculo	Diferença de dias entre a idade gestacional menstrual e a ultrassonográfica, que suporta a redatação
Até 8 semanas e 6 dias	CCN	Maior que 5 dias
9 semanas-13 semanas e 6 dias	CCN	Maior que 7 dias
14 semanas-15 semanas e 6 dias	CC, DBP, CA, CF	Maior que 7 dias
16 semanas-21 semanas e 6 dias	CC, DBP, CA, CF	Maior que 10 dias
22 semanas-27 semanas e 6 dias	CC, DBP, CA, CF	Maior que 14 dias
Mais que 28 semanas	CC, DBP, CA, CF	Maior que 21 dias

CA: circunferência abdominal; CC: circunferência cefálica; CCN: comprimento cabeça-nádega; CF: comprimento do fêmur; DBP: diâmetro biparietal.

120 Protocolos Assistenciais

Bibliografia

- American College of Obstetricians and Gynecologists Committee on Practice Bulletins – Obstetrics, American Institute of Ultrasound in Medicine. ACOG committee opinion n. 700: Methods for estimating the due date. Obstet Gynecol. 2017; 129(5):e150-4.
- American College of Obstetricians and Gynecologists Committee on Practice Bulletins – Obstetrics, American Institute of Ultrasound in Medicine. ACOG practice bulletin n. 175: Ultrasound in pregnancy. Obstet Gynecol. 2016; 128(6):e241-56.
- American College of Obstetricians and Gynecologists Committee on Practice Bulletins – Gynecology. ACOG practice bulletin n. 200: Early pregnancy loss. Obstet Gynecol. 2018; 132(5):e197-207.
- Carvalho MHB, Brizot ML, Lopes LM, Chiba CH, Miyadahira S, Zugaib M. Detection of fetal structural abnormalities at the 11-14 weeks ultrasound scan. Prenat Diagn. 2002; 22(1):1-4.
- Carvalho MHB, Francisco RPV, Brizot ML, Lin LH, Baptista FS. Ultrassonografia. In: Zugaib M, editor. Zugaib obstetrícia. 4. ed. Barueri: Manole, 2019. p. 254-95.
- Coady AM, Bower S. Twining: anomalias fetais. 3. ed. Rio de Janeiro: Elsevier, 2016.
- Eik-Nes SH. The 18-week fetal examination and detection of anomalies. Prenat Diagn. 2010; 30(7):624-30.
- Ministério da Saúde (Brasil). Atenção ao pré-natal de baixo risco. Brasília: Ministério da Saúde, 2012.
- Okumura M, Zugaib M. Ultrassonografia em obstetrícia. São Paulo: Sarvier, 2002.
- Ricci AG, Brizot ML, Liao AW, Nomura RMY, Zugaib M. Acurácia da estimativa ultrasso-nográfica do peso fetal e influência de fatores maternos e fetais. Rev Bras Ginecol Obstet. 2011; 33(9):240-5.
- Romosan G, Henriksson E, Rylander A, Valentin L. Diagnostic performance of routine ultrasound screening for fetal abnormalities in an unselected Swedish population in 2000-2005. Ultrasound Obstet Gynecol. 2009; 34(5):526-33.
- Salomon LJ, Alfirevic Z, Berghella V, Bilardo C, Hernandez-Andrade E, Johnsen SL, et al. ISUOG practice guidelines for performance of the routine mid-trimester fetal ultrasound scan. Ultrasound Obstet Gynecol. 2011; 37(1):116-26.
- Salomon LJ, Alfirevic Z, Bilardo CM, Chalouhi GE, Ghi T, Kagan KO, et al. ISUOG prac-tice guidelines: Performance of first-trimester fetal ultrasound scan. Ultrasound Obstet Gynecol. 2013; 41(1):102-13.

capítulo 11

Rastreamento das Anomalias Cromossômicas no Primeiro Trimestre

Gilmar de Souza Osmundo Junior
Maria de Lourdes Brizot

A avaliação ultrassonográfica morfológica do primeiro trimestre (11 semanas e 3 dias-13 semanas e 6 dias) deve ser rotineiramente oferecida às gestantes, uma vez que permite confirmar a viabilidade da gestação, estimar a idade gestacional com alta acurácia, determinar o número de fetos e sua corionicidade, identificar malformações fetais graves e avaliar o risco de aneuploidias fetais.

O rastreamento de anomalias cromossômicas no primeiro trimestre, por meio de marcadores já bem estabelecidos, apresenta sensibilidade de mais de 90%, a depender da associação de marcadores a ser utilizada.

▶ Translucência Nucal

A medida da translucência nucal (TN) fetal pela ultrassonografia morfológica realizada no período de 11 semanas e 3 dias-13 semanas e 6 dias de gestação, associada à idade materna, é um método eficaz de rastreamento da trissomia do cromossomo 21. Para uma taxa de falso-positivo de 5%, aproximadamente 75% das gestações com fetos acometidos podem ser identificadas. Esse método apresenta sensibilidade superior ao rastreamento utilizando-se somente a idade materna (30%).

A TN também é eficaz em gestações múltiplas, embora apresente uma taxa de falso-positivo superior à de gestações únicas, pois em gestações gemelares monocoriônicas a TN aumentada pode ser decorrente do desequilíbrio das comunicações vasculares entre as circulações fetais.

Além do papel na avaliação dos riscos para trissomia do cromossomo 21, a TN aumentada pode também indicar uma grande probabilidade de outras anomalias cromossômicas, como síndrome de Turner (45,XO) e trissomias dos cromossomos 13 e 18. O aumento da TN associa-se também a malformações cardíacas, bem como a grande número de displasias esqueléticas e síndromes genéticas.

A fisiopatologia que leva ao aumento da TN não está totalmente esclarecida, entretanto, os possíveis mecanismos envolvidos incluem insuficiência

Protocolos Assistenciais

cardíaca, congestão venosa na cabeça e na região superior do pescoço decorrente de compressão do mediastino, alteração na composição da matriz extracelular, anormalidade ou atraso no desenvolvimento do sistema linfático, deficiência na drenagem linfática decorrente da diminuição dos movimentos fetais, anemia fetal e infecção congênita.

Sabe-se que a medida da TN aumenta com a idade gestacional, por isso os valores da TN devem sempre levar em consideração o comprimento cabeça-nádega (CCN). Contudo, sabe-se também que quanto maior a medida da TN, maiores são os riscos de aneuploidias, malformações e óbito fetal.

Estima-se incidência de aneuploidias de aproximadamente 3,7% em fetos cuja medida da TN encontra-se entre os percentis 95 e 99 para a idade gestacional. Em fetos com medida de TN maior ou igual a 3,5 mm (percentil 99 independentemente da idade gestacional), a incidência de recém-nascidos vivos, saudáveis e com cariótipo normal é de apenas 70,8%.

Na Clínica Obstétrica do Hospital das Clínicas da Faculdade de Medicina da Universidade de São Paulo (HCFMUSP), o exame ultrassonográfico de primeiro trimestre é oferecido a todas as pacientes na ocasião do início do pré-natal, independentemente da idade materna ou da história obstétrica prévia. Para as gestantes que se apresentam antes de 11 semanas e 3 dias-13 semanas e 6 dias de gestação, um retorno é agendado para realizar neste período o rastreamento de anomalias cromossômicas no primeiro semestre da gestação.

Medida da translucência nucal

Na maioria das vezes, obtém-se a medida da TN pela ultrassonografia transabdominal, entretanto, caso necessário, pode-se realizar o exame transvaginal. Os aparelhos utilizados no exame devem ter boa resolução, de modo que os *calipers* forneçam as medidas em décimos de milímetros. Para a obtenção da medida da TN, utiliza-se a técnica descrita e padronizada pela Fetal Medicine Foundation (FMF), de Londres.

O exame deve ser realizado por profissional treinado e certificado para a obtenção da TN. Essa certificação é disponibilizada pela FMF por meio da realização de curso *on-line* e pela submissão anual de imagens de TN para auditoria de qualidade.

Padronização da medida da translucência nucal

- O CCN deve medir 45-84 mm.
- A idade gestacional adequada para a medida é entre 11 semanas e 3 dias-13 semanas e 6 dias, idealmente com 12 semanas.
- Deve-se obter um corte sagital adequado, o mesmo necessário para medir o CCN.

Capítulo 11 Rastreamento das Anomalias Cromossômicas no Primeiro Trimestre 123

- A magnificação da imagem deve ser de tal forma que a porção superior do tórax e o perfil da face do feto ocupem pelo menos três quartos (75%) da imagem, pois isso possibilita que cada movimento mínimo dos *calipers* provoque mudanças na distância entre eles de apenas 0,1 mm.
- Deve-se ter cuidado para distinguir a pele fetal da membrana amniótica, porque nessa fase da gestação as duas estruturas se apresentam como finas membranas. É necessário que o feto se movimente, afastando-se da membrana amniótica, para possibilitar a visibilização da TN.
- Mede-se a espessura máxima do espaço anecoico (translucência) entre a pele e o tecido celular subcutâneo que recobre a coluna cervical. Os *calipers* devem ser posicionados de forma que a sua linha horizontal fique na linha que delimita a TN. Os *calipers* a serem empregados devem ser preferencialmente os do tipo "+", pois conferem maior nitidez do espaço medido. Durante o exame, mais de uma medida da TN deve ser obtida e sempre a maior medida deve ser considerada.
- A TN deve ser medida com o feto em posição neutra. Quando o pescoço fetal está hiperestendido, a medida pode ser aumentada em até 0,6 mm e, quando o pescoço está fletido, ela pode ser diminuída em 0,4 mm.
- O cordão umbilical pode estar ao redor do pescoço fetal em 5 a 10% dos casos, e esse achado pode produzir um aumento falso de aproximadamente 0,8 mm na medida da TN. Nesses casos, a medida da TN acima e abaixo do cordão é diferente. Para o cálculo de risco, é mais apropriado usar a média das medidas realizadas acima e abaixo da circular cervical de cordão.

As medidas da TN e do CCN são inseridas no programa de cálculo de risco para trissomias (obtido da FMF). Para esse cálculo, o programa leva em consideração a idade materna e a história prévia de trissomia, que farão parte do risco inicial e das medidas da TN e do CCN que contribuirão para o resultado, ou seja, para o risco corrigido.

Nas gestações gemelares dicoriônicas, a TN é avaliada em cada um dos fetos e o risco é fornecido individualmente. Nas gestações gemelares monocoriônicas, a média da soma da medida dos dois fetos é considerada, e é fornecido o mesmo risco para os dois fetos.

Aconselhamento

Na Clínica Obstétrica do HCFMUSP, toda mulher com 35 anos de idade ou mais é aconselhada sobre o risco de anomalias cromossômicas e sobre a disponibilidade de testes de rastreamento e testes diagnósticos. O aconselhamento é realizado por geneticista ou médicos do setor de medicina fetal.

Após o exame da TN, são demonstrados os riscos *a priori* (baseados apenas na idade materna) e corrigido pela TN. Nesse momento, faz-se um esclarecimento sobre a sensibilidade do teste de rastreamento e sobre as diferenças entre rastreamento e testes diagnósticos.

Independentemente da idade materna, as pacientes são aconselhadas com base no resultado da avaliação ultrassonográfica da TN e do risco corrigido:

- Alto risco (> 1:100): esse grupo contém aproximadamente 80% de todos os casos de aneuploidias. As pacientes são orientadas quanto à sensibilidade do método e às taxas de falso-positivos. Discute-se com as pacientes a possibilidade de procedimentos invasivos (biópsia de vilo coriônico ou amniocentese) para confirmação de cariótipo fetal. A gestante avaliará o risco e o benefício do teste invasivo após demonstração e explanação dos resultados da TN.

- Baixo risco (< 1:1.000): esse grupo contém aproximadamente 4% de todos os casos de aneuploidias. As pacientes são aconselhadas com relação à baixa probabilidade de aneuploidia fetal, não havendo indicação de procedimentos invasivos.

- Risco intermediário (1:101-1:1.000): é um grupo heterogêneo, no qual estão aproximadamente 15% de todos os casos de aneuploidias fetais. A avaliação das pacientes de risco intermediário deve incluir marcadores adicionais (ultrassonográficos e bioquímicos), quando disponíveis. O exame de DNA fetal livre na circulação materna é uma opção não invasiva, com altas sensibilidade e especificidade para determinar a possibilidade de aneuploidias fetais nesses casos, contudo tal exame não está disponível na rede pública de assistência à saúde.

Em casos com medidas da TN iguais ou superiores a 3,5 mm, enfatiza-se a importância da investigação do cariótipo fetal, uma vez que essas medidas têm maior associação com anomalias cromossômicas, cardiopatias congênitas, malformações e síndromes gênicas. A realização do exame do DNA fetal livre na circulação materna é contraindicada nesses casos.

Acompanhamento da gestação

A toda gestante com medida da TN normal no exame ultrassonográfico do primeiro trimestre, é oferecida ultrassonografia morfológica com 20-24 semanas de gestação.

Diante do achado ultrassonográfico de TN aumentada (acima do percentil 95) no exame ultrassonográfico de 11 semanas e 3 dias-13 semanas e 6 dias, procede-se detalhada avaliação da anatomia fetal (para excluir malformação estrutural), discute-se a possibilidade de teste invasivo para obtenção do cariótipo fetal e encaminha-se para ecocardiografia fetal precoce por especialista (Figura 11.1). O acompanhamento desses casos se faz por meio de exames morfológicos detalhados, com 16 semanas, para avaliar a evolução da TN e

Capítulo 11 Rastreamento das Anomalias Cromossômicas no Primeiro Trimestre

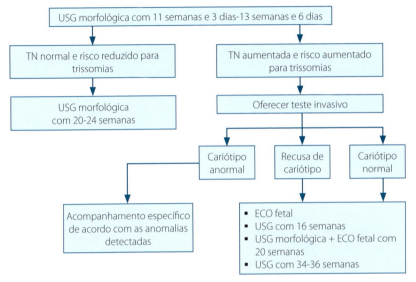

Figura 11.1 – Organograma de conduta com relação à medida da translucência nucal (TN). ECO: ecocardiografia; USG: ultrassonografia.

possíveis alterações que não estavam aparentes no primeiro trimestre. O exame morfológico tradicional de segundo trimestre também é realizado com 20-24 semanas. Caso, nessas avaliações, o edema nucal seja persistente, inicia-se a investigação de infecção fetal por meio de exames sorológicos maternos, além da procura por sinais de síndromes gênicas e/ou avaliação especializada do caso por geneticista. Quando ocorre regressão do edema nucal, o prognóstico é muito favorável e os pais podem ser tranquilizados.

Nas situações com TN aumentada e cariótipo normal, qualquer alteração encontrada no exame ultrassonográfico deve ser valorizada (extradígitos, sexo não correspondente com o resultado do cariótipo etc.), uma vez que podem fazer parte de uma síndrome gênica.

Em casos de TN aumentada e cariótipo normal, principalmente naqueles em que a TN não regride no segundo trimestre, a complementação da investigação genética com *microarray* aumenta em torno de 6% a taxa de detecção de anomalias genéticas, contudo esse exame não é disponibilizado na rede pública de saúde.

Outros marcadores

• Bioquímicos

Os marcadores mais comumente utilizados no rastreamento de anomalias cromossômicas no primeiro trimestre são a fração β livre da gonadotrofina coriônica humana (β-hCG) e a proteína A plasmática específica da gestação (PAPP-A).

A β-hCG e a PAPP-A são dosadas no sangue materno a entre 9 semanas-13 semanas e 6 dias e, para cálculo de riscos, são combinadas ao risco da TN (rastreamento combinado de primeiro trimestre). Esses cálculos são realizados por meio de um *software* específico. Os marcadores bioquímicos aumentam em 10% a taxa de detecção de anomalias cromossômicas do rastreamento pela TN, elevando-a para 85-90%, considerando-se um falso-positivo de 5%. O rastreamento bioquímico também pode ser utilizado em gestações gemelares.

O rastreamento bioquímico de primeiro trimestre não está disponível na Clínica Obstétrica do HCFMUSP, entretanto, para aqueles que podem oferecer o exame às pacientes, a combinação deles com a TN é reconhecidamente a melhor opção a ser utilizada como base do rastreamento no primeiro trimestre.

• Ultrassonográficos

Outros marcadores ultrassonográficos de anomalias cromossômicas que podem ser avaliados no mesmo período da TN são o fluxo no ducto venoso, o osso nasal e a presença de regurgitação tricúspide.

No primeiro trimestre, a dopplervelocimetria do ducto venoso é considerada anormal quando a onda "a" encontra-se ausente ou reversa. A alteração no fluxo do ducto venoso é observada em aproximadamente 70% dos fetos com trissomia do cromossomo 21 e em apenas 5% dos fetos cromossomicamente normais.

A ausência do osso nasal é observada em cerca de 60-70% dos fetos com trissomia do cromossomo 21, e em 1-2% dos fetos cromossomicamente normais. A regurgitação tricúspide está presente em aproximadamente 67% dos fetos com trissomia do cromossomo 21, e em 4,4% dos fetos cromossomicamente normais.

A avaliação adequada desses 3 marcadores exige maior tempo de exame e profissionais com treinamento adequado, por serem marcadores qualitativos e sujeitos à subjetividade do operador. A associação desses marcadores com o rastreamento combinado (TN + bioquímico de primeiro trimestre) atinge taxas de detecção de anomalias cromossômicas de aproximadamente 95% e falso-positivo de 5%.

• Teste pré-natal não invasivo

O teste pré-natal não invasivo (em inglês, *non-invasive prenatal testing* – NIPT) consiste na identificação e na quantificação dos fragmentos de DNA fetal no sangue periférico materno. Desse modo, é possível determinar situações como trissomias, monossomias e algumas microdeleções específicas, como 5p- (síndrome de *cri du chat*), 22q11.2 (síndrome de DiGeorge), 15q- (síndrome de Prader-Willi).

O NIPT pode ser realizado a partir de 10 semanas de gestação. Esse exame é considerado como rastreamento porque apresenta os respectivos valores para as taxas de detecção e para taxas de falso-positivos, a saber: trissomia do cromossomo 21 – 99,7% e 0,04%, respectivamente; trissomia do cromossomo 18 – 97,9% e 0,04%; trissomia do cromossomo 13 – 99% e 0,04%; monossomia do X – 95,8% e 0,14%; e outras aneuploidias ligadas ao sexo – 93,8% e 0,12%.

Para gestações gemelares, a taxa de detecção da trissomia do cromossomo 21 é de 95,2% com falso-positivo de 0%. Um aspecto importante a se considerar, no entanto, é que alterações cromossômicas estruturais não são detectadas por esse rastreamento. Assim, na presença de malformação estrutural fetal ou condições que classifiquem como grupo de risco (história pessoal ou familiar de anomalia cromossômica), recomenda-se a investigação por meio de procedimento invasivo.

Os resultados do NIPT devem ser interpretados criteriosamente. Resultados alterados não são considerados diagnósticos e, nesses casos, deve ser realizado cariótipo fetal. Resultados falso-positivos podem ser decorrentes de mosaicismo restrito ao trofoblasto, óbito de um dos gemelares em gestações múltiplas, neoplasias maternas e aneuploidias maternas.

O NIPT não deve ser oferecido em casos com TN > 3,5 mm, pois esses casos apresentam alta associação com aneuploidias e outras síndromes gênicas, sendo mais adequada a realização de teste invasivo.

Esse exame não é oferecido pelo Sistema Único de Saúde (SUS) ou pelos sistemas conveniados do país, e ainda apresenta custo elevado. Entretanto, encontra-se disponível em alguns centros privados no Brasil e, por conta de suas altas sensibilidade e especificidade, pode ser mencionado ao casal no aconselhamento sobre o rastreamento de anomalias cromossômicas (ver detalhes no Capítulo 4 – Aconselhamento Genético).

Bibliografia

- Brizot ML, Carvalho MH, Liao AW, Reis NS, Armbruster-Moraes E, Zugaib M. First-trimester screening for chromosomal abnormalities by fetal nuchal translucency in a Brazilian population. Ultrasound Obstet Gynecol. 2001; 18:652-5.
- Falcon O, Faiola S, Huggon I, Allan L, Nicolaides KH. Fetal tricuspid regurgitation at the 11 + 0 to 13 + 6-week scan: Association with chromosomal defects and reproducibility of the method. Ultrasound Obstet Gynecol. 2006; 27:609-12.
- Gil MM, Akolekar R, Quezada MS, Bregant B, Nicolaides KH. Analysis of cell-free DNA in maternal blood in screening for aneuploidies: Meta-analysis. Fetal Diagn Ther. 2014; 35(3):156-73.
- Hui L, Bianchi DW. Fetal fraction and noninvasive prenatal testing: What clinicians need to know. Prenat Diagn. 2020; 40(2):155-63.
- Hyett J, Mogra R, Sonek J. First trimester ultrasound assessment for fetal aneuploidy. Clin Obstet Gynecol. 2014; 57:142-58.
- Nicolaides KH. Screening for fetal aneuploidies at 11 to 13 weeks. Prenat Diagn 2011; 31(1):7-15.
- Salomon LJ, Alfiveric Z, Bilardo CM, Chalouhi GE, Gui T, Kagan KO, et al. ISUOG practice guidelines: Performance of first-trimester fetal ultrasound scan. Ultrasound Obstet Gynecol. 2013; 41 (1):102-13.
- Snijders RJ, Noble P, Sebire N, Souka A, Nicolaides KH. UK multicentre project on assessment of risk of trisomy 21 by maternal age and fetal nuchal-translucency thickness at 10-14 weeks of gestation: Fetal Medicine Foundation First Trimester Screening Group. Lancet. 1998; 352(9125):343-6.
- The Fetal Medicine Foundation [Internet]. Disponível em: https://fetalmedicine.org/education/the-11-13-weeks-scan.
- Toyama JM, Brizot ML, Liao AW, Lopes LM, Nomura RMY, Saldanha FAT, et al. Ductus venosus blood flow assessment at 11 to 14 weeks of gestation and fetal outcome. Ultrasound Obstet Gynecol. 2004; 23:341-5.

capítulo 12

Malformações Fetais

Victor Bunduki
Mariane de Fatima Yukie Maeda

Malformações são defeitos de órgãos ou partes do corpo do feto decorrentes de processos anormais no desenvolvimento embrionário, em que a estrutura pode não se formar, formar-se parcialmente ou de maneira completa, mas anormal.

Diversos mecanismos moleculares e genéticos levam a malformações fetais. Como exemplos, pode-se citar as anomalias de expressão dos genes *homeobox*, defeitos de transcrição genética, defeitos de fibroblastos, defeitos enzimáticos etc.

Além disso, influências ambientais podem interferir nesse complexo emaranhado de patamares bioquímicos. O exemplo típico de influência do ambiente interno é a baixa concentração de folato intratissular; e o de ambiente externo é a exposição ao vírus da rubéola e à radiação.

As malformações podem ser classificadas em maiores ou menores. As maiores são aquelas que têm implicações médico-sociais e frequentemente requerem correção cirúrgica. As menores quase sempre têm implicações apenas cosméticas e poucas consequências médicas, e raramente necessitam de correção cirúrgica, sendo consideradas parte da variação normal da população geral (p. ex., orelhas proeminentes, prega palmar única, camptodactilia).

As malformações fetais constituem anomalias estruturais e são ditas anomalias fenotípicas, que podem ou não se associar a anomalias cromossômicas (alterações de cariótipo fetal). O diagnóstico é feito por meio de ultrassonografia morfológica ou estrutural fetal. A ultrassonografia morfológica deve ser solicitação de rotina para todas as gestantes, uma vez que 80-90% das malformações ocorrem em gestantes para as quais não se identifica nenhum fator de risco. Assim, para a maioria dos casos, não se encontram dados positivos quanto a antecedentes familiares, pessoais e obstétricos, assim como exposição a fatores teratogênicos ou no histórico da gestação atual.

Pode-se suspeitar do diagnóstico inicial de defeitos estruturais fetais em centros primários, porém são necessários operadores experientes para evitar tanto os falso-positivos (fetos normais com exames alterados) quanto

130 Protocolos Assistenciais

os falso-negativos (fetos com malformações não diagnosticadas no exame). Salienta-se, então, que a confirmação diagnóstica e as condutas com relação aos casos de malformação devem ser realizadas preferencialmente em centros de referência, com equipes treinadas em diagnóstico pré-natal. A partir do diagnóstico da malformação, é possível programar a assistência pré-natal e o parto em centro especializado. Durante o acompanhamento pré-natal, pode-se realizar outros exames que complementam a investigação etiológica, como a amniocentese citogenética, e instituir a monitorização de complicações maternas relacionadas à malformação, como a síndrome em espelho.

O nascimento em centro de referência é especialmente importante para os casos que necessitam do uso de medicações especiais como as prostaglandinas, correção cirúrgica ou avaliação por equipe especializada logo após o nascimento. É imperativo o acompanhamento com equipe multidisciplinar composta por psicólogo, especialista em medicina fetal, cirurgião infantil, neonatologista e assistente social, quando indicado.

Rastreamento das Malformações e Aneuploidias

Na Clínica Obstétrica do Hospital das Clínicas da Faculdade de Medicina da Universidade de São Paulo (HCFMUSP), realiza-se o rastreamento universal com os seguintes exames:
- Ultrassonografia com 11 semanas e 3 dias-13 semanas e 6 dias, para observação da translucência nucal (TN), e morfologia de primeiro trimestre.
- Ultrassonografia morfológica com 20-24 semanas.

Para as pacientes com alto risco de cromossomopatias, incluindo aquelas com idade materna avançada, deve-se realizar o rastreamento habitual e, sempre que possível, oferecer consulta de aconselhamento genético para explicar os riscos e eventuais benefícios do diagnóstico pré-natal citogenético invasivo. Assim, se o casal for favorável e desejar o diagnóstico de certeza para anomalias cromossômicas, indica-se a realização da pesquisa de cariótipo fetal por meio da biópsia de vilo (11 semanas e 3 dias-13 semanas e 6 dias) ou amniocentese citogenética (15-18 semanas).

Ultrassonografia Morfológica Fetal

Há grande número de artigos sobre a detecção ultrassonográfica de malformações fetais e suas consequências sobre os resultados perinatais, e todos concluem que a eficácia da ultrassonografia depende do operador, da popula-

Capítulo 12 Malformações Fetais **131**

ção estudada e da estrutura de atendimento aos casos portadores de defeitos. De fato, a ultrassonografia é exame-padrão para detecção de malformações fetais.

O exame morfológico de primeiro trimestre tem como principal função rastrear aneuploidias, mas apresenta rendimento limitado no diagnóstico de alterações estruturais. Na Clínica Obstétrica do HCFMUSP, indica-se o rastreamento universal de todas as gestantes utilizando-se ultrassonografia morfológica fetal com 11 semanas e 3 dias-13 semanas e 6 dias. A ultrassonografia morfológica fetal de segundo trimestre deve ser realizada com 20-24 semanas de gestação. Acredita-se que se o sistema nervoso central (SNC), a coluna, os rins e o coração fetal forem analisados com cuidado, poderão ser detectadas 80% das malformações, que correspondem aos casos de maior gravidade.

O exame ultrassonográfico estrutural deve respeitar uma rotina sistematizada para que se visualizem todos os segmentos fetais, além dos anexos (líquido amniótico, placenta e cordão umbilical). Preconiza-se que os operadores escolham uma ordem de visualização dos sistemas de sua preferência e que a repitam sempre da mesma maneira. Esse cuidado simples evita desordem na realização do exame e melhora o rendimento da detecção das alterações estruturais.

Na ultrassonografia morfológica fetal, devem ser estudados sistematicamente – mas não necessariamente nessa ordem:

- SNC: em corte transversal, visibilizam-se as estruturas da linha média (foice do cérebro, *cavum* do septo pelúcido, tálamos, terceiro ventrículo virtual e pedúnculos cerebrais), a fossa posterior (vérmice cerebelar e hemisférios cerebelares, assim como a cisterna magna), os ventrículos cerebrais (cornos laterais e frontais) e, finalmente, o contorno ósseo craniano, com suas respectivas suturas. Em corte sagital, visibiliza-se o corpo caloso logo acima do *cavum* do septo pelúcido.
- Coluna: estudam-se cortes sagitais, transversos e coronais para a identificação dos processos laterais e arcos anteriores das vértebras, assim como do processo espinhoso, o que também deve ocorrer com relação aos grupos vertebrais cervicais, torácicos, lombares e sacros.
- Coração: visibiliza-se o corte das quatro cavidades simétricas e observam-se o ritmo cardíaco, a saída e o cruzamento dos vasos da base (aorta e artéria pulmonar).
- Pulmões e cúpulas diafragmáticas: verificam-se a integridade e o grau de arqueamento das cúpulas, especialmente à esquerda, e a ecogenicidade pulmonar bilateral.

Protocolos Assistenciais

- Abdome: estudam-se a bolha gástrica, a inserção do cordão umbilical, o fígado, a vesícula biliar e o aspecto das alças intestinais.
- Rins e bexiga: verificam-se o número, a posição e o aspecto do parênquima renal com diferenciações cortical e medular, além da presença e do aspecto da bexiga. Nesse mesmo momento, pode-se analisar o aspecto das glândulas suprarrenais fetais.
- Sexo: deve-se identificar o tipo e o aspecto. No sexo masculino, pode-se evidenciar o meato uretral tópico, descartando-se hipospádias. No feminino, deve-se observar a proporção do clitóris com relação aos pequenos lábios, para afastar hiperplasia congênita de suprarrenais e ambiguidades genitais.
- Membros superiores e inferiores: estudam-se número, segmentos, forma, posição e função (mobilidade durante o exame) dos membros superiores e inferiores. Especial atenção deve ser dada à posição dos pés a 90° com relação aos ossos longos da perna.
- Placenta, líquido amniótico e cordão: verificam-se a espessura e o aspecto da placenta, a quantidade de líquido amniótico e a presença de 3 vasos no cordão.

Conduta com Relação à Malformação Fetal

Rotina complementar diagnóstica

Diante de uma alteração estrutural, é preciso realizar a complementação diagnóstica conforme os princípios da medicina fetal:

- Investigação ultrassonográfica minuciosa dos outros sistemas, além do envolvido na malformação, para determinar o caráter isolado ou a associação de malformações.
- Pesquisa de cariótipo fetal, que deve ser discutida considerando-se seus custos, benefícios e consequências com relação à opinião do casal. É realizada por meio de amniocentese citogenética ou, mais raramente, de cordocentese. A pesquisa de cariótipo fetal em idade gestacional avançada (acima de 32 semanas) deve ser cautelosamente discutida.
- Ecocardiografia fetal é rotina complementar diante do achado de qualquer alteração estrutural fetal. A presença ou ausência de anomalia cardíaca associada modifica muito o prognóstico da condição em questão.

Outros exames complementares

- Ressonância magnética fetal

A ressonância magnética (RM) é uma importante ferramenta para complementar a avaliação morfológica fetal. Ela pode ser realizada nos casos de dúvida

Capítulo 12 Malformações Fetais **133**

diagnóstica após avaliação ultrassonográfica realizada por médico especialista, podendo confirmar e trazer informações adicionais. Fatores que influenciam a decisão de realizar a RM fetal incluem: experiência do ultrassonografista, qualidade das imagens ultrassonográficas, acesso ao exame, condições maternas, idade gestacional e tipo de malformação. Entre as indicações mais frequentes de RM, pode-se citar as malformações do SNC, como as anomalias da fossa posterior, malformações de corpo caloso e ventriculomegalia isolada. A idade gestacional ideal para realizar o exame é de 26-32 semanas. Apesar de ser considerada segura na gestação, na Clínica Obstétrica do HCFMUSP indica-se a utilização do método apenas em casos selecionados.

- **Ultrassonografia tridimensional**

A ultrassonografia tridimensional (USG-3D) é uma técnica de avaliação multiplanar que permite a obtenção de cortes de difícil acesso pela técnica convencional (USG-2D). Dessa forma, possibilita maior definição de localização, extensão e gravidade da lesão, além de permitir a avaliação volumétrica do órgão em estudo. Mesmo que a técnica tenha sido descrita há quase 30 anos, suas indicações ainda não estão claramente definidas. Entre as principais indicações do exame, destacam-se as anomalias faciais (p. ex., fendas labiais e palatinas), malformações torácicas, defeitos abertos do tubo neural e alterações musculoesqueléticas. É importante salientar que a técnica é operador-dependente e que necessita de transdutores específicos para a captação das imagens.

Conduta

Deve ser discutida em centros de referência para medicina fetal e neonatal. Salienta-se, porém, que os centros primários devem avançar o máximo que puderem as etapas diagnósticas, ou seja, realizar um bom histórico do caso, ecocardiografia fetal e análise morfológica completa. Isso é possível em alguns centros antes de referenciar os casos para centros terciários por causa da alta difusão do diagnóstico pré-natal e da melhora da experiência com a ultrassonografia em diversos níveis.

Seguindo-se alguns parâmetros diretivos, as malformações fetais e as condutas podem ser classificadas em 4 grandes grupos, apresentados mais adiante. Deve-se lembrar, porém, que cada caso deve ser individualizado e sempre discutido cuidadosamente com o casal e o médico pré-natalista. Insiste-se, ainda, que esses casos sejam enviados a serviço ou setor especializado em medicina fetal o quanto antes, para sua melhor condução.

Grupo 1 – Malformação menor, operável no pós-natal, sem urgência, e não evolutiva

Pertencem a esse grupo polidactilia isolada, fenda labial isolada, pé torto isolado, entre outras. Nas situações mais simples, o centro de referência avalia o caso e contrarreferencia para o local de origem. O acompanhamento pré--natal deve ser realizado conforme rotina habitual. Realiza-se ultrassonografia a cada mês, a fim de constatar a não evolução da lesão ou o aparecimento de alterações associadas ou evolutivas. A programação do parto deve seguir de acordo com a indicação obstétrica.

Grupo 2 – Malformação operável e evolutiva após 34 semanas

São consideradas malformações operáveis e evolutivas nos últimos meses: espinha bífida aberta, hidrocefalias, uropatias bilaterais evolutivas, cardiopatia fetal com insuficiência cardíaca congestiva, entre outras. Nesses casos, a extração fetal é benéfica, sendo considerada como parto prematuro terapêutico. A via de parto deve ser individualizada para cada caso. Deve-se considerar o risco materno e as condições para atendimento neonatal adequado, bem como a possibilidade de vaga em unidade de terapia intensiva (UTI) neonatal e a disponibilidade para correção cirúrgica, caso seja necessário.

Grupo 3 – Lesão operável, mas evolutiva antes de 34 semanas

O grupo de lesões operáveis, mas evolutivas antes de 34 semanas, inclui: doença adenomatoide pulmonar evolutiva, hérnia diafragmática, ascite fetal ou hidrotórax instáveis, arritmias cardíacas, aloimunização Rh descompensada, gêmeo acárdico, síndrome da transfusão feto-fetal descompensada, teratoma sacrococcígeo, entre outras.

A depender do caso, pode-se considerar a realização de tratamento intrauterino como as derivações, descompressões, transfusões, administração de drogas e cauterizações com *laser*. As técnicas consideradas minimamente invasivas e por via endoscópica ganharam apoio nos últimos anos e parecem constituir um caminho na tentativa de aliviar a incidência de prematuridade (ver Capítulo 18 – Cirurgias Fetais). Caso haja antecipação do parto, na Clínica Obstétrica do HCFMUSP sugere-se a realização de corticoterapia para maturação pulmonar nos casos com menos de 34 semanas e na ausência de contraindicações.

Grupo 4 – Lesão incompatível com a vida

Esse grupo inclui lesões que evoluem para o óbito fetal ou neonatal, como as uropatias obstrutivas com anidrâmnio precoce, displasias esqueléticas

Capítulo 12 Malformações Fetais **135**

tanatofóricas, trissomia do cromossomo 13, anencefalia e encefaloceles extensas inoperáveis. A interrupção da gestação abrevia o sofrimento e evita a continuidade da gestação de prognóstico letal, permite exame anatomopatológico correto e evita eventual distocia de parto. Nos casos em que optar-se pela interrupção da gestação, o pedido deve ser feito judicialmente após laudo médico constatando a gravidade do caso, excetuando-se os casos de anencefalias, pois já existe lei que permite a interrupção conforme as normas da Associação Médica Brasileira (AMB) e do Conselho Federal de Medicina (CFM). Dessa maneira, as anencefalias podem ser conduzidas e interrompidas em centros que se sentirem aptos para sua realização.

Grupo 5 – Malformações operáveis e não evolutivas

Os casos de malformações operáveis e não evolutivas (cardiopatias complexas, hérnias diafragmáticas, uropatias com líquido amniótico normal, onfalocele etc.) devem ser considerados individualmente, de acordo com a gravidade e as particularidades do serviço. A avaliação antenatal completa com os exames complementares deve ser realizada a fim de se determinar o prognóstico e a necessidade de abordagem após o nascimento. Sempre que possível, na Clínica Obstétrica do HCFMUSP sugere-se postergar o parto para o termo, pois a prematuridade pode piorar ainda mais o prognóstico do recém-nascido. A programação do parto (idade gestacional, via de parto e necessidade de drogas e/ou cirurgias após o nascimento) deverá ser individualizada.

▶ Acompanhamento Pré-Natal

Excetuando-se os casos classificados no grupo 1, as gestantes com diagnóstico de malformações fetais devem realizar seu acompanhamento pré-natal em centros com experiência em medicina fetal. Deve-se ter em mente que o atendimento ao feto malformado deve visar, antes de tudo, a não sobrepor morbidades. Assim, após o diagnóstico completo e exaustivo com determinação do prognóstico, torna-se importante proporcionar as melhores condições de parto e de atendimento neonatal ao feto malformado. Esse princípio é fundamental, inclusive para casos de mau prognóstico nos quais a mãe ou o casal decidiram prosseguir com as assistências pré e pós-natal.

Entre as principais complicações, observam-se maiores taxas de prematuridade, polidrâmnio e distocias. Dessa forma, o diagnóstico correto da alteração fetal, bem como de sua associação com síndromes, antecipa a ocorrência de complicações, possibilitando melhores desfechos. É importante salientar que a rotina de avaliação pré-natal não deve ser esquecida diante do diagnóstico de

Protocolos Assistenciais

malformação, pois a associação de uma morbidade clínica como o diabetes gestacional mal controlado pode piorar ainda mais o prognóstico.

A via de parto deve ser definida de acordo com as particularidades do caso e o antecedente obstétrico da paciente. A presença de diâmetros fetais aumentados (macrocrania, tumores de partes moles, gêmeos unidos), a impossibilidade de monitorização fetal intraparto (arritmias) e o risco de lesão de estruturas (encefalocele, onfalocele) geralmente impossibilitam o parto vaginal. Em contraposição, em diversas outras malformações como gastrosquise, cardiopatias e uropatias, a via de parto é de indicação obstétrica. Outros fatores que devem ser considerados para tomada de decisão são a experiência da equipe na condução do parto e a necessidade da programação do nascimento para melhor atendimento neonatal.

O acompanhamento deve ser realizado por equipe multidisciplinar, pois permite melhor acolhimento da gestante e melhor programação do atendimento ao recém-nascido. Participam da discussão de conduta obstetras, geneticistas, pediatras, cirurgiões-pediatras, psicólogos e clínicos pertinentes à alteração fetal diagnosticada. O acompanhamento pela equipe multidisciplinar deve prosseguir após o nascimento, assegurando um suporte adequado para a família durante o acompanhamento do recém-nascido.

Bibliografia

- American College of Obstetricians and Gynecologists. ACOG practice bulletin n. 101: Ultrasonography in pregnancy. Obstet Gynecol. 2009; 113 (2 Pt 1):451-61.
- Bunduki V. Diagnóstico pré-natal das malformações. In: Maksoud JG, editor. Cirurgia pediátrica. São Paulo: Revinter, 1998. p. 263-81.
- Canfield M, Ramadhani TA, Yuskiv N. Improved national prevalence estimates for 18 selected major birth defects – United States, 1999-2001. MMWR. 2006; 54(51):1301-5.
- Di Mascio D, Sileo FG, Khalil A, Rizzo G, Persico N, Brunelli R, et al. Role of magnetic resonance imaging in fetuses with mild or moderate ventriculomegaly in the era of fetal neurosonography: Systematic review and meta-analysis. Ultrasound Obstet Gynecol. 2019; 54(2):164-71.
- Eik-Nes SH, Salvesen KA, Okland O, Vatten LJ. Routine ultrasound fetal examination in pregnancy: The 'Alesund' randomized controlled trial. Ultrasound Obstet Gynecol. 2000; 15(6):473-8.
- Gonçalves LF. Three-dimensional ultrasound of the fetus: how does it help? Pediatr Radiol. 2016; 46(2):177-89.
- Karim JN, Roberts NW, Salomon LJ, Papageorghiou AT. Systematic review of first-trimester ultrasound screening for detection of fetal structural anomalies and factors that affect screening performance. Ultrasound Obstet Gynecol. 2017; 50(4):429-41.

Capítulo 12 Malformações Fetais **137**

- Prayer D, Malinger G, Brugger PC, Cassady C, De Catte L, De Keersmaecker B, et al. ISUOG practice guidelines: Performance of fetal magnetic resonance imaging. Ultrasound Obstet Gynecol. 2017; 49:671-80.
- Rankin J, Pattenden S, Abramsky L, Boyd P, Jordan H, Stone D, et al. Prevalence of congenital anomalies in five British regions, 1991-1999. Arch Dis Child Fetal Neonatal. 2005; 90(5):F374-9.
- Stoll C, Dott B, Alembik Y, Roth MP. Evaluation of routine prenatal diagnosis by a registry of congenital anomalies. Prenat Diagn. 1995; 15:791-800.
- Tonni G, Martins WP, Guimarães Filho H, Araujo Júnior E. Role of 3-D ultrasound in clinical obstetric practice: Evolution over 20 years. Ultrasound Med Biol. 2015; 41(5):1180-211.

capítulo 13

Rastreamento e Diagnóstico dos Defeitos do Tubo Neural

Victor Bunduki

Os defeitos do tubo neural (DTN) englobam a anencefalia e a espinha bífida, que geralmente cursa com meningomielocele.

A espinha bífida é uma das malformações congênitas mais frequentes no mundo e é responsável por significativa morbidade, que se perpetua por toda a vida, em especial com sequelas neurológicas. Consiste em um hiato na coluna através do qual ocorre uma protrusão das meninges e de raízes nervosas, o que dá origem à meningomielocele presente em 95% dos casos. A meningomielocele costuma estar associada a hidrocefalia, o que contribui sobremaneira para a morbidade da lesão. Quando a protrusão envolve apenas as meninges, trata-se de meningocele isolada, que ocorre em 5% dos casos, e é muito menos grave.

Além disso, a espinha bífida apresenta grande associação com anencefalia, hidrocefalia, pé torto congênito e disfunção dos esfíncteres vesical e anal. Somente 23% dos indivíduos acometidos têm QI acima de 100 e mais de 70% têm dificuldade de aprendizado. Os déficits motores estão presentes em 87% dos casos de mielomeningocele e a incontinência urinária e fecal está presente entre 83-95% dos casos. A presença de polidrâmnio também é um evento comum.

A anencefalia, por sua vez, é letal e diagnosticada em 100% das vezes no período pré-natal precoce. Trata-se de condição para a qual a gestante tem direito ao abortamento legal. Ainda assim, a prevenção é o caminho ideal.

Sua detecção no período pré-natal visa melhorar o atendimento perinatal, evitando-se o acréscimo de morbidade, principalmente ligada à infecção meníngea por exposição de tecido nervoso no parto e nas primeiras horas de vida.

▶ Rastreamento

Anamnese

- **Antecedente obstétrico:** o principal fator a ser buscado na anamnese é a ocorrência na prole de casos de espinha bífida ou anencefalia. Nessa situação, estima-se o risco de recorrência em torno de 3-5%, ou seja, 30 vezes maior do que para a primeira ocorrência.

140 Protocolos Assistenciais

- **Uso de drogas:** sabe-se que o uso de anticonvulsivantes, em especial o ácido valproico, pode ser responsável pela ocorrência dos DFTN. Outras drogas depletoras de folato também devem ser pesquisadas.

- **Desnutrição:** a ocorrência de DFTN pode ser decorrente de desnutrição ou até mesmo de estado nutricional adequado em que não há ingesta suficiente de alimentos contendo ácido fólico.

- **Alcoolismo materno:** o álcool altera o metabolismo do ácido fólico, podendo estar envolvido na gênese dos DFTN.

Rastreamento bioquímico

O rastreamento bioquímico dos DFTN praticamente não é utilizado no Brasil, pois a ultrassonografia faz a sua detecção em praticamente 100% dos casos, o que tornou desnecessária essa etapa de rastreamento no segundo trimestre. O diagnóstico é dado, então, pela observação direta das lesões por meio de ultrassonografia ou, mais recentemente, pelos promissores marcadores identificados na ultrassonografia morfológica do primeiro trimestre.

O uso da ultrassonografia de rotina substitui, portanto, praticamente todas as indicações de rastreamento bioquímico dos DFTN fetais, como a dosagem de α-fetoproteína (AFP) sérica materna, cujos valores estariam aumentados nas mães portadoras de fetos com DFTN.

Ultrassonografia no primeiro trimestre

Em razão da gravidade dessas lesões fetais e também do princípio de realizar o máximo possível do diagnóstico de defeitos fetais em idades gestacionais mais baixas, alguns marcadores precoces e promissores foram descritos para o diagnóstico dos DFTN nos anos 2010. Todos eles podem ser aplicados durante o exame de translucência nucal ou morfológico de primeiro trimestre, ou seja, entre 11 semanas e 3 dias-13 semanas e 6 dias de amenorreia. Esses sinais necessitam confirmação mais tardia para o diagnóstico de certeza dos DFTN fetais.

O primeiro deles é a chamada translucência intracraniana, que consiste na imagem da cisterna magna normal abaixo da imagem do tronco cerebral. De acordo com Chaoui, nos casos de DFTN esse cálculo retorna valor superior a 1,0. O método tem sensibilidade de 65%, mas a taxa de falso-positivos não é conhecida.

O segundo é a redução e posteriorização da imagem do aqueduto de Sylvius. Essa observação foi chamada de *"crash sign"*, referindo-se ao fato de que o sinal gerado pela redução e pelo deslocamento posterior da fossa posterior é semelhante ao achatamento da parte posterior de um veículo quando acelerado em marcha à ré contra um obstáculo fixo.

Capítulo 13 | Rastreamento e Diagnóstico dos Defeitos do Tubo Neural | 141

Por fim, um sinal simples e de fácil observação consiste na impressão de plexos coroides mais largos e mais longos em comparação com o aspecto normal dessas estruturas no exame da translucência nucal. De maneira objetiva, estabeleceu-se que o diagnóstico pode ser feito mediante relação anormal entre a área limitada pela circunferência cefálica em milímetros quadrados e a soma das áreas limitadas pelos dois plexos coroides, com nível de corte dependente da idade gestacional. De acordo com os autores, esse sinal apresentou sensibilidade de 88%, obtida em 38 casos de DFTN, com taxa de falso-positivos de 5%.

No único trabalho prospectivo encontrado sobre a taxa de detecção dos DFTN fetais usando os sinais do primeiro trimestre, Chen et al. publicaram uma série de 16.164 fetos estudados com a presença de 10 fetos portadores de defeito aberto confirmada em todos os casos no segundo trimestre, sendo que 7 delas já foram detectadas no primeiro trimestre. Também neste caso não há referência à taxa de falso-positivos na amostra.

De maneira resumida, os sinais de DFTN no primeiro trimestre são: não visibilização da transluscência intracraniana, achatamento da cisterna magna, relação tronco cerebral/tronco cerebral occipital superior a 1,0 e alargamento e alongamento anormal da imagem dos plexos coroides.

Ultrassonografia no segundo trimestre

A ultrassonografia de segundo trimestre permite o diagnóstico definitivo dos DFTN e supera o rastreamento bioquímico em praticamente todas as situações.

O diagnóstico é realizado por meio de ultrassonografia morfológica ou estrutural fetal direcionada. A época de realização do exame é, de maneira geral, entre 20-24 semanas de amenorreia, mas pode-se proceder ao exame mais precoce nos casos de suspeita de DFTN fetal no exame de primeiro trimestre.

Para a anencefalia, a sensibilidade é de 100% a partir de 12 semanas e a imagem típica de ausência da calota craniana é identificada em cortes coronais e sagitais. Associado a essa condição, não é infrequente o achado de disrafia da coluna (espinha bífida extensa).

Para os casos de espinha bífida, por sua vez, a sensibilidade de 100% pode ser atingida com 18 semanas, realizando-se o exame em centros de referência. A localização lombossacra é predominante (cerca de 85-90% dos casos) e a maioria das espinhas bífidas abertas é acompanhada de meningomielocele ou apenas meningocele. Para esse diagnóstico, preconizam-se cortes sagitais, por meio dos quais se identificam a interrupção dos arcos costais e a descontinuidade da pele do dorso com imagem típica sacular de meningomielocele. Nos cortes transversais baixos, identifica-se a abertura dos arcos laterais das

142 Protocolos Assistenciais

vértebras, que assumem a forma de "v", caracterizando a abertura das lâminas laterais, além da imagem transversa da eventual meningomielocele. Outro corte preconizado e de grande utilidade é o coronal tangencial à pele, no qual não se identifica o processo espinhoso das vértebras acometidas e ainda se pode ver a roséola da meningomielocele de forma circular evidente. Para esses defeitos, em centros terciários, a sensibilidade atinge 100% no segundo trimestre de gestação. A espinha bífida oculta é de diagnóstico raro durante o pré-natal.

Na maioria dos casos dessa lesão, são encontrados sinais indiretos de sua presença. Nesse contexto, têm especial importância os chamados sinais precoces, no começo do segundo trimestre, como a alteração do formato do contorno craniano, que se assemelha à forma de um limão (sinal do limão). Outros sinais mais tardios de grande utilidade são: mau posicionamento dos pés fetais, dilatação dos ventrículos cerebrais e alteração da fossa posterior, com cerebelo atípico em forma de banana, anomalia de forma cerebelar decorrente da sua herniação pelo forame magno occipital. A presença desses sinais faz o ultrassonografista verificar cuidadosamente toda a extensão da coluna fetal em busca do diagnóstico de espinha bífida aberta.

A ultrassonografia tridimensional não acrescenta benefícios na determinação da altura da lesão, havendo boa correlação anatomoecográfica utilizando somente a metodologia bidimensional simples.

◗ Conduta

Na Clínica Obstétrica do Hospital das Clínicas da Faculdade de Medicina de São Paulo (HCFMUSP), os recentes avanços no atendimento multidisciplinar do feto portador de espinha bífida permitiram a implementação do protocolo de realização de operação cesariana em todos os casos, com a imediata correção do defeito no recém-nascido, em sala anexa ao centro obstétrico. Essa conduta conjunta entre obstetrícia, neonatologia e neurocirurgia permite diminuir a taxa de infecção meníngea e melhorar o prognóstico global dos casos. A cesariana é realizada eletivamente com 38 semanas de idade gestacional. Esses cuidados diminuem a morbidade perinatal e estão padronizados em muitos centros no mundo.

A operação intraútero para correção da meningomielocele também pode ser realizada de maneira assistencial em alguns centros, inclusive no Brasil. Na Clínica Obstétrica do HCFMUSP, esta é a opção em casos bem selecionados dessas lesões (ver Capítulo 18 – Cirurgias Fetais).

Nos casos em que se detecta a anencefalia, pode-se abreviar o período gestacional por meio de interrupção da gestação, pois trata-se de condição letal. Nesses casos, uma nova lei permite a interrupção da gestação em centros menores, seguindo as normas da Associação Médica Brasileira (AMB) e do

Capítulo 13   Rastreamento e Diagnóstico dos Defeitos do Tubo Neural   **143**

Conselho Federal de Medicina. Assim, as anencefalias podem ser conduzidas e interrompidas em centros que se consideram aptos para a realização do procedimento, sem necessidade de obtenção de autorizações judiciais para a interrupção da gravidez.

Profilaxia da Recorrência e da Primeira Ocorrência dos Defeitos do Fechamento do Tubo Neural (DFTN)

Desde a década de 2000, difundiu-se muito a prevenção dos DFTN por meio da suplementação com ácido fólico no período periconcepcional. A ação do ácido fólico já está devidamente demonstrada, com grau de evidência IA, e constitui uma das poucas oportunidades efetivas de se prevenir malformações fetais. Com isso, conseguiu-se diminuir a sua ocorrência em cerca de 70%, ao menos em populações com alta prevalência desse defeito congênito.

Tanto a anencefalia quanto a espinha bífida podem se beneficiar dessa suplementação. A dose recomendada é de 0,4-0,8 mg/dia, via oral, no período compreendido entre 1-3 meses antes de engravidar (ou no momento em que a paciente manifesta o desejo de engravidar, p. ex., na retirada de um dispositivo intrauterino ou quando interrompe o uso de contraceptivos orais) até a 12ª semana de gestação (o tubo neural se fecha cerca de 35 dias após a fecundação). Para a prevenção da recorrência, prefere-se a dose de 4 mg/dia. Não é exagero insistir que a prevenção dos DFTN por meio da suplementação de ácido fólico tem grau de evidência IA e é amplamente recomendada no mundo todo.

Ressalta-se, ainda, que a maioria das mulheres que dá à luz feto portador de DFTN não tem antecedentes obstétricos de DFTN, não está tomando anticonvulsivantes e nem faz parte de grupo de risco. Assim, as medidas visando prevenir somente a recorrência dos defeitos têm impacto mínimo em sua prevalência. Por isso, a suplementação periconcepcional de ácido fólico deve ser recomendada para se evitar a primeira ocorrência.

Faz-se necessário citar, porém, que os demais casos de espinha bífida ou de anencefalia não são preveníveis com ácido fólico e constituem os chamados casos "folato-independentes".

Bibliografia

- Bunduki V, Dommergues M, Zittoun J, Marquet J, Muller F, Dumez Y. Maternal-fetal folate status and neural tube defects: a case control study. Biol Neonate. 1995; 67(3):154-9.
- Chen FC, Gerhardt J, Entezami M, Chaoui R, Henrich W. Detection of Spina Bifida by First Trimester Screening – Results of the Prospective Multicenter Berlin IT-Study. Ultraschall Med 2017;38:151-7.

144 Protocolos Assistenciais

- Copp AG, Greene N. Genetics and development of neural tube defects. J Pathol. 2010; 220(2):217-30.
- Feldkamp M, Friedrichs M, Carey JC. Decreasing prevalence of neural tube defects in Utah, 1985-2000. Teratology. 2002; 66 Suppl 1:S23-8.
- Norem CT, Schoen EJ, Walton DL, Krieger RC, O'Keefe J, To TT, et al. Routine ultrasonography compared with maternal serum alpha-fetoprotein for neural tube defect screening. Obstet Gynecol. 2005; 106(4):747-52.
- Pinto FCG, Matushita H, Furlan ALB, Alho EJ, Goldenberg DC, Bunduki V, et al. Surgical treatment of myelomeningocele carried out at 'time zero' Pediatr Neurosurg. 2009; 45(2):114-8.
- US Preventive Services Task Force. Folic acid for the prevention of neural tube defects: US Preventive Services Task Force recommendation statement. Ann Intern Med. 2009; 150(9):626-31.
- Van Allen MI, Boyle E, Thiessen P, McFadden D, Cochrane D, Chambers GK, et al. The impact of prenatal diagnosis on neural tube defect (NTD) pregnancy versus birth incidence in British Columbia. J Appl Genet. 2006; 47(2):151-8.

capítulo 14

Ecocardiografia Fetal

Fabricio Marcondes Camargo
Marco Antonio Borges Lopes

A incidência de cardiopatias congênitas é de 1 indivíduo para cada 100 nascidos vivos. Entre eles, metade necessita de cirurgia cardíaca no primeiro ano de vida. No Brasil, estima-se que nasçam 30 mil crianças com cardiopatia congênita por ano.

A presença de cardiopatias fetais pode estar associada a outras malformações fetais, assim indica-se a escolha de local com a assistência ao parto mais adequado para um melhor prognóstico neonatal. Levando-se em conta a precária distribuição de recursos no Brasil, o diagnóstico precoce tem um papel ainda mais importante se forem consideradas as poucas opções de tratamento, o número reduzido de vagas em hospitais especializados – que não conseguem absorver a demanda –, além da distância e da dificuldade de transporte até esses centros.

◗ Indicações

Apesar da ecocardiografia fetal aumentar consideravelmente o rastreamento de cardiopatias e de doenças extracardíacas no feto, infelizmente isso não a torna obrigatória como exame de rotina em todas as gestações.

Cerca de 40% dos casos de cardiopatia congênita foram detectados em gestantes sem fatores de risco, no entanto, existem certas situações em que o exame deve ser realizado de forma obrigatória, para que o rastreamento das cardiopatias congênitas seja satisfatório.

Fatores maternos e familiares

- Cardiopatia congênita materna: risco absoluto em torno de 7%.
- Cardiopatia congênita paterna: risco absoluto em torno de 3%.
- Cardiopatia congênita em irmãos: aumento de risco de 2% para 1 afetado e de 10% para 2 afetados.
- Cardiopatia congênita em parente de segundo grau: risco menor que 2%.
- Cardiopatia congênita em parente de terceiro grau: risco de 1%.

146 Protocolos Assistenciais

- Histórico familiar de doença genética com herança mendeliana e cardiopatia congênita.
- Diabetes *mellitus* pré-gestacional: risco absoluto entre 3-5%. Considerar reavaliação no terceiro trimestre em pacientes de difícil controle glicêmico.
- Diabetes *mellitus* gestacional: risco absoluto menor que 1%. Considerar reavaliação no terceiro trimestre em pacientes de difícil controle glicêmico.
- Fenilcetonúria.
- Lúpus ou síndrome de Sjögren com anti-Ro/La positivo.
- Infecções maternas: rubéola, parvovírus, vírus coxsackie, adenovírus, citomegalovírus, arboviroses.
- Uso de técnicas de reprodução assistida.
- Exposição a agentes comprovadamente cardioteratogênicos (Tabela 14.1).

Tabela 14.1

Agente cardioteratogênico	Efeitos
Carbamazepina, fenitoína, valproato	Aumenta o risco de cardiopatias congênitas
Lítio	Anomalia de Ebstein
Captopril, enalapril	Persistência do canal arterial, CIA
Ácido retinoico	Anomalia de Ebstein
Isotretinoína	Aumenta o risco para cardiopatias congênitas
Tabagismo	Defeitos septais, obstrução da VSVD
Álcool	CIA, CIV, TGA
Varfarina	Aumenta o risco para cardiopatias congênitas
Anti-inflamatórios não hormonais (diclofenaco, indometacina, dipirona, ibuprofeno etc.)	Restrição do canal arterial

CIA: comunicação interatrial; CIV: comunicação interventricular; TGA: transposição de grandes artérias; VSVD: via de saída do ventrículo direito..

Fatores fetais

- Suspeita de cardiopatia congênita fetal em ultrassonografia obstétrica ou morfológica.
- Distúrbios do ritmo cardíaco.
- Anomalias extracardíacas.
- Aneuploidia confirmada ou suspeita.
- Translucência nucal aumentada, independente do resultado do cariótipo.
- Hidropisia fetal.
- Gestação múltipla monocoriônica.

Capítulo 14 Ecocardiografia Fetal **147**

- Anormalidades do cordão umbilical, da placenta ou da anatomia venosa abdominal.

Consideram-se indicações relativas para a ecocardiografia fetal a idade materna avançada ou acima de 35 anos e a presença de focos ecogênicos intraventriculares, os chamados "*golf balls*".

Período de indicação

O período ideal para a realização da ecocardiografia fetal por via transabdominal é entre 22-28 semanas, quando o feto tem um bom tamanho e a ecogenicidade das estruturas fornece uma adequada resolução ultrassonográfica. Antes desse período, em gestantes de muito alto risco e nos casos de feto com múltiplas malformações, com cariótipo alterado e histórico de cardiopatia congênita grave na família, é possível realizar a ecocardiografia fetal por via transvaginal ou até mesmo transabdominal, com equipamentos de alta performance e que permitem a visibilização das pequenas estruturas com uma melhor resolução a partir da 12ª semana.

▌ Rastreamento de Cardiopatias Fetais pela Ultrassonografia Obstétrica e Morfológica

Embora o rastreamento de cardiopatias congênitas pela ultrassonografia obstétrica e morfológica consiga detectar parte das malformações cardíacas, é necessário que algumas incidências ecocardiográficas sejam adicionadas ao exame de rotina para que a taxa de rastreamento dessas alterações seja mais alta.

A taxa de detecção de cardiopatias na posição de 4 câmaras (Figura 14.1) é de cerca de 25%, pois há uma série de cardiopatias que podem passar despercebidas, desde as simples, como uma comunicação interventricular perimembranosa, até doenças mais graves, como tetralogia de Fallot, transposição das grandes artérias e *truncus arteriosus comuni*. Observa-se forte impacto no prognóstico neonatal quando não detectadas.

A inclusão dos cortes do eixo longo (Figura 14.2) e do eixo curto dos ventrículos (Figura 14.3), demonstrando as vias de saída ventriculares, e do corte dos 3 vasos com a traqueia (Figura 14.4) podem aumentar a taxa de detecção de anormalidade no coração fetal para mais de 65%.

No eixo longo e no eixo curto dos ventrículos, é possível detectar alterações na conexão ventriculoarterial e defeitos septais que somente na posição das 4 câmaras não seria possível detectar. Já o corte dos 3 vasos com a traqueia é um forte sinalizador de normalidade do coração do feto, visto que qualquer alteração nessa incidência pode sugerir a presença de malformações anatômicas e suas consequentes alterações hemodinâmicas.

148 Protocolos Assistenciais

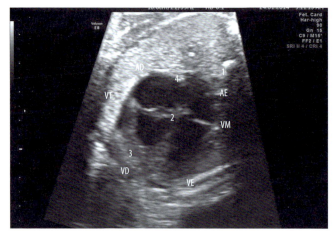

Figura 14.1 – Corte mostrando 4 câmaras de um coração anatomicamente normal. Os átrios são vistos acima dos ventrículos, em seus respectivos lados. Nota-se a abertura do forame oval (4) para o átrio esquerdo, que é o mais próximo da imagem circular da aorta descendente superior e à esquerda do coração (1). O ventrículo direito é o portador da banda muscular (3), é mais hipertrófico e o mais anterior com relação ao tórax do feto. A implantação da valva tricúspide é mais baixa que a implantação da valva mitral (2). AD: átrio direito; AE: átrio esquerdo; VD: ventrículo direito; VE: ventrículo esquerdo; VM: valva mitral; VT: valva tricúspide.

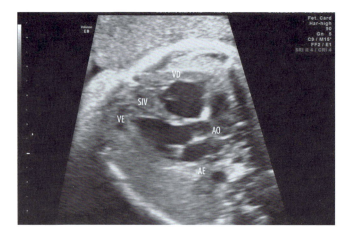

Figura 14.2 – Corte do eixo longo mostrando o septo interventricular separando os ventrículos direito e esquerdo, íntegro, bem como a espessura normal. Observam-se a via de saída do ventrículo esquerdo com a emergência da aorta, o átrio esquerdo e a valva mitral. AE: átrio esquerdo; AO: aorta; SIV: septo interventricular; VD: ventrículo direito; VE: ventrículo esquerdo.

Capítulo 14

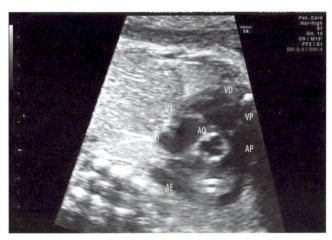

Figura 14.3 – Corte do eixo curto mostrando a aorta ao centro, normalmente trivalvulada, circundada por átrio direito, valva tricúspide, via de entrada, corpo e via de saída do ventrículo direito. A valva pulmonar e a artéria pulmonar são vistas com o tronco e os ramos. AD: átrio direito; AE: átrio esquerdo; AO: aorta; AP: artéria pulmonar; VD: ventrículo direito; VP: valva pulmonar; VT: valva tricúspide.

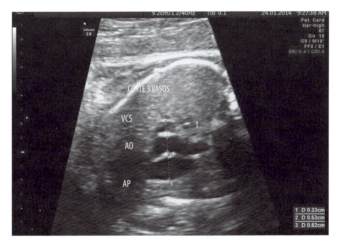

Figura 14.4 – Corte dos 3 vasos no coração anatomicamente normal. A veia cava superior é menor que a aorta, que é menor que a artéria pulmonar no feto com o coração anatômica e funcionalmente normal. A traqueia (1) é uma pequena imagem circular entre a veia cava superior e a aorta. AO: aorta; AP: artéria pulmonar; VCS: veia cava superior.

▶ Relação entre Aneuploidias e Cardiopatias Congênitas

Tabela 14.2 – Relação entre aneuplodias e cardiopatias congênitas

Cardiopatia congênita	Aneuploidia
Defeito do septo atrioventricular total	Síndrome de Down, síndrome de Edwards, síndrome de Patau
Coarctação da aorta/interrupção do arco aórtico	Síndrome de Turner, síndrome de DiGeorge, síndrome de Noonan
Dupla via de saída do ventrículo direito/malformações conotruncais	Síndrome de Edwards, síndrome de Patau, síndrome de Down, síndrome de DiGeorge
Síndrome da hipoplasia do coração esquerdo	Síndrome de Turner, síndrome de Noonan
Estenose pulmonar valvar/atresia pulmonar com septo interventricular íntegro	Síndrome de Noonan, síndrome de DiGeorge
Estenose supravalvar pulmonar ou aórtica/estenose de artérias pulmonares	Síndrome de Williams, síndrome de Cornelia de Lange, síndrome de Alagille
Transposição das grandes artérias/síndromes heterotáxicas	Não há relação
Tetralogia de Fallot	Síndrome de Down
Truncus arteriosus	Síndrome de DiGeorge
Displasia da valva tricúspide (Ebstein e não Ebstein)	Síndrome de Down, síndrome de Edwards

▋ Avaliação da Hidropisia Fetal por meio do Escore Cardiovascular de James Huhta

A hidropisia fetal é uma situação em que há uma perfusão tecidual inadequada, levando a um distúrbio hídrico e consequente acúmulo de líquido no espaço extravascular. O escore cardiovascular (Tabela 14.3) permite avaliar se a causa desse distúrbio é cardíaca e estabelece uma excelente ferramenta para avaliação evolutiva e de gravidade.

Capítulo 14 Ecocardiografia Fetal **151**

Tabela 14.3 – Escore cardiovascular

	Normal	-1 ponto	-2 pontos
Hidropisia fetal	Nenhum	Ascite, derrame pericárdico ou derrame pleural	Edema de pele
Doppler venoso	Veia umbilical com fluxo monofásico e contínuo + ducto venoso com fluxo contínuo e pulsátil	Veia umbilical com fluxo monofásico e contínuo + ducto venoso com onda "a" reversa	Veia umbilical pulsátil
Índice cardiotorácico (área do coração/área do tórax)	≤ 0,35	0,35-0,50	> 0,50 < 0,20
Função cardíaca	Valvas tricúspide e mitral com fluxo normal EP VD/VE > 0,28 Enchimento bifásico	Insuficiência tricúspide holossistólica ou EP VD/VE < 0,28	Insuficiência mitral holossistólica ou insuficiência tricúspide com dP/dt < 400 ou enchimento monofásico
Doppler arterial	Fluxo contínuo e pulsátil	Diástole zero	Diástole reversa

Um escore igual ou abaixo de 7 pontos já demonstra um quadro de hidropisia mais relevante e, à medida que se aproxima de 3 pontos, determina gravidade e pior prognóstico. EP VD/VE: relação entre o encurtamento percentual do ventrículo direito e do ventrículo esquerdo.

▶ Intervenção Cardíaca Fetal

A intervenção cardíaca fetal (Tabela 14.4) é indicada em situações em que se modifica o curso natural da doença, possibilitando um melhor cenário clínico pós-natal.

Tabela 14.4 – Intervenções cardíacas fetais

Procedimento	Idade gestacional	Indicação
Valvoplastia aórtica	22-30 semanas	• Estenose aórtica crítica com sinais de evolução para SHCE • Estenose aórtica crítica com átrio esquerdo gigante
Atriosseptomia	28-33 semanas	• SHCE ou variante com septo interatrial íntegro ou com orifício pequeno
Valvoplastia pulmonar	22-30 semanas	• Atresia pulmonar com septo interventricular íntegro • Estenose pulmonar crítica

SCHE: Síndrome de hipoplasia do coração esquerdo.

152 Protocolos Assistenciais

▶ Distúrbios do Ritmo Cardíaco no Feto

As arritmias cardíacas podem se constituir na primeira forma de apresentação de algumas cardiopatias. São persistentes em 1-2% de todas as gestações. A avaliação dos distúrbios do ritmo no feto tem como objetivo estabelecer relação entre as contrações atriais e ventriculares, utilizando uma combinação entre a ecografia modo M e técnicas de Doppler, já que não há como realizar um eletrocardiograma no feto.

Extrassístoles

Denomina-se extrassístole o batimento precoce seguido de pausas. Geralmente, as extrassístoles são benignas e revertem espontaneamente com o tempo, pois estão relacionadas com a imaturidade do feixe de condução elétrica do coração. Também podem ter relação com alimentos ricos em cafeína, substâncias estimulantes e ansiedade materna. Não são indicação de cesárea. A conduta é expectante, além da orientação de afastar causas possíveis, como os alimentos citados.

Bradicardias

Considera-se bradicardia sinusal uma frequência cardíaca fetal menor ou igual a 100 bpm. Decorre de inúmeros fatores, entre os quais pode-se citar: sofrimento fetal, compressão do cordão umbilical, hipotensão materna, convulsão materna, bloqueio anestésico ou uso de propranolol. É importante lembrar, ainda, que existe a chamada bradicardia fisiológica transitória do segundo trimestre de gestação, relacionada com o tônus vagal (desbalanço do sistema nervoso autônomo), quando se observa períodos de frequência cardíaca fetal entre 30-40 bpm, com batimentos fugazes.

Bloqueios atrioventriculares

O bloqueio atrioventricular consiste em alteração na condução dos estímulos elétricos entre os átrios e os ventrículos. Podem ser classificados em 3 diferentes tipos:

- Bloqueio atrioventricular de primeiro grau: prolongamento dos intervalos PR, porém, ainda com condução regular 1:1 do átrio para o ventrículo.
- Bloqueio atrioventricular de segundo grau: quando algumas contrações atriais não são seguidas pela contração ventricular. Está dividido em 3 subtipos:
  - Mobitz 1 (Wenckebach): alongamento progressivo do intervalo PR mecânico.

Capítulo 14 — Ecocardiografia Fetal **153**

– Mobitz 2: algumas contrações atriais não são seguidas de contração ventricular, mas as que são estão com o intervalo PR mecânico normal e constante.
– Bloqueio 2:1 ou 3:1: a cada 2 ou 3 contrações atriais há 1 contração ventricular.

- Bloqueio atrioventricular de terceiro grau ou total (BAVT): a contração atrial e a contração ventricular são totalmente independentes uma da outra, dissociadas.

Em geral, os bloqueios de primeiro e segundo graus não produzem repercussão ao feto, embora haja possibilidade de evolução para bloqueio atrioventricular total. A repercussão hemodinâmica é geralmente observada em fetos com frequência abaixo dos 70 bpm.

A grande maioria dos casos de bloqueio atrioventricular total congênito isolado está associada à presença de anticorpos maternos anti-Ro e anti-La, mas também haver associação com colagenoses. Cerca de 2% das mães com anticorpos anti-Ro e anti-La terão um feto com bloqueio atrioventricular total, e o risco de recorrência é de aproximadamente 20%. De maneira geral, o nó atrioventricular é afetado após as 16 semanas de gestação. Nos casos em que o intervalo PR mecânico é menor que 150 ms, o acompanhamento deve ser mensal até o nascimento. Se o intervalo PR mecânico deve ser maior que 150 ms, o acompanhamento deve ser quinzenal até o nascimento.

Cerca de 40% dos fetos com bloqueio atrioventricular total têm cardiopatias estruturais, como transposição corrigida das grandes artérias, defeito de septo atrioventricular e isomerismo atrial esquerdo, este último com uma taxa de mortalidade próxima de 100% na Clínica Obstétrica do Hospital das Clínicas da Faculdade de Medicina da Universidade de São Paulo (HCFMUSP).

O tratamento consiste, nos casos de hidropisia fetal, em administração de simpaticomiméticos como o salbutamol, preferencialmente por via endovenosa, com internação da paciente próximo do termo. Com o aumento da frequência fetal acima de 70 bpm, existe a possibilidade de reversão ou melhora da hidropisia, melhorando a condição clínica do feto para o parto e para o implante de marca-passo.

Taquicardias

Taquicardia no feto é definida como a presença de frequência cardíaca acima de 160 bpm. Apesar disso, observa-se repercussão hemodinâmica no feto em situações em que a frequência cardíaca fetal ultrapassa os 200 bpm.

154 Protocolos Assistenciais

- **Taquicardia sinusal**

Na taquicardia sinusal, a frequência cardíaca fetal costuma se apresentar entre 170-190 bpm sem causar repercussão hemodinâmica. Usualmente, essa condição não necessita de tratamento. Possíveis causas devem ser investigadas, como hipóxia fetal, ansiedade materna, febre, ingestão de atropina e infecção pelo citomegalovírus. Descartando-se a hipótese de sofrimento fetal, a gestante deve ser reavaliada periodicamente, pelo menos 1 vez a cada 2 semanas, em razão da possibilidade de evolução para taquicardia supraventricular.

- **Taquicardias supraventriculares**

Nas taquicardias supraventriculares, há repercussão hemodinâmica quando o débito cardíaco fetal não é adequado. Isso ocorre usualmente quando o feto permanece em taquicardia por mais de 50% do tempo. A taquicardia supraventricular mais comum no feto é a por reentrada, seguida pelo *flutter* e, mais raramente, são causadas por taquicardia atrial caótica e fibrilação atrial.

O tratamento pré-natal da taquicardia tem como objetivo, além da reversão do ritmo, controle da hidropisia fetal e melhora da condição clínica do feto no parto. Os esquemas terapêuticos são:

- Taquicardia não sustentada (intermitente, com período de ritmo normal predominante):
  - Digoxina: dose de ataque de 1 mg/dia (2 comprimidos de 0,25 mg a cada 12 horas), por via oral para a gestante durante 3 dias ou até o controle da taquicardia (desde que a digoxinemia materna não ultrapasse 2,5 mcg/mL e não haja sintomas de intoxicação digitálica) e dose de manutenção de 0,25-0,50 mg (1-2 comprimidos) até o parto.
- Taquicardia sustentada (mantida, com ritmo taquicárdico predominante):
  - Digoxina: esquema 6 – 5 – 4 de ataque e dose de manutenção de 2-3 comprimidos/dia até o parto. Deve-se manter monitorização do intervalo PR no eletrocardiograma e da dosagem sérica de potássio, além de observar sintomas de intoxicação. Se a taquicardia persistir, obrigatoriamente, na manhã do quarto dia, realiza-se a dosagem de digoxina materna para orientar as doses seguintes, pois há possibilidade de intoxicação digitálica. Caso a taquicardia tenha sido controlada, deve-se reduzir para a dose de manutenção. A digoxinemia materna não deverá ultrapassar 2,5 mcg/mL.

Capítulo 14　　　　　　　　　　Ecocardiografia Fetal　**155**

– Sotalol: 80 mg, 2 vezes ao dia, sendo a dose máxima de 480 mg/dia. Deve-se manter a monitorização com ecocardiografia materna (intervalo QTc) e ter cautela com diabetes.
– Flecainida: dose de ataque de 300 mg/2 dias seguida de manutenção com 1 comprimido/dia até o parto. Deve-se manter monitorização com ecocardiografia materna (intervalo QTc).

Se a taquicardia não reverter com monoterapia, a associação entre digoxina e sotalol deve ser considerada.

• Taquicardias ventriculares

As taquicardias ventriculares são raríssimas em fetos. O tratamento preconizado para taquicardia supraventricular deve ser realizado. Indica-se a resolução da gestação para tratamento imediato nos casos de maturidade pulmonar associada a sinais de insuficiência cardíaca grave.

▶ Aconselhamento Pós-Diagnóstico

Após realizar ecocardiografia fetal e se estabelecer o diagnóstico de cardiopatia fetal, deve-se realizar uma consulta de aconselhamento para esclarecimentos sobre gravidade, prognóstico e planejamento do parto com equipe multidisciplinar. A avaliação do prognóstico fetal sempre deve estabelecida, e a associação com outras patologias deve ser investigada. O cariótipo fetal deve sempre ser oferecido quando há suspeita de associação com cromossomopatias, pois trata-se de conduta primordial para estabelecer o prognóstico fetal.

▶ Conduta Obstétrica

Em princípio, a via de parto nos casos de cardiopatia congênita fetal é de indicação obstétrica, sendo o parto vaginal a via preferencial. Apesar disso, em razão de o planejamento do parto envolver uma grande equipe multidisciplinar, frequentemente se opta por operação cesariana eletiva. É importante lembrar que o transporte de recém-nascidos cardiopatas diminui a sobrevida e o sucesso do tratamento cirúrgico, por isso, em situações em que o feto necessita de intervenção cirúrgica imediata pós-natal, há necessidade de realizar o parto em centro cirúrgico com equipe de cirurgia cardíaca em sala. A Tabela 14.5 resume a conduta indicada para algumas situações em que se detecta a presença de cardiopatia congênita fetal.

Protocolos Assistenciais

Tabela 14.5 – Condutas indicadas para os casos de cardiopatia congênita fetal

Situação	Exemplos	Conduta
Cardiopatias congênitas com planejamento de cuidados paliativos	Cardiopatia congênita e malformações letais/ anomalias genéticas graves	▪ Suporte familiar, cuidados paliativos ▪ Parto vaginal
Cardiopatias congênitas sem repercussão hemodinâmica e sem necessidade de intervenção neonatal	CIV, DSAVT, tetralogia de Fallot	▪ Parto vaginal ▪ Conduta obstétrica
Cardiopatias congênitas com risco indeterminado de instabilidade hemodinâmica	Cardiopatias canal- -dependentes: SHCE, CoAo crítica, AP com SIV íntegro, T4F com EPIV importante	▪ Parto vaginal com indução planejada não é contraindicado ▪ Considerar cesárea programada para coordenar os serviços
Cardiopatias congênitas com provável ou esperada instabilidade hemodinâmica	SHCE e TGA com FO restritivo ou SIA íntegro, DATVP obstrutiva, anomalia de Ebstein com hidropisia, taquiarritmias, BAVT, miocardiopatias com disfunção ventricular	▪ Cesárea programada para coordenar a atenção neonatal

BAVT: bloqueio atrioventricular total; CIV: comunicação interventricular; CoAo: coarctação de aorta; AP: atresia pulmonar; DSAVT: defeito do septo atrioventricular total; DATVP: drenagem anômala total de veias pulmonares; EPIV: estenose pulmonar do infundíbulo valvar; FO: forame oval; SHCE: síndrome de hipoplasia do coração esquerdo; SIV: septo interventricular; T4F: tetralogia de Fallot; TGA: transposição de grandes artérias.

▶ Bibliografia

- Donofrio MT, Moon-Grady AJ, Hornberger LK, Colpel JA, Sklansky MS, Abuhamad A, et al. Diagnosis and treatment of fetal cardiac disease: A scientific statement from the American Heart Association. Circulation. 2014; 129(21)2183-242.
- Garne E, Stoll C, Clementi M, Euroscan Group. Evaluation of prenatal diagnosis of congenital heart diseases by ultrasound: Experience from 20 European registries. Ultrasound Obstet Gynecol. 2001; 17(5):386-91.
- Huhta JC. Guidelines for the evaluation of heart failure in the fetus with or without hydrops. Pediatr Cardiol. 2004; 25(3):274-86.
- Lopes LM. Ecocardiografia fetal. São Paulo: Revinter, 2015.
- Lopes LM, Carrilho MC, Francisco RPV, Lopes MAB, Krebs VLJ, Zugaib M. Fetal ductus arteriosus constriction and closure: Analysis of the causes and perinatal outcome related to 45 consecutive cases. J Matern Fetal Neonatal Med. 2016; 29(4):638-45.
- Lopes LM, Brizot ML, Lopes MAB, Ayello VD, Schultz R, Zugaib M. Structural and functional cardiac abnormalities identified prior to 16 weeks' gestation in fetuses with increased nuchal translucency. Ultrasound Obstet Gynecol. 2003; 22(5):470-8.
- Lopes LM, Francisco RPV, Zugaib M. Anti-inflamatórios e alterações cardíacas fetais. Rev Bras Ginecol Obstet. 2010; 32(1):1-3.

Capítulo 14 Ecocardiografia Fetal 157

- Lopes LM, Zugaib M. Arritmias fetais. In: Lopes LM, Zugaib M, editores. Atlas comentado de cardiologia fetal. São Paulo: Livraria e Editora do Médico, 2003. p. 353.
- Lopes LM, Zugaib M. O rastreamento, a ecocardiografia fetal e suas indicações. In: Lopes LM, Zugaib M, editores. Atlas comentado de cardiologia fetal. São Paulo: Livraria e Editora do Médico, 2003. p. 40-7.
- Lopes LM, Tavares GMP, Damiano AP, Lopes MAB, Aiello VD, Schultz R, et al. Perinatal outcome of fetal atrioventricular block: One-hundred-sixteen cases from one single institution. Circulation. 2008; 118(12):1268-75.
- Moon-Grady AJ, Morris SA, Belfort M, Chmait R, Dangel J, Devlieger R, et al. International Fetal Cardiac Intervention Registry: A worldwide collaborative description and preliminary outcomes. J Am Coll Cardiol. 2015; 66(4):388-99.
- Moreira GMN. Associação de cardiopatias e anomalias cromossômicas em fetos. Dissertação (mestrado). São Paulo: Faculdade de Medicina da Universidade de São Paulo; 2002.
- Mustacchi Z, Peres S. Genética baseada em evidências: síndromes e heranças. São Paulo: CID, 2000. p. 643-84.
- Pedra SRFF, Zielinsky P, Binotto CN, Martins CN, Fonseca ESVB, Guimarães ICB, et al. Diretriz brasileira de cardiologia fetal – 2019. Arq Bras Cardiol. 2013; 112(5):600-48.
- Taketazu M, Barrea C, Smallhorn JF, Wilson GJ, Hornberger LK. Intrauterine pulmonary venous flow and restrictive foramen ovale in fetal hypoplastic left heart syndrome. J Am Coll Cardiol. 2004; 43(10):1902-7.
- Tavares GMP. Diagnóstico e evolução do bloqueio atrioventricular fetal. Dissertação (mestrado). São Paulo: Faculdade de Medicina da Universidade de São Paulo; 2002.
- Yagel S, Silverman NH, Gembruch U. Fetal cardiology: Embryology, genetics, physiology, echocardiographic evaluation, diagnosis and perinatal management of cardiac diseases. 3. ed. Boca Raton: CRC Press, 2019.

capítulo 15

Procedimentos Invasivos

Marco Antonio Borges Lopes
Sckarlet Ernandes Biancolin Garavazzo

A biópsia de vilo corial, a amniocentese e a cordocentese são tradicionais técnicas invasivas para análise genética do feto e ainda constituem padrão-ouro para o estudo do cariótipo fetal no pré-natal.

Com os avanços das técnicas de biologia molecular, tornou-se possível realizar diagnósticos mais precoces com a biópsia de vilo corial e a amniocentese, técnicas mais empregadas para o análise genética do feto, enquanto a cordocentese acabou reservada principalmente para o diagnóstico e o tratamento de anemia fetal.

Nos anos 2010, houve acentuada redução das indicações dos procedimentos invasivos por conta da alta acurácia do rastreamento de aneuploidias a partir do teste pré-natal não invasivo (em inglês, *non-invasive prenatal testing* – NIPT), estudo do DNA fetal livre na circulação materna. DNA fetal livre na circulação materna. Apesar disso, esse método tem custos elevados e não está disponível na rede pública de saúde brasileira, por isso os testes invasivos ainda constituem importante ferramenta diagnóstica em grande parte do Brasil.

Os casos com indicação de investigação genética na gestação devem ser encaminhados para centros terciários com serviço de medicina fetal, para que tenham a devida investigação e o acompanhamento de alto risco.

Em nosso serviço de medicina fetal, existem etapas sistematizadas para orientação das gestantes e realização dos exames invasivos.

Após uma primeira avaliação ultrassonográfica ambulatorial para certificar a indicação do procedimento, aconselha-se o casal com relação à suspeita diagnóstica, ao objetivo do procedimento e aos riscos envolvidos. As dúvidas devem ser solucionadas e um termo de consentimento e autorização para a realização do exame deve ser assinado.

A ultrassonografia é feita antes de se iniciar qualquer procedimento intrauterino, a fim de documentar o batimento cardíaco fetal e para determinar o local da punção.

O material básico necessário para a realização dos procedimentos invasivos deve estar disponível e checado:

- Par de luvas e campos estéreis.

160 Protocolos Assistenciais

- Cuba, clorexidina ou iodopovidona e gaze para antissepsia.
- Lidocaína 2% sem vasoconstritor e agulhas para aspiração e administração de anestésico local.
- Seringas de 1 mL, 10 mL e 20 mL estéreis.
- Agulhas do tipo espinhal, de calibres 18, 20 e 22 Gauge, com comprimentos de 9 e 15 cm.
- Meio de transporte para biópsia de vilo corial.
- Pancurônio para a transfusão intrauterina.

Todos os procedimentos invasivos são realizados sob técnica asséptica. O material necessário deve ser disposto sobre uma mesa de auxílio, sob o campo estéril. A gestante é posicionada em decúbito dorsal e a limpeza da parede abdominal materna é feita com clorexidina. A punção é realizada sob orientação ultrassonográfica contínua com transdutor convexo. Cada procedimento é conduzido com sua devida particularidade, detalhada adiante, e após seu término, nova ultrassonografia é feita para o registro dos batimentos cardíacos fetais e garantia da vitalidade fetal.

As pacientes Rh(–) devem receber profilaxia com a imunoglobulina anti--D para evitar sua sensibilização.

Programa-se, então, um retorno para o casal em 14-21 dias para a comunicação do resultado, aconselhamento e discussão do acompanhamento subsequente.

▶ Biópsia de Vilo Corial

A biópsia de vilo corial consiste na obtenção de amostras da vilosidade coriônica por meio da aspiração por agulha fina, guiada por ultrassonografia, da região do córion frondoso.

Época de realização

A idade gestacional ideal para a realização do procedimento é o período entre 11 semanas-13 semanas e 6 dias de gestação. Evita-se a realização precoce da biópsia, anterior a 11 semanas, pois está associada a malformações como redução de membros e hipoplasia oromandibular.

Indicações

A biópsia de vilo corial está indicada para qualquer condição no pré-natal que necessite de análise citogenética, como:

- Translucência nucal acima do percentil 95 ou presença de outros marcadores ultrassonográficos/bioquímicos que aumentem o risco para aneuploidias.

- Malformações estruturais identificadas à ultrassonografia.
- Antecedente obstétrico de feto ou recém-nascido com cromossomopatia ou anormalidade genética.
- Gestante ou pai portador de translocação balanceada, anormalidade cromossômica ou gênica.
- Resultado alterado da pesquisa de DNA fetal livre no sangue materno.

A indicação do exame por idade materna avançada (acima de 35 anos) isoladamente tem sido substituída pela pesquisa prévia de marcadores ultrassonográficos, pelo rastreamento combinado do primeiro trimestre ou pela pesquisa de DNA fetal livre no sangue materno.

Contraindicações

Nas gestantes aloimunizadas, há contraindicação relativa à realização da biópsia de vilo corial, pois a hemorragia fetomaterna pode agravar a doença. Como alternativa, a amniocentese pode ser uma opção mais segura nesses casos. Há, ainda, risco de transmissão vertical na presença de infecções maternas, como vírus da imunodeficiência humana (HIV) e de hepatite B e C, em especial quando a carga viral é alta. Nesses casos, dá-se preferência para a pesquisa de DNA fetal livre no sangue materno.

Técnica

A técnica transabdominal para a biópsia de vilo corial é a via de acesso mais utilizada. Após antissepsia abdominal, realiza-se anestesia local com 2-10 mL de lidocaína. A coleta é realizada com a agulha espinhal guiada continuamente por ultrassom. A agulha de 18 Gauge é introduzida através do miométrio em angulação paralela ao eixo longo da placenta. Ao atingir o córion frondoso, retira-se o mandril e uma seringa contendo 2 mL de meio de transporte é conectada à agulha, e então, sob pressão negativa, faz-se movimento contínuo de avanço e recuo. Após a coleta, deve ser confirmada a presença de fragmentos coriônicos e sua quantidade (mínimo de 5 mg) para, posteriormente, enviá-la ao laboratório devidamente identificada. No laboratório, os fragmentos placentários ficam em meio de cultura e seu resultado pode ser obtido em 7-10 dias.

A técnica da hibridização *in situ* fluorescente (em inglês, *fluorescent in situ hybridization* – FISH) pode ter resultados preliminares em 48 horas para as aneuploidias dos cromossomos 13, 18 e 21, e para X e Y. Seu custo, no entanto, é extremamente elevado e não está disponível na rede pública de saúde.

Complicações

As possíveis complicações materno-fetais associadas à biópsia de vilo corial são raras:

- Falha na obtenção da amostra (4,8%).
- Falha na cultura celular (0,5%).
- Perda gestacional (0,2-1,3%).
- Sangramento vaginal (6-10%).
- Infecção (0,6%).
- Rotura prematura de membranas (0,3%).
- Mosaicismo (1%).
- Hemorragia fetomaterna.

Amniocentese

A amniocentese consiste na obtenção de líquido amniótico proveniente da cavidade uterina a partir de uma punção transabdominal realizada por agulha fina e guiada por ultrassom.

A amniocentese pode ser realizada tanto para finalidade diagnóstica, como a análise genética fetal e a pesquisa de infecções congênitas, quanto para fins terapêuticos, como a drenagem do excesso de líquido amniótico.

Época de realização

A idade gestacional ideal para a realização do procedimento é posterior a 15 semanas de gestação. A realização precoce da amniocentese está associada a maior risco de perda gestacional, rotura prematura de membranas, falha de cultura e aumento da incidência de pé torto congênito.

Indicações

A indicação mais frequente da amniocentese é o diagnóstico citogenético fetal, sendo recomendada nas mesmas situações citadas nas indicações da biópsia de vilo corial. Outra circunstância em que também é indicada a coleta de líquido amniótico é a pesquisa de infecção fetal, principalmente em casos de soroconversão, como toxoplasmose, rubéola, citomegalovírus e parvovírus.

Técnica

Para a escolha do local da punção, dá-se preferência aos locais livres de membros fetais e deve-se evitar a punção transplacentária e os quadrantes inferiores da cavidade uterina. É importante certificar que as membranas coriônica e amniótica estejam com sua fusão completa. Caso ainda seja identificada separação entre elas, deve-se retardar a amniocentese por pelo menos 1 semana, a fim de evitar complicações.

Capítulo 15 — Procedimentos Invasivos — 163

A realização da anestesia local para a amniocentese é opcional, utilizada principalmente nas punções mais demoradas, como na amniodrenagem. A punção é realizada com a agulha espinhal de 20 ou 22 Gauge, com comprimento de 9 ou 15 cm a depender da distância da pele até o bolsão amniótico e do biotipo materno. A agulha é introduzida na cavidade amniótica guiada continuamente por ultrassom e, após retirada do mandril, aspira-se 20-30 mL de líquido amniótico. Quanto maior for a idade gestacional, maior será a quantidade de líquido necessária para a cultura de células.

Após a coleta, retira-se a agulha e a seringa com identificação da paciente, contendo líquido amniótico, é encaminhada ao laboratório. As células são selecionadas do líquido amniótico e impostas em meio de cultura. O cariótipo fetal pode ser obtido em 14-21 dias.

Assim como na biópsia de vilo corial, a FISH também pode proporcionar resultados preliminares em 48 horas para as aneuploidias dos cromossomos 13, 18 e 21, e para X e Y.

Complicações

As possíveis complicações materno-fetais associadas à amniocentese são:
- Perda gestacional (0,1-1%).
- Rotura prematura de membranas (0,3%).
- Falha do crescimento na cultura de células (0,1%), associada a idade gestacional avançada.
- Corioamnionite (< 0,1%).
- Mosaicismo (0,25%).

Amniodrenagem

A amniodrenagem é indicada para as gestantes com sintomas associados ao polidrâmnio, com destaque para contrações frequentes, dor abdominal e dispneia significativa.

Técnica

A técnica para realização da amniodrenagem é semelhante à descrita para a amniocentese. Inicia-se pela antissepsia do abdome materno com clorexidina e administração de anestesia local com lidocaína sem vasoconstritor. Via de regra, opta-se por puncionar a região superior dos quadrantes inferiores do abdome materno. Sob orientação contínua do ultrassom, é inserida uma agulha de 18 Gauge em direção caudal para que essa agulha possa avançar conforme o útero se torna menor. Uma mangueira de aspiração é conectada diretamente na agulha e, no outro extremo da mangueira, acopla-se um aspirador de sucção a vácuo, para onde o fluido será diretamente aspirado.

Não há consenso sobre o volume máximo de líquido amniótico seguro a ser removido ou a velocidade da drenagem. Habitualmente, são drenados 50-100 mL/min e o término do procedimento é determinado no momento em que o índice de líquido amniótico atinge valor menor do que 20 cm ou o maior bolsão vertical apresenta-se menor do que 8 cm.

Alternativamente, o líquido pode ser removido com uma seringa de 50 mL sob sucção controlada, mas isso pode demandar muito tempo nos casos em que há muito fluido.

Complicações

- Trabalho de parto prematuro.
- Rotura prematura de membranas.
- Descolamento prematuro de placenta.
- Corioamnionite.

Cordocentese

A cordocentese é uma técnica utilizada para a obtenção do sangue fetal por meio da punção de um vaso do cordão umbilical. É um procedimento associado a riscos maiores se comparado a outras técnicas invasivas. Por conta disso, sua indicação na atualidade está limitada a situações em que a biópsia de vilo corial e a amniocentese não fornecem informações suficientes para o diagnóstico.

Época de realização

O período gestacional habitualmente indicado para a cordocentese é após a 20ª semana de gestação. Sabe-se que entre 18-20 semanas, em casos selecionados, é possível realizar punções mais precoces, apesar de tecnicamente mais difíceis e com maiores riscos de perda fetal associados ao procedimento.

Indicações

A cordocentese tem as seguintes indicações limitadas:
- Diagnósticos tardios de alterações morfológicas fetais: o sangue fetal permite o resultado do cariótipo fetal em curto espaço de tempo.
- Estudo citogenético de mosaicismo fetal constatado no líquido amniótico, como síndrome do X frágil, hidropisia fetal não imune.
- Análise do sangue fetal: hemograma completo, eritroblastos, tipagem sanguínea e fatores de coagulação principalmente para investigação de síndromes anêmicas e trombocitopenia.

Capítulo 15 — Procedimentos Invasivos — 165

- Investigação de infecções congênitas: a cordocentese tem seu papel reduzido nestes casos desde o avanço das técnicas moleculares no líquido amniótico.
- Administração de medicações, como fármacos antiarrítmicos, curare ou anestésicos para procedimentos fetais.
- Transfusão intrauterina de hemoderivados para tratamento das síndromes anêmicas e da plaquetopenia. É a principal indicação do procedimento.

Técnica

Um exame ultrassonográfico inicial detalhado deve ser realizado para determinar local e trajeto da punção de acordo com o posicionamento do cordão umbilical. A inserção placentária da veia umbilical é o local ideal para a punção. Nos casos de placenta com inserção posterior, deve-se determinar o melhor segmento da alça livre. A antissepsia é seguida da colocação de campos estéreis e anestesia local de todo o trajeto da punção com 2-10 mL de lidocaína.

A punção é realizada com a agulha espinhal de 20 ou 22 Gauge com comprimento mínimo de 9 cm guiada continuamente por ultrassom. A agulha deve ser inserida alinhada ao transdutor, para que toda sua extensão seja identificada, até atingir o cordão umbilical. Retira-se o mandril e a seringa de 1 mL contendo solução salina é conectada à agulha. Para certificar que a punção está no interior da veia umbilical, realiza-se a infusão de solução salina como teste. Em seguida, injeta-se o pancurônio, em dose de 0,3 mg/kg de peso fetal estimado, para curarizar e paralisar o feto, pois sua movimentação pode causar acidentes no cordão umbilical. Depois de confirmar a presença de sangue na aspiração, deve-se coletar a quantidade de sangue necessária para os exames laboratoriais.

A coleta de sangue não deve exceder a quantidade de 6-7 mL/kg de peso fetal estimado. Retira-se a agulha após o término da coleta e o sangramento no local da punção deve ser observado.

O cariótipo fetal deve ser armazenado na seringa heparinizada. É importante certificar a identificação da paciente em todo o material encaminhado ao laboratório.

Complicações

- Falha na obtenção do sangue fetal (10%).
- Sangramento prolongado do local da punção.
- Bradicardia fetal persistente (9%).
- Óbito fetal (1-2%).
- Trombose de vasos umbilicais.

166 Protocolos Assistenciais

- Hematoma retroplacentário ou no local da punção.
- Descolamento prematuro de placenta.
- Trabalho de parto prematuro.
- Rotura prematura de membranas.
- Corioamnionite.
- Hemorragia fetomaterna (40%).

As complicações são mais frequentes em idades gestacionais mais precoces; na presença de oligoâmnio; ou em fetos hidrópicos, restritos ou com malformações. As punções transplacentárias aumentam o risco de hemorragia fetomaterna e óbito fetal.

▶ Transfusão Intrauterina

Por ser utilizada desde a década de 1960, a transfusão intrauterina (TIU) é a terapêutica fetal mais antiga e mais eficaz da história da obstetrícia. Os primeiros casos descritos eram realizados com técnica intraperitoneal e guiados por radiografia. Com melhores resultados e tecnicamente mais simples, a técnica intravascular guiada por ultrassonografia teve início na década de 1980 e continua sendo a via de acesso de escolha até os dias atuais.

A transfusão intravascular de concentrado de hemácias aumentou a sobrevivência e melhorou os resultados perinatais de fetos com anemia grave, causada principalmente pela incompatibilidade Rh. Apesar da redução significativa do número de casos de doença hemolítica perinatal com a introdução da profilaxia com imunoglobulina anti-D, muitos países em desenvolvimento, como no sul da África, no Leste Europeu e na América Latina, ainda carecem de acesso à medicação (ver Capítulo 69 – Aloimunização Rh).

Época de realização

O período gestacional indicado para realização da transfusão intrauterina é entre 18-34 semanas de gestação. Em idade gestacional inferior a 18 semanas observa-se, com maior frequência, impossibilidade do acesso intravascular e, nesses casos, pode-se injetar o sangue na cavidade peritoneal. Após 34 semanas de gestação, é preferível realizar o parto.

Por causa do risco de parto emergencial por complicações do procedimento, na viabilidade fetal, deve-se prescrever ciclo completo de corticoterapia profilática para maturação pulmonar.

Indicações

A principal indicação da transfusão intrauterina de hemoderivados é para o tratamento de:

Capítulo 15 — Procedimentos Invasivos

- Síndromes anêmicas:
  - Anemia hemolítica causada por anticorpos contra antígenos de superfície eritrocitária fetal como D, E, e, C, c, Kell, entre outros (ver Capítulo 69 – Aloimunização Rh).
  - Anemia secundária a infecções congênitas (parvovírus).
  - Anemia secundária ao óbito de 1 dos fetos ou decorrente da sequência anemia-policitemia em gemelares monocoriônicos (ver Capítulo 62 – Gemelidade).
  - Anemia por sequestro em fetos com teratoma volumoso.
  - Outros tipos de anemia (α-talassemia).
- Plaquetopenia:
  - Trombocitopenia fetal aloimune grave.

Solicitação do hemoconcentrado

O banco de sangue deve garantir o concentrado de hemácias Rh(–), submetido a provas cruzadas e compatível com o sangue materno, com um hematócrito superior a 80%, lavado e irradiado.

Cálculo do volume de infusão

O cálculo do volume de infusão depende da via de acesso:
- Intraperitoneal: antes de 20 semanas, são infundidos 5 mL de concentrado de hemácias. Em idades gestacionais maiores do que 20 semanas, deve-se utilizar a fórmula: (idade gestacional – 20) $\times$ 10 mL.
- Intravascular: leva-se em consideração o volume fetoplacentário para cada idade gestacional, as concentrações de hemoglobina fetal pré--transfusão e do concentrado de hemácias, além do nível de hemoglobina que se deseja atingir após o procedimento (em torno do percentil 95 de hemoglobina para a idade gestacional).

Material

O material necessário para a realização da transfusão intrauterina inclui:
- Aventais, campos e luvas estéreis.
- Cuba, clorexidina e gaze para antissepsia.
- Vaselina estéril.
- Lidocaína 2% sem vasoconstritor.
- Agulhas para aspiração e administração de anestésico local.
- Seringas de 1 mL, 10 mL e 20 mL estéreis.
- Extensor, torneira de 3 vias e equipo com filtro para transfusão.
- Soro fisiológico 0,9%.

168 Protocolos Assistenciais

- Agulhas do tipo espinhal, de calibre 20 Gauge, com comprimento de mínimo de 9 cm.
- Pancurônio fetal preparado em alíquota de 0,3 mg/kg de peso fetal estimado.
- Tubos de coleta de sangue e tubo heparinizado para cariótipo.
- Hemoglobinômetro.

Habitualmente, a transfusão intrauterina pode ser realizada em ambiente ambulatorial nos casos em que os fetos sejam considerados inviáveis. No momento em que há viabilidade, o procedimento deve ser feito em centro obstétrico/cirúrgico para maior agilidade em caso de conversão para parto emergencial. A conversão pode ser necessária caso seja detectada, durante ou após a transfusão, bradicardia fetal persistente ou assistolia.

Técnica

Inicialmente, realiza-se um exame ultrassonográfico minucioso para determinar o trajeto da punção de acordo com o posicionamento do cordão umbilical, da placenta e do feto. A inserção placentária do cordão é o local ideal para a punção e o vaso preferencial é a veia umbilical. Nos casos de placenta com inserção posterior, deve-se determinar o melhor segmento da alça livre ou puncionar o trajeto intra-hepático da veia. Em casos de exceção, por conta de dificuldade técnica, pode-se ainda puncionar o ventrículo direito cardíaco fetal. A punção em alça livre impõe maior dificuldade técnica em razão da mobilidade do cordão. Já as punções na artéria umbilical aumentam o risco de vasoespasmo e bradicardia fetal, enquanto na punção intracardíaca há uma frequência maior de tamponamento e perda gestacional.

A paciente deve ter um acesso venoso periférico e receber antibioticoterapia endovenosa com cefalosporina de primeira geração para profilaxia infecciosa. A antissepsia do abdome é seguida da colocação de campos estéreis. A anestesia local é feita em todo o trajeto da punção com 2-10 mL de lidocaína.

A punção é guiada continuamente por ultrassom. A agulha deve ser inserida e alinhada ao transdutor para que toda sua extensão seja identificada, até atingir a veia umbilical. Retira-se o mandril e, em seguida, conecta-se a seringa de 1 mL à agulha. A aspiração da seringa com presença de sangue confirma o posicionamento intravascular da agulha. Posteriormente, a confirmação da punção na veia umbilical é feita pela infusão de 1 mL de solução salina, o que causa um turbilhonamento de fluxo no interior da veia, identificável à ultrassonografia. O pancurônio é então injetado para curarizar e paralisar o feto, pois sua movimentação pode atrapalhar ou até mesmo causar a perda do acesso, com a necessidade de uma segunda punção.

Capítulo 15 Procedimentos Invasivos **169**

A quantidade de sangue suficiente para os exames laboratoriais necessários (hemograma completo, tipagem sanguínea e fator Rh, cariótipo fetal, investigação infecciosa etc.) é coletada e também uma amostra para dosagem rápida da hemoglobina/hematócrito fetal no hemoglobinômetro. Depois de confirmar a presença de anemia, de acordo com o resultado da hemoglobina fetal, calcula-se o volume de sangue a ser transfundido e, com uma seringa de 10 mL, o auxiliar inicia com delicadeza a infusão do sangue. O batimento cardíaco fetal deve ser checado regularmente durante a transfusão. Ao término, colhe-se 1 mL de sangue para dosagem rápida da hemoglobina pós-transfusão.

Em casos de anemia grave, frequentemente associados a hidropisia fetal, em que a sobrecarga de volume deve ser evitada por causa da presença de insuficiência cardíaca, pode ser feito exsanguineotransfusão. Esse procedimento tem a finalidade de aumentar o nível da hemoglobina, para chegar mais próximo ao alvo, sem sobrecarregar de volume.

Em fetos viáveis, batimentos cardíacos fetais devem ser monitorados com cardiotocografia por até 2 horas após a punção.

Complicações

- Óbito fetal (2-5%).
- Bradicardia fetal persistente e cesárea de emergência (2%).
- Sangramento prolongado.
- Rotura prematura de membranas (0,1%).
- Corioamnionite (0,3%).
- Lesão fetal.
- Trombose de vasos umbilicais.
- Hematoma retroplacentário ou no local da punção.
- Descolamento prematuro de placenta.
- Trabalho de parto prematuro.
- Hemorragia fetomaterna e piora da sensibilização.

Prognóstico perinatal

A taxa de sobrevivência perinatal é alta, em torno de 85%, e o desenvolvimento neurológico normal é observado em mais de 90% dos recém-nascidos tratados com transfusão sanguínea ao longo da gestação.

◗ Gestações Gemelares

Os procedimentos invasivos realizados nas gestações gemelares têm peculiaridades. A técnica utilizada para biópsia de vilo corial e amniocentese depende exclusivamente da corionicidade. Observa-se uma taxa de perda gestacional após biópsia de vilo corial e amniocentese de 2 e 2,4%, respectivamente.

Biópsia de vilo corial

- Dicoriônicos: deve-se realizar 2 punções separadas, uma para cada trofoblasto. A contaminação de trofoblasto pode ocorrer em cerca de 1% dos casos e, para reduzir essa complicação, deve-se coletar fragmentos coriônicos próximo da inserção dos cordões umbilicais.
- Monocoriônicos: amostra única de trofoblasto na região do equador placentário é suficiente para análise genética.

Amniocentese

- Dicoriônicos: coleta de líquido de ambas as cavidades amnióticas. Pode ser feita em 2 punções distintas, para que haja risco menor de puncionar a mesma cavidade, ou de que 1 única punção transpasse a membrana interamniótica (nesse caso, deve-se descartar 2 mL de líquido amniótico antes de coletar líquido da segunda cavidade para evitar contaminação). Não há diferença no risco de perda gestacional entre as 2 técnicas.
- Monocoriônicos: a punção de apenas 1 cavidade amniótica pode ser feita se a corionicidade foi bem determinada e se há concordância anatômica e de crescimento entre os fetos na ultrassonografia. Caso contrário, deve-se considerar a punção de ambas as cavidades em 2 punções distintas, a fim de evitar a monoamnionicidade iatrogênica.

Bibliografia

- Alfirevic Z, Navaratnam K, Mujezinovic F. Amniocentesis and chorionic villus sampling for prenatal diagnosis. Cochrane Database Syst Rev. 2017; 9(9):CD003252.
- Brizot ML, Sales WC, Toma O. Biópsia de vilo corial. In: Zugaib M, editor. Medicina fetal. 2. ed. São Paulo: Atheneu, 1997. p. 441-53.
- Daffos F, Cappela-Pavlovsky M, Forestier F. A new procedure for fetal blood sampling in utero: preliminary results of fifty-three cases. Am J Obstet Gynecol. 1983; 146(8):985-7.
- Di Mascio D, Khalil A, Rizzo G, Buca D, Liberati M, Martellucci CA, et al. Risk of fetal loss following amniocentesis or chorionic villus sampling in twin pregnancy: Systematic review and meta-analysis. Ultrasound Obstet Gynecol. 2020; 56(5):647-55.
- Evans MI, Wapner RJ. Invasive prenatal diagnostic procedures 2005. Semin Perinatol. 2005; 29(4):215-8.
- Nicolaides KH, Clewell WH, Rodeck CH. Measurement of human fetoplacental blood volume in erythroblastosis fetalis. Am J Obstet Gynecol. 1987; 157(1):50-3.
- Royal College of Obstetricians and Gynaecologists. Amniocentesis and chorionic villus sampling (Green-top Guideline n. 88). 2010. [Acesso em: 28/09/2021]. Disponível em: https://www.rcog.org.uk/en/guidelines-research-services/guidelines/gtg8.
- Salomon LJ, Sotiriadis A, Wulff CB, Odibo A, Akolekar R. Risk of miscarriage following amniocentesis or chorionic villus sampling: Systematic review of literature and updated meta-analysis. Ultrasound Obstet Gynecol. 2019; 54(4):442-51.

Capítulo 15 — Procedimentos Invasivos

- Van Kamp IL, Klumper FJCM, Meerman RH, Oepkes D, Scherjon SA, Kanhai HHH. Treatment of fetal anemia due to red-cell alloimmunization with intrauterine transfusion in the Netherlands, 1988-1999. Acta Obstet Gynecol Scand. 2004; 83(8):731-7.
- Weiner CP, Wenstrom KD, Sipes SL, Williamson RA. Risk factors for cordocentesis and fetal intravascular transfusion. Am J Obstet Gynecol. 1991; 165(4 Pt 1):1020-5.

capítulo 16

Vitalidade Fetal

Seizo Miyadahira

Muitas doenças maternas preexistentes e outras que são desencadeadas durante a gestação produzem um espectro variável de danos ao compartimento intrauterino, com prejuízos placentários e fetais. Quando não diagnosticadas, as consequências são variáveis, desde as mais discretas, afetando as funções dos diversos órgãos e sistemas fetais, que podem ficar quiescentes e se manifestar só tardiamente, muitos anos após o nascimento, até as mais graves, ocasionando óbito fetal.

Os exames que compõem atualmente a propedêutica da vitalidade fetal propiciam auxílio fundamental para o acompanhamento pré-natal seguro. Por apresentarem grande precisão na avaliação do bem-estar fetal, esses exames permitem, nos resultados tranquilizadores, o prosseguimento da gestação ou, em situações adversas, indicar a sua interrupção. Constituem, portanto, recurso imprescindível nos cuidados às gestações de alto risco, para a prescrição de medidas preventivas ou resolutivas.

Orientações e procedimentos semiológicos, simples e rotineiros (p. ex., mobilograma e ausculta dos batimentos cardíacos fetais), executados durante as consultas de rotina no período antenatal, são suficientes e satisfatórios para a maioria das gestações. Nas gestações de alto risco, no entanto, há necessidade de análise mais elaborada e de melhor acurácia. Com esse objetivo, estão disponíveis outras tecnologias para monitorar várias funções vitais do produto conceptual (feto e placenta).

◗ Indicações

Os exames para a avaliação da vitalidade fetal são indicados em diversos estados patológicos maternos e anormalidades obstétricas que, por vários mecanismos, trazem riscos de falência da oxigenação do feto, nas diferentes fases da gestação. Os procedimentos para monitorar esses riscos adquirem especial destaque após a viabilidade fetal.

Didaticamente, pode-se classificar essas situações em 3 grupos: doenças maternas, intercorrências da gestação e doenças fetais.

Doenças maternas

- Síndromes hipertensivas: hipertensão arterial crônica (HAC); doença hipertensiva específica da gestação (DHEG); HAC com DHEG superajuntada; síndrome HELLP, iminência de eclâmpsia, eclâmpsia.
- Endocrinopatias: diabetes *mellitus*; tireoidopatias.
- Cardiopatias: congênitas; adquiridas (valvulopatias).
- Pneumopatias: asma; enfisema pulmonar.
- Doenças do colágeno: lúpus eritematoso sistêmico; artrite reumatoide; dermatomiosite.
- Nefropatias: insuficiência renal crônica; síndrome nefrótica; transplante renal.
- Hemopatias: anemias carenciais; anemias hemolíticas (hemoglobinopatias); anemia falciforme; coagulopatias; trombocitopenias.
- Trombofilias: congênitas; adquiridas.
- Desnutrição materna e obesidade.
- Neoplasias malignas.

Intercorrências da gestação

- Restrição do crescimento fetal (RCF).
- Pós-datismo/gestação prolongada.
- Antecedentes obstétricos desfavoráveis: natimorto de causa desconhecida; RCF em gestação prévia; descolamento prematuro de placenta.
- Distúrbios na produção do líquido amniótico: oligoâmnio; polidrâmnio.
- Rotura prematura das membranas ovulares.
- Gemelidade: síndrome de transfusão feto-fetal; gêmeos discordantes.
- Placenta prévia.

Doenças fetais

- Anemias fetais: aloimunização Rh; hidropisia fetal não imune.
- Cardiopatias fetais: bloqueios cardíacos (bloqueio atrioventricular total); arritmias; malformações cardíacas.
- Malformações fetais.
- Infecções fetais.

Métodos de Avaliação da Vitalidade Fetal

Métodos biofísicos

- Cardiotocografia anteparto.
- Perfil biofísico fetal (PBF).
- Dopplervelocimetria:

Capítulo 16 — Vitalidade Fetal **175**

- Avaliação da função placentária.
- Avaliação da resposta hemodinâmica fetal à hipoxemia (perfil hemodinâmico).

• Cardiotocografia anteparto

■ Avalia a atividade biofísica por meio da frequência cardíaca fetal (FCF). Esse parâmetro fornece a maior gama de informações porque, para seu controle, há envolvimento de vários sistemas (sistema nervoso central, sistema nervoso autônomo e sistema cardiovascular) que necessitam estar com suas funções preservadas (dependentes de oxigênio) para a ocorrência de um resultado normal. Por essa razão, constitui a melhor variável biofísica para a monitoração do bem-estar fetal.

Modalidades

■ Cardiotocografia basal ou de repouso (CTR).
■ Cardiotocografia estimulada:
  - Teste da estimulação sônica ou vibroacústica.
■ Cardiotocografia com sobrecarga (em desuso):
  - Teste de tolerância às contrações uterinas.
  - Teste da ocitocina.
  - Teste da estimulação papilar.

Parâmetros da frequência cardíaca fetal

■ Linha de base:
  - Normal: entre 110-160 bpm.
  - Bradicardia: níveis abaixo de 110 bpm.
  - Taquicardia: níveis acima de 160 bpm.
■ Variabilidade:
  - Variabilidade moderada (normal): compreendida entre 6-25 bpm.
  - Variabilidade mínima: inferior a 6 bpm ou ausente.
  - Variabilidade aumentada: acima de 25 bpm.
  - Padrão sinusoidal: caracteriza-se por ondas em forma de sino com amplitudes de 5-15 bpm, monótono, de ritmo fixo e regular.
■ Acelerações transitórias:
  - Acelerações transitórias são caracterizadas por ascensos da FCF com amplitude de pelo menos 15 bpm durante pelo menos 15 segundos. Indicam o bem-estar fetal. Para idade gestacional inferior a 32 semanas, são caracterizadas por elevações da FCF de 10 bpm por pelo menos 10 segundos.

176 Protocolos Assistenciais

- Desacelerações
  - As desacelerações caracterizam-se por quedas temporárias da FCF. Em contraposição às acelerações transitórias e podem constituir eventos anormais da cardiotocografia anteparto. Costumam estar relacionadas com as contrações uterinas e são denominadas desaceleração intraparto (DIP). São classificadas conforme segue:
    » Desacelerações não periódicas:
      - Espicas ou desacelerações intraparto (DIP) 0: são constituídas por quedas rápidas e com pequenas amplitudes da FCF, relacionadas aos movimentos fetais. Atribuídas a compressões fugazes do funículo.
      - Desacelerações prolongadas: são caracterizadas por quedas de natureza rápida ou lenta, de amplitudes variáveis (às vezes muito amplas), com lento retorno à linha de base. A duração é de 2-10 minutos. Sua etiologia se associa à hipotensão materna e à hipertonia uterina.
    » Desacelerações periódicas: são as desacelerações relacionadas com contrações uterinas:
      - Desacelerações precoces ou DIP I: são caracterizadas por quedas da FCF que ocorrem concomitantemente às contrações uterinas. O início da desaceleração coincide com o início das contrações e o "vale" (nadir) da FCF ocorre simultaneamente ao pico da contração ou menos de 20 segundos depois (decalagem curta). As DIP I correspondem a uma resposta parassimpática desencadeada pela compressão do polo cefálico durante a contração uterina. São fisiológicas durante o trabalho de parto, após a rotura das membranas. No período anteparto, com membranas íntegras, a ocorrência de DIP I está associada a oligoâmnio, que predispõe à compressão do polo cefálico.
      - Desacelerações tardias ou DIP II: caracterizam-se por quedas lentas da FCF que começam após 20 segundos ou mais (decalagem longa) do início da contração uterina. Essas quedas ocorrem quando os níveis de pressão parcial de O_2 (pO_2), após a contração uterina, caem abaixo de 18 mmHg (nível crítico de pO_2). Se o feto apresentar baixa reserva de oxigênio, isto é, pO_2 próximo ao nível crítico, há maior probabilidade de apresentar esse tipo de evento. Quando a pO_2 cai abaixo de 18 mmHg, há estimulação dos quimiorreceptores que, por seu turno, determinam resposta simpática que consiste em vasoconstrição imediata (resposta α-adrenérgica). Como consequência disso, ocorre elevação repentina da pressão arterial fetal, promovendo estímulo dos barorreceptores que, via nervo vago, desencadeia resposta parassimpática, diminuindo temporariamente os níveis da FCF. A hipoxemia intermitente ocasionada pelas contrações uterinas determina

Capítulo 16   Vitalidade Fetal **177**

estimulação simpática de curta duração, insuficiente para provocar resposta β-adrenérgica (taquicardia).

– Desacelerações variáveis ou DIP umbilicais: consistem em quedas abruptas da FCF (despendendo 30 segundos da linha de base ao nadir da FCF), motivadas por compressões do funículo que ocorrem durante contrações uterinas ou durante movimentos corpóreos fetais. Oligoâmnio e rotura prematura das membranas ovulares, além de prolapso, nó, brevidade e circulares de cordão são condições que predispõem a esses eventos.

Cardiotocografia basal

- Denominada também cardiotocografia de repouso (CTR) ou, conforme a nomenclatura internacional, *nonstress test* (NST).
- Para interpretação dos resultados, na Clínica Obstétrica do Hospital das Clínicas da Faculdade de Medicina da Universidade de São Paulo (HCFMUSP), utiliza-se o índice cardiotocométrico de Zugaib e Behle (Tabela 16.1). Considera-se satisfatória a presença de apenas 1 aceleração transitória, com base nas observações de Mendenhall *et al.*, de 1980. Atribui-se pontuação 0 quando existir bradicardia ou taquicardia, variabilidade anormal, ausência de aceleração transitória e presença de 1 ou mais desacelerações.

Tabela 16.1 – Índice cardiotocométrico

Parâmetro	Normal	Pontuação
Linha de base	110-160 bpm	1
Variabilidade	6-25 bpm	1
Acelerações transitórias	1	2
Desacelerações	Nenhuma	1

Modificada de Zugaib e Behle, 1981.

- Classificação dos resultados segundo o escore do índice cardiotocométrico
  – O escore do índice cardiotocométrico é o somatório dessas pontuações. Com base nesses valores, o resultado é classificado em:
    » Ativo: índices 4 e 5 (normal).
    » Hipoativo: índices 2 e 3 (suspeito).
    » Inativo: índices 0 e 1 (anormal).
- Sequência de alterações dos parâmetros cardiotocográficos
  – Surgem as desacelerações tardias (DIP II).
  – Desaparecem as acelerações transitórias.

- Variabilidade diminui.
- FCF aumenta (acima de 160 bpm).
- Variabilidade se torna ausente e surgem desacelerações tardias graves, com contrações de Braxton Hicks.
- Bradicardia por falência miocárdica hipoxêmica.
- Óbito fetal.

Cardiotocografia estimulada

- Teste da estimulação sônica:
  - Utiliza-se como fonte sonora a buzina de bicicleta da marca Kobo®.
  - A aplicação da estimulação sônica tem 2 objetivos principais:
    1. Modificar o comportamento fetal, ou seja, alterar o estado de sono para o de vigília. Quando usada com esse objetivo, constitui um complemento da cardiotocografia basal quando esta não permite definição clara.
    2. Provocar resposta motora e cardíaca como método independente de avaliação. Nesses casos, consiste no chamado teste da estimulação sônica.
  - Para execução do teste, após o traçado basal, quando estiver caracterizada a hipoatividade ou a inatividade fetal, acomoda-se a fonte sonora (buzina) sobre o abdome materno, na região correspondente ao polo cefálico fetal, e pressiona-se suavemente o dispositivo, acionando-o por 3 segundos. É importante destacar que considera-se o momento da estimulação o divisor entre as modalidades. A fase inicial é a cardiotocografia basal e a segunda, após a estimulação, corresponde à cardiotocografia estimulada.
  - A interpretação da resposta cardíaca fetal é baseada na resposta cardioaceleratória:
    » Feto reativo: quando há resposta cardíaca com amplitude de pelo menos 20 bpm (pico) e duração de pelo menos 3 minutos (considera-se o término da resposta quando há retorno para a linha de base por 30 segundos ou mais). É a resposta obtida em fetos hígidos.
    » Feto hiporreativo: quando a amplitude da resposta cardíaca for menor que 20 bpm e/ou tiver duração inferior a 3 minutos. Nessa situação, suspeita-se de sofrimento fetal. Há necessidade de complemento.
    » Feto não reativo: quando não se verifica resposta cardíaca fetal.
  - Classifica-se a resposta, ainda, como:
    » Resposta bifásica: presença de aceleração transitória após o término da resposta ao estímulo sonoro.
    » Resposta monofásica: ausência de aceleração transitória, como no período anterior à estimulação.
       O prolongamento do traçado é importante para a caracterização da resposta monofásica ou bifásica.

Considera-se normal o feto reativo ou quando há resposta bifásica.

- Alternativas ao teste da estimulação sônica
  - Na impossibilidade da aplicação de estímulo tão vigoroso quanto a estimulação sônica (ou na sua inconveniência por razões de restrição da paciente/casal), pode-se lançar mão de estímulos mais suaves, como mecânicos ou vibratórios.

Cardiotocografia computadorizada

- A cardiotocografia computadorizada permite a avaliação da variação de curto prazo (em inglês, *short-term variation* – STV). Valores inferiores ou iguais a 3 são correlacionados à acidemia fetal e, portanto, são utilizados para indicação de parto. Pode ser um parâmetro importante de avaliação fetal, especialmente em idades gestacionais mais precoces e quando são utilizadas drogas que interferem na variabilidade da FCF.

Cardiotocografia com sobrecarga

- Os testes com sobrecarga (teste de tolerância à ocitocina, prova do esforço físico e teste do estímulo papilar) estão sendo abandonados com a introdução rotineira de outros métodos de avaliação da vitalidade fetal, mais vantajosos.

• Perfil biofísico fetal

Conceito

- O perfil biofísico fetal é um método da propedêutica do bem-estar fetal que associa o estudo de várias atividades biofísicas fetais e o volume de líquido amniótico. Baseia-se na hipótese de que as atividades biofísicas fetais são um reflexo da atividade do sistema nervoso central, que, por sua vez, é dependente do estado de oxigenação.

Marcadores agudos

- São considerados marcadores agudos os parâmetros que têm o seu comportamento controlado pelo sistema nervoso central, tendo alterações rápidas, em consonância com as atividades centrais que sofrem influências de vários fatores, intrínsecos e extrínsecos, em estados fisiológicos e patológicos. Esses parâmetros são a frequência cardíaca fetal, os movimentos corpóreos fetais (MCF), os movimentos respiratórios fetais (MRF) e o tônus fetal, e podem ser associadas a áreas de controle no sistema nervoso central (Tabela 16.2).

Tabela 16.2 – Atividades biofísicas e suas áreas de controle no sistema nervoso central

Atividade biofísica	Área de controle	Idade gestacional (amadurecimento)
Tônus	Córtex (área subcortical?)	7,5-8,5 semanas
MCF	Núcleo cortical	8-9 semanas
MRF	Assoalho do IV ventrículo	11 semanas
AT	Hipotálamo posterior e medula	20 semanas

AT: aceleração transitória na cardiotocografia de repouso; MCF: movimentos corpóreos fetais; MRF: movimentos respiratórios fetais.

- A sensibilidade desses centros à hipoxemia respeita a ordem inversa do desenvolvimento embrionário, obedecendo à teoria da hipóxia gradual. Assim, a FCF é o primeiro parâmetro a se alterar, seguida pelos movimentos respiratórios fetais, movimentos corpóreos fetais e por último pelo tônus.

Marcador crônico

- Considera-se como marcador crônico da atividade física fetal o volume de líquido amniótico aferido originalmente pelo maior bolsão em medida vertical ou pelo índice do líquido amniótico (ILA).

Descrição dos parâmetros biofísicos

- Frequência cardíaca fetal: considera-se normal o feto ativo na cardiotocografia de repouso, o feto reativo ao teste da estimulação sônica e o feto hiporreativo ou não reativo com resposta bifásica a este teste, conforme o que foi padronizado por Zugaib e Behle, em 1981.
- Movimentos respiratórios fetais: um episódio de 30 segundos em um total de 30 minutos de observação é suficiente para satisfazer esse parâmetro.
- Movimentos corpóreos fetais: a caracterização definitiva dos movimentos corpóreos fetais deveu-se à ultrassonografia, por meio da qual é possível observar os tipos de movimentos corpóreos fetais de forma mais precisa. Um movimento amplo dos membros ou 3 movimentos discretos do tronco satisfazem essa variável.
- Tônus fetal: verifica-se a presença de tônus pela atitude fetal, que deve ser de flexão; pela presença de movimentação corpórea de forma satisfatória; pela visibilização de abertura e fechamento das mãos; pela constatação dos movimentos palpebrais, da língua e dos movimentos de sucção. Quando a movimentação corpórea for normal, o tônus também é considerado normal.
- Volume de líquido amniótico: por ser o único marcador crônico, a sua diminuição tem relevante significado, pois pode espelhar estado de privação fetal de oxigênio. É o único parâmetro do perfil biofísico fetal que, quando

Vitalidade Fetal 181

anormal (oligoâmnio, definido por ILA ≤ 5 cm), pode indicar a interrupção da gestação. É aferido pela técnica dos 4 quadrantes.

Índices do PBF: interpretação e conduta

- Após a avaliação desses 5 parâmetros, são atribuídas pontuações (2 pontos ou 0) para cada um deles, e o índice do perfil biofísico fetal varia de 10 a 0, conforme segue:
  - 8 e 10 com ILA normal: baixo risco para asfixia crônica e aguda. Conduta deve ser conservadora.
  - 8 com ILA anormal: sem asfixia aguda, mas com provável asfixia crônica. Conduta deve seguir o protocolo de oligoâmnio.
  - 6 com ILA normal: possível asfixia aguda. Deve-se repetir o exame em 6-24 horas. Recomenda-se a interrupção da gestação se o resultado for inferior ou igual a 6 novamente.
  - 6 com ILA anormal: possível asfixia aguda e provável asfixia crônica. Deve-se proceder à interrupção da gravidez.
  - 4 com ILA normal: provável asfixia aguda. A conduta recomendada é a interrupção da gravidez.
  - 4 com ILA anormal: prováveis asfixias aguda e crônica. Deve-se proceder à interrupção da gravidez.
  - 2 e 0: muito provável asfixia aguda e provável asfixia crônica. Deve-se proceder à interrupção da viabilidade fetal (na Clínica Obstétrica do HCFMUSP, após 25 semanas). A conduta nos casos de oligoâmnio obedece a um protocolo apropriado até a viabilidade.
- A Figura 16.1 ilustra a conduta assistencial adotada na Clínica Obstétrica do HCFMUSP, utilizando-se os parâmetros biofísicos, indicada para as gestações de alto risco.

● Dopplervelocimetria

- A possibilidade de se avaliar o fluxo sanguíneo em diversos vasos de interesse obstétrico é de grande relevância para a compreensão dos eventos hemodinâmicos envolvidos em várias situações fisiológicas e patológicas.

Escolha do aparelho

- Com a maior acessibilidade aos dispositivos ultrassonográficos, atualmente a maioria dos serviços (privados ou públicos) utiliza aparelhagem provida de Doppler triplex com mapeamento colorido do fluxo sanguíneo (Doppler colorido).

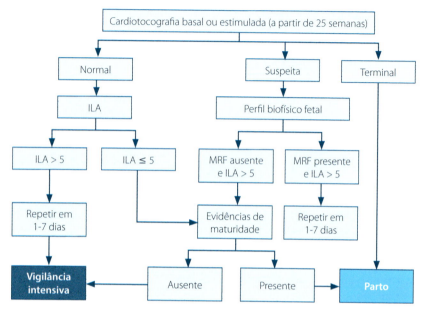

ILA: índice de líquido amniótico; MRF: movimentos respiratórios fetais (se estiverem ausentes, repetir em 6 horas e, se permanecerem ausentes, prosseguir para o próximo passo).

Figura 16.1 – Avaliação da vitalidade fetal com o uso da cardiotocografia e do perfil biofísico fetal.

Interpretação dos sonogramas

A análise dos sonogramas de dopplervelocimetria pode ser efetuada de 2 formas: por meio dos índices que relacionam a sístole com a diástole, cotejando os resultados com as curvas de normalidade de cada vaso insonado, e por meio da análise da forma da onda (Figura 16.2).
- Índices:
  – Relação sístole/diástole (relação S/D): (A/B), descrita por Stuart e Drumm, em 1980.
  – Índice de pulsatilidade: (A-B/média), descrito por Gosling, em 1976.
  – Índice de resistência (IR): (A-B/A), descrito por Pourcelot, em 1974.

Cada vaso de interesse apresenta uma curva de normalidade correspondente.

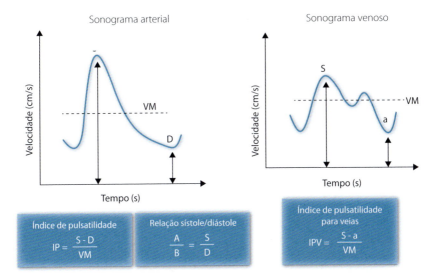

D: diástole; a: contração atrial; IP: índice de pulsatilidade; IPV: índice de pulsatilidade para veias; S: sístole; VM: velocidade média.

Figura 16.2 – Esquema de sonogramas arterial e venoso.

Análise da forma da onda

- Diástole zero em artérias umbilicais: em condições patológicas, a placentogênese pode estar gravemente alterada, de tal sorte que a resistência à perfusão se encontra substancialmente elevada e, por consequência, o fluxo diastólico torna-se ausente nas artérias umbilicais. Isso caracteriza situação de muita gravidade, expondo o feto a graves danos nutritivos e respiratórios. Essa condição é denominada diástole zero, segundo o consenso da literatura, e se associa a taxas elevadas de morbidade e mortalidade.
- Diástole reversa em artérias umbilicais: condição gravíssima, é caracterizada pelo sonograma com fluxo reverso durante a diástole. Relaciona-se a piores índices de mortalidade perinatal.
- Incisura diastólica nas artérias uterinas: morfologia patológica relacionada com pré-eclâmpsia e restrição do crescimento fetal.

Indicações e aplicabilidade da dopplervelocimetria

- A dopplervelocimetria dos vasos que destinam seus fluxos à placenta (artérias uterinas e umbilicais) serve para a avaliação da função placentária (Tabela 16.3). Sua indicação está reservada para os casos que portam doenças de base ou outras condições mórbidas com risco para o mau desenvolvimento placentário. Entre as doenças mais importantes, pode-se citar hipertensão arterial em todas as suas formas, diabetes *mellitus* tipo 1 de longa duração (com vasculopatias), trombofilias congênitas e adquiridas, cardiopatias cianóticas e outras formas graves, e pneumopatias restritivas graves.

Tabela 16.3 – Dopplervelocimetria de artérias uterinas e umbilicais

Vaso estudado	Período de estudo	Critério de anormalidade
Artérias uterinas	18-20 até 26 semanas	IP > percentil 95 ou incisura bilateral
Artérias umbilicais	18-20 semanas até o termo	IP > percetil 95 da curva de Arduini e Rizzo diástole zero ou diástole reversa

Estudo da função placentária (Tabela 16.1 e Figura 16.3)

- Circulação uteroplacentária: representada pelas artérias uterinas.
- Circulação fetoplacentária: representada pelas artérias umbilicais.

A partir de 20 semanas, ou antes, nos casos de maior risco (síndromes antifosfolípides e trombofilias), inicia-se o rastreamento da insuficiência placentária.

- Anormalidades na dopplervelocimetria de artérias uterinas:

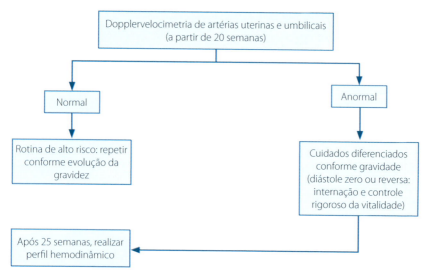

Figura 16.3 – Utilização da dopplervelocimetria em gestações de alto risco para insuficiência placentária.

Capítulo 16 — Vitalidade Fetal

- As anormalidades dopplervelocimétricas no território das artérias uterinas ocorrem em decorrência da invasão trofoblástica inadequada. Disso resulta a manutenção de alta resistência vascular expressa por 2 características:
  1. Índices dopplervelocimétricos elevados (acima do percentil 95 da curva de normalidade).
  2. Incisura protodiastólica em ambas as artérias, persistentes após 24-26 semanas de gestação.
- Essas alterações são preditoras de insuficiência placentária e de suas consequências, como a restrição do crescimento fetal.
- Anormalidades na dopplervelocimetria das artérias umbilicais:
  - Anormalidades na dopplervelocimetra das artérias umbilicais indicam resistência vascular aumentada à perfusão placentária. Isso se deve a uma menor área funcional da placenta por morfogênese inadequada ou infartos secundários, caracterizando a insuficiência placentária.
  - Essas alterações podem ser dimensionadas pelos valores dos índices de pulsatilidade, relação S/D ou resistência, conforme segue:
    » Insuficiência placentária: índice de pulsatilidade, índice de resistência ou relação S/D > percentil 95.
    » Insuficiência placentária grave e gravíssima: diástole zero ou reversa (Figura 16.3).
  - Em função da extrema gravidade, as taxas de morbidade e mortalidade perinatais são elevadíssimas. Por essa razão, na Clínica Obstétrica do HCFMUSP, preconiza-se:
    » Internação de todos os casos para monitoração adequada.
    » Interrupção eletiva: 34 semanas ou mais.
    » Conduta resolutiva diante de provas de vitalidade anormais ou ILA < 3 cm.
    » Nos fetos imaturos, conduta conservadora com vigilância fetal intensiva diária, incluindo realização de cardiotocografia, perfil biofísico fetal e índice de pulsatilidade para veias do ducto venoso.
    » Conduta de acordo com os resultados da dopplervelocimetria do ducto venoso:
      - Índice de pulsatilidade para veias < 1,0: conduta conservadora.
      - Índice de pulsatilidade para veias entre 1,0-1,5: corticosteroide e interrupção da gestação. Essas anormalidades são indicativas de sofrimento fetal com comprometimento da função cardíaca fetal.
      - Índice de pulsatilidade para veias > 1,5: interrupção no dia do diagnóstico.

186 Protocolos Assistenciais

Estudo da resposta hemodinâmica fetal à hipoxemia

- O estudo da resposta hemodinâmica fetal à hipoxemia consiste na análise e graduação do processo de centralização da circulação fetal desencadeado por hipoxemia. Também pode ser denominado perfil hemodinâmico fetal.
- Território arterial – centralização da circulação fetal:
  - Os vasos insonados são a artéria cerebral média, a aorta e as artérias renais. As anormalidades dopplervelocimétricas no território arterial são precoces diante da hipoxemia fetal. É necessária muita cautela na análise da centralização fetal quando se verifica isoladamente esse território. Seus valores anormais não devem ser considerados indicativos de resolução obstétrica, em especial quando observados isoladamente nas gestações com menos de 37 semanas. Nos casos que evoluem com restrição do crescimento fetal, após 37 semanas, a centralização hemodinâmica fetal passa a ter significado clínico relevante. A relação cérebro/placentária (calculada pela divisão dos valores do índice de pulsatilidade da artéria cerebral média pelos valores do índice de pulsatilidade da artéria umbilical) tem emergido como potencial preditor de resultados adversos nessa condição, particularmente após 37 semanas de gestação. Ainda, não foi estabelecido, no entanto, um ponto de corte para os resultados da relação cérebro/placentária para se determinar a conduta intervencionista.
- Território venoso:
  - Os vasos insonados são o ducto venoso, a veia cava inferior e a veia umbilical. Francisco, em 2002, construiu a curva de probabilidade de ocorrência de acidemia fetal conforme os valores do índice de pulsatilidade para veias do ducto venoso (Figura 16.4). A presença de pulsação da veia umbilical significa sofrimento fetal gravíssimo e possibilidade de insuficiência cardíaca congestiva (ICC) fetal.
  - Os resultados da dopplervelocimetria no ducto venoso balizam a conduta resolutiva nos casos de insuficiência placentária grave e gravíssima (diástole zero ou diástole reversa), conforme ilustra a Figura 16.5.
  - Sequência de alterações dopplervelocimétricas na insuficiência placentária progressiva, com deterioração da função respiratória da placenta
    » Artéria umbilical.
    » Aorta.
    » Artéria cerebral média.
    » Ducto venoso.
    » Pulsação de veia umbilical.
    Deve-se considerar que, quanto mais tardia for a alteração, mais grave é a condição de oxigenação fetal. Portanto, quando existir previsibilidade de piora gradativa, não se deve aguardar as anormalidades terminais para a resolução obstétrica.

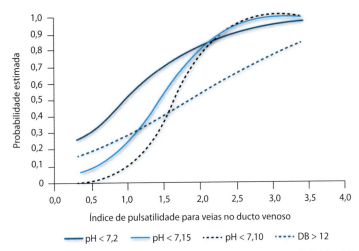

Figura 16.4 – Probabilidade de ocorrência de acidose (pH < 7,20; 7,15; 7,10 e DB > 12 na artéria umbilical) segundo o índice de pulsatilidade para veias do ducto venoso. DB: déficit de bases. Retirada de Francisco, 2002.

- Oligoâmnio
  - O tema é controverso tanto para a definição do seu diagnóstico, quanto para o estabelecimento de condutas. Não existe unanimidade de opiniões entre os diversos centros assistenciais e de pesquisa, por conta do envolvimento da hipoxemia fetal em sua gênese, a análise do volume de líquido amniótico é incorporada como procedimento obrigatório na avaliação da vitalidade fetal.
  - O limiar inferior de normalidade é estimado entre 300-400 mL, estabelecido por técnicas de diluição de corantes. Nessas condições, as funções fundamentais do líquido amniótico tornam-se prejudicadas, ocasionando a vulnerabilidade do cordão umbilical. Em consequência disso, o desfecho obstétrico pode ser desastroso se ocorrer a compressão funicular. Em tese, com a utilização dos diversos métodos diagnósticos não invasivos (ultrassonográficos), é possível identificar o déficit do volume de líquido amniótico, que caracteriza o oligoâmnio.
  - Além da hipoxemia fetal, considerada a mais importante causa de oligoâmnio, outras condições anômalas no compartimento materno e fetal podem ser determinantes dessa anormalidade obstétrica. Assim, considerando-se que o mecanismo de produção e reabsorção do líquido amniótico constitui um processo altamente complexo, é pertinente relacionar, em síntese, os fatores etiológicos dessa condição, cuja incidência oscila entre 0,5-5,5% das gestações.

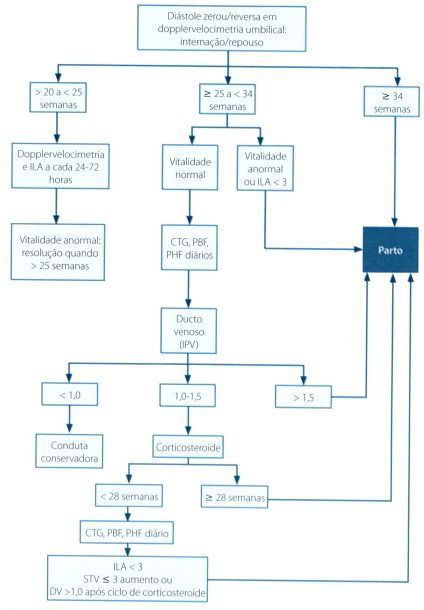

Figura 16.5 – Conduta em gestantes com diástole zero ou reversa. DV: ducto venoso; CTG: cardiotocografia; ILA: índice de líquido amniótico; PBF: perfil biofísico fetal; PHF: perfil hemodinâmico fetal; STV: variação de curto prazo (do inglês, *short-term variation*).

Vitalidade Fetal **189**

- Causas maternas:
  » Distúrbios da placentação: síndromes hipertensivas, trombofilias, diabetes *mellitus* com vasculopatias, doença cardíaca congênita cianótica e pneumopatais restritivas.
  » Hipovolemia materna: desidratação como a que ocorre em quadros de infecção (p. ex., infecção urinária, viroses, balanço hídrico negativo etc.); diarreia aguda e outros distúrbios gastrointestinais; e descompensação cardíaca.
  » Uso de medicamentos: inibidores de enzima de conversão de angiotensina (IECA) e inibidores da síntese de prostaglandinas.
- Causas fetais:
  » Malformações fetais: as malformações renais se destacam, em especial a agenesia renal.
  » Restrição do crescimento fetal: relaciona-se com frequência à hipoxemia, que causa redistribuição do fluxo sanguíneo fetal ocasionando isquemia no território renal e menor diurese fetal.
  » Anomalias cromossômicas.
- Causas placentárias:
  » Insuficiência placentária: é a causa de destaque do oligoâmnio. Sua fisiopatologia envolve os fenômenos de adaptação circulatória fetal (mecanismo de defesa).
  » Gestação prolongada: a disfunção placentária ocorre por senescência do órgão cujo desfecho é o déficit na transferência de oxigênio ao feto.
- Outras causas:
  » Rotura prematura de membranas ovulares.
  » Idiopática: em muitas gestações que evoluem com oligoâmnio, não se identificam os fatores etiológicos (oligoâmnio isolado).
- Diagnóstico:
  » Além do diagnóstico de suspeição clínica, a principal forma de diagnóstico é o método ultrassonográfico. Vários critérios podem ser utilizados para a caracterização do oligoâmnio:
    - Critério subjetivo: é dependente da experiência do operador.
    - Critérios semiquantitativos: medida do maior bolsão de líquido amniótico (Tabela 16.4) ou avaliação do índice de líquido amniótico (Tabela 16.5).

Tabela 16.4 – Critério do critério maior bolsão para determinar a quantidade de líquido amniótico.

Classificação	Medida do bolsão
Oligoâmnio grave	< 1,0 cm
Oligoâmnio	< 2,0 cm
Líquido amniótico reduzido	2,0-3,0 cm
Líquido amniótico normal	3,0-8,0 cm
Polidrâmnio	> 8,0 cm

190 Protocolos Assistenciais

» Índice de líquido amniótico
– O índice de líquido amniótico, introduzido por Phelan *et al.*, em 1987, é o somatório das medidas verticais dos maiores bolsões de 4 quadrantes da cavidade amniótica, expresso em centímetros (Tabela 16.5). Para a obtenção dessas medidas, o transdutor de ultrassonografia deve ser disposto perpendicularmente ao plano do solo. Esse é o método de melhor reprodutibilidade e adotado na Clínica Obstétrica do HCFMUSP.

Tabela 16.5 – Classificação do índice de líquido amniótico

Classificação	Medida do somatório dos 4 bolsões
Oligoâmnio grave	< 3,0 cm
Oligoâmnio	≤ 5,0 cm
Índice de líquido amniótico reduzido	5,1-8,0 cm
Índice de líquido amniótico normal	8,0-18,0 cm
Índice de líquido amniótico aumentado	18,1-25,0 cm
Polidrâmnio	> 25,0 cm

Modificada de Rutherford et al., 1987.

– Conduta:
» Frente ao diagnóstico de oligoâmnio, a conduta a ser estabelecida depende fundamentalmente da etiologia, da gravidade e da idade gestacional.
» Conduta expectante:
A) Nas malformações fetais, notadamente na agenesia renal e nas cromossomopatias graves, o diagnóstico de oligoâmnio não acrescenta subsídios para mudança na conduta, não obstante seja parâmetro importante para o diagnóstico desses casos.
B) Nos casos em que a etiologia consiste em doenças transitórias, como infecções, distúrbios do trato gastrointestinal (diarreia aguda, vômitos) e descompensações cardíacas maternas, a reversibilidade do oligoâmnio pode ser observada após o tratamento ou após o controle/compensação da doença. Nesses casos, a hidratação materna, quando possível, é aconselhada. A ingestão de 2 L de água por via oral em 2 horas aumenta em 30%, em média, os valores do índice de líquido amniótico.
» Amnioinfusão:
– A amnioinfusão é indicada apenas para os casos de oligoâmnio grave ou anâmnio. Tem por objetivo possibilitar a complementação da ultrassonografia morfológica para fins diagnósticos.

Capítulo 16   Vitalidade Fetal **191**

» Conduta ativa (intervenção)
A) Falha na conduta expectante, excluídos os casos de mau prognóstico.
B) Na maturidade fetal (entre 37-42 semanas): com raras exceções, a conduta resolutiva é a mais indicada.
C) Na prematuridade (entre 34-37 semanas):
   - Se o oligoâmnio for isolado (e não grave), ou seja, se outros dados obstétricos forem normais, recomendam-se, ainda, conduta conservadora sob vigilância de outros parâmetros da vitalidade fetal. Recomenda-se repouso e hidratação por via oral.
   - Se o oligoâmnio for grave (ILA < 3,0 cm) é aconselhada a intervenção obstétrica.
D) Nas gestações que cursam com restrição do crescimento fetal e na insuficiência placentária diagnosticada pelas anormalidades dopplervelocimétricas nas artérias umbilicais, além de outras condições mórbidas maternas de gravidade considerável, a conduta resolutiva é a apropriada.

» Conduta entre 25-34 semanas
   - Nessa fase da gestação, é imperiosa a lembrança dos benefícios da corticoterapia materna para a aceleração da maturidade pulmonar fetal. Para tanto, uma conduta conservadora transitória (48 horas) é recomendada para a administração da betametasona, mesmo no oligoâmnio, se outros parâmetros avaliados (cardiotocografia de repouso, perfil biofísico fetal e dopplervelocimetria do ducto venoso) permitirem.
   - Na insuficiência placentária grave (diástole zero ou diástole reversa), outros parâmetros de avaliação da vitalidade fetal se sobrepõem à avaliação do índice de líquido amniótico. O oligoâmnio grave (ILA < 3,0 cm), no entanto, é relevante para determinar conduta resolutiva, independente de outros dados obstétricos (ver Figura 16.5). Nos casos que apresentam diástole zero ou diástole reversa, a gestação deve ser interrompida, em média, em torno de 31 semanas, após a administração materna de betametasona.
   - Nos casos de insuficiência placentária não grave (Doppler umbilical anormal, com diástole presente), e nos casos de restrição do crescimento fetal, o oligoâmnio torna-se uma anormalidade mais relevante em virtude de as gestações avançarem mais, com menores taxas de morbidade após o nascimento. Nesses casos, a corticoterapia materna não pode ser negligenciada, pois até 34 semanas os benefícios são relevantes.
   - Para a conduta nos casos de rotura prematura de membranas ovulares, ver Capítulo 63 – Rotura Prematura das Membranas Ovulares.

Protocolos Assistenciais

Bibliografia

- ACOG practice bulletin: Antepartum fetal surveillance. Number 9, October 1999 (replaces Technical Bulletin number 188, January 1994). Clinical management guidelines for obstetrician-gynecologists. Int J Gynaecol Obstet. 2000; 68(2):175-85.
- Amin Jr. J, Lima M, Fonseca A, Chaves Netto H, Montenegro C. Dopplervelocimetria de artéria umbilical: Valores normais para a relação A/B, índice de resistência e índice pulsátil. J Bras Ginecol.1990; 100:337-41.
- DeVore GR. The importance of the cerebroplacental ratio in the evaluation of fetal well--being in SGA and AGA fetuses. Am J Obstet Gynecol. 2015: 213(1):5-15.
- Francisco R. Predição da acidose no nascimento em gestações com diástole zero ou reversa na dopplervelocimetria das artérias umbilicais. Tese (doutorado). Departamento de Obstetrícia e Ginecologia. São Paulo: Universidade de São Paulo; 2002.
- Francisco RPV, Nomura RMY, Miyadahira S, Zugaib M. Diástole zero ou reversa à dopplervelocimetria das artérias umbilicais. Rev Assoc Med Bras. 2001; 47(1):30-6.
- Hill LM. Abnormalities of aminiotic fluid. In: Nyberg DA, Mahony BS, Pretorius DH, editors. Diagnostic ultrasound of fetal anomalies: text and atlas. St. Louis: Mosby Year Book; 1990. p. 38-66.
- Manning FA, Platt LD, Sipos L. Antepartum fetal evaluation: Development of a fetal biophysical profile. Am J Obstet Gynecol. 1980; 136(6):787-95.
- Miyadahira S, Zugaib M. Avaliação da vitalidade fetal. In: Neme B, editor. 3. ed. Obstetrícia básica. São Paulo: Sarvier, 2005.
- Miyadahira S, Zugaib M. Cardiotocografia. In: Cha SZM, editor. Medicina fetal. São Paulo: Atheneu, 1993.
- Miyadahira S. Avaliação da função placentária por meio da dopplervelocimetria das artérias umbilicais: Relação com os resultados dos exames de avaliação da vitalidade fetal e com os pós-natais. Tese (livre-docência). Departamento de Obstetrícia e Ginecologia. São Paulo: Universidade de São Paulo; 2002.
- Miyadahira S. Resposta motora fetal à estimulação sônica intermitente: Proposição de um teste para a avaliação da vitalidade fetal. Tese (doutorado). Departamento de Obstetrícia e Ginecologia. São Paulo: Universidade de São Paulo; 1989.
- Odibo AO, Riddick C, Pare E, Stamilio DM, Macones GA. Cerebroplacental Doppler ratio and adverse perinatal outcomes in intrauterine growth restriction: Evaluating the impact of using gestational age-specific reference values. J Ultrasound Med. 2005; 24(9):1223-8.
- Phelan JP, Ahn MO, Smith CV, et al. Amniotic fluid index measurements during pregnancy. J Reprod Med 1987; 32:601.
- Pourcelot L. Applications cliniques de l'examen Doppler trascutané. In: Peronneau P, editor. Vélocimetrie ultrasonore Doppler. Paris:INSERM, 1974. p213-40.
- Practice bulletin n. 145: Antepartum fetal surveillance. Obstet Gynecol. 2014: 124(1):182-92.
- Rutherford SE, Phelan JP, Smith CV, Jacobs N. The four-quadrant assessment of amniotic fluid volume: An adjunct to antepartum fetal heart rate. Obstet Gynecol. 1987; 70(3 Pt 1): 353-6.
- Schulman H. The clinical implications of Doppler ultrasound analysis of the uterine and umbilical arteries. Am J Obstet Gynecol. 1987; 156(4):889-93.
- Souza AC. Cardiotocografia estimulada em gestações de baixo risco: Estudo comparativo da resposta cardíaca fetal à estimulação vibratória e sônica. Dissertação (mestrado). Departamento de Obstetrícia e Ginecologia. São Paulo: Universidade de São Paulo; 2006.

Capítulo 16   Vitalidade Fetal   **193**

- Stuart B, Drumm J, Fitzgerald DE, Duignan NM. Fetal blood velocity waveforms in normal pregnancy. Br J Obstet Gynecol 1980; 87:780-5.
- Vintzileos AM, Campbell WA, Ingardia CJ, Nochimson DJ. The fetal biophysical profile and its predictive value. Obstet Gynecol. 1983; 62(3):271-8.
- Yamamoto RM, Francisco RPV, Miyadahira S, Chuba CC, Zugaib M. Fatores prognósticos para o óbito perinatal em gestações com diástole zero ou reversa na dopplervelocimetria das artérias umbilicais. Rev Bras Obstet Ginecol. 2000; 22(6):353-63.
- Yamamoto RM, Francisco RPV, Miyadahira S, Zugaib M. Perfil biofísico fetal modificado: Aspectos atuais na padronização do método. Rev Ginecol Obstet. 2000; 11(2):118-22.
- Zugaib M, Behle I. Monitoração fetal eletrônica. São Paulo: Roca. 1981.
- Zugaib M, Miyadahira S, Nomura RMY, Francisco RPV. Vitalidade fetal: Propedêutica e avaliação. São Paulo: Atheneu, 2000.
- Zugaib M. Contribuição ao estudo do teste da estimulação sônica como método de avaliação da vitalidade fetal. Tese (doutorado). Faculdade de Medicina. São Paulo: Universidade de São Paulo; 1982.

capítulo 17

Cuidados Paliativos em Medicina Fetal

Joelma Queiroz Andrade
Nathalia Bertolassi do Nascimento
Tercília Virgínia Aparecida Barbosa
Renata Bolibio
Fernanda Figueiredo de Oliveira
Maria Augusta Bento Cicaroni Gibelli

As malformações congênitas são causas importantes de morbidade e mortalidade perinatal em todos os países. Muitas dessas anomalias podem ser diagnosticadas no período pré-natal, e isso tem implicações significativas para os médicos e casais envolvidos. No Brasil, não há política de saúde pública para o rastreamento de malformações fetais.

A ultrassonografia é a ferramenta mais utilizada no diagnóstico pré-natal de anomalias fetais, incluindo aquelas que são incompatíveis com a vida ou com restrição na qualidade de vida pós-natal. O exame ultrassonográfico tem efeitos positivos para as gestantes e familiares, principalmente na construção de vínculos; no entanto, por não compreenderem ou não serem informados sobre o papel desse exame no pré-natal, o diagnóstico de uma malformação fetal nesse momento pode ser devastador. A notícia de um diagnóstico adverso gera uma mistura de sentimentos tipicamente associados ao estresse traumático, como ansiedade, dor, raiva, solidão, desesperança, prostração e culpa. Esses sentimentos podem ser agravados pela perda de um futuro imaginado, com a gravidez culminando na realidade de não ter um filho ou de ter um filho gravemente deficiente, o que exige reajustes familiares.

A notícia de um feto com malformação em gestação aparentemente sem intercorrências geralmente vem de forma inesperada e está em contraste com as experiências agradáveis que frequentemente acompanham uma gravidez, e os pais têm muita dificuldade de entender os fatos.

Na presença de anomalia fetal, existem opções de acompanhamento e orientações que variam desde o atendimento pré-natal de rotina ao término da gravidez, nas situações que a lei permite. Quando os pais consideram a decisão de interrupção da gestação, experimentam sentimentos difíceis e necessitam de acompanhamento e suporte adequado. Se, por um lado, eles estão comprometidos com a gravidez, por outro eles querem proteger os

196 Protocolos Assistenciais

filhos, eles mesmos e a família da dificuldade de cuidar de uma criança com incapacidade grave. Essas reações complexas dos pais têm implicações na estratégia de aconselhamento.

A Clínica Obstétrica do Hospital das Clínicas da Faculdade de Medicina da Universidade de São Paulo (HCFMUSP) acompanha, no Ambulatório de Pré-natal da Medicina Fetal, gestantes de fetos com malformações. Quando é realizado o diagnóstico de uma malformação fetal, realizam-se a avaliação detalhada das características da doença, o prognóstico fetal e o planejamento do acompanhamento da gestação pela equipe de especialistas.

A partir da observação do perfil das gestantes de fetos com malformação de alta mortalidade, a Dra. Lisandra Stein Bernandes Andrade propôs a criação do **Grupo de Atendimento Integral às gestantes e familiares de fetos com malformação (GAIP), com apoio da Clínica Obstétrica do HCFMUSP** e utilizando o conceito de cuidados paliativos no atendimento em medicina fetal. Segundo a Organização Mundial da Saúde (OMS), cuidado paliativo é uma "abordagem que promove a qualidade de vida de pacientes e seus familiares, que enfrentam doenças que ameacem a vida, através da prevenção e alívio de sofrimento. Requer a identificação precoce, avaliação e tratamento da dor e outros problemas de natureza física, psicossocial e espiritual".

Esse grupo atende gestantes cujos fetos têm doenças letais ou de prognóstico indeterminado e que tenham indicação de acompanhamento em centro terciário. Não são acompanhadas as gestantes que optam pela interrupção da gestação; gestantes com diagnóstico de malformação fetal maior, mas com mortalidade estimada menor que 50%; e gestantes com doenças fetais letais que não apresentam risco materno aumentado ou necessidade de investigação que justifique o acompanhamento em centro terciário, como a anencefalia.

▶ Grupo de Atendimento Integral em Perinatologia (GAIP)

A idade gestacional máxima para a primeira consulta no GAIP é de 32 semanas. Após essa idade gestacional, a gestante é avaliada pelo grupo de psicologia. O diagnóstico nesses casos é do Setor de Medicina Fetal do HCFMUSP. O prognóstico da doença fetal é avaliado por uma equipe multidisciplinar que envolve, além do grupo da medicina fetal, especialistas de áreas como cirurgia infantil, neonatologia, neurocirurgia e cardiologia pediátricas e médicos especialistas em terapia intensiva do centro neonatal. A literatura médica do assunto é estudada, e, então, é fornecido um resumo à paciente.

Tem como principais objetivos:
1. Acolher as gestantes e familiares.
2. Dar informações sobre o diagnóstico e o prognóstico da doença.
3. Fornecer informações e acompanhamento após o óbito;

Capítulo 17 — Cuidados Paliativos em Medicina Fetal

4. Oferecer acompanhamento apropriado durante o pré-natal, no momento do parto e no período pós-natal, direcionando o atendimento às necessidades de cada família.
5. Diagnosticar algum distúrbio psíquico e encaminhar para acompanhamento e tratamento adequados.
6. Discutir sobre os objetivos do cuidado ao recém-nascido, incluindo equipe multidisciplinar envolvendo médico obstetra e neonatologista, enfermeiro, assistente social e psicólogo para fazer o plano de parto e o planejamento de conforto ao recém-nascido.

A consulta é realizada sempre por 2 profissionais, para que possa haver 2 opiniões sobre o mesmo caso. Para a conversa sobre diagnóstico, prognóstico e discussão sobre objetivos de cuidado e plano de parto, é imprescindível o atendimento médico. Essas consultas, no entanto, não substituem o pré-natal de rotina. O acompanhamento com ultrassonografia é realizado por especialista e as consultas de rotina do pré-natal, pela equipe da obstetrícia.

O atendimento, então, será realizado conforme o modelo de conferência familiar, que é um encontro entre profissionais de saúde, paciente e família, com o objetivo de discutir informações essenciais sobre as necessidades médicas, educacionais e psicossociais do paciente e sua família. Esse modelo assegura que os valores da família sejam incluídos no processo decisional e no planejamento de cuidado.

Nas conferências pré-agendadas do GAIP, a gestante é estimulada a comparecer acompanhada dos familiares que considerar importantes, destacando a presença do parceiro ou genitor. Dois membros da equipe, de preferência de profissões diferentes, participam da conferência, buscando construir uma visão transdisciplinar do caso.

Cada atendimento é guiado por objetivos definidos e pelas demandas e necessidades individualizadas da família, mas, caso haja discrepância, o que prevalece como guia para as discussões são os valores da família. Durante as consultas, são utilizadas técnicas como comunicação empática, averiguação da compreensão da família sobre a situação, acolhimento dos sentimentos, identificação da forma de comunicação intrafamiliar e tipo de suporte recebido pela gestante.

A primeira conferência é realizada preferencialmente por um médico obstetra e um profissional da equipe multidisciplinar. São discutidos os sentimentos e vivências desde a última conferência, e abordadas dúvidas e questões relacionadas com a malformação fetal e a via de parto. São investigados os valores da família e discutidos os objetivos de cuidado com o recém-nascido, baseados na conduta médica e nos valores da família. Como as pacientes acompanhadas pelo GAIP realizam o pré-natal com a equipe de medicina fetal e fazem exames de ultrassonografia, questiona-se a família sobre os desejos de recordações durante a gestação e maior contato com o feto durante os exames. Também se investiga a necessidade de conversar em conjunto com outros

Protocolos Assistenciais

familiares, em especial se a paciente tiver outros filhos. Nessa conferência, se a paciente estiver de acordo, seu cartão de pré-natal recebe um carimbo para que as equipes saibam que ela está em acompanhamento com o grupo. As decisões sobre via de parto, tipo de monitoração fetal e cuidados com o recém--nascido são difíceis para o casal. São discutidos todos os desfechos possíveis da gestação e explica-se também que, no caso de doença letal, não necessariamente o óbito vai ocorrer imediatamente após o nascimento. A via de parto pode ser obstétrica e, em algumas situações, a monitoração fetal durante o trabalho de parto não é necessária; isso é explicado também neste momento. Desejos de ver ou não o recém-nascido ou natimorto, colocar no colo ou guardar alguma lembrança deste momento são discutido. Se houver mudança de posicionamento, a gestante será atendida mesmo durante o trabalho de parto.

A segunda conferência é realizada preferencialmente por um neonatologista e um profissional da equipe multidisciplinar. São discutidos os cuidados com o recém-nascido após o parto, o contato da gestante e de seus familiares com o recém-nascido, e a possibilidade de recordações e rituais religiosos, como o batismo. Nessa conferência, discute-se o plano de parto, se houver indicação.

Caso seja necessário, agenda-se a quarta conferência, composta pelos profissionais que possam retomar as principais demandas da gestante e de seus familiares.

Aproximadamente 40 dias após o parto, a paciente tem a consulta de puerpério com profissionais da equipe multidisciplinar. São colhidos dados sobre o parto, pós-parto e desfecho neonatal. É feita uma reflexão sobre o processo vivido e uma avaliação do acompanhamento do GAIP, com apresentação de sugestões e críticas. Se houver indicação e a paciente desejar, ela pode ser encaminhada para atendimento psicológico. Se não houver demandas para a equipe, a paciente recebe alta com os contatos telefônicos institucionais da equipe, caso ache necessário contato futuro.

▶ Bibliografia

- Andrade LSBC. Grupo de Apoio Integral às gestantes e familiares de fetos com malformação: Utilização de conceitos de cuidados paliativos no atendimento em medicina fetal. Tese (Livre-Docência). Departamento de Obstetrícia e Ginecologia. São Paulo: Universidade de São Paulo, 2017.
- Barbosa SMM. Cuidados paliativo em pediatria. In: Carvalho RT, Parsons HA, organizadores. Manual de cuidados paliativos ANCP: Ampliado e atualizado. 2. ed. São Paulo: Academia Nacional de Cuidados Paliativos, 2012. p. 461-73.
- Bijma HH, van der Heide A, Wildschut HIJ. Decision-making after ultrasound diagnosis of fetal abnormality. Reprod Health Matters. 2008; 16(31 Suppl):82-9.
- Rubio AV, Lima e Souza J. Cuidado paliativo pediátrico e perinatal. Rio de Janeiro: Atheneu, 2019.
- Wilkinson DJC, Thiele P, Watkins A, De Crespigny L. Fatally flawed? A review and ethical analysis of lethal congenital malformations. BJOG. 2012; 119(11):1302-8.
- World Health Organization. National cancer control programmes: policies and managerial guidelines, 2nd ed. Geneva: World Health Organization, 2002.

capítulo 18

Cirurgias Fetais

Antonio Gomes de Amorim Filho
Mário Henrique Burlacchini de Carvalho
Sckarlet Ernandes Biancolin Garavazzo
Victor Bunduki

A cirurgia intrauterina tem sido validada em algumas doenças, especialmente na síndrome de transfusão feto-fetal (STFF), na mielomeningocele (MMC) e na hérnia diafragmática congênita (HDC), e cada vez mais se exige que novas técnicas e abordagens em cirurgia fetal sigam a prática da medicina baseada em evidências antes de serem aplicadas clinicamente.

O tratamento intrauterino de outras doenças congênitas, como obstrução do trato urinário inferior, teratoma sacrococcígeo, cardiopatias complexas (estenose aórtica crítica, atresia pulmonar com septo íntegro, síndrome de hipoplasia do coração esquerdo), derrame pleural e malformação adenomatoide cística, é realizado de forma experimental, pois ainda carece de estudos para comprovação de seu benefício mediante o risco.

▌ Fotocoagulação a *Laser* das Anastomoses Placentárias na Síndrome de Transfusão Feto-Fetal

Indicação

A intervenção cirúrgica para STFF é um procedimento de urgência, tendo em vista a imprevisibilidade do desequilíbrio hemodinâmico entre os fetos, com risco de óbito iminente em qualquer um dos estágios (Tabela 18.1). As indicações da intervenção cirúrgica são:

- Gestação monocoriônica.
- Idade gestacional entre 16 semanas-27 semanas e 6 dias.
- STFF em estágios II-IV de Quintero.
- STFF em estágio I associada a agravantes: colo curto, restrição de crescimento fetal seletiva, sequência anemia-policitemia, polidrâmnio volumoso com desconforto materno significativo.

No estágio I, a conduta é individualizada, tendo em vista que em 73% dos casos há regressão do quadro de STFF. Assim, quando não houver associação

Protocolos Assistenciais

Tabela 18.1 – Estágios da síndrome de transfusão feto-fetal conforme classificação de Quintero

Estágio	Classificação
I	Sequência de polidrâmnio-oligoâmnio; maior bolsão vertical > 8 cm no gêmeo receptor e < 2 cm no gêmeo doador
II	Não identificação da bexiga do gêmeo doador durante o exame
III	Diástole zero ou reversa da artéria umbilical; onda "a" reversa do ducto venoso; fluxo venoso pulsátil da veia umbilical em qualquer dos gêmeos
IV	Hidropisia de 1 ou ambos os gêmeos
V	Morte de 1 ou ambos os gêmeos

com outras complicações, deve ser feito acompanhamento expectante ultrassonográfico 2 vezes por semana.

A fotocoagulação a *laser* para tratamento da restrição de crescimento fetal seletiva tem indicações limitadas, pois ainda não há evidência consistente de melhora do prognóstico perinatal dos fetos tratados. Está reservada para os casos com alteração grave do ducto venoso no feto restrito (onda "a" zero ou reversa), que configura uma condição pré-óbito. Nesses casos, o *laser* é feito com objetivo de resguardar a vitalidade e a integridade neurológica do feto maior.

Técnica

A intervenção é realizada no centro obstétrico, sob duplo bloqueio anestésico e assepsia, com equipe especializada em gemelidade e cirurgia fetal.

A fotocoagulação das anastomoses é feita por via laparoscópica e a técnica de escolha é a Solomon, cujo objetivo é causar uma separação completa dos territórios da placenta monocoriônica na "região do equador". É realizada por meio da aplicação do *laser* para primeiramente conectar as anastomoses coaguladas, criando uma linha virtual que corresponde ao "equador vascular". Ao término da fotocoagulação, o polidrâmnio do feto receptor é drenado até o maior bolsão atingir a medida de acordo com a normalidade.

Medidas preventivas durante e após procedimento

- Antibioticoterapia profilática com cefazolina na dose de 2 g, 30 minutos antes do ato cirúrgico e 4 horas após seu término.
- Administração de atosibana (dose de ataque e manutenção por 24 horas) com início 30 minutos antes do ato cirúrgico.
- Administração de nifedipina na dose de 20 mg, a cada 8 horas, por via oral, com início após o término da dose de manutenção da atosibana.

Capítulo 18   Cirurgias Fetais   **201**

- Avaliação do uso de progesterona por via vaginal e pessário vaginal é conforme o comprimento do colo antes e após a intervenção. Deve ser realizado se o comprimento do colo uterino for menor do que 25 mm.

Acompanhamento pós-*laser*

A alta hospitalar é prevista em 48 horas e o retorno no setor de ultrassom de gestações gemelares é programado após 7 dias.

No retorno ambulatorial, faz-se avaliação clínica da gestante em busca de sinais infecciosos, contrações uterinas e cervicodilatação. A sutura cutânea é retirada e a nifedipina é suspensa.

A ultrassonografia inclui avaliação da vitalidade dos fetos, da quantidade de líquido amniótico, da repleção vesical, da artéria umbilical utilizando Doppler e do pico de velocidade sistólica da artéria cerebral média. Faz-se, também, vigilância da medida do colo uterino por via transvaginal.

O acompanhamento ultrassonográfico dos gemelares deverá ser mantido semanalmente por no mínimo 4 semanas. Nos quadros estáveis, depois deste período é feito a cada 15 dias.

O parto é programado entre 34-36 semanas, a depender da avaliação ultrassonográfica no período.

Os fatores de risco para óbito fetal incluem: restrição de crescimento fetal seletiva, Doppler da artéria umbilical com fluxo diastólico reverso, ducto venoso com onda "a" reversa, hidropisia fetal, pico de velocidade sistólica da artéria cerebral média > 1,50 MoM.

◗ Correção Intrauterina da Mielomeningocele

A espinha bífida é uma anomalia congênita do sistema nervoso central cuja forma mais comum é a MMC, caracterizada pela extrusão da medula espinhal através dos arcos vertebrais abertos para uma bolsa contendo liquor. Indivíduos com a doença apresentam graus variados de alterações nas funções cognitivas, disfunções urinárias e intestinais, além de distúrbios ortopédicos. Grande morbidade advém da herniação do tronco cerebral para dentro do canal medular, como a malformação de Arnold-Chiari tipo II, e da hidrocefalia subsequente (ver Capítulo 13 – Rastreamento e Diagnóstico dos Defeitos do Tubo Neural).

Indicação

Os critérios utilizados na seleção das gestantes elegíveis para correção intrauterina de fetos com MMC são:

- Gestação única.

202 Protocolos Assistenciais

- Defeito aberto localizado entre T1 e S1.
- Herniação da fossa posterior (malformação de Arnold-Chiari tipo II).
- Idade gestacional entre 19 semanas-25 semanas e 6 dias.
- Cariótipo normal.
- Ausência de outras malformações não relacionadas à mielomeningocele.
- Ausência de antecedente obstétrico de parto prematuro espontâneo.
- Colo uterino de comprimento maior do que 25 mm avaliado pela ultrassonografia transvaginal.
- Índice de massa corpórea (IMC) < 35 kg/m².
- Ausência de tortuosidade da coluna fetal.

Técnica

A técnica utilizada é aberta por meio de mini-histerotomia. É uma cirurgia realizada no centro obstétrico, sob anestesia geral e assepsia, com equipe multidisciplinar especializada. Faz-se a abertura da parede abdominal à Pfannenstiel e expõe-se o útero para fora da cavidade abdominal. O feto é posicionado, por manipulação externa, até que o defeito a ser corrigido fique localizado em uma parede uterina livre da área placentária e, então, a correção da MMC é realizada por multicamadas, sob visão microscópica, pela equipe de neurocirurgia através de uma histerotomia de 2,5-3,5 cm. O útero é fechado em 2 camadas e a cavidade amniótica é reposta por solução salina até a normalidade do índice de líquido amniótico. Após o procedimento, a gestante permanece em unidade de terapia intensiva ou semi-intensiva por pelo menos 12-24 horas.

Medidas preventivas durante e após procedimento

- Antibioticoterapia profilática com cefazolina na dose de 2 g, 30 minutos antes do ato cirúrgico e 4 horas após seu término.
- Administração de atosibana (dose de ataque e manutenção por 24 horas) com início 30 minutos antes do ato cirúrgico.
- Uso de compressor pneumático para reduzir o risco de evento tromboembólico.
- Administração de nifedipina, na dose de 20 mg, a cada 6 horas, por via oral, com início 4 horas após a suspensão do sulfato de magnésio pela equipe de anestesiologia.
- Uso de progesterona natural micronizada na dose de 200 mg, por via vaginal, a cada 12 horas.

Acompanhamento pós-correção da mielomeningocele

A alta hospitalar é prevista após 6 dias e o retorno no setor de ultrassonografia e pré-natal é programado após 10-14 dias.

Capítulo 18 | Cirurgias Fetais | 203

No retorno ambulatorial, faz-se avaliação clínica da gestante com relação a sinais infecciosos, contrações uterinas e rotura prematura de membranas ovulares. A sutura cutânea é retirada. As medicações como a nifedipina e a progesterona são mantidas até 36 semanas e 6 dias.

A ultrassonografia inclui avaliação da vitalidade fetal e da quantidade de líquido amniótico, observação das estruturas da fossa posterior, vigilância de ventriculomegalia, e observação da movimentação dos membros inferiores e do posicionamento dos pés.

O acompanhamento de pré-natal é realizado de forma habitual, com a realização de ultrassonografia a cada 15 dias, e o parto eletivo é programado com 37 semanas por cesariana.

Oclusão Endotraqueal Fetal na Hérnia Diafragmática Congênita

A HDC ocorre quando o diafragma não se forma corretamente, o que permite que vísceras abdominais adentrem o tórax através do defeito, levando à ocorrência de hipoplasia e hipertensão pulmonares, que são as principais causas de morbidade e mortalidade neonatal nesse grupo de pacientes.

Há algumas maneiras de avaliar a gravidade da HDC, sendo as mais utilizadas a determinação da medida do pulmão contralateral à hérnia/circunferência cefálica (em inglês, *lung to head ratio* – LHR) e a presença de fígado no tórax, ambos identificados na avaliação ultrassonográfica. Considera-se hérnia grave aquela em que a LHR for inferior a 1,0 ou em que a relação entre LHR observada e esperada for inferior a 25% e quando existem porções de fígado intratorácico.

Em cerca de 85% dos casos, a HDC ocorre à esquerda e sabe-se que casos graves com a relação entre LHR observada e esperada inferior a 25% apresentam taxa de sobrevivência de 18% e necessidade de correção cirúrgica imediata pós-natal em 75% dos recém-nascidos. Os casos leves, com relação entre LHR observada e esperada superior a 45%, têm melhor prognóstico pós-natal. A oclusão endotraqueal aumenta a taxa de sobrevida nos casos graves em até 50%. Nos casos moderados, em que esta relação é de 25-45%, o tratamento deve ser individualizado, não tendo sido demonstrado benefício claro da oclusão orotraqueal.

Indicação

Como os riscos do procedimento são altos, a indicação da oclusão endotraqueal fetal está reservada para os casos graves que têm grande chance de óbito com o manejo expectante, de forma que os benefícios da cirurgia superem os riscos, ou seja:

- Gestação única.
- Hérnia diafragmática congênita esquerda.
- Ausência de outras malformações.
- Cariótipo normal.
- Relação entre LHR observada e esperada inferior a 25%.
- Relação entre LHR observada e esperada de 25-45% (em casos individualizados).
- Idade gestacional de 26 semanas-28 semanas e 6 dias.

Técnica

A oclusão endotraqueal fetal é realizada por fetoscopia utilizando o balão Gold Ball 4 acoplado a um cateter do tipo Balt de 165 mm. O procedimento é feito no centro obstétrico, sob duplo bloqueio anestésico. Após a anestesia, novo exame ecográfico é feito para determinar o posicionamento fetal e placentário. Quando necessário, faz-se a versão externa para posicionamento pélvico fetal com dorso posterior e face contralateral à placenta. Em seguida, é feita injeção intramuscular, guiada por ultrassom, com agulha de 20 Gauge, para analgesia e paralisação do feto com fentanila e pancurônio. Conforme a técnica de Seldiger, o sistema de fetoscopia é inserido na direção da cavidade oral fetal e, ao progredir o fetoscópio, são identificadas a superfície da língua, da úvula, da epiglote, das cordas vocais, da traqueia e da carina. O balão é então posicionado logo abaixo das cordas vocais e insuflado com 0,7 mL de solução salina e destacado da extremidade do cateter.

Medidas preventivas durante e após procedimento

- Antibioticoterapia profilática com cefazolina na dose de 2 g, 30 minutos antes do ato cirúrgico e 4 horas após seu término.
- Administração de atosibana (dose de ataque e manutenção por 24 horas) com início 30 minutos antes do ato cirúrgico.
- Uso de progesterona natural micronizada na dose de 200 mg, por via vaginal, a cada 12 horas.
- Se o feto for viável, ao término do procedimento deve-se manter cardiotocografia por 2 horas e repetir nova cardiotocografia após 4 horas.

Acompanhamento pós-inserção do balão endotraqueal

A alta hospitalar é prevista após 48 horas e o retorno no setor de ultrassonografia de defeitos do tórax e pré-natal é programado para 7-14 dias após o procedimento.

No retorno ambulatorial, faz-se a avaliação clínica da gestante com relação a sinais infecciosos, contrações uterinas e rotura prematura de membranas ovulares, e retira-se a sutura cutânea. A progesterona micronizada é mantida até 37 semanas de gestação.

O controle ultrassonográfico deve ser quinzenal e inclui avaliação da vitalidade fetal e da quantidade de líquido amniótico, e vigilância seriada do LHR e do volume pulmonar. O acompanhamento de pré-natal é realizado de forma habitual.

O balão é retirado com 34 semanas por fetoscopia ou, preferencialmente, por punção direta guiada por ultrassom. Nos casos em que a gestante é internada na urgência em idade gestacional anterior a 34 semanas, sob condições em que o parto deva ser realizado, a equipe de broncoscopia deve ser acionada para retirar o balão endotraqueal pela técnica *ex-utero intrapartum therapy* (EXIT).

O parto eletivo é programado com 37 semanas por cesariana no hospital de referência para acompanhamento do recém-nascido.

▶ Bibliografia

* Adzick NS, Thom EA, Spong CY, Brock 3rd JW, Burrows PK, Johnson MP, et al. A randomized trial of prenatal versus postnatal repair of myelomeninocele. N Engl J Med. 2011; 364(11):993-1004.
* Deprest JA, Nicolaides KH, Benachi A, Gratacos E, Ryan G, Persico N, et al; TOTAL Trial for Severe Hypoplasia Investigators. Randomized trial of fetal surgery for severe left diaphragmatic hernia. N Engl J Med. 2021; 385(2):107-18.
* Glennon CL, Shemer SA, Palma-Dias R, Umstad MP. The history of twin-to-twin transfusion syndrome. Twin Res Hum Genet. 2016; 19(3):168-74.
* Khalil A, Rodgers M, Baschat A, Bhide A, Gratacos E, Hecher K, et al. ISUOG Practice Guidelines: Role of ultrasound in twin pregnancy. Ultrasound Obstet Gynecol. 2016; 47(2):247-63.
* Jani JC, Nicolaides KH, Gratacos E, Valencia CM, Doné E, Martinez JM, et al. Severe diaphragmatic hernia treated by fetal endoscopic tracheal occlusion. Ultrasound Obstet Gynecol. 2009; 34(3):304-10.
* Moise KJ Jr. The history of fetal therapy. Am J Perinatol. 2014; 31(7):557-66.
* Rocha LSN, Amorim Filho AG, Bunduki V, Carvalho MHB, Lopes MB, Zugaib M, et al. Cirurgia fetal no contexto atual. Rev Med. 2018; 97(2):216-25.
* Rocha LSN, Bunduki V, Amorim Filho AG, Cardeal DD, Matushita H, Fernandes HS, et al. Arch Gynecol Obstet. 2021; 304:1443-54. https://doi.org/10.1007/s00404-021-06066-y.
* Ruano R, Yoshisaki CT, Silva MM, Ceccon MEJ, Grasi MS, Tannuri U, et al. A randomized controlled trial of fetal endoscopic tracheal occlusion versus postnatal management of severe isolated congenital diaphragmatic hernia. Ultrasound Obstet Gynecol. 2012; 39(1):20-7.

Parte 2

Intercorrências
Clínicas

capítulo **19**

Anemias

Ana Maria Kondo Igai

A anemia é uma importante intercorrência clínica da gestação e um problema de saúde global. O seu reconhecimento e a diferenciação entre a anemia fisiológica da gestação e a anemia por deficiência de ferro é fundamental na assistência pré-natal. Durante a gestação, diagnostica-se anemia quando a concentração de hemoglobina (Hb) é inferior a 11 g/dL com hematócrito (Ht) menor que 33% no primeiro trimestre; Hb menor que 10,5 g/dL e Ht menor que 32%, no segundo trimestre; e Hb menor que 11 g/dL e Ht menor que 33%, no terceiro trimestre. No puerpério, caracteriza-se como anemia Hb abaixo de 10 g/dL e Ht menor que 30%, segundo recomendações da Organização Mundial da Saúde (OMS) e do American College of Obstetricians and Gynecologists (ACOG). Por ocasião do parto e durante o puerpério, invariavelmente irá ocorrer perda sanguínea, o que coloca a mulher anêmica em situação de maior risco para complicações.

É importante destacar que, durante a gravidez, ocorrem alterações fisiológicas que resultam em aumento do volume plasmático em cerca de 50% (1.000 mL) e aumento da massa eritrocitária em aproximadamente 25% (300 mL) em gestações únicas, levando ao estado de hemodiluição materna que atinge o seu máximo com 34 semanas. Isso promove relativa redução na concentração da hemoglobina materna, mas não necessariamente representa anemia.

Na mulher não gestante, consideram-se como valores normais de Hb entre 12,5-14 g/dL e de Ht, entre 38-45%.

▶ Classificação

As anemias podem ser classificadas de acordo com a sua fisiopatologia em 3 tipos: por falta de produção dos eritrócitos, por excesso de destruição dos eritrócitos e por perda sanguínea. De acordo com o tamanho dos eritrócitos e a contagem dos reticulócitos, é possível avaliar as principais causas das anemias. (Tabela 19.1).

209

210 Protocolos Assistenciais

Tabela 19.1 – Classificação das anemias de acordo com a fisiopatologia da doença e conforme a morfologia dos eritrócitos

Classificação fisiopatológica	Classificação morfológica

1. Falta de produção (reticulócitos não aumentados)
• Falta do fator estimulador (eritropoetina):
  – Insuficiência renal
• Falta do tecido hematopoiético:
  – Aplasia ou hipoplasia medular
  – Idiopática
  – Secundária (drogas, radiações, infecções e toxinas bacterianas)
  – Infiltrações medulares
  – Tumores primários (hematológicos)
  – Metástases
• Falta de elementos essenciais à produção de glóbulos vermelhos:
  – Ferro (anemia hipocrômica/ microcítica)
  – Vitamina B12 e folatos (anemia macrocítica)
2. Excesso de destruição (reticulócitos aumentados)
• Defeitos intrínsecos do eritrócito:
  – Talassemias
  – Hemoglobinopatias
  – Defeitos de membrana
  – Eritroenzimopatias
  – Hemoglobinúria paroxística noturna
• Defeitos extrínsecos do eritrócito:
  – Anemias hemolíticas autoimunes
  – Venenos e toxinas
  – Microangiopatias
3. Perdas sanguíneas
• Sangramento agudo
• Sangramento crônico
	1. Hipocrômicas/microcíticas
	• Estoques de ferro diminuídos:
	  – Anemia ferropriva
	• Estoques de ferro normais ou aumentados:
	  – Talassemias
	  – Anemias sideroblásticas
	  – Anemias das doenças crônicas
	2. Normocrômicas/normocíticas
	• Reticulócitos aumentados:
	  – Anemia hemolítica
	  – Anemias por sangramento agudo
	• Reticulócitos não aumentados:
	  – Anemias das doenças crônicas
	  – Insuficiência renal
	  – Hipotireoidismo
	  – Doenças hepáticas
	  – Aplasias e hipoplasias medulares
	  – Síndrome mielodisplásica
	3. Macrocíticas
	• Reticulócitos aumentados
	  – Anemia hemolítica
	  – Sangramento agudo
	• Reticulócitos não aumentados:
	  – Medula megaloblástica
	  – Deficiência de vitamina B12 ou folatos
	• Não megaloblástica:
	  – Aplasia e hipoplasias medulares
	  – Leucodisplasia
	  – Hipotireoidismo

◗ Exames Laboratoriais Normais na Gestação

• Hemograma:
  – Hb: maior que 11 g/dL ou 10,5 g/dL (segundo trimestre).
  – Ht: acima de 33%.
• Volume corpuscular médio (VCM): 80-95 m^3.
• Concentração de Hb corpuscular média (CHCM): 32-36%.
• Hb corpuscular média (HCM): 26-32 pg.

Capítulo 19 Anemias **211**

- Reticulócitos: 1-2% (50.000-150.000/mm³).
- Coeficiente de variação do valor eritrocitário (RDW): 11,6-14,8%.
- Leucócitos: 5.000-12.000/mL.
- Plaquetas: 150.000-400.000/mm³.
- Dosagem de ferro sérico: 60-100 mcg/dL.
- Dosagem de ferritina: 15-300 mcg/L (valores de ferritina abaixo de 30 mcg/dL são sugestivos de deficiência de ferro).
- Índice de saturação de transferrina maior que 15% (valores abaixo de 20% são indicativos de anemia ferropriva).
- Eletroforese de Hb:
  - HbA1 > 95%.
  - HbA2 entre 2,5-3,5%.
  - HbF < 1%.
- Índice de segmentação de neutrófilos: média inferior a 3,6 lobos/leucócitos (hipersegmentação de neutrófilos: > 5% com 5 lobos ou qualquer número com ≥ 6 lobos).

▶ Anemia Ferropriva

Anemia ferropriva pode ser conceituada como a ausência de ferro em estoque no organismo, com sinais de suplementação comprometida de ferro para os tecidos. A deficiência de ferro é responsável por cerca de 95% das anemias na gestação. O ferro é elemento essencial para todas as formas de vida e sua principal função relaciona-se à síntese de Hb. O ferro não é excretado, então sua perda ocorre apenas por descamação de tecidos ou perda sanguínea.

A quantidade de ferro total no homem adulto é de 3-4 g e nas mulheres, de aproximadamente 2,3 g). A maioria do ferro é encontrada na Hb (cerca de 70%) e o restante está presente na forma de depósitos como a ferritina e a hemossiderina nas células reticuloendoteliais da medula óssea, do baço e das células do parênquima hepático. Pequenas quantidades de ferro existem também na mioglobina, no plasma e em várias enzimas. A gestação requer um incremento de aproximadamente 1,0 g de ferro para o aumento da massa eritrocitária, do feto, da placenta e para as perdas sanguíneas no pós-parto.

Durante a primeira metade da gravidez, pode não ocorrer demanda significativa de ferro e a alimentação (10-15 mg de ferro por dia) será suficiente para suprir a perda basal de 1 mg/dia. Na segunda metade, no entanto, ocorre incremento da necessidade de ferro em decorrência do aumento da massa eritrocitária e do crescimento fetal progressivo. Recomenda-se a suplementação de ferro após a 12ª semana da gestação, ou quando os sintomas como náuseas e vômitos melhorarem. Deve ser ingerido 30 minutos antes da refeição, na dose de 40-60 mg/dia. Em mulheres que apresentam aumento nos

212 Protocolos Assistenciais

depósitos de ferro (portadoras de doenças falciformes ou anemias hemolíticas com elevados níveis de ferritina), a suplementação de ferro na gravidez não é recomendada.

Os fatores que contribuem para o aparecimento da anemia ferropriva na gravidez incluem aumento das necessidades de ferro, múltiplas gestações ou sucessivas gestações com intervalo inferior a 2 anos, perda crônica de sangue antes da gravidez por problemas ginecológicos ou parasitoses, dietas pobres em nutrientes ricos em ferro e doenças gastrointestinais que afetam a absorção do ferro resultando na diminuição do ferro corpóreo total.

O quadro clínico caracteriza-se por sintomas inespecíficos: cansaço, adinamia, fraqueza, sonolência, cefaleia, tontura, zumbido, dispneia, taquicardia e dificuldade de concentração. As "perversões" do apetite podem ocorrer, como pica por terra, tijolo, macarrão ou arroz cru etc. No exame físico, verificam-se palidez cutaneomucosa, cabelos quebradiços e estomatites.

Diagnóstico

O diagnóstico de anemia ferropriva na gestação não deve considerar apenas os valores de Hb e Ht, pois esses valores podem não refletir a deficiência de ferro. Pode-se utilizar, para tanto, a dosagem de ferritina, considerando-se que valores abaixo de 30 mcg/L são compatíveis com deficiência de ferro e, consequentemente, representam maior risco de desenvolver anemia por causa da necessidade aumentada de ferro nesse período. Algumas condições podem elevar a ferritina, então nesses casos o índice de saturação da transferrina abaixo de 20% seria sugestivo de anemia ferropriva. Além disso, no hemograma é possível encontrar microcitose e hipocromia (VCM menor que 80fL e HCM diminuídos) e aumento do RDW. Se os exames estiverem normais, recomenda-se a realização de um novo hemograma entre 28-30 semanas.

Tratamento

O tratamento é feito com o uso dos sais de ferro (sulfato, gluconato, succinato, fumarato ou ferro quelato), de preferência por via oral. Utiliza-se sulfato ferroso na dose que fornece 40-60 mg de ferro elementar. A dose terapêutica diária é de 120-200 mg de ferro elementar administrada em 3 tomadas diárias, 30 minutos antes das refeições. Quando a reserva de ferro encontrar-se baixa (ferritina abaixo de 30 mcg/L), mas Hb e Ht ainda estiverem normais, utiliza-se o sulfato ferroso na dose de 80 mg/dia de ferro elementar com posterior avaliação do hemograma em 1 mês. Nesse novo exame, se a ferritina estiver normal, mantém-se o ferro até o final da gestação e puerpério; em contraposição, se houver anemia, deve-se aumentar a dose do sulfato ferroso para 120 mg/dia ou mais se necessário, com verificação de sua eficácia posteriormente com a repetição

Capítulo 19　　　　　　　　　　　　　　　　　　　　Anemias　**213**

do hemograma em 3 semanas. A absorção do ferro pode ser melhorada quando ingerido com algum suco rico em vitamina C e evitando-se leite, café e chá, que podem diminuir a sua absorção. Sintomas gastrointestinais frequentemente se associam ao uso de ferro por via oral, como desconforto abdominal, náuseas, vômitos, diarreia ou constipação. Quando ocorrer intolerância gástrica, os comprimidos poderão ser ingeridos com as refeições para melhorar a aderência das pacientes ao tratamento, mas essa estratégia pode reduzir a biodisponibilidade do ferro. Para a reposição dos estoques de ferro, a terapia oral deve ser mantida por 3 meses após correção da anemia ou até o final do puerpério. Os níveis de Hb devem aumentar, no mínimo, 0,3 g/dL/semana nas pacientes que respondem à terapia.

Quando há grave intolerância gastrointestinal ao ferro administrado oralmente, ou quando uma anemia grave é detectada no terceiro trimestre, pode-se optar pela via parenteral. Recomenda-se a utilização do ferro por via endovenosa na forma de sacarato de hidróxido férrico (100 mg/5 mL), preconizando-se uma dose de 400 mg/semana (2 aplicações semanais de 200 mg, em infusão lenta em 1-2 horas, diluídos em 250 mL de solução fisiológica), por 4 semanas. Essa dose deve promover incremento na Hb materna de 0,5 g/dL/semana. A aplicação deve ser realizada em ambiente hospitalar, conforme recomendações do fabricante. Deve-se evitar o uso do ferro na forma endovenosa no primeiro trimestre, podendo ser administrado após 13-14 semanas. As reações adversas graves descritas incluem reação anafilática, hipotensão e choque.

Novas preparações têm surgido, como ferro na forma de carboximaltose férrica, que fornece 50 mg de ferro III por mL. Dessa maneira, pode-se administrar 1.000 mg de ferro, 1 vez por semana, diluídos em 250 mL de solução fisiológica e em infusão de 15-30 minutos.

Outras reações descritas (0,5-1,5%) são alterações no paladar, febre, tremores, sensação de calor, náusea, espasmos venosos na veia e dor local.

A transfusão de concentrado de hemácias pode ser excepcionalmente indicada nos casos de anemia ferropriva. Na gestação, é reservada aos casos em que ocorrem instabilidade hemodinâmica, sangramento ativo com isquemia secundária de órgãos-alvo ou sofrimento fetal por anemia materna aguda e grave.

- **Manejo no pós-parto**

A incidência de anemia no pós-parto varia de 22-29%, podendo chegar até 35-60% nos casos em que se utilizou fórceps, descolamento manual da placenta ou em lacerações perineais. Recomenda-se a checagem de Hb e Ht depois de decorridas 48 horas pós-parto ou antes, se necessário, para a orientação quanto à necessidade de reposição de ferro no puerpério. A indicação da via de administração do ferro (endovenosa ou oral) é feita conforme as seguintes condições:

214 Protocolos Assistenciais

- Se Hb ≥ 9,0 g/dL, recomenda-se apenas a reposição pela via oral.
- Se Hb entre 8,0-9,0 g/dL, os sintomas clínicos devem ser avaliados e, se necessário, utiliza-se o ferro endovenoso.
- Se Hb entre 7,0-8,0 g/dL, indica-se a infusão de ferro endovenoso em caso de paciente sintomática ou portadora de doença que dificulte a absorção do ferro ou de intolerância ao ferro pela via oral.
- Se Hb ≤ 7,0 g/dL, indica-se o ferro endovenoso para as pacientes assintomáticas, evitando-se a transfusão de hemocomponentes.

A administração do ferro endovenoso no puerpério é feita da seguinte maneira:

1. Sacarato de hidróxido férrico na dose de 100 mg/ampola: administrar 200 mg diluídos em 250 mL de soro fisiológico e infundir em 1-2 horas nos dias 1 e 3.
2. Sacarato de hidróxido férrico na dose de 100 mg/ampola: administrar 300 mg (3 ampolas) diluídos em 250 mL de soro fisiológico e infundir em 3 horas (em casos de alta até 24 horas).

Na alta hospitalar, prescreve-se o sulfato ferroso na dose de 120 mg para ser utilizado da semana seguinte à alta e até o retorno no puerpério. Próximo à data do retorno, um novo hemograma deve ser realizado para verificação na consulta pós-parto.

• Insucesso no tratamento

A ausência de resposta após 4 semanas de tratamento com o ferro oral indica necessidade de reavaliação do diagnóstico e do tratamento instituído. Muitos fatores podem ser responsáveis pelo insucesso: falta de aderência ao tratamento, intolerância ao ferro oral, baixa absorção (mais raro) ou outras etiologias da anemia, que devem ser investigadas.

• Efeitos maternos da anemia

Cefaleia, fadiga, letargia e pica podem estar presentes. Também podem ser observados sinais clínicos como taquicardia, palidez cutânea, queilite e, em casos graves, insuficiência cardíaca congestiva. Os baixos níveis de Hb podem estar relacionados com maior morbidade materna no parto e no puerpério, como o aumento da incidência de hemorragia pós-parto que pode decorrer da diminuição da contratilidade uterina secundária à má oxigenação uterina.

• Efeitos no feto

Embora os efeitos da anemia materna sobre o feto não estejam estabelecidos, há associação entre a redução da Hb materna e prematuridade, abortamento, restrição do crescimento fetal e morte fetal. Valores de Hb materna

Capítulo 19   Anemias **215**

inferiores a 6 g/dL têm sido associados a redução no volume de líquido amniótico, centralização da circulação fetal e alteração nos padrões da frequência cardíaca fetal. Alguns estudos demonstraram, ainda, uma correlação entre anemia materna e distúrbios cognitivos posteriores na criança, mas até o momento não há uma definição sobre a relação entre a anemia materna e seus efeitos no desenvolvimento neurológico e cognitivo fetal.

Anemia Megaloblástica

A anemia megaloblástica pode surgir com a inadequada nutrição na gravidez. Sua etiologia está relacionada com a deficiência de folatos ou com a deficiência de vitamina B12 (Tabela 19.2). A necessidade de folatos é aumentada na gestação em função da multiplicação celular acelerada. Fora do período gestacional, para a manutenção dos estoques e adequada hematopoiese, é necessária a ingestão diária mínima de 50 mcg de folato. Na gravidez, em comparação, a ingesta diária deve ser aumentada para 400-800 mcg.

As principais fontes alimentares de folatos são vegetais verdes, frutas (limão, melão) e carnes (fígado e rim). Sua absorção ocorre no jejuno proximal. A falta de hábito de ingerir vegetais crus e o cozimento excessivo dos alimentos podem ser responsáveis pela diminuição do folato na dieta. A vitamina B12 é obtida com a proteína de origem animal e a sua absorção no intestino requer a presença do fator intrínseco, uma glicoproteína presente no suco gástrico.

A carência de ácido fólico ocorre em cerca de um terço das gestantes do mundo e essa incidência é ainda maior em gestações múltiplas ou em gestações sucessivas com intervalo interpartal reduzido.

Durante a gestação, ocorre diminuição progressiva da vitamina B12 sérica provavelmente em decorrência de uma maior passagem da vitamina através da placenta. Os níveis retornam aos pré-gravídicos em 3-5 semanas após o parto.

Tabela 19.2 – Fatores desencadeantes da deficiência de folatos e vitamina B12

Deficiência de folatos	Deficiência de vitamina B12
• Dieta deficiente em folatos	• Anemia perniciosa (gastrite atrófica)
• Gemelidade	• Absorção deficiente:
• Hemopatias com rápida destruição celular	– Gastrectomia
• Alcoolismo	– Ressecção cirúrgica do íleo
• Uso de anticonvulsivantes	– Doença de Crohn
• Uso de antimetabólitos	– Neoplasias intestinais

Diagnóstico

As seguintes alterações laboratoriais sugerem anemia megaloblástica:
- Diminuição da Hb (6-9 g/dL).
- Macrocitose significativa (VCM > 100 m³).
- Índice de segmentação de neutrófilos aumentado.
- Presença de neutrófilos hipersegmentados.
- Leucopenia e plaquetopenia nos casos graves.
- Diminuição dos níveis séricos de ácido fólico.
- Redução dos níveis séricos de vitamina B12 (entre 150-200 pg/L é sugestivo).

Tratamento

Com a administração de 5 mg de ácido fólico ao dia, a resposta à terapia pode ser observada em 48-72 horas a partir do aumento de reticulócitos e plaquetas. O tratamento deve ser guiado pela dosagem das vitaminas, pois eventual administração de folatos em portadores de anemia megaloblástica por deficiência de vitamina B12 pode precipitar quadros neurológicos. O aumento dos neutrófilos ocorre em 2 semanas. Doses superiores podem ser necessárias quando existir má absorção intestinal.

Quando houver confirmação de deficiência da vitamina B12, a terapia parenteral é indicada pela administração de 1.000 mcg de cianocobalamina, pela via intramuscular, 1 vez por semana, por 4 semanas, seguida por uma aplicação mensal. Após a terapia, observa-se aumento dos reticulócitos circulantes em 3-5 dias.

▶ Hemoglobinopatias

As hemoglobinopatias compõem um grupo de doenças genéticas caracterizadas pela presença de alteração nas cadeias globínicas da molécula de Hb. São classificadas em 2 grupos principais:

1. Doenças falciformes, caracterizadas por alterações estruturais nas cadeias globínicas.
2. Talassemias, em que ocorre redução ou ausência da síntese de 1 ou várias cadeias de globina.

Doenças falciformes

As doenças falciformes podem acometer múltiplos órgãos e têm importância na gestação por causa dos efeitos adversos sobre a mãe e o feto. No passado, as gestantes com doença falciforme apresentavam altos índices de mortalidades materna e perinatal. Na década de 1980, com o avanço nas assistências clínica, obstétrica e perinatal, houve melhora significativa nos resultados da gestação, favorecendo o prognóstico dessas mulheres.

No Brasil, a anemia falciforme é doença hematológica hereditária de alta prevalência. A doença é predominante entre negros e pardos, mas também ocorre entre brancos. Estimam-se mais de 2 milhões de portadores do gene da hemoglobina S (HbS) no país e mais de 8 mil afetados com a forma homozigótica HbSS. A doença que ocorre nos indivíduos homozigotos SS é denominada anemia falciforme. Além disso, o gene da HbS pode combinar-se com outras anormalidades da Hb, como hemoglobina C (HbC), β-talassemia, entre outros, gerando combinações que também são sintomáticas, denominadas, respectivamente, hemoglobinopatia SC, doença da hemoglobina S/β-talassemia. Todas as formas sintomáticas do gene da HbS, em homozigose ou em combinação, são conhecidas como doenças falciformes.

A anemia falciforme é decorrente da transmissão hereditária de uma mutação no gene da β-globina, que provoca a substituição do ácido glutâmico pela valina na posição 6 da cadeia β da Hb. Essa alteração dá origem à HbS, que, em baixas tensões de oxigênio, polimeriza-se, causando fenômenos vaso--oclusivos e anemia hemolítica crônica característicos da doença.

Durante a gestação, pacientes com hemoglobinopatia SS são mais suscetíveis à crise de falcização. Isso ocorre provavelmente em decorrência do incremento metabólico, do estado de hipercoagulabilidade e da estase vascular aumentada. As crises vaso-oclusivas são mais comuns na segunda metade da gestação, quando a congestão vascular se torna mais significativa e a demanda de oxigênio está aumentada.

A morbidade materna é elevada, com alta prevalência de complicações, como pielonefrite, pneumonia, hipertensão pulmonar, septicemia, pré--eclâmpsia e eclâmpsia, eventos tromboembólicos, síndrome torácica aguda, sangramento anteparto, descolamento prematuro da placenta, prematuridade, endometrite e infecções pós-parto cesárea, maior necessidade de transfusões sanguíneas, atonia uterina, entre outras. Em casuística do Hospital das Clínicas da Faculdade de Medicina da Universidade de São Paulo (HCFMUSP) envolvendo 51 gestantes, de 2001 a 2008, a morte materna ocorreu em 2 casos por síndrome torácica aguda, perfazendo mortalidade materna de 3,9% nas gestações complicadas por doenças falciformes. A morbidade fetal também é significativa, incluindo aborto, restrição de crescimento, óbito, prematuridade e baixo peso do recém-nascido.

- ● Diagnóstico

As alterações laboratoriais que estabelecem o diagnóstico das doenças falciformes estão apresentadas na Tabela 19.3, ressaltando-se que o traço falciforme não é classificado entre as doenças falciformes.

218 Protocolos Assistenciais

Tabela 19.3 – Diagnóstico laboratorial das doenças falciformes

Genótipo	Hb (g/dL)	Ht (%)	VCM (fl)	Rt (%)	Eletroforese de Hb (%)
SS (forma homozigótica)	6-10	20-30	80-100	10-15	S = 80-95 A2 = 2-3 Fetal = 2-20
S/β-talassemia 0	6-10	20-30	60-80	10-15	S = 75-95 A2 = 4-6 Fetal = 2-20
S/β-talassemia +	8-12	30-36	65-75	3-6	S = 50-85 A = 5-30 A2 = 4-6 Fetal = 2-20
SC (heterozigose composta)	10-12	30-36	70-90	5-10	S = ~ 50 C = ~ 50
Traço falciforme	Hematologicamente normal				A1 = 55-65 S = 35-45

Cuidados no período anteparto

Na consulta inicial, é importante obter a história detalhada das crises, os antecedentes obstétricos e a história prévia de doença hipertensiva específica da gestação, além de avaliar o risco para perdas conceptuais precoces, prematuridade e natimortos.

Os exames, além da rotina normal do pré-natal, devem incluir:

- Hemograma completo com reticulócitos.
- Eletroforese de Hb.
- Dosagem de ferro sérico e ferritina.
- Função cardíaca (ecocardiografia).
- Função renal.
- Função hepática.
- Sorologias para hepatites.
- Pesquisa de anticorpos irregulares.
- Urina tipo 1, urocultura e antibiograma.
- Avaliação oftalmológica (fundo de olho).

Prescrição

Durante o pré-natal, deve ser realizada a suplementação com ácido fólico (5 mg/dia). A suplementação de ferro será indicada apenas quando houver deficiência de ferro comprovada. As pacientes com risco para o desenvolvimento de doença hipertensiva específica da gestação são orientadas para o uso de 100 mg de ácido salicílico após a 12ª semana de gestação.

Capítulo 19   Anemias   **219**

Orientações gerais

As seguintes recomendações devem ser enfatizadas para a paciente portadora de anemia falciforme:

- Manter hidratação adequada.
- Orientar quanto aos sinais precoces de processos infecciosos.
- Encaminhar as pacientes para aconselhamento genético.

Intervalo de consultas

Durante o primeiro e o segundo trimestres, as consultas devem ser mensais ou quinzenais, de acordo com a gravidade do caso. Após 28 semanas, as consultas devem ser programadas com intervalos quinzenais e, após 34 semanas, semanais. Preconizam-se o acompanhamento mensal da Hb e dosagem de ureia e creatinina, bilirrubinas, enzimas hepáticas e urocultura bimensal.

Propedêutica complementar

Os seguintes exames são indicados:

- Ultrassonografia seriada para acompanhamento do crescimento fetal e do volume de líquido amniótico após 24 semanas.
- Cardiotocografia fetal a partir de 32 semanas.
- Dopplervelocimetria a partir de 20 semanas nos casos de mau passado obstétrico ou insuficiência placentária.

Crise de falcização (vaso-oclusão)

A crise de falcização caracteriza-se pela ocorrência de fenômenos vaso-oclusivos acompanhados de graves dores que podem persistir até que o ciclo de vaso-oclusão, isquemia tissular e necrose seja revertido. Os episódios de dores ósseas limitam a atividade normal da paciente e requerem analgesia.

A conduta consiste em:

- Verificação dos parâmetros vitais como pressão arterial, frequência cardíaca, frequência respiratória e temperatura.
- Coleta de exames: hemograma completo, função renal, enzimas hepáticas, bilirrubinas totais e frações, DHL, urina tipo 1 e urocultura.
- Avaliação da vitalidade fetal em caso de feto viável.
- Hidratação endovenosa com soro glicosado e soro fisiológico meio a meio, na dose de 2.000 mL ou mais em 24 horas.
- Administração de analgésicos derivados de opiáceos por via parenteral (morfina). Deve-se preparar uma solução com 10 mg de morfina (ampola com 1 mL) e completar com soro fisiológico até 10 mL. A solução pode ser administrada em intervalos de no mínimo 20 minutos na quantidade de 2 mL por vez.

220 Protocolos Assistenciais

- Após controle do quadro álgico agudo, deve-se usar analgésicos por via oral: codeína (comprimidos de 30 mg, a cada 6 ou 4 horas) associada a paracetamol (500 mg, a cada 6 horas); comprimidos associados de codeína/paracetamol (na dose de 7,5/30 mg, a cada 6 ou 4 horas); ou oxicodona na dose de 10 mg, a cada 12 horas, e dipirona na dose de 2,0 g, a cada 6 horas.
- Pesquisa de processos infecciosos (pulmonar e urinário são os mais comuns).
- Antibioticoterapia específica quando identificado processo infeccioso.
- Oxigenação por máscara em caso de saturação abaixo de 94%: a avaliação pela oximetria pode estar prejudicada como consequência da presença de Hb anormais. Nesse caso, deve-se verificar a oxigenação por meio da gasometria arterial.
- Profilaxia antitrombótica nas internações clínicas hospitalares.

A transfusão de concentrado de hemácias está indicada quando houver queda de 30% dos níveis basais de Hb ou Ht (ou abaixo de 6 g/dL ou maior que 2,0 g/dL da Hb basal). Na crise vaso-oclusiva, a transfusão é indicada apenas quando refratária ao tratamento conservador. A ocorrência de crises álgicas e o genótipo SS são fatores associados com prematuridade.

Nas pacientes com hemoglobinopatia SC ou doença da hemoglobina S/β-talassemia, entre as quais a presença de esplenomegalia é comum, pode ocorrer sequestro esplênico, com risco de morte para a mãe e o feto. Nesses casos, o diagnóstico precoce é fundamental, sendo frequentemente necessário o tratamento com transfusões de sangue. O exame físico cuidadoso durante o pré-natal, para documentar o tamanho do baço, é importante para o diagnóstico dessa complicação.

A complicação de maior gravidade é a síndrome torácica aguda, que ocorre em 0,06-1,2% das gestantes com doenças falciformes. Essa síndrome tem sido atribuída à vaso-oclusão pulmonar e a êmbolos provenientes de infartos da medula óssea, com hipoventilação subsequente. A etiologia infecciosa e o excesso de volume durante o tratamento do episódio doloroso também têm sido considerados. Pode progredir para falência respiratória aguda, com acometimento de extensa área de parênquima pulmonar, e está associada a elevadas taxas de mortalidade (cerca de 50%) em gestantes. O tratamento transfusional agressivo pode prevenir essas mortes.

Terapia transfusional

A transfusão/exsanguineotransfusão profilática é tema controverso como procedimento para reduzir a HbS circulante. O objetivo é atingir Hb maior ou igual a 9,0 g/dL e menor que 12,0 g/dL e manter a HbS abaixo de 30-40%.

Capítulo 19 Anemias **221**

O procedimento pode ser realizado a cada 3-4 semanas, mas reitera-se que os benefícios dessa terapia não foram totalmente comprovados. As complicações das transfusões, como aloimunização, precipitação de crises dolorosas e transmissão de infecções, tornam necessário reavaliar o uso de transfusões profiláticas.

As transfusões são recomendadas somente em casos graves selecionados, portadoras de anemia grave com Hb inferior a 5,0 g/dL, pacientes que sofreram acidente vascular prévio e nos casos de anemia aguda sintomática, falência de múltiplos órgãos, formas graves da doença hipertensiva específica da gestação, gemelidade, mortalidade perinatal anterior, insuficiência renal aguda, bacteremia, sequestro agudo hepático e esplênico, e síndrome torácica aguda.

Programação do parto

A via vaginal não é contraindicada. Recomenda-se programar a resolução da gestação entre 38-40 semanas, ou antes se houver indicação obstétrica.

Cuidados no período intraparto

No período intraparto, recomenda-se:
- Manter hidratação adequada.
- Decúbito lateral esquerdo.
- Oxigenação quando necessário, mantendo a saturação de oxigênio acima de 94%.
- Analgesia peridural o mais precoce possível.
- Monitoração fetal contínua.
- Determinação da via de parto conforme as condições obstétricas.

Cuidados no período pós-parto

Deve-se atentar para as complicações frequentes no período pós-parto, como: infecções, fenômenos tromboembólicos e crises vaso-oclusivas. É importante estimular deambulação precoce, hidratação adequada e profilaxia antitrombótica, que deve ser mantida até 6 semanas pós-parto. Os analgésicos são prescritos para uso oral. O exame neonatal para detecção de hemoglobinopatias deve ser oferecido a todos os recém-nascidos e as pacientes devem ser encaminhadas ao serviço de planejamento familiar.

◗ Traço Falciforme

Nas pacientes portadoras de traço falciforme, não ocorrem anemia pela doença nem fenômenos vaso-oclusivos em condições normais. Complicações são raras; entretanto, em atletas, é descrito maior risco de morte súbita em

222 Protocolos Assistenciais

condições de exercício prolongado. Estudos sugerem que a pré-eclâmpsia pode ser mais frequente, mas os dados são conflitantes. A incidência de abortamentos, a mortalidade perinatal e o baixo peso fetal não são influenciados pelo traço falciforme, porém as infecções urinárias são mais comuns. Deve-se pesquisar a HbS no parceiro para o aconselhamento genético. A suplementação com ácido fólico e sulfato ferroso pode ser feita no pré-natal de forma habitual.

▶ Talassemia

As síndromes talassêmicas são distúrbios geneticamente adquiridos caracterizados pela diminuição da síntese de 1 ou mais cadeias globínicas.

Na forma homozigótica da β-talassemia, as manifestações clínicas são graves desde o início da vida (Hb de 3,0-4,0 g/dL), sendo necessárias transfusões sanguíneas frequentes, e é rara a associação com a gestação. Na eletroforese de Hb, HbA2 de 5% ou mais e HbF acima de 95%.

Na forma intermediária (β-talassemia intermédia), observa-se uma anemia microcítica moderada com HbA2 de 4% ou mais e HbF acima de 50% na eletroforese. As transfusões sanguíneas podem ser necessárias em algumas situações, como gravidez, processos infecciosos e cirurgias.

A associação entre talassemia *minor* e gravidez é mais frequente e as manifestações clínicas aparecem em graus variados e estão relacionadas com a produção da cadeia β. Pode ser pouco sintomática, por isso frequentemente é diagnosticada com testes laboratoriais específicos após a falha de tratamento em pacientes com diagnóstico de anemia microcítica e hipocrômica. É comum o tratamento equivocado dessas pacientes como portadoras de anemia ferropriva. Alguns trabalhos correlacionaram a talassemia *minor* com recém--nascidos de baixo peso, o que torna importante sua vigilância.

O diagnóstico deve ser sempre suspeitado na presença de anemia hipocrômica e microcítica com ferritina sérica em concentrações normais ou elevadas, principalmente em gestantes com antecedentes familiares de anemia ou ascendentes provenientes da região do Mediterrâneo.

Na transmissão genética da talassemia, ao resultar em feto homozigótico para a α-talassemia (deleção dos 4 genes), este é incapaz de sintetizar as cadeias α-globínicas e ocorre a formação da Hb de Bart. Esses fetos apresentam risco para hipóxia intrauterina grave, insuficiência cardíaca de alto débito, hidropisia fetal não imune e óbito fetal ou neonatal. Essa forma de talassemia, porém, é rara no Brasil, sendo mais observada no Sudeste Asiático.

Diagnóstico de talassemia *minor*

A talassemia *minor* é caracterizada pela presença de HbA2 em concentração maior que 3,5% na eletroforese de Hb. Cursa com anemia microcítica e hipocrômica, e ferro sérico e ferritina normal ou aumentada.

Tratamento

A conduta recomendada inclui:
- Suplementação com ácido fólico (dose mínima de 1 a 2 mg/dia).
- Transfusão de sangue se houver indicação clínica.
- Pesquisa de hemoglobinopatia no parceiro para aconselhamento genético.
- Suplementação com ferro com base nos controles laboratoriais se houver anemia ferropriva associada.

Anemia Aplástica

Anemia aplástica é causada pela inabilidade de a medula óssea produzir células sanguíneas. É rara durante a gravidez, com poucas séries de casos descritas na literatura. Essa doença caracteriza-se pela redução pronunciada das células multipotenciais da medula óssea.

Na maioria dos casos, a anemia aplástica é adquirida, podendo ser provocada por uma série de fatores, como uso de anti-inflamatórios, antimicrobianos e quimioterápicos; exposição a agentes químicos (benzeno, pesticidas e herbicidas), toxinas e irradiação; e infecções virais. Pode ocorrer em qualquer idade, no entanto, é comum em adultos jovens e idosos, sem diferença na incidência entre homens e mulheres. Também são conhecidas as formas congênitas, de caráter hereditário (p. ex., anemia de Fanconi, distúrbio autossômico recessivo) ou não, que se manifestam nos primeiros anos de vida.

Diagnóstico

O quadro laboratorial apresenta-se com os seguintes achados no sangue periférico: anemia normocítica e normocrômica, reticulopenia, leucopenia, neutropenia e plaquetopenia. Na medula óssea, verifica-se a hipocelularidade, aspecto fundamental para a confirmação do diagnóstico.

Tratamento

Para a paciente não grávida, o transplante de medula óssea é um tratamento de escolha, com sobrevida de 70-80%. Durante a gravidez, no entanto, a sua realização não está indicada, pois necessita de terapêutica imunossupressora prévia.

As transfusões de concentrado de hemácias e de plaquetas são indicadas para a manutenção dos parâmetros hematimétricos e tem sido relatado prognóstico materno-fetal favorável com a realização seriada desse procedimento. A anemia grave pode propiciar restrição de crescimento fetal e resultados perinatais (prematuridade, óbito fetal) e maternos (parto prematuro, hemorragia pós-parto, infecção puerperal) adversos. Recomendam-se, por isso, hemotransfusões com o objetivo de manter os valores da hemoglobina acima de 8 g/dL, o que promove melhor oxigenação fetal. Em algumas gestantes cuja resposta é insatisfatória e que requerem múltiplas transfusões, o tratamento com ciclosporina pode ser considerado após o primeiro trimestre da gestação. A administração de plaquetas deve ser realizada somente quando houver indicação, principalmente ao se programar o parto. A via de parto é preferencialmente a vaginal, pois oferece menores riscos de sangramento e infecção.

Bibliografia

- Abhilashini GD, Sagili H, Reddi R. Intravenous iron sucrose and oral iron for the treatment of iron deficiency anaemia in pregnancy. J Clin Diag Res. 2014; 8(5):OC04-7.
- Achebe MM, Gafter-Gvilli A. How I treat anemia in pregnancy: Iron, cobalamin, and folate. Blood 2017; 129(8):940-9.
- Al Jama FE, Gasem T, Burshaid S, Rahman J, Al Suleiman SA, Rahman MS. Pregnancy outcome in patients with homozygous sickle cell disease in a university hospital, Eastern Saudi Arabia. Arch Gynecol Obstet. 2009; 2805(5):793-7.
- ACOG Committee on Obstetrics. ACOG Practice Bulletin n. 78: Hemoglobinopathies in pregnancy. Obstet Gynecol. 2007; 109(1): 229-37.
- American College of Obstetricians and Gynecologists. ACOG Practice Bulletin n. 95: Anemia in pregnancy. Obstet Gynecol. 2008; 112(1):201-7.
- Auerbach M, Albernathy J, Jull S, Short V, Derman R. Prevalence of iron deficiency in first trimester, nonanemic pregnant women. J Matern Fetal Neonatal Med. 2021; 34(6):1002-5.
- Barfield WD, Barradas DT, Manning SE, Kotelchuck M, Shapiro-Mendoza CK. Sickle cell disease and pregnancy outcomes: women of African descent. Am J Prev Med. 2010; 38(4 Suppl):S542-9
- Bo L, Mei-Ying L,Yang Z, Shan-Mi W, Xiao-Hong Z. Aplastic anemia associate with pregnancy: Maternal and fetal complications. J Matern Fetal Neonatal Med. 2016; 29(7):1120-4.
- Briley A, Seed PT, Tydeman G, Ballard H, Waterstone M, Sandall J, et al. Reporting errors, incidence and risk factors for postpartum hemorrhage and progression to severe PPH: A prospective observational study. BJOG. 2014; 121(7):876-88.
- Carles G, Tobal N, Raynal P, Herault S, Beucher G, Marret H, et al. Doppler assessment of the fetal cerebral hemodynamic response to moderate or severe maternal anemia. Am J Obstet Gynecol. 2003; 188(3):794-9.
- Charoenboon C, Javatan P, Traisrisilp K, Tongsong T. Pregnancy outcomes among women with beta-thalassemia trait. Arch Gynecol Obstet. 2016; 293(4):771-4.

Capítulo 19 Anemias 225

- Goonewardene M, Shehata M, Hamad A. Anaemia in pregnancy. Best Pract Res Clin Obstet Gynaecol. 2012; 26(1):3-24.
- Gualandro SFM. Gravidez e contracepção. In: Manual de diagnóstico e tratamento de doenças falciformes. Brasília: Agência Nacional de Vigilância Sanitária, 2001. p. 135-42.
- Howard J, Oteng-Ntim E. The obstetric management of sickle cell disease. Best Pract Res Clin Obstet Gynaecol. 2012; 26(1):25-36.
- Kwon JY, Lee Y, Shin JC, Lee JW, Rha JG, Kim SP. Supportive management of pregnancy: Associated aplastic anemia. Int J Gynaecol Obstet. 2006; 95(2):115-20.
- McGowan KE, Malinowski AK, Schuh AC, Whittle W, Shehata N. Aplastic anaemia in pregnancy a single centre, North American series. Br J Haematol; 184(3):436-9.
- Milman N. Oral iron prophylaxis in pregnancy: Not too little and not too much! J Pregnancy. 2012; 2012:514345.
- Nomura RMY, Gordon MC, Fatobene G, Igai AMK, Zugaib M. Efeitos da anemia materna na cardiotocografia computadorizada e perfil biofísico fetal. Rev Bras Ginecol Obstet. 2009; 31:615-20.
- Nomura RMY, Igai AMK, Tosta K, Fonseca GHH, Gualandro SFM, Zugaib M. Resultados maternos e perinatais em gestações complicadas por doenças falciformes. Rev Bras Ginecol Obstet. 2010; 32(8):405-11.
- Nomura RMY, Igai AMK, Tosta K, Fonseca GHH, Gualandro SFM, Zugaib M. Acute chest syndrome in pregnant women with hemoglobin SC disease. Clinics (Sao Paulo). 2009; 64:927-8.
- Oteng-Ntim E, Howard J. Management of sickle cell disease in pregnancy (Green-Top Guidelines n. 61). 2011. [Acesso em 29/09/2021]. Disponível em: https://www.rcog.org. uk/globalassets/documents/guidelines/gtg_61.pdf.
- Pavord S, Daru J, Prasanannan N, Robinson S, Stanworth S, Girling J, et al. UK guidelines on the management of iron deficiency in pregnancy. Br J Haematol. 2020; 188(6):819-30.
- Poole JH. Thalassemia and pregnancy. J Perinat Neonatal Nurs. 2003; 17(3):196-208.
- Villers MS, Jamison MG, De Castro LM, James AH. Morbidity associated with sickle cell disease in pregnancy. Am J Obstet Gynecol. 2008; 199(2):125.e1-5.
- WHO recommendations on antenatal care for a positive pregnancy experience. Genebra: World Health Organization, 2016.
- Wiegersma AM, Dalman C, Lee BK, Karlsson H, Gardner RM. Association of prenatal maternal anemia with neurodevelopmental disordes. JAMA Psychiatry. 2019;76(12):1294-304.

capítulo 20

Lúpus Eritematoso Sistêmico

Joelma Queiroz Andrade
Adriana Lippi Waismann

As doenças autoimunes acometem 5-7% da população e são enfermidades inflamatórias crônicas, multifatoriais, com alterações imunológicas exuberantes, caracterizadas pela presença de autoanticorpos ou de células imunologicamente competentes que reagem com antígenos do próprio indivíduo.

Os lúpus eritematosos sistêmicos (LES) é uma das doenças autoimunes mais frequentes, com incidência maior em adultos jovens e predileção pelo sexo feminino na proporção de 9 mulheres para 1 homem, chegando a 15:1 em algumas populações. Em razão desse perfil demográfico, a porcentagem de mulheres em idade fértil é elevada; no entanto, a gravidez parece não interferir no curso da doença.

Os critérios clínicos para o diagnóstico do LES envolvem: alterações cutâneas, úlceras orais, alopecia, alterações articulares, serosites, alterações neurológicas, alterações renais, anemia, leucopenia, linfopenia e trombocitopenia. Os critérios imunológicos são: fator antinúcleo (FAN) positivo, anticorpo anti--DNA de dupla hélice positivo, anticorpo anti-Sm positivo, anticorpo antifosfolípide positivo, complemento baixo e teste de Coombs direto positivo. São necessários 4 critérios (pelo menos 1 clínico e 1 imunológico, que não precisam estar presentes concomitantemente) para classificar o LES. A nefrite lúpica, que pode estar presente, é diagnosticada por biópsia renal e/ou anticorpo anti-DNA positivo.

É fundamental fazer o diagnóstico diferencial entre atividade da doença renal (nefrite lúpica) e a presença de pré-eclâmpsia. Os principais critérios utilizados na diferenciação de ambos estão descritos na Tabela 20.1. Apesar das dificuldades que podem surgir, procurar o correto diagnóstico é importante, uma vez que o tratamento envolve medicações específicas.

Apesar da controvérsia ainda presente com relação à atividade da doença durante a gestação e o puerpério, nota-se redução nos índices de atividade lúpica nos últimos 30 anos. O principal fator responsável por essa redução é a ocorrência de remissão completa da doença no período da concepção. Nessa fase, caso a remissão seja parcial, o risco de atividade durante a gestação é muito alto.

228 Protocolos Assistenciais

Tabela 20.1 – Alterações clínicas e laboratoriais no diagnóstico diferencial entre nefrite lúpica e pré-eclâmpsia

Alterações laboratoriais/clínicas	Pré-eclâmpsia	Nefrite lúpica
C3, C4	Geralmente normais	Frequentemente baixos
Anti-DNA	Normal ou estável	Aumenta
Plaquetas	Podem estar baixas	Normais ou baixas
Enzimas hepáticas	Podem aumentar	Raramente anormais
Ácido úrico	Frequentemente aumentado	Frequentemente normal
Cilindros hemáticos ou lipoides na urina	Ausentes	Presentes
Relação proteinúria/creatinina na urina e/ou na proteinúria de 24 horas	Acima de 0,3	Acima de 0,3 ou duplicação do valor preexistente
Alterações clínicas de outros órgãos (anemia, neutropenia, *rash* cutâneo, artrite, úlceras orais, derrames e fotossensibilidade)	Ausentes	Presentes

Os principais sinais e sintomas de atividade da doença durante a gestação são: *rash* cutâneo, artrite, anemia, trombocitopenia, febre e serosites. A atividade renal como primeira manifestação da doença ou a atividade de uma nefrite em remissão ocorrem com menor frequência.

São considerados riscos maternos em pacientes lúpicas:

- Atividade da doença.
- Diabetes *mellitus* gestacional.
- Hipotireoidismo.
- Pré-eclâmpsia/eclâmpsia.
- Síndrome HELLP.

Uma das complicações de maior risco para a gestante portadora de LES é a pré-eclâmpsia. Na população geral, o risco é de 5-8%, enquanto e nas gestantes com LES chega a ser de 13-35%. Nos últimos anos, o hipotireoidismo tem aparecido em associação em cerca de 15-19% em nas gestantes lúpicas.

Os riscos fetais em gestações de pacientes lúpicas são:

- Prematuridade.
- Rotura prematura das membranas.
- Restrição do crescimento fetal.
- Bloqueio cardíaco congênito.
- Óbito fetal e neonatal.

Capítulo 20 — Lúpus Eritematoso Sistêmico — **229**

As pacientes com LES apresentam anticorpos antifosfolípides (anticoagulante lúpico e anticardiolipinas) em torno de 30% dos casos. As gestantes com síndrome do anticorpo antifosfolípide devem seguir protocolo específico para tratamento na gestação (ver Capítulo 21 – Trombofilias). Os anticorpos anti-Ro/SSA e anti-La/SSB presentes no sangue da mãe podem atravessar a barreira placentária e atingir o coração do feto, causando o bloqueio cardíaco congênito.

Paciente com Lúpus Eritematoso Sistêmico

A gestação em pacientes lúpicas deve ser programada, sendo que:
- O último quadro agudo da doença deve ter ocorrido há mais de 6 meses.
- As medicações utilizadas devem ser compatíveis com a gestação e a dose do corticosteroide deve ser a menor possível.
- Alguns fatores estão correlacionados de forma negativa com o resultado perinatal, como atividade da doença no momento da concepção, acometimento renal, acometimento cardíaco, hipertensão pulmonar, necessidade de altas doses de corticosteroide, associação com anticorpos anticardiolipina, anticoagulante lúpico, anticorpo anti-Ro/SSA e/ou anti-La/SSB, gestação múltipla, hipertensão arterial crônica e antecedente de pré-eclâmpsia em gestação anterior.

Estudos mostram risco elevado de perda fetal (abortamento e óbito fetal) em pacientes com LES. Esse índice elevado está associado principalmente a hipertensão arterial, atividade da doença, nefrite lúpica, hipocomplementemia, títulos elevados de anticorpos anti-DNA e anticardiolipina e trombocitopenia. Os anticorpos anti-DNA associam-se à perda fetal em razão de sua ligação com uma molécula que tem função importante na implantação da placenta.

Acompanhamento Pré-Natal

A consulta pré-concepcional é de extrema importância para orientação do casal com relação aos riscos maternos e fetais, bem como para avaliar as medicações em uso e aconselhar substituições quando necessário. Além disso, nesse momento deve-se checar se a doença está em atividade ou em remissão de pelo menos 6 meses desde a última crise. A programação da gestação é fundamental.

Uma vez confirmada a gestação, o acompanhamento pré-natal deve ser realizado em unidade preparada para atendimento de gravidez de alto risco por equipe multidisciplinar composta por obstetras, reumatologistas, nutricionistas, psicólogos, assistentes sociais e enfermagem treinada para esse tipo de atendimento.

230 Protocolos Assistenciais

A primeira consulta de pré-natal deve ser composta por anamnese detalhada, análise dos exames laboratoriais anteriores, avaliação das medicações já utilizadas, realização de biópsias prévias e detalhamento do comportamento da doença em gestações passadas.

Nesse momento da consulta inicial, além da rotina habitual de pré-natal (ver Capítulo 5 – Assistência Pré-Natal). Na consulta inicial, além da rotina habitual de pré-natal, deve-se colher:

- Pesquisa de anticorpos antifosfolípides (anticoagulante lúpico e anticardiolipina IgG e IgM).
- FAN e anti-DNA,
- Coagulograma, ureia, creatinina, ácido úrico, alanina aminotransferase (TGO), aspartato aminotransferase (TGP), bilirrubinas, relação proteinúria/creatinina e ou proteinúria de 24 horas, eletroforese de proteínas, dosagem de complemento (C3 e C4) e reação em cadeia da polimerase (PCR).

Esses exames devem ser repetidos a cada trimestre para os casos de pacientes que se mantenham em remissão da doença. Nos casos de atividade da doença durante o decorrer da gestação, os exames a serem solicitados são aqueles descritos na Tabela 20.1.

A introdução de ácido acetilsalicílico na dose de 100 mg/dia está indicado nas seguintes situações: lesão renal passada ou presente, síndrome do anticorpo antifosfolípide (SAFF), história pregressa de pré-eclâmpsia grave e anticorpos antifosfolípides positivos mesmo sem eventos clínicos.

Avaliação da Vitalidade e do Crescimento Fetal

- Ultrassonografia no primeiro trimestre, com mensuração da translucência nucal.
- Ultrassonografia morfológica no segundo trimestre.
- Ultrassonografia mensal para avaliação do crescimento fetal.
- Dopplervelocimetria das artérias uterinas e umbilicais na vigência da ultrassonografia morfológica de segundo trimestre. Repetir a dopplervelocimetria com 25 e 28 semanas.
- Cardiotocografia e perfil biofísico fetal devem ser iniciados com 30 semanas. Esses exames são repetidos quinzenalmente até 34 semanas e, depois, semanalmente até o momento do parto.
- Ecocardiografia fetal deve ser realizada entre 20-22 semanas de gestação e repetida com 28 semanas, somente para pacientes com anticorpo anti-Ro/SSA e/ou anti-La/SSB positivos.

Capítulo 20 — Lúpus Eritematoso Sistêmico — 231

▶ Atividade da Doença na Gravidez

As gestantes podem evoluir com atividade da doença, sendo os principais órgãos envolvidos a pele, articulações e rins. Na atividade cutânea e articular, o diagnóstico é clínico associado com queda do complemento. Nessa situação, a introdução de corticosteroide ou o aumento da dose já utilizada geralmente são suficientes para o controle.

Na suspeita de atividade renal, o diagnóstico é clínico e laboratorial. Os sinais e sintomas sugestivos incluem anemia, ganho excessivo de peso e edema, elevação da pressão arterial, associados com as alterações laboratoriais descritas na Tabela 20.1. Faz-se necessário diferenciar esse quadro da pré-eclâmpsia. Nessa situação, a paciente é obrigatoriamente internada para o devido controle clínico e deve ser avaliada em conjunto com a equipe de reumatologia. Quando confirmada a atividade da doença, é possível aumentar a dose do corticoide ou realizar a pulsoterapia com metilprednisolona endovenosa.

Os controles de vitalidade fetal e do crescimento fetal devem ser rigorosos. Nesses casos, é aconselhado acompanhamento diário da vitalidade fetal.

▶ Drogas

Os medicamentos utilizados no período antenatal devem ser mantidos, desde que não haja contraindicação formal para o período gestacional. As drogas mais utilizadas na gestação de portadoras de LES são: hidroxicloroquina, azatioprina e prednisona. Sabe-se que a interrupção do uso da hidroxicloroquina aumenta o risco de atividade da doença lúpica e do lúpus neonatal.

Para as usuárias de corticosteroide, a dose deve ser mantida da mesma forma que no período pré-gestacional. Não é aconselhável alterar dosagem logo no início da gestação.

As medicações anti-hipertensivas são habitualmente preservadas e faz-se o acompanhamento de acordo com o protocolo de gestantes com hipertensão arterial crônica (ver Capítulo 26 – Hipertensão Arterial Crônica). Deve-se dar especial atenção aos casos nos quais há comprometimento hepático, em que se deve evitar a utilização de metildopa, preferindo-se o anlodipino.

A seguir, são apresentadas algumas recomendações sobre o uso dos medicamentos durante a gestação:

- Prednisona: é um glicocorticoide que pode ser usado na gestação e na amamentação. É metabolizada pelas aromatases placentárias, o que reduz a sua passagem para o feto. As altas doses estão associadas com diabetes, hipertensão e rotura prematura das membranas ovulares. Em casos leves, são preconizadas doses inferiores a 20 mg/dia.

232 Protocolos Assistenciais

- Hidroxicloroquina: é um antimalárico que se deposita nos tecidos, principalmente no fígado, e tem meia-vida de 8 semanas. Sua suspensão aumenta o risco de atividade do LES, de trombose e de lúpus neonatal. A dose recomendada é de 400 mg/dia durante toda a gestação e o período de amamentação. Deve ser evitada somente em pacientes que tenham contraindicação, ou seja, alergias ao componente do medicamento, e campimetria e fundo de olho alterados.
- Azatioprina: é um imunossupressor seguro na gravidez na dose de até 2 mg/kg/dia. É muito utilizada nos casos de nefrite lúpica em remissão, principalmente para as pacientes em programação de gestação, e em muitos casos é uma opção para a substituição do micofenolato de mofetila.
- Tacrolimo: essa é uma medicação permitida no período gestacional e na amamentação. É utilizada em casos graves refratários aos medicamentos citados anteriormente.
- Ciclofosfamida: é um imunossupressor cujo uso deve ser interrompido 3 meses antes da tentativa de concepção. O risco de malformações com o uso de ciclofosfamida tem sido estimado entre 16-22%. A taxa de teratogenicidade no segundo e no terceiro trimestres é inferior à do primeiro trimestre. Estudos em animais descrevem a ocorrência de fenda palatina, lábio leporino e dismorfismo craniofacial. Estudos em humanos relatam anormalidades faciais, de pele, de músculos e de vísceras, além de restrição de crescimento fetal. Está contraindicada na amamentação em razão de relatos de imunossupressão, restrição do crescimento fetal e carcinogênese.
- Micofenolato de mofetila: é uma droga contraindicada na gestação e na lactação. O uso no primeiro trimestre está associado com a presença de malformações em torno de 25% dos casos. Deve ser suspensa no mínimo 6 semanas antes da concepção.
- Metotrexato: é contraindicado no período gestacional e no período de amamentação. Recomenda-se suspensão da droga pelo menos 3 meses antes da concepção e reforço no uso de ácido fólico.
- Leflunomida: apesar de não haver indícios de teratogenicidade, está contraindicada na gestação e na amamentação. Pacientes que tenham engravidado na vigência da medicação devem ser tratada com colestiramina.
- Rituximabe: é um imunológico que deve ser trocado antes da concepção. O seu uso na gestação deve ser excepcional, somente em caso de extrema gravidade quando a paciente se apresenta refratária ou intolerante a pelo menos 2 imunossupressores.

Capítulo 20 — Lúpus Eritematoso Sistêmico **233**

Via de Parto

O momento do parto sempre causa muita ansiedade. A via de parto é de indicação obstétrica. Recomenda-se o término da gravidez com 40 semanas, com preparo de colo e indução, pois sabe-se que o pós-datismo aumenta a morbidade e a mortalidade perinatais. Os quadros que cursam com atividade da doença e com nefrite lúpica são os que apresentam piores resultados perinatais, por isso a resolução é individualizada.

Lúpus Neonatal: Bloqueio Cardíaco

O bloqueio atrioventricular (BAV) congênito associado à passagem transplacentária de autoanticorpos anti-Ro/SSA e anti-La/SSB provoca defeito irreversível de condução no nó atrioventricular. Os anticorpos atravessam a barreira placentária e se depositam no tecido cardíaco do feto, onde provocam reação inflamatória, induzem miocardite e provocam a morte celular. Podem ser arritmogênicos.

Em um estudo realizado no Hospital das Clínicas da Faculdade de Medicina da Universidade de São Paulo (HCFMUSP), Lopes e Zugaib observaram que 72% das mães de fetos com BAV isolado apresentam soropositividade para os anticorpos, principalmente o anti-Ro/SSA. Pouco se sabe sobre os fatores de risco que levam o feto exposto a desenvolver o bloqueio cardíaco. Entre as pacientes com os autoanticorpos, cerca de 2% dos fetos apresentam bloqueio cardíaco. O uso de corticosteroides durante a gestação para a prevenção do BAV total não é indicado.

Anticoncepção no Pós-Parto

- Progestágenos: as minipílulas de progesterona e os progestágenos injetáveis podem ser utilizados e não provocam crise de atividade da doença. Usualmente, são prescritos na consulta de retorno, no final do puerpério, e as pacientes são encaminhadas para serviço de planejamento familiar.
- Dispositivo intrauterino (DIU): pode ser inserido imediatamente após o parto. Deve-se verificar o estado imunológico da paciente e, preferencialmente, implantá-los em casos de LES que utilizem prednisona em doses inferiores a 10 mg/dia.
- Pílulas combinadas de baixa dosagem: há estudos que demonstram que podem ser utilizadas com segurança nas pacientes com LES fora de atividade, sem anticorpos antifosfolípides e sem história de trombose.

Bibliografia

- Bonfá ESDO, Pereira RMR, Fuller R. Reumatologia (Série Manual do Médico-Residente do Hospital das Clínicas das Faculdade de Medicina da Universidade de São Paulo). Rio de Janeiro: Atheneu, 2018. p. 22-9.
- Borden MB, Parke AL. Antimalarial drugs in systemic lupus erythematosus: Use in pregnancy. Drug Saf. 2001; 24(14):1055-63.
- Costedoat-Chalumeau N, Amoura Z, Huong DLT, Lechat P, Piette JC. Safety of hydroxychloroquine in pregnant patients with connective tissue diseases: Review of the literature. Autoimmun Rev. 2005; 4(2):111-5.
- Flint J, Panchal S, Hurrell A, van de Venne M, Gayed M, Schreiber K, et al. BSR and BHPR guideline on prescribing drugs in pregnancy and breastfeeding: Part I – standard and biologic disease modifying anti-rheumatic drugs and corticosteroids. Rheumatology (Oxford). 2016; 55(9):1693-7.
- Imbasciati E, Tincani A, Gregorini G, Doria A, Moroni G, Cabiddu G, et al. Pregnancy in women with pre-existing lupus nephritis: Predictors of fetal and maternal outcome. Nephrol Dial Transplant. 2009; 24(2):519-25.
- Julkunen H. Pregnancy and lupus nephritis. Scand J Urol Nephrol. 2001; 35(4):319-27.
- Lopes LM, Zugaib M, editores. Atlas comentado de cardiologia fetal. São Paulo: Livraria e Editora do Médico, 2003.
- Petri M, Kim MY, Kalunian KC, Grossman J, Hahn BH, Sammaritano LR, et al.; OC--SELENA Trial. Combined oral contraceptives in women with systemic lupus erythemathosus. N Engl J Med. 2005; 353(24):2550-8.
- Petri M. Pregnancy and systemic lupus erythematosus. Best Pract Res Clin Obstet Gynaecol. 2020; 64:24-30.
- Seo MR, Chae J, Kim YM, Cha HS, Choi SJ, Roh CR. Hydroxychloroquine treatment during pregnancy in lupus patients is associated with lower risk of preeclampsia. Lupus. 2019; 28(6):722-30.
- Skorpen CG, Hoeltzenbein, Tincani A, Fischer-Betz R, Elefant E, Chambers C, et al. The EULAR points to consider for use of antirheumatic drugs before pregnancy, and during pregnancy and lactation. Ann Rheum Dis. 2016; 75(5):795-810.
- Wagner SJ, Craici L, Reed D, Norby S, Bailey K, Wiste HJ, et al. Maternal and foetal outcomes in pregnant patients with active lupus nephritis. Lupus. 2009; 18(4):342-7.

capítulo 21

Trombofilias

Fernanda Spadotto Baptista
Ana Maria Kondo Igai

A predisposição à trombose, conhecida como trombofilia, encontra-se potencializada na gestação e no puerpério por conta das próprias característi-cas procoagulantes desses estados. Além do maior risco de fenômenos trom-boembólicos, como trombose venosa profunda (TVP) e tromboembolismo pulmonar (TEP), as trombofilias associadas à gestação trazem maior risco de morbidade obstétrica, como perdas fetais, descolamento prematuro de pla-centa (DPP), restrição do crescimento fetal (RCF) e formas graves de doença hipertensiva específica da gestação (DHEG).

As trombofilias podem ser classificadas em hereditárias (presença do fator V de Leiden, mutação do gene da protrombina, deficiência de antitrombina, deficiência de proteínas C e S), ou adquiridas, como no caso da síndrome antifosfolípide (SAF). A hiper-homocisteinemia é uma trombofilia de causa genética e também pode ser adquirida por deficiência nutricional.

As trombofilias não devem ser investigadas universalmente em todas as mulheres, apenas nas que apresentem critérios clínicos para tal, e também não devem ser pesquisadas em determinadas situações clínicas. A Tabela 21.1 detalha o rastreamento de trombofilias na gestação.

A pesquisa de SAF é indicada em pacientes com antecedente de trom-bose venosa ou arterial, perda fetal recorrente (3 ou mais perdas fetais repetidas e inexplicadas, com menos de 10 semanas de idade gestacional, com anomalias morfológicas e hormonais maternas excluídas, assim como excluídas causas cromossômicas maternas e paternas), 1 ou mais óbitos fetais acima de 10 semanas ou, ainda, 1 ou mais partos prematuros com neonato morfologicamente normal até 34 semanas de gestação, decorrente de pré-eclâmpsia grave, eclâmpsia ou insuficiência placentária.

A pesquisa de trombofilias hereditárias deve ser realizada quando a pa-ciente apresentar tromboembolismo venoso (TEV) prévio ou atual, ou an-tecedente familiar de tromboembolismo venoso em parente de primeiro grau antes de 50 anos de idade.

Embora a literatura atual desencoraje a realização de pesquisa de trom-bofilias hereditárias em pacientes com antecedente de morbidade e/ou

235

Tabela 21.1 – Rastreamento de trombofilias na gestação

Trombofilia	Método laboratorial	Este teste pode ser realizado durante a gestação?	Este teste é realizado durante o quadro agudo de trombose?	Este teste é realizado durante anticoagulação oral?
Mutação do fator V de Leiden	Pesquisa da mutação gênica por PCR	Sim	Sim	Sim
Mutação do gene da protrombina (G20210A)	Pesquisa da mutação gênica por PCR	Sim	Sim	Sim
Deficiência de proteína C	Atividade de proteína C (< 60%)	Sim	Não	Não
Deficiência de proteína S	Teste funcional (< 55%)	Não	Não	Não
Deficiência de antitrombina	Atividade de antitrombina (< 60%)	Sim	Não	Não
Síndrome antifosfolípide	Anticorpos anticardiolipina, anticorpos anti-β-2-glicoproteína I	Sim*	Não	Sim**
	Anticoagulante lúpico	Sim	Não	Não

*Se a pesquisa na gravidez for necessária, a confirmação diagnóstica deverá ser realizada após o puerpério.
**Se a pesquisa for realizada na vigência de anticoagulação, a confirmação diagnóstica deverá ser realizada sem o uso da medicação.

mortalidade obstétrica, a evidência científica que suporta a não realização é fraca. Assim, na Clínica Obstétrica do Hospital das Clínicas da Faculdade de Medicina da Universidade de São Paulo (HCFMUSP), indica-se a pesquisa dessas condições também em pacientes com história de óbito fetal tardio não explicado por outras causas; 1 ou mais partos prematuros com neonato morfologicamente normal antes de 34 semanas de gestação, consequente a pré-eclâmpsia grave, eclâmpsia ou insuficiência placentária, incluindo descolamento prematuro de placenta e restrição de crescimento fetal grave e precoce sem outras causas.

Outras mutações hereditárias descritas, como a deficiência de proteína Z (proteína vitamina K-dependente que age na inativação do fator anti X ativado)

Capítulo 21 Trombofilias **237**

e a mutação no gene que codifica o inibidor do ativador de plasminogênio tipo I (*plasminogen activator inhibitor type I* – PAI-I), não devem ser pesquisadas de rotina, em razão da baixa evidência de correlação entre essas condições e eventos tromboembólicos em gestantes, bem como de eventos obstétricos adversos.

As indicações de pesquisa de trombofilias podem ser resumidas conforme segue:

- Tromboembolismo venoso prévio ou atual.
- Antecedente familiar de tromboembolismo venoso em parente de primeiro grau antes de 50 anos.
- Morbidade e mortalidade obstétrica, a saber:
  - Perdas fetais recorrentes (3 ou mais perdas fetais repetidas e inexplicadas, com menos de 10 semanas de idade gestacional, com anomalias morfológicas e hormonais maternas excluídas, assim como excluídas causas cromossômicas maternas e paternas).
  - Óbito fetal não explicado por outras causas.
  - Um ou mais partos prematuros com neonato morfologicamente normal antes de 34 semanas de gestação, consequente a pré-eclâmpsia grave, eclâmpsia ou insuficiência placentária, incluindo descolamento prematuro de placenta.
- Familiares portadores de trombofilia.

São descritos, a seguir, os tipos de trombofilia mais relevantes à prática obstétrica.

▶ Mutação do Fator V de Leiden

Descrita em 1992 por Dalhback, na cidade de Leiden, caracteriza-se por uma mutação no gene localizado no cromossomo 1 e que codifica o fator V, tornando-o resistente à ação das proteínas C e S. Essa mutação é primariamente de herança autossômica dominante e uma das formas mais comuns de trombofilia. Sabe-se que 20-40% das pacientes não gestantes com tromboembolismo são heterozigotas para essa alteração. A frequência na população geral da forma heterozigota é de 3,6-6%, e da forma homozigota, de 0,02-0,1%. A forma homozigota, apesar de rara, confere risco de tromboembolismo 100 vezes maior.

▶ Protrombina Mutante

A mudança de G para A no nucleotídeo de posição 20210 do gene que codifica a protrombina (fator II), descrita por Poort *et al.*, em 1996, cursa com elevação nos níveis séricos de protrombina, que é pró-coagulante. A heterozigose para essa mutação é encontrada em 2-3% da população geral, causando elevação de 150-200% nos níveis séricos de protrombina e aumentando o risco

238 Protocolos Assistenciais

de trombose. Na gestação, esse risco é ainda maior, associando-se também a maior incidência de perdas fetais de segundo e terceiro trimestres, descolamento prematuro de placenta, restrição de crescimento fetal e formas graves de doença hipertensiva específica da gestação. Cerca de 17% dos fenômenos tromboembólicos na gestação devem-se a essa alteração. Apesar disso, o risco de trombose em uma gestante assintomática portadora dessa mutação é de apenas 0,5%. A homozigose para o gene G20210A, por sua vez, confere risco de tromboembolismo tão alto quanto a homozigose para o fator V de Leiden.

◗ Deficiência de Antitrombina

A função da antitrombina (AT) é inativar a trombina (fator IIa) e os fatores X e IX, e sua ação é potencializada em até 1.000 vezes pela heparina.

A deficiência de antitrombina foi observada pela primeira vez em 1965 por Egeberg, na Noruega, sendo a mais trombogênica das trombofilias, com risco de 70-90% de trombose ao longo da vida. Essa deficiência resulta de numerosas mutações pontuais, deleções e inserções, sendo geralmente transmitida de forma autossômica dominante. A prevalência de deficiência de antitrombina é baixa, ao redor de 1:1.000-5.000, e está presente em apenas 1% das pacientes com tromboembolismo. O risco de as pacientes com deficiência de antitrombina desenvolverem trombose na gestação é de 60%, e no puerpério, de 33%.

A dosagem laboratorial é feita pelo método cromogênico, com valores normais de 79-131% de atividade. Indivíduos heterozigotos apresentam 40-70% de atividade funcional, e os homozigotos são raramente descritos, porque evoluem para o óbito. Sua pesquisa não deve ser realizada durante o uso de heparina, na fase aguda do evento trombótico e em hepatopatas.

◗ Deficiência de Proteína C

A proteína C é uma glicoproteína dependente de vitamina K sintetizada pelo fígado e ativada pelo complexo trombina-trombomodulina. Sua função é inativar os fatores Va e VIIa, inibindo a formação de trombina. Sua deficiência é motivada por múltiplas mutações transmitidas por traço autossômico dominante de penetrância incompleta.

A prevalência da deficiência de proteína C na população geral é de 0,2-0,5%. A mutação homozigótica é rara, levando geralmente ao óbito e culminando com púrpura fulminante neonatal.

A dosagem é feita pelo método cromogênico, com valores normais de 64-128% de atividade. As hepatopatias e o uso de cumarínicos alteram sua dosagem, assim como a fase aguda da trombose e a gestação.

Capítulo 21 — Trombofilias

▶ Deficiência de Proteína S

A proteína S é uma proteína vitamina K-dependente, sendo um cofator necessário para a atividade anticoagulante da proteína C. Sua deficiência é motivada por múltiplas mutações autossômicas recessivas. A homozigose é rara e fatal (púrpura fulminante neonatal).

A prevalência da deficiência de proteína S na população geral é de 0,8%. A dosagem da proteína S é realizada pelo método cromométrico, com valores normais de 55-160% de atividade.

Os fatores que alteram sua determinação são período pré-menopausa, terapia de reposição hormonal, uso de contraceptivo oral, anticoagulante oral, hepatopatia, fase aguda de trombose e gestação.

▶ Hiper-Homocisteinemia

A hiper-homocisteinemia associa-se a maior risco de tromboses venosa e arterial por mecanismos complexos que envolvem alterações endoteliais, de função plaquetária e de fibrinólise. A homocisteína é um produto intermediário na conversão de metionina em cisteína, que depende da enzima metilenotetraidrofolato redutase (MTHFR). Quando a MTHFR está deficiente, há acúmulo de homocisteína. O principal defeito na MTHFR é uma mutação pontual (C677T), com troca de C por T no nucleotídeo de posição 677, resultando na substituição da alanina pela valina, o que torna a MTHFR termolábil e de menor eficiência enzimática. Recentemente foi descrita outra alteração (A1298C), mas sem estudos que a relacionem com resultados obstétricos insatisfatórios. Além da MTHFR, a cistationina β-sintetase (CBS), as vitaminas B12 e B6 e o ácido fólico são cofatores para a transformação da homocisteína em cisteína, e suas deficiências também podem ocasionar hiper-homocisteinemia.

Na gestação, são considerados normais níveis de homocisteína de até 12 mmol/L. Níveis entre 16-24 mmol/L são considerados hiper-homocisteinemia leve; de 25-100 mmol/L, moderada; e maior que 100 mmol/L, grave.

A heterozigose para CBS é observada em 0,3-1,4% da população, enquanto a heterozigose para a MTHFR é encontrada em cerca de 11% dos indivíduos. A homozigose para essas alterações é bastante rara, cursando com retardo mental, defeitos do tubo neural, malformações esqueléticas e trombose. O fenótipo resultante desses defeitos enzimáticos, isto é, a hiper-homocisteinemia, é o que causa o aumento de risco de tromboembolismo, por isso a dosagem sérica de homocisteína que deve ser solicitada nesses casos. É importante salientar que o tratamento adequado para contrapor os efeitos aterotrombóticos e ateroscleróticos da hiper-homocisteinemia é a reposição de ácido fólico, e não a anticoagulação dessas pacientes.

240 Protocolos Assistenciais

▶ Síndrome Antifosfolípide

Descrita por Hughes em 1983, a síndrome dos anticorpos antifosfolípides (SAF) caracteriza-se por estado de hipercoagulabilidade mediada por autoanticorpos trombogênicos, que desencadeiam eventos tromboembólicos venosos, arteriais e perdas fetais recorrentes. Gestantes com SAF apresentam maior incidência de abortamento, óbito fetal, restrição do crescimento fetal, formas graves e precoces de doença hipertensiva específica da gestação, prematuridade e descolamento prematuro de placenta.

A síndrome antifosfolípide tem critérios diagnósticos estritos e bem definidos, que obedecem à normatização da International Society on Thrombosis and Haemostasis (ISTH). O diagnóstico é estabelecido quando há presença de 1 ou mais critérios clínicos associados a 1 ou mais critérios laboratoriais.

Critérios clínicos

- ● Trombose vascular
- ▪ Um ou mais episódios de trombose arterial, venosa ou de pequenos vasos em qualquer tecido ou órgão, com exceção de trombose venosa superficial. Deve ser confirmada por estudo de imagem ou histopatologia. Para confirmação histopatológica, a trombose deve estar presente sem evidência de inflamação na parede do vaso.

- ● Morbidade obstétrica
- ▪ Um ou mais óbitos de fetos morfologicamente normais, documentados por ultrassonografia ou exame macroscópico direto, com 10 ou mais semanas de gestação.
- ▪ Um ou mais partos prematuros com neonato morfologicamente normal até 34 semanas de gestação, consequente a pré-eclâmpsia grave, eclâmpsia ou insuficiência placentária.
- ▪ Três ou mais abortamentos espontâneos inexplicados antes de 10 semanas de gestação, excluídas causas anatômicas ou hormonais maternas e alterações genéticas no casal.

Critérios laboratoriais

- ▪ Anticoagulante lúpico (AL) presente no plasma em 2 ou mais ocasiões, com intervalo mínimo de 12 semanas, detectado conforme as normas da International Society on Thrombosis and Haemostasis
- ▪ Anticorpo anticardiolipina (aCL) isotipo IgG e/ou IgM presente no soro ou plasma em títulos moderados ou altos (> 40 GPL ou MPL, ou

acima do percentil 99), em 2 ou mais ocasiões, com intervalo mínimo de 12 semanas, medidos por ELISA padronizado.

- Anticorpo anti-β-2-glicoproteína I (anti-β-2-GPI) isotipo IgC e/ou IgM presente no soro ou plasma (em títulos acima do percentil 99), em 2 ou mais ocasiões, com intervalo mínimo de 12 semanas, medidos por ensaio imunoenzimático (ELISA) padronizado.

O intervalo entre o evento clínico (trombose vascular ou morbidade obstétrica) e a detecção do marcador laboratorial (anticoagulante lúpico, anticorpo anticardiolipina, anti-β-2-glicoproteína I) não pode ser inferior a 12 semanas nem superior a 5 anos.

Títulos baixos de anticorpo anticardiolipina devem ser vistos com cautela, uma vez que 5% das gestantes normais têm anticorpos antifosfolípides e, em sua maioria, não preenchem os critérios para SAF, sendo a maior parte desses anticorpos sem propensão trombogênica. Os anticorpos antifosfolípides não trombogênicos podem surgir de forma transitória e fugaz, após infecções, traumas, tromboses de outras etiologias, uso de medicamentos e em decorrência da própria gravidez. Quando esses anticorpos são perenes e interferem na função dos fosfolípides ou proteínas de adesão aos fosfolípides, pode-se ter perturbação na regulação da coagulação.

▶ Acompanhamento Pré-Natal e Tratamento

As pacientes com trombofilia apresentam risco aumentado para fenômenos tromboembólicos, devendo ser orientadas a utilizar meias elásticas durante toda a gestação, o parto e puerpério. Recomenda-se que elas planejem as gestações, sempre que possível. Aquelas com antecedente de trombose venosa ou arterial, e que frequentemente estão em uso de anticoagulação oral, devem ser orientadas a procurar o serviço de saúde na vigência de atraso menstrual para confirmar a gestação e promover a troca dos dicumarínicos ou outras medicações antitrombóticas orais por heparina, preferencialmente antes da sexta semana. Para as pacientes com SAF, preconiza-se o uso do ácido acetilsalicílico na dose de 100 mg/dia, a partir do exame da fração β livre da gonadotrofina coriônica humana (β-hCG) positivo, mas os benefícios do ácido acetilsalicílico para as pacientes com outras trombofilias ainda não foram confirmados. Pacientes que não fazem uso de anticoagulação oral e que têm indicação do uso de heparina profilática devem iniciá-la assim que o β-hCG for positivo e fazer acompanhamento com ultrassonografia precoce. A heparinização dessas gestantes depende do tipo de evento clínico prévio, do tipo de trombofilia e da história pessoal (Figuras 21.1 a 21.3).

As pacientes que apresentarem episódio de tromboembolismo venoso agudo na gestação em curso deverão receber anticoagulação em dose tera-

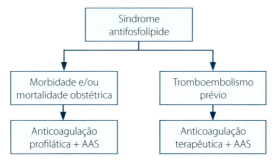

Figura 21.1 – Profilaxia antitrombótica em gestantes com síndrome dos anticorpos antifosfolípides. AAS: ácido acetilsalicílico.

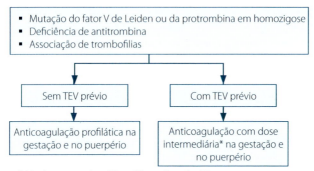

Dose intermediária de enoxaparina: 80 mg/dia ou 1 mg/kg/dia

Figura 21.2 – Profilaxia antitrombótica em gestantes com trombofilia de alto risco trombótico. TEV: tromboembolismo venoso.

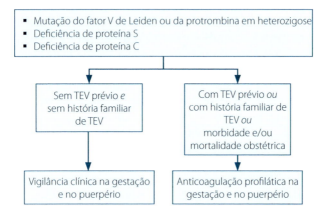

Figura 21.3 – Profilaxia antitrombótica em gestantes com trombofilia de baixo risco trombótico.

pêutica, por no mínimo 3-6 meses. Após esse período, em casos de ausência de fatores de risco adicionais e com confirmação de que tenha ocorrido recanalização do vaso trombosado, pode-se reduzir a dose de anticoagulante para profilática e manter até o final do puerpério.

Para as pacientes que apresentarem história pessoal de tromboembolismo venoso, com fator de risco removível (p. ex., imobilizações, cirurgias etc.) e que não tiverem trombofilias ou fatores de risco adicionais, pode-se manter vigilância clínica na gestação e anticoagulacão profilática no puerpério.

Os tipos de anticoagulação, as drogas, o controle e seus ajustes estão representados na Figura 21.4 e na Tabela 21.2.

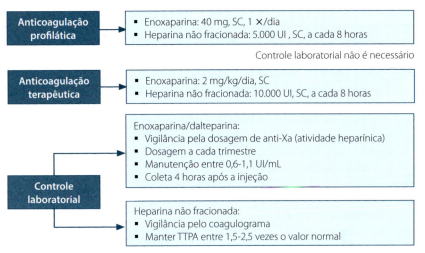

Figura 21.4 – Tipos de anticoagulação. anti-Xa: fator anti-X ativado; TTPA: tempo de tromboplastina parcial ativada.

Tabela 21.2 – Ajuste da anticoagulação profilática de acordo com o peso materno

Peso (kg)	Enoxaparina
< 50	20 mg/dia
50-89	40 mg/dia
90-130	60 mg/dia
131-170	80 mg/dia
> 170	0,6 mg/kg/dia

Tabela adaptada de Royal College of Obstetricians and Gynaecologists, 2015.

244 Protocolos Assistenciais

A heparina pode causar trombocitopenia imune, diagnosticada por contagem plaquetária inferior a 100.000/mm^3, ou queda de 50% ou mais na contagem plaquetária prévia. A trombocitopenia induzida pela heparina cursa com aumento paradoxal do risco de trombose. Esse evento, que ocorre em 3% das gestantes em uso de heparina não fracionada (HNF) e em 0,1-0,4% das em uso de heparina de baixo peso molecular (HBPM), motiva a realização de controle com hemograma quinzenal no primeiro mês e mensal após esse período, para todas as pacientes que recebem essas medicações. As heparinas causam aumento no risco de osteopenia e osteoporose nas gestantes, com encontro de fraturas vertebrais sintomáticas em 2-3% nos casos de uso com duração superior a 1 mês, sendo esse risco menor para aquelas em uso de HBPM (0,1%). Para prevenir esse evento, preconiza-se suplementação de carbonato de cálcio, na dose de 500 mg/dia, e correção da vitamina D (colecalciferol) caso haja necessidade, até níveis de suficiência. Para o diagnóstico da suficiência de vitamina D, deve ser dosada a 25-hidróxi-vitamina D e considera-se normal valor maior ou igual a 30 ng/mL. Quando os valores de vitamina D estiverem abaixo desse nível, a reposição de vitamina D deverá ser realizada na dose de 2.000 UI/dia, por via oral, e o controle deve ser realizado em 2-3 meses.

Diante da normalização do nível da vitamina D na dosagem de controle, a dose de reposição deverá ser corrigida para 600 UI/dia.

As consultas de pré-natal devem ser mensais ou quinzenais até 20 semanas de gestação, passando a quinzenais ou semanais a partir desse período.

Solicita-se a ultrassonografia com 8 semanas de idade gestacional e ultrassonografia morfológica fetal de primeiro trimestre com 12 semanas e, a partir de então, ultrassonografias mensais.

A dopplervelocimetria tem maior relevância no acompanhamento das gestantes com trombofilia, pois permite avaliar o leito vascular placentário, que é alvo de trombose. Deve ser iniciada ao redor de 20 semanas e repetida mensalmente até 34 semanas de idade gestacional, se os valores do Doppler forem normais. Se os valores forem alterados ou houver piora do quadro clínico materno, deve ser repetido em intervalos menores.

◗ Conduta no Parto

Para possibilitar a suspensão temporária da HBPM, o parto deve ser programado entre 38-40 semanas, a depender da dose de anticoagulacão a que a paciente estiver sendo submetida. O ácido acetilsalicílico, quando utilizado, é suspenso 1 semana antes do parto.

Quando a paciente estiver em uso de dose terapêutica de HBPM, essa deverá ser suspensa 24 horas antes do parto, medida que permitirá a raquianestesia ou peridural (bloqueio locorregional). Quando a paciente estiver

Capítulo 21   Trombofilias   **245**

em uso de dose profilática de HBPM, o bloqueio locorregional anestésico poderá ser realizado com segurança após 12 horas da última dose do medicamento. Caso a paciente não tenha esses intervalos de tempo entre a última dose da HBPM e o procedimento anestésico, deve-se proceder à anestesia geral.

A via de parto é obstétrica, não havendo contraindicação à maturação artificial do colo com prostaglandinas nem à indução do trabalho de parto.

Pacientes em uso de heparina devem ser orientadas a não administrar a dose do fármaco caso apresentem contrações ou perda de líquido e dirigir-se imediatamente ao hospital em que estão sendo acompanhadas.

Conduta no Puerpério

No puerpério, a heparina deve ser reintroduzida 8-12 horas após o parto, tanto vaginal, como cesárea, e mantida até o final do puerpério. O mesmo procedimento vale para a reintrodução do ácido acetilsalicílico, quando indicada. Para aquelas pacientes que deverão seguir em terapêutica anticoagulante para além do puerpério, a transição para anticoagulantes orais após 15 dias do parto deve ser considerada. Para as pacientes com trombofilias de baixo risco, que não apresentavam história pessoal ou familiar e que não estavam em uso de anticoagulação na gestação, pode-se considerar o uso de HBPM profilático no puerpério. Deve-se estimular a deambulação precoce e a continuidade do uso das meias elásticas, bem como hidratação adequada.

Anticoncepção Pós-Parto

Essas pacientes poderão utilizar progestágenos orais ou injetáveis, métodos de barreira, bem como dispositivo intrauterino (DIU) de cobre ou com levonorgestrel. É importante lembrar que os DIU de cobre podem ocasionar sangramentos aumentados e deverão ser reavaliados em pacientes que necessitem manter a anticoagulação.

Bibliografia

- ACOG Practice Bulletin n 197 summary: Inherited thrombophilias in pregnancy. Obstet Gynecol. 2018;132(1):249-51.
- American College of Obstetricians and Gynecologists Women's Health Care Physicians. ACOG Practice Bulletin n. 138: Inherited thrombophilias in pregnancy. Obstet Gynecol. 2013; 122(3):706-17.
- Bates SM, Greer IA, Middeldorp S, Veenstra DL, Prabulos AM, Vendvik PO. VTE, thrombophilia, antithrombotic therapy, and pregnancy. Antithrombotic therapy and prevention of thrombosis, 9th ed – American College of Chest Physicians evidence-based clinical practice guidelines. Chest. 2012; 141(2 Suppl):e691S-e736S.

- Bates SM, Rajasekhar A, Middeldorp S, McLintock C, Rodger MA, James AH, et al. American Society of Hematology 2018 guidelines for management of venous thromboembolism: Venous thromboembolism in the context of pregnancy. Blood Adv. 2018; 2(22):3317-59.
- Dodd JM, McLeod A, Windrim RC, Kingdom J. Antithrombotic therapy for improving maternal or infant health outcomes in women considered at risk of placental diysfunction. Cochrane Database Syst R. 2013; (7):CD006780.
- Maeda SS, Borba VZC, Camargo MBR, Silva DMW, Borges JLC, Bandeira F, et al. Recomendações da Sociedade Brasileira de Endocrinologia e Metabologia (SBEM) para o diagnóstico e tratamento da hipovitaminose D. Arq Bras Endocrinol Metab. 2014; 58(5):411-33.
- Miyakis S, Lockshin MD, Atsumi T, Branch DW, Brey RL, Cervera R, et al. International consensus statement on an update of the classification criteria for definite antiphospholipid syndrome (APS). J Thromb Haemost. 2006; 4(2):295-306.
- Royal College of Obstetricians and Gynaecologists. The use of antithrombotics in the prevention of recurrent pregnancy loss. Scientific Paper n. 23. 2011.
- Royal College of Obstetricians and Gynaecologists. Reducing the risk of venous thromboembolism during pregnancy and the puerperium. (Green-Top Guideline n. 37a). 2015. [Acesso em: 29 set 2021]. Disponível em: https://www.rcog.org.uk/globalassets/documents/guidelines/gtg_17.pdf.

capítulo 22

Profilaxia Antitrombótica

Venina Isabel Poço Viana Leme de Barros

O ciclo-gravídico puerperal é um estado de trombofilia em que o risco de tromboembolismo venoso (TEV) aumenta em 5-30 vezes. A trombose venosa profunda (TVP) e o tromboembolismo pulmonar (TEP) são formas diferentes de manifestações da mesma doença: o tromboembolismo venoso. O risco de trombose venosa profunda ou tromboembolismo pulmonar aumenta quando há associação de outros fatores de risco (ver Tabelas 22.1 e 22.2). O risco de tromboembolismo venoso encontra-se aumentado em até 20 vezes em pacientes internadas. A análise dos fatores de risco pode direcionar a tromboprofilaxia.

O principal sítio de trombose venosa na gravidez são os membros inferiores, particularmente o membro inferior esquerdo. A trombose proximal, ou seja, das veias femoral e ilíaca, é mais comum na gravidez, o que aumenta o risco de embolia pulmonar (EP). A embolia pulmonar é mais frequente no puerpério e é uma causa importante de mortalidade materna, principalmente em países desenvolvidos.

Principais Recomendações

- Recomenda-se uso de heparina de baixo peso molecular (HBPM) na prevenção e no tratamento de tromboembolismo venoso em vez da heparina não fracionada (HNF).
- Não se recomenda profilaxia em cesariana sem fator de risco. Deve-se estimular deambulação precoce após o parto.

Profilaxia do Tromboembolismo Venoso na Gravidez

As gestantes que não apresentam trombose venosa profunda e/ou tromboembolismo pulmonar na gestação atual, mas que têm risco aumentado para esses eventos, beneficiam-se do uso profilático da heparina (ver Tabela 22.1). A dose da enoxaparina deve ser ajustada pelo peso materno (Tabela 22.2).

248 Protocolos Assistenciais

Tabela 22.1 – Escore de risco para tromboembolismo venoso na gravidez sem hospitalização

	Escore
TEV prévio (*exceto* evento único em cirurgia de grande porte)	4
TEV prévio por cirurgia de grande porte	3
Trombofilia de alto risco conhecida: síndrome antifosfolípide (SAF), deficiência de antitrombina, mutação homozigótica do fator V de Leiden, mutação homozigótica da protrombina (fator II), coexistência de heterozigose de Leiden e da protrombina	4
Câncer, insuficiência cardíaca congestiva, hipertensão pulmonar, lúpus eritematoso sistêmico em atividade, diabetes *mellitus* tipo 1 com nefropatia, anemia falciforme, usuária de drogas injetáveis, doença inflamatória intestinal ou poliartropatia inflamatória em atividade, síndrome nefrótica prévia à gravidez	3 ou 4*
História familiar de TEV sem fator desencadeante ou por uso de estrógeno em parente de primeiro grau (ver Capítulo 21 – Trombofilias)	
Trombofilia de baixo risco sem TEV (ver Capítulo 21 – Trombofilias)	

Anemia falciforme: ver Capítulo 19 – Anemias.
Câncer: necessária discussão com oncologista (tumores de pâncreas, pulmão e gastrointestinais são os mais trombogênicos).
Diabetes mellitus tipo 1 com nefropatia ≥ 3,5 g/24 horas prévio à gestação: iniciar profilaxia a partir do 1º trimestre.
Escore ≥ 4 (pré-natal): tromboprofilaxia a partir do 1º trimestre e manter por 6 semanas pós-parto.
Insuficiência cardíaca congestiva e hipertensão pulmonar: ver Capítulo 24 – Cardiopatias.
Lúpus, doenças inflamatórias intestinais ou reumatológicas em atividade: avaliar o risco de TEV a partir do diagnóstico desses quadros clínicos.
TEV: tromboembolismo venoso.
Usuárias de drogas injetáveis: avaliar fatores de risco a partir do diagnóstico. Atenção para fatores de risco para sangramento

Tabela adaptada de Royal College of Obstetricians and Gynaecologists, 2018.

Tabela 22.2 – Ajuste de dose de enoxaparina com base no peso da paciente

Peso (kg)	Dose enoxaparina
< 50	20 mg
50-89	40 mg
90-130	60 mg
131-170	80 mg
> 170	0,6 mg/kg/dia

Tabela adaptada de Royal College of Obstetricians and Gynaecologists, 2015.

O início da administração de heparina deve ocorrer após a confirmação de gestação viável. Essa terapia deve ser mantida por no mínimo 15 dias e no máximo até 6 semanas pós-parto.

São recomendadas as seguintes doses:

- Para aquelas que tiveram no passado episódios recorrentes de trombose venosa profunda ou tromboembolismo pulmonar e estão em uso de anticoagulação com varfarina, recomenda-se a troca desta por HBPM em dose terapêutica (enoxaparina, na dose de 1 mg/kg, a cada 12 horas) até 6 semanas de gestação, pois durante essa fase gestacional a varfarina aumenta o risco de malformações fetais.

- Aquelas que tiveram apenas 1 episódio de tromboembolismo no passado, em gestação, pós-parto ou em uso de contraceptivos, e atualmente estão sem medicação, devem receber dose profilática da HBPM (enoxaparina, no dose de 40 mg, 1 vez ao dia, ou dalteparina, na dose de 5.000 U, 1 vez ao dia).

- À gestante que nunca teve fenômeno tromboembólico prévio, mas apresenta fator de risco trombogênico, recomenda-se também o uso de dose profilática de HBPM.

- Nos casos de homozigose para o fator V de Leiden ou de protrombina mutante, na deficiência de antitrombina e nas trombofilias associadas, recomenda-se o uso de dose intermediária de HBPM (enoxaparina, na dose de 40 mg, a cada 12 horas, ou dalteparina, na dose de 5.000 U, a cada 12 horas), em caso de tromboembolismo prévio. Se não apresentar tromboembolismo venoso prévio, recomenda-se dose profilática de HBPM.

- Pacientes com síndrome antifosfolípide e trombose venosa prévia devem receber anticoagulação na gravidez em dose terapêutica (enoxaparina, na dose de 1 mg/kg/dia, por via subcutânea, a cada 12 horas) em razão do elevado risco de tromboembolismo venoso.

O uso prolongado de heparina pode causar osteoporose e trombocitopenia. A contagem de plaquetas deve ser monitorada regularmente a cada 7 ou 15 dias no primeiro mês, e mensalmente após esse período. Se a contagem de plaquetas for inferior a 100.000/mm^3 ou houver queda de 50% na contagem plaquetária prévia, a heparina deverá ser suspensa até determinação da etiologia. A trombocitopenia induzida pela heparina (HIT) é uma situação grave, pois essas pacientes têm risco aumentado para trombose. Durante a gravidez, a trombocitopenia induzida pela heparina é muito rara. Para minimizar o risco de osteoporose, recomenda-se incluir na dieta 1,5 g/dia de cálcio e, em caso de ingestão inadequada de cálcio na dieta, suplementar. Deve-se ter assegurado que, em todas as gestantes e puérperas de alto risco para tromboembolismo, o nível de 25-hidróxi-vitamina D no plasma seja superior a 30 ng/mL.

Exames indicados para gestante com antecedente de tromboembolismo venoso

Se a paciente apresentou tromboembolismo venoso no passado (trombose venosa profunda, trombose cerebral ou tromboembolismo pulmonar) durante o uso de anticoncepcionais, na gravidez ou no pós-parto ou sem fator desencadeante, ela necessitará de anticoagulação durante toda a gestação sem nenhuma investigação adicional. Mulheres que tiveram tromboembolismo venoso de repetição e já fazem uso de anticoagulação permanente também não necessitam de investigação adicional. Aquelas que manifestaram tromboembolismo venoso após fator de risco adquirido, como imobilidade superior a 48 horas no mês anterior, internação hospitalar, cirurgia, câncer ou infecção grave nos últimos 3 meses, não requerem análise complementar.

O local da primeira trombose pode ser um preditor do sítio e, possivelmente, da frequência das futuras tromboses. Nesse caso, mulheres com embolia pulmonar (EP) durante o primeiro episódio de tromboembolismo venoso são muito mais propensas a ter embolia pulmonar durante a gestação.

As trombofilias são alterações da coagulação sanguínea que levam o indivíduo a maior predisposição para fenômenos tromboembólicos. As causas hereditárias mais frequentes para tromboembolismo venoso são a mutação dos genes do fator V de Leiden e a protrombina mutante (G20210A), que correspondem a 50-60% dos casos. A SAF (trombofilia adquirida) é um importante fator de risco para tromboembolismo venoso. As recomendações para pesquisa de trombofilias estão no Capítulo 21 – Trombofilias.

Dose preconizada das heparinas

A dose do anticoagulante dependerá do objetivo desejado: tratamento de episódio agudo de tromboembolismo venoso, ou prevenção do tromboembolismo venoso ou anticoagulação profilática. A droga de escolha em ambas as situações são as HBPM, sendo a enoxaparina a única disponível no Brasil no momento. A dose para tratamento é de 1 mg/kg/dia, por via subcutânea, em 2 aplicações diárias, com intervalo de 12 horas (ver Capítulo 23 – Tromboembolismo Venoso – Diagnóstico e Tratamento). A dose para profilaxia depende do peso da paciente: para peso entre 50-89 kg, a dose recomendada é de 40 mg, por via subcutânea, em aplicação única diária (ver Tabela 22.2 para ajuste da dose de enoxaparina).

Em caso de indisponibilidade de HBPM, a HNF pode ser utilizada da seguinte forma para anticoagulação profilática: 5.000 UI, por via subcutânea, a cada 8 horas, ou 7.500 UI, por via subcutânea, a cada 12 horas, para pacientes entre 50-89 kg, 5.000 UI, por via subcutânea, a cada 12 horas, para pacientes com peso menor que 50 kg; e 10.000 UI, por via subcutânea, a cada 12 horas, para pacientes com índice de massa corpórea acima de 40 kg/m².

Contraindicações ao uso de heparina de baixo peso molecular

- Hemofilia.
- Doença de von Willebrand.
- Coagulopatia adquirida.
- Hemorragia ativa.
- Acidente vascular cerebral agudo nas 4 semanas precedentes (hemorrágico ou isquêmico).

Risco de sangramento

Com o uso de HBPM, observa-se risco aumentado de sangramento nas seguintes situações:

- Doença renal grave (taxa de filtração glomerular < 30 mL/min ou creatinina > 1,5 mg/L).
- Doença hepática grave.
- Hipertensão não controlada (pressão arterial > 180 × 110 mmHg).
- Trombocitopenia (plaquetas < 70.000/mm³).
- Metástase hepática e/ou cerebral.
- Placenta prévia.
- Rotura prematura das membranas ovulares.
- Tosse persistente no pós-operatório.
- Úlcera péptica ativa.
- Uso concomitantes de drogas que interferem na coagulação ou hemostasia (anti-inflamatórios, ácido acetilsalicílico, antidepressivos, antibióticos).

Nos casos com contraindicação ao uso de HBPM, recomenda-se o uso de meias elásticas de compressão ou compressão pneumática intermitente (CPI) e fisioterapia motora.

Uso de ácido acetilsalicílico ou corticosteroide para profilaxia de tromboembolismo

O ácido acetilsalicílico deve ser usado juntamente com a HBPM para o tratamento da SAF. Além disso, deve ser ministrado a pacientes com alto risco para desenvolvimento de pré-eclâmpsia, devendo ser iniciado no primeiro trimestre da gravidez. Os corticosteroides, por outro lado, não são utilizados para profilaxia do tromboembolismo venoso.

Uso de anticoagulantes orais na profilaxia de tromboembolismo

Os anticoagulantes orais, como os varfarínicos, podem ser utilizados no segundo trimestre da gravidez, quando não houver disponibilidade de nenhuma forma de heparina. Seu uso não tem sido recomendado, no entanto, pois foram descritos casos de hemorragia cerebral fetal, com graves sequelas para o feto. Eles podem ser utilizados no puerpério.

Os anticoagulantes orais diretos (em inglês, *direct oral anticoagulants* – DOAC) não devem ser usados nem na gestação, nem no puerpério, em razão da alta passagem transplacentária e para o leite materno, com risco de hemorragia fetal e neonatal, além do risco teratogênico.

Exames laboratoriais para o controle da anticoagulação

Há controvérsias quanto à monitorização da anticoagulação com enoxaparina na gravidez. O exame utilizado para monitorização é o teste de atividade de heparina de baixo peso ou do fator X ativado (anti-Xa). Na Clínica Obstétrica do Hospital das Clínicas da Faculdade de Medicina da Universidade de São Paulo (HCFMUSP), o exame está disponível, o que não ocorre em muitos serviços. Na vigência de tratamento do tromboembolismo venoso, principalmente se extenso, monitoriza-se o fator anti-Xa após 2-4 dias do início do tratamento e a meta é o valor de 0,6-1,1 UI/mL. O exame deve ser colhido 4 horas após aplicação do medicamento usado de forma regular. A meta do valor do anti-Xa também pode ser modificada dependendo da gravidade do quadro clínico das pacientes. Sugere-se, nessas situações, o acompanhamento conjunto com profissionais com experiência em anticoagulação na gravidez.

Via de parto

A via de parto é de indicação obstétrica e a heparinização não contraindica parto vaginal, nem a indução.

Interrupção da anticoagulação e trabalho de parto espontâneo

No caso de programação da interrupção da gravidez, a enoxaparina em dose profilática deve ser suspensa 12 horas antes do parto. Em caso de trabalho de parto espontâneo e aplicação que não siga esse parâmetro, a analgesia do trabalho de parto deverá ser realizada de forma alternativa e não com bloqueio espinal. Em cesárea de emergência, pode ser necessária a anestesia geral; no entanto, o risco hemorrágico no intraoperatório é pequeno.

Classificação e reclassificação para o risco de tromboembolismo venoso

Deve-se reclassificar o risco para tromboembolismo venoso durante o pré--natal se houver hospitalização, no pós-parto imediato, se ocorrer internação por mais de 7 dias e se houver reinternação.

▶ Profilaxia do Tromboembolismo Venoso na Hospitalização e no Pós-Parto

A gestante deve ser avaliada para o risco de tromboembolismo venoso na hospitalização para tratamento clínico ou para parto. Essa reavaliação deve ser repetida após 7 dias se ela permanecer hospitalizada. O escore de risco adotado na Clínica Obstétrica do HCFMUSP foi adaptado do protocolo do Royal College of Obstetricians and Gynaecologists para o serviço e vem sendo utilizado desde dezembro de 2014 (ver Tabela 22.3). A aplicação desse escore eliminou a morte hospitalar por tromboembolismo venoso no serviço e nenhum óbito materno por essa causa ocorreu em um período de até 3 meses pós-parto. Houve indicação de anticoagulação profilática em 15,3% de todas as pacientes hospitalizadas na maternidade. Apesar disso, 0,4% das pacientes de alto risco ainda apresentaram algum episódio de tromboembolismo venoso no período de até 3 meses pós-parto. Houve apenas 1 evento adverso grave da anticoagulação na casuística até julho de 2019 (0,06%). Assim, observados os fatores de indicação e contraindicação de anticoagulação na gravidez, pode-se afirmar que esta é bastante eficaz e segura.

Escore de risco na hospitalização

Os diversos fatores de risco foram divididos em alto, médio e baixo risco, que pontuam, respectivamente, 3, 2 ou 1 pontos. O escore final se dá pelo somatório dos valores atribuídos a cada fator presente na paciente (Tabela 22.1). A anticoagulação farmacológica com HBPM está indicada nas pacientes com escore de risco para tromboembolismo venoso maior ou igual a 3. A HNF pode ser utilizada quando não houver disponibilidade da HBPM.

O risco de sangramento sempre deve ser avaliado e pode contraindicar a tromboprofilaxia medicamentosa. Nesses casos, os métodos mecânicos de profilaxia devem ser utilizados.

254 Protocolos Assistenciais

Tabela 22.3 – Escore de risco para tromboembolismo venoso na hospitalização

Fatores de alto risco	Fatores de médio risco	Fatores de baixo risco

• TEV prévio:
  – Na gestação ou pós-parto
  – Em uso de anticoncepção oral
  – Sem fator desencadeante
• Trombofilias de alto risco*
• Morbidades clínicas:
  – Anemia falciforme
  – Proteinúria nefrótica ($\geq$ 3,5 g/24 horas)
  – Algumas cardiopatias, próteses valvares mecânicas, fibrilação ou *flutter* atrial etc.
  – Doenças reumatológicas em atividade com necessidade de internação
  – Neoplasias malignas (pâncreas, estômago, pulmão)
• Imobilidade no leito por período superior a 1 semana com IMC $\geq$ 30 kg/m²
	• TEV prévio associado a fator desencadeante
	• Trombofilias de baixo risco**
	• Morbidades clínicas:
	  – Câncer (nos últimos 6 meses)
	  – Quimioterapia (nos últimos 6 meses)
	  – Infecções graves na gestação ou pós-parto
	  – Pneumopatia cianótica
	• Condições clínicas***:
	  – Idade > 40 anos
	  – IMC $\geq$ 40 kg/m²
	  – Imobilidade no leito superior a 4 dias antes da cesárea
	  – Hemorragia superior a 1 L no pós-parto
		• Morbidades clínicas ou cirúrgicas***:
		  – Desidratação/hiperêmese
		  – Qualquer procedimento cirúrgico na gestação ou puerpério****
		  – Varizes de grosso calibre
		• Condições clínicas***:
		  – Gestação múltipla
		  – Idade $\geq$ 35 e $\leq$ 39 anos***
		  – Multiparidade ($\geq$ 3 partos prévios)

Fatores de risco durante internação hospitalar.
** Durante os primeiros 15 dias, exceto cesárea.
*** Trombofilias de alto risco: deficiência de antitrombina, fator V de Leiden em homozigose, gene recombinante da protrombina em homozigose (G20210A), síndrome antifosfolípide (SAF), associação de trombofilias.
**** Trombofilias de baixo risco: hiper-homocisteinemia (> 15 mcmol/L), fator V de Leiden em heterozigoze, gene recombinante da protrombina em heterozigose (G20210A), deficiência de proteína C, deficiência de proteína S, suspeita de SAF.
IMC: índice de massa corpórea; TEV: tromboembolismo venoso.

Fonte: Barros et al., 2020.

Resumo das Principais Recomendações

- Toda gestante ou puérpera deve ter o risco de tromboembolismo venoso avaliado no início do pré-natal e no momento da hospitalização. O escore deve ser refeito caso haja mudança no quadro clínico ou internação superior a 7 dias.
- O escore de risco proposto na hospitalização separa os fatores de risco em alto, médio e baixo risco, que pontuam, respectivamente, 3, 2 ou 1 pontos.

- Pacientes com escore maior ou igual a 3 devem receber profilaxia medicamentosa, observando-se os fatores de risco para sangramento.
- As drogas de eleição para anticoagulação na gravidez são as HBPM.
- Pacientes com fatores de alto risco devem receber anticoagulação por 6 semanas após o parto. Nas demais pacientes, a anticoagulação deve ser mantida por 15 dias.
- A anticoagulação profilática não contraindica o parto vaginal. Se necessária, a realização do bloqueio espinal pode ser realizada 12 horas após a última dose de enoxaparina de 40 mg/dia.
- Amamentação: as heparinas em geral não têm passagem pelo leite. A varfarina é compatível com amamentação até 12 mg/dia e os anticoagulantes orais de ação direta aparentemente têm baixa passagem pelo leite, porém devem ser evitados nos primeiros 40 dias pós-parto, principalmente em fetos prematuros.

Bibliografia

- Barros VIPVL, Santos RK, Igai AMK, Bortolotto MRLF, Francisco RPV, Zugaib M. Thromboprophylaxis in pregnant women in hospital: A prospective clinical trial. [Acesso em: 29 set 2021]. Disponível em https://clinicaltrials.gov/ct2/show/NCT02600260.
- Bates SM, Greer A, Middeldorp S, Veenstra DL, Prabulos AM, Vandvik PO. VTE, thrombophilia, antithrombotic therapy, and pregnancy: Antithrombotic therapy and prevention of thrombosis, 9th ed – American College of Chest Physicians evidence-based clinical practice guidelines. Chest. 2012; 141(2):e691S-e736S.
- Dargaud Y, Rugeri L, Fleury C, Battie C, Gaucherand P, Huissoud C, et al. Personalized thromboprophylaxis using a risk score for the management of pregnancies with high risk of thrombosis: A prospective clinical study. J Thromb Haemost. 2017; 15(5):897-906.
- Ewins K, Ainle FN. VTE risk assessment in pregnancy. Res Pract Thromb Haemost. 2020; 4:183-192.
- Hase EA, Barros VIPVL, Igai AMK, Francisco RPV, Zugaib M. Risk assessment of venous thromboembolism and thromboprophylaxis in pregnant women hospitalized with cancer: Preliminary results from a risk score. Clinics. 2018; 73:e368.
- Royal College Obstetricians and Gynaecologists. Reducing the risk of venous thromboembolism during pregnancy and the puerperium. (Green-top guideline n. 37a). 2015. [Acesso em: 29 set 2021]. Disponível em: https://www.rcog.org.uk/globalassets/documents/guidelines/gtg-37a.pdf.
- Sucker C. Prophylaxis and therapy of venous thrombotic events (VTE) in pregnancy and the postpartum period. Geburtshilfe Frauenheilkd. 2020; 80(1):48-59.

capítulo 23

Tromboembolismo Venoso
Diagnóstico e Tratamento

Venina Isabel Poço Viana Leme de Barros
Maria Rita de Figueiredo Lemos Bortolotto

O tromboembolismo pulmonar (TEP) situa-se entre as principais causas de mortalidade materna no mundo. Nos Estados Unidos, corresponde a 20% das causas de morte materna. O tromboembolismo venoso (TEV), por sua vez, é 10 vezes mais comum em mulheres grávidas do que em mulheres não grávidas da mesma idade, ocorrendo no ciclo gravídico-puerperal com frequência de 0,29-1,4%.

O estado gravídico dificulta o diagnóstico de tromboembolismo em razão da ocorrência de sintomas próprios da gestação semelhantes aos de trombose venosa profunda (TVP) e tromboembolismo pulmonar, e por conta da restrição do arsenal diagnóstico decorrente da presença do feto. A incidência global de tromboembolismo pulmonar em gestantes foi de 32:100.000 e, nos primeiros 15 dias de puerpério, de 421:100.000, de acordo com estudos recentes. Em outro levantamento, 70% dos casos de tromboembolismo pulmonar ocorreram pós-parto.

Na gestação, estão presentes fatores predisponentes para a trombose intravascular, a saber: hipercoagulabilidade, estase e lesões vasculares.

▶ Trombose Venosa Profunda e Tromboembolismo Pulmonar

A trombose venosa profunda e o tromboembolismo pulmonar são diferentes manifestações da mesma doença, o tromboembolismo venoso. Em pacientes internados, o risco de trombose venosa profunda ou tromboembolismo pulmonar aumenta quando há associação de outros fatores de risco (ver Tabela 23.1). O risco de tromboembolismo venoso está aumentado em até 20 vezes, por isso, a análise dos fatores de risco pode direcionar a tromboprofilaxia.

A taxa de mortalidade materna por COVID-19 no Brasil é a maior do mundo, de 12,7%, tendo como um dos principais os fatores complicadores o tromboembolismo pulmonar. Assim, todos os casos graves hospitalizados de COVID-19 devem receber anticoagulação profilática, e os casos moderados devem ser avaliados para o risco de tromboembolismo venoso.

258 Protocolos Assistenciais

O tromboembolismo pulmonar apresenta alta letalidade, com índice de mortalidade de 30% fora da gestação, sendo que o diagnóstico e o tratamento adequados reduzem a letalidade para 2-10%. A maioria dos casos de tromboembolismo pulmonar é consequente à trombose venosa profunda. O tratamento da trombose venosa profunda reduz o risco de embolia pulmonar de 15% para 1%. Além do risco de tromboembolismo pulmonar, a trombose venosa profunda também pode evoluir com síndrome pós-flebítica, que se manifesta com edema persistente ou mesmo ulcerações cutâneas no membro afetado.

Nas gestantes, o tratamento dos fenômenos tromboembólicos não é isento de riscos, pois a anticoagulação favorece hemorragias maternas, em especial nas condições listadas na Tabela 23.1. Essas condições podem contraindicar ou modificar a terapia anticoagulante.

Tabela 23.1 – Fatores de risco para sangramento que podem contraindicar anticoagulação

- Sangramento ativo
- Coagulopatia (plaquetas < 70.000/mm^3 ou RNI > 1,5)
- Alergia ou plaquetopenia induzidas por heparina
- Hipertensão não controlada (≥ 180 × 110 mmHg)
- Insuficiência renal (*clearance* de creatinina < 30 mL/min ou creatinina > 1,5 g/L)
- Placenta prévia com sangramento
- Rotura prematura das membranas ovulares com sangramento
- Metástase hepática ou cerebral
- Uso de drogas que interferem na coagulação ou na hemostasia (anti-inflamatórios, ácido acetilsalicílico)
- Coleta de líquido cefalorraquidiano < 4 horas
- Cirurgia craniana ou ocular < 2 semanas
- Úlcera péptica ativa

Usar preferencial métodos mecânicos.
RNI: razão normalizada internacional.

Diagnóstico de trombose venosa profunda

- Clínico: a edema, rubor, dor, empastamento da extremidade acometida, cordão endurecido à palpação, presença do sinal de Homan (dorsiflexão do pé provocando dor na panturrilha), diferença igual ou superior a 2 cm entre a circunferência do membro afetado e o normal.
- Exames complementares:
  - Ultrassonografia/Doppler: sensibilidade e especificidade ao redor de 90% para veias proximais. Na gestação, há dificuldade na observação das veias ilíacas.
  - Ressonância magnética: é o método de escolha na suspeita de trombose das veias pélvicas.

Diagnóstico de tromboembolismo pulmonar

Os sintomas e sinais do tromboembolismo pulmonar clínicos são inespecíficos, assim como os resultados dos exames complementares gerais (eletrocardiograma, gasometria arterial, radiografia de tórax), não confirmando nem excluindo o diagnóstico se o quadro clínico não for evidente. O fluxograma do diagnóstico do tromboembolismo pulmonar é apresentado na Figura 23.1.

- Clínico: sintomatologia é inespecífica, envolvendo geralmente dispneia de início súbito e dor torácica, podendo ocorrer também hemoptise e síncope. O exame físico pode revelar taquidispneia, taquicardia, febre (pouco comum) e, nos casos mais graves, sinais de insuficiência cardíaca direita, hipotensão, convulsões e deterioração clínica.

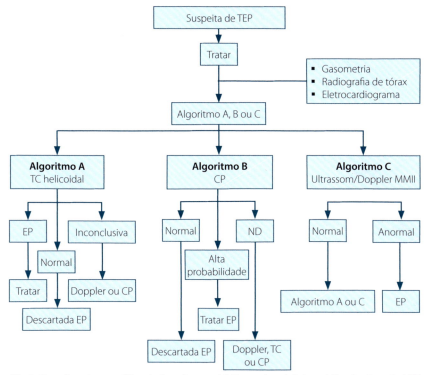

CP: cintilografia pulmonar; EP: embolia pulmonar; MMII: membros inferiores; ND: não disponível; TC: tomografia computadorizada; TEP: tromboembolismo pulmonar.

Figura 23.1 – Fluxograma para o diagnóstico de tromboembolismo pulmonar em gestantes/puérperas hemodinamicamente estáveis.
Figura adaptada de Middeldorp, 2011.

260 Protocolos Assistenciais

- Exames complementares:
  - Laboratório: leucocitose, elevação da velocidade de hemossedimentação e da desidrogenase lática (pouco específicas). A gasometria, em geral, revela diminuição da pressão parcial de oxigênio (pO_2), que se apresenta abaixo de 80 mmHg, e elevação da pressão parcial de dióxido de carbono (pCO_2), que se apresenta acima de 30 mmHg, sendo excepcional a presença de tromboembolismo pulmonar com pO_2 superior a 90 mmHg.
  - Eletrocardiograma: taquicardia e inversão inespecífica da onda T. Sinais de sobrecarga cardíaca direita em S1, Q3 e T3 podem estar presentes apenas nos casos de embolização mais extensa.
  - Radiografia de tórax: área de infiltrado, atelectasias, elevação diafragmática, derrame pleural, imagem em cunha com diminuição de vascularização (sinal de Westermark). Avalia a presença de outras doenças: pneumonias, cardiopatias etc.
  - Dímero D: a determinação dos níveis do dímero D, que é um produto da degradação de fibrina, tem ajudado no diagnóstico dos fenômenos tromboembólicos fora do ciclo gravídico-puerperal; entretanto, esses níveis aumentam fisiologicamente durante a gestação e, após partos não complicados, podem chegar a 10 vezes o seu valor normal. Outros estados mórbidos, como doença hipertensiva específica da gestação (DHEG), descolamento prematuro da placenta (DPP), insuficiência cardíaca congestiva e câncer também podem elevar o dímero D. Por conta disso, esse marcador não deve ser usado na avaliação da suspeita de tromboembolismo venoso na gestação ou no pós-parto recente.
  - Ecocardiografia: a ecocardiografia transtorácica é um instrumento valioso na avaliação de pacientes com suspeita de tromboembolismo pulmonar. Embora esse método não forneça o diagnóstico de certeza, é capaz de apontar sinais indiretos, como o aumento de volume e/ou pressão em câmaras direitas, especialmente em pacientes que não apresentavam essas alterações previamente. Essas alterações, no entanto, podem estar presentes apenas em casos de embolia pulmonar de médio ou grande porte.
  - Cintilografia pulmonar: o estudo de ventilação/perfusão (V/Q) é o método mais utilizado para diagnosticar tromboembolismo pulmonar na gestação. Em gestantes, a dose de radiação pode ser minimizada dividindo-se o exame em 2 partes, inicialmente realizando a perfusão com dose de radiação pequena (320-360 mcGy). Se a perfusão é normal, exclui-se o diagnóstico de tromboembolismo pulmonar; porém, se é anormal, complementa-se o exame com ventilação. A dose total

Capítulo 23   Tromboembolismo Venoso: Diagnóstico e Tratamento   261

de radiação recebida no estudo completo V/Q é entre 370-540 mcGy e está de acordo com o intervalo aceitável para a dose cumulativa de radiação para o feto (50.000 mcGy ou 5 rads). Quando realizada no puerpério, deve-se evitar a amamentação por até 15 horas após o exame.

– Angiotomografia de tórax (ATCT): pode substituir a cintilografia pulmonar no diagnóstico de tromboembolismo pulmonar. Tem valor preditivo negativo de 100% e valor preditivo positivo de 94%. É capaz de apontar o diagnóstico até em embolias segmentares; entretanto, algumas casuísticas apontam exames tecnicamente inadequados em 17-36% dos casos. A dose de radiação recebida pelo feto é de cerca de 130 mcGy, sendo considerada segura (até 50.000 mcGy). A sensibilidade é baixa para trombos subsegmentares. Vasos horizontalizados no lobo médio e língula, bem como na periferia do pulmão, podem ser mal visualizados. Linfonodos podem resultar em resultados falso-positivos. A probabilidade de anafilaxia fatal com os agentes de contraste da angiotomografia é muito baixa (1:70.000-100.000).

– Angiografia: é o padrão-ouro para o diagnóstico de tromboembolismo pulmonar, mas tem morbidade de 1-5% e mortalidade de 0,5%, sendo recomendada apenas quando existir indicação cirúrgica ou na impossibilidade de estabelecer o diagnóstico por outros métodos.

Por conta da impossibilidade de estabelecer a superioridade de um método diagnóstico sobre o outro, a decisão final sobre quais testes realizar e a sequência dos testes deve levar em consideração a disponibilidade do serviço. Todos os métodos diagnósticos são passíveis de falha e, por isso, frente à forte suspeita clínica, o tratamento deve ser iniciado.

Deve-se fazer, também, o diagnóstico diferencial de insuficiência cardíaca, pneumotórax e pneumonia.

▶ Tratamento

O tratamento anticoagulante aqui descrito vale tanto para os casos de trombose venosa profunda quanto para os de tromboembolismo pulmonar:

- Medidas gerais: repouso, elevação dos membros, uso de meias elásticas de alta compressão e deambulação precoce assim que diminuírem os sinais flogísticos. Nos casos de tromboembolismo pulmonar, devem ser utilizadas as medidas de suporte e tratamento das insuficiências cardíacas e respiratórias. As pacientes em estado mais grave devem ser tratadas com cuidados de terapia intensiva.

- Anticoagulação: *fase aguda* – heparina de baixo peso molecular (HBPM) nas seguintes doses: enoxaparina, 1 mg/kg, a cada 12 horas, ou dalteparina,

100 UI/kg, a cada 12 horas. Prefere-se a HBPM à heparina não fracionada (HNF) pela comodidade de manuseio, por apresentar menores incidências de sangramentos, osteoporose e plaquetopenia, e em razão da desobrigação do controle contínuo com coagulograma. A monitoração do tratamento é feita com a dosagem da atividade do fator X ativado (anti-Xa), após pelo menos 4 dias de uso da medicação e coleta após 4 horas da aplicação do medicamento. O valor considerado terapêutico do anti-Xa é de 0,6-1,1 U/mL.

- Manutenção: as pacientes com trombose venosa profunda ou tromboembolismo pulmonar devem permanecer anticoaguladas durante toda a gestação até 6 semanas de puerpério. Caso o fenômeno tromboembólico tenha ocorrido no final da gestação ou puerpério, o período mínimo de anticoagulação é de 3-6 meses. No puerpério, pode-se manter a dose de HBPM utilizada na gestação ou realizar sua substituição por varfarina, mantendo-se a HBPM até se atingir nível terapêutico do anticoagulante oral, ou seja, razão normalizada internacional (RNI) de 2-3, suspendendo-se, assim, a HBPM.

Na ausência de HBPM, pode-se utilizar a HNF na seguinte posologia:

- Fase aguda: HNF por via endovenosa, administrando-se dose de ataque em *bolus* de 5.000 UI e depois 1.000 UI/h em bomba de infusão contínua (diluição em soro fisiológico). O controle da anticoagulação estará adequado ao tempo de tromboplastina parcial ativada (TTPA), que deve permanecer entre 1,5-2,5 vezes o valor normal. Inicialmente, o TTPA deve ser monitorado a cada 6 horas, até atingir a dose terapêutica; com a estabilização do quadro, pode-se fazer o controle diariamente. A anticoagulação por via endovenosa é mantida durante 7-10 dias. Depois, inicia-se o tratamento de manutenção.
- Manutenção: administração da HNF por via subcutânea, iniciando-se com dose de 10.000 UI, a cada 8 horas. Depois, ajusta-se a dose pelo TTPA, que deve situar-se entre 1,5-2,5 vezes o valor normal, colhido entre 6-8 horas após a aplicação da HNF.

Risco de sangramento e efeitos adversos na vigência de anticoagulação

Todas as pacientes devem ser avaliadas para o risco de sangramento antes da introdução da anticoagulação (ver Tabela 23.1). Na vigência de qualquer forma de anticoagulação, as pacientes necessitam ser reavaliadas caso ocorram esses fatores de risco. Nessa situação, pode ser necessária a modificação da dose ou mesmo a suspensão da anticoagulação em razão do risco de efeito adverso.

Capítulo 23 Tromboembolismo Venoso: Diagnóstico e Tratamento **263**

• **Tratamento das pacientes hemodinamicamente instáveis**

Na vigência de instabilidade hemodinâmica ou em casos de choque hemodinâmico, em que há alta suspeita de tromboembolismo pulmonar, a realização de angiotomografia é considerada não segura. Nessa situação, avalia-se a paciente com ecocardiografia à beira do leito. Quando houver estabilidade hemodinâmica, inicia-se imediatamente a anticoagulação endovenosa. Se houver persistência da instabilidade, o tratamento fibrinolítico deve ser iniciado (em unidade de terapia intensiva).

Profilaxia do Tromboembolismo Venoso

Ver Capítulo 22 – Profilaxia Antitrombótica.

Conduta no Parto em Pacientes com Anticoagulação Plena

Para possibilitar a suspensão temporária da HBPM, o parto deve ser programado entre 38-40 semanas. A HBPM é suspensa 24 horas antes do parto, medida que permitirá a raquianestesia ou peridural. A via de parto é obstétrica, não havendo contraindicação à maturação artificial do colo nem à indução do trabalho de parto. Sendo parto vaginal ou cesárea, a paciente deve permanecer com uso de meias elásticas durante o procedimento.

Pacientes em uso de heparina devem ser orientadas a não administrar a dose do fármaco caso apresentem contrações ou perda de líquido e dirigir-se ao hospital ao hospital no qual será realizado o parto.

Nas pacientes em uso de HNF por via endovenosa, a infusão é suspensa no início do trabalho de parto e, em geral, a punção lombar para analgesia pode ser realizada 6 horas após a interrupção (recomenda-se a realização de TTPA para confirmação).

Conduta no Puerpério

Todas as pacientes devem ser avaliadas quanto aos riscos de tromboembolismo venoso no pós-parto (ver Tabela 23.1). A heparina, quando indicada, deve ser reintroduzida após 8-12 horas do parto, tanto vaginal, como cesárea. Deve-se estimular a deambulação precoce e a continuidade do uso das meias elásticas.

Bibliografia

- Abbasi N, Balayla J, Laporta DP, Kezouh A, Abenhaim HA. Trends, risk factors and mortality among women with venous thromboembolism during labour and delivery: A population-based study of 8 million births. Arch Gynecol Obstet. 2014; 289(2):275-84.
- Bates SM, Greer A, Middeldorp S, Veenstra DL, Prabulos AM, Vandvik PO. VTE, thrombophilia, antithrombotic therapy, and pregnancy: Antithrombotic therapy and prevention of thrombosis, 9th ed – American College of Chest Physicians evidence-based clinical practice guidelines. Chest. 2012; 141(2 Suppl):e691S-e736S.
- Beckett KR, Moriarity AK, Langer JM. Safe use of contrast media: What the radiologist needs to know. Radiographics. 2015; 35(6):1738-50.
- Cohen SL, Feizullayeva C, McCandlish JA, Sanelli PC, McGinn T, Brenner B, et al. Comparison of international societal guidelines for the diagnosis of suspected pulmonary embolism during pregnancy. Lancet Haematol. 2020; 7(3):e247-58.
- Holden EL, Ranu H, Sheth A, Shannon MS, Madden BP. Thrombolysis for massive pulmonary embolism in pregnancy: A report of three cases and follow up over a two year period. Thromb Res. 2011; 127(1):58-9.
- Kadir RA, Kobayashi T, Iba T, Erez O, Thachil J, Kazi S, et al. COVID-19 coagulopathy in pregnancy: Critical review, preliminary recommendations, and ISTH registry – communication from the ISTH SSC for Women's Health. J Thromb Haemost. 2020; 18(11):3086-98.
- Kline JF, Richardson DM, Than MP, Penaloza A, Roy PM. Systematic review and meta--analysis of pregnant patients investigated for suspected pulmonary embolism in the emergency department. Acad Emerg Med. 2014; 21(9):949-59.
- Leung AN, Bull TM, Jaeschke R, Lockwood CJ, Boiselle PM, Hurwitz LM, et al. An official American Thoracic Society/Society of Thoracic Radiology clinical practice guideline: Evaluation of suspected pulmonary embolism in pregnancy. Am J Respir Crit Care Med. 2011; 184(10):1200-8.
- Middeldorp S. How I treat pregnancy-related venous thromboembolism. Blood. 2011; 118(20):5394-400.
- Righini M, Robert-Ebadi H, Elias A, Sanchez O, Le Moigne E, Schmidt J, et al. Diagnosis of pulmonary embolism during pregnancy: A multicenter prospective management outcome study. Ann Intern Med. 2018; 169(11):766-73.
- Royal College of Obstetricians and Gynaecologists. Reducing the risk of venous thromboembolism during pregnancy and the puerperium. (Green-top guideline n. 37a.) 2015. [Acesso em: 29 set 2021]. Disponível em: https://www.rcog.org.uk/globalassets/documents/guidelines/gtg-37a.pdf.
- Sultan AA, Tata LJ, West J, Fiaschi L, Fleming KM, Nelson-Piercy C, et al. Risk factors for first venous thromboembolism around pregnancy: A population-based cohort study from the United Kingdom. Blood. 2013; 121(19):3953-61.

capítulo 24

Cardiopatias

Carolina Burgarelli Testa
Maria Rita de Figueiredo Lemos Bortolotto

As modificações hemodinâmicas fisiológicas gravídicas alteram o *status* cardiovascular da gestante cardiopata, com possibilidade de piora de classe funcional, insuficiência cardíaca e até morte. Assim, apesar de sua baixa prevalência (0,2-4% das gestações), as cardiopatias continuam sendo uma das principais causas de morte materna e sua incidência é crescente.

Nos países em desenvolvimento, a maior prevalência é de cardiopatias adquiridas (p. ex., valvopatia reumática, miocardiopatia chagásica), enquanto nos países desenvolvidos predominam as cardiopatias congênitas. Na Clínica Obstétrica do Hospital das Clínicas da Faculdade de Medicina da Universidade de São Paulo (HCFMUSP), a doença mais prevalente é a valvopatia reumática (44% dos casos), seguida pelas cardiopatias congênitas (30% dos casos) e, em menor proporção, pelas arritmias e miocardiopatias de diferentes etiologias (chagásica, periparto, dilatada idiopática e isquêmica).

Tanto do ponto de vista clínico quanto obstétrico, seria ideal que toda gestação em mulher portadora de doença cardíaca fosse planejada, para permitir aconselhamento e possibilitar a otimização terapêutica e a realização das intervenções necessárias antes da gravidez. O acompanhamento deve ser realizado de acordo com a estratificação de risco prévia e durante a gestação.

▶ Estratificação de Risco

O risco de complicações maternas depende do tipo de cardiopatia, do tempo de doença, da frequência de descompensações, da medicação utilizada, do tipo e do número de cirurgias a que a paciente foi submetida, e de eventos cardíacos prévios à gestação.

Os principais fatores prognósticos estão demonstrados na Tabela 24.1.

Protocolos Assistenciais

Tabela 24.1 – Fatores de impacto negativo no prognóstico materno e fetal

Prognóstico materno	Prognóstico fetal
• Anticoagulação	• Anticoagulação
• Cianose	• Cianose
• Classe funcional III ou IV	• Classe funcional III ou IV
• Disfunção de ventrículo sistêmica	• Gestação múltipla
• Lesão não corrigida ou residual	• Obstrução de via de saída do ventrículo esquerdo
• Obstrução de via de saída do ventrículo esquerdo (estenose aórtica ou mitral, miocardiopatia obstrutiva)	• Prótese valvar metálica
	• Tabagismo

A estratificação de risco cardiovascular materno proposta pela Organização Mundial da Saúde (OMS) está detalhada na Tabela 24.2. Em razão da alta mortalidade, nas pacientes com classificação de risco IV, a gestação é desaconselhada. Em caso de gestação em pacientes com hipertensão arteriolar pulmonar grave, síndrome de Marfan com comprometimento aórtico (pelo risco de dissecção da aorta) e disfunção ventricular grave (com fração de ejeção ≤ 30% e/ou classe funcional III ou IV, a despeito de tratamento clínico adequado) a interrupção deve ser considerada, preferencialmente até 14 semanas de gestação, em hospital com suporte clínico e terapia intensiva, por estar associada a alta morbidade materna.

▶ Acompanhamento Pré-Natal

Deve-se fazer anamnese clínica cuidadosa, caracterizando a doença cardíaca e os tratamentos clínicos e/ou cirúrgicos prévios.

Além dos exames laboratoriais de rotina do pré-natal, deve-se avaliar eletrocardiograma (ECG) e ecodopplercardiografia recentes e solicitar que sejam repetidos no terceiro trimestre ou antes, se houver modificação do quadro clínico. O objetivo é avaliar a sobrecarga hemodinâmica da gravidez sobre as condições cardíacas da gestante. A depender do tipo de doença, também podem ser solicitados Holter, ecocardiografia transesofágica, ressonância magnética e, mais raramente, teste de esforço e cateterismo cardíaco. A dosagem do peptídeo natriurético cerebral (em inglês, *brain natriuretic peptide* – BNP) ou do fragmento N-terminal do peptídeo natriurético tipo B (NT-ProBNP) (NT-pro-BNP) pode auxiliar na estratificação de risco inicial e conduta clínica diante de piora funcional durante o pré-natal. A sugestão de acompanhamento pré-natal está demonstrada na Tabela 24.3.

Deve ser feito o acompanhamento conjunto com cardiologista afeito às particularidades do estado gravídico (modificações hemodinâmicas da gravidez, do parto e do puerpério, e com as repercussões fetais da terapêutica materna), e à identificação e à correção de situações que podem levar ao agravamento da função cardíaca, como anemia, obesidade, infecções, estresse, dieta inadequada, arritmias, hipertireoidismo e fenômenos tromboembólicos.

Capítulo 24   Cardiopatias **267**

Tabela 24.2 – Estratificação do risco materno durante o ciclo gravídico-puerperal em função do tipo de doença cardíaca, conforme a classificação da Organização Mundial da Saúde

Classe	Risco de acordo com condição clínica	Tipos de cardiopatia
I	Não há aumento de morbidade e mortalidade materna • Taxa de eventos cardíacos maternos de 2,5-5%	• Não complicadas: estenose pulmonar, ducto arterioso patente, prolapso de valva mitral • Reparadas: defeitos de septo, drenagem anômala de veias pulmonares • Batimentos ectópicos isolados
II	Pequeno aumento na mortalidade materna ou moderado na morbidade • Taxa de eventos cardíacos maternos de 5,7-10,5%	• Defeitos de septo atrioventricular não operados, tetralogia de Fallot corrigida, arritmias, síndrome de Turner sem dilatação de aorta
II-III	Risco II ou III, a depender da condição clínica materna • Eventos cardíacos em 10-19%	• Disfunção ventricular esquerda discreta (FE > 45%) • Miocardiopatia hipertrófica • Doença valvar compensada • Síndrome de Marfan sem acometimento aórtico • Doença aórtica com anel valvar < 45 mm • Coarctação de aorta reparada
III	Aumento significativo de mortalidade materna ou morbidade grave • Evento cardiovascular em 19-27% das pacientes	• Disfunção ventricular esquerda moderada (FE: 30-45%) • Miocardiopartia periparto prévia sem disfunção residual • Ventrículo direito sistêmico (função normal ou discretamente reduzida) • Circulação de Fontan • Cardiopatia cianogênica não reparada • Cardiopatias congênitas complexas • Prótese mecânica • Estenose mitral moderada • Estenose aórtica assintomática • Dilatação aórtica de 40-45 mm na síndrome de Marfan ou de 45-50 mm na aorta bicúspide
IV	Risco de mortalidade materna ou morbidade grave extremamente alto. A gestação é contraindicada • Evento cardiovascular em 40-100% das pacientes	• Estenoses valvares graves com repercussão hemodinâmica • Hipertensão arterial pulmonar de qualquer etiologia • Disfunção de ventrículo sistêmico grave (FE < 30% e/ou classe funcional III ou IV da NYHA) • Doença aórtica com anel valvar > 45 mm • Coarctação congênita grave não corrigida • Cardiopatia periparto com qualquer disfunção residual • Síndrome de Ehlers-Danlos vascular • Pós-cirurgia de Fontan com qualquer complicação

FE: fração de ejeção; NYHA: New York Heart Association.

Protocolos Assistenciais

Tabela 24.3 – Acompanhamento pré-natal de gestantes cardiopatas de acordo com a classificação da Organização Mundial da Saúde

	I	II	III	IV
Pré-natal (nível de atenção)	Primária	Secundária	Terciária ou quaternária	Quaternária
Consultas	Mensais até 28 semanas, quinzenais até 36 semanas e semanais até o parto		Conforme condição materna. Em geral, quinzenais até 34 semanas, depois semanais até o parto	
Ecocardiografia materno	Início da gestação		Trimestral	
Ecocardiografia fetal	Em caso de cardiopatia congênita materna ou outra indicação clínica, entre 24-28 semanas			
Ultrassonografia	Rotina habitual		Mensal	
Vitalidade fetal	Habitual	Termo	Avaliação de Doppler de artérias uterinas entre 20-24 semanas. Vitalidade quinzenal a partir de 26 semanas e semanal após 36 semanas	
Programação do parto	40 semanas	40 semanas	Programado a termo, entre 37-40 semanas	Programado a termo, entre 37-39 semanas*
Via de parto	Obstétrica		Obstétrica, conforme condição materna**	
Analgesia	Habitual	Recomendada	Precoce	
Expulsivo	Habitual		Abreviação do expulsivo	
Puerpério imediato	Habitual	Recuperação pós-anestésica	Unidade de terapia intensiva	

* Em pacientes com descompensação clínica refratária ao tratamento otimizado, o parto é indicado independente da idade gestacional, geralmente por via alta.
** São indicações de cesárea: necessidade de parto em vigência de anticoagulação oral, acometimento aórtico grave, insuficiência cardíaca refratária ao tratamento clínico e hipertensão arterial pulmonar grave – síndrome de Einsenmenger.

As pacientes que permanecem em classes funcionais I e II podem ser acompanhadas ambulatorialmente. Se houver descompensação clínica (classe funcional III ou IV), procede-se à internação da paciente, quase sempre até o termo da gestação. Em todas as consultas, deve-se buscar ativamente sinais e sintomas de descompensação cardíaca, demonstrados na Tabela 24.4.

Tabela 24.4 – Sinais e sintomas de descompensação cardíaca na gestante cardiopata

- Frequência cardíaca > 100 bpm
- Dispneia progressiva, com limitação funcional significativa
- Estertores crepitantes em bases pulmonares, edema agudo dos pulmões
- Hemoptise/escarro hemoptoico
- Edema progressivo, hepatomegalia, ascite, anasarca
- Arritmias com repercussão hemodinânica ou sinais de baixo débito (síncopes)
- Cianose
- Tromboembolismo arterial ou venoso

▶ Tratamento Medicamentoso da Cardiopatia Materna

O tratamento medicamentoso da cardiopatia materna é realizado de acordo com a necessidade clínica, levando-se em conta, inicialmente, as condições maternas e, secundariamente, os riscos fetais. De maneira geral, deve-se manter o tratamento previamente utilizado, substituindo-se as medicações contraindicadas, e empregar a menor dose necessária para o controle clínico da paciente. A suspensão abrupta do tratamento se associa a alto risco de descompensação.

Na Tabela 24.5, estão listadas as principais drogas para terapêutica cardiovascular na gravidez.

Tabela 24.5 – Terapêutica cardiovascular na gravidez

Permitido	Substituição, se possível	Proibido
• Beta-bloqueadores (em especial, propranolol; podem ser usados sotalol, metoprolol, carvedilol) • Digitálicos (digoxina) • Diurético de alça (furosemida) • Bloqueador β-adrenérgico (hidralazina) • Bloqueador de canal de cálcio (diltiazem, verapamil) • Heparina • Ácido acetilsalicílico • Varfarina após 1º trimestre	• Atenolol • Amiodarona • Antagonista da vitamina K (varfarina) no 1º trimestre	• Diurético poupador de potássio (espironolactona) • IECA (captopril, enalapril) • BRA II (losartan) • Estatinas

BRA: bloqueadores dos receptores da angiotensina II; IECA: inibidores da enzima de conversão da angiotensina.

Considerações especiais são feitas com relação à profilaxia da doença reumática, à terapêutica antitrombótica e à profilaxia da endocardite infecciosa, como se verá a seguir.

Profilaxia da doença reumática

A profilaxia indicada a pacientes com valvopatias reumáticas é apresentada na Tabela 24.6.

Tabela 24.6 – Profilaxia da doença reumática

- Penicilina benzatina: 1.200.000 UI, IM, a cada 21 dias *ou*
- Fenoximetilpenicilina potássica: 250 mg, VO, a cada 12 horas *ou*
- Estearato de eritromicina: 250 mg, VO, a cada 12 horas

IM: via intramuscular; VO: via oral.

Profilaxia antitrombótica

Do ponto de vista cardiológico, a profilaxia antitrombótica está indicada a pacientes com risco de fenômenos tromboembólicos arteriais ou venosos, conforme mostra a Tabela 24.7. É importante observar que, nas pacientes com próteses mecânicas valvares e naquelas com fibrilação atrial/*flutter*, em razão do alto risco trombótico, deve-se proceder à anticoagulação plena, inclusive com anticoagulante oral (varfarina), se indicado.

Tabela 24.7 – Indicações de anticoagulação

Anticoagulação plena
- Portadoras de próteses valvares mecânicas
- Arritmias como *flutter* ou fibrilação atrial

Profilaxia antitrombótica
- Antecedentes de fenômenos tromboembólicos prévios
- Dilatação significativa de câmaras cardíacas e disfunção ventricular grave
- Presença de trombos intracavitários
- Pacientes com cardiopatias cianóticas e/ou hipertensão pulmonar

Diante da indicação de anticoagulação plena (portadoras de próteses valvares mecânicas, fibrilação atrial/*flutter*), o esquema atualmente recomendado, de acordo com a idade gestacional, está indicado na Figura 24.1.

Nas demais situações de profilaxia antitrombótica, os esquemas terapêuticos empregados são semelhantes aos preconizados para profilaxia da trombose venosa profunda (TVP) (ver Capítulo 23 – Tromboembolismo Venoso – Diagnóstico e Tratamento).

Profilaxia da endocardite infecciosa (EI)

Ainda que algumas diretrizes internacionais questionem a antibioticoprofilaxia para endocardite infecciosa em procedimentos obstétricos não complicados, na Clínica Obstétrica do HCFMUSP essa medida é adotada, tendo em

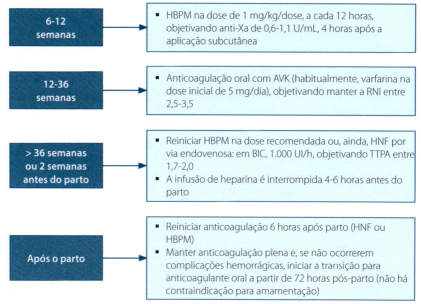

Anti-Xa: fator X ativado; AVK: antagonista da vitamina K; BIC: bomba de infusão contínua; HBPM: heparina de baixo peso molecular; HNF: heparina não fracionada; TTPA: tromboplastina parcial ativada; RNI: razão normalizada internacional.

Figura 24.1 – Anticoagulação plena durante a gestação.

vista as características das pacientes e também por conta da impossibilidade de antecipação de complicação em muitos casos.

Está indicada antes de curetagem pós-aborto, partos vaginais e cesáreas em pacientes de moderado a alto risco para endocardite infecciosa, como nos seguintes casos: valvopatia reumática, portadoras de próteses valvares, antecedente de endocardite infecciosa prévia, cardiopatia congênita cianótica complexa ou com *shunts* cirúrgicos sistêmicos pulmonares (p. ex., cirurgia de Blalock), conforme Tabela 24.8.

Tabela 24.8 – Profilaxia para endocardite Infecciosa

- Ampicilina, 2 g, EV, e gentamicina, 1,5 mg/kg (até 120 mg), IM ou EV: administrar 30-60 minutos antes do procedimento (nas pacientes de alto risco, repetir em 6 horas)
- Em casos de alergia a penicilina e derivados, pode-se substituir a ampicilina por vancomicina (1 g, diluído em 100 mL de soro fisiológico: infundir EV em 1-2 horas)
- Para procedimentos dentários, usar o esquema alternativo com amoxicilina ou ampicilina, 2 g, VO, 1 hora antes do procedimento

EV: via endovenosa; IM: via intramuscular; VO: via oral.

272 Protocolos Assistenciais

◗ Cirurgia Cardíaca durante a Gravidez

Cirurgia cardíaca poderá ser indicada durante a gravidez em casos de disfunção valvar ou protética grave, endocardite infecciosa, insuficiência cardíaca congestiva e/ou edema agudo dos pulmões de difícil controle, refratários ao tratamento clínico. Deve ser realizada de preferência no segundo trimestre. Recomendam-se a monitoração fetal durante o procedimento e a administração de progesterona (200 mg/dia, por via vaginal) no período perioperatório, para diminuir a contratilidade uterina. Se for necessária a iniuição mais efetiva da contratilidade uterina no intraoperatório, pode-se utilizar atosibana sob vigilância clínica intensiva.

As repercussões sobre o concepto são importantes, não só no período perinatal, mas também no desenvolvimento neuropsicomotor dessas crianças. Nos casos de estenose mitral, a valvoplastia percutânea (por balão) é uma alternativa segura para a mãe e o feto: entretanto, essa técnica tem critérios bem definidos para indicação.

Em caso de necessidade de terapêutica cirúrgica após a viabilidade fetal, o parto deve ser programado antes do procedimento, em centro especializado, com unidade de terapia intensiva (UTI) disponível e possibilidade de intervenção cardiológica.

◗ Avaliação Fetal

- Clínico: controle da altura uterina, dos movimentos e da frequência cardíaca fetais.
- Ecocardiografia fetal: indicada a pacientes portadoras de cardiopatia congênita, preferencialmente entre 22-28 semanas.
- Ultrassonografia seriada: para detecção da restrição do crescimento fetal, em especial para pacientes com cardiopatias congênitas cianóticas, nas que fazem uso de β-bloqueadores, portadoras de marca-passo de frequência fixa e em pacientes em classes funcionais III ou IV.
- Dopplervelocimetria/perfil biofísico fetal: nas pacientes em classes funcionais I e II, sem alterações obstétricas, iniciar a partir de 34-36 semanas; em pacientes descompensadas (classes funcionais III ou IV), nas pacientes com cianose ou, ainda, em uso de β-bloqueadores, iniciar a partir de 24-28 semanas.

◗ Trabalho de Parto Prematuro

A prematuridade em gestantes com cardiopatia quase sempre é secundária à sobrecarga cardiovascular e/ou à repercussão fetal. Assim, recomenda-se não inibir o trabalho de parto prematuro em paciente cardiopata (há risco de descompensação cardíaca por arritmias associadas ao uso de β-estimulantes e/ou pela sobrecarga de volume). Muitas vezes, a contratilidade uterina exacerbada é reflexo da condição clínica instável. O repouso materno, a oxigenoterapia e o controle clínico adequado bastam para inibir as contrações em boa parte das pacientes. Pode-se, ainda, utilizar a progesterona natural por via vaginal para prevenir o aumento da atividade uterina. Em casos selecionados, a atosibana pode ser empregada, mas sempre sob vigilância clínica rigorosa.

A aceleração da maturidade pulmonar fetal com corticosteroides pode provocar sobrecarga de volume e precipitar ou piorar a insuficiência cardíaca, devendo ser empregada judiciosamente e sempre com suporte clínico adequado.

Conduta obstétrica

As pacientes de baixo risco, que permanecerem durante o pré-natal em classe funcional I ou II, sem o emprego de medicação, podem chegar ao termo. Por sua vez, para as pacientes de risco intermediário ou alto ou, ainda, aquelas que estiverem em classe funcional III, programa-se o parto a partir de 37 semanas.

Nos casos em que a paciente estiver em classe funcional IV (sintomáticas em repouso), a despeito de toda terapêutica disponível, o parto estará indicado independentemente da idade gestacional.

Deve-se lembrar, também, que muitas vezes o fator determinante da indicação da resolução obstétrica é a condição fetal (p. ex., restrição de crescimento fetal, sofrimento fetal anteparto).

Via de parto

A via de parto é quase sempre de indicação obstétrica, assim, opta-se pela via vaginal na maioria dos casos, com exceção para:

- Constituem indicações absolutas de cesárea eletiva a coarctação de aorta e a síndrome de Marfan com dilatação de raiz de aorta maior do que 40-45 mm (no termo, antes do trabalho de parto). Pacientes em vigência de anticoagulação oral (varfarina) no momento do parto também têm indicação de cesárea em razão do risco de sangramento cerebral fetal associado aos fenômenos plásticos do parto.
- Constituem indicações relativas de cesárea: estenose aórtica grave, hipertensão arterial pulmonar grave, infarto do miocárdio recente e, ainda, descompensação materna significativa, refratária ao tratamento clínico. Nessas situações, deve-se avaliar caso a caso os riscos maternos e fetais associados à via de parto, levando-se em consideração a previsão de duração do parto, os recursos disponíveis, o comprometimento fetal e a condição clínica materna.

Programação do parto

A programação do parto é recomendada sempre que houver necessidade de alteração terapêutica (p. ex., uso de anticoagulantes) e de suporte de terapia intensiva (p. ex., cardiopatias com alto risco de descompensação intra ou pós-parto, como a estenose mitral ou também na disfunção ventricular sistólica). As pacientes com baixo risco podem aguardar o início espontâneo do trabalho de parto.

Cuidados intraparto

- Pode-se utilizar prostaglandina E2 ou misoprostol para o preparo do colo (a prostaglandina F2 está contraindicada por elevar a resistência vascular pulmonar).
- A ocitocina pode ser utilizada na indução e na condução do trabalho de parto, com bomba de infusão, e evitando-se sobrecarga de volume (limitar a 75 mL/h). O objetivo é evitar o trabalho de parto prolongado e extenuante.
- A analgesia intraparto deve ter indicação liberal e precoce, conforme discutido adiante. Preconiza-se a abreviação do período expulsivo para evitar o esforço materno em situações em que o puxo pode implicar sobrecarga cardiovascular e hemostasia cuidadosa (independente da via de parto).
- Controle clínico intraparto:
  - Manter a paciente em decúbito lateral esquerdo e/ou com elevação do dorso.
  - Administrar oxigênio intermitentemente durante o trabalho de parto.
  - Manter os fármacos regularmente usados, com exceção da heparina, que deve ser suspensa no início do trabalho de parto, para evitar sobrecarga de volume.
  - Manter monitoração cardíaca materna clínica (auscultas cardíaca e pulmonar, débito urinário) e com a utilização de cardioscopia e oximetria de pulso. Em casos mais graves, pode estar indicado o controle invasivo da pressão arterial. O controle da pressão venosa central ou, ainda, da pressão venocapilar pulmonar são raramente indicados.
  - Disponibilizar recursos para ressuscitação cardiopulmonar.
- É altamente recomendado que gestantes portadoras de afecções cardíacas graves sejam atendidas em centros de referência (assistência terciária).

▶ Anestesia

A conduta anestésica depende não somente da cardiopatia da paciente, mas também do seu estado clínico no momento do parto ou procedimento, das condições do serviço, e também da experiência da equipe médica. Algumas considerações devem ser feitas, a saber:

Capítulo 24   Cardiopatias **275**

- Se não houver contraindicação à realização de analgesia locorregional, esta deve ser iniciada o mais precocemente possível (mesmo antes que a paciente se queixe de dor), o que vai colaborar muito com o controle hemodinâmico materno durante o trabalho de parto.
- Para a operação cesariana, indica-se a anestesia geral em pacientes com hipertensão pulmonar grave, estenoses aórtica e mitral importantes, disfunção ventricular grave, doença coronariana, cardiopatias cianóticas, anticoagulação materna e quaisquer outras situações nas quais a vasodilatação materna, implicando hipotensão arterial e queda do retorno venoso, seja prejudicial ao estado hemodinâmico da paciente. Excepcionalmente, a depender da experiência da equipe e da condição clínica e obstétrica da paciente, a anestesia peridural progressiva pode ser utilizada.
- A única contraindicação à analgesia para parto vaginal é a anticoagulação materna. Em todos os outros casos, a analgesia pode ser empregada, variando-se apenas a técnica e os tipos e doses de anestésicos utilizados conforme a condição clínica da paciente e a experiência do anestesista. Recomenda-se programar o parto em usuárias de heparina para diminuir o sangramento operatório, bem como permitir analgesias e anestesias regionais nessas pacientes. Algumas diretrizes anestésicas aceitam sua realização se o intervalo entre a interrupção da infusão de heparina regular e a anestesia for superior a 4 horas e as provas de coagulação e o número de plaquetas estiverem normais.

◗ Pós-Parto

- Realizar controle rigoroso do sangramento: manter solução de ocitocina a 4% (10 unidades em 250 mL de soro fisiológico) em bomba de infusão a 42 mL/h, por 6 horas. Não utilizar derivados do ergot. Se houver necessidade de mais agentes uterotônicos, utilizar misoprostol por via retal.
- Manter oxigenoterapia e monitoração cardíaca por 12-24 horas. Em casos graves, encaminhar a paciente à UTI para melhor controle após o parto.
- Levantar precocemente ou realizar movimentação passiva para reduzir o risco de tromboembolismo. Quando indicado, reiniciar heparina 6 horas após o parto.
- Controlar os índices hematimétricos no puerpério. Considerar transfusão de concentrado de hemácias se houver insuficiência cardíaca associada a anemia materna.
- Não há contraindicação de amamentação para as pacientes em uso de anticoagulante oral, bem como em uso de quaisquer outros medicamentos cardiovasculares (incluindo inibidores da enzima de conversão da angiotensina – IECA).

276 Protocolos Assistenciais

- As pacientes portadoras de cardiopatias devem receber alta mais tardiamente, em razão do risco de descompensação associado à absorção de volume extravascular nos primeiros dias de puerpério (autotransfusão).

▶ Abordagem Inicial das Descompensações Cardiovasculares

Edema agudo de pulmão

Os principais sinais e sintomas do edema agudo de pulmão incluem desconforto respiratório, taquicardia, taquipneia e intolerância ao decúbito. Na ausculta pulmonar, notam-se estertores crepitantes em bases (inicialmente à direita) e, por vezes, acometendo os ápices.

A abordagem inicial deve ser o encaminhamento da paciente à sala de emergência, mantendo monitoração, oferta de oxigênio em máscara aberta (5 L/min), decúbito elevado com deslocamento do útero gravídico para a esquerda e acesso venoso calibroso. Caso haja viabilidade, incluir também monitoração fetal eletrônica.

Do ponto de vista terapêutico, deve-se iniciar restrição hídrica e administrar furosemida na dose de 40 mg, por via intravenosa, por via endovenosa. Devem ser realizadas reavaliações frequentes e, se necessário, repetir a furosemida, com monitoração de balanço hídrico. A depender da doença de base, pode ser necessária adequação terapêutica (como ajuste de dose de vasodilatadores, antiarrítmicos ou β-bloqueador). Especialmente na estenose mitral, é importante instituir o controle precoce de frequência cardíaca, a fim de restabelecer o débito cardíaco e obter melhora clínica.

Caso a paciente apresente queda de saturação, pode ser utilizada a ventilação com pressão positiva e, em casos de instabilidade hemodinâmica, intubação orotraqueal. Para controle de desconforto em pacientes com boa saturação, pode-se utilizar morfina por via subcutânea (1-3 mg, a cada 5 minutos).

A investigação deve incluir radiografia simples de tórax, eletrocardiograma de 12 derivações, dosagem de BNP, pesquisa de focos infecciosos e ecodopplercardiograma. Entre as principais causas do edema agudo de pulmão estão a piora da lesão (mais comum em obstruções graves de via de saída do ventrículo sistêmico), as arritmias, o aumento da volemia (que pode ocorrer em decorrência da própria gestação, por hiper-hidratação voluntária ou iatrogênica), a terapêutica inadequada e infecções.

A melhora clínica materna geralmente cursa com recuperação de parâmetros fetais e o parto realizado em vigência de descompensação leva à piora do prognóstico materno.

Taquiarritmias

A queixa de arritmia cardíaca é comum e pode ser atribuída a extrassístoles ou a taquiarritmias sustentadas, em grande parte benignas e sem repercussões hemodinâmicas, o que permite investigação ambulatorial. Algumas pacientes, no entanto, apresentam quadros agudos, com taquicardias supraventriculares paroxísticas e exacerbações sintomáticas. A avaliação inicial deve ser realizada em sala de emergência, com monitoração e oferta de oxigênio. A finalidade inicial é verificar se a paciente está estável ou instável hemodinamicamente.

Deve-se realizar um eletrocardiograma de 12 derivações, a fim de identificar qual o foco de arritmia (fibrilação atrial de alta resposta, *flutter*, taquicardia juncional, reentrada nodal), inclusive durante a abordagem terapêutica.

Em pacientes com taquicardias supraventriculares estáveis, a abordagem inicial pode ser realizada com manobra vagal (Valsalva, massagem de seio carotídeo) e, diante de falha, a droga de escolha é a adenosina. No caso de falha da adenosina, pode-se utilizar o metoprolol. Após a resolução da taquicardia, a droga de manutenção de primeira escolha é β-bloqueador seletivo (metoprolol) ou digitálico (digoxina), seguido de sotalol e propafenona. Em casos de fibrilação atrial de alta resposta ou *flutter* atrial, as drogas de escolha são a digoxina ou β-bloqueador, seguidos de verapamil e diltiazem. A propafenona e o sotalol são utilizados apenas em casos de sintomas graves.

Nos casos recorrentes e refratários ao tratamento medicamentoso com diagnóstico de feixe anômalo, a ablação por via intravascular deve ser considerada.

Naquelas hemodinamicamente instáveis está indicada a cardioversão elétrica, conforme Figura 24.2.

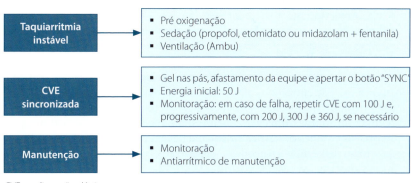

CVE: *cardioversão elétrica*.
Figura 24.2 – Abordagem nas taquiarritmias com instabilidade hemodinâmica.

Infarto agudo do miocárdio

O diagnóstico inicial de uma síndrome coronariana aguda deve ser aventado em qualquer paciente com risco cardiovascular (idade, aterosclerose, tabagismo, hipertensão, diabetes *mellitus*, antecedente de angina e cardiopatias complexas,

278 Protocolos Assistenciais

dilatadas e hipertróficas) com quadro de dor torácica aguda. Durante a gestação, as síndromes coronarianas agudas são raras, com incidência estimada de 3-6:100.000 nascimentos, mas com mortalidade de até 10%.

A abordagem inicial deve incluir sala de emergência, acesso venoso calibroso, monitoração, oferta de oxigênio, eletrocardiograma de 12 derivações e coleta de enzimas (CKMB e troponina) séricas. Deve-se administrar ácido acetilsalicílico e morfina por via subcutânea para controle de dor. Diante de infarto com supradesnivelamento de segmento ST ou de confirmação com curva de enzimas, o tratamento de escolha é o cateterismo com angiografia coronária e intervenção intravascular, se necessária, com preferência pelos *stents* de metal.

Em caso de indisponibilidade de angiocoronariografia, a terapia trombolítica deve ser utilizada se houver risco de morte materna. Não há dados sobre a segurança dessa terapia durante a gestação, com alto risco de sangramento.

Deve-se evitar a prescrição do clopidogrel, exceto quando estritamente necessário para o prognóstico materno.

Após o quadro agudo, o acompanhamento da gestação segue como já foi explicitado, sem restrições ao parto por via obstétrica.

Parada cardiorrespiratória

Durante a gestação, o fluxograma a ser seguido nos casos de parada cardiorrespiratória é o mesmo que o recomendado para outros pacientes adultos, com algumas observações pertinentes:

1. Realizar o deslocamento manual do útero para a esquerda, a fim de descomprimir o sistema aorto-cava e melhorar a efetividade da massagem cardíaca.
2. Sempre que possível, proceder precocemente à intubação orotraqueal.
3. Se não houver sucesso na reanimação cardiopulmonar materna após 5 minutos, considerar a realização de parto cesárea *perimortem*. De maneira prática, as pacientes com altura uterina acima da cicatriz umbilical têm maior chance de apresentar gestações com fetos viáveis.
4. Sempre que houver uma gestante em atendimento de parada cardiorrespiratória, as equipes obstétrica e neonatal devem estar presentes na reanimação, a fim de facilitar a tomada de decisão e permitir pronta reanimação do recém-nascido em caso de parto.
5. Sempre se deve atentar às causas reversíveis de parada cardiorrespiratória. Entre os diagnósticos diferenciais de sangramento, devem ser incluídas as intercorrências obstétricas: placenta prévia, descolamento agudo de placenta, rotura uterina, rotura hepática secundária a síndromes hipertensivas; e entre os diagnósticos diferenciais de embolia, considerar embolia amniótica.

A Tabela 24.9 contém as principais causas reversíveis de parada cardiorrespiratória que devem ser lembradas.

A Figura 24.3 explicita a reanimação em gestantes.

Tabela 24.9 – Principais causas reversíveis de parada cardiorrespiratória em gestantes

"6 H"	"4 T"

- Hipóxia
- Hipercalemia
- H^+ = acidose
- Hipoglicemia
- Hipertensão – complicações
- Hipovolemia
  – DPP
  – PP
  – Hematoma hepático
  – Gestação ectópica rota
  – Rotura uterina
  – Atonia
	- Trombose/embolia
	  – TEP
	  – IAM
	  – Embolia amniótica
	- Pneumotórax
	- Tamponamento
	- Toxinas
	  – Intoxicação exógena

DPP: descolamento prematuro de placenta; IAM: infarto agudo do miocárdio; PP: placenta prévia; TEP: tromboembolismo profundo.

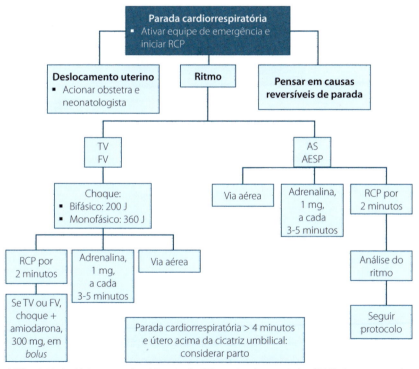

AESP: atividade elétrica sem pulso; AS: assistolia; TV: taquicardia ventricular; FV: fibrilação ventricular; RCP: ressuscitação cardiopulmonar.

Figura 24.3 – Reanimação cardiopulmonar em gestantes.

280 Protocolos Assistenciais

▶ Bibliografia

- Andrade J. Patologias cardíacas da gestação. São Paulo: Edusp, 2000.
- Ávila WS, Ribeiro VM, Rossi EG, Binotto MA, Bortolotto MR, Testa C, et al. Gravidez em portadoras de cardiopatias congênitas complexas: Um constante desafio. Arq Bras Cardiol. 2019; 113(6):1062-9.
- Ávila WS, Rossi EG, Ramires JAF, Grinberg M, Bortolotto MRL, Zugaib M, et al. Pregnancy in patients with heart disease: Experience with 1.000 cases. Clin Cardiol. 2003; 26(3):135-42.
- Bernoche C, Timerman S, Polastri TF, Giannetti NS, Siqueira AWS, Piscopo A, et al. Atualização da diretriz de ressuscitação cardiopulmonar e cuidados cardiovasculares de emergência da Sociedade Brasileira de Cardiologia – 2019. Arq Bras Cardiol. 2019; 113(3):449-663.
- Bortolotto MRFL. Estudo dos fatores relacionados à determinação da via de parto em gestantes portadoras de cardiopatias. Tese (doutorado). São Paulo: Faculdade de Medicina da Universidade de São Paulo, 2005.
- Bortolotto MRFL. Gestação e puerpério em pacientes portadoras da síndrome de Eisenmenger: Aspectos maternos e perinatais. Dissertação (mestrado). São Paulo: Faculdade de Medicina da Universidade de São Paulo, 1995.
- European Society of Gynecology; Association for European Paediatric Cardiology; German Society for Gender Medicine; Regitz-Zagrosek V, Lundqvist CB, Borghi C, Cifkova R, Ferreira R, Foidart JM, et al. ESC guidelines on the management of cardiovascular diseases during pregnancy: The Task Force on the Management of Cardiovascular Diseases during Pregnancy of the European Society of Cardiology (ESC). Eur Heart J. 2011; 32(24):3147-97.
- Faccioli R, Zugaib M. Cardiopatias na gravidez. Rev Bras Med. 1995; 52(9):964-9.
- Pessel C, Bonanno C. Valve disease in pregnancy. Semin Perinatol 2014; 38(5):273-84.
- Regitz-Zagrosek V, Roos-Hesselink JW, Bauersachs J, Blomström-Lundqvist C, Cifkova R, De Bonis M, et al. 2018 ESC guidelines for the management of cardiovascular diseases during pregnancy. Eur Heart J. 2018; 39(34):3165-241.
- Siu S, Sermer M, Colman JM, Alvarez AN, Mercier LA, Morton BC, et al. Prospective multicenter study of pregnancy outcomes in women with heart disease. Circulation 2001; 104(5):515-21.
- Siu SC, Colman JM. Cardiovascular problems and pregnancy: An approach to management. Cleve Clin J Med. 2004; 71(12):977-85.
- Tedoldi CL, Freire CMV, Bub TF, Zouvi JP, Ávila WS, Born D, et al. Sociedade Brasileira de Cardiologia. Diretriz da Sociedade Brasileira de Cardiologia para gravidez na mulher portadora de cardiopatia. Arq Bras Cardiol. 2009; 93(6 supl.1):e110-78.
- Testa CB, Borges VTM, Bortolotto MRFL. Cardiopatia e gravidez. Rev Med. 2018; 97(2):177-86.
- Testa CB, Bortolotto MRFL. Manejo clínico e conduta obstétrica em gestantes cardiopatas. São Paulo: Federação Brasileira das Associações de Ginecologia e Obstetrícia (Febrasgo); 2018. (Protocolo Febrasgo – Obstetrícia, nº 85/Comissão Nacional Especializada em Gestação de Alto Risco).
- Zugaib M. Doenças cardiovasculares. In: Zugaib obstetrícia. 4. ed. Barueri: Manole, 2020. p. 884-907.

capítulo 25

Nefropatias

Soubhi Kahhale
Nilton Hideto Takiuti

A coexistência de doença renal e gravidez não se apresenta desprovida de perigo para a gestante e seu produto conceptual. Diversos estudos retrospectivos e conflitantes mostravam incidência aumentada de abortamento, pré-eclâmpsia superajuntada e morbidade e mortalidade perinatal.

Estudos mais recentes, envolvendo grande número de pacientes com doença renal bem definida por biópsia, sugerem uma distinção clara entre 2 situações. A primeira, mais frequente, é a gestação em pacientes com função renal preservada ou com discreto comprometimento funcional (creatinina < 1,4 mg/dL) e sem hipertensão arterial. Nesses casos, é unânime a opinião de que o prognóstico da gestação é bom e a gravidez não afeta adversamente o curso natural da doença. No outro extremo, está a gestante com insuficiência renal grave (creatinina > 2,8 mg/dL) e hipertensão arterial não controlada, condição que reduz as chances do produto da concepção, além de poder deteriorar a doença renal preexistente (Tabela 25.1).

Conquanto existam controvérsias, a maioria entende, atualmente, que se a função renal no período pré-gestacional estiver preservada ou apenas levemente acometida, com níveis de creatinina inferiores a 1,4 mg/dL, geralmente é alcançado sucesso obstétrico e a gravidez não representa efeito adverso ao curso da doença. Embora isso seja verdadeiro para a maioria das mulheres, alguns questionam essa afirmativa em alguns casos, como nas gestantes com nefropatia lúpica, glomerulonefrite membranoproliferativa, glomeruloesclerose focal e, talvez, na nefropatia de IgA e nefropatia de refluxo, que podem ser agravadas por uma gestação intercorrente.

As mulheres nas quais a doença produziu somente disfunção renal leve geralmente apresentam elevação do ritmo de filtração glomerular durante a gestação, entretanto esse aumento é menor que aquele observado na gravidez normal. Aumentos na proteinúria acontecem em 50% dessas gestações, podendo ser maciça (geralmente acima de 3 g/24 horas) e levando a edema nefrótico. A proteinúria elevada não significa necessariamente uma exacerbação da doença e, na ausência de hipertensão, a gestação habitualmente é bem-sucedida.

282 Protocolos Assistenciais

Tabela 25.1 – Evolução da gestação em pacientes com doença renal*

Diminuição da função renal	Creatinina sérica (mg/dL)	Complicações na gravidez	Sucesso da gestação	Complicações maternas em longo prazo
Leve	< 1,4	27%	95%	< 5%
Moderada e com hipertensão leve	1,4-2,8	49%	90%	25%
Grave e com hipertensão grave	> 2,8	84%	48%	53%

Dados de 2.244 gestações em 1.586 mulheres com doença renal, no período de 1973-1990. Dados retirados de Davison e Lindheimer, 1991.

Nos casos de insuficiência renal moderada, quando a creatinina plasmática se encontra entre 1,4-2,8 mg/dL, o prognóstico é mais reservado. As maiores preocupações referem-se à deterioração renal, à hipertensão arterial exorbitante, ao resultado perinatal e ao declínio da função renal no puerpério

A maioria das mulheres com insuficiência renal grave (creatinina > 2,8 mg/dL) tem amenorreia e/ou anovulação. A probabilidade de concepção é baixa, mas não impossível. A possibilidade de sucesso perinatal é menor e o risco de complicações maternas graves é alta. Essas mulheres devem ser desencorajadas a engravidar. O objetivo deve ser preservar qualquer função renal ainda presente, mesmo pequena, e/ou alcançar reabilitação da função com diálise ou transplante, antes de se considerar uma gravidez.

◗ Síndrome Nefrótica

A causa mais comum de síndrome nefrótica na gestação (proteinúria > 3,5 g/24 horas) é a pré-eclâmpsia. Pode, entretanto, ser decorrente das mesmas condições do estado não gravídico, que incluem glomerulonefrite membranosa ou membranoproliferativa, nefropatia lúpica e, mais raramente, nefropatia diabética, trombose da veia renal e amiloidose.

A gestação em pacientes com síndrome nefrótica, na ausência de hipertensão e comprometimento significativo da função renal, é de bom prognóstico. A hipoalbuminemia encontrada nessas gestantes potencializa a retenção de líquidos, mesmo assim o uso de diuréticos é desaconselhável em razão da diminuição do volume plasmático e do comprometimento da perfusão placentária. Nos casos graves, a restrição dietética de sal e a reposição criteriosa e lenta de substâncias coloidosmóticas, como albumina ou plasma fresco, podem ser úteis.

Insuficiência Renal Crônica

A gravidez é excepcional em pacientes com doença renal de qualquer etiologia em que haja um prejuízo da função renal suficiente para elevar a creatinina sérica acima de 2 mg/dL. Embora a fertilidade esteja reduzida nessas mulheres, algumas pacientes com insuficiência renal terminal engravidam. Estima-se que isso ocorra em 1:200 pacientes em idade reprodutiva sob tratamento dialítico. Nesse grupo, apenas 19% das gestações chegam a termo e com recém-nascidos vivos; a incidência de prematuridade alcança taxas de 60% e a restrição de crescimento fetal, de 40%. Em estudo na Clínica Obstétrica do Hospital das Clínicas da Faculdade de Medicina da Universidade de São Paulo (HCFMUSP), encontrou-se taxa de sucesso nas gestações de 90% e a prematuridade foi de 70,6%.

A hipertensão geralmente se agrava, além de predispor as gestantes à pré-eclâmpsia superajuntada. A alta incidência de descolamento prematuro de placenta, a piora da osteodistrofia materna e da coagulação vascular, e a necessidade de mais transfusões têm implicações prognósticas desfavoráveis.

Muito frequentemente, essas gestantes suspeitam estar grávidas somente após o primeiro trimestre, pois a irregularidade menstrual é comum e eventuais atrasos são, geralmente, ignorados. Os testes urinários não são confiáveis, mesmo se existir urina disponível. A avaliação ultrassonográfica é necessária para confirmar a idade gestacional. A boa evolução da gestação depende de uma correta estratégia dialítica, com balanço hidroeletrolítico, controle da pressão arterial e boa nutrição.

Os dados da literatura preconizam o início precoce da diálise para pacientes em tratamento conservador da insuficiência renal crônica e a intensificação dela para pacientes em programa dialítico. Na Clínica Obstétrica do HCFMUSP, inicia-se a diálise em pacientes com ureia $\geq$ 75 mg/dL e/ou creatinina $\geq$ 5,5 mg/dL após análise criteriosa de cada caso.

Gravidez após Transplante Renal

A gestação em paciente transplantada renal deve ser encarada como de alto risco e acompanhada de perto por obstetra e nefrologista. Seu manejo requer atenção particular para o controle da pressão arterial e da função renal e para complicações infecciosas, bem como a monitorização do desenvolvimento fetal. As condições ideais para uma gestação em pacientes transplantadas são: bom estado geral e função renal estável por período de 2 anos após o transplante, creatinina sérica < 2 mg/dL, ausência de hipertensão e proteinúria ausente ou mínima.

284 Protocolos Assistenciais

O parto, na maioria das pacientes transplantadas, pode ser realizado por via vaginal sem qualquer intercorrência. O medo de uma eventual desproporção cefalopélvica em razão da presença do rim na cavidade pélvica é infundado. Apesar disso, em algumas pacientes com fetos grandes ou com o rim enxertado em posição inadequada, dentro da pequena bacia, a progressão fetal pode se tornar inexequível, tornando imperiosa a realização de cesárea.

O grande temor de toda paciente transplantada que engravida é o de malformação fetal que possa provir dos medicamentos usados. Embora as drogas utilizadas por essas pacientes, entre as quais pode-se citar prednisona, azatioprina, ciclosporina e tacrolimo, apresentem efeitos teratogênicos em animais com doses bem acima das utilizadas na clínica, em seres humanos, as malformações não têm sido observadas com maior frequência em mulheres recebendo essas substâncias isoladamente ou em associação. Por outro lado, os imunossupressores mais recentes utilizados pelos clínicos, como o micofenolato de mofetila, e o sirolimo, são contraindicados na gestação pelos seus efeitos teratogênicos e, portanto, devem ser substituídos antes do início da gestação. Frequentemente, há necessidade de aumento da dose de ciclosporina e tacrolimos na gestação e é preciso manter controle sérico dessas drogas. Os autores atribuem o fenômeno à possível metabolização pelo fígado fetal.

O uso combinado das drogas imunossupressoras predispõe ao aparecimento de infecções, principalmente virais, na mãe e no feto. A estabilidade do enxerto e o curso da gestação podem ser radicalmente alterados por infecções urinárias repetidas ou por hepatites maternas. Por sua vez, o feto pode desenvolver infecção grave por citomegalovírus, herpes simples ou varicela-zóster, comuns em pacientes transplantadas.

Quanto à amamentação, foram detectadas baixas concentrações de azatioprina e de seus metabólitos no leite materno e, assim, apesar de não haver relatos na literatura disponível de teratogênese, deve-se discutir com a paciente para recomendar ou não a lactação. A amamentação pode trazer mais benefícios do que os malefícios de pequenas quantidades de imunossupressores adicionais oferecidos a um organismo que se formou sob influência desses medicamentos.

◗ Assistência Pré-Natal

A gestante nefropata deve iniciar o pré-natal tão precocemente quanto seja possível (Figura 25.1). As consultas devem ser quinzenais até 34 semanas e semanais a partir dessa idade gestacional até o parto. A rotina seriada do pré--natal deve ser suplementada por:

- Utilização de ácido acetilsalicílico em doses baixas (100 mg), por via oral, à noite, desde o início da gestação até 36 semanas, por se

Capítulo 25 Nefropatias

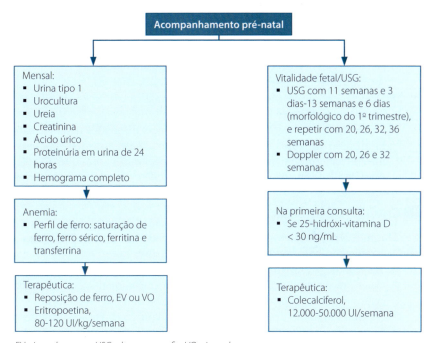

EV: via endovenosa; USG: ultrassonografia; VO: via oral.

Figura 25.1 – Acompanhamento pré-natal das pacientes com nefropatia.

tratar de pacientes de alto risco para desenvolvimento de pré-eclâmpsia superajuntada.
- Reavaliar os medicamentos utilizados para verificar seus efeitos prejudiciais para o feto e discutir com os nefrologistas para escolher aquele que determina menor risco fetal com a mesma eficácia para controle da nefropatia ou do transplante renal. Deve-se suspender inibidores do sistema renina-angiotensina, estatinas, micofenolato de mofertila, ciclofosfamida e sirolimo.
- Monitorizar cuidadosamente a da pressão arterial para detecção precoce de hipertensão e instituir imediato tratamento.
- Avaliar mensalmente a função renal por meio da dosagem de creatinina sérica e proteinúria em urina de 24 horas.
- Detectar anemias precocemente e instituir imediato tratamento com suplementação de ferro por via oral ou endovenosa complementada por eritropoetina quando necessário.

286 Protocolos Assistenciais

- Solicitar exames para avaliar a função tireoidiana (hormônio estimulante da tireoide – TSH e T4 total), dosagens de ácido fólico e vitaminas D e B12.
- Detectar precocemente a pré-eclâmpsia superajuntada.
- Avaliar tamanho, desenvolvimento e bem-estar fetal.
- Detectar precocemente bacteriúria assintomática ou confirmar infecção urinária e instituir tratamento.
- Solicitar ultrassonografia renal ou ressonância magnética de pelve para localização do rim transplantado com finalidade de evitar sua lesão inadvertida durante parto cesariana, situação muito grave que pode levar a perda do enxerto e aumenta a morbidade e a mortalidade materna.

Critérios de Internação

Durante o pré-natal, a ocorrência de qualquer das situações descritas a seguir é indicação para imediata internação:
- Suspeita de pré-eclâmpsia superajuntada.
- Deterioração da função renal evidenciada por aumento dos níveis de creatinina sérica, aparecimento ou aumento súbito de proteinúria.
- Hipertensão arterial de difícil controle, urgência ou emergência hipertensiva.
- Comprometimento do bem-estar fetal.

Conduta Obstétrica

A conduta obstétrica é semelhante àquela da hipertensão arterial crônica. As gestantes com nefropatia não complicada são acompanhadas ambulatorialmente. Inicia-se a propedêutica da vitalidade fetal a partir de 34 semanas, repetindo-a semanalmente, com a realização do perfil biofísico fetal e da cardiotocografia. Assegurando-se a vitalidade fetal, é possível permitir evolução da gestação até 40 semanas, porém nunca além disso. Quando a vitalidade fetal estiver comprometida, indica-se o parto terapêutico.

No caso de diagnóstico de nefropatia complicada, que inclui a gestante com pré-eclâmpsia superajuntada, a paciente é imediatamente internada. Caso a vitalidade esteja dentro da normalidade, deve-se aguardar a evolução do quadro clínico materno. Com o controle do quadro clínico nas 48 horas subsequentes, pode-se permitir a evolução da gestação até 37 semanas com rigoroso controle da vitalidade fetal. Na piora do estado geral materno, a gestação deve ser interrompida. Se o feto mostrar sinais de sofrimento, a interrupção da gestação dependerá do grau de comprometimento e da idade gestacional. Os detalhes sobre avaliação da vitalidade fetal, utilização de corticosteroides e conduta obstétrica são analisados no Capítulo 16 – Vitalidade Fetal.

Bibliografia

- August P, Vella J. Pregnancy in women with underlying renal disease. UpToDate. Waltham, MA: UpToDate Inc.; 2015. [Acesso em: mar 2015]. Disponível em: http://www.uptodate.com/contents/pregnancy-in-women-with-underlying-renal-disease?source=search_resul t&search=pregnancy+underlying+renal+disease&selectedTitle=1~150.
- Bennett WM. Cyclosporine and tacrolimus nephrotoxicity. UpToDate. Waltham, MA: UpToDate Inc.; 2015. [Acesso em: mar 2015]. Disponível em: http://www.uptodate.com/contents/cyclosporine-and-tacrolimus-nephrotoxicity?source=related_link.
- Davison JM, Lindheimer MD. Renal disease in pregnancy. In: Lee RV, Barron WM, Cotton DB, Coustan D, editores. Current obstetric medicine, vol. 1. Saint Louis: Mosby-Year Book, 1991. p.197-228.
- Josephson MA, McKay DB. Pregnancy in the renal transplant recipient. Obstet Gynecol Clin North Am. 2010; 37(2):211-22.
- Luders C, Castro MCM, Titan SM, Castro I, Elias RM, Abensur H, et al. Obstetric outcome in pregnant women on long-term dialysis: A case series. Am J Kidney Dis. 2010; 56(1):77-85.
- Podymow T, August P, Akbari A. Management of renal disease in pregnancy. Obstet Gynecol Clin North Am. 2010; 37(2):195-210.

capítulo 26

Hipertensão Arterial Crônica

Maria Rita de Figueiredo Lemos Bortolotto
Marcelo Zugaib

Hipertensão arterial crônica (HAC) é um termo utilizado em obstetrícia para definir qualquer doença hipertensiva sistêmica diagnosticada previamente à gravidez ou antes de 20 semanas de gestação (excluídos os casos de neoplasia trofoblástica gestacional). Também inclui a hipertensão essencial latente, que pode ser identificada pela primeira vez durante a gravidez.

A hipertensão arterial crônica é observada em até 5% das gestações. A ocorrência de gravidez em mulheres de idade mais avançada e o aumento das doenças hipertensivas sistêmicas na população em geral são responsáveis por esse aumento de frequência.

Com relação à etiologia, a hipertensão arterial pode ser dividida em primária e secundária. A hipertensão arterial primária (ou essencial) é a principal causa de hipertensão crônica na gravidez, representando mais de 90% dos casos. A causa secundária mais comum é a doença do parênquima renal. Apesar da raridade, outras causas de hipertensão secundária, como o feocromocitoma e a coarctação da aorta, são entidades que merecem atenção quando sugeridas por história ou exame físico, pois estão relacionadas a maiores morbidade e mortalidade maternas quando não diagnosticadas e tratadas adequadamente. Embora predominem os casos de hipertensão essencial, deve-se sempre suspeitar de hipertensão arterial secundária em mulheres jovens com hipertensão grave e/ou de difícil controle.

As pacientes com hipertensão arterial crônica apresentam maiores taxas de complicações durante a gravidez, como pré-eclâmpsia superajuntada, disfunções placentárias (com restrição de crescimento e sofrimento fetal), descolamento prematuro de placenta, maiores taxas de cesarianas e necessidade de parto prematuro terapêutico, bem como altas taxas de mortalidade perinatal (principalmente ligadas à prematuridade). A mortalidade materna também está aumentada nesse grupo de pacientes. Entre os casos de óbito por eclâmpsia observados no país, 45% ocorrem em pacientes multíparas com hipertensão crônica. O reconhecimento e o manejo apropriado das pacientes com hipertensão arterial crônica são fundamentais para a redução da morbidade e da mortalidade materna e perinatal.

290 Protocolos Assistenciais

▶ Classificação

Classifica-se a hipertensão arterial crônica na gravidez como complicada ou não complicada. É considerada complicada quando a gestante apresenta comprometimento da função renal ou cardíaca, ou ainda na presença de doença hipertensiva específica da gestação (DHEG) superajuntada (pré-eclâmpsia ou eclâmpsia associadas). Na ausência dessas condições, é classificada como não complicada.

Hipertensão arterial crônica com pré-eclâmpsia superajuntada

A pré-eclâmpsia pode se sobrepor à hipertensão arterial existente em até 30% dos casos, e esse risco aumenta quando a paciente apresenta fatores de risco para DHEG, como disfunção renal, diabetes *mellitus*, doenças do colágeno, síndrome antifosfolípide e gestações múltiplas. Assim como no conceito de pré-eclâmpsia, o diagnóstico de DHEG superajuntada é definido quando ocorre aumento dos níveis pressóricos associados a edema de mãos e face e/ou proteinúria anteriormente ausentes. O aumento dos índices de ácido úrico (superior a 6 mg/dL), acompanhando a elevação dos níveis de pressão arterial em pacientes com uricemia anteriormente normal e sem uso de diuréticos, constitui um marcador bioquímico altamente sugestivo de pré-eclâmpsia superajuntada.

▶ Diagnóstico

O diagnóstico de hipertensão arterial crônica é feito pelo histórico de hipertensão documentada (tratada ou não) fora do período gestacional ou até 20 semanas de gestação, ou ainda em situações em que a hipertensão persiste após 12 semanas do parto.

A diferenciação entre hipertensão arterial crônica e DHEG pode ser dificultada pelo início tardio do pré-natal ou pela ausência de avaliação médica pré-concepcional. Deve-se ressaltar que a observação de níveis pressóricos normais no primeiro e no início do segundo trimestres não exclui o diagnóstico de hipertensão arterial crônica, uma vez que fisiologicamente ocorre descenso da pressão arterial neste período, o que pode mascarar a hipertensão latente. Nesses casos, deve-se observar o comportamento da pressão arterial no puerpério para o diagnóstico correto.

Outros fatores que sugerem o diagnóstico de hipertensão arterial crônica são multiparidade, ausência de edemas e proteinúria, níveis normais de ácido úrico e histórico de hipertensão arterial em gestação anterior. A realização de exames que indicam sinais de repercussão em órgãos-alvo (exame de fundo de olho, eletrocardiograma e ecocardiografia, exames de função renal) pode ser útil na elaboração do diagnóstico.

Deve-se sempre ficar atento para as situações de "hipertensão de consultório" (também chamada de "hipertensão do jaleco branco") e para a ocorrência de "hipertensão mascarada" (situação na qual a pressão aferida em consultório é normal, mas a paciente apresenta níveis elevados fora do ambiente de consultório ou hospital). Para fazer o diagnóstico diferencial dessas entidades (quando houver suspeita), recomenda-se a realização de diversas aferições, ou recorrer ao uso de monitoração ambulatorial da pressão arterial (MAPA).

▶ Acompanhamento Pré-Natal

As consultas pré-natais devem ser mensais até 28 semanas, quinzenais até 34 semanas e, a partir dessa idade gestacional, semanais até o parto. Recomendam-se retornos precoces (em 7-10 dias) por ocasião da introdução ou do aumento da dose de medicamentos anti-hipertensivos.

A primeira consulta pré-natal deve abranger história clínica e obstétrica detalhadas e exame físico cuidadoso, com avaliação da pressão arterial em ambos os membros superiores. A aferição da pressão arterial deve ser feita com a paciente calma, em silêncio, de bexiga vazia, em posição sentada (após 5 minutos) e com o braço apoiado à altura do coração.

A avaliação laboratorial inicial da gestante com hipertensão arterial crônica deve, além da rotina habitual do pré-natal, incluir exames que auxiliem na avaliação clínica do quadro de hipertensão, como a determinação da função renal por meio dos níveis de ureia e creatinina, e do sedimento urinário, e exames basais que sirvam de parâmetro para diagnóstico posterior de pré-eclâmpsia superajuntada, como ácido úrico e proteinúria em urina de 24 horas. Os níveis de proteinúria definidores de pré-eclâmpsia superajuntada são os mesmos utilizados para a DHEG.

Após a 20ª semana, em cada consulta pré-natal deve ser feita a pesquisa de proteinúria de fita. Na segunda metade da gravidez, quando houver suspeita de pré-eclâmpsia superajuntada (piora da hipertensão, ganho excessivo de peso e/ou edema generalizado e proteinúria de fita positiva), impõe-se a avaliação laboratorial para auxiliar a confirmação desse diagnóstico (ácido úrico e proteinúria). Na suspeita de DHEG superajuntada, são também solicitados exames para o diagnóstico da síndrome HELLP. Nessa situação, a paciente deverá ser internada para observação e elucidação diagnóstica. A Tabela 26.1 resume os exames que devem ser realizados no atendimento da gestante com hipertensão arterial crônica.

Durante o pré-natal dessas pacientes, recomenda-se a internação em caso de piora materna ou fetal. Os critérios para internação estão listados na Tabela 26.2.

292 Protocolos Assistenciais

Tabela 26.1 – Investigação laboratorial da gestante com hipertensão arterial crônica

Exames laboratoriais específicos realizados na 1ª consulta

- Hemograma
- Ureia e creatinina
- Ácido úrico
- Urina tipo 1
- Proteinúria em urina de 24 horas

Exames para o diagnóstico de DHEG superajuntada

- Ácido úrico
- Proteinúria em urina de 24 horas (se houver necessidade de resultado mais rápido, relação proteína/creatinina em amostra isolada de urina)

Exames realizados em caso de suspeita clínica ou quando a proteinúria de fita for ≥ 1

Exames realizados no caso de DHEG superajuntada

- Hemograma com plaquetas
- TGO e TGP
- Bilirrubina total e frações
- Desidrogenase lática
- Ureia e creatinina

Repetição semanal ou mais frequente se for observada instabilidade do quadro

Exames realizados para avaliação de lesões de órgãos-alvo

- Eletrocardiograma + ecocardiografia
- Fundo de olho
- Ultrassonografia de rins

Exames indicados nas pacientes de difícil controle, naquelas com hipertensão arterial crônica há mais de 5 anos, ou para diferenciar hipertensão arterial crônica de DHEG

DHEG: doença hipertensiva específica da gestação; TGO: alanina aminotransferase; TGP: aspartato aminotransferase.

Tabela 26.2 – Critérios para internação da gestante com hipertensão arterial crônica

Maternos

- Diagnóstico de pré-eclâmpsia superajuntada
- Crises hipertensivas (urgência ou emergência)
- Controle insatisfatório da pressão arterial com correta terapêutica anti-hipertensiva – diferenciar entre hipertensão de difícil controle ou má aderência ao tratamento

Fetais

- Redução do líquido amniótico (índice de líquido amniótico < 8)
- Anormalidade da dopplervelocimetria das artérias umbilicais

Capítulo 26   Hipertensão Arterial Crônica   **293**

Tratamento

A mulher hipertensa com diagnóstico prévio à gestação deve planejar a gravidez e otimizar o tratamento medicamentoso. Recomenda-se evitar o uso de inibidores da enzima de conversão da angiotensina (IECA) e bloqueadores dos receptores de angiotensina II (BRA) no período periconcepcional, em razão dos riscos de teratogênese e prejuízo da função renal fetal. Se utilizadas, essas drogas devem ser suspensas no início do pré-natal, durante o primeiro trimestre da gestação.

Uma vez feito o diagnóstico de gravidez, o controle pré-natal deve ser iniciado tão precocemente quanto seja possível.

Tratamento não medicamentoso

Entre os cuidados gerais, devem ser combatidos os fatores que pioram a hipertensão arterial, como infecções do trato urinário, obesidade, estresse emocional e tabagismo. A gravidez é um período no qual a paciente está aberta à adoção de hábitos saudáveis. As recomendações a seguir devem ser consideradas:

- Repouso: na hipertensão crônica, o repouso não é recomendado de rotina, devendo apenas ser incentivado nos casos de difícil controle ou na associação com DHEG.
- Atividade física: a atividade física moderada pode auxiliar o controle da hipertensão leve.
- Dieta hipossódica: a redução do consumo de sódio é importante no tratamento da hipertensão arterial crônica. A dieta habitual do brasileiro contém 10-12 g/dia de sal, muito acima do recomendado (até 6 g/dia). Para tanto, recomenda-se reduzir o sal adicionado aos alimentos, evitar o saleiro à mesa e reduzir ou abolir os alimentos industrializados, como enlatados, conservas, frios, temperos, molhos prontos e salgadinhos. Salienta-se que os alimentos contêm 2-3 g/dia de sal, aos quais podem ser adicionados 1 g de sal (uma colher de café) no almoço e no jantar, caracterizando uma dieta hipossódica.

Terapêutica farmacológica da hipertensão arterial crônica

O tratamento com medicamentos hipotensores deve ser iniciado quando as medidas anti-hipertensivas não farmacológicas forem ineficazes para diminuir os níveis pressóricos e a pressão diastólica for igual ou superior a 90 mmHg (na primeira metade da gravidez) e acima de 100 mmHg (após 20 semanas).

294 Protocolos Assistenciais

O objetivo do tratamento medicamentoso é a normalização da pressão arterial até 20 semanas e a redução de 20-30% dos níveis pressóricos após essa fase. A normalização da pressão no início da gravidez propicia melhores condições de invasão trofoblástica, com menor probabilidade de pré-eclâmpsia superajuntada, insuficiência placentária e restrição do crescimento fetal. Mesmo em fases mais tardias da gravidez, estudos controlados e revisões sistemáticas sugerem que a terapêutica anti-hipertensiva, quando adequadamente utilizada, melhora o prognóstico materno-fetal, previne a deterioração da hipertensão, protege a mãe contra crises hipertensivas, prolonga a duração da gestação e diminui o tempo de internação hospitalar. O tratamento da hipertensão arterial grave reduz a mortalidade materna por acidentes vasculares cerebrais e a ocorrência de descolamento prematuro de placenta.

Nos casos em que a paciente com hipertensão arterial crônica inicia a gestação sob o uso de terapia anti-hipertensiva e encontra-se adequadamente tratada e controlada, esta deve ser mantida, com exceção dos IECA e BRA (por conta do risco de alterações fetais – insuficiência renal fetal, oligoâmnio, deformidades cranianas, faciais, de extremidades e hipoplasia pulmonar). O emprego de atenolol (β-bloqueador) não é indicado pois se associa a maior risco de restrição de crescimento fetal.

Vários medicamentos podem ser utilizados, como a metildopa, β-bloqueadores (metoprolol e carvedilol), hidralazina, antagonistas dos canais de cálcio (nifedipino e anlodipino), bloqueadores α-adrenérgicos (doxazosina). Em muitos países, a metildopa é a droga mais utilizada para tratamento da hipertensão durante a gestação. Novos medicamentos têm sido utilizados na gestação como os β-bloqueadores e os antagonistas dos canais de cálcio de ação lenta. Desde 1984, o pindolol vinha sendo utilizado como primeira escolha (trata-se de um β-bloqueador com atividade simpatomimética intrínseca, que tem ação hipotensora muito efetiva e é praticamente desprovido de efeitos colaterais ou nocivos, tanto para a mãe, quanto para o produto da concepção). Infelizmente, essa droga está fora do mercado brasileiro, o que obrigou a revisão do esquema terapêutico utilizado na Clínica Obstétrica do Hospital das Clínicas da Faculdade de Medicina da Universidade de São Paulo (HCFMUSP). Atualmente, têm sido empregados como escolhas preferenciais a metildopa e o besilato de anlodipino, com boa resposta e baixos índices de necessidade de associação de uma terceira droga (menos de 5% dos casos). O besilato de anlodipino pode ser utilizado na dose de 5-10 mg/dia, em 1 ou 2 tomadas. Em casos mais graves, excepcionalmente, são utilizadas doses mais altas (até 15-20 mg/dia). Na eventual necessidade da introdução de uma terceira droga, esta será customizada de acordo com as condições maternas, fetais ou, ainda, com a disponibilidade do serviço. As possibilidades são: β-bloqueadores (metoprolol ou carvedilol), vasodilatadores periféricos

Capítulo 26 Hipertensão Arterial Crônica **295**

(hidralazina), bloqueador α-adrenérgico (doxazosina) ou, ainda, diuréticos tiazídicos ou furosemida (neste caso, deve ser descartada a presença de DHEG superajuntada). É importante lembrar que, na associação de medicamentos, não devem ser usadas drogas do mesmo grupo farmacológico, ou seja, com o mesmo mecanismo de ação (p. ex., 2 bloqueadores de canal de cálcio).

O esquema terapêutico de manutenção no tratamento da hipertensão arterial crônica utilizado pela Clínica Obstétrica do HCFMUSP está esquematizado na Tabela 26.3.

Tabela 26.3 – Terapêutica anti-hipertensiva de manutenção

1ª linha	α-agonista de ação central
	▪ Metildopa: 500-2.000 g/dia (em 2-4 tomadas)
	Bloqueador de canais de cálcio di-hidropiridínicos
	▪ Anlodipino: 5-10 mg/dia (em 1 ou 2 tomadas)*
	▪ Nifedipina (ação lenta): 20-60 mg/dia (em 1 ou 2 tomadas)
2ª linha	β-bloqueadores
	▪ Metoprolol (β-bloqueador seletivo): 25-100 mg/dia (em 1 a 2 tomadas)
	▪ Carvedilol (α e β-bloqueador): 12,5-50 mg/dia (em 2 tomadas)
	Vasodilatador periférico
	▪ Hidralazina: 50-200 mg/dia (em 2 a 3 tomadas)
	Diuréticos
	▪ Hidroclorotiazida: 25 mg/dia (em 1 tomada)
	▪ Furosemida: 20-40 mg/dia (em 1 tomada)
	Bloqueador α-adrenérgico
	▪ Doxazosina: 4-12 mg/dia (em 1-2 tomadas)

Alguns princípios regem a terapêutica anti-hipertensiva na gravidez, a saber:

▪ Tentar sempre os métodos não farmacológicos antes de recorrer aos medicamentos.
▪ A terapêutica é iniciada com doses baixas e reavaliações frequentes, com incrementos progressivos das doses, para minimizar o risco de hipotensões abruptas que interfiram com a perfusão uteroplacentária.
▪ Deve-se atingir a dose máxima de um medicamento antes de associar outra droga, para reduzir a exposição fetal.
▪ Pode haver necessidade de redução das doses no segundo trimestre, por causa da redução fisiológica da pressão arterial nessa fase, observada mesmo nas pacientes com hipertensão arterial crônica.

Tratamento das complicações hipertensivas agudas

O tratamento das crises hipertensivas (urgência e emergência) tem por objetivo reduzir a morbidade e a mortalidade maternas e fetais relacionadas a esses episódios. As pacientes com hipertensão arterial crônica em geral suportam níveis mais elevados de pressão arterial sem apresentarem sintomas ou sinais associados, e deve-se ter cuidado para não tratar agressivamente pacientes que não necessitam de medicação parenteral. Diante de níveis pressóricos acima de 160 mmHg (sistólica) ou 110 mmHg (diastólica), mas sem sintomas de urgência, recomenda-se observação e reavaliação, para posterior conduta (pesquisa de pré-eclâmpsia superajuntada, avaliação da vitalidade fetal e ajuste medicamentoso). O tratamento nesses casos é feito com medicação por via oral (antecipação ou ajuste de dose), mas, em alguns casos, pode-se recorrer ao uso da hidralazina por via endovenosa.

Caso sejam identificadas situações de urgência ou emergência, o tratamento recomendado é o mesmo descrito para as demais emergências hipertensivas da gravidez (ver Figura 26.1) e está resumido na Tabela 26.4.

A primeira droga de escolha é a hidralazina, por via parenteral, e, na eventualidade de insucesso terapêutico desse medicamento (o que raramente acontece) ou ainda na vigência de síndrome coronariana aguda ou edema agudo dos pulmões, pode-se empregar o nitroprusseto de sódio ou a nitroglicerina. É importante destacar que o nitroprusseto de sódio pode causar

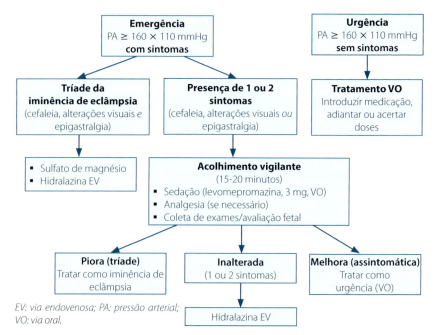

EV: via endovenosa; PA: pressão arterial; VO: via oral.

Figura 26.1 – Manejo das emergências e urgências hipertensivas na gestação.

Tabela 26.4 – Terapêutica nas emergências hipertensivas na gestação

Droga	Dose
Hidralazina (1ª opção)	5 mg, EV, a cada 15 minutos (dose máxima: 30 mg)
Nitroprusseto de sódio	0,25-10 mcg/kg/min em infusão EV contínua
Nitroglicerina	5-100 mcg/min em infusão EV contínua

EV: via endovenosa.

meta-hemoglobinemia fetal quando utilizado por mais de 6 horas. Trata-se de alternativa terapêutica durante a gravidez quando for utilizado por menos tempo (para evitar comprometimento fetal) ou no pós-parto.

Avaliação Fetal

As síndromes hipertensivas estão associadas a maior risco de insuficiência placentária e suas repercussões fetais. A avaliação da vitalidade fetal tem o intuito de detectar a menor oferta de nutrientes (na restrição do crescimento fetal) e o déficit da oxigenação (sofrimento fetal). O controle clínico materno e a vigilância da vitalidade fetal permitem o adiamento do término da gravidez, evitando a prematuridade sem incorrer no risco da hipoxemia fetal. A avaliação fetal deve levar em conta a gravidade do quadro clínico materno.

Crescimento fetal

O crescimento fetal deve ser avaliado pela medida da altura uterina e por ultrassonografia seriada. É importante a correta datação da gravidez, corrigida por ultrassonografia precoce. Deve-se realizar exame ultrassonográfico em caso de incompatibilidade da altura uterina com relação à idade gestacional, para confirmar ou descartar a restrição de crescimento fetal.

A ultrassonografia deve ser repetida mensalmente, quando o crescimento fetal está adequado, e quinzenalmente, em casos de crescimento restrito.

Função placentária

A função placentária deve ser avaliada pela dopplervelocimetria de artérias umbilicais e uterinas, com 20 e 26 semanas (para avaliar a primeira e a segunda ondas de invasão placentária), e pela dopplervelocimetria das artérias umbilicais, com 32 e 34 semanas. A partir daí, é avaliada semanalmente até o termo, em especial nas situações de instabilidade da pressão arterial. Quando a função placentária estiver alterada, está indicada a avaliação da resposta hemodinâmica fetal à hipóxia pela avaliação da artéria cerebral e do ducto venoso.

Atividades biofísicas fetais

O perfil biofísico fetal (PBF) deve ser avaliado semanalmente após 34 semanas e, antes disso, nas situações de restrição de crescimento fetal e/ou alteração da dopplervelocimetria. A periodicidade é definida pelas condições maternas e fetais.

A vitalidade fetal deve ser reavaliada a qualquer momento, quando houver piora clínica materna. Na eventualidade de internação por forma grave ou complicada de hipertensão arterial crônica, a vitalidade deve ser realizada no mínimo 3 vezes por semana, ou até diariamente, até obtenção do controle clínico materno. Em caso de repercussão placentária e/ou fetal (insuficiência placentária ou restrição do crescimento fetal), a periodicidade será ditada pelos achados dos exames (ver Capítulo 16 – Vitalidade Fetal). A Tabela 26.5 sistematiza a avaliação fetal nas gestantes com hipertensão arterial crônica.

Tabela 26.5 – Avaliação fetal na hipertensão arterial crônica

	Ultrassonografia	Dopplervelocimetria	Perfil biofísico fetal
Ambulatorial	Mensal (a partir de 24 semanas)	Com 20, 26 e 32 semanas e semanalmente após 34 semanas	Semanal a partir de 34 semanas
Paciente internada (estável)	Quinzenal	3 ×/semana	3 ×/semana
Paciente internada (instável ou com comprometimento da vitalidade fetal)	Quinzenal	Diário	Diário (pode ser indicado mais de 1 ×/dia)

▶ Conduta Obstétrica

As gestantes com hipertensão arterial crônica não complicada são acompanhadas ambulatorialmente. Assegurando-se a vitalidade fetal, é possível permitir a evolução da gestação até 40 semanas. O parto terapêutico será indicado no comprometimento da vitalidade fetal.

A via de parto é decidida pelas condições obstétricas da paciente. O parto pode ser induzido, com preparo de colo, se necessário, e a vitalidade fetal deve ser cuidadosamente monitorada.

No trabalho de parto, recomenda-se também vigilância dos níveis de pressão arterial, e a medicação anti-hipertensiva deve ser administrada rotineiramente.

A analgesia de parto com bloqueio locorregional auxilia na manutenção da estabilidade pressórica e hemodinâmica.

Feito o diagnóstico de hipertensão arterial crônica complicada (que inclui a gestante com DHEG superajuntada), a paciente é imediatamente internada. Se a vitalidade fetal estiver normal, aguarda-se a evolução do quadro clínico materno. Na estabilidade das condições maternas e fetais, permite-se a evolução da gestação até 37 semanas, com rigoroso controle da vitalidade fetal e das condições clínicas e laboratoriais maternas. Se houver piora do estado geral materno, interrompe-se a gestação. A conduta obstétrica nesses casos é a mesma descrita para os casos de pré-eclâmpsia grave (ver Capítulo 66 – Pré-Eclâmpsia).

Profilaxia da pré-eclâmpsia superajuntada

A profilaxia da pré-eclâmpsia superajuntada está indicada em pacientes com risco elevado de pré-eclâmpsia (ver Tabela 26.6). Nesses casos, indica-se a administração de ácido acetilsalicílico na dose de 100 mg/dia a partir do primeiro trimestre. Nas pacientes com ingestão inadequada de cálcio, indica-se também a suplementação desse nutriente com carbonato de cálcio na dose de 1 g/dia).

Excetuando-se os casos de pacientes com síndrome antifosfolípide, não existem estudos controlados que justifiquem o emprego de heparina para a profilaxia da pré-eclâmpsia.

Tabela 26.6 – Indicações de profilaxia de pré-eclâmpsia em pacientes com hipertensão arterial crônica

Condições que indicam emprego de ácido acetilsalicílico para prevenção de pré-eclâmpsia em pacientes com hipertensão arterial crônica
Antecedente de desfecho adverso em gestação anterior associado às síndromes hipertensivas da gravidez:
▪ Óbito fetal, insuficiência placentária e/ou restrição do crescimento fetal grave
▪ Necessidade de parto prematuro terapêutico (< 34 semanas)
▪ Descolamento prematuro de placenta
▪ Eclâmpsia, pré-eclâmpsia grave, síndrome HELLP
Presença de pelo menos 1 das seguintes condições:
▪ Hipertensão arterial crônica com repercussão renal ou cardiovascular
▪ Nefropatia
▪ Doenças do colágeno/síndrome antifosfolípide)

Protocolos Assistenciais

▶ Bibliografia

- Abalos E, Duley L, Steyn DW, Gialdini C. Antihypertensive drug therapy for mild to moderate hypertension during pregnancy. Cochrane Database Syst Rev. 2018; 10(10):CD002252.
- Bortolotto MR, Burgarelli CT, Francisco RPV, Pereira PP. Hipertensão arterial sistêmica. In: Zugaib M, editor. Zugaib obstetrícia. 4. ed. Barueri: Manole, 2019. p. 922-34.
- Bortolotto MR, Francisco RPV, Zugaib M. Resistant hypertension in pregnancy: How to manage? Curr Hypertens Rep. 2018; 20(8):63.
- Brown MA, Maggee LA, Kenny LC, Karumanchi SA, McCarthy FP, Saito S, et al. Hypertensive disorders of pregnancy: ISSHP classification, diagnosis and management recommendations for international practice. Hypertension. 2018; 72(1):24-43.
- Duley L, Henderson-Smart DJ, Meher S. Drugs for treatment of very high blood pressure during pregnancy. Cochrane Database Syst Rev. 2006; (3):CD001449.
- Gillon TE, Pels A, von Dadelszen P, MacDonell K, Magee LA. Hypertensive disorders of pregnancy: A systematic review of international clinical practice guidelines. PloS One. 2014; 9(12):e113715.
- Hypertension in pregnancy: Report of the American College of Obstetricians and Gynecologists, Task Force on Hypertension in Pregnancy. Obstet Gynecol. 2013; 122 (5):1122-31.
- Kahhale S, Zugaib M, editores. Síndromes hipertensivas na gravidez. São Paulo: Atheneu, 1995.
- Magee LA, Duley L. Oral beta-blockers for mild to moderate hypertension during pregnancy. Cochrane Database Syst Rev. 2003; (3):CD002863.
- Regitz-Zagrosek V, Roos-Hesselink JW, Bauersachs J, Blomstrom-Lundqvist C, Cifkova R, De Bonis M, et al. 2018 ESC guidelines for the management of cardiovascular diseases during pregnancy. Eur Heart J. 2018; 39(34):31365-241.
- Sibai BM, Abdella TN, Anderson GD. Pregnancy outcome in 211 patients with mild chronic hypertension. Obstet Gynecol. 1983; 61(5):571-6.
- Vega CEP, Kahhale S, Zugaib M. Maternal mortality due to arterial hypertension in São Paulo City (1995-1999). Clinics (São Paulo). 2007; 62(6):679-84.
- Visintin C, Mugglestone MA, Almerie MQ, Nherera LM, James D, Walkinshaw S; Guideline Development Group. Management of hypertensive disorders during pregnancy: summary of NICE guidance. BMJ. 2010; 341:c2207.
- Zuspan FP, O'Shaughnessy R. Chronic hypertension in pregnancy. In: Pitkin R, Zlatnik F. The year book of obstetrics and gynecology. Chicago: Year Book Medical Publishers, 1979. p. 11-36.

capítulo 27

Diabetes *Mellitus* Tipo 1

Rafaela Alkmin da Costa
Rossana Pulcineli Vieira Francisco

◗ Definição

Denomina-se diabetes *mellitus* os distúrbios no metabolismo de carboidratos decorrentes de defeito na produção e/ou na ação da insulina, que cursam com aumento da glicemia. A hiperglicemia crônica pode associar-se a lesões de diversos órgãos e sistemas, sendo os mais comuns: rins, olhos, coração, sistema vascular e sistema nervoso.

O diabetes *mellitus* tipo 1 decorre da presença de autoanticorpos que causam destruição das células β do pâncreas e consequente prejuízo na produção de insulina, habitualmente progredindo para uma falência completa de secreção desse hormônio, motivo pelo qual indivíduos com diabetes *mellitus* tipo 1 são insulinodependentes.

◗ Cuidados Pré-Concepcionais

As mulheres com diabetes *mellitus* tipo 1 exigem cuidado especial e preparo para a gestação, com o objetivo de reduzir os riscos perinatais. Para isso, o aconselhamento pré-concepcional tem papel muito relevante.

São particularidades importantes no preparo pré-concepcional das mulheres com diabetes *mellitus* tipo 1:

- Esclarecer ao casal as repercussões da gestação no diabetes *mellitus*: a mulher com diabetes *mellitus* tipo 1 precisa estar ciente de que a gravidez vai impactar no comportamento da doença com a qual está acostumada, que serão mais comuns episódios de hipo e hiperglicemia, que os alvos glicêmicos são mais estritos e que os ajustes da insulinoterapia serão necessários com maior frequência, em concomitância com o dinamismo das variações hormonais da gravidez.
- Esclarecer ao casal as repercussões que o diabetes *mellitus* pode ter na gestação (Tabela 27.1) e que esta será considerada gestação de risco, com necessidade de acompanhamento em centro especializado, com contato mais frequente com a equipe de saúde e com necessidade de maior número de exames complementares, como será descrito adiante.

302 Protocolos Assistenciais

- Promover anticoncepção ao casal até que condições adequadas sejam atingidas para a gestação, especialmente com relação ao controle glicêmico e possível lesão de órgãos-alvo.
- Promover hábitos de vida saudáveis, com ajuste de dieta, orientação sobre atividade física e controle de peso.
- Estreitar os alvos glicêmicos, com maior rigor no ajuste de insulina, almejando hemoglobina glicada < 6,5%, para reduzir o risco de abortamento e malformações fetais. Esse alvo de controle glicêmico deve ser buscado com cuidado, a fim de evitar episódios de hipoglicemia.
- Controle de doenças associadas, especialmente hipertensão e doenças autoimunes da tireoide nas mulheres com diabetes *mellitus* tipo 1.
- Avaliação de fundoscopia, a fim de identificar e tratar lesões da retina antes da gestação.
- Avaliação da função renal, a fim de aconselhar sobre riscos associados à piora da função dos rins, que costuma ocorrer na gravidez.
- Investigar e desaconselhar gestação nas mulheres com gastroparesia diabética ou doença coronariana, contraindicações relativas para gravidez.
- Suspender medicamentos contraindicados na gestação, em especial inibidores da enzima conversora da angiotensina (IECA), antagonistas de receptores de angiotensina II (ARA), estatinas e hipoglicemiantes orais.

Acompanhamento Pré-Natal

Como a ocorrência de abortamentos e malformações está diretamente relacionada com o controle glicêmico no período da organogênese, além do aconselhamento pré-concepcional, é importante que o acompanhamento pré-natal se inicie precocemente.

Nas pacientes que apresentam hipertensão arterial associada ao diabetes *mellitus* ou vasculopatia de qualquer grau (retinopatia ou nefropatia diabética – mesmo incipiente, marcada pela presença de microalbuminúria), prescreve-se ácido acetilsalicílico na dose de 100 mg/dia, antes de 16 semanas de gestação, para profilaxia de pré-eclâmpsia.

Em razão da necessidade de constantes ajustes na dose de insulina e do grande potencial de complicações maternas e fetais, o acompanhamento ambulatorial de gestantes com diabetes *mellitus* tipo 1 exige consultas mais frequentes, em geral semanais ou quinzenais.

Apesar do risco de complicações, o acompanhamento ambulatorial deve ser a rotina de assistência a essas gestantes, reservando-se as internações clínicas para situações de necessidade de ajustes mais intensivos na dose de insulina (como em episódios recorrentes de hipoglicemia grave ou hiperglicemias

Capítulo 27 — Diabetes *Mellitus* Tipo 1 — 303

Tabela 27.1 – Principais complicações associadas ao diabetes *mellitus* tipo 1 na gravidez

Maternas	Fetais
• Hipoglicemias graves • Risco aumentado de cetoacidose diabética • Piora de retinopatia diabética • Piora de nefropatia diabética • Pré-eclâmpsia • Atonia uterina • Hemorragia pós-parto • Tireoidite pós-parto	• Abortamento • Malformações • Macrossomia/feto grande para a idade gestacional (GIG) • Polidrâmnio • Rotura prematura de membranas • Prematuridade • Óbito fetal • Insuficiência placentária* • Restrição de crescimento fetal* • Oligoâmnio*
Neonatais	**Repercussões na idade adulta**
• Tocotrauma • Hipoglicemia neonatal • Icterícia neonatal • Desconforto respiratório do recém-nascido • Miocardiopatia hipertrófica • Hipocalcemia neonatal • Hipomagnesemia neonatal	• Hipertensão • Obesidade • Diabetes *mellitus* tipo 2

* Risco aumentado nas mulheres que apresentam lesões vasculares, como nefropatia e retinopatia.

de difícil controle) ou de complicações, como agravamentos de insuficiência renal ou de síndromes hipertensivas.

▶ Exames Complementares Adicionais

Por conta do risco das potenciais complicações mencionadas na Tabela 27.1, o pré-natal das gestantes com diabetes *mellitus* tipo 1 exige a realização de alguns exames complementares em adição à rotina pré-natal (Tabela 27.2):

- Hemoglobina glicada: logo no início do pré-natal, deve-se avaliar o valor da hemoglobina glicada como forma de se investigar como era o controle glicêmico pré-concepcional e, assim, inferir maior ou menor risco de abortamento e/ou malformações fetais. Valores menores que 6% assemelham o risco ao da população geral. Deve-se lembrar que o valor da hemoglobina glicada reflete a média glicêmica e pode estar diminuído às custas de hipoglicemias, o que não significa que haja bom controle metabólico. Ao longo da gestação, o papel da dosagem é mais questionável, já que o ajuste de insulinoterapia deve ser realizado com base no perfil glicêmico; no entanto, pode servir como referência evolutiva da resposta terapêutica para a gestante. Esse exame não deve ser repetido com intervalos menores que 2 meses.

304 Protocolos Assistenciais

Tabela 27.2 – Exames complementares adicionais na rotina pré-natal da gestante com diabetes *mellitus* tipo 1

- Hemoglobina glicada: inicial e 1×/trimestre
- Urocultura: 1×/trimestre
- Fundoscopia: inicial, 3º trimestre e 1 ano pós-parto
- Ureia, creatinina, ácido úrico, microalbuminúria e proteinúria em urina de 24 horas: inicial e 1×/trimestre
- Ecocardiografia transtorácica: inicial (com história de mais de 10 anos de doença)
- Anticorpos antitireoperoxidase e antitireoglobulina: início do pré-natal
- Avaliação odontológica: início do pré-natal e se houver queixas direcionadas
- Ecocardiografia fetal: entre 24-28 semanas de gestação
- Ultrassonografia obstétrica: mensal a partir de 28 semanas
- Perfil hemodinâmico fetal: 20, 25 e 32 semanas
- Perfil biofísico fetal com cardiotocografia: semanal a partir de 34 semanas*

* Pode ser antecipado em casos de controle glicêmico difícil ou queixas.

- Urocultura: por conta do risco aumentado de bacteriúria assintomática e do risco maior de progressão para formas mais graves de infecção do trato urinário em gestantes com diabetes *mellitus*, aconselha-se a busca ativa dessas infecções por meio de urocultura trimestral e sempre que houver queixa urinária.

- Fundoscopia: se não tiver sido feita na consulta pré-concepcional, a fundoscopia deve ser realizada no início do pré-natal e, idealmente, no terceiro trimestre e no primeiro ano pós-parto. O controle rápido da glicemia exigido pela gestação, em especial naquelas que não tiveram adequado manejo antes de engravidar, pode causar ou agravar retinopatia. Quando identificada sua necessidade, deve ser realizada fotocoagulação para evitar descolamento de retina e perda de visão.

- Função renal: a gravidez pode impor surgimento ou piora de lesão renal. Muitas vezes, quando há aumento de níveis pressóricos, edema e proteinúria na segunda metade da gestação, é difícil distinguir entre piora da nefropatia de base ou surgimento de pré-eclâmpsia, motivo por que é importante ter uma avaliação basal e o acompanhamento laboratorial dessas gestantes. São solicitados ureia, creatinina, ácido úrico, proteinúria e microalbuminúria em urina de 24 horas no início do pré-natal, repetindo-se no segundo e no terceiro trimestres.

- Ecocardiografia transtorácica: apesar de ser incomum na faixa etária das gestantes, o diabetes *mellitus* cronicamente pode levar a disfunção de relaxamento miocárdico, que pode ser diagnóstico diferencial relevante nos casos suspeitos de miocardiopatia periparto. Recomenda-se que se faça ecocardiografia transtorácica no início do pré-natal nas mulheres com mais de 10 anos de doença e que não tenham feito este exame no último ano.

- Anticorpos antitireoidianos: mulheres com diabetes *mellitus* tipo 1 estão mais sujeitas a tireoidite pós-parto, mesmo aquelas com função tireoidiana normal (ver Capítulo 32 – Disfunções Tireoidianas). Por isso, deve-se solicitar no início do pré-natal a pesquisa de anticorpos antitireoperoxidase e antitireoglobulina, para aconselhamento e maior atenção no pós-parto daquelas com anticorpos positivos. Na Clínica Obstétrica do Hospital das Clínicas da Faculdade de Medicina da Universidade de São Paulo (HCFMUSP), é rotina a dosagem de hormônio estimulante da tireoide (TSH) e T4 total no início de todas as gestações, mesmo em gestantes sem diabetes *mellitus*.

- Avaliação odontológica: infecções dentárias, mesmo assintomáticas, podem ser causa de descontrole metabólico e complicações obstétricas, motivo por que se deve ativamente solicitar avaliação na gestante com diabetes *mellitus* tipo 1.

- Ecocardiografia fetal: em razão do risco aumentado de malformações, além da ultrassonografia morfológica de primeiro e segundo trimestres, acrescenta-se na rotina pré-natal da gestante com diabetes *mellitus* tipo 1 a ecocardiografia fetal, realizada entre 24-28 semanas. As malformações cardíacas são as mais comumente encontradas nos filhos de mulheres com diabetes *mellitus* pré-gestacional.

- Ultrassonografia obstétrica mensal: por conta do risco aumentado de macrossomia (em decorrência da hiperglicemia) e de restrição do crescimento fetal naquelas com vasculopatia, deve-se realizar ultrassonografia obstétrica mensal a partir de 28 semanas para acompanhamento do padrão de crescimento fetal.

- Dopplervelocimetria: em razão do risco aumentado de insuficiência placentária, especialmente naquelas com vasculopatia, deve-se realizar Doppler das artérias umbilicais com 20, 25 e 32 semanas de gestação. Medidas adicionais se farão necessárias de acordo com o achado encontrado (ver Capítulo 16 – Vitalidade Fetal).

- Perfil biofísico fetal: por conta do risco aumentado de distúrbios do líquido amniótico e sofrimento fetal, o perfil biofísico fetal (incluindo cardiotocografia) deve ser realizado semanalmente a partir de 34 semanas de gestação. Também pode ser realizado em idade gestacional mais precoce ou com intervalo de repetição diferente, a depender do controle glicêmico, dos achados do exame e de sintomas relatados pela gestante.

306 Protocolos Assistenciais

Tratamento do Diabetes *Mellitus*

Dieta

A dieta da gestante com diabetes *mellitus* preferencialmente deve ser orientada por nutricionista, para adequação e flexibilização do cardápio. De maneira resumida, inclui a ingesta de cerca de 30 kcal/kg/dia (podendo ser um pouco mais ou um pouco menos a depender da faixa de índice de massa corpórea da gestante), acrescidos de 300 kcal/dia no segundo e no terceiro trimestres. Deve ser fracionada em 6 refeições (café da manhã, lanche da manhã, almoço, lanche da tarde, jantar e ceia) e composta por 50% de carboidratos, 30-35% de lipídeos e 15-20% de proteínas.

Deve-se dar preferência para alimentos de baixo índice glicêmico, como aqueles compostos por grãos integrais. O açúcar deve ser substituído por adoçantes naturais (como estévia ou sucralose) ou artificiais (como aspartame), que podem ser usados com moderação.

Atividade física

A prática de exercícios, além de ajudar no controle de peso e bem-estar, favorece o controle glicêmico.

Respeitadas possíveis contraindicações clínicas ou obstétricas, recomenda-se 150 minutos de atividade física leve a moderada por semana, adequada para a fase gestacional e o condicionamento da gestante.

Deve-se atentar para a hidratação durante o exercício e para os níveis de glicemia antes de iniciá-lo. Evita-se iniciar exercício físico se a glicemia estiver abaixo de 70 mg/dL ou acima de 200 mg/dL. Se a glicemia estiver abaixo de 100 mg/dL, é recomendável fazer um lanche leve antes do exercício a fim de evitar hipoglicemia durante a prática.

Monitoração glicêmica

Para checar sucesso terapêutico e guiar os ajustes nas doses de insulina, a gestante deve realizar perfil glicêmico com medida de glicemia capilar na ponta do dedo 7 vezes por dia, todos os dias. Esse perfil também ajuda no entendimento, pela gestante, do efeito que os alimentos têm em seu controle glicêmico.

As metas e horários preconizados encontram-se descritos na Tabela 27.3.

Recentemente, o sistema *flash* de monitoração glicêmica emergiu como alternativa para o acompanhamento da glicemia no tratamento do diabetes *mellitus*. Esse sistema faz aferições da glicemia intersticial, e não capilar, e dispensaria a necessidade de tantas punções digitais diárias. O uso desse dispositivo foi aprovado pela Agência Nacional de Vigilância Sanitária (ANVISA) para uso durante a gestação.

Capítulo 27 — Diabetes *Mellitus* Tipo 1

Tabela 27.3 – Perfil glicêmico e alvos terapêuticos no tratamento do diabetes *mellitus* na gestação

Horário da aferição	Limite inferior	Limite superior
Jejum	70 mg/dL	< 95 mg/dL
1 hora após o café, almoço e jantar	100 mg/dL	< 140 mg/dL
Pré-prandiais e madrugada	70 mg/dL	< 100 mg/dL

Insulinoterapia

Por serem insulinodependentes, a gestante com diabetes *mellitus* tipo 1 já se apresenta para o pré-natal com esquema de insulina que usava previamente à gestação e este esquema pode ser mantido com ajustes de doses a serem realizados para se alcançar as metas terapêuticas descritas.

Para o tratamento do diabetes *mellitus* tipo1, compõem o arsenal terapêutico as insulinas humanas (insulinas de ação rápida e intermediária – tratamento mais tradicional durante a gestação), os análogos de insulina (insulinas ultralentas e ultrarrápidas) e o sistema de infusão contínua de insulina (conhecido como "bomba de insulina"), todas opções seguras durante a gestação.

A prescrição deve respeitar a farmacocinética das insulinas, de modo a garantir nível de insulinemia basal e picos de ação nos horários de refeição. Os tempos de ação das insulinas usadas na gestação estão descritos na Tabela 27.4.

O esquema mais clássico de prescrição contempla a administração de 4 doses de insulina por dia (esquema de múltiplas doses), com regime basal-*bolus*: NPH + regular/asparte/lispro no café, NPH + regular/asparte/lispro no almoço, regular/asparte/lispro no jantar e NPH às 22 horas. Os ajustes de dose são feitos de acordo com o perfil glicêmico, conforme a Tabela 27.5.

São vantagens dos análogos de insulina sua maior previsibilidade de tempo de ação, maior facilidade de uso e a menor frequência de episódios de

Tabela 27.4 – Descrição dos tipos e tempos de ação das insulinas consideradas seguras para uso durante a gestação

Tipo de insulina	Nome da insulina	Início de ação	Pico de ação	Duração do efeito
Ultrarrápida	Lispro Asparte	5-15 minutos	30 minutos-2 horas	3-5 horas
Rápida	Regular	30-60 minutos	2-3 horas	5-8 horas
Intermediária	NPH	2-4 horas	4-10 horas	10-18 horas
Ultralenta	Glargina	2-4 horas	Não	20-24 horas
	Detemir	1-3 horas	6-8 horas	18-22 horas

308 Protocolos Assistenciais

Tabela 27.5 – Sugestões de ajustes da dose de insulina de acordo com os registros do perfil glicêmico

Perfil glicêmico	Insulina NPH	Insulina regular/lispro/asparte
Hiperglicemia às 3 horas (qualquer jejum)	Aumentar dose das 22 horas	–
Jejum normal e hiperglicemia pós-café	–	Aumentar dose do café da manhã
Hiperglicemia pré-almoço (qualquer pós-almoço)	Aumentar dose do café da manhã	–
Pré-almoço normal e hiperglicemia pós-almoço	–	Aumentar dose do almoço
Hiperglicemia pré-jantar (qualquer pós-jantar)	Aumentar dose do almoço	–
Pré-jantar normal e hiperglicemia pós-jantar	–	Aumentar dose do jantar
Hipoglicemia às 3 horas (qualquer jejum)	Reduzir dose das 22 horas	–
Jejum normal e hipoglicemia pós-café	–	Reduzir dose do café da manhã
Hipoglicemia pré-almoço (qualquer pós-almoço)	Reduzir dose do café da manhã	–
Pré-almoço normal e hipoglicemia pós-almoço	–	Reduzir dose do almoço
Hipoglicemia pré-jantar (qualquer pós-jantar)	Reduzir dose do almoço	–
Pré-jantar normal e hipoglicemia pós-jantar	–	Reduzir dose do jantar

hipoglicemias graves. Como desvantagens principais, destacam-se sua menor disponibilidade e maior preço. Em particular para as gestantes com diabetes *mellitus* tipo 1, deve-se dar preferência às insulinas ultrarrápidas (lispro ou asparte) em vez da insulina regular, pois é possível melhor controle de glicemia pós-prandial precoce e menos hipoglicemias pós-prandiais tardias com seu uso.

Aquelas pacientes que já usavam sistema de infusão contínua de insulina (SICI) podem continuar utilizando. Na Clínica Obstétrica do HCFMUSP, há disponibilidade de SICI para serem usados durante a gestação, mas, em razão da menor disponibilidade e do maior custo, esta opção terapêutica fica reservada para gestantes que apresentam episódios frequentes de hipoglicemia assintomática ou grave, e para aquelas com lesão renal ou que tenham grande dificuldade no controle de glicemia, mesmo com tratamento otimizado (dieta controlada em gestante internada). A dose inicial prescrita do SICI habitualmente equivale a 80% da dose total de insulina (NPH + regular/asparte/lispro) do esquema de dose múltipla diária (Figura 27.1). Após instalação da bomba de insulina, assim que atingir níveis glicêmicos satisfatórios, a gestante pode seguir em acompanhamento pré-natal ambulatorial.

Gestantes com diabetes *mellitus* tipo 1 também podem estar habituadas a realizar contagem de carboidratos para controle da glicemia antes da gravidez. Apesar dessa modalidade de tratamento propiciar maior conforto e flexibilidade da dieta, é importante esclarecer que o método não funciona tão bem na gravidez como antes dela, pois a sensibilidade à insulina muda de forma muito dinâmica na gestação, e que ajustes nas proporções de carboidrato/insulina precisarão ser feitos semana a semana, o que implica dificuldade para o controle glicêmico nos casos de grandes variações da quantidade de carboidrato

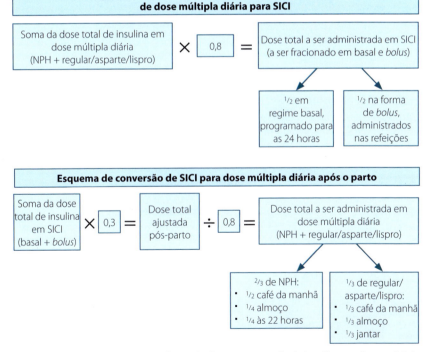

Figura 27.1 – Esquema de equivalência de doses e conversão de insulina em dose múltipla diária e sistema de infusão contínua de insulina (SICI).

Protocolos Assistenciais

no cardápio no dia a dia. Via de regra, a proporção de carboidrato para cada unidade de insulina aumenta até 9 semanas de gravidez, e depois diminui gradativamente até o termo, voltando a apresentar algum aumento após 37 semanas.

▶ Cuidados no Dia do Parto

O parto da gestante com diabetes *mellitus* tipo 1 é programado entre 39-40 semanas, desde que o controle glicêmico esteja satisfatório, o crescimento fetal esteja adequado e a vitalidade fetal esteja normal.

Em casos de restrição de crescimento fetal, impossibilidade de controle glicêmico mesmo com otimização do tratamento, formas graves de síndromes hipertensivas e presença de nefropatia ou retinopatia diabética progressivas, indica-se o parto com 37 semanas.

Evita-se a prematuridade a menos que o parto traga mais benefício materno e/ou fetal que o risco da prematuridade.

Casos de crescimento fetal aumentado exigem avaliação mais individualizada:
- Naquelas com perspectiva de parto normal e feto grande para idade gestacional (GIG), indica-se a indução do parto entre 38-39 semanas.
- Naquelas cuja via de parto for necessariamente cesárea, deve-se aguardar até 39-40 semanas.
- O parto está indicado se o feto atingir macrossomia (4.000 g), a despeito da idade gestacional, em razão do maior risco de óbito fetal.

No dia do parto, há menor ingesta alimentar e maior consumo energético, então a dose de insulina deve ser reduzida de acordo com a Tabela 27.6. Para minimizar as variações glicêmicas, o parto deve, preferencialmente, ser programado para o período da manhã.

Independentemente do tipo de parto, se a paciente estiver há mais de 8 horas em jejum, deve-se iniciar infusão de soro glicosado 5% na velocidade de 20 gotas/min ou 60 mL/h e verificar glicemia capilar a cada 2 horas com o objetivo de manter a glicemia entre 70-140 mg/dL. Se houver hipoglicemia, aumenta-se a velocidade de infusão do soro. Se houver hiperglicemia, corrige-se com insulina ultrarrápida, conforme o valor encontrado:
- 140-199 mg/dL: 2 UI.
- 200-249 mg/dL: 4 UI.
- 250-299 mg/dL: 6 UI.

Tabela 27.6 – Ajuste das doses de insulina para o dia do parto

Parto	Insulina NPH	Insulina rápida
Indução	Tomar ⅓ da dose da manhã	Dose completa (ingerir desjejum)
Cesárea eletiva	Tomar ⅓ da dose da manhã	Não administrar (jejum)

Capítulo 27 — Diabetes *Mellitus* Tipo 1 — 311

É importante ressaltar que o trabalho de parto, o parto e o pós-parto imediato são momentos críticos de risco de cetoacidose diabética, em razão do jejum e da grande demanda metabólica. É importante garantir tanto aporte de glicose como de insulina na parturiente com diabetes *mellitus* tipo 1, por isso, naquelas que ficarem mais de 12 horas em trabalho de parto, p. ex., um terço da dose de NPH prevista para o horário precisa ser administrada.

Nas gestantes que fazem uso de bomba de insulina, todas as doses basais devem ser reduzidas pela metade no dia do parto e metade da dose do *bolus* deve ser administrada na ingestão do café da manhã.

Cuidados no Pós-Parto

Deve-se manter dieta adequada para pacientes com diabetes *mellitus*. Após o parto, a resistência insulínica diminui drasticamente, e as doses de insulina devem ser reduzidas para um terço da dose utilizada ao final da gestação (tanto doses de insulina basal como dos *bolus*). Nas gestantes que tinham bom controle glicêmico antes de engravidar (Hb A1c < 7%), pode-se voltar ao esquema prévio à gestação.

Naquelas que utilizaram SICI durante a gravidez, um esquema de reconversão para dose múltipla diária de insulina está descrito na Figura 27.1.

A amamentação também predispõe a episódios de hipoglicemia, por isso a gestante precisa ser orientada a aferir a glicemia antes de amamentar. Se a glicemia capilar estiver abaixo de 70 mg/dL, é preciso corrigir a hipoglicemia antes de amamentar; se a glicemia capilar estiver abaixo de 100 mg/dL, orienta-se a ingestão de um lanche leve (como um copo de leite ou iogurte, ou queijo) antes de amamentar, a fim de diminuir a chance de hipoglicemia durante a mamada.

Mulheres com diabetes *mellitus* tipo 1 podem e devem receber método contraceptivo ao final do puerpério se assim o desejarem. Apesar de não haver contraindicação formal, observou-se menor impacto no controle glicêmico com a administração de progestágenos orais do que com os injetáveis trimestrais.

Bibliografia

- American Diabetes Association. 14. Management of diabetes in pregnancy: Standards of medical care in diabetes – 2020. Diabetes Care. 2020; 43(Suppl 1):S183-92.
- Ringholm L, Mathiesen ER, Kelstrup L, Damm P. Managing type 1 diabetes mellitus in pregnancy: From planning to breastfeeding. Nat Rev Endocrinol. 2012; 8(11):659-67.
- Morton-Eggleston EB, Seely EW. Pregestational diabetes: Preconception counseling, evaluation, and management. Nathan DM, Werner EF, editores. UpToDate. Waltham, MA: UpToDate Inc.; [Acesso em: 14/02/2020]. Disponível em: http://www.uptodate.com.

- Mathiesen ER, Ringholm L, Damm P. Pregnancy management of women with pregestational diabetes. Endocrinol Metab Clin North Am. 2011; 40(4):727-38.
- Kitzmiller JL1, Block JM, Brown FM, Catalano PM, Conway DL, Coustan DR, et al. Managing preexisting diabetes for pregnancy: Summary of evidence and consensus recommendations for care. Diabetes Care. 2008; 31(5):1060-79.
- Greene MF. Pregestational diabetes mellitus: Prenatal glycemic control. Nathan DM, Werner EF, editores. UpToDate. Waltham, MA: UptoDate Inc. [Acesso em: 14/02/2020]. Disponível em: http://uptodate.com.br.
- García-Patterson A, Gich I, Amini SB, Catalano PM, Leiva A, Corcoy R. Insulin requirements throughout pregnancy in women with type 1 diabetes mellitus: Three changes of direction. Diabetologia. 2010; 53(3):446-51.
- Finnegan C, Breathnach F, Dicker P, Fernandez E, Tully E, Higgins M et al. Investigating the role of early low-dose aspirin in diabetes: A phase III multicentre double-blinded placebo-controlled randomised trial of aspirin therapy initiated in the first trimester of diabetes pregnancy. Contemp Clin Trials Commun. 2019; 16:100465.
- Mathiesen JM, Secher AL, Ringholm L, Nørgaard K, Hommel E, Andersen HU, et al. Changes in basal rates and bolus calculator settings in insulin pumps during pregnancy in women with type 1 diabetes. J Matern Fetal Neonatal Med. 2014; 27(7):724-8.
- Zagury RL, Rodacki M, Oliveira LM, Saunders C, Padilha PC, Zajdenverg L. Carbohydrate counting during pregnancy in women with type 1 Diabetes: Are there predictable changes that we should know? Ann Nutr Metab. 2017; 70(2):140-6.

capítulo 28

Diabetes *Mellitus* Tipo 2

Cristiane de Freitas Paganoti
Rossana Pulcineli Vieira Francisco

Define-se diabetes *mellitus* como a alteração no metabolismo de carboidratos resultante de defeitos na secreção e/ou ação da insulina, levando a um quadro de hiperglicemia crônica e subsequentes complicações agudas e crônicas. No diabetes *mellitus* tipo 2, ocorre defeito progressivo na secreção de insulina associado à resistência insulínica.

▶ Diabetes *Mellitus* Tipo 2 Diagnosticado na Gestação

O diabetes *mellitus* tipo 2 é diagnosticado na gestação (*overt diabetes*) quando a glicemia em jejum da primeira consulta pré-natal, em especial quando realizada no primeiro trimestre, tem valor igual ou maior que 126 mg/dL. Nesses casos, solicita-se dosagem de hemoglobina glicada para conhecimento do estado metabólico da paciente nos últimos 3 meses, avaliação dos riscos de complicações do diabetes *mellitus* e de malformações fetais, bem como orientar os cuidados após o parto.

Essas pacientes devem receber os mesmos cuidados pré-natais que as pacientes já sabidamente diabéticas tipo 2 antes da gestação.

▶ Cuidados e Orientações Pré-Concepcionais

O aconselhamento pré-concepcional para as pacientes com diabetes *mellitus* tipo 2 segue as mesmas orientações dadas às pacientes com diabetes *mellitus* tipo 1 (ver Capítulo 27 – Diabetes *Mellitus* Tipo 1) e tem por objetivo adequar o controle glicêmico para minimizar riscos maternos, fetais e neonatais.

Uma particularidade das pacientes com diabetes *mellitus* tipo 2 refere-se à adequação do peso previamente à gestação, uma vez que o sobrepeso e a obesidade estão fortemente ligados a essa condição e associados à resistência insulínica, que pode dificultar o controle glicêmico durante a gravidez. Além disso, a obesidade impõe riscos adicionais à gestação (ver Capítulo 30 – Obesidade).

314 Protocolos Assistenciais

Complicações Maternas e Perinatais

As complicações maternas e perinatais decorrentes do descontrole glicêmico em pacientes com diabetes *mellitus* tipo 2 são as mesmas descritas para pacientes com diabetes *mellitus* tipo 1 (ver Capítulo 27 – Diabetes *Mellitus* Tipo 1).

Acompanhamento Pré-Natal

O acompanhamento pré-natal da gestante com Diabetes *mellitus* tipo 2 segue a mesma rotina descrita para as pacientes com Diabetes *mellitus* tipo 1 (ver Capítulo 27 – Diabetes *Mellitus* Tipo 1).

Tratamento da Gestante com Diabetes *Mellitus* Tipo 2

O tratamento das gestantes com diabetes *mellitus* tipo 2 fundamenta-se em reeducação alimentar, exercícios físicos (desde que não haja contraindicações à sua prática) e automonitoramento glicêmico. As gestantes devem ser orientadas quanto à importância de cada um deles para melhorar a adesão ao tratamento.

As orientações específicas quanto a dieta, exercícios físicos e monitorização glicêmica são as mesmas propostas para as gestantes com diabetes *mellitus* tipo 1 (ver Capítulo 27 – Diabetes *Mellitus* Tipo 1).

Opção terapêutica e individualização do tratamento

A insulinoterapia permanece como primeira escolha para controle dos níveis glicêmicos durante a gestação; entretanto, o mais importante é a individualização do tratamento, uma vez que as pacientes com diabetes *mellitus* tipo 2 podem ser controladas somente com dieta ou com uso de hipoglicemiantes orais, ou já são dependentes de insulina previamente à gestação. Além disso, pacientes com diagnóstico de diabetes *mellitus* tipo 2 na gestação receberão as primeiras orientações sobre a doença, suas complicações e o respectivo tratamento ao longo do acompanhamento pré-natal (Figura 28.1).

• Considerações sobre o uso de metformina na gestação

Muitos trabalhos já demonstraram os benefícios e as vantagens do uso de hipoglicemiantes orais durante a gestação e não foram relatados casos de malformações associadas ao uso da metformina. Apesar disso, ainda não estão disponíveis estudos de longo prazo avaliando as crianças cujas mães utilizaram hipoglicemiantes durante a gestação para saber se o uso trará algum malefício na vida adulta. Há estudos que mostram, até o momento, que o risco

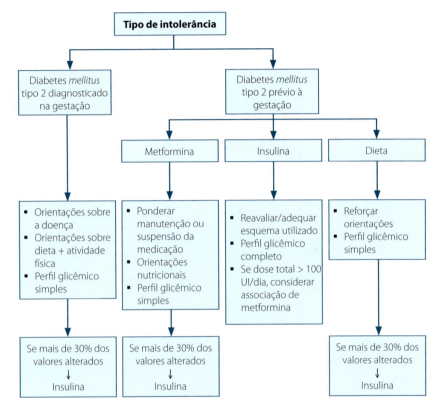

Figura 28.1 – Individualização do tratamento do diabetes *mellitus* tipo 2 na gestação.

da hiperglicemia durante o período da organogênese é maior que o risco do uso da medicação, enquanto outros liberam o uso da metformina na gestação no contexto de ensaios clínicos randomizados.

Sabe-se que um terço das gestantes que usam metformina necessitam da adição de insulina para obter controle glicêmico satisfatório e há crescentes evidências apontando para repercussões em médio e longo prazos para as crianças expostas à metformina na vida intrauterina, como obesidade central. Além disso, até o presente momento, a Agência Nacional de Vigilância Sanitária (ANVISA) não aprova a utilização da metformina para tratamento do diabetes *mellitus* durante a gravidez.

Portanto, ao considerar o uso de metformina na gestação, deve-se conversar com a paciente sobre essas questões e ela deve concordar com o tratamento mediante assinatura do Termo de Consentimento Livre e Esclarecido.

- **Insulinoterapia**

Nas pacientes com diabetes *mellitus* tipo 2, em geral, é necessário associar insulina humana de ação intermediária (NPH) e insulina de ação rápida (regular) ou ultrarrápida (análogos asparte ou lispro). Para as pacientes já dependentes de insulina, recomenda-se ajuste da terapêutica utilizada, de acordo com o perfil glicêmico apresentado. Para aquelas que iniciarão a insulina na gestação, a medicação está indicada quando, após 1-2 semanas de dieta e exercícios físicos, mais de 30% das medidas de glicemia capilar estiverem acima do alvo terapêutico.

Para cálculo da dose inicial, segue-se o exposto na Figura 28.2. Esse cálculo representa apenas a quantidade total inicial, pois existem grandes variações individuais, sendo necessários ajustes que permitam o adequado controle

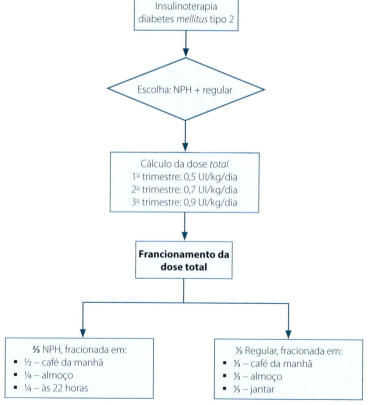

Figura 28.2 – Insulinoterapia para pacientes com diabetes *mellitus* tipo 2.

Capítulo 28   Diabetes *Mellitus* Tipo 2   **317**

glicêmico. Os ajustes de dose de insulina a serem realizados seguem os mesmos padrões que os ajustes feitos para as pacientes com diabetes *mellitus* tipo 1 (ver Capítulo 27 – Diabetes *Mellitus* Tipo 1).

▶ Assistência ao Parto

A via de parto nas gestantes diabéticas tipo 2 é sempre de indicação obstétrica. O momento ideal para a resolução da gestação e suas particularidades, bem como os cuidados intraparto, são os mesmos descritos para as gestantes com diabetes *mellitus* tipo 1 (ver Capítulo 27 – Diabetes *Mellitus* Tipo 1).

▶ Assistência ao Puerpério

Confirmação diagnóstica no pós-parto para os casos de diabetes *mellitus* tipo 2 diagnosticado na gestação

A confirmação do diagnóstico de diabetes *mellitus* tipo 2 no pós-parto será realizada pelas pacientes que apresentarem exames diagnósticos discordantes. Essa confirmação somente é válida para as pacientes com valores de glicemia em jejum do início do pré-natal alterada ($\geq$ 126 mg/dL) e HbA1c < 6,5% ou indisponível. Embora alguns protocolos considerem o diagnóstico de diabetes *mellitus* tipo 2 também no teste de tolerância, como estratégia de saúde populacional, na Clínica Obstétrica do Hospital das Clínicas da Faculdade de Medicina da Universidade de São Paulo (HCFMUSP), as pacientes que apresentarem, no teste de tolerância à glicose entre 24-28 semanas, glicema em jejum $\geq$ 126 mg/dL e/ou, na segunda hora após a sobrecarga, $\geq$ 200 mg/dL, serão consideradas como diabéticas gestacionais e seguirão os mesmos cuidados detalhados no Capítulo 66 – Diabetes *Mellitus* Gestacional.

Caso a paciente apresente valores de glicemia em jejum e de hemoglobina glicada, realizados na primeira metade da gestação, compatíveis com o diagnóstico de diabetes *mellitus* (glicemia em jejum $\geq$ 126 mg/dL *e* HbA1c $\geq$ 6,5%), não há necessidade de confirmação no pós-parto. A paciente receberá os cuidados necessários e será encaminhada para acompanhamento com endocrinologista. Caso contrário, a paciente realizará curva glicêmica com sobrecarga de 75 g de glicose (GTT 75 g) após 42 dias do parto para confirmação diagnostica.

Cuidados após o parto

Os ajustes terapêuticos após o parto das pacientes com diabetes *mellitus* tipo 2 seguem o fluxograma apresentado na Figura 28.3.

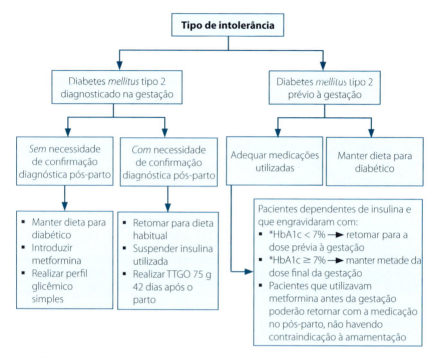

TTGO 75 g: teste de tolerância à glicose oral de 75 g.

Figura 28.3 – Ajuste de terapêutica após o parto de pacientes com diabetes *mellitus* tipo 2..

Amamentação

As gestantes devem ser orientadas quanto à importância da realização de glicemia capilar antes da amamentação, por conta do risco de hipoglicemia. Caso a glicemia seja inferior a 100 mg/dL, a paciente deve alimentar-se antes de iniciar a amamentação.

Bibliografia

- American Diabetes Association. 14. Management of diabetes in pregnancy: Standards of medical care in diabetes – 2020. Diabetes Care. 2020; 43(Suppl 1):S183-92.
- American Diabetes Association. 2. Classification and diagnosis of diabetes: Standards of medical care in diabetes – 2020. Diabetes Care. 2020; 43(Suppl 1):S14-31.

Capítulo 28 Diabetes *Mellitus* Tipo 2 **319**

- Blumer I, Hadar E, Hadden DR, Jovanovic L, Mestman JH, Murad MH, et al. Diabetes and pregnancy: An Endocrine Society clinical practice guideline. J Clin Endocrinol Metab. 2013; 98(11):4227-49.
- Feig DS, Moses RG. Metformin therapy during pregnancy: good for the goose and good for the gosling too? Diabetes Care. 2011;34(10):2329-30.
- International Association of Diabetes and Pregnancy Study Groups Consensus Panel; Metzger BE, Gabbe SG, Persson B, Buchanan TA, Catalano PA, Damm P, et al. International Association of Diabetes and Pregnancy Study Groups recommendations on the diagnosis and classification of hyperglycemia in pregnancy. Diabetes Care. 2010; 33(3):676-82.
- Kitzmiller JL, Block JM, Brown FM, Catalano PM, Conway DL, Coustan DR, et al. Managing preexitings diabetes for pregnancy: Summary of evidence and consensus recommendations for care. Diabetes Care. 2008; 31(5):1060-79.
- National Collaborating Centre for Women's and Children's Health. Diabetes in pregnancy: Management of diabetes and its complications from the preconception to the postnatal period. Londres: National Institute for Health and Care Excellence, 2015.
- Oliveira J, Montenegro Jr RM, Vencio S, organizadores. Diretrizes da Sociedade Brasileira de Diabetes, 2017-2018. São Paulo: Clannad, 2017.
- Polasek TM, Doogue MP, ThynneTRJ. Metformin treatment for type 2 diabetes mellitus in pregnancy: Update on safety and efficacy. Ther Adv Drug Saf. 2018; 9(6):287-95.
- Simmons D. Metformin treatment for type 2 diabetes in pregnancy? Best Pract Res Clin Endocrinol Metab. 2010; 24(4):625-34.
- World Health Organization. Diagnostic criteria and classification of hyperglycaemia first detected in pregnancy. Genebra: World Health Organization, 2013.

capítulo 29

Manejo da Hipoglicemia e da Cetoacidose Diabética

Cristiane de Freitas Paganoti
Rafaela Alkmin da Costa

▶ Manejo da Hipoglicemia

Define-se hipoglicemia como glicemia menor ou igual a 70 mg/dL associada ou não a sintomas. Apresenta manifestação clínica variável e dependente do tempo de evolução da doença, dos valores de glicemia e da resposta do sistema nervoso autônomo.

Os principais sintomas são sudorese, palidez, tremores, escurecimento visual e mal-estar inespecífico. Pode ser classificada como:

- Leve: paciente é capaz de se tratar.
- Grave: paciente necessita da ajuda de outras pessoas ou apresenta redução do nível de consciência (torpor, sonolência, confusão mental, inconsciência).

Para correção da hipoglicemia, deve-se seguir as orientações apresentadas na Figura 29.1.

322 Protocolos Assistenciais

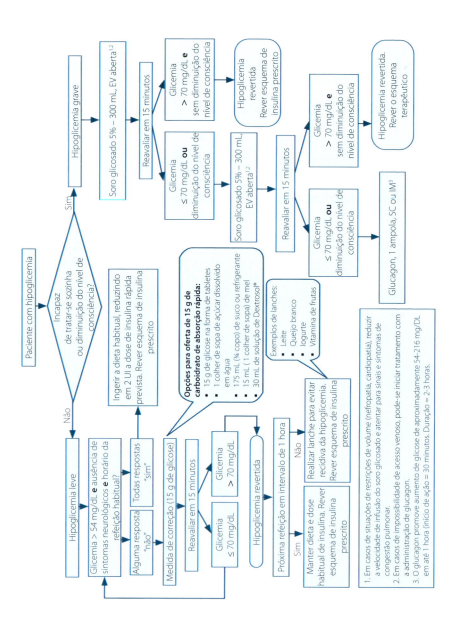

EV: via endovenosa; IM: via intramuscular; SC: via subcutânea.

Figura 29.1 – Manejo da hipoglicemia.

▶ Manejo da Hiperglicemia sem Cetoacidose Diabética

Em gestantes, valores de glicemia iguais ou superiores a 200 mg/dL podem estar associados à cetoacidose. Por isso, nessa situação, um maior cuidado é exigido, conforme exposto na Figura 29.2.

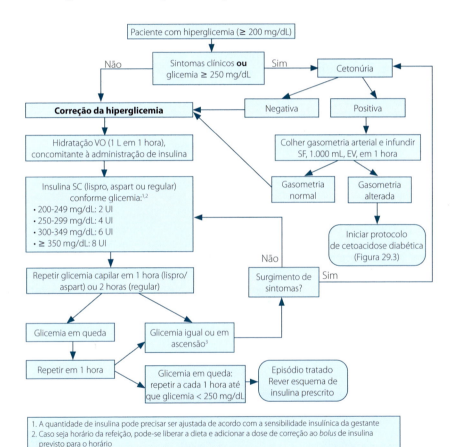

1. A quantidade de insulina pode precisar ser ajustada de acordo com a sensibilidade insulínica da gestante
2. Caso seja horário da refeição, pode-se liberar a dieta e adicionar a dose de correção ao *bolus* de insulina previsto para o horário
3. Caso a gestante tenha se alimentado e o aumento da glicemia seja < 40 mg/dL, repetir a glicemia capilar em 1 hora para evitar acúmulo de dose e hipoglicemia pós-prandial tardia

EV: via endovenosa; VO: via oral.

Figura 29.2 – Manejo da hiperglicemia sem cetoacidose diabética.

324 Protocolos Assistenciais

Manejo da Cetoacidose Diabética

A cetoacidose diabética é uma complicação metabólica aguda grave, que configura emergência clínica e obstétrica, caracterizada pela tríade hiperglicemia, acidose metabólica e aumento de corpos cetônicos. Geralmente, ocorre na presença de sintomas que podem ser confundidos com sintomas habituais da gestação, como náuseas e vômitos. Incide em 0,5-3% das gestantes com diabetes *mellitus*.

Por conta das modificações metabólicas características da gestação, a cetoacidose diabética pode ocorrer em níveis glicêmicos mais baixos, inclusive normais, motivo pelo qual deve-se suspeitar de seu diagnóstico em gestantes com sinais e sintomas característicos, em especial na presença de fatores precipitantes (Tabela 29.1).

Além das manifestações clínicas descritas, na vigência da cetoacidose diabética pode haver comprometimento metabólico fetal, representado por alterações no traçado cardiotocográfico (diminuição da variabilidade e desacelerações de repetição), que costumam ser revertidas após resolução do quadro materno.

São considerados critérios diagnósticos para cetoacidose diabética:

- Hiperglicemia ≥ 200 mg/dL: habitualmente, manifesta-se com valores de glicemia acima de 250 mg/dL, porém, como já mencionado, na gestação pode ocorrer com valores glicêmicos menores, motivo pelo qual deve-se valorizar os sinais e sintomas, em especial na presença de fatores precipitantes, mesmo com valores de glicemia abaixo de 250 mg/dL.

Tabela 29.1 – Sinais, sintomas e fatores precipitantes de cetoacidose diabética

Sinais e sintomas	Fatores precipitantes
- Náuseas e vômitos - Dor abdominal - Hiperventilação/taquipneia - Hálito cetônico - Hipotensão/desidratação - Fraqueza muscular - Visão turva - Taquicardia - Poliúria/polidipsia - Contrações uterinas - Alteração do nível de consciência	- Vômitos recorrentes - Jejum prolongado - Controle glicêmico inadequado - Uso incorreto da insulina - Infecções (pielonefrite, pneumonia, corioamnionite, otite, celulite, abscesso dentário) - Falha no sistema de infusão contínua de insulina - Uso de β-agonistas - Corticoterapia - Gastroparesia diabética

Capítulo 29 Manejo da Hipoglicemia e da Cetoacidose Diabética **325**

- Aumento de corpos cetônicos: identificado pela presença de cetonúria de fita positiva ou cetonemia, quando disponível.

3) Acidose metabólica – pH < 7,3: embora seja o valor de referência para diagnóstico de acidemia, deve-se atentar para a presença de distúrbio misto na gestação (acidose metabólica* compensada por alcalose respiratória), que pode ser identificado pela queda dos valores de bicarbonato (inferior a 15 mEq/L) e da pressão parcial de dióxido de carbono (pCO_2 inferior a 27 mmHg – valor de referência na gestação). Feito o diagnóstico, os seguintes cuidados devem ser observados:

- Cuidados gerais: posicionamento da paciente em decúbito elevado a 45°; jejum; monitoração de padrões hemodinâmicos; obtenção de acesso venoso de grande calibre; oxigenação com máscara (5 L/min); sondagem vesical de demora; eletrocardiograma.
- Investigação de fatores precipitantes, incluindo quadros infecciosos: hemograma; urina tipo 1 e urocultura; radiografia de tórax; proteína C reativa.
- 3) Avaliação de função renal: ureia e creatinina.
- 4) Cardiotocografia fetal: deve ser realizada a partir da viabilidade fetal, de forma contínua. É comum o achado de diminuição de variabilidade, ausência de acelerações e presença de desacelerações tardias e variáveis de repetição. A cardiotocografia tem melhora gradativa de seus parâmetros em concomitância com a melhora do quadro clínico materno

A resolução da gestação, durante a vigência da cetoacidose diabética, pode comprometer o prognóstico materno e levar ao parto pré-termo de um recém-nascido acidótico e hipóxico, motivo pelo qual preconiza-se que primeiro seja estabilizada a gestante para se avaliar a resposta fetal. A decisão pelo parto deve considerar a idade gestacional, o estado materno e fetal e a resposta ao tratamento.

O tratamento específico da cetoacidose diabética é apresentado na Figura 29.3.

Reposição de bicarbonato

A reposição de bicarbonato limita-se a situações com pH ≤ 6,9 e deve ser realizada em ambiente de terapia intensiva, com equipe afeita ao manejo de distúrbios hidroeletrolíticos e acidobásico.

---

*Avaliação do ânion *gap*: ânio *gap* = Na^+ – (Cl^- + HCO_3^-). O valor de referência é de 7-9. Esse parâmetro pode auxiliar no diagnóstico da cetoacidose diabética, já que reflete a presença de ânions não mensuráveis, como os cetoácidos. Habitualmente, na cetoacidose diabética, o seu valor é maior que 10.

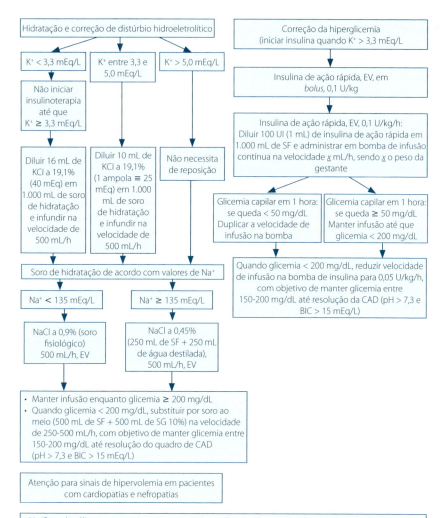

BIC: bomba de infusão contínua; EV: via endovenosa; SF: soro fisiológico; SG: soro glicosado.

Figura 29.3 – Manejo da cetoacidose diabética.

Capítulo 29 Manejo da Hipoglicemia e da Cetoacidose Diabética **327**

▶ Bibliografia

- American Diabetes Association. 6. Glycemic targets: Standards of medical care in diabetes. Diabetes Care. 2020; 43(Suppl 1):S66-76.
- Canadian Diabetes Association Clinical Practice Guidelines Expert Committee; Clayton D, Woo V, Yale JF. Hypoglycemia. Can J Diabetes 2013; 37 Suppl 1:S69-71.
- Hirsch IB, Emmett M. Diabetic ketoacidosis and hyperosmolar hyperglycemic state in adults: Clinical features, evaluation, and diagnosis. Mulder JE, editor. 2020. UpToDate. Waltham, MA: UpToDate Inc. [Acesso em: 16/01/2020]. Disponível em: https://www.uptodate.com.
- International Diabetes Federation. Pocketbook for management of diabetes in childhood and adolescence in under-resourced countries. 2. ed. Bruxelas: International Diabetes Federation, 2017. Disponível em: file:///Users/larastroesserfigueiroa/Downloads/LFAC--ISPAD-Pocketbook-2nd-edition-low-res.pdf
- Kitabchi AE, Umpierrez GE, Miles JM, Fisher JN. Hyperglycemic crises in adult patients with diabetes. Diabetes Care 2009; 32(7):1335-43.
- Mohan M, Baagar KAM, Lindow S. Management of diabetic ketoacidosis in pregnancy. Obstet Gynaecol. 2017; 19(1):55-62.
- Morton-Eggleston EB, Seely EW. Pregestational diabetes: Preconception counseling, evaluation and management. Barss VA, editor. UpToDate. Waltham, MA: UpToDate Inc. [Acesso em: 16/01/2020]. Disponível em: https://www.uptodate.com.
- Seaquist E, Anderson J, Childs B, Cryer P, Dagogo-Jack S, Fish L, et al. Hypoglycemia and diabetes: A report of a workgroup of the American Diabetes Association and The Endocrine Society. Diabetes Care. 2013; 36(5):1384-95.
- Sibai BM, Viteri OA. Diabetic ketoacidosis in pregnancy. Obstet Gynecol 2014; 123(1):167-78.
- Sociedade Brasileira de Diabetes. Cetoacidose diabética. In: Diretrizes da Sociedade Brasileira de Diabetes, 2019-2020. São Paulo: Clannad, 2019. p. 453-8.
- Sociedade Brasileira de Diabetes. Hipoglicemia hospitalar. In: Diretrizes da Sociedade Brasileira de Diabetes, 2019-2020. São Paulo: Clannad, 2019. p. 444-9.

capítulo 30

Obesidade

Cristiane de Freitas Paganoti

O conceito de "obesidade" corresponde ao acúmulo anormal ou excessivo de tecido adiposo, podendo causar prejuízos à saúde. A gestação é considerada fator desencadeante e/ou agravante.

É definida por índice de massa corpórea (IMC) maior ou igual a 30 kg/m², calculado pela relação entre o peso (em quilogramas) de uma pessoa e o quadrado de sua estatura (em metros), como demonstrado pela fórmula a seguir:

$$\text{Índice de massa corpórea (IMC)} = \frac{\text{peso (kg)}}{\text{altura}^2 \text{ (m)}}$$

De acordo com o cálculo do IMC, o estado nutricional é classificado em quatro categorias (Tabela 30.1). Na gestação, é ideal que o IMC seja calculado com o peso pré-gravídico ou do primeiro trimestre, para que se possa programar as recomendações nutricionais e, sobretudo, o ganho ponderal total (ver Capítulo 1 – Aspectos Nutricionais).

Tabela 30.1 – Classificação do estado nutricional de acordo com o IMC

Classificação	Valor do IMC (kg/m²)
Baixo peso	< 18,5
Normal	18,5-24,99
Sobrepeso	25-29,99
Obesidade	≥ 30
• Obesidade grau I	30-34,99
• Obesidade grau II	35-39,99
• Obesidade grau III	≥ 40

IMC: índice de massa corpórea.

330 Protocolos Assistenciais

▶ Complicações Associadas à Obesidade

No Brasil, em 2018, 20,7% das mulheres apresentavam obesidade, muitas delas em idade reprodutiva. Com isso, essas mulheres já iniciam a gestação com peso acima do recomendado, aumentando as chances de complicações durante a gestação, o parto e o pós-parto (Tabela 30.2).

Tabela 30.2 – Complicações maternas e fetais associadas ao sobrepeso e à obesidade

Gestação	Parto/anestesia	Pós-parto

• Abortamento
• Diabetes *mellitus* gestacional[a]
• Pré-eclâmpsia[b]
• Malformações fetais[c]:
  – Defeitos de tubo neural
  – Espinha bífida
  – Fendas palatina e labial
  – Hidrocefalia
  – Cardiovasculares
• Alterações de crescimento fetal[d]
• Tromboembolismo venoso[e]
• Prematuridade
• Óbito materno
• Óbito fetal
	• Maiores chances de indução de trabalho de parto, trabalho de parto prolongado e falha de indução
	• Parto instrumentalizado
	• Maiores taxas de cesárea:
	  – Maior risco de complicações em cesáreas de urgência
	• Maior risco para distocia de ombro
	• Maior dificuldade para vigilância adequada dos BCF e das contrações uterinas
	• Dificuldade para realização da técnica anestésica
	• Tempo operatório superior a 2 horas e maior dificuldade na técnica cirúrgica
	• Maior risco para sangramento aumentado no intraoperatório
		• Hemorragia pós-parto
		• Demora para cicatrização de ferida operatória
		• Maior risco de infecção e/ou deiscência de ferida operatória
		• Tromboembolismo venoso
		• Maior dificuldade para iniciar e/ou manter amamentação
		• Depressão pós-parto
		• Retenção de peso
		• Maior taxa de admissão em UTI neonatal (1,5×)
		• Risco aumentado para o desenvolvimento de obesidade e síndrome metabólica na infância e na vida adulta

[a] *Obesidade aumenta em 3,56 vezes a chance de a paciente desenvolver diabetes* mellitus *gestacional, enquanto a obesidade mórbida aumenta em 8,56 vezes. Para cada aumento de 1 kg/m² no IMC, a prevalência de diabetes* mellitus *gestacional aumenta 0,92%.*

[b] *Aumento do risco em 0,54% para cada aumento de 1 kg/m² no IMC.*

[c] *Risco para defeitos do tubo neural é 2 vezes maior. Para cada aumento de 1 kg/m² no IMC, o risco para esse tipo de malformação aumenta 7%.*

[d] *Podem ocorrer restrição de crescimento fetal ou feto grande para a idade gestacional.*

[e] *Risco 4,4 vezes maior de ocorrência em pacientes com obesidade.*

BCF: batimentos cardíacos fetais; IMC: índice de massa corpórea; UTI: unidade de terapia intensiva.

Por conta desses fatores, é muito importante que essas pacientes recebam aconselhamento antes da concepção, sempre que possível de forma multiprofissional, para encorajar a perda ponderal antes da concepção a fim de evitar esses desfechos adversos. Nesse momento, é fundamental que haja avaliação e controle de comorbidades associadas e ajuste de terapias medicamentosas.

▶ Acompanhamento Pré-Natal

Considerando as possíveis complicações associadas ao excesso de peso, recomendam-se os seguintes cuidados na assistência pré-natal a mulheres com obesidade:

- Vigilância no ganho de peso durante a gestação, de acordo com as recomendações propostas pelo Institute of Medicine (ver Capítulo 1 – Aspectos Nutricionais): sempre que possível, realizar acompanhamento conjunto com nutricionista habituado aos cuidados durante a gestação.
- Suplementação com ácido fólico na dose de 5 mg/dia.
- Estímulo à prática de atividade física: desde que não haja contraindicações à prática, estimular a gestante a manter uma rotina de atividade física adequada à sua capacidade física. Sempre que possível, realizar acompanhamento conjunto com educador físico habituado aos cuidados durante a gestação.
- Rotina diagnóstica para detecção do diabetes *mellitus* gestacional (ver Capítulo 65 – Diabetes *Mellitus* Gestacional).
- Atenção às aferições de pressão arterial para detecção de hipertensão crônica ou pré-eclâmpsia: utilizar equipamento com manguito adequado à circunferência braquial da gestante, para que não haja erros nas aferições.
- Medidas de altura uterina: podem não ser compatíveis com a idade gestacional e oferecer maior dificuldade de mensuração devido à espessura do panículo adiposo.
- Encaminhamento para avaliação pré-anestésica.
- Avaliação fetal: deve-se realizar ultrassom precoce para datação correta da gestação, ultrassons morfológicos de primeiro e de segundo trimestres e ultrassons mensais para avaliação do crescimento fetal, seguindo a rotina pré-natal habitual. É de extrema importância que as pacientes sejam alertadas quanto à maior dificuldade para a realização técnica do exame em virtude da maior espessura do panículo adiposo, o que pode influenciar tanto a estimativa correta de peso fetal, quanto o rastreamento de malformações fetais.

332 Protocolos Assistenciais

▶ Assistência ao Parto e ao Puerpério

O período intraparto talvez seja o que mais exige cuidado e atenção da equipe que presta assistência às pacientes com obesidade. Em recente diretriz específica para o cuidado das gestantes com obesidade, o Royal College of Obstetricians and Gynaecologists (RCOG) enfatiza que todas elas devem ter plano terapêutico e adequado planejamento para o momento do parto, cuja discussão deve envolver o obstetra, o anestesista, a mulher e o casal/família e estar documentada no prontuário da paciente.

Tanto o parto vaginal quanto a cesárea podem apresentar dificuldades, o que requer uma avaliação individualizada da opção mais adequada para cada gestante. Embora a indução eletiva do trabalho de parto possa reduzir a chance de cesárea (maior dificuldade técnica), deve-se avaliar cuidadosamente se há possibilidade para monitoração fetal intraparto adequada. A escolha pela cesárea eletiva deve envolver abordagem multidisciplinar e levar em consideração as comorbidades próprias da mulher, as complicações da gestação e as dificuldades na vigilância do bem-estar fetal intraparto.

Dessa forma, recomendam-se cuidados específicos na assistência ao parto de mulheres com obesidade, conforme mostrado na Tabela 30.3.

Tabela 30.3 – Principais cuidados no período periparto da gestante com obesidade

Cuidados gerais	▪ Avaliação pré-anestésica ▪ Controle de comorbidades
Ambiente hospitalar e equipamentos	▪ Equipe médica especializada ▪ Espaço de circulação e acessibilidade ▪ Vestuário ▪ Camas e poltronas grandes ▪ Balança específica ▪ Cadeira de rodas e macas específicas ▪ Mobilização e posicionamento cuidadoso da paciente para evitar quedas ▪ Mesa e materiais cirúrgicos apropriados ▪ Monitor pressórico adequado à circunferência braquial ▪ Compressor pneumático ▪ Agulhas para raquianestesia e anestesia peridural adequadas

Cuidados e planejamento para o parto	1. Após avaliação individualizada, planejar a via de parto mais adequada (indução de trabalho de parto ou cesárea eletiva)
	   – Discussão em conjunto com obstetra, anestesista e gestante/familiares
	   – Anotar plano terapêutico no prontuário
	2. Vigilância do bem-estar fetal e das contrações uterinas:
	   – Há condições seguras para monitoração pela cardiotocografia?
	   – Há possibilidade de avaliação das contrações uterinas?
	3. Em casos de indicação de cesárea, planejar técnica cirúrgica:
	   – Abordagem individualizada, sem consenso sobre tipo de incisão mais adequada (vertical ou transversa)

Continua >>

Capítulo 30 Obesidade **333**

Tabela 30.3 – Principais cuidados no período periparto da gestante com obesidade (continuação)

Cuidados e planejamento para o parto	– Avaliar distribuição de peso e tamanho do panículo adiposo – Lembrar que o tipo de incisão influencia a exposição da cavidade abdominal e uterina, a extração do recém-nascido, a dor pós-operatória, o esforço respiratório e as complicações infecciosas – Evitar múltiplas incisões e dissecção excessiva do tecido subcutâneo – Em casos de biotipo "abdome em avental", a cicatriz umbilical está deslocada no sentido caudal para o nível da crista ilíaca. Logo, a sínfise púbica e a crista ilíaca são pontos de referência mais confiáveis para localização de órgãos pélvicos – Atentar para indicações e vantagens do local de incisão na parede abdominal (ver Tabela 30.4) – Realizar histerotomia segmentar transversa – Nos casos de incisão vertical, recomenda-se fechamento fascial em massa (Smead-Jones) para evitar deiscência e hérnia – Realizar sutura de subcutâneo (obrigatória) – Sutura da pele sem superioridade de técnica

4. Manejo ativo do terceiro período do parto para reduzir risco de hemorragia pós-parto (ver Capítulo 85 – Hemorragias de Terceiro e Quarto Períodos)
5. Profilaxia do tromboembolismo venoso:
   – Avaliar as indicações de profilaxia (ver Capítulo 22 – Profilaxia Antitrombótica)
   – Dose deve ser ajustada pelo peso da paciente (ver Capítulo 22 – Profilaxia Antitrombótica)
   – Se possível, usar compressor pneumático durante procedimento cirúrgico
   – Estimular uso de meias elásticas e deambulação precoce após o parto
6. Profilaxia infecciosa:
   – Realizar controle glicêmico adequado, se gestante diabética
   – Realizar assepsia e antissepsia
   – Utilizar o menor tempo cirúrgico possível
   – Antibiótico de escolha:
     a. < 120 kg – cefazolina, 2 g, EV, em dose única
     b. > 120 kg – cefazolina, 3 g, EV, em dose única
     c. Alergia: clindamicina, 900 mg + gentamicina, 3,5-5 mg/kg*, EV, em dose única
   – Manutenção indicada para perda sanguínea intraoperatória superior a 1.500 mL ou duração total da cirurgia superior a 2 tempos de meia-vida do antibiótico**:
     a. Esquema terapêutico: cefazolina, 2 g, EV, a cada 8 horas, por até 24 horas após o parto

EV: via endovenosa; IMC: índice de massa corpórea.
* Para pacientes com obesidade, em que o peso atual for 20% maior que o peso ideal, deve-se usar o peso ideal ajustado para calcular a dose do antibiótico:
a. Peso ideal: 49 + [0,67 × (altura – 152,4)]
b. Peso ideal ajustado: peso atual (kg) – [peso ideal (kg) × 0,25] + peso ideal (kg)
** Tempo de meia-vida da cefazolina na gestação = 30 minutos.

Tabela 30.4 – Indicações e vantagens do local de incisão na parede abdominal nas cesáreas de mulheres com obesidade

Incisão suprapúbica	Incisão supraumbilical
• Peso até 180 kg • Realizar retração cefálica do panículo adiposo • Incisão pode ser transversa ou vertical • Retração cefálica pode ocasionar restrição cardiopulmonar • Cobertura da ferida operatória, com maior risco para infecção	• Peso superior a 180 kg, principalmente acima de 272 kg • Na incisão vertical, realizar retração caudal do panículo adiposo • Boa exposição abdominal • Exposição subótima do segmento inferior, com possibilidade de incisão uterina vertical • Evita cobertura da ferida operatória

Bibliografia

- American College of Obstetricians and Gynecologists. ACOG Committee Opinion n. 549: Obesity in pregnancy. Obstet Gynecol. 2013; 121(1):213-7.
- American Society of Anesthesiologists Task Force on Obstetric Anesthesia. Practice guidelines for obstetric anesthesia: an updated report by the American Society of Anesthesiologists Task Force on Obstetric Anesthesia. Anesthesiology. 2007; 106(4):843-63.
- Bell J, Bell S, Vahratian A, Awonuga AO. Abdominal surgical incisions and perioperative morbidity among morbidly obese women undergoing cesarean delivery. Eur J Obstet Gynecol Reprod Biol. 2011; 154(1):16-9.
- Brasil. Ministério da Saúde. Secretaria de Vigilância em Saúde. Departamento de Vigilância de Doenças e Agravos não Transmissíveis e Promoção de Saúde. Vigitel Brasil 2017: Vigilância de fatores de risco e proteção para doenças crônicas por inquérito telefônico. Brasília: Ministério da Saúde, 2018.
- Committee on Practice Bulletins-Obstetrics. ACOG Practice Bulletin n. 199: Use of prophylactic antibiotics in labour and delivery. Obstet Gynecol. 2018; 132(3):103-19.
- Committee Opinion n. 591: Challanges for overweight and obese women. Obstet Gynecol. 2014; 123 (3):726-30.
- Denison FC, Aedla NR, Keag O, Hor K, Reynolds RM, Milne A, et al.; Royal College of Obstetricians and Gynaecologists. Care of women with obesity in pregnancy: Green-top Guideline n. 72. BJOG. 2019; 126(3):e62-106.
- Gunatilake RP, Perlow JH. Obesity and pregnancy: Clinical management of the obese gravida. Am J Obstet Gynecol. 2011; 204(2):106-19.
- Porreco RP. Cesarean delivery of the obese woman. Barss VA, editor. UpToDate. Waltham, MA: UpToDate Inc. [Acesso em: 02-05-2022]. Disponível em: https://www.uptodate.com/contents/cesarean-birth-patients-with-obesity
- Ramsey PS, Schenken RS. Obesity in pregnancy: complications and maternal management. Barss VA, editor. UpToDate. Waltahm, MA: UpToDate Inc.[Acesso em: 18 jan 2020]. Disponível em: https://www.uptodate.com/contents/obesity-in--pregnancy-complications-and-maternal-manage-ment?search=%22obesity%20 in%20pregnancy%22&source=search_result&selectedTitle=1~5&usage_ type=default&display_rank=1
- Rasmussen KM, Yaktine AL, editores. Institute of Medicine; National Research Council Committee to Reexamine IOM Pregnancy Weight Guidelines. Weight gain during pregnancy: Reexamining the guidelines. Washington: National Academies Press, 2009.

Capítulo 30 — Obesidade 335

- Royal College of Obstetricians and Gynaecologists. Reducing the risk of venous thromboembolism during pregnancy and the puerperium. (Green-top Guideline n. 37a). 2015. [Acesso em: 05 out 2021]. Disponível em: https://www.rcog.org.uk/globalassets/documents/guidelines/gtg-37a.pdf.
- Schumann R. Anesthesia for the obese patient. Crowley M, editor. UpToDate. Waltham, MA: UpToDate Inc. [Acesso em: 18 jan 2020]. Disponível em: https://www.uptodate.com.

capítulo **31**

Gestação após Cirurgia Bariátrica

Cristiane de Freitas Paganoti
Ana Maria Kondo Igai

Com a frequência da obesidade tornando-se maior a cada ano que passa, a cirurgia bariátrica surge como opção terapêutica e está indicada para pessoas com índice de massa corpórea (IMC) maior ou igual a 40 kg/m² ou IMC maior ou igual a 35 kg/m² em associação com comorbidades, como hipertensão arterial, diabetes *mellitus*, dislipidemia ou apneia do sono.

As cirurgias bariátricas se dividem em procedimentos restritivos, disabsortivos ou uma combinação de ambos. As técnicas cirúrgicas mais empregadas são o *bypass* gástrico em Y de Roux (técnica de Fobi-Capella), a gastrectomia vertical (*sleeve*) e banda gástrica ajustável. Ainda não existe consenso a respeito da técnica mais adequada a ser realizada em mulheres com desejo reprodutivo com relação aos desfechos gestacionais.

As mulheres já representam grande parcela dos pacientes que são submetidos a esse tipo de cirurgia e 40% delas encontram-se em idade reprodutiva, o que torna as gestações após cirurgia bariátrica cada vez mais frequentes.

Dessa forma, é muito importante que essas mulheres tenham aconselhamento pré-concepcional, sempre que possível, de forma multiprofissional. Observa-se, frequentemente, melhora da fertilidade após o procedimento, para aquelas que apresentavam ciclos anovulatórios. Para as pacientes que realizaram cirurgias disabsortivas, é aconselhável evitar os métodos contraceptivos pela via oral pela possibilidade de prejuízo na sua absorção, sendo preferível outras vias de administração.

Idealmente, mulheres submetidas a cirurgia bariátrica devem ser aconselhadas a engravidar somente após atingirem estabilização da perda ponderal e após se assegurar a resolução de carências nutricionais, que devem ser rastreadas e adequadamente tratadas antes da gestação. Além disso, é de extrema importância que possíveis comorbidades associadas, com destaque para hipertensão arterial e diabetes *mellitus*, estejam adequadamente tratadas, a fim de minimizar os riscos durante a gestação. Portanto, é recomendável que a gestação seja planejada, no mínimo, de 12-18 meses após o procedimento cirúrgico.

338 Protocolos Assistenciais

É importante salientar que, apesar da perda de peso significativa, muitas dessas mulheres podem engravidar ainda com sobrepeso ou obesidade, com os riscos adicionais comentados no Capítulo 30 – Obesidade.

Complicações Associadas à Cirurgia Bariátrica durante a Gestação

As principais complicações às quais a paciente submetida a cirurgia bariátrica está mais suscetível encontram-se exemplificadas na Tabela 31.1.

Tabela 31.1 – Complicações maternas e fetais associadas à cirurgia bariátrica

Clínico-obstétricas	Cirúrgicas
<ul><li>Abortamento</li><li>Diabetes *mellitus* gestacional*</li><li>Síndromes hipertensivas</li><li>Alterações de crescimento fetal**</li><li>Tromboembolismo venoso***</li><li>Prematuridade</li><li>Recém-nascido com menor peso ao nascimento</li><li>Maior taxa de admissão em UTI neonatal</li><li>Deficiências nutricionais****</li><li>Caso a paciente se mantenha com obesidade ao engravidar, somam-se os riscos descritos no Capítulo 30 – Obesidade</li></ul>	<ul><li>Náuseas e vômitos, dor abdominal, refluxo e constipação (sintomas que devem alertar para complicações cirúrgicas)</li><li>Hérnias e torções*****</li><li>Aderências entre alças</li><li>Cirurgia de banda gástrica:<ul><li>– Prolapso gástrico</li><li>– Dilatação da porção proximal do estômago</li><li>– Úlcera gástrica</li><li>– Migração da banda</li><li>– Obstrução do orifício delimitado pela banda</li></ul></li><li>*Bypass* em Y de Roux:<ul><li>– Estenose</li><li>– Obstrução intestinal</li><li>– Deiscência dos grampeamentos</li><li>– Hérnias internas</li><li>– Volvo</li></ul></li></ul>

* Dados sobre frequência de diabetes mellitus gestacional são ainda conflitantes em razão da heterogeneidade dos critérios adotados para diagnóstico e dos métodos utilizados. Muitos estudos apontam para uma redução da incidência dessa complicação após o procedimento quando comparada às gestantes obesas que não o realizaram.
** Restrição de crescimento fetal (mais frequente) ou feto grande para a idade gestacional.
*** Sobretudo para as pacientes que mantêm obesidade após o procedimento e assim engravidam.
**** As deficiências nutricionais são mais frequentes nas técnicas disabsortivas. As principais são: ferro, vitaminas B1 e B12, folato, cálcio e vitaminas D e A.
***** O aumento do volume abdominal e a cefalização do útero determinam mudanças anatômicas no posicionamento das alças e das aderências.

Acompanhamento Pré-Natal

Considerando-se as possíveis complicações associadas à cirurgia bariátrica, são recomendados os seguintes cuidados na assistência pré-natal de mulheres submetidas a esse procedimento:

Capítulo 31 Gestação após Cirurgia Bariátrica **339**

- Manter vigilância do ganho de peso durante a gestação, de acordo com as recomendações propostas pelo Institute of Medicine (ver Capítulo 1 – Aspectos Nutricionais). Sempre que possível, realizar acompanhamento conjunto com nutricionista habituado aos cuidados durante a gestação.
- Investigar e tratar deficiências nutricionais: na primeira consulta pré--natal, devem ser solicitados hemograma completo, ferritina, vitamina B12, ácido fólico, cálcio e vitamina D. Caso alguma deficiência seja diagnosticada, deve ser corrigida e monitorada mensalmente ou, pelo menos, a cada 3 meses (Tabela 31.2).
- Realizar rotina diagnóstica para detecção do diabetes *mellitus* gestacional: pacientes submetidas às cirurgias disabsortivas têm maior risco de apresentar síndrome de *dumping*, que ocorre em reposta à ingestão de alimentos ricos em açúcares. Observa-se retenção de líquido no intestino em decorrência da hiperosmolaridade, com distensão e dilatação de alças, aumento do peristaltismo e diarreia. Além disso, ocorre liberação de serotonina e bradicina que podem provocar náuseas, taquicardia e síncope.

Tabela 31.2 – Tratamento das deficiências nutricionais durante a gestação

Micronutrientes	Dose sugerida para tratamento
Ferro	- Profilaxia da anemia: 40-80 mg/dia de ferro elementar, em associação com polivitamínico - Anemia materna: 120-200 mg/dia de ferro elementar, VO - Se necessário via endovenosa: – 200 mg de sacarato de hidróxido férrico (100 mg/5 mL) diluídos em 250 mL de soro fisiológico, administrados durante 1-2 horas, 2×/semana, durante 4 semanas
Vitamina B12 (cianocobalamina)	- Profilaxia: 1.000 mcg, IM, mensalmente - Tratamento: 1.000 mcg, IM, 1×/semana, durante 4 semanas, seguida por aplicação mensal
Ácido fólico	- 800 mcg/dia
Cálcio	- 1.200 mg/dia
Vitamina D	- Se dosagem da 25-hidróxi-vitamina D < 30 ng/mL: introduzir 2.000 UI/dia até normalização (3-4 meses) - Após, iniciar dose de manutenção de 600-1.000 UI/dia
Vitamina A	- Não ultrapassar dose de 5.000 UI/dia pelo risco de teratogenicidade - Deve ser administrada sob a forma de betacaroteno

IM: via intramuscular; VO: via oral.
A suplementação com polivitamínico supre a maioria das vitaminas, sendo necessária a associação de cálcio, ferro, vitamina D (se deficiente) e vitamina B12 injetável.

340 Protocolos Assistenciais

Dessa forma, não se recomenda a realização do teste de tolerância à glicose oral entre 24-28 semanas para esse grupo de pacientes. As particularidades do rastreamento do diabetes *mellitus* gestacional para as pacientes submetidas à cirurgia bariátrica estão descritas no Capítulo 65 – Diabetes *Mellitus* Gestacional.

- Dar atenção às aferições de pressão arterial para detecção de hipertensão crônica ou pré-eclâmpsia: utilizar equipamento com manguito em razão da elevada circunferência braquial da gestante, para que não haja erros de aferições.
- Lembrar que as medidas de altura uterina podem não ser compatíveis com a idade gestacional e apresentam maior dificuldade de mensuração em razão da elevada espessura do panículo adiposo e de cicatrizes cirúrgicas prévias (plástica abdominal).
- Sempre encaminhar para avaliação pré-anestésica, sobretudo as pacientes que ainda mantêm obesidade.
- Para avaliação fetal, deve-se realizar ultrassom precoce para datação correta da gestação, ultrassons morfológico de primeiro e de segundo trimestres e ultrassons mensais para avaliação de crescimento fetal, seguindo a rotina pré-natal habitual. É de extrema importância que as pacientes sejam alertadas quanto à maior dificuldade para realização técnica do exames em virtude da maior espessura do panículo adiposo, o que pode influenciar tanto a estimativa correta de peso fetal, quanto o rastreamento de malformações fetais.

Assistência ao Parto e ao Puerpério

Para as pacientes que mantêm obesidade, recomendam-se os mesmos cuidados descritos no Capítulo 30 – Obesidade.

Bibliografia

- ACOG Practice Bulletin n. 105: Bariatric surgery and pregnancy. Obstet Gynecol. 2009; 113(6):1405-13.
- Adam S, Ammori B, Soran H, Syed AA. Pregnancy after bariatric surgery: Screening for gestational diabetes. BMJ 2017; 356:j533.
- Akhter Z, Rankin J, Ceulemans D, Ngongalah L, Ackroyd R, Devlieger R, et al. Pregnancy after bariatric surgery and adverse perinatal outcomes: A systematic review and meta--analysis. PLoS Med. 2019; 16(8):e1002866.
- Benhalima K, Minschart C, Ceulemans D, Bogaerts A, Van Der Schueren B, Mathieu C, et al. Screening and management of gestational diabetes mellitus after bariatric surgery. Nutrients. 2018; 10(10):1479.
- Carreau A-M, Nadeau M, Marceau S, Marceau P, Weisnagel SJ. Pregnancy after bariatric surgery: Balancing risks and benefits. Can J Diabetes 2017; 41:432-8.

Capítulo 31   Gestação após Cirurgia Bariátrica   341

- Committee Opinion n. 591: Challanges for overweight and obese women. Obstet Gynecol. 2014; 123(3):726-30.
- Costa MM, Belo S, Souteiro P, Neves JS, Magalhães D, Slva RB, et al. Pregnancy after bariatric surgery: Maternal and fetal outcomes of 39 pregnancies and a literature review. J Obstet Gynaecol Res. 2018; 44(4):681-90.
- Falcone V, Stopp T, Feichtinger M, Kiss H, Eppel W, Husslein PW, et al. Pregnancy after bariatric surgery: A narrative literature review and discussion of impact on pregnancy management and outcome. BMC Pregnancy Childbirth. 2018; 18:507-19.
- Harreiter J, Schindler K, Bancher-Todesca D, Göbl C, Langer F, Prager G, et al. Management of pregnant women after bariatric surgery. J Obes. 2018; 2018.
- Kominiarek MA. Preparing for and managing a pregnancy after bariatric surgery. Semin Perinatol. 2011; 35(6):356-61.
- Rasmussen KM, Yaktine AL; Institute of Medicine; National Research Council Committee to Reexamine IOM Pregnancy Weight Guidelines. Weight gain during pregnancy: Reexamining the guidelines. Washington: National Academies Press, 2009.
- Shawe J, Ceulemans D, Akhter Z, Neff K, Hart K, Heslehurst N, et al. Pregnancy after bariatric surgery: Consensus recommendations for periconception, antenatal and postnatal care. Obes Rev. 2019; 20(11):1507-22.
- Stopp T, Falcone V, Feichtinger M, Göbl C. Fertility, pregnancy and lactation after bariatric surgery: A consensus statement from the OEGGG. Geburtshilfe Frauenheilkd. 2018; 78(12):1207-11.

capítulo 32

Disfunções Tireoidianas

Fernanda Cristina Ferreira Mikami
Rossana Pulcineli Vieira Francisco

A função tireoidiana é regulada pelo eixo hipotálamo-hipófise por meio de retroalimentação negativa. Os hormônios tireoidianos agem inibindo o hormônio estimulador da tireotrofina (TRH) e o hormônio estimulador da tireoide (TSH). Os hormônios tireoidianos são fundamentais, portanto, para o adequado desenvolvimento da gestação e para a formação e o crescimento fetais.

A tireoide fetal é capaz de concentrar iodo a partir de 10-12 semanas de gravidez e entre 18-20 semanas já é possível identificar produção de iodotironinas pelo feto. Somente no termo, no entanto, a produção fetal desses hormônios será idêntica à do adulto. Assim, qualquer situação que interfira na disponibilidade de tiroxina pode afetar a mãe e o feto.

Durante o ciclo gravídico-puerperal, diversas transformações fisiológicas podem modificar a função tireoidiana. Podem ser observados: síntese da gonadotrofina coriônica humana (hCG), que atua como agonista do receptor de TSH; aumento dos níveis da globulina ligadora de tiroxina (TBG) e da ação da deiodinase 3 na placenta; e aumento do *clearance* urinário de iodo. Em conjunto, esses mecanismos podem estimular a produção de hormônios tireoidianos na primeira metade da gestação e, consequentemente, reduzir o nível sérico de TSH, por retroalimentação negativa. A verificação dessas variações depende dos testes diagnósticos empregados e da idade gestacional de sua realização.

A Organização Mundial da Saúde (OMS) recomenda a ingestão diária de 250 mcg/dia de iodo para mulheres grávidas, não devendo exceder 500 mcg/dia. As principais consequências da deficiência de iodo nesse período incluem aumento da mortalidade perinatal e cretinismo congênito (retardo mental, falha do crescimento e outros déficits neuropsicológicos). No Brasil, a adição de pequenas quantidades de iodo no sal para consumo humano teve início na década de 1950 e tornou-se obrigatória a partir de 1995, o que reduziu as taxas de bócio por deficiência de iodo. Estudos recentes têm demonstrado que o Brasil é um país suficiente em iodo, porém, em pacientes com ingesta

344 Protocolos Assistenciais

inadequada desse mineral, pode-se realizar a suplementação com compostos contendo 150 mcg/dia de iodo.

Os principais transtornos tireoidianos que podem ser identificados durante a gravidez são o hipotireoidismo clínico, o hipotireoidismo subclínico e o hipertireoidismo, que pode ser decorrente da tireotoxicose gravídica ou da doença de Graves.

▶ Rastreamento das Disfunções Tireoidianas na Gestação

Não existe consenso na literatura sobre a realização do rastreamento para disfunções tireoidianas em gestantes. Estudos recentes têm demonstrado, no entanto, relação custo-benefício positiva do rastreamento universal e alguns autores têm sugerido que este seja adotado.

Tendo em vista o aumento significativo de complicações obstétricas que as disfunções tireoidianas podem causar as vantagens da identificação e do tratamento dessas disfunções na gestação, na Clínica Obstétrica do Hospital das Clínicas da Faculdade de Medicina da Universidade de São Paulo (HCFMUSP) preconiza-se a dosagem sistemática de TSH e tiroxina (T4) total em todas as gestantes na primeira consulta de pré-natal, objetivando-se diagnóstico precoce e intervenção terapêutica nas pacientes com distúrbios da função tireoidiana.

▶ Hipotireoidismo

Definição

Hipotireoidismo é a deficiência de hormônios tireoidianos, sintomática ou não, decorrente da redução da atividade da glândula tireoide. Pode cursar com aumento dos níveis de TSH, além de concentrações séricas normais ou diminuídas de T4.

Prevalência na gravidez

- Hipotireoidismo subclínico: 1,5-18%.
- Hipotireoidismo clínico: 0,2-1,0%.

Etiologia

O hipotireoidismo resulta de disfunção primária na glândula tireoide na grande maioria dos casos. Suas causas são:
- Tireoidite crônica autoimune (Hashimoto).
- Hashi-Graves.
- Insuficiência de iodo.
- Iatrogênica.

Capítulo 32   Disfunções Tireoidianas **345**

- Remoção cirúrgica da tireoide.
- Hipotireoidismo central.
- Pós-radioiodoterapia.

A presença de anticorpos contra alguns antígenos tireoidianos como a tireoglobulina (antitireoglobulina – anti-TG), glicoproteína precursora dos hormônios tireoidianos; ou contra a tireoperoxidase (antitireoperoxidase – anti-TPO), enzima que promove a adição de iodeto à tireoglobulina, pode sugerir doença autoimune da tireoide. Por conta disso, a pesquisa desses anticorpos é importante ferramenta diagnóstica na elucidação da etiologia do hipotireoidismo.

As pacientes com hipotireoidismo secundário a tratamento prévio para doença de Graves com radioiodo ou tireoidectomia podem apresentar anticorpos antirreceptores de TSH (TRAb). O TRAb é capaz de atravessar a barreira placentária e levar ao hipertireoidismo fetal e, por isso, deve ser dosado nessas pacientes durante o primeiro trimestre de gestação. Quando o TRAb estiver elevado (> 3 vezes o valor de referência), recomendamos repetir sua dosagem entre 18-22 semanas e, se permanecer elevado, repetir entre 30-34 semanas, a fim de aumentar a vigilância de complicações fetais e neonatais por meio de métodos ultrassonográficos e da avaliação sérica dos hormônios tireoidianos do recém-nascido.

Quadro clínico

Os principais sinais e sintomas do hipotireoidismo são:
- Fadiga.
- Sonolência.
- Ganho de peso.
- Astenia.
- Letargia.
- Intolerância ao frio.
- Mialgia.
- Esquecimento.
- Constipação.
- Queda de cabelo.
- Unhas fracas.
- Ressecamento de pele.

Diagnóstico

O diagnóstico do hipotireoidismo durante a gestação pode ser realizado conforme as Figuras 32.1 e 32.2 e a Tabela 32.1.

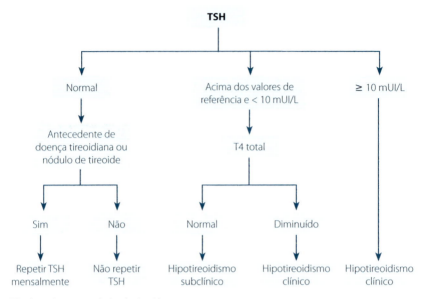

TSH: hormônio estimulador da tireoide.
Figura 32.1 – Diagnóstico do hipotireoidismo na gestação.

Tabela 32.1 – Valores de referência de TSH e T4 para diagnóstico do hipotireoidismo durante a gestação

Disfunção	TSH sérico	T4 total sérico	T4 livre sérico*
Hipotireoidismo subclínico	> 2,5 e < 10,0 mUI/L (1º trimestre) > 3,0 e < 10,0 mUI/L (2º trimestre) > 3,5 e < 10,0 mUI/L (3º trimestre)	Normal	Normal
Hipotireoidismo clínico	> 2,5 mUI/L (1º trimestre) > 3,0 mUI/L (2º trimestre) > 3,5 mUI/L (3º trimestre)	< 1,5 × o valor de referência em não gestante	Abaixo dos valores de referência do laboratório
Hipotireoidismo clínico	≥ 10,0 mUI/L	Normal ou diminuído	Normal ou diminuído

T4: tiroxina; TSH: hormônio estimulador da tireoide.
* Pode-se utilizar a dosagem de T4 livre para diagnóstico de hipotireoidismo na gestação desde que seja utilizado o método imunoensaio competitivo por quimioluminescência (ultrassensível).

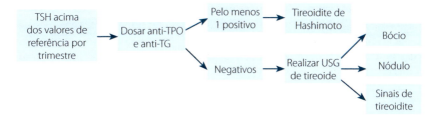

Anti-TG: anticorpos antitireoglobulina; anti-TPO: anticorpos antitireoperoxidase; TSH: hormônio estimulante da tireoide; USG: ultrassonografia.

Figura 32.2 – Diagnóstico etiológico do hipotireoidismo.

Complicações obstétricas e neonatais

Diversos estudos associam o hipotireoidismo (clínico e subclínico) não tratado a complicações obstétricas e neonatais. São elas:
- Abortamento.
- Aumento da morbidade e da mortalidade perinatal.
- Anemia.
- Hemorragia pós-parto.
- Prematuridade.
- Restrição do crescimento fetal.
- Pré-eclâmpsia.
- Descolamento prematuro de placenta.
- Comprometimento neuropsicológico e cognitivo da criança.

Tratamento

O tratamento do hipotireoidismo é realizado com a administração de levotiroxina (L-T4), segura na gravidez, seguindo-se as doses iniciais propostas na Tabela 32.2. Para melhor absorção e maior eficácia da L-T4, alguns cuidados e orientações devem ser levados em consideração para sua administração e estão listados no Quadro 32.1.

Pacientes com hipotireoidismo em uso de levotiroxina que pretendem engravidar devem ser orientadas a aumentar a dose habitual do medicamento em 30% (o que corresponde a tomar dose dobrada do medicamento em 2 dias da semana, consecutivos ou não) assim que o teste de gravidez vier positivo, até realização de novo TSH para ajuste de dose durante a primeira avaliação de pré-natal.

348 Protocolos Assistenciais

Tabela 32.2 – Dose inicial de levotiroxina para tratamento do hipotireoidismo na gestação

Diagnóstico	Dose inicial de levotiroxina
Hipotireoidismo subclínico	1,2 mcg/kg de peso atual/dia
Hipotireoidismo clínico	2 mcg/kg de peso atual/dia

Quadro 32.1 – Particularidades no uso da levotiroxina

- Administrar em dose única diária, em jejum, 60 minutos antes do café da manhã
- Em pacientes que não toleram jejum, administrar após 3 ou mais horas da última refeição do dia
- Não partir os comprimidos
- Evitar ingestão concomitante com medicamentos para controle de acidez gástrica (intervalo mínimo de 4 horas)
- Evitar ingestão concomitante com compostos contendo ferro ou cálcio (intervalo mínimo de 4 horas)
- Evitar troca de marcas

O objetivo do tratamento é manter o TSH dentro dos limites de normalidade para cada trimestre de gestação. Os ajustes de levotiroxina podem ser feitos conforme a Tabela 32.3. Após introdução da medicação ou ajuste, deve-se colher TSH a cada 4 semanas. A partir de 2 resultados de TSH dentro do alvo, pode-se espaçar o controle para intervalos de 6-8 semanas.

Tabela 32.3 – Ajustes de doses no tratamento do hipotireoidismo com levotiroxina em gestantes

TSH sérico	Ajuste da dose de levotiroxina
TSH < 0,1 mUI/L	Reduzir 25 mcg/dia
TSH > 2,5 e ≤ 4,0 mUI/L	Adicionar 25 mcg/dia
TSH > 4,0 e ≤ 10,0 mUI/L	Adicionar 50 mcg/dia
TSH > 10,0 e ≤ 20,0 mUI/L	Adicionar 75 mcg/dia
TSH > 20,0 mUI/L	Adicionar 100 mcg/dia

TSH: hormônio estimulante da tireoide.

Deve-se coletar hemograma bimensalmente, em razão do maior risco de anemia nas pacientes com hipotireoidismo.

As gestantes que não obtiverem bom controle da função tireoidiana devem realizar ultrassonografia (USG) mensal após o exame morfológico de segundo trimestre e vitalidade fetal a partir de 34 semanas.

Nas gestantes com hipotireoidismo mal controlado, na Clínica Obstétrica do HCFMUSP, orientamos a resolução da gestação com até 40 semanas. Nas gestantes com hipotireoidismo bem controlado e ausência de repercussões fetais, a gestação pode chegar até 42 semanas, devendo-se avaliar a vitalidade fetal a cada 3 dias a partir das 40 semanas. O parto é por via obstétrica e não há contraindicação ao uso de levotiroxina durante a amamentação.

No puerpério mediato, a conduta com relação à dose de levotiroxina dependerá do diagnóstico, conforme demonstrado na Figura 32.3. Todas as pacientes com hipotireoidismo durante a gravidez devem realizar a dosagem de TSH e T4 livre 6 semanas após o parto, para controle e definição de conduta.

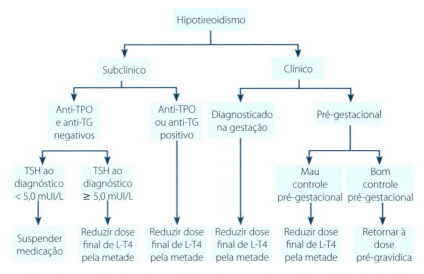

Anti-TG: anticorpos antitireoglobulina; anti-TPO: anticorpos antitireoperoxidase; L-T4: levotiroxina; TSH: hormônio estimulante da tireoide.

*Quando a dose de L-T4 ao final da gestação for menor do que a dose pré-gestacional, deve-se manter a dose utilizada ao final da gestação.

Figura 32.3 – Conduta no puerpério nas pacientes com hipotireoidismo.

▶ Hipertireoidismo

Definição

Hipertireoidismo é definido como aumento da síntese e da liberação dos hormônios tireoidianos na circulação, resultante da hiperatividade da glândula tireoide. Pode cursar com redução dos níveis de TSH, além de concentrações séricas normais ou elevadas de T4.

Prevalência na gestação
- Hipertireoidismo: 0,1-0,4%.
- Doença de Graves: 0,2%.
- Tireotoxicose gravídica: 1-3%.

Etiologia
As principais causas de hipertireoidismo são:
- Doença de Graves.
- Tireotoxicose gravídica.
- Adenoma tóxico.
- Iatrogênica.
- Bócio tóxico multinodular.
- Outros.

A causa principal de hipertireoidismo clínico na gestação é a doença de Graves, que pode estar associada à presença de TRAb e apresentar repercussões obstétricas e neonatais.

A tireotoxicose gravídica, por sua vez, relaciona-se ao aumento da hCG (que é um fraco agonista dos receptores do TSH) durante a gestação, que leva à redução de TSH e a consequente hipertireoidismo. Pode ocorrer elevação dos níveis de triiodotironina (T3) e T4, próximos ao limite superior da normalidade, acompanhada ou não de sintomas. Está relacionada com gestações múltiplas, doenças trofoblásticas e hiperêmese (situações em que a hCG está elevada). Trata-se de condição reversível, com retorno gradual dos níveis de TSH à faixa de normalidade após as 20 semanas de gestação, que não se associa a complicações.

Quadro clínico
Os principais sinais e sintomas de hipertireoidismo são:
- Palpitações.
- Insônia.
- Mixedema.
- Ansiedade.
- Intolerância ao calor.
- Oftalmopatia.
- Perda de peso.
- Fadiga.
- Bócio.
- Tremores.
- Diarreia.

Capítulo 32 Disfunções Tireoidianas **351**

Diagnóstico

O diagnóstico do hipertireoidismo pode ser realizado conforme a Tabela 32.4.

Tabela 32.4 – Diagnóstico do hipertireoidismo durante a gestação

Disfunção	TSH	T4 total	T4 livre
Hipertireoidismo clínico	< 0,1 mUI/L	Acima de 1,5 × o valor de referência	Acima da referência
Tireotoxicose gravídica	< 0,1 mUI/L	Normal ou pouco elevado	Normal ou pouco elevado

T4: tiroxina; TSH: hormônio estimulador da tireoide.

Pode-se utilizar a dosagem de T4 livre para diagnóstico de hipertireoidismo na gestação desde que seja utilizado o método imunoensaio competitivo por quimioluminescência (ultrassensível).

O Quadro 32.2 representa as principais diferenças entre a tireotoxicose gravídica e a doença de Graves, principais causas de hipertireoidismo durante a gestação.

Quadro 32.2 – Diferenças entre a tireotoxicose gravídica e a doença de Graves

Parâmetros	Tireotoxicose gravídica	Doença de Graves
TSH	Diminuído	Diminuído
T4 (total ou livre)	Normal ou pouco elevado	Elevado
Sintomas pré-gestacionais	Ausentes	Presentes
Sintomas durante a gestação	Leves	Intensos
Náuseas e vômitos	Leves a moderados	Ausentes a leves
Bócio e oftalmopatia	Ausentes	Presentes
Anti-TPO	Ausente	Presente
TRAb	Ausente	Presente
Tendência do TSH após 20 semanas	Normalizar	Manter-se diminuído

Anti-TPO: anticorpos antitireoperoxidase; T4: tiroxina; TRAb: anticorpos antirreceptores do hormônio estimulador da tireoide; TSH: hormônio estimulador da tireoide.

Complicações obstétricas e neonatais

O hipertireoidismo clínico está associado ao aumento do risco de diversas complicações durante a gestação, incluindo:

- Abortamento.
- Prematuridade.
- Diabetes *mellitus* gestacional.

Protocolos Assistenciais

- Óbito fetal.
- Baixo peso ao nascer.
- Restrição do crescimento fetal.
- Pré-eclâmpsia.
- Descolamento prematuro de placenta.
- Convulsões no recém-nascido.
- Bócio fetal/neonatal.
- Hipotireoidismo fetal/neonatal.
- Hipertireoidismo fetal/neonatal.
- Crise tireotóxica.
- Fibrilação atrial materna.
- Distúrbios neurocomportamentais do recém-nascido.
- Insuficiência cardíaca congestiva materna.

Tratamento

Idealmente, pacientes com hipertireoidismo devem estar bem compensadas da doença antes de engravidar. Deve-se orientar o uso de método contraceptivo durante todo o período de estabilização da doença. As opções terapêuticas devem ser discutidas com cada paciente e a escolha é feita de maneira individualizada. Para atingirem o eutireoidismo (bom controle clínico e, pelo menos, 2 avaliações laboratoriais da função tireoidiana normais com intervalo de pelo menos 1 mês entre elas e sem mudança de tratamento), mulheres com hipertireoidismo que desejarem a gravidez poderão utilizar um dos seguintes tratamentos:

- Tionamidas (ou DAT), que compreendem a propiltiouracila e o tiamazol: associadas a malformações fetais (3-4% com o uso de tiamazol e 2-3% com o uso de propiltiouracila), efeitos colaterais (*rash* cutâneo, agranulocitose, hepatite medicamentosa, artralgia) e maior chance de descompensação da doença quando suspensas durante a gestação. Deve-se realizar a troca do tiamazol pela propiltiouracila antes da concepção e manter a medicação no primeiro trimestre da gestação, para minimizar efeitos sobre feto. Todas as pacientes devem ser orientadas quanto aos possíveis efeitos colaterais das tionamidas (Quadro 32.3) e orientadas a quando buscar auxílio médico. A equivalência entre elas deve ser feita considerando-se 5 mg de tiamazol para cada 100 mg de propiltiouracila. Em mulheres com hipertireoidismo bem controlado com pequenas doses de medicação (abaixo de 5-10 mg de tiamazol ou abaixo de 100-200 mg de propiltiouracila), é discutível a interrupção do uso da tionamida mediante teste de gravidez positivo, por conta do potencial teratogênico dessas medicações.

Capítulo 32 Disfunções Tireoidianas **353**

Quadro 32.3 – Orientações para o uso das tionamidas

Suspender imediatamente a medicação e procurar pronto-atendimento em caso de:

- Dor de garganta; febre; dor de cabeça ou mal-estar: realizar coleta de sangue para investigar agranulocitose
- Dor abdominal acompanhada de urina escurecida (marrom escura) e fezes esbranquiçadas: é necessário descartar a hipótese de hepatite medicamentosa

- Tireoidectomia: trata-se de um tratamento definitivo para a doença de Graves, com remissão da autoimunidade (embora TRAb possa permanecer circulante por algum tempo). Requer uso de levotiroxina contínuo ao longo da vida, após sua realização.
- Iodo radioativo: é contraindicado durante a gestação, mas pode ser realizado antes dela. Vale salientar que o iodo radioativo pode levar ao hipotireoidismo após sua realização e aumentar os níveis circulantes de TRAb, com elevação de sua passagem transplacentária e, consequentemente, dos riscos fetais. Após sua realização, deve-se orientar uso de método contraceptivo durante 6-12 meses, para evitar potencial efeito teratogênico e para estabilização da doença e dos níveis de TSH.

Nas mulheres com diagnóstico de hipertireoidismo durante a gestação, o tratamento pode ser feito conforme esquema apresentado na Figura 32.4. Pacientes com hipertireoidismo clínico/doença de Graves que apresentarem sintomas poderão fazer uso de tionamidas, pois o benefício de utilização supera os riscos na gestação, representadas pela tiamazol e pelo propiltiouracila. O tiamazol é prescrito em dose única diária, enquanto a propiltiouracila deve ter a dose dividida em duas a três tomadas diárias. As pacientes que necessitarem do uso de tionamidas deverão receber as orientações contidas no Quadro 32.3.

A troca de propiltiouracila para tiamazol após o primeiro trimestre de gestação é discutível. Embora se saiba do potencial risco de hepatotoxicidade da propiltiouracila, há risco de descompensação da doença na troca entre os medicamentos, e o uso de ambas as medicações pode levar a consequências para o concepto.

A tireoidectomia (parcial ou total) é tratamento de exceção e é reservada às gestantes com hipertireoidismo grave refratário ao tratamento, àquelas com intolerância às tionamidas ou àquelas com agranulocitose. Quando realmente necessária, deve ser realizada no segundo trimestre da gestação.

O iodo radioativo (^{131}I), ou radioiodoterapia, é contraindicado na gestação.

É importante salientar que, em gestantes com hipertireoidismo, deve-se proceder à dosagem de TRAb, com o objetivo de orientar a vigilância fetal e neonatal, pois, quando elevado (acima de 3 vezes o valor de referência), aumenta o risco de hipertireoidismo fetal e neonatal mesmo em mulheres eutireoideas.

Recomendamos a dosagem de TRAb nas situações descritas no Quadro 32.4.

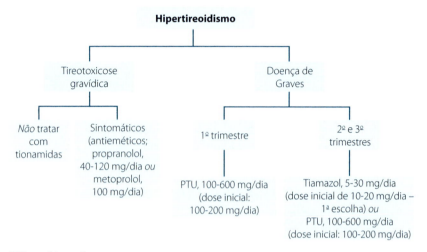

PTU: propiltiouracila.
Associar betabloqueadores quando necessário (propranolol, na dose de 40-120 mg/dia, ou metoprolol, na dose de 100 mg/dia).

Figura 32.4 – Algoritmo para início do tratamento do hipertireoidismo na gestação.

Quadro 32.4 – Dosagem de TRAb durante a gestação

Dosar no início da gestação:
- Doença de Graves em uso de tionamidas
- Doença de Graves previamente tratada com iodo radioativo ou tireoidectomia

Dosar novamente entre 18-22 semanas de gestação:
- TRAb elevado no início da gestação (> 3 × o valor de referência)
- Manutenção do tratamento da doença de Graves com tionamidas no 2º trimestre

Dosar novamente entre 30-34 semanas de gestação:
- TRAb elevado no 2º trimestre (> 3 × o valor de referência)
- Manutenção do tratamento da doença de Graves com tionamidas no 3º trimestre

TRAb: anticorpos antirreceptores do hormônio estimulador da tireoide.

O controle de tratamento do hipertireoidismo é feito com dosagem de T4 a cada 2-4 semanas, com o objetivo de manter T4 dentro do limite da normalidade ou pouco acima do limite superior, mantendo-se a menor dose possível de tionamidas, para reduzir a passagem placentária e os riscos de hipotireoidismo fetal. Pode-se reduzir a dose das tionamidas (reduzir 5 mg de tiamazol

Capítulo 32   Disfunções Tireoidianas   **355**

ou 100 mg de propiltiouracila) após 2 avaliações laboratoriais consecutivas da função tireoidiana normais com intervalo de pelo menos 2 semanas entre elas e sem mudança de tratamento.

Realiza-se controle ultrassonográfico mensal e vitalidade fetal a partir de 26 semanas em todas as gestantes com hipertireoidismo.

A resolução da gestação deve ser com no máximo 40 semanas. O parto é por via obstétrica. Após sua realização, orienta-se manter a dose de tionamidas utilizada ao final da gestação. As tionamidas são seguras durante a amamentação, em doses de até 20 mg/dia de tiamazol e 450 mg/dia de propiltiouracila. Deve-se orientar paciente a fracionar a dose da medicação e ingeri-la apenas após as mamadas, para reduzir a passagem da substância pelo leite materno. Um novo controle de TSH e T4 livre deve ser solicitado em 6 semanas, ou antes, caso a paciente apresente sinais ou sintomas de descompensação da doença.

▶ Crise Tireotóxica

Crise tireotóxica é uma emergência clínica rara que ocorre em 8-16% das pacientes com tireotoxicose, atingindo taxas de mortalidade materna de cerca de 10%. Representa o espectro extremo da tireotoxicose, em que pode ocorrer descompensação da função tireoidiana. O sistema de escore sugerido por Burch e Wartofsky (Tabela 32.5) ilustra as características das disfunções de órgãos terminais que podem surgir na crise tireotóxica e auxilia no diagnóstico. Laboratorialmente, observa-se TSH suprimido, elevação das concentrações séricas de T4 livre e/ou T3, leucocitose ou leucopenia, hipercalcemia leve, hiperglicemia leve e alteração da função hepática. É fundamental identificar e tratar os fatores precipitantes do quadro (Tabela 32.5).

Deve-se realizar precocemente o diagnóstico e encaminhar a paciente para unidade de terapia intensiva (UTI), onde receberá tratamento conforme mostrado na Figura 32.5.

É importante salientar que, nesses casos, deve-se realizar a monitorização da vitalidade fetal a partir de 25 semanas de gestação e a conduta obstétrica deve ser baseada nos achados da vitalidade fetal, desde que a gestante se encontre estável e controlada da crise tireotóxica.

356 Protocolos Assistenciais

Tabela 32.5 – Critérios diagnósticos para a crise tireotóxica

Disfunção termorregulatória		Disfunção cardiovascular	
Temperatura (°C)		Taquicardia (bpm)	
37,2-37,7	5	▪ 99-109	5
37,8-38,2	10	▪ 110-119	10
38,3-38,8	15	▪ 120-129	15
38,9-39,4	20	▪ 130-139	20
39,5-39,9	25	▪ ≥ 140	25
≥ 40,0	30	▪ Fibrilação atrial	10
Efeitos sobre o sistema nervoso central		**Insuficiência cardíaca**	
Leves	10	Leve	5
▪ Agitação		▪ Edema de membros inferiores	
Moderados	20	Moderada	10
▪ *Delirium*		▪ Crepitações pulmonares (bibasais)	
▪ Psicose			
▪ Letargia			
Graves	30	Grave	15
▪ Convulsões		▪ Edema de membros inferiores	
▪ Coma			
Presença de fator desencadeante*		**Disfunções gastrointestinais e hepáticas**	
Não	0	Moderadas	10
		▪ Diarreia	
		▪ Náuseas/vômitos	
		▪ Dor abdominal	
Sim	10	Graves	20
		▪ Icterícia inexplicada	

* *Fator desencadeante: trauma; infecções; uso de iodo; descontinuidade ou irregularidade do uso de tionamidas; cirurgia (tireoidiana ou de outra localização); trabalho de parto e parto.*

Escore:
≥   **45: sugere crise tireotóxica instalada.**
    25-44: sugere crise tireotóxica iminente.
≤   **24: afasta o diagnóstico de crise tireotóxica.**

▶ Tireoidite Pós-Parto

A tireoidite pós-parto é uma doença de etiologia autoimune (excluindo--se a doença de Graves) caracterizada por inflamação linfocítica, destrutiva e indolor da tireoide, que atinge mulheres sem história prévia de doença tireoidiana, no primeiro ano após o parto (ou após abortamento). É mais comum em pacientes com anticorpos anti-TPO positivos e em diabéticas tipo 1. A prevalência varia de 1,1-16,7% (no Brasil, de 6,7-13,3%).

Clinicamente, 20-30% das pacientes evoluem com hipertireoidismo (geralmente com início entre 1-4 meses após o parto, durando de 2-6 semanas),

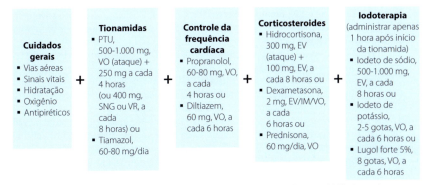

EV: via endovenosa; IM: via intramuscular; SNG: sonda nasogástrica; VO: via oral; VR: via retal.
Figura 32.5 – Tratamento da crise tireotóxica.

seguido de hipotireoidismo (que pode durar até 2-6 meses) e, então, retornam ao eutireoidismo. Entre 20-40% podem ter apenas hipertireoidismo e as 40-50% remanescentes podem evoluir apenas com hipotireoidismo.

- Fase de hipertireoidismo: apresenta sintomas típicos de hipertireoidismo e, laboratorialmente, o TSH está diminuído e o T4 livre está normal ou elevado. A dosagem de TRAb ajuda a excluir doença de Graves. O tratamento da fase de hipertireoidismo, quando necessário, é transitório, com o emprego de β-bloqueadores para alívio dos sintomas. Deve-se monitorar a função tireoidiana a cada 4-8 semanas para acompanhar a evolução do quadro.
- Fase de hipotireoidismo: os sintomas de hipotireoidismo podem ou não estar presentes. Laboratorialmente, o TSH está elevado e o T4 livre está normal ou diminuído. O tratamento com levotiroxina sódica está indicado nas mulheres sintomáticas, nas lactantes, naquelas tentando ou planejando gestação e nas que mantiverem hipotireoidismo por mais de 6 meses. O tratamento inicial é com dose de 50-100 mcg/dia, durante 6-12 meses. Deve-se monitorar a função tireoidiana a cada 6-8 semanas para acompanhar a evolução do quadro.

Bibliografia

- Abalovich M, Amino N, Barbour LA, Cobin RH, De Groot LJ, Glinoer D, et al. Management of thyroid dysfunction during pregnancy and postpartum: An Endocrine Society clinical practice guideline. J Clin Endocrinol Metab. 2007; 92(8 Suppl):S1-47.
- Abalovich M, Vázquez A, Alcaraz G, Kitaigrodsky A, Szuman G, Calabrese C, et al. Adequate levothyroxine doses for the treatment of hypothyroidism newly discovered during pregnancy. Thyroid. 2013; 23(11):1479-83.

358 Protocolos Assistenciais

- Alexander EK, Pearce EN, Brent GA, Brown RS, Chen H, Dosiou C, et al. 2017 Guidelines of the American Thyroid Association for the diagnosis and management of thyroid disease during pregnancy and the postpartum. Thyroid. 2017; 27(3):315-89.
- Burch HB, Wartofsky L. Life-threatening thyrotoxicosis: Thyroid storm. Endocrinol Metab Clin North Am. 1993; 22(2):263-77.
- De Groot L, Abalovich M, Alexander EK, Amino N, Barbour L, Cobin RH, et al. Management of thyroid dysfunction during pregnancy and postpartum: An Endocrine Society clinical practice guideline. J Clin Endocrinol Metab. 2012; 97(8):2543-65.
- Jansen TA, Korevaar TIM, Mulder TA, White T, Muetzel RL, Peeters RP, et al. Maternal thyroid function during pregnancy and child brain morphology: A time window-specific analysis of a prospective cohort. Lancet Diabetes Endocrinol. 2019; 7(8):629-37.
- Lazarus J, Brown RS, Daumerie C, Hubalewska-Dydejczyk A, Negro R, Vaidya B. 2014 European Thyroid Association guidelines for the management of subclinical hypothyroidism in pregnancy and in children. Eur Thyroid J. 2014; 3(2):76-94.
- Lee SY, Pearce EN. Testing, monitoring, and treatment of thyroid dysfunction in pregnancy. J Clin Endocrinol Metab. 2021; 106(3):883-92.
- Negro R, Stagnaro-Green A. Diagnosis and management of subclinical hypothyroidism in pregnancy. BMJ. 2014; 349:g4929.
- Ross DS, Burch HB, Cooper DS, Greenlee MC, Laurberg P, Maia AL, et al. 2016 American Thyroid Association guidelines for diagnosis and management of hyperthyroidism and other causes of thyrotoxicosis. Thyroid. 2016; 26(10):1343-421.
- Sgarbi JA, Teixeira PFS, Maciel LMZ, Mazeto GMFS, Vaisman M, Montenegro Junior RM, et al. The Brazilian consensus for the clinical approach and treatment of subclinical hypothyroidism in adults: recommendations of the thyroid Department of the Brazilian Society of Endocrinology and Metabolism. Arq Bras Endocrinol Metab. 2013; 57(3):166-83.
- Stagnaro-Green A, Abalovich M, Alexander E, Azizi F, Mestman J, Negro R, et al. American Thyroid Association Taskforce on Thyroid Disease During Pregnancy and Postpartum. Guidelines of the American Thyroid Association for the diagnosis and management of thyroid disease during pregnancy and postpartum. Thyroid. 2011; 21(10):1081-125.

capítulo 33

Doenças Respiratórias

Gilmar de Souza Osmundo Junior

Modificações Gravídicas do Trato Respiratório

A gravidez é caracterizada por aumento de 15-20% no consumo de oxigênio associado a modificações estruturais e funcionais do trato respiratório, que ocorrem desde o primeiro trimestre de gestação (Tabela 33.1). A progesterona tem ação direta no centro respiratório, acarretando aumento do esforço expiratório e proporcionando maior percepção da respiração pela gestante – o que pode ser confundido com dispneia. A frequência respiratória não se altera nesse período. Como resultado dessas modificações, o trato respiratório da gestante apresenta acentuado prejuízo da resposta adaptativa, de modo que estresses agudos, como broncoespasmos e infecções, podem evoluir com maior facilidade para a insuficiência respiratória.

Tabela 33.1 – Modificações gravídicas do trato respiratório

▪ Congestão nasal	▪ Aumento do consumo de oxigênio em 2
▪ Elevação de 4 cm do diafragma	▪ Mudança do ângulo subcostal
▪ Aumento do diâmetro do tórax em 2 cm	▪ Tórax em barril
▪ Aumento do volume corrente	
▪ Redução de 20% do volume de reserva expiratório e do volume residual	
Valores de normalidade dos parâmetros gasométricos na gestação (arterial)	
Pressão parcial de oxigênio (PaO_2): 100-110 mmHg	
Pressão parcial de dióxido de carbono ($PaCO_2$): 27-32 mmHg	
pH: 7,39-7,45	
Bicarbonato: 16-22 mEq/L	

Tuberculose Pulmonar

A tuberculose (Tb) é uma doença infecciosa causada pelo *Mycobacterium tuberculosis*, cuja transmissão se dá por via aérea, por meio da inalação de

359

360 Protocolos Assistenciais

partículas contendo os bacilos expelidos pela tosse, pela fala e pelo espirro de doentes com tuberculose ativa de vias aéreas (pulmões ou laringe). A epidemia de tuberculose ainda constitui questão de saúde mundial. Durante o ano de 2012, ocorreram 8,6 milhões de casos novos e 1,3 milhão de mortes decorrentes da doença em todo o mundo. Observa-se, ainda, uma tendência atual de aumento de sua incidência, com nítida relação com a coinfecção com o vírus da imunodeficiência humana (HIV/Tb).

Diagnóstico

A forma pulmonar é a manifestação mais comum da doença e caracteriza-se por emagrecimento, febre vespertina, tosse persistente e sudorese noturna. Na gestação, os sintomas podem ser mais frustros, mas ela não altera a evolução natural da doença. Por outro lado, a tuberculose pulmonar não tratada e as formas extrapulmonares podem estar associadas a prematuridade e restrição de crescimento fetal. Existe relato, ainda, de detecção de granulomas na placenta e de bacilos no líquido amniótico, predispondo à tuberculose congênita.

Gestantes com suspeita de tuberculose pulmonar devem realizar radiografia simples de tórax com proteção abdominal e pesquisa de bacilo álcool-ácido resistente (BAAR) no escarro (3 amostras). A confirmação diagnóstica ocorre pela demonstração de BAAR no escarro. Sempre que houver diagnóstico de tuberculose, deve ser realizada pesquisa de coinfecção pelo HIV.

Tratamento

Desde 2009, o esquema terapêutico proposto pelo Ministério da Saúde e pela Organização Mundial da Saúde (OMS) para pacientes virgens de tratamento inclui 4 drogas (esquema RHZE) combinadas em 1 único comprimido e com administração única diária. Cada comprimido contém 150 mg de rifampicina, 75 mg de isoniazida, 400 mg de pirazinamida e 275 mg de etambutol (Tabela 33.2), todas pertencentes à categoria C de risco na gestação, conforme classificação do Food and Drug Administration (FDA). O comprimido deve ser administrado preferencialmente em jejum e mediante comprovação por um profissional de saúde na Unidade Básica de Saúde (UBS), conhecido como tratamento diretamente observado (TDO).

Na gestação, o tratamento da tuberculose segue os mesmos princípios, com a peculiaridade da associação de piridoxina na dose de 50 mg/dia com o intuito de evitar a neurotoxicidade periférica pela isoniazida. As pacientes devem ser submetidas ao controle mensal de enzimas hepáticas durante o tratamento e realizar coleta mensal para pesquisa de BAAR no escarro até a obtenção de 2 amostras consecutivas negativas.

Tabela 33.2 – Tratamento da tuberculose pulmonar

Regime	Apresentação	Peso	Dose	Duração
4 drogas	Comprimidos com dose fixa combinada: rifampicina 150 mg + isoniazida 75 mg + pirazinamida 400 mg + etambutol 275 mg	20-35 kg / 36-50 kg / > 50 kg	2 comprimidos / 3 comprimidos / 4 comprimidos	2 meses
2 drogas	Comprimidos de rifampicina + isoniazida 300/200 mg ou 150/100 mg	20-35 kg / 36-50 kg / > 50 kg	1 comprimido de 300/200 mg / 1 comprimido de 300/200 mg + 1 comprimido de 150/100 mg / 2 comprimidos de 300/200 mg	4 meses

A puérpera deve ser orientada a utilizar máscara cirúrgica sempre que for amamentar ou cuidar do recém-nascido e a amamentação está contraindicada nos casos de mastite tuberculosa apenas na mama comprometida.

Pneumonia Comunitária

Pneumonias são infecções das vias respiratórias distais (bronquíolos e alvéolos), cuja fisiopatologia baseia-se na microaspiração e na inalação de patógenos, acarretando inflamação intersticial e *shunt* pulmonar. O termo "pneumonia adquirida na comunidade" (PAC) refere-se à pneumonia em pacientes ambulatoriais ou naqueles internados há menos de 48 horas.

Em razão das modificações gravídicas respiratórias, gestantes apresentam maior probabilidade de evolução desfavorável, que pode incluir empiema, bacteremia e necessidade de ventilação mecânica. Constitui a terceira etiologia mais comum de indicação de intubação orotraqueal na gravidez, com incidência na gestação variando entre 0,78-2,7:1.000 partos, sem relação com a idade gestacional.

Gestações complicadas por pneumonia apresentam maior risco de evolução com trabalho de parto prematuro, restrição do crescimento fetal, Apgar de quinto minuto baixo e cesariana. São considerados gestantes de maior risco para desfecho desfavorável aquelas que apresentam doenças respiratórias coexistentes, anemia, imunossuprimidas e usuárias de cocaína e álcool.

Etiologia

O agente etiológico não é identificado em 40-60% das pneumonias comunitárias. Entre os agentes bacterianos identificados, destacam-se o *Streptococcus*

362 Protocolos Assistenciais

pneumoniae (17% casos), *Haemophilus influenzae* (6% casos) e agentes atípicos (*Mycoplasma* sp. e *Legionella pneumophila*). Entre as pneumonias não bacterianas, destacam-se as etiologias virais (varicela, influenza) e fúngicas. Pacientes com antecedentes de bronquiectasias ou aquelas que estão em uso de corticosteroides apresentam risco elevado de pneumonia por *Pseudomonas aeruginosa*.

Diagnóstico

O quadro clínico típico é caracterizado por febre, tosse produtiva, dor pleurítica, dispneia, taquipneia e calafrios. Diante de quadro sugestivo, existe indicação de radiografia simples de tórax (anteroposterior e perfil), com proteção abdominal, a fim de avaliar complicações (empiema, atelectasias) e diagnósticos diferenciais (tuberculose, tromboembolismo pulmonar e pneumotórax).

A avaliação complementar deve incluir também:
- Hemograma.
- Proteína C reativa.
- Ureia e creatinina.
- Saturação periférica de oxigênio ($SatO_2$).
- Avaliação de vitalidade fetal (se gestação viável).
- Sorologia para HIV (para pacientes que necessitem de internação).
- Hemocultura (para pacientes que necessitem de internação).

Tratamento

A decisão de tratamento ambulatorial ou hospitalar deve ser cuidadosamente ponderada em gestantes, pois esse grupo evolui com maior facilidade para insuficiência respiratória. Opta-se por tratamento ambulatorial em gestantes sem comorbidades, com idade gestacional abaixo do limite da viabilidade e que apresentem quadros leves de pneumonia adquirida na comunidade. As gestantes que preencherem os critérios de internação (Tabela 33.3) devem ser admitidas para antibioticoterapia endovenosa, pelo menos durante as primeiras 24-48 horas do tratamento. A escolha do esquema antimicrobiano baseia-se na gravidade do quadro clínico e nas comorbidades da paciente (Tabela 33.4).

A terapêutica da pneumonia inclui, ainda, suplementação de oxigênio com o intuito de manter $SatO_2$ maior que 95%, controle de vitalidade fetal, fisioterapia respiratória e, nos quadros mais graves que levem à restrição ao leito, profilaxia de tromboembolismo venoso. A despeito da terapia antimicrobiana, cerca de 10% das gestantes evoluem com insuficiência respiratória e os critérios de indicação de ventilação mecânica são:
- Pressão parcial de oxigênio (PaO_2) < 70 mmHg.

Capítulo 33   Doenças Respiratórias   **363**

- Pressão parcial de dióxido de carbono ($PaCO_2$) > 45 mmHg.
- Rebaixamento do nível de consciência.
- Acidose metabólica persistente.
- Choque séptico.
- Relação entre pressão parcial e fração inspirada de oxigênio (PaO_2/FiO_2) < 250.

Não existe evidência de que a antecipação do parto melhore o quadro clínico materno, por isso as indicações de resolução da gestação devem ser obstétricas. Também não há contraindicação para inibição do trabalho de parto prematuro em gestantes clínica e hemodinamicamente estáveis.

Tabela 33.3 – Critérios de internação em casos de pneumonia adquirida na comunidade durante a gestação

- Idade gestacional viável
- Comorbidades ou internação no último ano
- Alterações de exame físico
  - Frequência respiratória (FR) > 30 irpm
  - Pressão arterial diastólica (PAD) < 70 mmHg
  - Pressão arterial sistólica (PAS) < 90 mmHg
  - Frequência cardíaca (FC) > 125 bpm
  - Confusão mental
  - Febre ou hipotermia
- Alterações laboratoriais
  - Leucócitos < 4.000/mm³ ou > 30.000/mm³
  - Pressão parcial de oxigênio (PaO_2) < 70 mmHg
  - Pressão parcial de dióxido de carbono ($PaCO_2$) > 45 mmHg
  - Creatinina > 1,2 mg/dL
  - Ureia > 45 mg/dL
  - Hemoglobina (Hb) < 9 mg/dL ou hematócrito (Ht) < 30%
  - pH arterial < 7,35
- Alterações radiológicas (derrame pleural, pneumonia multilobar, cavitação)
- Sepse grave

Tabela 33.4 – Tratamento da pneumonia adquirida na comunidade durante a gestação

Grupo	Antimicrobiano	Posologia	Duração
Leve	Azitromicina	500 mg, VO, 1 x/dia	5 dias
	Amoxicilina	500 mg, VO, a cada 8 horas	7 dias
Grave	Ceftriaxona + claritromicina	Ceftriaxona: 2 g/dia, EV Claritromicina: 500 mg, EV, a cada 12 horas	7 dias

364 Protocolos Assistenciais

▶ Asma

A asma é uma doença inflamatória crônica das vias aéreas caracterizada por hiper-responsividade brônquica e obstrução reversível do fluxo aéreo que se apresenta clinicamente com quadros recorrentes e autolimitados de tosse, dispneia e sibilância. Apresenta prevalência de 4-8% na gravidez, sendo que 20-36% das gestantes asmáticas apresentarão alguma exacerbação nesse período e 9-11% destas necessitarão de atendimento de emergência ou internação.

O prognóstico materno durante a gestação é variável, mas sabe-se que aproximadamente um terço das pacientes evolui com piora do quadro clínico, ao passo que 23% apresentam melhora clínica. Sabe-se, ainda, que a asma grave e mal controlada antes da gestação tende a evoluir com deterioração clínica e exacerbações ao longo da gravidez.

Com relação ao prognóstico obstétrico, a asma é associada a maiores morbidade e mortalidade perinatal, aumentando o risco de abortamento, restrição de crescimento fetal, prematuridade, pré-eclâmpsia e cesariana. Sabe-se, ainda, que crises de asma no primeiro trimestre implicam maior risco de malformações fetais inespecíficas, principalmente musculoesqueléticas e cardíacas.

Diagnóstico

O diagnóstico da asma é eminentemente clínico e baseia-se na presença de tosse, dispneia, dor torácica e sibilância recorrentes desde a infância ou adolescência e desencadeados por estímulos como exercício físico, variações de temperatura, alérgenos e poluentes. Para complementação diagnóstica, dispõe-se de:

- Espirometria: teste padrão-ouro para avaliação da função pulmonar, permitindo a avaliação de volumes que não se alteram na gestação, como volume expiratório forçado no primeiro segundo (VEF1) e capacidade vital forçada (CVF). Considera-se sugestiva de distúrbio obstrutivo relação VEF1/CVF < 0,8 e a gravidade dessa obstrução reflete-se no valor do VEF1 (normal > 80% do previsto). A variação do VEF1 maior que 200 mL ou 12% após inalação de broncodilatador comprova a reversibilidade da obstrução do fluxo aéreo (diagnóstico diferencial de doença pulmonar obstrutiva crônica – DPOC).
- Pico do fluxo expiratório (em inglês, *peak expiratory flow* – PEF): trata-se da realização de medidas diárias do melhor valor de volume expiratório da paciente. Variações diurnas maiores do que 20% sugerem diagnóstico de asma.

Os diagnósticos diferenciais devem incluir: doença pulmonar obstrutiva crônica, doenças pulmonares restritivas, cardiopatias, vasculites (síndrome de Churg-Strauss) e verminoses (síndrome de Loeffler).

Classificação

A classificação estanque da asma em leve, moderada ou grave encontra-se em desuso, recomendando-se atualmente a classificação dinâmica com relação ao controle da doença: asma controlada, parcialmente controlada e não controlada. Os critérios de controle clínico são: ausência de sintomas noturnos, ausência de limitação das atividades físicas, sintomas diurnos e necessidade de uso de broncodilatador menos de 2 vezes por semana e VEF1 normal (Tabela 33.5). São consideradas pacientes de risco para evolução desfavorável aquelas que apresentam:

- Asma mal controlada no último ano.
- Exacerbações frequentes no último ano.
- Internação prévia em unidade de terapia intensiva (UTI).
- Tabagismo.
- Necessidade de altas doses de medicação.
- VEF1 baixo.

Tabela 33.5 – Classificação da asma

Critérios	Controlada	Parcialmente controlada	Não controlada
Sintomas diurnos	< 2 ×/semana	2 critérios alterados	3 critérios alterados
Limitação das atividades	Não		Exacerbação na última semana
Sintomas noturnos	Não		
Uso de medicação de resgate	< 2 ×/semana		
VEF1	Normal		

VEF1: volume expiratório forçado no primeiro segundo.

Tratamento

O tratamento da asma envolve terapia de manutenção com o intuito de prevenir exacerbações e remodelamento de brônquios, terapia de resgate nas crises e controle dos fatores desencadeantes. Todas as gestantes asmáticas, portanto, devem ser avaliadas e tratadas quanto a:

- Rinite: apresenta comum associação com asma, e quadros não controlados de rinite relacionam-se com pior controle da asma. O tratamento inclui lavagem nasal com soro fisiológico e, em casos persistentes, corticosteroide nasal (p. ex., budesonida 32 mcg, 1 jato em cada narina a cada 12 horas).
- Refluxo gastroesofágico: desencadeia reflexo vagal, que leva a broncoespasmo e dificulta o controle da asma. O tratamento inclui medidas comportamentais (deitar após 2 horas da última refeição, elevar a cabeceira

366 Protocolos Assistenciais

da cama e evitar alimentos gordurosos, café, chocolate, pimenta) e medidas medicamentosas (hidróxido de alumínio, ranitidina, inibidores da bomba de prótons).

- Tabagismo: sua interrupção deve ser ativamente estimulada por conta dos riscos de complicações obstétricas e de mau controle da asma.
- Controle ambiental: evitar contato com ambientes mofados, pó doméstico, pelos de cães e gatos, poluentes.

• Terapia de manutenção

A terapia de manutenção tem como objetivo reduzir os sintomas, prevenir as exacerbações e promover o remodelamento brônquico e a melhoria da qualidade de vida e da função pulmonar. É comum que a paciente abandone o tratamento ao descobrir a gestação e faz-se necessário orientar a paciente e informar que as medicações utilizadas no controle de asma não se relacionam com malformações fetais. A asma não controlada, por outro lado, relaciona-se a desfechos obstétricos desfavoráveis.

O tratamento de manutenção da asma é baseado no princípio de *step up/ step down*, ou seja, as medicações devem ser associadas ou descalonadas progressivamente de acordo com a resposta da paciente. As opções terapêuticas incluem (Tabela 33.6):

- Corticosteroide inalatório: ação anti-inflamatória mais efetiva no tratamento da asma, sendo a primeira opção de medicação. Efeitos colaterais incluem rouquidão e candidíase oral (evitada com lavagem bucal após uso da medicação).
- β-2-agonista de longa duração inalatório: segunda linha no tratamento da asma, deve sempre ser associado a corticosteroide inalatório.
- Modificador de leucotrieno (montelucaste): antagonista do receptor de leucotrieno, reduz inflamação de vias aéreas e sintomas. Apesar de classificado como categoria B pela FDA, existem poucos estudos na gestação e, portanto, deve ser a terceira linha terapêutica (indicado quando não houver controle da asma mesmo após uso de β-2-agonista de longa duração associado a corticosteroide inalatório).
- Corticosteroide sistêmico: uso de ciclos curtos de prednisona (40-60 mg/dia, por 5-7 dias) pode ser necessário para controle dos sintomas. Em pacientes refratárias às demais medidas, existe opção de ciclo longo de corticosteroide sistêmico em baixas doses, porém com risco de efeitos colaterais sistêmicos (osteoporose, diabetes *mellitus*, hipertensão, catarata, perda de massa óssea e muscular). Uso de corticosteroide sistêmico no primeiro trimestre correlaciona-se a risco aumentado de fenda palatina.

Capítulo 33 — Doenças Respiratórias

- Outras opções: em casos graves e refratários de asma, existe a opção da utilização de teofilina de longa liberação e/ou de anticorpo recombinante anti-IgE (omalizumabe), porém são opções terapêuticas de eficácia e segurança pouco estabelecidas na gestação.

A terapia de resgate envolve o uso de broncodilatadores, sendo a primeira opção o uso de β-2-agonistas de ação rápida:

- Salbutamol aerosol 100 mcg: inalar 2 jatos a cada 6 horas se houver dispneia.
- Fenoterol aerosol 100 mcg: inalar 1-2 jatos a cada 6 horas se houver dispneia.

Pacientes com asma moderada que fazem uso rotineiro da associação entre corticoesteroide inalatório e formoterol podem ser orientadas a utilizarem uma dose extra de medicamento em caso de sintomas. Esse uso extra de corticosteroide e formoterol pode reduzir o risco de exacerbação grave. Apesar disso, essa recomendação é válida apenas para as pacientes que fazem uso rotineiro dessa associação (corticosteroide + formoterol), não se aplicando para outros β-agonistas de longa ação inalatórios.

Tabela 33.6 – Terapia de manutenção da asma na gestação

Corticosteroides inalatórios		
Droga	Dose diária	Observação
Budesonida	200-1.600 mg	Dose inicial: 200 mg, a cada 12 horas
Beclometasona	250-1.000 mg	Dose inicial: 250 mg, a cada 12 horas
Associações β-2-agonista de longa duração + corticosteroide inalatório		
Droga	Dose diária	
Formoterol + budesonida 12/400 mg Salmeterol + fluticasona 25/125, 25/250 ou 50/250 mg	1-2 inalações/dia 1 inalação, 2 ×/dia	
Modificador de leucotrieno		
Droga	Posologia	
Montelucaste	10 mg (1 comprimido, em dose única diária)	

• Tratamento das exacerbações

Exacerbações são episódios agudos de piora dos sintomas respiratórios, podendo representar ameaça à vida da paciente. Gestantes asmáticas devem ser bem orientadas quanto ao uso correto das medicações de resgate e a procurar serviço de emergência quando não houver melhora dos sintomas.

368 Protocolos Assistenciais

A avaliação inicial da gestante em exacerbação de asma deve incluir:
- Avaliação de sinais vitais e nível de consciência.
- Oximetria de pulso (coleta de gasometria arterial quando $SatO_2 < 92\%$).
- Ausculta pulmonar.
- Radiografia de tórax (indicada se houver dúvida diagnóstica, refratariedade ao tratamento, necessidade de internação ou suspeita de pneumonia).
- Pesquisa do desencadeante (má aderência ao tratamento, infecção respiratória, tabagismo, mau controle clínico).
- Avaliação da vitalidade fetal (se idade gestacional viável).
- VEF1 (se disponível).

A terapêutica da exacerbação inclui (Tabela 33.7):
- Suporte de oxigênio: a $SatO_2$ deve ser mantida > 92%.
- β-2-agonista de rápida ação: é a terapêutica inicial mais importante. A via inalatória apresenta melhor eficácia e menos efeitos adversos.
- Corticosteroides sistêmicos: proporcionam resolução mais rápida da exacerbação e prevenção de recorrência. Estão indicados em crises graves, na ausência de melhora dos sintomas após inalação, em pacientes que já estavam utilizando esses medicamentos ou naqueles que os utilizaram recentemente. Sempre que a exacerbação necessitar do uso de costicosteroide sistêmico, este deve ser mantido por 5-7 dias.
- Sulfato de magnésio: apresenta ação broncodilatadora, sendo indicado quando não houver resposta à terapêutica inicial ou VEF1 < 30%.
- Metilxantinas (aminofilina): não devem ser utilizadas rotineiramente, pois apresentam maior incidência de efeitos colaterais (arritmias, convulsões) e risco aumentado de intoxicação em gestantes. Além disso, seu efeito benéfico não é bem demonstrado na literatura.

Gestantes que se apresentem com exacerbações graves ou que apresentem resposta parcial à terapêutica inicial devem ser internadas. São indicações de UTI e intubação orotraqueal nas exacerbações asmáticas de gestantes:
- Rebaixamento do nível de consciência.
- $PaCO_2 > 45$ mmHg.
- Sinais de fadiga respiratória.
- Iminência de parada cardiorrespiratória (bradicardia, hipotensão, tórax silente, respiração paradoxal).

Pacientes que demandem ventilação mecânica e cuidados intensivos não apresentam necessariamente indicação de interrupção da gestação, desde que haja disponibilidade de UTI com experiência no manejo de gestantes. Essas pacientes tendem a sair da exacerbação com medidas clínicas, havendo indicação de cesárea terapêutica apenas em casos refratários (*status asmaticus*). É imprescindível, contudo, o controle rigoroso da vitalidade fetal para indicação

Capítulo 33 Doenças Respiratórias **369**

de parto em caso de sofrimento fetal. Não há contraindicação para o uso de drogas sedativas, como midazolam (classe D), propofol (classe B, porém com poucos estudos disponíveis) e fentanila (classe C). É importante lembrar que esses fármacos associam-se com depressão respiratória e hipotonia do recém--nascido, além do risco de síndrome de abstinência.

Tabela 33.7 – Tratamento medicamentoso das exacerbações asmáticas em gestantes

Droga	Posologia	Observações
Primeiro passo: broncodilatadores inalatórios		
Salbutamol	2 a 4 jatos de 20 em 20 minutos, na primeira hora	A paciente deve ser reavaliada a cada 20 minutos
Inalação: • Soro fisiológico, 10 mL • Fenoterol, 8-20 gotas • Ipratrópio, 30-40 gotas	1 inalação a intervalos de até 20 minutos na primeira hora	Em gestantes, é recomendável iniciar o tratamento com dose baixa de fenoterol (8-10 gotas) por conta dos efeitos colaterais O uso de ipratrópio não é obrigatório, mas apresenta maior benefício em crises graves
Segundo passo: corticosteroides sistêmicos		
Hidrocortisona	Ataque de 200-300 mg, EV	Manutenção com prednisona, 40-60 mg (dose máxima: 1-2 mg/kg) em dose única diária, por 5-7 dias
Metilprednisolona	Ataque de 40 mg, EV	Não necessita desmame
Prednisona	40-60 mg, VO	
Terceira opção: magnésio		
Sulfato de magnésio	1-2 g de magnésio, EV	Diluir 10 mL de sulfato de magnésio 20% em 100 mL de soro fisiológico e administrar em 20 minutos

EV: via envovenosa; VO: via oral.

Avaliação fetal

Gestantes com quadros leves e bem controlados devem realizar ultrasso-nografia (USG) obstétrica entre 32-36 semanas para avaliar o peso fetal. Na Clínica Obstétrica do Hospital das Clínicas da Faculdade de Medicina de São Paulo (HCFMUSP), opta-se por controle de vitalidade fetal (cardiotocografia e perfil biofísico fetal) quinzenal a partir de 34 semanas e semanalmente a

370 Protocolos Assistenciais

partir de 37 semanas. Em quadros graves e com controle clínico inadequado, recomenda-se:

- Vitalidade fetal semanal a partir de 30 semanas (ou a partir da viabilidade em casos mais graves).
- Ultrassonografia obstétrica mensal a partir de 30 semanas com o intuito de detectar precocemente restrição do crescimento fetal.

Gestantes com episódios de exacerbações graves no primeiro trimestre devem ser submetidas a avaliação cuidadosa da morfologia fetal.

Conduta no parto

A via de parto é obstétrica, não havendo contraindicação para o parto vaginal. Em gestantes asmáticas bem controladas, a gravidez pode ser acompanhada até 40 semanas. Casos mais graves, com controle clínico inadequado, podem ser interrompidos com 37 semanas.

O trabalho de parto é acompanhado por liberação endógena de catecolaminas e corticosteroides que apresentam ação profilática contra exacerbações asmáticas no momento do parto. Os cuidados no parto e no trabalho de parto incluem manutenção das medicações diárias, monitoração fetal contínua e anestesia precoce. Dá-se preferência à anestesia peridural ou ao duplo bloqueio, pois raquianestesia isolada tem maior risco de deterioração da função pulmonar. Gestantes asmáticas que fizeram uso de corticosteroides sistêmicos no último mês devem receber hidrocortisona endovenosa durante o trabalho de parto e nas primeiras 24 horas do puerpério. Recomenda-se:

- Dose de ataque de hidrocortisona de 200 mg, por via endovenosa, e manutenção de 100 mg, também por via endovenosa, a cada 8 horas, até 24 horas após o parto.

Não existe contraindicação para a indução do trabalho de parto, contudo análogos da prostaglandina F2-α devem ser evitados. Não existe evidência na literatura para contraindicação ao uso de análogos de prostaglandina E1 (misoprostol) em gestantes asmáticas. Em casos de atonia uterina, deve ser evitado o uso de derivados do ergot em razão do potencial efeito broncoconstritor dos ergotamínicos.

▶ Bibliografia

- Brasil. Ministério da Saúde. Secretaria de Vigilância em Saúde. Departamento de Vigilância Epidemiológica. Manual de recomendações para o controle da tuberculose no Brasil. Brasília: Ministério da Saúde, 2011.
- Brito V, Niederman MS. Pneumonia complicating pregnancy. Clin Chest Med. 2011; 32(1):121-32.
- Chen Y-H, Keller J, Wang IT, Lin CC, Lin HC. Pneumonia and pregnancy outcomes: a nationwide population-based study. Am J Obstet Gynecol. 2012; 207(4):288.e1-7.

Capítulo 33 — Doenças Respiratórias

- Corrêa RA, Lundgren FLC, Pereira-Silva JL, Silva RLF, Cardoso AP, Lemos ACM, et al. Diretrizes brasileiras para pneumonia adquirida na comunidade em adultos imunocompetentes – 2009. J Bras Pneumol. 2009; 35(6):574-601.
- Global Initiative for Asthma. Global strategy for asthma management and prevention 2011 (update). [Acessado em: 08 out 2021]. Disponível em: https://ginasthma.org/wp-content/uploads/2019/01/2011-GINA.pdf.
- Global Initiative for Asthma. Global strategy for asthma management and prevention 2019 (update). [Acessado em: 08 out 2021]. Disponível em: https://ginasthma.org/wp-content/uploads/2019/06/GINA-2019-main-report-June-2019-wms.pdf.
- Goodnight WH, Soper DE. Pneumonia in pregnancy. Crit Care Med. 2005; 33(10): S390-7.
- Hardy-Fairbanks AJ, Baker ER. Asthma in pregnancy: Pathophysiology, diagnosis and management. Obstet Gynecol Clin North Am. 2010; 37(2):159-72.
- Lin KJ, Mitchell AA, Yau WP, Louik C, Hernández-Díaz S. Safety of macrolides during pregnancy. Am J Obstet Gynecol. 2013; 208(3):221.e1-8.
- McAuliffe F, Kametas N, Costello J, Rafferty GF, Greenough A, Nicolaides K. Respiratory function in singleton and twin pregnancy. BJOG. 2002; 109(7):765-9.
- Mnyani CN, McIntyre JA. Tuberculosis in pregnancy. BJOG 2011; 118(2):226-31.
- Murphy VE, Wang G, Namazy JA, Powell H, Gibson PG, Chambers C, et al. The risk of congenital malformations, perina-tal mortality and neonatal hospitalisation among pregnant women with asthma: A systematic review and meta-analysis. BJOG. 2013; 120(7): 812-22.
- Murphy VE, Gibson PG. Asthma in pregnancy. Clin Chest Med. 2011; 32(1):93-110.
- Murphy VE, Namazy JA, Powell H, Schatz M, Chambers C, Attia J, et al. A meta-analysis of adverse perinatal outcomes in women with asthma. BJOG. 2011; 118(11):1314-23.
- Nhan-Chang CL, Jones TB. Tuberculosis in pregnancy. Clin Obstet Gynecol. 2010; 53 (2):311-21.
- Niederman MS, Mandell LA, Anzueto A, Bass JB, Broughton WA, Campbell GD, et al. Guidelines for the management of adults with community-acquired pneumonia: Diagnosis, assessment of severitym antimicrobial therapy, and prevention. Am J Respir Crit Care Med. 2001; 163(7):1730-54.
- Racusin DA, Fox KA, Ramin SM. Severe acute asthma. Semin Perinatol 2013; 37(4):234-45.

capítulo 34

Colestase Gravídica

Marco Aurélio Knippel Galletta

Conceito

A colestase gravídica, também conhecida como colestase intra-hepática da gravidez, é caracterizada por um quadro de prurido generalizado, associado a uma hepatopatia específica da gravidez, com elevação nas concentrações séricas de ácidos biliares e de enzimas canaliculares. Em geral, se desenvolve durante o terceiro trimestre ou, em alguns casos, no final do segundo trimestre, e costuma apresentar rápida remissão após o parto.

Epidemiologia

A prevalência dessa doença varia muito com relação à localização geográfica e à sazonalidade. Aparentemente, as prevalências em países da América Latina são as maiores, sendo o Chile o país com maior taxa, de 15,6%. Os indígenas araucanos no Chile têm a maior incidência mundial, com 27,6%. Outras localidades na Europa apresentam prevalência menor, como a Inglaterra, com taxa de 0,7%, e a Suécia e a Escandinávia, que apresentam os maiores valores europeus de prevalência: 1,5%. Nos Estados Unidos, as taxas de incidência variam de 0,32-5,6%, sendo que esta última taxa é observada em uma população principalmente hispânica em Los Angeles. Essas variações geográficas podem refletir tanto diferenças na suscetibilidade entre grupos étnicos, quanto em fatores ambientais. A sazonalidade, por outro lado, é marcante, observando-se maior frequência em meses de inverno na Finlândia, Suécia, Chile e Portugal, embora as razões sejam desconhecidas. Também é relatada maior incidência da colestase gravídica em gestações gemelares, com frequência de aproximadamente 20%, e após tratamento de fertilização in vitro. Outros fatores epidemiológicos incluem presença de hepatite C crônica, história prévia ou história familiar de colestase intra--hepática e idade materna avançada.

373

Etiologia

A etiopatogenia desse distúrbio ainda é pouco clara, mas parece envolver uma combinação de suscetibilidade genética, fatores hormonais e fatores ambientais.

Com relação à base genética, há relatos de que o gene ABCB4, que codifica a proteína 3 de resistência a multidrogas, responsável por transportar fosfatidilcolina para fora da membrana do canalículo hepático, seria o principal envolvido na fisiopatologia. A prevalência de mutações no gene ABCB4 em pacientes caucasianos com colestase gravídica chega a 16%. O risco relativo de ocorrência em irmãs gemelares de pacientes acometidas é de 12, o que reforça a hipótese genética. Assim, mulheres que carregam esse tipo de alteração genética seriam mais suscetíveis a desenvolver a doença quando expostas a riscos hormonais e ambientais. Além disso, embora o gene ABCB4 seja o mais importante, alguns outros genes que codificam outros transportadores canaliculares ou seus reguladores também podem estar envolvidos na patogênese dessa doença (p. ex., ABCB11, ATP8B1, ABCC2, NR1H4).

Existe, ainda, a possibilidade de participação dos hormônios placentários na gênese da doença, seja estrogênio ou progesterona. Isso se baseia na observação de que o quadro ocorre mais no terceiro trimestre, quando a concentração desses hormônios é máxima, e desaparece depois do parto. O fato de ser mais comum nas gestações múltiplas, quando a produção de hormônios é maior, fortalece essa hipótese. Além disso, mulheres com colestase gravídica podem ter quadros semelhantes quando se expõem a anticoncepcionais hormonais orais.

Os fatores causais relacionados ao ambiente ainda não foram especificamente identificados, mas baixos níveis de selênio na dieta e baixos níveis de vitamina D por conta da falta de exposição à luz solar já foram implicados na gênese da doença. Isso explicaria, pelo menos em parte, sua variabilidade sazonal e geográfica.

Há também a possibilidade de que, pelo menos em algumas mulheres que desenvolvem colestase gravídica, uma doença hepática subjacente possa contribuir, sendo a hepatite C a mais comum, além da cirrose hepática não alcoólica.

Quadro Clínico

Tipicamente, a colestase gravídica se apresenta com quadro de prurido generalizado, que começa e predomina nas palmas das mãos e plantas dos pés e piora à noite, com graduação de leve a intolerável, na maioria das vezes progressiva. Por ser um quadro com piora noturna, pode se associar com sono de má qualidade e até privação de sono. Podem ocorrer falta de apetite, náuseas, dor no quadrante superior direito e até esteatorreia.

Ao exame físico, tipicamente não se observam lesões cutâneas, a não ser marcas de arranhões e escoriações. Pode-se observar icterícia 1-4 semanas após o início do prurido em 14-25% das pacientes. Sabe-se, entretanto, que antes da icterícia surgem as alterações laboratoriais.

O marcador laboratorial mais importante, presente em mais de 90% dos casos, é o aumento na concentração sérica de ácido biliar total. Este é um exame custoso e, por isso, pouco solicitado no Brasil. Ademais, costumam ocorrer outras alterações laboratoriais, como: aminotransferases séricas elevadas (60% dos casos); fosfatase alcalina pode estar elevada em até 4 vezes; bilirrubina total e direta elevadas (25% dos casos); e γ-glutamil transpeptidase (GGT) elevada (30% dos casos).

O tempo de protrombina geralmente é normal. Quando prolongado, costuma ser secundário à deficiência de vitamina K por má absorção de gordura decorrente da esteatorreia ou secundário ao uso de quelantes de ácidos biliares, como a colestiramina.

Diagnóstico

O diagnóstico é realizado a partir do quadro clínico de prurido generalizado, principalmente em palmas de mãos e plantas de pés, com maior intensidade à noite, que apresenta piora progressiva no terceiro trimestre, sem lesão cutânea compatível.

O padrão-ouro do diagnóstico é a dosagem dos ácidos biliares, que se encontram elevados. O nível de corte para o diagnóstico ainda é motivo de debate, mas a maioria dos autores concorda com níveis diagnósticos de 10 mcmol/L. Outros apontam para níveis de 40 mcmol/L. Na ausência desta dosagem, que nem sempre está disponível, ajudam os demais marcadores, como as transaminases, as bilirrubinas total e direta, a fosfatase alcalina e a γ-glutamil transpeptidase. Por outro lado, não existe consenso na literatura a respeito do nível sérico de enzimas hepáticas e de ácidos biliares para fechar esse diagnóstico.

Para exemplificar a magnitude dessas alterações, levantamento recente no Hospital das Clínicas da Faculdade de Medicina da Universidade de São Paulo (HCFMUSP) demonstrou as seguintes médias de exames laboratoriais na admissão hospitalar: bilirrubina total = 2,2 mg/dL; bilirrubina direta = 1,6 mg/dL; transaminase glutâmico-pirúvica (TGP) = 83 U/L; transaminase glutâmico-oxalacética (TGO) = 52 U/L; fosfatase alcalina = 215 U/L; γ-glutamil transpeptidase = 58 U/L.

Como as alterações laboratoriais demoram algumas semanas para se manifestar, é importante que os exames de sangue sejam repetidos semanalmente até confirmação. Deve-se salientar que a introdução empírica de desintoxicantes ou

376 Protocolos Assistenciais

quelantes de ácidos biliares, como a colestiramina e o ácido ursodesoxicólico (UDCA), pode mascarar a elevação dos marcadores séricos, retardando ou até impossibilitando um diagnóstico correto. Muitas vezes, o diagnóstico dessa doença acaba sendo de exclusão. A semelhança com outros quadros colestáticos exige propedêutica adequada para exclusão de outros diagnósticos, como hepatite autoimune, hepatite B e C, hepatite medicamentosa, colecistopatias, além de doenças obstétricas como a síndrome HELLP e a esteatose aguda da gravidez, e das inúmeras dermatoses associadas à gestação, como prurigo gestacional, herpes gestacional ou pápulas e placas urticariformes pruriginosas da gravidez (em inglês, *pruritic urticarial papules and plaques of pregnancy* – PUPPP). Excluindo-se essas doenças semelhantes, a presença de prurido em gestante associado à elevação de enzimas hepáticas geralmente é suficiente para fechar o diagnóstico de colestase gravídica.

É útil compreender, ainda, que, frente a um quadro de prurido durante a gravidez, após descartar outras doenças clínicas, há 3 possíveis evoluções ligadas à gestação: PUPPP, colestase gravídica ou apenas se manter com prurido gestacional. O mais comum deles é o prurido gestacional, que pode ocorrer em algum momento da gravidez em até 23% das gestantes. Apenas uma pequena parte evolui para colestase. Na colestase gravídica, notem-se alterações laboratoriais que não são vistas no prurido. Na PUPPP, por outro lado, o quadro inicial é de prurido, a qual se seguem lesões papulares urticariformes em placas, não existindo outra explicação além da gravidez.

▶ Prognóstico

Aparentemente, não há risco aumentado para a gestante em decorrência da colestse gravídica, mas para o concepto há aumento de risco de óbito fetal e de prematuridade. OEsse risco fetal parece se associar com a passagem transplacentária e o acúmulo, no organismo fetal, dos ácidos biliares maternos. A fisiopatologia do óbito fetal não é completamente compreendida, mas pode estar relacionada com o desenvolvimento súbito de uma arritmia fetal ou a vasoespasmo dos vasos da superfície coriônica da placenta induzido, aparentemente, por altos níveis de ácidos biliares no compartimento fetal. Assim, faz sentido que inicialmente os níveis de ácidos biliares e secundariamente das enzimas hepáticas se relacionem de forma direta com as taxas de óbito fetal. Destaca-se que, confirmando a ideia de que seria um dano químico e metabólico, não parece haver acometimento placentário, pois as taxas de restrição de crescimento fetal e de oligoâmnio não estão aumentadas e não parecem ser características da doença.

Outras complicações incluem: líquido amniótico meconial, parto prematuro (entre 6-60% na população geral e, no HCFMUSP, por volta de 52%) e síndrome do desconforto respiratório neonatal, que pode estar relacionado

Capítulo 34 Colestase Gravídica **377**

com a prematuridade, mas também com a presença irritativa dos ácidos biliares que entram nos pulmões. A prematuridade pode ser iatrogênica, por resolução terapêutica da gravidez em decorrência das condições maternas, mas também pode ser espontânea. Nas mulheres com parto prematuro espontâneo, parece haver um início mais precoce de prurido. Os ácidos biliares parecem aumentar a expressão dos receptores miometriais de ocitocina, o que pode explicar o aumento do trabalho de parto prematuro espontâneo.

Tratamento Clínico

O tratamento deve se iniciar com medidas gerais, com a prescrição de anti-histamínicos como hidroxizina, loratadina ou clorfeniramina, isolados ou em associação. As doses preconizadas são: hidroxizina na dose de 25 mg, a cada 6 ou 8 horas; loratadina na dose de 10 mg, 1 vez ao dia; ou clorfeniramina na dose de 4 mg, a cada 6 horas O tratamento local com cremes hidratantes, loção de calamina, creme aquoso com mentol a 2% ou *cold cream* pode ajudar em grande parcela dos casos, com alívio do prurido, e deve ser considerado como complementar.

Três aspectos desfavorecem o tratamento precoce e preferencial com os desintoxicantes ou quelantes de ácidos biliares, antes dos anti-histamínicos:
- Mascaramento do quadro laboratorial, com possibilidade de se incorrer em erro diagnóstico.
- Alteração intestinal que pode evoluir para esteatorreia, com diminuição na absorção de vitaminas lipossolúveis, sendo a mais preocupante a vitamina K, com risco de hemorragia materna e fetal.
- 3) Alto custo do tratamento.

O agente preferencial para o tratamento é o ácido ursodesoxicólico, que é um ácido biliar fisiologicamente presente na bile humana, mas em pequena quantidade, e atua inibindo a síntese hepática do colesterol e estimulando a síntese dos ácidos biliares, restabelecendo assim o equilíbrio entre eles, por aumentar os hidrofílicos em detrimento dos hidrofóbicos. Com essa ação, aumenta-se a solubilização do colesterol e facilita-se a drenagem dos ácidos biliares, com melhoria da colestase. Trata-se, então, de um agente desintoxicador do processo colestático. O ácido ursodesoxicólico tem se revelado superior à colestiramina e outros possíveis tratamentos, como demonstrado em uma meta-análise recente de 26 ensaios clínicos randomizados.

O tratamento pode ser iniciado com 600 mg/dia (ou 15 mg/kg/dia) de ácido ursodesoxicólico, em 2 tomadas. rResulta na melhora do prurido em 61% dos casos, além de melhorar as anormalidades laboratoriais e o resultado perinatal, com aumento da idade gestacional no parto e diminuição de sofrimento fetal e de síndrome do desconforto respiratório. As ações do medicamento no quadro clínico não são imediatas, sendo em média de 1-2 semanas para o prurido e de 3-4 semanas para os exames laboratoriais. Assim, não havendo melhora em 1-2 semanas, a dose deve ser aumentada, até o máximo de 21 mg/kg/dia. A droga é bem tolerada pela maioria das pacientes, mas náuseas e tonturas leves foram relatadas em até 25% das pacientes. Em caso de insucesso terapêutico com a dose máxima do ácido ursodesoxicólico, outros tratamentos devem ser tentados.

A primeira opção de tratamento alternativo é a colestiramina, quelante de ácidos biliares no tubo gastrointestinal, que diminui a absorção ileal de sais biliares, aumentando assim sua excreção fecal. A colestiramina é administrada por via oral em doses divididas, começando com 2-4 g/dia e gradualmente aumentada até uma dose máxima de 16 g/dia, se necessário para o controle dos sintomas. Ela age pouco no prurido e mais nas alterações laboratoriais. Além disso, possui mais efeitos colaterais, que incluem constipação, desconforto abdominal e má absorção de gordura, principalmente em doses mais altas. Assim, uma preocupação deve ser a reposição de vitamina K, que diminui sua absorção por ser lipossolúvel.

Outras opções, pouco usadas na Clínica Obstétrica do HCFMUSP, são a dexametasona, a rifampicina e a S-adenosil-metionina (SAMe). Embora preconizada por alguns, na Clínica Obstétrica do HCFMUSP observou-se que a dexametasona, na dose de 12 mg/dia,por via oral, costuma patrocinar um alívio efêmero sobre o prurido, não melhorando substancialmente os níveis de transaminases, e por isso não é utilizada frequentemente.

A rifampicina, por sua vez, é um potente agonista do receptor pregnano X (PXR), que medeia muitos processos de desintoxicação e hepatobiliares. Ela pode aliviar o prurido e diminuir os níveis de ácidos biliares e/ou transaminases. Novamente, há pouca experiência em grávidas e diversos efeitos adversos são descritos, como náuseas, diminuição do apetite, anemia hemolítica, insuficiência renal e hepatite. A dose diária total preconizada seria de 300-1.200 mg, administrada em 2 ou 3 doses.

Por último, existe a opção da S-adenosil-metionina, que atua como doador de grupamentos metil e como precursor de grupamentos tióis (cisteína, taurina e glutationa), influenciando assim a composição e a fluidez da membrana plasmática dos hepatócitos, por meio da metilação dos fosfolipídeos de membrana e aumentando como consequência a excreção biliar de metabólicos hormonais. Há pouca experiência em grávidas e esse medicamento tem o inconveniente de necessitar da administração parenteral, intramuscular ou endovenosa, com doses entre 200-800 mg/dia, em 1 ou 2 tomadas.

◗ Conduta Obstétrica

Frente ao risco de sofrimento fetal e óbito fetal repentino, sem fisiopatologia bem esclarecida, preconiza-se a monitorização da vitalidade fetal

Capítulo 34 — Colestase Gravídica **379**

(cardiotocografia e perfil biofísico fetal) a partir do diagnóstico, diariamente, enquanto as enzimas estiverem alteradas, e 1-2 vezes por semana quando o quadro laboratorial estiver normalizado.

Indica-se a resolução da gravidez quando houver sofrimento fetal ou no insucesso terapêutico, quando se observa a manutenção do quadro laboratorial alterado na vigência das medicações usuais em dose máxima. Na Clínica Obstétrica do HCFMUSP, acredita-se que isso pode ocorrer em casos de início precoce e redicivante, com antecedente pessoal e/ou familiar. Mesmo assim, em geral é possível chegar até a 36ª semana, e apenas eventualmente é necessário interromper a gravidez na 34ª semana. De qualquer forma, nos casos adequadamente controlados, com parâmetros laboratoriais normais, não se deve ultrapassar a 37ª semana e se indica a interrupção terapêutica da gravidez ao se alcançar o termo, conduta concordante com a maioria das diretrizes internacionais, como do Royal College of Obstetricians and Gynecologists (RCOG) e o do American College of Obstetricians and Gynecologists (ACOG). Outras sociedades, como a Society for Maternal-Fetal Medicine, preferem indicar o parto de acordo com a dosagem de ácidos biliares, permitindo que se prossiga além da 37ª semana quando a dosagem for menor do que 40 micromol/L, prática muito difícil para a realidade.

A conduta recomendada pela Clínica Obstétrica do HCFMUSP se baseia-nos dados de literatura de aumento de mortalidade após a 37ª semana. A incidência de natimortos após 37 semanas de gestação tem sido relatada como 1,2% e parece ser ainda maior após 38 semanas. Em uma série que incluiu 20 mortes fetais intrauterinas associadas à colestase gravídica, a idade gestacional mediana no momento do óbito foi de 38 semanas, e apenas 2 mortes fetais ocorreram antes de 37 semanas.

A via de parto é de indicação obstétrica e pode-se conseguir a via baixa, com indução de trabalho de parto, se não houver sinais de sofrimento fetal. Deve-se monitorizar o bem-estar fetal durante o trabalho de parto, com cardiotocografia contínua ou intermitente e, sempre que possível, investigar a presença de líquido meconial por meio da amnioscopia.

Após o parto, preconiza-se a interrupção das medicações e a observação dos sintomas, com aferição dos níveis de marcadores laboratoriais inicialmente a cada 1 ou 2 dias, até a normalização. Se esses marcadores não voltarem ao normal, a paciente deve ser encaminhada a um especialista em fígado para avaliação de doenças hepatobiliares subjacentes.

Pode-se permitir a amamentação sem problema.

Deve-se orientar a paciente na alta, pois a doença pode reincidir em nova gravidez em até 60-70% das pacientes. Além disso, as mulheres afetadas podem ter um risco aumentado para o desenvolvimento de cálculos biliares

380 Protocolos Assistenciais

▶ Bibliografia

- ACOG Committee Opinion n. 764: Medically indicated late-preterm and early-term deliveries. Obstet Gynecol. 2019; 133(2):e151-5.
- Bacq Y, Sapey T, Bréchot MC, Pierre F, Fignon A, Dubois F. Intrahepatic cholestasis of pregnancy: A French prospective study. Hepatology. 1997; 26(2):358-64.
- Coltorti M, Bortolini M, Di Padova C. A review of the studies on the clinical use of S--adenosylmethionine (SAMe) for the symptomatic treatment of intrahepatic cholestasis. Methods Find Exp Clin Pharmacol. 1990; 12(1):69-78.
- Glantz A, Marschall HU, Lammert F, Mattsson LA. Intrahepatic cholestasis of pregnancy: A randomized controlled trial comparing dexamethasone and ursodeoxycholic acid. Hepatology. 2005; 42(6):1399-405.
- Glantz A, Marschall HU, Mattsson LA. Intrahepatic cholestasis of pregnancy: Relationships between bile acid levels and fetal complication rates. Hepatology. 2004; 40(2):467-74.
- Lindor KD, Lee RH. Uptodate: Intrahepatic cholestasis of pregnancy. Robson KM, Barss VA, editores. UpToDate. Waltham, MA: UpToDate Inc. [Acessado em: 05 out 2021]. Disponível em: https://www.uptodate.com/contents/intrahepatic-cholestasis-of-pregnancy?search=intrahepatic-cholestasis-of--pregnancy&source=search_ result&selectedTitle=1~31&usage_type=default&display_rank=1.
- Liu J, Murray AM, Mankus EB, Ireland KE, Acosta OM, Ramsey PS. Adjuvant use of rifampin for refractory intrahepatic cholestasis of pregnancy. Obstet Gynecol. 2018; 132(3):678-81.
- Mela M, Mancuso A, Burroughs AK. Review article: Pruritus in cholestatic and other liver diseases. Aliment Pharmacol Ther. 2003; 17(7):857-70.
- Mincis M. Doenças do fígado na gravidez. RBM rRev Bbras Med. 2004; 61(11):695-8.
- Royal College of Obstetricians and Gynecologists. Obstetric cholestasis. (Green-top Guideline n. 43). 2011. [Acessado em: 05 out 2021]. Disponível em: https://www.rcog.org. uk/globalassets/documents/guidelines/gtg_43.pdf
- Saleh MM, Abdo KR. Consensus on the management of obstetric cholestasis: National UK survey. BJOG. 2007; 114(1):99-103.
- Society for Maternal-Fetal Medicine; Lee RH, Greenberg M, Metz TD, Pettker CM. Society for Maternal-Fetal Medicine #53: Intrahepatic cholestasis of pregnancy – Replaces Consult #13, April 2011. Am J Obstet Gynecol. 2021; 224(2):B2-9.
- Walker KF, Chappell LC, Hague WM, Middleton P, Thornton JG. Pharmacological interventions for treating intrahepatic cholestasis of pregnancy. Cochrane Database Syst Rev. 2020; 7(7):CD000493.
- Wikström SE, Marschall HU, Ludvigsson JF, Stephansson O. Intrahepatic cholestasis of pregnancy and associated adverse pregnancy and fetal outcomes: A 12-year population--based cohort study. BJOG. 2013; 120(6):717.
- Williamson C, Hems LM, Goulis DG, et al. Clinical outcome in a series of cases of obstetric cholestasis identified via a patient support group. BJOG 2004; 111:676.
- Zhang Y, Lu L, Victor DW, et al. Ursodeoxycholic Acid and S-adenosylmethionine for the Treatment of Intrahepatic Cholestasis of Pregnancy: A Meta-analysis. Hepat Mon 2016; 16:e38558.

capítulo **35**

Epilepsia

Danielle Domingues Mangabeira Albernaz
Lécio Figueira Pinto

Definição

- Crise epiléptica: é definida como a ocorrência transitória de sinais e/ou sintomas devido à presença de atividade neuronal síncrona e/ou excessiva no cérebro, com ou sem perda de consciência.
- Epilepsia: doença neurológica caracterizada pela ocorrência de ao menos uma crise epiléptica associada à predisposição sustentada para a ocorrência de novas crises. É definida após a ocorrência de ao menos duas crises epilépticas não provocadas, com um intervalo de mais de 24 horas, podendo ser diagnóstica com apenas uma crise se associada a risco superior a 60% de ocorrência de novas crises, normalmente em casos de lesão cerebral ou atividade epileptiforme no eletroencefalograma.

Trata-se de uma doença neurológica grave e frequente na gestação, com incidência de 0,3-0,8% e está relacionada a desfechos materno-fetais adversos.

Etiologia e Classificação

A Epilepsia pode ser dividida em seis categorias etiológicas: estrutural, genética, infecciosa, metabólica, imune e desconhecida.

As crises epilépticas podem ser classificadas em focais e generalizadas, de acordo com a clínica e os achados eletroencefalográficos e de neuroimagem. Essa diferenciação é importante para fins de tratamento devido à diferente resposta aos fármacos anticrise (FAC).

As crises focais iniciam-se em uma região cerebral, a qual determina as suas manifestações clínicas iniciais e podem evoluir com propagação e acometimento de outras regiões, até mesmo de ambos os hemisférios cerebrais, sendo assim chamadas de crises tônico-clônicas bilaterais e podem ter preservação ou alteração da consciência. Já nas crises generalizadas, ocorre envolvimento de ambos os hemisférios cerebrais desde o início e, dependendo da forma e do padrão com que acometem o cérebro, apresentam características distintas, como observado nas crises de ausência, mioclônicas, atônicas e tônico-clônicas generalizadas.

▶ Influência da Gravidez sobre a Epilepsia

A frequência de crises convulsivas na gestação permanece inalterada na maioria das mulheres, ocorrendo piora em apenas 20-25% dos casos. Um dos principais preditores da evolução na gestação é o controle pré-gestacional, sendo recomendado um período de 9 meses sem crises antes de engravidar. A falta de adesão ao tratamento e a privação de sono são os principais fatores relacionados com a piora das crises no período gestacional e puerperal. Além disso, as mudanças fisiológicas da gravidez, como alterações hormonais e da motilidade gástrica, hemodiluição, aumento de filtração glomerular e metabolização hepática, interferem na farmacocinética dos FAC, sendo necessário vigilância e, frequentemente, ajuste das doses.

▶ Influência da Epilepsia sobre a Gravidez

As gestantes com epilepsia têm maior mortalidade e maior risco de desenvolver complicações obstétricas, como abortamento espontâneo, pré-eclâmpsia, parto prematuro, restrição de crescimento fetal, hemorragia pré e pós-parto, além de maiores taxas de indução de parto e cesárea.

Crises focais que não evoluem para tônico-clônica bilateral não têm impacto significativo sobre o feto, podendo ocorrer alteração transitória da vitalidade fetal em caso de perda de consciência. Crises tônico-clônicas, tanto de início focal quanto generalizado, quando longas ou de repetição, podem estar associadas à hipóxia e acidose fetal, aumentado o risco de abortamento e óbito fetal. Raramente, no entanto, o óbito fetal é atribuído à convulsão materna isolada, exceto no estado de mal epiléptico (crises prolongadas e/ou repetidas), que representa uma ameaça imediata, com risco de óbito materno e de até 50% de morte fetal. Além disso, as crises podem ocasionar trauma materno, que envolve maior risco de infecção, parto prematuro e descolamento prematuro de placenta.

Fármacos Anticrise

O tratamento da epilepsia durante a gestação é fundamental, porém sabe-se que os medicamentos utilizados têm risco teratogênico. Mulheres com epilepsia sem o uso de fármacos anticrise (FAC) têm incidência de malformações semelhantes à população geral (1,6-3,2%), já com o uso dos FAC o risco aumenta dependendo da classe e sendo dose-dependente para a maioria deles (Figura 35.1). Contudo, não é recomendada a sua suspensão, uma vez que o tratamento incorreto aumenta o risco de crises tônico-clônicas e estado de mal epiléptico.

Várias malformações estão associadas aos FAC, sendo as mais comuns alterações cardíacas, fendas orofaciais e defeitos do tubo neural. O maior risco está relacionado com o uso do valproato, seguido pelo fenobarbital, topiramato e fenitoína. A politerapia também representa maior risco que a monoterapia.

O valproato, além de ter o maior risco de malformação fetal, também está associado a pior desenvolvimento neurocognitivo, autismo e transtorno do déficit de atenção e hiperatividade.

A lamotrigina e o levetiracetam são as opções mais recomendadas. Porém, deve-se atentar que esses e outros FAC sofrem alteração em seu metabolismo, necessitando de ajuste de dose. A lamotrigina é a que mais sofre mudança e na gestação pode ser necessário o dobro da dose inicial. O levetiracetam também necessita atenção com ajuste, assim como o topiramato e a oxcarbazepina.

Idealmente, deve-se obter nível sérico pré-concepção em ao menos dois momentos distintos, para utilizar como referência, e durante a gestação manter níveis séricos acima de 65% daqueles pré-concepção a fim de prevenir descompensação de crises.

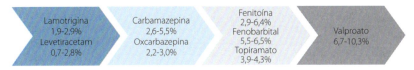

Figura 35.1 – Risco de teratogenicidade dos FAC. Adaptado de: Tomson T, et al. Epileptic Disord. 2019; 21(6):497-517.

▶ Avaliação Pré-Concepcional

O planejamento da gestação é essencial e deve ser realizado em conjunto com o neurologista, observando-se as seguintes recomendações:
- Ajuste dos FAC visando o melhor controle das crises com a menor dose possível, preferencialmente em monoterapia e evitando-se o uso de valproato e, se possível, fenobarbital, topiramato e fenitoína. A lamotrigina e o levetiracetam são os FAC de escolha.
- Controle de preferência completo das crises, mas pelo menos das tônico-clônicas, por pelo menos 9 meses antes de engravidar.
- Suplementação de ácido fólico na dose de 5 mg/dia por pelo menos 3 meses antes e durante toda a gestação.
- Ampla discussão sobre os riscos associados. Mesmo nas situações de maior risco (politerapia e uso de valproato), a maioria das mulheres pode ter uma gestação sem intercorrências, portanto, em geral, não cabe contraindicar a gestação se a paciente está ciente dos riscos.

▶ Assistência Pré-Natal

Os FAC devem ser mantidos durante toda a gestação, uma vez que a sua suspensão pode causar crises e estado de mal epiléptico, com riscos para mãe e feto. O acompanhamento e o ajuste de dose devem ser realizados em conjunto

Protocolos Assistenciais

com o neurologista. O ácido fólico na dose de 5 mg/dia deve ser mantido durante toda a gestação.

Deve-se evitar exposição a fatores desencadeantes de crises, como privação de sono e estresse emocional.

A suplementação de vitamina K durante o pré-natal para a prevenção de doença hemorrágica do recém-nascido não é recomendada, pois as evidências científicas são insuficientes. Os recém-nascidos devem receber o tratamento padrão de vitamina K na dose de 1 mg, por via intramuscular, após o parto.

Exames laboratoriais

A dosagem dos níveis séricos das medicações antiepiléticas em uso deve ser realizada mensalmente ou no mínimo a cada trimestre para avaliar a necessidade de ajuste, especialmente da lamotrigina.

Ultrassonografia

- Ultrassom morfológico de primeiro trimestre (11 semanas e 3 dias-13 semanas e 6 dias).
- Ultrassom morfológico de segundo trimestre (20-24 semanas).
- Ecocardiografia fetal (22-28 semanas).
- Ultrassom obstétrico no terceiro trimestre: mensal a partir de 28-32 semanas para a avaliação do crescimento fetal (em casos de restrição de crescimento fetal, o acompanhamento deve obedecer aos critérios expostos no Capítulo 59 – Restrição do Crescimento Fetal).
- Vitalidade fetal (perfil biofísico fetal e dopplervelocimetria fetal) não tem indicação de ser realizada de rotina, mas pode auxiliar no acompanhamento, especialmente em pacientes que apresentam crises convulsivas frequentes.

Manejo no Escape de Crise

Nas crises focais perceptivas ou mesmo nas com perda de consciência, se não forem diferentes da basal, mais longas ou recorrentes, não devem ser feitas mudanças abruptas do tratamento. Modificações na dose ou associação de nova medicação podem ser realizadas, preferencialmente após discussão com o neurologista.

Em pacientes com crises tônico-clônicas, deverão ser tomadas medidas para proteção da paciente e do feto:

- Manter vias aéreas pérvias e oxigenação adequada.
- Instituir monitorização materna e fetal.
- Obter acesso venoso.

- Investigar fatores desencadeantes (não adesão ao tratamento, mudança recente no esquema terapêutico, interações medicamentosas, alterações metabólicas, infecções).
- Solicitar avaliação do neurologista.

A administração de FAC durante as crises é reservada para casos selecionados, uma vez que a maioria é autolimitada. Deve ser feita em crises tônico-clônicas ou focais com alteração de consciência com duração maior que 5 minutos, pois a partir desse tempo há baixa probabilidade de cessarem espontaneamente e risco de evoluir como estado de mal epiléptico.

As opções disponíveis no Brasil estão representadas na Figura 35.2.

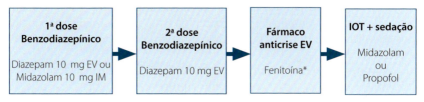

Fenitoína 20 mg/kg (250 mg/5 mL) diluídos em 100-250 mL de soro fisiológico 0,9% e infusão com velocidade máxima de 50 mg/minuto.

Figura 35.2 – Fluxograma: manejo da crise convulsiva.

Na evolução para estado de mal epiléptico, com necessidade de intubação orotraqueal (IOT) e sedação, preconiza-se a resolução da gestação na viabilidade.

Caso a paciente necessite medicação para o controle das crises, mas não seja emergencial, o levetiracetam é uma excelente opção. Pode ser feito dose de ataque de até 60 mg/kg (sugestão 1.000-3.000 mg, preferencialmente utilizar solução 100 mg/mL). Outras opções são os benzodiazepínicos orais, como clobazam e clonazepam, topiramato e carbamazepina.

▶ Assistência no Parto

A via de parto é de indicação obstétrica, sendo recomendados acesso venoso e monitorização fetal com cardiotocografia durante todo o trabalho de parto. O risco de crises durante o trabalho de parto é baixo (1-4%) e para ajudar a evitá-las, deve-se manter medicações em uso e realizar analgesia precoce, a fim de evitar hiperventilação e exaustão materna, que podem desencadear crises.

▶ Pós-Parto

Mantém-se o esquema terapêutico e deve ser solicitada avaliação do neurologista para as pacientes que tiveram ajuste de dose na gestação. A maioria dos FAC retorna ao seu nível sérico basal em torno de 14 dias pós-parto, sendo necessário ajuste a fim de evitar toxicidade.

386 Protocolos Assistenciais

Deve-se reforçar a importância de evitar privação de sono e cansaço excessivo, pois podem desencadear crises. Além de recomendar que a paciente esteja acompanhada durante os cuidados com o recém-nascido.

A amamentação deve ser encorajada e as mães devem ser orientadas a comunicar qualquer mudança de comportamento do recém-nascido, como sono excessivo e baixa aceitação alimentar. Já foi demonstrado que a amamentação está relacionada com melhor desempenho neurocognitivo.

Contracepção

A anticoncepção deve ser discutida no puerpério com todas as pacientes. Os FAC com efeito indutor enzimático (carbamazepina, fenobarbital, fenitoína e, em menor proporção, oxcarbazepina e topiramato) reduzem o efeito dos contraceptivos hormonais. A lamotrigina tem o seu efeito reduzido pelo estrogênio.

Assim, os métodos mais recomendados durante a amamentação são os injetáveis trimestrais (acetato de medroxiprogesterona), cuja concentração permanece inalterada mesmo na presença de drogas antiepilépticas, além do dispositivo intrauterino (DIU) e dos métodos de barreira.

Bibliografia

- Harden CL, Hopp J, Ting TY, Pennell PB, French JA, Hauser WA, et al. Management issues for womem with epilepsy: Focus on pregnancy (an evidence-based review) – I. Obstetrical complications and change in seizure frequency. Epilepsia. 2009; 50(5):1229-36.
- Harden CL, Meador KJ, Pennell PB, Hauser WA, Gronseth GS, French JA, et al. Management issues for womem with epilepsy: Focus on pregnancy (an evidence-based review) – II. Teratogenisis and perinatal outcomes. Epilepsia. 2009; 50(5):1237-46.
- Sazgar M. Treatment of women with epilepsy. Continuum (Minneap Minn). 2019; 25(2):408-30.
- Tomson T, Battino D, Bonizzoni E, Craig J, Lindhout D, Perucca E, et al. Declining malformation rates with changed antiepileptic drug prescribing: An observational study. Neurology. 2019; 93(9):e831-40.
- Voinescu PE, Pennell PB. Management of epilepsy during pregnancy. Expert Rev Neurother. 2019; 15(10):1171-87
- Fisher RS, Acevedo C, Arzimanoglou A, Bogacz A, Cross JH, Elger CE, et al. ILAE official report: a practical clinical definition of epilepsy. Epilepsia. 2014; 55(4):475-82.
- Viale L, Allotey J, Cheong-See F, Arroyo-Manzano D, Mccorry D, Bagary M, et al; EBM CONNECT Collaboration. Epilepsy in pregnancy and reproductive outcomes: a systematic review and meta-analysis. Lancet. 2015; 386(10006):1845-52.
- Tomson T, Battino D, Bromley R, Kochen S, Meador K, Pennell P, et al. Management of epilepsy in pregnancy: a report from the International League Against Epilepsy Task Force on Women and Pregnancy. Epileptic Disord. 2019; 21(6):497-517.
- Pennell PB, French JA, May RC, Gerard E, Kalayjian L, Penovich P et al; MONEAD Study Group. Changes in Seizure Frequency and Antiepileptic Therapy during Pregnancy. N Engl J Med. 2020; 383(26):2547-56.

capítulo 36

Toxoplasmose

Antonio Gomes de Amorim Filho
Joelma Queiroz Andrade

Aspectos Gerais

A toxoplasmose é causada pelo *Toxoplasma gondii*, um parasita de distribuição universal e com ciclo de vida de duplo hospedeiro que tem o felino como hospedeiro definitivo, abrigando o ciclo reprodutivo. Após uma infecção aguda, esse hospedeiro elimina diariamente milhões de oocistos por meio das fezes por um período de algumas semanas, os quais tornam-se infectivos após alguns dias, permanecendo viáveis por longos períodos de tempo em ambiente quente e úmido. Após a infecção aguda, o hospedeiro torna-se imune, cessando a produção de oocistos. Por sua vez, a ingestão de oocistos por mamíferos e aves desencadeia uma infecção aguda e autolimitada, com persistência de formas de replicação lenta do parasita (infecção crônica), os cistos teciduais, sobretudo no tecido muscular e no sistema nervoso central (SNC). Esses cistos teciduais são formas infectivas e, portanto, fonte de infecção para os carnívoros.

A transmissão ocorre, portanto, quando a gestante suscetível ingere carne crua, curada ou mal cozida contendo cistos teciduais, bem como água, solo ou vegetais contaminados com oocistos. Estima-se que aproximadamente 50% das gestantes no Brasil sejam soronegativas, ou seja, suscetíveis à infecção aguda pelo *T. gondii*, e que a taxa de soroconversão durante o pré-natal seja em torno de 1:1.000.

Toxoplasmose Congênita

A transmissão vertical da toxoplasmose ocorre principalmente na fase aguda da doença. Estudos prospectivos mostraram que a infecção crônica, por si só, não constitui um risco para toxoplasmose congênita, porém, em certas situações de imunossupressão, como a infecção pelo vírus da imunodeficiência humana (HIV) ou o uso prolongado de corticosteroides, gestantes que apresentem a forma crônica ou reativação de infecção latente também podem transmitir o parasita ao feto.

O risco de infecção fetal e a gravidade do acometimento dependem da idade gestacional em que ocorreu a infecção aguda materna. Assim, a infecção congênita no início da gestação é menos frequente, mas pode levar a abortamento, óbito fetal ou acometimento grave do sistema nervoso central. Por outro lado, a transmissão vertical em idades gestacionais mais avançadas é mais frequente, sendo o acometimento fetal principal a retinocoroidite. Portanto, considera-se o período de maior risco entre 10-24 semanas (Figura 36.1).

O quadro clínico fetal está presente em cerca de um terço dos casos, sendo as principais alterações ventriculomegalia, calcificações intracranianas, microcefalia, hepatoesplenomegalia, ascite fetal, espessamento da placenta, catarata, hidropisia fetal e intestino ecogênico. Por outro lado, a ausência de alterações ultrassonográficas não exclui a infecção e, portanto, se houver suspeita, é importante realizar acompanhamento ultrassonográfico frequente, com o intuito de de detectar alterações tardias, que podem modificar a condução dos casos.

De modo semelhante, a maioria dos recém-nascidos não apresenta sintomas ao nascimento, e a tríade clássica de retinocoroidite, hidrocefalia e calcificações intracranianas está presente em apenas 10% dos casos. Em grande parcela das crianças afetadas, as sequelas são tardias e a manifestação mais comum é a retinocoroidite, a qual pode acometer até 70% dos infectados.

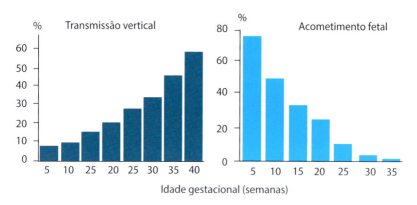

Figura 36.1 – Taxas de transmissão vertical e de acometimento fetal em função da idade gestacional.

Capítulo 36 — Toxoplasmose — 389

Diagnóstico Sorológico

Infecção materna

A toxoplasmose aguda é geralmente assintomática e, portanto, o diagnóstico depende do rastreamento sorológico. De forma semelhante, para avaliação individual do risco de transmissão vertical e acometimento fetal, é importante definir com certa precisão o momento em que ocorreu a infecção aguda. O rastreamento é realizado com o ensaio imunoenzimático (ELISA) para detecção de IgG e IgM contra *T. gondii*. Adicionalmente, em virtude da grande taxa de falso-positivos do ELISA para IgM, no Hospital das Clínicas da Faculdade de Medicina da Universidade de São Paulo (HCFMUSP), é realizada a sorologia confirmatória pela pesquisa de IgM por imunofluorescência indireta (IFI). Dessa forma, na prática clínica, distinguem-se as seguintes situações:

- Gestante suscetível: IgG e IgM negativos.
- Gestante imune: IgG positivo e IgM negativo.
- Soroconversão: quando uma gestante previamente suscetível apresenta, no acompanhamento sorológico, IgG e IgM positivos.
- Casos suspeitos: quando a gestante apresenta IgG e IgM positivos na primeira sorologia, sem nenhuma informação anterior. Pode tratar-se de infecção aguda ou crônica, já que o IgM pode permanecer positivo por períodos superiores a 1 ano após a infecção aguda. Nesses casos, outros testes auxiliam a identificação do quadro agudo. Podem ser citados:
  - Titulação seriada de IgG: uma nova sorologia é solicitada, com intervalo de 3 semanas e, idealmente, testada em paralelo com a primeira amostra colhida, utilizando-se a mesma metodologia. O aumento significativo do título de IgG entre as 2 sorologias é sugestivo de fase aguda da doença.
  - Avidez de IgG: tem maior utilidade quando usada no início da gestação. A presença de anticorpos de alta avidez (geralmente acima de 30%, dependendo do método utilizado) praticamente exclui a doença aguda nas 12-16 semanas que precederam o teste. A presença de anticorpos de baixa avidez, por sua vez, não está sempre associada à infecção aguda, podendo ser observada em taxas variáveis na infecção crônica.

Infecção fetal

A transmissão vertical da toxoplasmose é confirmada pela realização de amniocentese, com a pesquisa do DNA do parasita pela reação em cadeia de polimerase (PCR) no líquido amniótico, entre 17-32 semanas de gestação (após esse período, faz-se o tratamento sem investigação do líquido amniótico). Esse teste tem excelentes sensibilidade e especificidade, sobretudo quando for usada a metodologia de PCR em tempo real, e está indicado em todos os casos

390 Protocolos Assistenciais

de soroconversão materna, bem como naqueles em que haja evidência ultrassonográfica de infecção fetal. Casos duvidosos com IgM positivo na pesquisa por imufluorescência indireta devem ser individualizados. Quando há outros elementos favorecendo a hipótese de infecção aguda, como a presença de quadro clínico materno ou outros exames subsidiários sugestivos (elevação do título ou baixa avidez de IgG), o procedimento invasivo pode ser oferecido à gestante. Nas gestantes HIV-positivas e nas hepatites ativas, contraindica-se o procedimento invasivo em razão do risco da transmissão vertical desses vírus.

▶ Profilaxia da Transmissão Vertical

Foi demonstrado que o uso de espiramicina em gestantes com toxoplasmose aguda pode reduzir a transmissão vertical da doença em até 50%. Por isso, todas as gestantes com diagnóstico de infecção aguda, bem como os casos suspeitos e que aguardam confirmação sorológica, devem receber a profilaxia a partir do momento em que foi levantada a hipótese de infecção aguda até o parto, de acordo com a Tabela 36.1. Nas gestantes em que foi descartada a infecção aguda a profilaxia deve ser suspensa.

As gestantes imunes (IgG positivo, IgM negativo) não necessitam da profilaxia, exceto se houver imunossupressão, como nas portadoras do HIV, em razão do risco de reativação da doença e de consequente transmissão vertical. Esses casos devem ser individualizados, de acordo com a contagem de linfócitos CD4, conforme descrito no Capítulo 40 – Infecção pelo Vírus da Imunodeficiência Humana.

▶ Tratamento da Infecção Fetal

Quando a infecção fetal for confirmada após procedimento invasivo, deve-se instituir o tratamento com sulfadiazina, pirimetamina e ácido folínico, de acordo com a Tabela 36.1, e mantê-lo até o parto. Em caso de indisponibilidade, a sulfadiazina deve ser substituída pela associação sulfametoxazol-trimetoprim. Esse tratamento é contraindicado no primeiro trimestre, podendo ser iniciado a partir de 15 semanas. Em caso de indisponibilidade, sulfadiazina, sulfametoxazol e trimetoprim 800/160 1 cp 12/12.

Nos casos de soroconversão tardia (depois de 32 semanas), quando não está indicado o procedimento invasivo para pesquisa do parasita, o tratamento deve ser iniciado mesmo sem a confirmação da infecção fetal, em razão do alto risco de transmissão vertical. De modo semelhante, nos casos de gestante com sorologia suspeita e acometimento fetal observado à ultrassonografia considera-se o início do tratamento antes do procedimento invasivo, sendo a conduta reajustada após os resultados da sorologia confirmatória e da pesquisa de infecções congênitas no líquido amniótico.

Capítulo 36 — Toxoplasmose

Tabela 36.1 – Esquemas terapêuticos na toxoplasmose congênita

Profilaxia da transmissão vertical		
Espiramicina	500 mg (1.500.000 UI)	2 CP, VO, a cada 8h
Tratamento da infecção fetal		
Sulfadiazina	500 mg	2 CP, VO, a cada 8h
ou		
Sulfametoxazol/Trimetoprim	800/160 mg	1CP, VO, a cada 12h
Pirimetamina	25 mg	1 CP, VO, a cada 12h
Ácido folínico	15 mg	1 CP, VO, 1×/dia

VO: via oral; CP: comprimido(s)

Em razão da toxicidade das drogas utilizadas, durante o tratamento é necessária a realização de hemograma materno a cada 2 semanas e, na presença de alterações como a anemia megaloblástica, o tratamento deve ser suspenso e substituído pela profilaxia com espiramicina. Do mesmo modo, sinais de anemia fetal, como a hidropisia, devem ser pesquisados pelo exame ultrassonográfico a cada 2 semanas, assim como devem ser realizadas avaliações semanais da vitalidade fetal.

▶ Protocolo de Assistência

Os pontos mais importantes da conduta pré-natal com relação à toxoplasmose são:

- As gestantes imunocompetentes com padrão sorológico de infecção crônica (IgG positivo, IgM negativo) não necessitam de novas intervenções.
- As gestantes suscetíveis (IgG e IgM negativos) devem ser orientadas quanto às medidas higienodietéticas de prevenção da toxoplasmose (Quadro 36.1) e a sorologia deve ser repetida a cada 2 meses, com o intuito de verificar se ocorre soroconversão.
- Em gestantes suscetíveis com quadro clínico sugestivo de doença aguda (*rash* cutâneo e/ou linfadenomegalia), deve ser solicitada a sorologia e introduzida espiramicina até a confirmação diagnóstica, para então redefinir a conduta.
- Para a paciente com suspeita de infecção aguda (IgG e IgM positivos) deve ser introduzida imediatamente a profilaxia com espiramicina. Essas pacientes devem ser encaminhadas para sorologia confirmatória e avaliação ultrassonográfica. Se for descartada a infecção aguda, suspende-se a espiramicina; de modo contrário, mantém-se até o parto, com acompanhamento ultrassonográfico mensal.

Quadro 36.1 – Medidas higienodietéticas para prevenção da toxoplasmose

- Não comer carnes cruas ou malpassadas de qualquer origem, incluindo embutidos
- Dar preferência às carnes congeladas
- Não comer ovos crus ou mal cozidos
- Beber sempre água filtrada ou tratada, evitar ingestão ou contato com água de lagoas
- Usar luvas ao manipular alimentos e carnes cruas
- Não utilizar a mesma faca para cortar carnes, vegetais e frutas
- Lavar bem frutas, verduras e legumes
- Evitar contato com gatos e com tudo o que possa estar contaminado com suas fezes
- Alimentar os gatos domésticos com rações comerciais
- Fazer limpeza diária com água fervente do recipiente em que os gatos depositam suas fezes
- Usar luvas ao manusear a terra ou o jardim

- Em todos os casos de infecção aguda comprovada durante a gestação e/ou com alterações ultrassonográficas sugestivas de toxoplasmose congênita deve-se oferecer o procedimento invasivo para o diagnóstico da infecção fetal (entre 17-32 semanas) e, se positivo, introduz-se o tratamento apropriado.
- A via de parto é de indicação obstétrica. Placenta e sangue de cordão podem ser encaminhados para estudos complementares como imuno-histoquímico, sorologia e PCR.

Bibliografia

- Bahia-Oliveira LMG, Jones JL, Azevedo-Silva J, Alves CCF, Oréfice F, Addiss DG. Highly endemic, waterborne toxoplasmosis in north Rio de Janeiro state, Brazil. Emerg Infect Dis. 2003; 9(1):55-62.
- Hohlfeld P, Daffos F, Costa JM, Thulliez P, Forestier F, Vidaud M. Prenatal diagnosis of congenital toxoplasmosis with polymerase-chain-reaction test on amniotic fluid. N Engl J Med. 1994; 331(11):695-9.
- Montoya JG, Liesenfeld O, Kinney S, Press C, Remington JS. VIDAS test for avidity of Toxoplasma-specific immunoglobulin G for confirmatory testing of pregnant women. J Clin Microbiol. 2002; 40(7):2504-8.
- Montoya JS, Remington JS. Management of Toxoplasma gondii infection during pregnancy. Clin Infect Dis. 2008; 47(4):554-66.
- Remington JS, McLeod R, Thulliez P, Desmonts G. Toxoplasmosis. In: Remington JS, Klein JO, Wilson CB, Baker CJ, editores. Infectious diseases of the fetus and newborn infant. 6. ed. Philadelphia: WB Saunders, 2006. p. 947-1091.
- Robert-Gangneux F. It is not only the cat that did it: How to prevent and treat congenital toxoplasmosis. J Infect. 2014; 68 Suppl 1:S125-33.
- Rorman E, Zamir CS, Rilkis I, Ben-David H. Congenital toxoplasmosis: Prenatal aspects of Toxoplasma gondii infection. Reprod Toxicol. 2006; 21(4):458-72.

- Systematic Review on Congenital Toxoplasmosis Study Group; Thiébaut R, Leproust S, Chêne G, Gilbert R. Effectiveness of prenatal treatment for congenital toxoplasmosis: A meta-analysis of individual patients' data. Lancet. 2007; 369(9556):115-22.
- Teixeira LE, Kanunfre KA, Shimokawa PT, Targa LS, Rodrigues JC, Domingues W, et al. The performance of four molecular methods for the laboratory diagnosis of congenital toxoplasmosis in amniotic fluid samples. Rev Soc Bras Med Trop. 2013; 46(5):584-8.
- Wallon M, Peyron F, Cornu C, Vinault S, Abrahamowicz M, Bonithon-Kopp C, et al. Congenital Toxoplasma infection: Monthly prenatal screening decreases transmission rate and improves clinical outcome at age 3 years. Clin Infect Dis. 2013; 56(9):1223-31.

capítulo 37

Rubéola

Joelma Queiroz Andrade

A rubéola é uma doença exantemática aguda, de distribuição universal, que ocorre predominantemente na infância e na adolescência. A sua incidência tem reduzido em todo o mundo após o início da vacinação universal na infância. A Organização Mundial da Saúde (OMS) reconhece que a região das Américas está livre da circulação deste vírus desde 2015, porém há registro de casos em outras partes do mundo.

Etiologia

É causada por um vírus pertencente ao gênero *Rubivirus*, da família *Togaviridae*.

O período de incubação varia de 2-3 semanas e a infecção pode ser assintomática em cerca de 50% dos casos. O período de transmissão do vírus se estende de 1 semana antes até 1 semana após o surgimento do exantema.

É transmitida, principalmente, por contato direto com indivíduos infectados, por meio de gotículas de secreções da nasofaringe. Crianças com rubéola congênita podem eliminar o vírus durante período superior a 1 ano, sendo o risco de transmissão mais importante nos primeiros meses de vida. Todos os recém-nascidos devem ser considerados excretores do vírus nos 3 primeiros meses de vida.

Quadro Clínico Materno

O quadro clínico se caracteriza por exantema maculopapular e puntiforme difuso, que se inicia na face, couro cabeludo e pescoço, espalhando-se posteriormente para todo o corpo. Observa-se febre baixa. A presença de linfoadenopatia retroauricular, cervical e occipital geralmente antecede em 5-10 dias o exantema. Esses sinais colaboram para o diagnóstico diferencial diante de outras doenças exantemáticas.

O diagnóstico diferencial deve ser feito com outras doenças febris exantemáticas, como sarampo, dengue, eritema infeccioso e enteroviroses, e também com outras doenças que podem causar síndromes congênitas, como mononucleose infecciosa, toxoplasmose e infecção por citomegalovírus.

Diagnóstico Sorológico

O diagnóstico da doença pode ser feito pela pesquisa direta do vírus e pela sorologia.

O vírus pode ser isolado em amostras biológicas como sangue total, secreção da nasofaringe, urina, saliva e líquido cefalorraquidiano. Preconiza-se o isolamento nas amostras de sangue total, urina e secreção da nasofaringe. As amostras devem ser coletadas até o 7º dia a partir do início do exantema e, preferencialmente, nos primeiros 5 dias.

Na sorologia, os anticorpos específicos aparecem durante a fase exantemática da doença. As imunoglobulinas da classe IgM aparecem primeiro e, posteriormente, surgem as da classe IgG. Tanto a IgG quanto a IgM atingem os níveis mais elevados em torno de 7-10 dias após o início dos sintomas. Os anticorpos da classe IgM desaparecem em cerca de 3-7 semanas depois da fase exantemática, enquanto os da classe IgG permanecem estáveis indefinidamente. Apesar disso, atualmente, utilizando-se testes extremamente sensíveis, é possível detectar anticorpos da classe IgM após período superior a esse, o que provoca grande dificuldade na definição de doença aguda, recente ou até mesmo remota.

A avidez de IgG pode auxiliar na suspeita de reinfecção, já que nesses casos seria alta e na primoinfecção seria baixa.

Gestantes que apresentam contato com pacientes com rubéola deverão verificar o seu estado imunitário. Se estiverem imunes, deverão ser tranquilizadas e, se suscetíveis, repete-se a sorologia em 3 semanas. Na presença de soroconversão, os riscos deverão ser expostos para o casal, lembrando-se que as repercussões fetais graves ocorrem durante o primeiro trimestre.

Transmissão Vertical e Infecção Fetal

A infecção fetal ocorre por via hematogênica e a idade gestacional no momento da infecção materna é o principal aspecto que determina o risco para o feto. Durante a viremia materna, a placenta se torna infectada e, embora o vírus possa persistir nesse local durante um longo período, a detecção do vírus na placenta após o parto não é comum.

A patogênese da síndrome da rubéola congênita inicia-se com a viremia materna, que afeta a placenta, e em seguida, provavelmente pela migração das células infectadas, é transmitida rapidamente para o feto. Neste, os órgãos são infectados; entretanto, o acometimento dependerá do seu estágio de maturação. Quanto mais precoce for a infecção, danos maiores serão observados.

Além disso, a transmissão vertical do vírus varia de acordo com a idade gestacional. Segundo alguns autores, a infecção materna durante o primeiro

Capítulo 37 — Rubéola

trimestre pode acometer o feto em cerca de 81% dos casos, variando de 67-90% até a 11ª semana de gestação. No segundo trimestre, esse risco atinge taxas de 39%, elevando-se para 53% no terceiro trimestre, mas sem repercussões fetais significativas.

Pode causar abortamento, restrição do crescimento fetal, parto prematuro, óbito perinatal, infecção congênita sem acometimento fetal, malformações e aparecimento de sequelas tardias. As malformações observadas incluem: surdez; alterações oculares como catarata e glaucoma; e alterações cardiovasculares, em especial a persistência do canal arterial e alterações do sistema nervoso central, com retardo do desenvolvimento neuropsicomotor. Poderão ocorrer manifestações clínicas ao nascimento, como hepatoesplenomegalia, icterícia, anemia hemolítica, meningoencefalite, miocardite, trombocitopenia e radiolucência óssea.

▶ Ultrassonografia na Síndrome da Rubéola Congênita

A ultrassonografia detalhada da morfologia e o estudo do coração fetal devem ser realizados entre 20-24 semanas.

Há poucos relatos de alterações ultrassonográficas na rubéola congênita, incluindo ventriculomegalia, calcificações intracranianas e peritonite meconial. Crino, em 1999, relatou que 50% dos fetos expostos ao vírus da rubéola até a 8ª semana de gestação podem apresentar cardiopatia. Por conta disso, é necessária a avaliação ultrassonográfica do coração fetal realizada por equipe médica treinada com equipamentos de alta resolução.

À ultrassonografia, podem ser observadas as seguintes alterações: restrição do crescimento fetal, microcefalia, microftalmia, malformações cardíacas (estenose pulmonar, coartação da aorta e defeitos de septo), catarata congênita, hidropisia fetal e espessamento placentário. Andrade *et al.*, em 2006, descreveram 7 casos de rubéola no primeiro trimestre de gestação com as seguintes alterações ultrassonográficas: hidrocefalia, agenesia do vérmice cerebelar, acrania, cardiopatia e restrição do crescimento fetal.

▶ Propedêutica Fetal Invasiva

A pesquisa da infecção fetal nos casos de rubéola é muito questionável, já que não há tratamento adequado na vida intraútero. Deve ser restrita, portanto, a centros universitários, nos quais a realização de estudos científicos permite conhecimento mais detalhado da infecção.

A pesquisa viral no líquido amniótico realizada pela técnica da reação em cadeia de polimerase (RT-PCR) e até mesmo o isolamento viral confirmam a infecção fetal.

398 Protocolos Assistenciais

No sangue fetal, podem ser pesquisados sinais específicos da infecção, como a presença de IgM e a identificação do agente etiológico por meio da PCR; e sinais inespecíficos, como elevação da IgM total, anemia, plaquetopenia, elevação de desidrogenase lática (DHL) e glutamil transpeptidase.

▶ Prevenção pela Vacina

Em 1996, a rubéola e a síndrome da rubéola congênita foram incluídas na lista nacional de doenças de notificação compulsória pela Portaria n. 1.100/1996 do Ministério da Saúde.

A vacina é preparada a partir da cepa viva atenuada do vírus da rubéola, *Wistar RA 27/3*. Cerca de 95-100% dos vacinados apresentam soroconversão entre 21-28 dias após a dose. A imunidade induzida pela vacina é duradoura e, provavelmente, se mantém por toda a vida.

A vacinação é recomendada para mulheres em idade fértil e nas maternidades, no pós-parto e pós-aborto. O atendimento às adolescentes é um momento importante para verificar imunidade para rubéola. Adolescente suscetível deverá ser vacinada.

Não é recomendada a utilização da vacina durante a gestação. Mulheres vacinadas deverão evitar a gravidez durante um período mínimo de 28 dias após a aplicação.

As contraindicações à vacinação contra a rubéola incluem doença febril, quadro de imunodeficiência, história de anafilaxia à neomicina e gravidez. Têm sido descritos efeitos colaterais como artrite, artralgia, erupção cutânea, adenopatia e febre.

Em 2001, o Advisory Committee on Immunization Practices (ACIP) realizou uma extensa revisão sobre o risco da vacina contra a rubéola em crianças cujas mães foram vacinadas inadvertidamente 3 meses antes da concepção ou no início da gestação. Foram analisados dados sobre vacinação contra a rubéola em gestantes nos Estados Unidos, Reino Unido, Suíça e Alemanha. Das 680 crianças nascidas de mulheres com histórico de uso inadvertido de vacina com o componente da rubéola, nenhuma delas desenvolveu síndrome da rubéola congênita; no entanto, o risco teórico de uma gestante desenvolver a doença em razão de um vírus vacinal é de 0,5%. Esse risco teórico pode chegar até a 1,3%, se a análise for limitada às mulheres que receberam a vacina e que já estavam com 1-2 semanas de gestação ou que engravidaram até 4-6 semanas após a vacinação. Esses valores são muito menores que o risco da infecção natural pelo vírus da rubéola, que é de mais de 20% durante as primeiras 20 semanas de gestação.

A partir desses dados, o ACIP estabeleceu que o tempo necessário para evitar a gravidez deveria ser diminuído de 3 meses para 28 dias, mas, como as vacinas contra a rubéola são compostas por vírus vivos atenuados e não se pode descartar o risco teórico de doença, manteve-se a recomendação de que elas não fossem administradas em gestantes. Caso uma gestante seja inadvertidamente vacinada ou se uma mulher ficar grávida no período de 4 semanas após a aplicação dessa vacina, ela deve ser orientada quanto ao risco teórico de o vírus vacinal afetar o feto, porém não existe motivo para interromper a gestação.

A rubéola é uma doença de notificação compulsória em todo o Brasil. A notificação de casos suspeitos e/ou confirmados de rubéola é importante auxílio para a caracterização de como e onde ocorre a circulação viral, para a efetividade das medidas de controle e prevenção adotadas e para o acompanhamento de possíveis gestantes suscetíveis e casos de síndrome da rubéola congênita.

▶ Bibliografia

- Andrade JQ, Bunduki V, Curti SP, Figueiredo CA, Oliveira MI, Zugaib M. Rubella in pregnancy: Intrauterine transmission and perinatal outcome during a Brazilian epidemic. J Clin Virol. 2006; 35(3):285-91.
- Centers for Disease Control and Prevention. Revised ACIP recommendation for avoiding pregnancy after receiving a rubella-containing vaccine. MMWR Morb Mortal Wkly Rep. 2001; 50(49):1117.
- Centers for Disease Control and Prevention. US Department of Health & Human Sservices. Guidelines for vaccinating pregnant women from recommendations of the Advisory Committee on Immunization Practices. Centers for Disease Control and Prevention, 2002.
- Cooper LZ, Prelub SR, Alford CA. Rubella. In: Remington JS, Klein JO, editores. Infectious disease in the fetus and newborn infant. 4. ed. Philadelphia: WB Saunders, 1995.
- Crino JP. Ultrasound and fetal diagnosis of perinatal infection. Clin Obstet Gynecol. 1999; 42(1):71-80.
- Grant GB, Desai S, Dumolard L, Kretsinger K, Reef SE. Progress toward rubella and congenital rubella syndrome control and elimination – worldwide, 2000-2018. MMWR Morb Mortal Wkly Rep. 2019; 68(39):855-9.
- Miller E. Rubella in the United Kingdon. Epidemiol Infect. 1991; 107(1):31-42.
- Plotkin SA. Rubella eradication. Vaccine. 2001; 19(25-26):3311-19.
- Sato HK, Sanajotta AT, Moraes JC, Andrade JQ, Duarte G, Cervi MC, et al.; São Paulo Study Group for Effects of Rubella Vaccination During Pregnancy. Rubella vaccination of unknowingly pregnant women: The São Paulo experience, 2001. J Infect Dis. 2011; 204 Suppl 2: S737-44.

capítulo 38

COVID-19

Rossana Pulcineli Vieira Francisco

A COVID-19 é uma doença infecciosa causada pelo novo coronavírus (SARS-CoV-2), cuja manifestação clínica varia desde ausência de sintomas até quadros graves e morte.

Desde o início da pandemia de COVID-19, em 2020, a infecção tem sido estudada na população obstétrica para se conhecer as consequências e prevenir desfechos adversos no binômio materno-fetal. As publicações iniciais descrevendo casos em gestantes não observaram aumento da gravidade e de óbitos em comparação à população geral; no entanto, estudos posteriores mostraram maiores probabilidades de necessidade de admissão em unidade de terapia intensiva (UTI) e de ventilação mecânica, além de maiores taxas de óbito.

No Brasil, analisando-se os dados do Sistema de Informação de Vigilância Epidemiológica da Influenza (SIVEP-Gripe), no período de março de 2020 a 4 de agosto de 2021, observa-se que ocorreram 16.624 casos confirmados de síndrome respiratória aguda grave causados por COVID-19 em mulheres grávidas ou puérperas. Nesse período, considerando-se apenas os formulários finalizados (altas ou óbitos intra-hospitalares), ocorreram 1.744 óbitos maternos, divididos em 1.174 óbitos de gestantes e 570 de puérperas, com incidência mais elevada no segundo trimestre (364:2.998; 12,1%) e durante o puerpério (570:2.775; 20,5%).

É importante ressaltar que a mortalidade no ano de 2021 (1.287 casos) já é quase 3 vezes maior do que a observada no ano de 2020 (457 casos). Outro fato extremamente relevante é o aumento da mortalidade de gestantes e puérperas em UTI, que passou de 25% em 2020 para 39% em 2021.

Esses dados apontam para a urgente necessidade de qualificar cada vez mais as UTI do país com o objetivo de reduzir a mortalidade materna por COVID-19 nessa população e também promover mudanças consistentes capazes de contribuir para a redução da morte materna por outras causas.

É importante apontar, ainda, que, além da diversidade de manifestações clínicas e das dificuldades no manejo da COVID-19, comuns a toda a população, para gestantes e puérperas, tem-se que considerar as várias modificações

401

gravídicas, em especial aquelas que ocorrem nos sistemas cardiovascular e respiratório, além da necessidade de se contemplar todas as necessidades fetais.

A falta de equipes integradas de obstetras, intensivistas e equipes multiprofissionais pode ser uma das explicações para o aumento desproporcional das mortes nesse grupo quando comparado à população geral. Uma comparação dos dados de 2020 e 2021 mostra que o número de mortes maternas aumentou de 10 mortes por semana (457 mortes em 45 semanas em 2020) para 43 mortes por semana (1.287 mortes em 30 semanas). Isso representa um aumento no número de óbitos por semana de 322% nas gestantes e puérperas, valor muito superior ao observado na população geral (109%).

Experiência do Hospital das Clínicas da Faculdade de Medicina da Universidade de São Paulo (HCFMUSP) no Atendimento de Gestantes e Puérperas com COVID-19

No período de abril de 2020 a agosto de 2021, quando o HCFMUSP tornou-se referência para o atendimento de casos moderados ou graves de COVID-19, as gestantes e puérperas da região metropolitana de São Paulo passaram a ser encaminhadas para essa unidade hospitalar. Nesse período, foram internadas em UTI 191 gestantes e puérperas. No ano de 2021, após fortalecimento do trabalho interdisciplinar de obstetras e intensivistas, definição conjunta de protocolos e de acompanhamento dos casos, a taxa de morte materna reduziu de 10,5% (8:76) para 5,2% (6:115) em pacientes internadas em UTI.

Alguns detalhes do atendimento às gestantes e puérperas com COVID-19 são aqui apresentados.

Triagem de pacientes sintomáticos

A triagem deve ser realizada em qualquer situação em que paciente procure atendimento obstétrico (pronto-atendimento, centro obstétrico, consultas de pré-natal e exames) e repetida diariamente nas unidades de internação, enquanto durar a pandemia de COVID-19. A triagem deve ser sistematizada para aumentar a sua eficiência (Quadro 38.1)

Diagnóstico de COVID-19

As pacientes triadas como positivas na avaliação clínica devem ser encaminhadas para o teste diagnóstico, que deve ser escolhido considerando-se os dias de sintomas:

Capítulo 38 COVID-19 **403**

Quadro 38.1 – Roteiro para triagem de sintomas clínicos de COVID-19

Meu nome é _____, sou médico da obstetrícia.
Antes de seu atendimento, preciso que você responda algumas perguntas. É muito
importante que você responda com sinceridade para podermos cuidar de você de forma
correta.

Fazer uma pergunta de cada vez e dar tempo para a pessoa responder

1. Você está com gripe?

2. Você está tendo tosse?

3. Seu nariz está escorrendo?

4. Você está com dor de garganta?

5. Você está com dor no corpo?

6. Você está com diarreia?

7. Está percebendo que não consegue sentir o cheiro e o sabor das coisas?

8. Teve febre ou sentiu calafrios nos últimos dias?

9. Tem falta de ar?

10. Teve contato com alguém com teste positivo para COVID-19 nos últimos 14 dias?

11. Teve contato com alguém que foi internado por gripe ou pneumonia nos últimos 14 dias?

- Antes do 3º dia: programar coleta de material para análise de reação em cadeia da polimerase (PCR) para SARS-CoV-2 após o terceiro dia de sintomas.
- Entre 3º-7º dias de sintomas: colher *swab* para PCR para SARS-CoV-2.
- Após 10º dia: colher *swab* PCR para SARS-CoV-2 e considerar solicitar sorologia se a PCR apresentar resultado negativo.

Internação em unidade de enfermaria

- ● Critérios para internação

Deve-se programar a internação hospitalar na presença das seguintes situações:

- Desconforto respiratório caracterizado por:
  - Uso de musculatura acessória, tiragem intercostal e batimento de asa de nariz.
  - Taquipneia com frequência respiratória $\geq$ 24 irpm.
  - Saturação de oxigênio ($SatO_2$) < 95% em ar ambiente.
- Intercorrências clínicas e/ou obstétricas associadas a sintomas gripais leves ou teste positivo para COVID-19.

404 Protocolos Assistenciais

- **Exames iniciais**

  Os seguintes exames devem ser realizados:
  - Exames da rotina pré-natal.
  - Hemograma e proteína C reativa.
  - Ureia, creatinina, sódio e potássio.
  - Aspartato aminotransferase (TGO), alanina aminotransferase (TGP), bilirrubinas totais e frações.
  - Dímero D.
  - Desidrogenase lática (DHL), creatinofosfoquinase (CPF) e troponina.
  - Peptídeo natriurético tipo B e eletrocardiograma (ECG).
  - Tomografia de tórax.
  - Ultrassonografia: confirmar idade gestacional, peso fetal e percentil de peso fetal.

- **Acompanhamento na enfermaria**

  Diariamente, devem ser avaliados o quadro geral materno, incluindo os parâmetros respiratórios e cardiovasculares e os parâmetros fetais. A seguir, está detalhada a rotina a ser mantida.

Avaliação geral

- Queixas atuais relacionadas à COVID-19 e à gestação.
- Idade gestacional/dia de pós-parto.
- Dia de sintomas da doença.
- Resultado do exame de COVID-19.
- Dia de início de antibioticoterapia e/ou corticoterapia.
- Data do término do isolamento.
- Profilaxia antitrombótica.
- Vitalidade fetal.
- Queixas atuais (relacionadas à COVID-19 e obstétricas).

Avaliação relacionada à COVID-19

- Respiratória: suporte de oxigênio (tipo e fluxo) e saturação. Atentar para sinais de esforço respiratório.
  - Para gestantes, a meta é manter $SatO_2 > 95\%$.
  - Para puérperas, o valor de corte para $SatO_2$ segue o recomendado para adultos não gestantes (ideal $> 92\%$).
- Parâmetros vitais (atenção especial para frequências cardíaca e respiratória).
- Renal: edema (informar sempre a última creatinina).
- Informar alterações de outros órgãos e evolução da sintomatologia.
- Pele: verificar lesões de pressão em pacientes acamados e em posição prona.

Capítulo 38   COVID-19   **405**

- Focos infecciosos.
- Neurológica: agitação, depressão, *delirium*.

Avaliação fetal

- Perfil biofísico fetal: em caso de paciente em uso de oxigênio, realizar avaliações diárias. Em pacientes sem necessidade de oxigênio, deve-se seguir a rotina de vitalidade fetal de acordo com a doença maternal:
  - Cardiotocografia: dar atenção especial aos achados compatíveis com hipoxemia, como taquicardia, bradicardia, aumento ou diminuição de variabilidade e desacelerações tardias. A variabilidade pode estar diminuída em decorrência do uso de sedativos.
  - Índice de líquido amniótico (ILA): em caso de diminuição do índice de líquido amniótico, deve-se considerar deixar o balanço hídrico zerado ou positivo.
  - Movimentos corpóreos: podem estar reduzidos ou abolidos em decorrência do uso de sedativos e bloqueadores neuromusculares.
- Dopplervelocimetria de artérias umbilicais: atenção para doenças maternas que cursam com insuficiência placentária.
- Ecocardiografia fetal na presença de arritmia cardíaca fetal.

Atenção! Se a paciente apresentar queda na $SatO_2$, deve-se instalar cardiotocografia até a normalização desse parâmetro.

- ## Tratamento inicial

  O tratamento de gestantes e puérperas está detalhado na Figura 38.1 e na Tabela 38.1

- ## Maturação pulmonar fetal

  A maturação pulmonar fetal pode ser indicada em pacientes que já estão em uso de corticoterapia por insuficiência respiratória ou nos seguintes casos:
  - Gestante *sem indicação de uso de corticosteroide* (sem indicação de oxigenoterapia) e com necessidade de maturação pulmonar fetal: betametasona na dose de 12 mg/dia, por 48 horas. Se possível, postergar para depois do 7º dia de início de sintomas maternos.
  - Gestante com suporte de oxigênio (com indicação de corticosteroide) e necessidade de maturação pulmonar fetal: dexametasona na dose de 6 mg, por via endovenosa, a cada 12 horas, por 48 horas. Após as 48 horas iniciais, se possível, mudar para metilprednisolona.
  - Paciente em uso de metilprednisolona:
    - Interromper a metilprednisolona.
    - Trocar por dexametasona na dose de 6 mg, por via endovenosa, a cada 12 horas, por 48 horas.
      - » Após as 48 horas de uso de dexametasona, retornar para metilprednisolona.

Protocolos Assistenciais

Tabela 38.1 – Tratamento de gestantes e puérperas com COVID-19 em enfermaria

Corticosteroide (apenas pacientes com necessidade de oxigenoterapia suplementar, a partir do 7º dia do início dos sintomas)	**Primeira opção:** metilprednisolona, 40 mg/dia • Outras opções: dexametasona, 6 mg/dia, EV ou VO, por 10 dias **Situações especiais** • Considerar individualizar a prescrição com maior dosagem na piora clínico-laboratorial (PCR, DHL e ferritina elevados), $FIO_2 > 50\%$ e pacientes com disfunção orgânica • Metilprednisolona, 1 mg/kg/dia, por pelo menos 5 dias • Dexametasona, 20 mg, por 5 dias, seguidos de 10 mg, por mais 5 dias • Avaliar perfil glicêmico, pois a utilização de corticosteroide em gestante pode levar a hiperglicemia
Antimicrobianos	Em gestantes, observa-se alta prevalência de coinfecção bacteriana: • Ceftriaxona, 2 g/dia, e suspender se não houver imagem radiológica compatível com pneumonia bacteriana ou ao completar 5 dias • Oseltamivir, 75 mg, a cada 12 horas: suspender se descartar H1N1 ou ao completar 5 dias

Profilaxia antitrombótica (apenas pacientes com necessidade de oxigenoterapia suplementar ou com indicação de uso em decorrência de outros fatores de risco)

Peso (kg)	Heparina não fracionada	Enoxaparina
< 50	5.000 U, a cada 12 horas	20 mg, 1×/dia
50-89	5.000 U, a cada 8 horas	40 mg, 1×/dia
90-130	10.000 U, a cada 12 horas	60 mg, 1×/dia
131-170	10.000 U, a cada 12 horas	40 mg, a cada 12 horas
> 170	10.000 U, a cada 12 horas	0,6 mg/kg/dia

Situações especiais
- *Clearance* de creatinina < 30 mL/min: usar heparina não fracionada
- Risco de parto: substituir por heparina não fracionada
- Manter alta vigilância para TEV/TEP/oclusão arterial:
  - Atenção: em pacientes com aumento na demanda de oxigênio, procurar confirmar o diagnóstico
  - Coletar fibrinogênio e dímero D, porém considerar que esses exames são alterados pela gestação, parto, pré-eclâmpsia e descolamento prematuro de placenta, entre outros
  - Usar métodos indiretos como eletro/ecocardiograma à beira do leito e/ou Doppler de membros inferiores. Se a paciente puder ser mobilizada, realizar angiotomografia de artérias pulmonares e/ou cintilografia pulmonar V/Q
  - Considerar anticoagulação plena naquelas com alta suspeita e sem condições de confirmação diagnóstica

Não prescrever	• Hidroxicloroquina/cloroquina, com ou sem azitromicina • Lopinavir/ritonavir • Ivermectina, colchicina e rendesivir fora do contexto de um ensaio clínico

DHL: desidrogenase lática; FiO_2: fração inspirada de oxigênio; PCR: reação em cadeia da polimerase; TEP: tromboembolismo pulmonar; TEV: tromboembolismo venoso; V/Q: relação ventilação/perfusão.

Capítulo 38   COVID-19   407

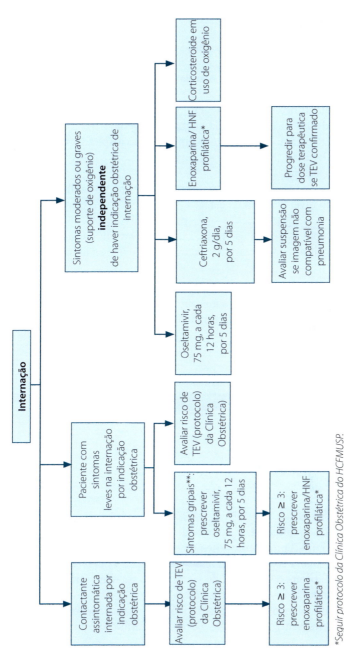

*Seguir protocolo da Clínica Obstétrica do HCFMUSP.
Verificar dose segundo peso materno e contraindicação por risco hemorrágico ou nefropatia.
** Sintomas gripais: tosse, febre e coriza, mesmo que isolados, até o 5º dia de sintomas.
HNF: heparina não fracionada; TEV: tromboembolismo venoso.

Figura 38.1 – Tratamento de gestantes e puérperas com COVID-19 em enfermaria.

Internação de gestantes e puérperas com COVID-19 em unidade de terapia intensiva

Os critérios para internação de gestantes ou puérperas com COVID-19 em UTI são:

- Ausência de melhora da $SatO_2$ apesar da oferta de oxigênio ($SatO_2 < 95\%$ com oferta de 6 L/min).
- Esforço ventilatório (uso de musculatura acessória, tiragem intercostal e batimento de asa nasal) apesar da oferta de oxigênio.
- Relação entre pressão parcial de oxigênio e fração inspirada de oxigênio (PaO_2/FiO_2) < 200.
- Hipotensão arterial.
- Alteração da perfusão periférica (tempo de enchimento capilar).
- Alteração do nível de consciência.
- Oligúria.

Os cuidados com as gestantes em UTI devem levar em consideração as modificações gravídicas e as necessidades da gestante e de seu feto.

• Gasometria em gestantes

Os valores de normalidade na gasometria de gestantes diferem dos valores de não gestantes, para permitir as trocas materno-fetais pela placenta. Deve-se ter por objetivo PaO_2 entre 70-75 mmHg (o que corresponde a $SatO_2$ de 95% e pressão parcial de dióxido de carbono ($PaCO_2$) < 45 mmHg (Tabela 38.2).

Tabela 38.2 – Valores de referência da gasometria em gestantes

Parâmetro	Valores de referência
Pressão parcial de oxigênio no sangue arterial (PaO_2)	100-110 mmHg
Pressão parcial de dióxido de carbono no sangue arterial ($PaCO_2$)	27-32 mmHg
pH	7,39-7,45
Bicarbonato	16-22 mEq/L

• Balanço hídrico

O balanço hídrico influencia o volume de líquido amniótico. Assim, gestantes internadas em UTI devem ter o volume de líquido amniótico avaliado diariamente para guiar a conduta com relação a essa proposta terapêutica:

- ILA normal: balanço hídrico pode ser negativo, se necessário.
- ILA diminuído: balanço hídrico zerado.
- Oligoâmnio: balanço hídrico positivo. Neste caso, a expectativa é que o ILA aumente em 24 horas. Caso ocorra diminuição ou manutenção

Capítulo 38

do ILA em fetos viáveis (na Clínica Obstétrica do HCFMUSP, com mais de 25 semanas) indica-se o parto.

• Posição prona

A posição prona tem se mostrado um recurso excelente para melhorar os parâmetros ventilatórios em pacientes com COVID-19, pois permite que as áreas dorsais que se encontram frequentemente colapsadas possam ser recrutadas e, com isso, perfundidas e ventiladas. Indica-se a posição prona, em pacientes em ventilação mecânica quando a relação PaO_2/FiO_2 for inferior a 150, em especial quando necessitam de FiO_2 acima de 70% e pressão positiva expiratória final (PEEP) de 14.

Em 2017, em estudo realizado por Oliveira et al., a posição prona foi considerada segura quando avaliados os parâmetros maternos e fetais. Assim, na Clínica Obstétrica do HCFMUSP recomenda-se que, caso exista indicação de utilizar a posição prona em gestantes, essa conduta não seja postergada.

Recomenda-se, ainda, a utilização de placas de hidrocoloide e espumas de poliuretano nas áreas mais propensas à formação de escaras, incluindo as mamas. Para proteção do abdome gravídico, recomenda-se a utilização de macas especiais para pronação ou a colocação de coxins, almofadas ou rolos de lençóis que permitam o posicionamento correto da gestante, garantindo a proteção abdominal.

Preconiza-se a avaliação da vitalidade fetal antes e imediatamente após o posicionamento da gestante em posição prona, para assegurar que não há sinais que indiquem risco de necessidade de resolução da gestação nas próximas 24 horas ou risco de óbito fetal durante a pronação (dopplervelocimetria de artéria umbilical anormal, oligoâmnio ou alterações na cardiotocografia).

É importante ressaltar que não há contraindicação para posição prona em puérperas e que o posicionamento pode ser realizado imediatamente após o término do parto, seja ele por via vaginal ou cesariana, devendo-se atentar para a ocorrência de sangramento vaginal.

Trinta minutos após a estabilização da paciente em posição prona, deve-se realizar gasometria arterial. Em caso de piora hemodinâmica ou de trocas gasosas, deve-se retornar a paciente à posição supina.

A gestante ou puérpera poderá permanecer em posição prona por 16-20 horas. Nova gasometria arterial deve ser realizada em 4-8 horas após o retorno à posição supina. Caso exista necessidade, pode-se considerar nova pronação.

• Intubação orotraqueal

A intubação orotraqueal de pacientes com COVID-19 é considerada um momento crítico em decorrência do risco de hipoxemia materna e, consequentemente, fetal. O acompanhamento dos casos internados na UTI preferencial para gestantes do HCFMUSP proporcionou a oportunidade de verificar que a indicação do parto, como era preconizado anteriormente (como uma possível medida para melhorar a função pulmonar materna), pode se associar a piora da evolução do quadro clínico materno. Essa observação é sustentada na literatura pelo fato de que pacientes com COVID-19 submetidos a procedimentos cirúrgicos tiveram aumento da morbidade e da mortalidade.

Assim, exceto em situações nas quais a idade gestacional é superior a 34 semanas, nas quais o risco de sofrimento fetal é elevado, deve-se optar por manter a gestação mesmo em pacientes que apresentem necessidade de intubação orotraqueal.

Durante o procedimento, preconiza-se:

- Manter monitorização fetal contínua: a queda na saturação materna durante o procedimento pode ser acompanhada de bradicardia fetal, porém, com a recuperação da oxigenação materna, espera-que os batimentos cardíacos fetais retornem à linha de base. Poderá haver redução da variabilidade em razão do uso de sedativos e de bloqueadores neuromusculares.
- Manter equipe paramentada e preparada para cesariana de urgência, incluindo equipe de neonatologia. A cesariana poderá ser realizada na própria UTI caso o transporte da paciente até o centro obstétrico implique piora da oxigenação materna e, consequentemente, fetal. As equipes devem estar preparadas para realização do procedimento e reanimação neonatal.
- Preparar material para parto em UTI com atenção especial aos medicamentos necessários para conter hemorragia pós-parto: pode ocorrer atonia uterina principalmente em caso de uso prolongado de bloqueadores neuromusculares.

A preparação da equipe para eventual realização de cesariana na UTI é essencial par garantir que todos os cuidados com assepsia sejam garantidos e, assim, proporcionar os melhores resultados maternos e fetais.

Transmissão vertical

A transmissão vertical da COVID-19 é comprovada por exame positivo de PCR em *swab* de orofaringe de recém-nascidos, e ocorre em 2-3% dos casos. Em estudo realizado na Clínica Obstétrica do HCFMUSP, por Maeda *et al.*, foi observada positividade de PCR em todos os compartimentos maternos e fetais: sangue materno, líquido amniótico, sangue do cordão e leite materno. Um fato importante a ser destacado nesse estudo é a observação de que a realização do parto em intervalo menor que 10 dias do início dos sintomas se associou a resultado positivo de PCR para SARS-CoV-2 no líquido amniótico, no sangue do cordão, no leite materno e na orofaringe de recém-nascido, reforçando o fato de que, quando possível, deve-se postergar a realização do parto em pacientes com diagnóstico de COVID-19.

Alta hospitalar

Na alta hospitalar, é importante que a gestante ou puérpera seja orientada sobre isolamento domiciliar, cuidados com o recém-nascido e consultas de retorno para continuidade da assistência pré-natal e também para avaliação de possíveis sequelas da COVID-19 em longo prazo. Tem sido observada frequência elevada de depressão, alterações cognitivas e perda de memória. Algumas pacientes mantêm anosmia e ageusia por longos períodos de tempo.

Um ponto importante a ser destacado é o risco de trombose associado à COVID-19, especialmente em gestantes e puérperas. Por conta disso, na Clínica Obstétrica do HCFMUSP, preconiza-se que a anticoagulação profilática seja mantida, conforme detalhado na Figura 38.2.

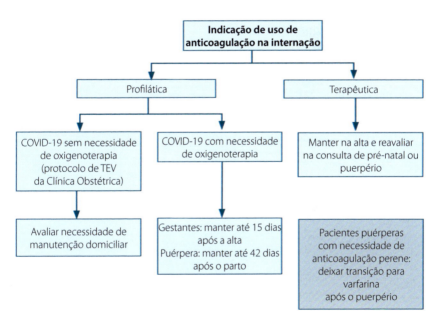

Figura 38.2 – Anticoagulação para gestantes e puérperas após internação por COVID-19.

412 Protocolos Assistenciais

Bibliografia

- Chen H, Guo J, Wang C, Luo F, Yu X, Zhang W, et al. Clinical characteristics and intrauterine vertical transmission potential of COVID-19 infection in nine pregnant women: A retrospective review of medical records. Lancet. 2020; 395(10226):809-15.
- COVIDSurg Collaborative. Mortality and pulmonary complications in patients undergoing surgery with perioperative SARS-CoV-2 infection: An international cohort study. Lancet. 2020; 396(10243):27-38. Errata: Lancet. 2020; 396(10246):238.
- Francisco RPV, Lacerda L, Rodrigues AS. Obstetric Observatory BRAZIL-COVID-19: 1031 maternal deaths because of COVID-19 and the unequal access to health care services. Clinics (São Paulo). 2021; 76(e3120).
- Maeda MFY, Brizot ML, Gibelli MABC, Ibidi SM, Carvalho WB, Hoshida MS, et al.; HC--FMUSP-Obstetric COVID19 Study Group. Vertical transmission of SARS-CoV2 during pregnancy: A high-risk cohort. Prenat Diagn. 2021; 41(8):998-1008.
- Mullins E, Evans D, Viner RM, O'Brien P, Morris E. Coronavirus in pregnancy and delivery: Rapid review. Ultrasound Obstet Gynecol. 2020; 55(5):586-92.
- Zambrano LD, Ellington S, Strid P, Galang RR, Oduyebo T, Tong VT, et al.; CDC COVID-19 Response Pregnancy and Infant Linked Outcomes Team. Update: Characteristics of symptomatic women of reproductive age with laboratory-confirmed SARS-CoV-2 infection by pregnancy status – United States, January 22-October 3, 2020. MMWR Morb Mortal Wkly Rep. 2020; 69(44):1641-7.

capítulo 39

Hepatites Virais

Joelma Queiroz Andrade

As hepatites virais são provocadas por diferentes vírus com tropismo pelo tecido hepático e apresentam características epidemiológicas, clínicas e laboratoriais semelhantes, porém com algumas particularidades que as distinguem (Tabela 39.1). Possuem distribuição universal e, no Brasil, apresentam diferente variação regional na prevalência de cada um dos agentes etiológicos. Têm grande importância em virtude do número de indivíduos infectados e do risco de complicações. No pré-natal, as sorologias para hepatites B e C são recomendadas.

Tabela 39.1 – Características virais e sorológicas dos agentes causadores de hepatites

Hepatite	A	B	C	D	E
Vírus	HAV	HBV	HCV	HDV	HEV
Marcador	HAV-RNA	HBV-DNA	HCV-RNA	HDV-RNA	HEV-RNA
Antígeno	AgHAV	AgHBs (antígeno de superfície) AgHBc (antígeno do nucleocapsídio) AgHBe (antígeno e)	AgHCV	AgHDV	AgHEV
Anticorpo	Anti-HAV	Anti-HBs Anti-HBc Anti-HBe	Anti-HCV	Anti-HDV	Anti-HEV
Transmissão	Fecal/oral	Parenteral Sexual Perinatal	Parenteral Sexual Perinatal	Parenteral	Fecal/oral
Período de incubação	15-45 (28 dias)	60-180 dias	30-60 dias	60-180 dias	30-60 dias
Cronificação	Não	3-10%	60-85%	2-70%	Não

As hepatites virais são doenças de notificação compulsória e, portanto, todos os casos suspeitos devem ser notificados utilizando a ficha de notificação e investigação padronizada no Sistema de Informação de Agravos de Notificação (Sinan) e encaminhados ao nível hierarquicamente superior ou ao órgão responsável pela vigilância epidemiológica municipal, regional, estadual ou federal.

413

414 Protocolos Assistenciais

▣ Hepatite A

A principal via de contágio do vírus da hepatite A é a fecal/oral, por contato inter-humano ou por meio de água e alimentos contaminados. A doença é benigna e raramente evolui para hepatite fulminante. As pessoas que já tiveram hepatite A apresentam imunidade para esse tipo de hepatite, mas permanecem suscetíveis às outras. O quadro clínico inicial é inespecífico, semelhante ao da gripe, surgindo mialgia, febre, indisposição, inapetência e cefaleia. Posteriormente, ocorrem elevação das transaminases hepáticas e icterícia.

O diagnóstico baseia-se na identificação do anticorpo IgM durante o início da infecção e, na fase de convalescença, o anticorpo da classe IgG aumenta e persiste por período indeterminado.

O tratamento da doença aguda envolve repouso, hidratação oral ou parenteral, dieta balanceada (rica em carboidratos e escassa em gorduras) e antieméticos. A prevenção inclui saneamento básico, cuidados com higiene pessoal e com a qualidade da água e dos alimentos e vacinação antes da gestação. A segurança da vacina na gravidez não foi determinada, sendo recomendada apenas quando houver risco elevado de contrair a doença. A imunização contra hepatite A é realizada em 2 doses, com intervalo de 6 meses entre elas. O aleitamento materno é permitido.

▣ Hepatite B

A hepatite B é causada por um DNA-vírus da família *Hepadnaviridae*.

O vírus da hepatite B (HBV) é altamente infectante e facilmente transmitido pela via sexual, por transfusão de sangue, procedimentos médicos e odontológicos, hemodiálise sem as adequadas normas de biossegurança, transmissão vertical, contatos íntimos domiciliares (compartilhamento de escova dental e lâminas de barbear), acidentes perfurocortantes e compartilhamento de seringas e de material para a realização de tatuagens e *piercings*.

De forma semelhante às outras hepatites, as infecções causadas pelo HBV não são habitualmente ictéricas. Apenas 30% dos indivíduos apresentam a essa forma da doença, reconhecida clinicamente. O antígeno de superfície do vírus da hepatite B (AgHBs) está presente no plasma 2-7 semanas antes do início dos sintomas e desaparece em dias ou em até 3-4 meses. Em 5-10% dos infectados, ocorre persistência do antígeno por mais de 6 meses, sendo esses indivíduos portadores crônicos e infectantes.

O manejo da hepatite B na gestação é difícil, porque a infecção no recém-nascido frequentemente leva a doença crônica, então a prevenção da transmissão vertical é o objetivo. O rastreamento universal das gestantes, a vacinação dos recém-nascidos e a utilização da imunoglobulina no pós-parto têm reduzido drasticamente a transmissão perinatal.

O risco de progressão para infecção crônica é inversamente proporcional à idade na qual a doença foi adquirida. Sem imunoprofilaxia, mais de 90% das crianças nascidas de mães com AgHBs e antígeno e do vírus da hepatite B (AgHBe) positivos se cronificam, em comparação com 20-30% das crianças que adquirem a doença entre 1-5 anos de vida e menos de 5% dos adultos se tornam portadores após a doença.

Diagnóstico

A pesquisa do HBV baseia-se na detecção de anticorpos específicos e antígenos (Tabela 39.2).

- AgHBs: trata-se do antígeno da superfície capsular do vírus. É o primeiro marcador que aparece no curso da infecção. Na hepatite aguda, declina a níveis indetectáveis em até 24 semanas. Sua presença por mais de 24 semanas é indicativa de hepatite crônica.
- Anti-HBs: trata-se do anticorpo contra o AgHBs. Sua presença indica indivíduo com resposta imunológica. Está presente nos vacinados.
- AgHBe: trata-se do antígeno originado do *core* viral e mostra que há replicação viral e, portanto, alta infectividade. Na infecção crônica, está presente enquanto ocorrer replicação viral.
- Anti-HBe: trata-se do anticorpo contra o AgHBe. É um anticorpo que pode aparecer antes do anti-HBs e indica o final da fase de replicação e resposta imune parcial.
- Anti-HBc IgG: é o anticorpo contra o *core* do vírus, que aumenta precocemente. Está presente nas fases aguda e crônica. Representa contato prévio com o vírus. O antígeno HBc não é mensurável no soro.
- Anti-HBc IgM: é um marcador de infecção recente, encontrado no soro até 32 semanas após a infecção.

As gestantes com AgHBs positivo no soro podem transmitir o vírus e aquelas que apresentam AgHBe são altamente infectantes, pois nessa situação há intensa replicação viral. A maioria dos casos de transmissão vertical ocorre no momento do parto (95%). A passagem desse vírus por via transplacentária é rara.

Se a mãe é portadora de AgHBs e do AgHBe e o recém-nascido não receber a imunoprofilaxia no momento do parto, a possibilidade de infecção é de 70-90%, enquanto as crianças de mães AgHBs-positivas, AgHBe-negativas e anti-HBe-positivas têm risco em torno de 10%. Pode ocorrer falha na profilaxia do recém-nascido em cerca de 10% dos casos de filhos de mães AgHBs-positivas. Estudos recentes mostram, ainda, que a carga viral no sangue materno se correlaciona com o risco de transmissão. A transmissão vertical do HBV ocorre em 9-19% dos recém-nascidos de mães com viremia elevada,

416 Protocolos Assistenciais

Tabela 39.2 – Interpretação dos padrões sorológicos da hepatite B

Interpretação	AgHBs	AgHBe	Anti-HBc IgM	Anti-HBc IgG	Anti-HBe	Anti-HBs
Suscetível	–	–	–	–	–	–
Incubação	+	–	–	–	–	–
Fase aguda	+	+	+	+	–	–
Fase aguda final	+	+	–	+	–	–
Início da convalescença	–	–	+	+	–	–
Imunidade na infecção passada recente	–	–	–	+	+	+
Imunidade na infecção passada	–	–	–	+	–	+*
Imunidade na resposta vacinal	–	–	–	–	–	±

* O anti-HBs pode estar em níveis indetectáveis após muito tempo da vacinação. AgHBe: antígeno e do vírus da hepatite B; AgHBs: antígeno de superfície do vírus da hepatite B; anti-HBc: anticorpo contra antígeno do nucleocapsídio do vírus da hepatite B; anti-HBe: anticorpo contra o antígeno e do vírus da hepatite B; anti-HBs: anticorpo contra o antígeno de superfície do vírus da hepatite B. Fonte: Zugaib et al. (2015).

apesar de vacinação e imunoprofilaxia. Há estudos na literatura que utilizaram antirretrovirais como a lamivudina e o tenofovir no final da gestação para reduzir a carga viral materna e, consequentemente, o risco de infecção do recém-nascido. Pacientes com carga viral elevada no terceiro trimestre ou com AgHBe positivo se beneficiariam do tratamento no final da gravidez.

O vírus não é teratogênico, mas nas pacientes portadoras crônicas do HBV algumas complicações foram observadas, como abortamento, óbito fetal e parto prematuro.

Atualmente, há mutações no HBV e não se observa o surgimento do AgHBe. Os recém-nascidos desse grupo de gestantes apresentam risco elevado de hepatite fulminante nos 4 meses de vida.

Para as gestantes portadoras do AgHBs sem diagnóstico ou sem tratamento prévio, realiza-se também a determinação da carga viral no início do pré-natal e na 28ª semana de gestação, para analisar a necessidade de terapia antiviral no final da gestação. Além dos exames de rotina, são necessários outros para avaliação da função hepática, como alanina aminotransferase (TGO) e fosfatase alcalina, e da função renal, como ureia e creatinina, no início do pré-natal, na 28ª semana e no final da gravidez.

O Ministério da Saúde recomenda a prescrição do tenovofir na dose de 300 mg/dia para as gestantes portadoras do AgHBs com carga viral acima de

Capítulo 39   Hepatites Virais   **417**

200.000 UI/mL ou portadoras do AgHBe ou com TGO aumentada acima de 2 vezes o limite superior da normalidade, com início entre 28-32 semanas até o parto. Após o nascimento, deve ser feita avaliação pela infectologia para ponderar sobre a manutenção da medicação ou sua substituição.

Profilaxia: vacinação contra o vírus da hepatite B

A vacina disponível é constituída de antígenos de superfície do vírus B obtidos por processo de DNA recombinante. É eficaz, segura e confere imunidade em cerca de 90% dos adultos e em 95% das crianças e dos adolescentes.

É administrada por via intramuscular, no músculo deltoide em adultos, e na região anterolateral da coxa em crianças menores de 2 anos. A revacinação é feita em caso de falha da imunização (títulos protetores < 10 mUI/mL), que acontece em 5-10% dos casos.

Não há contraindicação à sua administração na gestação, nem trabalhos demonstrando qualquer risco de acometimento para o feto e recém-nascido de mulheres vacinadas na gravidez.

A vacina é administrada em 3 doses, com intervalo de tempo entre as doses de 1 e 6 meses. A gestante que recebeu somente 1 dose da vacina deve completar o esquema de vacinação com mais 2 doses.

Todos os profissionais de saúde devem ser vacinados contra o HBV. Na exposição de um profissional não vacinado a material infectado pelo HBV, esse deve receber uma dose de imunoglobulina – se possível nos primeiros 7 dias de exposição – e, em seguida, iniciar o esquema de vacinação com 3 doses.

Via de parto

Não há evidências de que a cesárea reduza a transmissão materno-fetal do vírus. A via de parto é de indicação obstétrica.

Durante o trabalho de parto e no momento do parto, deve-se evitar o tempo prolongado de rotura da bolsa de água e o contato desnecessário do recém-nascido com o sangue materno. Orientam-se a proteção da episiotomia com compressa, o clampeamento rápido do cordão umbilical e a aspiração efetiva e delicada da criança.

O aleitamento materno não aumenta a taxa de infecção dos recém-nascidos de mães portadoras do HBV, desde que receberam a dose da imunoglobulina e a primeira dose da vacina até 12 horas de vida.

Os recém-nascidos de mães AgHBs-positivas devem receber imunoglobulina hiperimune (HBIg) na dose de 0,5 mL, por via intramuscular, com 12 horas de vida e a dose inicial da vacina recombinante em até 7 dias de vida.

418 Protocolos Assistenciais

▶ Hepatite C

O vírus da hepatite C (HCV) é constituído por RNA de fita simples e pertence à família *Flaviviridae*. Sua detecção se dá por meio de exames de biologia molecular (HCV-RNA), que também são capazes de identificar o seu genótipo e a carga viral no sangue materno.

A infecção pelo HCV causa uma doença de altas morbidade e mortalidade, não só no Brasil, mas em todo o mundo. É assintomática em 75% dos casos. O curso crônico da infecção pelo HCV é geralmente insidioso e progride lentamente, sem sintomas ou sinais físicos durante as primeiras 2 ou mais décadas após a infecção aguda. Após 20-30 anos, 10-20% das pessoas cronicamente infectadas desenvolvem cirrose e, em 1-5% dos casos, hepatocarcinoma.

A infecção durante a gravidez não parece estar relacionada com mudança no curso clínico da doença. Alguns estudos mostram que os recém-nascidos de mães com HCV positivo têm risco elevado de baixo peso ao nascer, de internação em unidade de terapia intensiva (UTI) e necessidade de ventilação mecânica.

Na Clínica Obstétrica do Hospital das Clínicas da Faculdade de Medicina da Universidade de São Paulo (HCFMUSP), serviço de referência para pré-natal de alto risco, o rastreamento universal é realizado e permite que as mulheres portadoras do HCV sejam acompanhadas pelo infectologista e realizem o acompanhamento de seus recém-nascidos.

Vários fatores de risco foram associados a um risco aumentado de transmissão vertical da hepatite C. As associações mais consistentes foram com a viremia materna pelo HCV durante a gravidez ou no momento do parto e com a infecção concomitante pelo vírus da imunodeficiência humana (HIV). Variáveis como uso materno de drogas intravenosas e infecção de células mononucleares do sangue periférico também parecem aumentar o risco de transmissão.

A transmissão vertical pode ocorrer em qualquer momento da gestação. Alguns estudos relatam que em cerca de 33% dos casos ela ocorre anteparto e em 40-50%, no momento do parto. Ocorre mais raramente no período pós-natal. Nas pacientes com resultado negativo da reação em cadeia da polimerase (PCR) na pesquisa do RNA viral no soro materno, a transmissão vertical ocorre em aproximadamente 1-3% dos casos e, nas com resultado positivo, a taxa é de 4-6%. Nos casos com carga viral materna acima de $2,5 \times 10^6$ cópias/mL de RNA, essa taxa foi mais relevante e, na coinfecção pelo HIV, atingiu 15-25%.

O tipo de parto parece não interferir na transmissão vertical. Nas pacientes portadoras de HIV, a via de parto deve seguir o protocolo de atendimento

Capítulo 39 — Hepatites Virais **419**

de paciente HIV-positiva. Os procedimentos invasivos, como amniocentese ou monitoração interna da vitalidade fetal, não são recomendados.

Com relação ao tempo de rotura da membrana amniótica, descreve-se que há aumento da transmissão vertical após 6 horas de amniorrexe.

Atualmente, tanto o American College of Obstetricians and Gynecologists (ACOG), quanto a American Academy of Pediatrics apoiam o aleitamento materno em mães infectadas pelo HCV. Na Clínica Obstétrica do HCFMUSP e no berçário anexo à maternidade, a decisão de amamentar tem sido escolha da mãe, após ampla discussão com o casal sobre os conhecimentos atuais da transmissão, bem como sobre a dificuldade de se prever com maior precisão as probabilidades de infecção vertical.

Sabe-se que os anticorpos maternos contra o HCV atravessam a placenta e podem persistir por até 18 meses nos recém-nascidos de mães portadoras desse vírus. Dessa forma, o diagnóstico da infecção em crianças abaixo de 18 meses depende dos testes moleculares que detectam o RNA viral circulante.

As gestantes com HCV são acompanhadas por uma equipe multidisciplinar composta por obstetra, infectologista, equipe de enfermagem e pediatra. Os principais exames no acompanhamento pré-natal são TGO, bilirrubinas, fosfatase alcalina, hemograma e coagulograma nos 3 trimestres, além de ultrassonografia de abdome superior. São descritos casos de redução dos valores de TGO e aspartato aminotransferase (TGP) durante a gestação, provavelmente em razão da modificação do sistema imune nessa fase. Há relatos de redução dos níveis séricos da TGO e aumento da carga viral no sangue materno no terceiro trimestre. Por conta disso, as gestantes infectadas pelo HCV durante a gravidez devem ser reavaliadas 6 meses ou mais após o parto. O tratamento da doença, nos casos indicados, é realizado após o parto.

Hepatite D

Para a replicação viral da hepatite D, há a necessidade do AgHBs. As hepatites B e D, presentes no mesmo paciente, cursam com quadro grave, evoluindo para cirrose em 70-80% dos casos. As formas de transmissão são semelhantes às do HBV. A prevenção do HBV protege também do vírus da hepatite D (HDV).

Hepatite E

A hepatite E é uma doença benigna, autolimitada e que não evolui para cronificação. Alguns casos podem evoluir com disfunção hepática grave e encefalopatia. O diagnóstico laboratorial é realizado por meio identificação de anti-HEV IgG e/ou IgM por ensaio enzimático (ELISA).

420 Protocolos Assistenciais

▶ Bibliografia

- Ayoub WS, Cohen E. Hepatitis B management in the pregnant patient: An update. J Clin Transl Hepatol 2016; 4(3):241-7.
- Brasil. Ministério da Saúde. Secretaria de Vigilância em Saúde. Departamento de Doenças de Condições Crônicas e Infecções Sexualmente Transmissíveis. Protocolo clínico e diretrizes terapêuticas para prevenção da transmissão vertical do HIV, sífilis e hepatites virais. Brasília: Ministério da Saúde, 2015.
- Brasil. Ministério da Saúde. Secretaria de Vigilância em Saúde. Departamento de DST, Aids e Hepatites Virais. Protocolo clínico e diretrizes terapêuticas para hepatite B e coinfecções. Brasília: Ministério da Saúde, 2016.
- Dunkelberg JC, Berkley EMF, Thiel KW, Leslie KK. Hepatitis B and C in pregnancy: A review and recommendations for care. J Perinatol 2014; 34(12):882-91.
- Ellington SR, Flowers L, Legardy-Williams J, Jamieson DJ, Kourtis AP. Recent trends in hepatic diseases during pregnancy in the United States, 2002-2010. Am J Obstet Gynecol. 2015; 212(4):524.e1-7.
- Jackson V, Ferguson W, Kelleher TB, Lawless M, Eogan M, Nusgen U, et al. Lamivudine treatment and outcome in pregnant women with high hepatitis B viral loads. Eur J Clin Microbiol Infect Dis. 2015; 34(3):619-23.
- Mofeson LM, Baggaley RC, Mameletzis I. Tenofovir disoproxil fumarate safety for women and their infants during pregnancy and breastfeeding. AIDS. 2017; 31(2):213-32.
- Pan CQ, Duan ZP, Bhamidimarri KR, Zou HB, Liang XF, Li JE, et al. An algorithm for risk assessment and intervention of mother to child transmission of hepatitis B virus. Clin Gastroenterol Hepatol 2012; 10(5):452-9.
- Panda B, Panda A, Riley LE. Selected viral infections in pregnancy. Obstet Gynecol Clin North Am. 2010; 37(2):321-31.
- Rac MWF, Sheffield JS. Prevention and management of viral hepatitis in pregnancy. Obstet Gynecol Clin North Am. 2014; 41(4):573-92.
- Wiseman E, Fraser M, Holden S, Kidson B, Heron LG, Maley MW, et al. Perinatal transmission of hepatitis B virus: An Australian experience. Med J Aust. 2009; 190(9):489-92.
- World Health Organization. WHO technical brief: Preventing HIV during pregnancy and breastfeeding in the context of PrEP. Genebra: World Health Organization, 2017.
- Zugaib M, Bittar RE, Francisco RPV, editores. Zugaib obstetrícia básica. Barueri: Manole, 2015.

capítulo 40

Infecção pelo Vírus da Imunodeficiência Humana

Gilmar de Souza Osmundo Junior

A síndrome da imunodeficiência adquirida (SIDA ou aids, em inglês) foi descrita em 1981 a partir da observação de manifestações de imunodeficiência em indivíduos previamente saudáveis. Apenas em 1983, identificou-se o RNA-vírus responsável por essa doença: o vírus da imunodeficiência humana (HIV). A infecção pelo HIV e a aids são afecções de curso crônico, afetando mais de 1 milhão de indivíduos nos Estados Unidos, com prevalência crescente em países em desenvolvimento como o Brasil. Ao contrário do observado no início da epidemia, a disseminação do HIV em mulheres apresenta tendência crescente.

As principais formas de contaminação pelo HIV são: inoculação percutânea de material infectado (sangue, fluidos corporais), relações sexuais desprotegidas, transfusão de hemoderivados e transmissão vertical. Após o contato com o vírus, pode haver um período sintomático (HIV agudo) caracterizado por febre, *rash* cutâneo, cefaleia, adenomegalia, diarreia e hepatoesplenomegalia. A maioria dos indivíduos infectados permanece assintomática por anos e, eventualmente, evolui com quadro de imunodeficiência (aids) associado a infecções oportunistas (pneumocistose, candidíase esofágica, diarreia crônica, micobacterioses, entre outras) e caquexia.

O advento da terapia antirretroviral (TARV) culminou com maior sobrevida e melhora da qualidade de vida dos pacientes, o que possibilitou a ocorrência de gestação em mulheres que convivem com HIV e suscitou a questão da transmissão vertical do vírus. Estima-se que a prevalência do HIV em gestantes seja de 0,41% no Brasil.

O HIV não se associa a malformações fetais, assim como a gestação não altera a evolução natural da infecção pelo HIV. Por outro lado, gestações em pacientes infectadas pelo HIV apresentam maior morbidade, com risco aumentado de diabetes *mellitus* gestacional, pré-eclâmpsia, prematuridade e restrição de crescimento fetal. Sabe-se, no entanto, que pacientes com estágios avançados de AIDS evoluem mais frequentemente com desfecho desfavorável.

Transmissão Vertical

A taxa de transmissão vertical do HIV, na ausência de intervenções médicas, varia de 25-30%. A infecção pelo HIV na criança apresenta-se com quadro mais grave, associado a maiores morbidade e mortalidade. Estima-se que 90% dos casos pediátricos de Aids são oriundos de transmissão vertical.

Essa transmissão pode ocorrer durante o trabalho de parto e no parto (75% dos casos) ou por transmissão intrauterina, em especial no terceiro trimestre da gestação. As pacientes que amamentam apresentam risco adicional de 7-22% de transmissão vertical. Os principais fatores de risco para que ocorra a transmissão vertical são: carga viral elevada, ausência do uso de TARV na gestação, vaginose, sífilis, uso de drogas ilícitas, sexo sem preservativo, prematuridade, baixo peso do recém-nascido, procedimentos obstétricos invasivos, bolsa rota por mais de 4 horas, trabalho de parto prolongado e parto vaginal operatório.

A intervenção médica na prevenção da transmissão vertical passou a ser ativa a partir de 1994, quando o estudo PACTG 076 mostrou redução de 67,5% na transmissão vertical em pacientes que recebiam zidovudina (AZT) durante a gestação, AZT parenteral por 3 horas antes do parto, e com a administração de AZT xarope para o recém-nascido. Desde então, estudos comprovam que a associação de 3 drogas antirretrovirais ativas (em inglês, conhecidas como *highly active antiretroviral therapy – HAART*) constitui o padrão-ouro de acompanhamento de gestantes vivendo com HIV, reduzindo a taxa de transmissão vertical para 1-2%.

Desse modo, atualmente, a prevenção da transmissão vertical baseia-se nos seguintes pilares:

- Uso de TARV ao longo da gestação.
- Administração de AZT xarope para o recém-nascido.
- Contraindicação da lactação.

Rastreamento Pré-Natal

A sorologia para HIV deve ser, obrigatoriamente, oferecida a todas as gestantes durante o pré-natal. Preconizam-se a realização da sorologia na primeira consulta e a repetição no terceiro trimestre. A solicitação do teste deve ser acompanhada por autorização verbal da paciente, e a autorização ou a eventual recusa da paciente devem ser documentadas na ficha de pré-natal.

As principais limitações ao diagnóstico da infecção pelo HIV são o período de janela imune, em que não se detectam anticorpos anti-HIV circulantes, e o fato de até 1% da população infectada pelo HIV poder apresentar carga viral indetectável mesmo sem tratamento (conhecidos como "controladores de elite"). Portanto, o diagnóstico da infecção do HIV se dá em 2 fases:

Capítulo 40 — Infecção pelo Vírus da Imunodeficiência Humana **423**

1. Testes de rastreamento: testes de ensaio imunoenzimático (ELISA) com alta sensibilidade, podendo apresentar falso-positivo em situações como doenças autoimunes, outras infecções e gestação. Os testes de quarta geração detectam anticorpos anti-HIV e o antígeno p24 a partir de 15 dias após a infecção.
2. Teste confirmatório: testes específicos que detectam antígenos virais (*Western-blot, Immuno-blot*) ou testes moleculares que quantificam a carga viral.

A interpretação dos testes encontra-se na Tabela 40.1.

Tabela 40.1 – Interpretação dos testes para diagnóstico da infecção pelo HIV

	Resultado	Conduta
ELISA negativo	Amostra não reagente	Se persistir dúvida quanto à infecção, colher nova amostra em 30 dias
ELISA indeterminado	Amostra indeterminada	Repetir exame
ELISA e WB positivos	Amostra reagente	Realizar apenas ELISA em nova amostra para excluir eventual troca de amostra
ELISA positivo e WB negativo ou indeterminado	Amostra indeterminada	Repetir exame em 30 dias e solicitar teste molecular (detecção de carga viral)

ELISA: ensaio imunoenzimático – teste de rastreamento; HIV: vírus da imunodeficiência humana; WB: Western-blot – teste confirmatório.

Existe, ainda, a possibilidade de testes rápidos para o diagnóstico do HIV. Esses testes estão disponíveis em serviços de atenção primária a saúde e em maternidades, para situações de emergência. A confirmação diagnóstica dá-se mediante 2 testes rápidos positivos, com metodologias diferentes.

Caso não seja possível realizar um segundo teste rápido de outra metodologia na ocasião, deve-se colher sorologia e amostra para teste de reação em cadeia da polimerase (PCR) para HIV no sangue materno. Recomenda-se a condução do caso como se a paciente fosse portadora do HIV (AZT intraparto, parto cesáreo quando possível e não amamentar) até que sejam realizados os testes confirmatórios.

Nessa situação, o casal deve ser abordado de maneira acolhedora, procurando-se manter discurso claro e objetivo com relação ao resultado do teste. É fundamental que o casal seja claramente orientado pela equipe de saúde quanto ao fato de esse ser apenas um teste de rastreamento, de modo que o teste isolado não permite diagnóstico da infecção pelo HIV.

Assistência Pré-Natal

Gestantes vivendo com HIV devem ser acompanhadas por equipes multidisciplinares (obstetra, infectologista, equipe de enfermagem, nutricionista, psicólogo e assistente social) em centros de referência. Situações de risco obstétrico, como desnutrição, anemia, tabagismo, abuso de substâncias ilícitas, gestação na adolescência e má aceitação da gravidez, são prevalentes nessa população e devem ser investigadas e abordadas ativamente. Casos de HIV na gestação constituem agravos de notificação compulsória.

A abordagem inicial da paciente inclui orientação quanto aos riscos de transmissão vertical e como evitá-la, investigação do *status* sorológico do parceiro, anamnese e exame físico detalhados. Devem ser avaliados: comorbidades, infecções oportunistas, tempo de diagnóstico da doença, uso prévio de TARV ou de outros medicamentos, antecedente obstétrico, uso de substâncias e imunizações. As pacientes devem ser orientadas a utilizar preservativo em todas as relações sexuais.

O rastreamento laboratorial deve incluir, além da rotina pré-natal habitual, a avaliação de CD4, carga viral e prova tuberculínica (PPD). Pacientes em uso de TARV devem ser avaliadas quanto à função renal e às enzimas hepáticas (Tabela 40.2). Recomenda-se a realização de teste de genotipagem antes da introdução de TARV em gestantes que nunca foram tratadas. Os valores de CD4 refletem o *status* imunológico da paciente e a necessidade de quimioprofilaxia para infecções oportunistas (Tabela 40.3).

Recomenda-se a vacinação de rotina (*Influenza*, hepatite B, antitetânica e coqueluche), devendo-se evitá-la, contudo, com CD4 < 200 células/mm^3 ou em gestantes no último mês de gestação, por causa do aumento transitório da carga viral após imunizações (transativação heteróloga). Habitualmente, não se faz a vacinação para meningococo e pneumococo durante a gestação de pacientes soropositivas, contudo essas imunizações não são contraindicadas.

É necessário, ainda, avaliar cuidadosamente ganho de peso, variação da pressão arterial e altura uterina, pois essas pacientes apresentam com maior frequência desnutrição, pré-eclampsia e restrição de crescimento fetal.

A rotina de ultrassonografias (USG) adotada na Clínica Obstétrica do Hospital das Clínicas da Faculdade de Medicina da Universidade de São Paulo (HCFMUSP) inclui a sua realização precoce para estabelecimento correto da idade gestacional, ultrassons morfológicos de primeiro e segundo trimestres para pesquisa de eventuais malformações e ultrassom obstétrico mensal a partir de 30 semanas. Pacientes que receberam TARV no primeiro trimestre devem realizar ecocardiografia fetal entre 24-28 semanas.

A avaliação da vitalidade fetal (cardiotocografia e perfil biofísico fetal) é realizada por meio de uma avaliação entre 34-36 semanas e repetida semanalmente

Capítulo 40 — Infecção pelo Vírus da Imunodeficiência Humana

a partir de 37 semanas. Pacientes de maior risco (imunodeficiência, infecções oportunistas, comprometimento significativo do estado geral, comorbidades) são avaliadas semanalmente a partir de 34 semanas. Opta-se por avaliação da vitalidade fetal a partir da viabilidade fetal em casos graves de síndrome de reconstituição imune (situação de resposta imune exacerbada mediada por rápida recuperação da contagem linfocitária, que ocorre após introdução da TARV).

Tabela 40.2 – Peculiaridades da rotina laboratorial em gestantes HIV-positivo

Exame	Rotina	Observações
Hemograma	1ª consulta e repetir no 3º trimestre	Avaliação de anemia e plaquetopenia
CCO	1ª consulta	Casos alterados devem ser encaminhados à colposcopia (não há contraindicação de biópsia)
Enzimas hepáticas	1ª consulta	Repetir trimestralmente em pacientes recebendo TARV
CD4	1ª consulta	Repetir 4 semanas após introdução da TARV e com 34 semanas de gestação
CV	1ª consulta	Repetir 4 semanas após introdução da TARV e com 34 semanas de gestação
PPD	1ª consulta	PPD > 5 mm sem evidência clínica de tuberculose ativa tem indicação de quimioprofilaxia com isoniazida
VDRL	1ª consulta e 3º trimestre	
Sorologias	1ª consulta	Toxoplasmose, CMV, rubéola, HTLV, hepatites B e C
Fundoscopia	1ª consulta	Se CD4 < 50 células/mm^3

CCO: colpocitologia oncótica; CMV: citomegalovírus; CV: carga viral; HIV: vírus da imunodeficiência humana; HTLV: vírus linfotrópico da célula T humana; PPD: prova tuberculínica – reação de Mantoux; TARV: terapia antirretroviral.

Tabela 40.3 – Quimioprofilaxia de infecções oportunistas

CD4	Infecção oportunista	Quimioprofilaxia
< 200 células/mm^3	*Pneumocystis jiroveci*	Sulfametoxazol + trimetropina 800/160 mg, 3×/semana
< 100 células/mm^3	Toxoplasmose	Sulfametoxazol + trimetropina 800/160 mg, diário
< 50 células/mm^3	Micobactérias do complexo *Avium* (MAC)	Sulfametoxazol + trimetropina 800/160 mg, diário associado a azitromicina, 1.200 mg, 1×/semana

426 Protocolos Assistenciais

◗ Terapia Antirretroviral

Atualmente, recomenda-se introdução precoce da TARV combinada em indivíduos com HIV a fim de diminuir a morbidade e a mortalidade, melhorar a qualidade de vida, aumentar a expectativa de vida e, no contexto da gestação, reduzir as taxas de transmissão vertical.

Idealmente, as pacientes vivendo com HIV devem iniciar o tratamento no momento do diagnóstico da infecção, de modo que já engravidariam em uso de TARV. Nesses casos, a terapia deve ser mantida (exceto esquemas que contenham dolutegravir – ver o item "Esquemas Antirretrovirais").

Pacientes que tiveram o diagnóstico da infecção pelo HIV na gestação devem igualmente iniciar o tratamento no momento do diagnóstico, independentemente da idade gestacional. Sabe-se que a introdução precoce de TARV na gestação aumenta a chance de controle virológico e de atingir carga viral indetectável no terceiro trimestre e no parto.

Entre os antirretroviais disponíveis, os inibidores de integrase (raltegravir e dolutegravir) constituem a classe antirretroviral de destaque no tratamento de indivíduos vivendo com HIV. As principais vantagens dessa classe terapêutica são diminuição rápida da carga viral, boa barreira genética, boa tolerabilidade, menores interações medicamentosas e menos efeitos colaterais. Atualmente, são consideradas drogas de primeira linha para o tratamento de todos os indivíduos vivendo com HIV.

Os inibidores de transcriptase reversa (AZT, lamivudina, tenofovir, entricitabina, nevirapina) e os inibidores de protease (lopinavir, ritonavir, saquinavir, darunavir) são bem tolerados na gestação, podendo haver mais comumente sintomas de trato gastrointestinal, anemia (AZT) e alterações do metabolismo de lipídeos e carboidratos (inibidores de protease). Existem raros casos de pancreatite, esteatose hepática e acidose láctica (diagnóstico diferencial de síndrome HELLP) associados à combinação de estavudina e didanosina, razão pela qual essas drogas não devem ser combinadas durante a gestação. São também relatados raros casos de disfunção mitocondrial em gestantes e recém-nascidos expostos a TARV, que tendem a ser subclínicos em gestantes e podem apresentar-se como alterações do metabolismo ou síndromes convulsivas nos recém-nascidos. A classificação das drogas antirretrovirais encontra-se na Tabela 40.4.

Os dados disponíveis na literatura são conflitantes com relação ao risco de prematuridade associado ao uso de inibidores de protease. Existem também dados conflitantes com relação ao risco de cardiopatias estruturais em conceptos expostos à AZT no primeiro trimestre.

O efavirenz (inibidor de transcriptase reversa não análogo a nucleosídeos) foi, por muito tempo, contraindicado em gestantes, em virtude de achados de malformações de tubo neural em modelos animais. Apesar disso, estudos

Capítulo 40 — Infecção pelo Vírus da Imunodeficiência Humana

Tabela 40.4 – Drogas antirretrovirais

Classe	Exemplos	Classificação FDA	Observações
Inibidores de integrase	Raltegravir	C	
	Dolutegravir	C	
Inibidores da transcriptase reversa análogos de nucleosídeos (ITRN)	Zidovudina (AZT)	C	• Mais estudada • Evitar se Hb < 8,0
	Tenofovir	B	
	Lamivudina	C	
	Abacavir	C	
	Entricitabina	B	
Inibidores da transcriptase reversa não análogos de nucleosídeos (ITRNN)	Nevirapina		• Risco de hepatotoxicidade e reação cutânea
	Efavirenz	D	
Inibidores de protease	Lopinavir		• Sempre em associação com ritonavir
	Darunavir	B	
	Saquinavir	B	
	Atazanavir	B	
Inibidor de fusão	Enfuvirtida	B	• Uso restrito a vírus resistentes • Não cobre conteúdo vaginal – contraindicação de parto vaginal
Inibidor de CCR5	Maraviroque	B	• Uso restrito a vírus resistentes • Poucos dados disponíveis sobre segurança na gestação

recentes não demonstraram efeitos teratogênicos em humanos. Em 2014, estudo de metanálise envolvendo 1.437 recém-nascidos expostos a efavirenz no primeiro trimestre não observou associação entre exposição ao medicamento e malformações em humanos. O registro norte-americano de antirretrovirais na gestação também não identificou incidência de malformações fetais em casos expostos ao efavirenz no período entre 1989 e 2016. Assim, frente às evidências que suportam a segurança do uso do efavirenz na gestação e considerando a facilidade posológica e sua alta tolerabilidade, a Organização Mundial da Saúde

(OMS) recomenda esquemas contendo esse medicamento entre as primeiras opções para o tratamento de gestantes vivendo com HIV.

Os inibidores de fusão (enfuvirtida) e os inibidores de CCR5 (maraviroque) são limitados a pacientes multiexperimentadas que possuam vírus resistentes às demais classes. Apesar de haver poucos ensaios clínicos desses medicamentos na gestação, a indicação baseia-se no benefício materno. Até o momento, não existem evidências de eventuais efeitos teratogênicos dessas drogas.

Esquemas Antirretrovirais

O esquema antirretroviral deve sempre incluir 3 drogas ativas e pertencentes a 2 classes antirretrovirais diferentes. Na Clínica Obstétrica do HCFMUSP, seguem-se as recomendações vigentes do Ministério da Saúde brasileiro.

Em gestantes, recomenda-se iniciar o tratamento antirretroviral o mais precoce possível. Para as gestantes que já faziam uso de TARV antes da gravidez e apresentam carga viral indetectável, deve-se manter o mesmo esquema terapêutico, desde que não contenha droga contraindicada na gravidez.

As recomendações atuais do Ministério de Saúde para a terapia antirretroviral de gestantes vivendo com HIV e virgens de tratamento incluem:

- **Idade Gestacional > 13 semanas:** associação de Tenofovir + Lamivudina + Dolutegravir;
- **Idade Gestacional < 13 semanas:** associação de Tenofovir + Lamivudina + Atazanavir/Ritonavir, nos casos em que não houver genotipagem disponível ou casos com genotipagem evidenciando resistência ao efavirenz. Para pacientes com genotipagem disponível sem resistência viral, pode-se optar por Tenofovir + Lamivudina + Efavirenz.

Profilaxia da Transmissão Vertical do HIV no Parto e no Puerpério

A administração rotineira de AZT intraparto fez parte da assistência pré--natal das gestantes vivendo com HIV nas últimas décadas. Sabe-se, de fato, que a administração de AZT intraparto corresponde a redução significativa das taxas de transmissão vertical em pacientes com carga viral elevada (> 1.000 células/mm³).

Apesar disso, estudos recentes questionam o impacto da administração de AZT intraparto para pacientes com carga viral baixa ou indetectável. Nesse sentido, um estudo retrospectivo envolvendo aproximadamente 11 mil partos de gestantes vivendo com HIV não demonstrou associação entre administração

Capítulo 40 — Infecção pelo Vírus da Imunodeficiência Humana

de AZT intraparto e redução do risco de transmissão vertical nas pacientes com carga viral baixa. Nessa casuística, houve 369 partos de pacientes com carga viral < 1.000 células/mm³ sem a administração de AZT e nenhum caso de transmissão vertical. Outro estudo multicêntrico com aproximadamente 4.500 recém-nascidos de mães vivendo com HIV também não demonstrou impacto da AZT intraparto isoladamente na redução do risco de transmissão do HIV.

Atualmente, na Clínica Obstétrica do HCFMUSP, segue-se a recomendação do Ministério da Saúde brasileiro, em consonância com recomendações internacionais. A administração de AZT intraparto é guiada pela carga viral com 34 semanas de gestação:

- **Carga viral indetectável:** pacientes em uso adequado de TARV que apresentem carga viral indetectável com 34 semanas de gestação *não* necessitam de AZT intraparto.
- **Carga viral detectável (qualquer valor):** pacientes devem receber AZT intraparto.

É importante ressaltar que a não realização de AZT intraparto é possível apenas para pacientes aderentes ao tratamento. Se houver suspeita de que a paciente não aderiu à TARV, opta-se pela administração de AZT.

Para as pacientes com carga viral detectável ou desconhecida, a AZT parenteral deve ser administrada anteparto a todas as gestantes, inclusive àquelas que não receberam a medicação ao longo da gravidez ou cujo uso foi suspenso por causa de intolerância gastrointestinal, anemia ou resistência viral. A única contraindicação ao uso de AZT anteparto é alergia comprovada.

Preconiza-se que o nascimento ocorra pelo menos 3 horas após o início da administração de AZT. A infusão deve ser suspensa imediatamente após o clampeamento do cordão umbilical. O esquema de infusão de AZT encontra-se na Tabela 40.5.

Tabela 40.5 – Administração intravenosa profilática de AZT

	Dose	Duração
Fase de ataque	2 mg/kg	Durante 1 hora
Fase de manutenção	1 mg/kg/h	• Manter até o clampeamento do cordão umbilical • Duração mínima de 2 horas

Zidovudina frasco-ampola com 20 mL (10 mg/mL). Deve ser diluída em soro glicosado 5%. A concentração da diluição não deve ultrapassar 4 mg/mL.

Os cuidados com o recém-nascido incluem evitar aspiração de vias aéreas e a limpeza imediata das secreções e sangue visíveis, com compressa úmida, banho em água corrente logo após o nascimento, e contraindicação da lactação. Todos os recém-nascidos deverão receber quimioprofilaxia para o HIV nas primeiras horas de vida. Os RNs devem ser classificados em baixo ou alto risco, a fim de se definir o melhor esquema antirretroviral.

Baixo risco: gestantes que fizeram uso de TARV ao longo da gravidez e CV indetectável a partir de 28 semanas.

Alto risco: casos que apresentem, pelo menos, um dos seguintes critérios:
- ausência de pré-natal;
- gestante não fez uso de TARV;
- CV detectável no momento do parto e que não tenha recebido AZT endovenoso;
- Início da TARV após segunda metade da gravidez;
- Infecção aguda pelo HIV durante gestação ou aleitamento;
- CV detectável no terceiro trimestre;
- CV desconhecida;
- Diagnóstico do HIV no momento do parto.

Os RNs de *baixo risco* devem receber xarope de AZT por 28 dias.

Os RNs classificados como de alto risco deverão receber esquema composto por três drogas: AZT, lamivudina e raltegravir, por 28 dias.

Assistência ao Parto

A realização de cesárea eletiva mostra-se capaz de reduzir as taxas de transmissão vertical em gestantes com carga viral elevada ou naquelas que não receberam TARV ao longo da gestação; no entanto, no contexto de pacientes com carga viral baixa e que fizeram uso de TARV com 3 drogas ativas combinadas, está bem demonstrado na literatura médica que o parto vaginal não aumenta o risco de transmissão vertical. Desse modo, o Ministério da Saúde recomenda que a via de parto seja guiada pela carga viral com 34 semanas de gestação:
- Carga viral > 1.000 células/mm^3 ou pacientes que não fizeram uso de TARV: indicação de cesárea eletiva com 38 semanas.
- Carga viral < 1.000 células/mm^3: via de parto de indicação obstétrica, desde que a paciente tenha feito uso de TARV ao longo da gestação.

Pacientes que fazem uso de enfuvirtida não devem realizar parto vaginal, pois essa droga não atinge concentração adequada na secreção vaginal. Na Clínica Obstétrica do HCFMUSP, tem-se optado também por realizar cesárea eletiva com 39 semanas em gestantes portadoras de vírus multirresistentes.

Capítulo 40 Infecção pelo Vírus da Imunodeficiência Humana **431**

Algumas situações merecem destaque:

- Gestantes com diagnóstico tardio do HIV durante pré-natal: iniciar imediatamente TARV combinada e programar cesárea eletiva com 38 semanas.
- Gestantes com diagnóstico de infecção pelo HIV na admissão à maternidade: a medida mais importante é a introdução imediata de AZT endovenoso. Se a gestante encontra-se em trabalho de parto avançado, deve-se conduzi-lo. Caso a gestante se encontre com dilatação de até 4 cm, bolsa íntegra ou tempo de rotura das membranas inferior a 2 horas, é possível a realização de cesárea após a profilaxia com AZT para redução do risco de transmissão vertical.
- Trabalho de parto prematuro: não existe contraindicação para tocólise ou realização de corticoterapia para maturação pulmonar. Deve-se manter a infusão intravenosa de AZT enquanto a paciente apresentar dinâmica uterina.
- Rotura prematura de membranas ovulares: não existe consenso na literatura de qual o melhor momento para o parto, por isso a conduta deve ser personalizada de acordo com o protocolo do serviço. Na Clínica Obstétrica do HCFMUSP, segue-se a recomendação do Ministério da Saúde, com resolução da gestação com 34 semanas.

Os cuidados na técnica obstétrica de assistência ao parto em pacientes portadoras de HIV incluem:

- Uso de equipamentos de proteção individual em procedimentos cirúrgicos.
- Cautela ao manusear objetos perfurocortantes como agulhas, pinças e bisturi.
- Realização do menor número possível de toques vaginais.
- Inclusão de técnica hemostática na cesárea e, idealmente, extração fetal com membranas íntegras (empelicado).
- Na condução do trabalho de parto, deve-se evitar amniotomia, amnioscopia e realização de episiotomia.
- Aplicação de fórcipe deve ser evitada, restringindo-se a casos com clara indicação obstétrica (p. ex., sofrimento fetal agudo).
- Evitar tempo de bolsa rota maior que 4 horas.
- Clampeamento imediato do cordão umbilical, sem realizar ordenha.
- Em caso de atonia uterina, o uso de derivados do ergot deve ser evitado em pacientes que receberam inibidores de protease, em razão do risco de crise hipertensiva.

Assistência ao Puerpério

Recomenda-se inibição química e mecânica da lactação. O enfaixamento mamário deve ser evitado por causa do desconforto e do aspecto estigmatizante à puérpera, orientando-se o uso de *top* justo para a compressão mamária. A inibição química é realizada com cabergolina:

- Cabergolina, 0,5 mg: 2 comprimidos em dose única ou 1 comprimido no dia do parto e outro após 24 horas.
- Se persistir a produção de leite ou o engurgitamento mamário, deve-se repetir a dose de cabergolina.

Considerando-se o contexto de contraindicação à lactação, o vínculo mãe-filho deve ser estimulado por meio de contato precoce da mãe com o recém-nascido e internação em alojamento conjunto.

O recém-nascido deverá ser encaminhado a infectologistas para acompanhamento sorológico, manutenção de AZT até 4 semanas de vida e introdução oportuna da profilaxia de infecção por *Pneumocystis jiroveci*. A puérpera deverá receber orientações de planejamento familiar.

Bibliografia

- Antiretroviral pregnancy registry interim report for 1 January 1989-31 January 2016. Wilmington, NC: Registry Coordinating Center; 2016. Disponível em: http://www.apregistry.com.
- Aziz N, Sokoloff A, Kornak J, Leva N, Mendiola M, Levison J, et al. Time to viral load suppression in antiretroviral-naive and-experienced HIV-infected pregnant women on highly active antiretroviral therapy: Implications for pregnant women presenting late in gestation. BJOG. 2013; 120(12):1534-47.
- Brasil. Ministério da Saúde. Secretaria de Vigilância em Saúde. Departamento de Doenças de Condições Crônicas e Infecções Sexualmente Transmissíveis. Protocolo clínico e diretrizes terapêuticas para prevenção da transmissão vertical de HIV, sífilis e hepatites virais. Brasília: Ministério da Saúde, 2019.
- Brasil. Ministério da Saúde. Secretaria de Vigilância em Saúde. Departamento de Doenças de Condições Crônicas e Infecções Sexualmente Transmissíveis. Coordenação Geral de Vigilância das Infecções Sexualmente Transmissíveis. Ofício circular No 11/2020/CGIST/DCCI/SVS/MS. Atualização das recomendações de terapia antirretroviral (TARV) em gestantes vivendo com HIV. Brasília, 27 de março de 2020.
- Brasil. Ministério da Saúde. Secretaria de Vigilância em Saúde. Departamento de Doenças de Condições Crônicas e Infecções Sexualmente Transmissíveis. Nota informativa número 2/2021/DCCI/SVS/MS. Dispõe sobre a recomendação do medicamento Raltegravir 100 mg (RAL) granulado para suspensão oral no tratamento de crianças expostas ou vivendo com HIV. Brasília, 15 de janeiro de 2021.
- Brasil. Ministério da Saúde. Secretaria de Vigilância em Saúde, Departamento de DST, Aids e Hepatites Virais. Transmissão vertical do HIV e sífilis: Estratégias para redução e eliminação. Brasília: Ministério da Saúde, 2014.

Capítulo 40   Infecção pelo Vírus da Imunodeficiência Humana   433

- Brasil. Ministério da Saúde. Secretaria de Vigilância em Saúde. Departamento de DST, Aids e Hepatites Virais. Protocolo clínico e diretrizes terapêuticas para manejo da infecção pelo HIV em crianças e adolescentes. Brasília: Ministério da Saúde, 2014.
- Brasil. Ministério da Saúde. Secretaria de Vigilância em Saúde. Departamento de DST, Aids e Hepatites Virais. Manual técnico para o diagnóstico da infecção pelo HIV. Brasília: Ministério da Saúde, 2014.
- Brasil. Ministério da Saúde. Secretaria de Vigilância em Saúde. Departamento de DST, Aids e Hepatites Virais. Protocolo clínico e diretrizes terapêuticas para manejo da infecção pelo HIV em adultos. Brasília: Ministério da Saúde, 2013.
- Briand N, Jasseron C, Sibiude J, Azria E, Pollet J, Hammou Y, et al. Cesarean section for HIV-infected women in the combination antiretroviral therapies era, 2000-2010. Am J Obstet Gynecol. 2013; 209(4):335.e1-12.
- Briand N, Warszawski J, Mandelbrot L, Dolfus C, Pannier E, Cravello L, et al. Is intrapartum intravenous zidovudine for prevention of mother-to-child HIV-1 transmission still useful in the combination antriretroviral therapy era? Clin Infec Dis. 2013; 57 (6):903-14.
- Chiappini E, Galli L, Giaquinto C, Ene L, Goetghebuer T, Judd A, et al. Use of combination neonatal prophylaxis for the prevention of mother-to-child transmission of HIV infection in European high-risk infants. AIDS. 2013; 27(6):991-1000.
- Connor EM, Sperling RS, Gelber R, Kiselev P, Scott G, O'Sullivan MJ, et al. Reduction of maternal-infant transmission of human immunodeficiency virus type 1 with zidovudine treatment: Pediatric AIDS Clinical Trials Group Protocol 076 Study Group. N Engl J Med. 1994; 331(18)1173-80.
- Conselho Federal de Medicina. Resolução n.º 1.665, de 7 de maio de 2003. Dispõe sobre a responsabilidade ética das instituições e profissionais médicos na prevenção, controle e rastreamento dos pacientes portadores do vírus da SIDA (AIDS) e soropositivos. Diário Oficial da União. 03 jun 2003..
- Floridia M, Mastroiacovo P, Tamburrini E, Tibaldi C, Todros T, Crepaldi A, et al. Birth defects in a national cohort of pregnant women with HIV infection in Italy, 2001-2011. BJOG. 2013; 120(12):1466-75.
- Ford N, Mofenson L, Shubber Z, Calmy A, Andrieux-Meyer I, Vitoria M, et al. Safety of efavirenz in the first trimester of pregnancy: An updated systematic review and meta-analysis. AIDS. 2014; 28 Suppl 2:S123-31.
- Hernández S, Morén C, López M, Coll O, Cardellach F, Gratacós E, et al. Perinatal outcomes, mitochondrial toxicity and apoptosis in HIV-treated pregnant women and in-utero-exposed newborn. AIDS. 2012; 26(4):419-28.
- Kreitchmann R, Li SX, Melo VH, Coelho DF, Watts DH, Joao E, et al. Predictors of adverse pregnancy outcomes in women infected with HIV in Latin America and the Caribbean: A cohort study. BJOG. 2014; 121(12):1501-8.
- Panel on Treatment of Pregnant Women with HIV infection and Prevention of Perinatal Transmission. Recommendations for use of antiretroviral drugs in pregnant women with HIV infection and interventions to reduce perinatal HIV transmission in the Unitated States. [Acessado em: 15 jan 2020]. Disponível em: http://aidsinfo.nih.gov/contentfiles/lvguidelines/PerinatalGL.pdf.
- Reitter A, Stücker AU, Linde R, Königs C, Knecht G, Herrmann E, et al. Pregnancy complications in HIV-positive women: A 11-year data from the Frankfurt HIV Cohort. HIV Med. 2014; 15(9):525-36.

434 Protocolos Assistenciais

- Sibiude J, Mandelbrot L, Blanche S, Le Chenadec J, Boullag-Bonnet N, Faye A, et al. Association between prenatal exposure to antiretroviral therapy and birth defects: An analysis of the French perinatal cohort study (ANRS C01/C011). PLoS Med. 2014; 11(4): e1001635. .
- Siegfried N, van der Mewer L, Brocklehurst P, Sint TT. Antiretrovirals for reducing the risk of mother-to-child transmission of HIV infection. Cochrane Database Syst Rev. 2011; (7):CD003510.2.
- World Health Organization. Update of recommendations on first- and second-line antirretroviral regimens. Genebra: World Health Organization, 2019.

capítulo 41

Infecções Sexualmente Transmissíveis na Gestação

Gilmar de Souza Osmundo Junior
Antonio Gomes de Amorim Filho
Joelma Queiroz Andrade

Infecções sexualmente transmissíveis (IST) são aquelas doenças infecciosas transmitidas principalmente durante o ato sexual. As IST estão entre as doenças infecciosas agudas mais comuns em todo o mundo, e a Organização Mundial da Saúde (OMS) estima cerca de 1 milhão de novos casos de IST no mundo diariamente.

Entre as IST, destacam-se as doenças infecciosas curáveis (clamídia, gonorreia, sífilis e tricomoníase), tanto por sua prevalência, quanto pelo incremento de risco à gestação. Estimativa recente norte-americana apontou diagnóstico de IST curável em aproximadamente 3,5% das gestações. Os principais fatores de risco associados a IST na gestação incluem idade < 25 anos, baixa escolaridade e cor preta.

Os eventos adversos obstétricos relacionados às IST incluem trabalho de parto prematuro, rotura prematura de membranas ovulares, baixo peso de nascimento, abortamento e risco de transmissão materno-fetal.

◗ Sífilis

A sífilis é uma infecção sistêmica, de evolução crônica e causada por uma bactéria do tipo espiroqueta, o *Treponema pallidum*. Embora haja tratamento eficaz, a sífilis mantém-se prevalente nos dias atuais e um grande contingente das mulheres infectadas está em idade reprodutiva – portanto, sob risco de transmissão vertical da doença. Apesar dos esforços para incrementar o rastreamento sorológico e o tratamento adequado no pré-natal, dados oficiais mostram que as taxas de detecção da sífilis em gestantes têm aumentado nos últimos anos no Brasil, atingindo o valor de 21,4:1.000 nascidos vivos no ano de 2018. Além disso, observa-se que entre 50-70% dos casos, a depender da região, são diagnosticados tardiamente, no segundo e no terceiro trimestres da gestação, prejudicando o tratamento adequado e aumentando os riscos para o recém-nascido. Somente no ano de 2015, entre aproximadamente 1.100 gestantes admitidas no Centro Obstétrico do HCFMUSP, foram detectados

436 Protocolos Assistenciais

9 casos positivos por meio do teste rápido, e 3 deles não tinham diagnóstico prévio no pré-natal da rede básica de saúde.

Quadro clínico

A sífilis adquirida é uma doença de transmissão predominantemente sexual, sendo que aproximadamente um terço dos indivíduos expostos a um parceiro sexual com sífilis será infectado pelo contato com a lesão cutânea. A suscetibilidade à doença é universal e infecções anteriores não determinam imunidade protetora contra novas exposições ao *Treponema*. A história natural da doença não tratada inclui manifestações cutâneas e sistêmicas temporárias, sujeitas a períodos de latência, como descrito a seguir.

• Sífilis primária

A lesão inicial é denominada cancro duro, surgindo no local de inoculação após um período de incubação médio de 21 dias, e caracteriza-se por uma úlcera indolor, de bordas endurecidas e fundo limpo, geralmente única e acompanhada de adenite-satélite, que desaparece em cerca de 4 semanas, sem deixar cicatrizes.

• Sífilis secundária

A sífilis secundária é decorrente da disseminação do *Treponema* pelo organismo e ocorre em 6-8 semanas após o aparecimento do cancro duro, sendo também denominada roséola sifilítica. É caracterizada por um *rash* cutâneo maculopapular que acomete o tronco e as raízes de membros, podendo estender-se por todo o tegumento, e desaparece espontaneamente após 2-6 semanas. O quadro pode ser acompanhado de sintomas gerais, como febre, cefaleia, fadiga, faringite, adenopatia, perda de peso e artralgia, bem como de outras manifestações, como placas mucosas, lesões papulosas palmoplantares, alopecia em clareira e lesões genitais extensas (condilomas planos).

• Sífilis latente

Após o desaparecimento das lesões secundárias, a sífilis entra no período de latência, no qual não há manifestações clínicas. A sífilis latente é subdividida em recente, quando a duração é inferior a 1 ano, e tardia, quando superior a esse período. Na prática clínica, na ausência de sintomas, muitas vezes o tempo de latência é desconhecido e o quadro clínico é classificado como de duração indeterminada, devendo ser conduzido como sífilis latente tardia.

Capítulo 41 — Infecções Sexualmente Transmissíveis na Gestação — **437**

- **Sífilis terciária**

A sífilis terciária manifesta-se entre 2-40 anos após a infecção inicial e o quadro clínico inclui uma série de manifestações sistêmicas, como lesões cutâneas nodulares (gomas sifilíticas), osteíte esclerosante, aneurisma de aorta. A neurossífilis é um quadro insidioso e grave, em que há invasão do líquido cefalorraquidiano pelo *Treponema*, e pode levar a paresias, convulsões e demência.

- **Sífilis congênita**

A transmissão vertical da sífilis ocorre principalmente pela passagem do *Treponema* através da placenta, o que pode acontecer em qualquer idade gestacional. O risco da transmissão vertical aumenta com o avanço da gestação, porém a gravidade do acometimento fetal é menor em infecções em idades gestacionais mais avançadas. De forma semelhante, a taxa de transmissão vertical varia com o estágio da doença, em função da bacteremia, com taxas variando de 40-50% nas formas primária, secundária e latente precoce, a 10% nas formas tardias. O tratamento correto pode reduzir a taxa de transmissão vertical para 1-2%.

O acometimento grave pode ocorrer em até 80% dos fetos infectados, levando a uma série de desfechos, como abortamento, óbito fetal e neonatal, hidropisia fetal, restrição de crescimento fetal e parto prematuro. O quadro clínico pós-natal inclui manifestações precoces, como lesões cutâneas, visceromegalias, ascite, alterações metabólicas e ósseas; e tardias, em especial alterações neurológicas, ósseas, articulares e dentárias decorrentes do processo cicatricial relacionado às lesões recentes.

Diagnóstico

Não é possível cultivar o *T. pallidum* em laboratório, porém o diagnóstico pode ser realizado pela visibilização direta do agente em biópsias de lesões cutâneas pela microscopia em campo escuro ou com imunofluorescência direta. Outra possibilidade é a amplificação do DNA do *T. pallidum* por reação em cadeia da polimerase (PCR), atualmente disponível em centros de pesquisa. Além disso, na neurossífilis, o exame do líquido cefalorraquidiano mostra pleocitose, hiperproteinorraquia e provas sorológicas positivas.

Dessa forma, os testes sorológicos constituem o principal método diagnóstico da sífilis, sendo divididos em 2 tipos:

- Testes treponêmicos: incluem o teste de absorção de anticorpos antitreponêmicos por imunofluorescência indireta (FTA-Abs), o ensaio de micro-hemaglutinação de anticorpos anti-*Treponema pallidum* (MHA-TP), o ensaio de aglutinação de partículas de *Treponema pallidum* (TPPA) e o

438 Protocolos Assistenciais

ensaio imunoenzimático (ELISA). São testes com alta sensibilidade e especificidade, que detectam a imunidade específica e duradoura contra o agente, independentemente da atividade da doença.

- Testes não treponêmicos: incluem o teste VDRL e o teste RPR. São testes titulados e que se correlacionam com a atividade da doença e, portanto, são úteis no estadiamento e no acompanhamento clínico e terapêutico. São considerados testes não específicos, pois apresentam reatividade cruzada com outras infecções e doenças reumatológicas.

Rastreamento sorológico da gestante

Na Clínica Obstétrica do HCFMUSP, inicialmente realiza-se um teste treponêmico (ELISA) e, caso positivo, a amostra é prontamente submetida ao teste de VDRL, com titulação. Nessa situação, o título de VDRL igual ou superior a 1:16 geralmente indica doença ativa, enquanto títulos baixos ou teste negativo podem corresponder a "cicatriz" sorológica de paciente previamente tratada ou mesmo infecção em estágios tardios. Nesses casos, a repetição da sorologia após 4 semanas pode auxiliar no diagnóstico, período em que pode ocorrer uma elevação de pelo menos 4 vezes no título do VDRL. Títulos em declínio estariam associados a "cicatriz" sorológica, enquanto títulos em ascensão corresponderiam a doença em atividade.

Há, ainda, os casos falso-positivos, em que o VDRL é positivo e o teste treponêmico é negativo. Para essas gestantes, é prudente repetir a sorologia com intervalo de 4 semanas, se possível com um teste treponêmico diferente. Caso seja confirmado o resultado falso-positivo, a paciente deve ser encaminhada para investigação da reatividade cruzada com o VDRL.

É preciso lembrar que, no rastreamento sorológico da gestante, dificilmente há tempo hábil para a realização de sorologias confirmatórias ou seriadas e, ao mesmo tempo, nem sempre a história clínica ou o exame físico fornecem subsídios para o diagnóstico, portanto, na suspeita sorológica de sífilis em gestante, mesmo com baixo título de VDRL, é sempre prudente instituir prontamente o tratamento.

Na presença de sinais ultrassonográficos sugestivos de infecção fetal aguda, como hidropisia fetal, hepatoesplenomegalia ou aumento da espessura placentária, deve ser considerada a possibilidade de tratamento adicional.

A Tabela 41.1 sintetiza a interpretação dos testes imunológicos.

- ## Implicações obstétricas

Entre as gestantes com sífilis não tratada, 70-100% dos fetos serão infectados. A transmissão vertical da sífilis primária e secundária ocorre em 50-100% dos casos não tratados; na fase latente recente, em 40%; e nas formas latente

Capítulo 41 | Infecções Sexualmente Transmissíveis na Gestação **439**

Tabela 41.1 – Interpretação de testes diagnósticos para sífilis na gestação

Primeiro teste	Segundo teste	Interpretação	Conduta
Teste treponêmico negativo	–	Negativo	Rotina pré-natal
Teste não treponêmico negativo	–	Negativo	Rotina pré-natal
Teste treponêmico positivo	Teste não treponêmico positivo	Sífilis	Tratamento
Teste treponêmico positivo	Teste não treponêmico negativo	Sífilis recente, sífilis tratada ("cicatriz") ou falso-positivo	• Repetir teste treponêmico (outra metodologia) • Checar registros de tratamento da sífilis • Se houver dúvida, tratar
Teste não treponêmico positivo	Teste treponêmico negativo	Falso-positivo, sífilis tratada ("cicatriz")	Repetir teste não treponêmico (outra metodologia): se positivo, tratar

tardia e terciária, em 10%. O risco de transmissão vertical cai para 1-2% em gestantes tratadas.

Sabe-se que 30% dos conceptos de gestantes não tratadas evoluem para óbito fetal; 10%, para óbito neonatal; e 40%, para atraso do desenvolvimento neuropsicomotor.

Os achados mais frequentes nos casos de sífilis congênita são hepatomegalia, trombocitopenia, anemia e ascite. A sífilis congênita não tratada relaciona-se ainda com lesões sequelares infantis, como surdez, ceratite e retardo mental.

• Tratamento

O tratamento deve ser realizado quando há o diagnóstico da sífilis por meio da pesquisa direta do agente ou testes sorológicos. Apesar de títulos baixos de VDRL (< 1:4) poderem ser falso-positivos ou "cicatriz" sorológica, esse evento é muito raro. Desse modo, na dúvida diagnóstica, leva-se em consideração a relação entre o risco da doença e o benefício do tratamento e, no caso das gestantes, recomenda-se tratar a paciente a partir de qualquer valor positivo de VDRL.

O tratamento de escolha é a penicilina, sendo terapêutica tanto para a mãe quanto para o feto, uma vez que atravessa a placenta. Considera-se o tratamento como adequado quando realizado em um intervalo superior a 30 dias antes do parto. Esse antibiótico previne a sífilis neonatal em 98% dos casos e é considerado o único comprovadamente capaz de tratar a mãe e o feto, portanto, preconiza-se que todas as gestantes sejam tratadas com penicilina.

440 Protocolos Assistenciais

Gestantes alérgicas à penicilina devem ser dessensibilizadas e, então, tratadas com o medicamento.

A posologia da penicilina na gestação depende do estágio da doença:

- Sífilis primária, secundária e latente recente (< 2 anos): penicilina G benzatina na dose de 2.4000.000 UI, por via intramuscular (1 ampola de 1.200.000 UI em cada glúteo).
- Sífilis de duração indeterminada e latente tardia (> 2 anos): penicilina G benzatina na dose de 2.400.000 UI, por via intramuscular (1 ampola de 1.200.000 UI em cada glúteo), 1 vez por semana, por 3 semanas consecutivas.

Além do tratamento medicamentoso, é fundamental pesquisar vírus da imunodeficiência humana (HIV) e demais ISTs, notificar casos de sífilis na gestação e tratar todos os parceiros sexuais da gestante. Os parceiros sexuais devem ser tratados com dose única de 2.400.000 UI de penicilina G benzatina, não sendo recomendada a realização de sorologia antes do tratamento.

A alergia à penicilina tem prevalência de 5-10%, tratando-se de uma reação mediada por IgE que se caracteriza por urticária, broncoespasmo e anafilaxia. Após um episódio de alergia à penicilina, novas exposições podem desencadear anafilaxia. Na Clínica Obstétrica do HCFMUSP, preconiza-se que gestantes com suspeita de alergia à penicilina sejam encaminhadas ao Setor de Imunologia para realização de teste cutâneo diagnóstico e dessensibilização à penicilina. Em caso de outros tipos confirmados de hipersensibilidade à penicilina (síndrome de Stevens-Johnson, necrólise epidérmica tóxica, nefrite intersticial e anemia hemolítica), é contraindicada a realização de teste cutâneo e de dessensibilização. Essas pacientes devem ser tratadas com ceftriaxona na dose de 1 g, por via intramuscular, porém com risco de transmissão vertical.

Acompanhamento pós-tratamento

Frente a um caso de sífilis na gestação, é necessária a realização de ultrassonografia morfológica e avaliação mensal do crescimento fetal. Além disso, é fundamental o monitoramento da resposta imune após o tratamento. A resposta imune habitual de cura da sífilis inclui queda nos títulos dos testes não treponêmicos nos primeiros meses e negativação após 6-12 meses.

O monitoramento pós-tratamento envolve realização mensal de teste não treponêmico (VDRL ou RPR), de preferência realizando sempre o mesmo teste, uma vez que os títulos do VDRL e do RPR não são equiparáveis entre si.

A resposta esperada após o tratamento adequado é a queda de pelo menos 2 titulações (p. ex., de 1:32 para 1:8) em até 6 meses após o tratamento.

Novo tratamento com 3 doses de penicilina G benzatina está indicado nas seguintes situações:

- Tratamento inicial inadequado para a fase da doença (menos que 3 doses ou intervalo > 1 semana entre as doses).
- Aumento da titulação em 2 diluições (p. ex., de 1:4 para 1:16) em qualquer momento.
- Persistência do título após 6 meses do tratamento inicial.
- Recorrência de sinais ou sintomas de sífilis.

- **Assistência pré-natal**

A sorologia para sífilis deve ser solicitada durante o pré-natal no primeiro trimestre (ou na primeira consulta de pré-natal), no terceiro trimestre (entre 30-32 semanas) e na admissão para o parto, neste último caso utilizando-se o teste rápido para detecção de sífilis. Da mesma forma, o teste rápido deve ser realizado nos casos de curetagem pós-abortamento.

A Figura 41.1 ilustra o algoritmo de decisão clínica da Clínica Obstétrica do HCFMUSP. Todos os casos com evidência ou suspeita de doença ativa devem ser tratados como descrito anteriormente. Em casos com infecção documentada, deve ser realizada ultrassonografia morfológica para avaliação de acometimento fetal, bem como acompanhamento do crescimento e da vitalidade fetal.

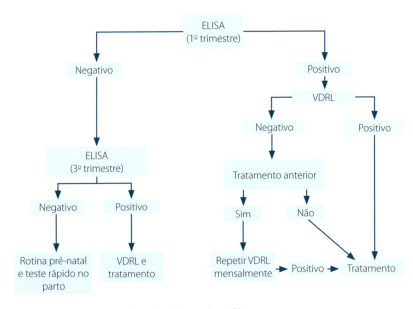

Figura 41.1 – Protocolo de decisão clínica sobre sífilis em gestantes.

Clamídia

A infecção por *Chlamydia trachomatis* está relacionada com complicações ginecológicas e obstétricas, como doença inflamatória pélvica, gravidez ectópica, infertilidade e dor pélvica crônica em mulheres em idade reprodutiva. Trata-se de uma doença de manifestação clínica silenciosa, cujo diagnóstico muitas vezes é realizado na vigência de complicações inerentes à infecção.

Sua prevalência na população geral varia de 3-5%, podendo chegar a 18% em algumas regiões do Brasil. Os fatores de risco relacionados à infecção pela clamídia são: idade menor que 25 anos, troca de parceiro ou múltiplos parceiros, ausência do uso de métodos anticoncepcionais de barreira, interrupção voluntária da gestação e antecedente de IST.

O quadro clínico materno geralmente é inespecífico e pode se manifestar com dor em região hipogástrica, disúria, dispareunia e corrimento mucopurulento. A maioria das mulheres portadoras serão oligo ou assintomáticas.

A possibilidade de infecção por clamídia deve ser considerada como diagnóstico diferencial de infecção de trato urinário inferior em pacientes com disúria, leucocitúria e urocultura negativa.

Implicações obstétricas

No período periconcepcional, a infecção por clamídia está relacionada a infertilidade e gestação ectópica. Durante a gravidez, associa-se, principalmente, à rotura prematura de membranas e à prematuridade.

Mais comumente, a contaminação do recém-nascido ocorre por contato com a flora vaginal materna no momento do parto, contudo existem relatos de infeção neonatal após parto cesariana, sugerindo que haja transmissão vertical também por ascensão do microrganismo no trato genital.

A manifestação neonatal mais comum da infecção por clamídia é a conjuntivite, que costuma ser autolimitada, porém pode evoluir com sequelas. Além disso, cerca de 16% dos recém-nascidos expostos à clamídia podem desenvolver quadro pulmonar conhecido como pneumonia afebril do lactente, caracterizado por dispneia, desconforto respiratório, tosse e febre baixa ou ausência de febre.

Diagnóstico

No HCFMUSP, o diagnóstico molecular é realizado pelo teste de detecção qualitativa de agentes de IST. O teste detecta a presença de *Chlamydia trachomatis*, *Neisseria gonorhoeae*, *Trichomonas vaginalis* e *Mycobacterium genitallium* em raspado genital.

Capítulo 41 Infecções Sexualmente Transmissíveis na Gestação **443**

No Brasil, o rastreamento de gestantes só está recomendado em populações de alto risco para infecção genital ou para prematuridade. Deve-se ressaltar, no entanto, que algumas diretrizes internacionais admitem a pesquisa de clamídia em todas as gestantes.

Tratamento

O tratamento da infecção por clamídia durante a gestação é mandatório e reduz significativamente o risco de complicações obstétricas e neonatais, sem malefício aparente.

O tratamento de escolha na gravidez é realizado com azitromicina, na dose de 1 g, por via oral, em administração única.

O parceiro sexual da paciente infectada deve ser tratado preferencialmente com azitromicina (dose única) ou doxiciclina na dose de 100 mg, por via oral, a cada 12 horas, por 7 dias.

Gonorreia

A gonorreia é causada pela bactéria *Neisseria gonorrhoeae*, um diplococo Gram-negativo, parasita humano obrigatório. O período de incubação varia de 2-5 dias.

Atualmente, a gonorreia apresenta baixa prevalência em gestantes (aproximadamente 0,5%). Aproximadamente 50% das mulheres contaminadas são assintomáticas. Os sintomas mais frequentes são corrimento purulento, dor em baixo-ventre e disúria. O quadro de cervicite costuma ser mais exuberante que o causado por clamídia, apresentando colo uterino hiperemiado e friável, além de corrimento abundante, frequentemente purulento.

Implicações obstétricas

Nas gestantes, a gonorreia é causa de abortamento, gravidez ectópica, trabalho de parto prematuro, rotura prematura de membranas ovulares, corioamnionite, infecção puerperal, baixo peso ao nascer e infecção neonatal.

A infecção neonatal se manifesta mais frequentemente pela forma ocular (*oftalmia neonatorum*), resultante da contaminação durante a passagem pelo canal de parto infectado. O quadro clínico apresenta-se como conjuntivite purulenta por um período que varia de 2-3 dias após o parto. Se não tratada, pode causar perfuração do globo ocular e cegueira.

Diagnóstico

A cultura em ágar Thayer-Martin é considerada o teste padrão-ouro para o diagnóstico de gonorreia, permitindo também a realização de antibiograma.

440 Protocolos Assistenciais

As secreções endocervicais, uretrais e/ou anais coletadas por meio de *swab* são frequentemente utilizadas para diagnóstico. No HCFMUSP, a pesquisa do agente é realizada por teste molecular, como descrito no tópico anterior.

Todas as gestantes com gonorreia devem ser avaliadas para infecção concomitante por clamídia, uma vez que a coinfecção está presente em cerca de 10-30% das pacientes.

Tratamento

O tratamento da infecção gonocócica tem se mostrado complexo em razão das taxas de resistência antimicrobiana do *N. gonorrhoeae*. Desse modo, recomenda-se terapia antimicrobiana combinada com o intuito de aumentar a eficácia do tratamento. Gestantes com infecção não complicada pelo gonococo, bem como as parcerias sexuais, devem ser tratadas com ceftriaxona na dose de 250 mg, por via intramuscular, em administração única, associada à azitromicina, na dose de 1 g, por via oral, em dose única.

▶ Tricomoníase

A tricomoníase é causada pelo *Trichomonas vaginalis*, um protozoário flagelado. É doença de transmissão essencialmente sexual.

A tricomoníase manifesta-se como cervicovaginite, com corrimento vaginal amarelo ou esverdeado, em grande quantidade, com odor fétido e bolhoso ao exame especular. Muitas vezes, esses sintomas e sinais se acompanham de irritação vulvar e uretral intensa. O colo uterino pode se apresentar hiperemiado, com pontos de sangramento e aspecto dito "de framboesa". Ainda assim, muitas mulheres podem apresentar-se assintomáticas no momento do exame.

Implicações obstétricas

A tricomoníase durante a gestação está relacionada a trabalho de parto prematuro, rotura prematura de membranas ovulares e baixo peso ao nascer. Por ser causa de complicações obstétricas graves, deve ser tratada inclusive nas gestantes assintomáticas.

Diagnóstico

O diagnóstico pode ser realizado por microscopia da secreção vaginal e visualização direta do protozoário em material colhido a fresco. O exame bacterioscópico também pode mostrar abundantes polimorfonucleares e coloração Gram-negativa do parasita.

A presença de tricomonas no exame de colpocitologia oncótica é indicativa de tratamento em gestantes e seus parceiros.

Capítulo 41   Infecções Sexualmente Transmissíveis na Gestação   **445**

Tratamento

O tratamento com metronidazol na dose de 2 g, por via oral, em administração única, é seguro em todos os trimestres da gestação, reduzindo rapidamente os sintomas. Outra opção com menos efeitos colaterais é o metronidazol na dose de 400 mg, por via oral, a cada 12 horas, por 7 dias. O uso de gel vaginal à base de metronidazol é recomendado como terapia adjuvante, para alívio dos sintomas, mas não é eficaz quando utilizado isoladamente. Os parceiros de gestantes infectadas também devem ser tratados.

◗ Herpes Genital

O herpes genital é causado pelo herpesvírus (HSV), um DNA-vírus. O HSV-2 é responsável por grande parte das lesões genitais, embora elas também possam ser causadas pelo HSV-1.

Estudos norte-americanos apontam para uma prevalência de 30% de anticorpos anti-HSV-2 em mulheres em idade reprodutiva, e o herpes é considerado uma das causas mais comuns de úlceras genitais.

As manifestações clínicas do herpes dependem da fase de infecção:

- Primoinfecção: vesículas genitais, que evoluem para úlceras dolorosas, com um período de resolução aproximado de 10-20 dias. A linfadenomegalia inguinal geralmente acompanha o surgimento das lesões genitais. Pode haver, ainda, disúria e retenção urinária.
- Infecção recorrente: trata-se da reativação do herpes genital. Os sintomas tendem a ser locais, com úlceras genitais dolorosas. A extensão e a duração das lesões são menores que na primoinfecção.

Implicações obstétricas

O risco de transmissão vertical é maior na infecção primária (de 41-50%), sendo rara sua ocorrência nos episódios de recidiva (0-3%). A transmissão vertical ocorre, em 85% das vezes, durante o parto ou próximo a ele.

Alguns estudos revelam maiores taxas de prematuridade em gestantes que apresentam primoinfecção pelo HSV-2.

O herpes neonatal é a infecção do recém-nascido resultante da passagem por canal de parto contaminado. Trata-se de infecção sistêmica rara, porém potencialmente grave. A maioria dos neonatos adquire a forma leve da doença, que permanece localizada em pele, olhos e boca. O acometimento do sistema nervoso central e os casos de doença disseminada apresentam mortalidade que varia de 15-57%.

Diagnóstico

O método diagnóstico de primeira escolha é a detecção de partículas virais, por microscopia eletrônica, em raspado das úlceras.

O rastreamento universal não é recomendado, uma vez que a prevalência de excreção viral em pacientes assintomáticas é pequena e sua relação com a doença neonatal não está bem estabelecida.

Tratamento

O tratamento é composto por medidas de suporte e terapêutica medicamentosa. As medidas de suporte incluem analgésicos, banho de assento e gel de lidocaína. O tratamento antiviral deve ser realizado com medicação oral, já que antivirais tópicos não reduzem a dor nem o tempo de doença.

O tratamento deve ser mantido por 7-10 dias, podendo ser prolongado se não houver cura completa das lesões no décimo dia. As opções terapêuticas incluem:

- Aciclovir: 400 mg, 3 vezes por dia.
- Valacilovir: 500 mg, 2 vezes ao dia.

Em gestantes com antecedente de herpes recorrente durante a gravidez, pode-se considerar o tratamento supressor nas últimas semanas da gestação com o intuito de reduzir a recorrência de lesão herpética ativa e, portanto, diminuir o risco de indicação de cesárea. A despeito do efeito protetor quanto às lesões ativas e à redução da carga viral no momento do parto, não existe evidência sobre os efeitos na incidência de herpes neonatal. O tratamento supressor consiste na administração oral de aciclovir, na dose de 400 mg, 3 vezes por dia, a partir de 36 semanas de gestação até o parto.

Conduta obstétrica

A cesárea é recomendada para paciente com lesão ativa no momento do parto, em especial nos casos de primoinfecção, em virtude do alto risco de transmissão vertical.

Não existe indicação de cesárea em pacientes com lesão herpética ativa não genital, assim como não há indicação de cesárea para pacientes assintomáticas com antecedente de lesão no início da gravidez.

Bibliografia

- ACOG Committee on Practice Bulletins. ACOG Practice Bulletin: Clinical management guidelines for obstetrician-gynecologists. N. 82 June 2007. Management of herpes in pregnancy. Obstet Gynecol. 2007; 109(6):1489-98.

Capítulo 41 — Infecções Sexualmente Transmissíveis na Gestação

- Azevedo MJN, Nunes SS, Oliveira FG, Rocha DAP. High prevalence of Chlamydia trachomatis in pregnant women attended at Primary Health Care services in Amazon, Brazil. Rev Inst Med Trop São Paulo. 2019. 61:e6.
- Brasil. Ministério da Saúde. Secretaria de Vigilância em Saúde. Boletim epidemiológico de sífilis. 2019; V(01). Disponível em: http://www.aids.gov.br/pt-br/pub/2019/boletim-epidemiologico-sifilis-2019.
- Brasil. Ministério da Saúde. Secretaria de Vigilância em Saúde. Departamento de Doenças de Condições Crônicas e Infecções Sexualmente Transmissíveis. Protocolo clínico e diretrizes terapêuticas para a prevenção da transmissão vertical de HIV, sífilis e hepatites virais. Brasília: Ministério da Saúde, 2019.
- Brasil. Ministério da Saúde. Secretaria de Vigilância em Saúde. Departamento de Doenças de Condições Crônicas e Infecções Sexualmente Transmissíveis. Protocolo clínico e diretrizes terapêuticas para atenção integral às pessoas com infecções sexualmente transmissíveis (IST). Brasília: Ministério da Saúde, 2020.
- Carretti M. Implementação do teste rápido para Sífilis nas parturientes da Clínica Obstétrica do HCFMUSP. Monografia. São Paulo: Clínica Obstétrica HCFMUSP, 2016.
- Givner LB, Rennels MB, Woodward CL, Huang SW. Chlamydia trachomatis infection in infant delivered by cesarian section. Pediatrics. 1981; 68(3):420-1.
- Glassford M, Davis M, Rivas S. Sexually transmitted infections in pregnancy: An update for primary care providers. Nurs Clin North Am. 2020; 55(3):403-16.
- Kollman TR, Dobson SRM. Syphilis. In: Wilson CB, Nizet V, Maldonado YA, Remington JS, Klein JO, editores. Infectious diseases of the fetus and newborn infant. Philadelphia: Saunders, 2016. p. 512-43.
- Magriples U, Copel JA. Can risk factor assessment replace universal screening for gonorrhea and Chlamydia in the third trimester? Am J Perinatol. 2001; 18(8):465-8.
- Ministério da Saúde. Secretaria de Vigilância em Saúde. Boletim Epidemiológico de Sífilis 2019. Departamento de Doenças de Condições Crônicas e Infecções Sexualmente Transmissíveis. Brasília, Brasil.
- Rours GI, Duijts L, Moll HA, Arends L, Groot R, Jaddoe VW, et al. Chlamydia trachomatis infection during pregnancy associated with preterm delivery: A population-based prospective cohort study. Eur J Epidemiol. 2011; 26(6):493-502.
- Silveira MF, Sclowitz IKT, Entiauspe LG, Mesenburg MA, Stauffert D, Bicca GLO, et al. Chlamydia trachomatis infection in young pregnant women in Southern Brazil: A cross-sectional study. Cad Saúde Pública. 2017; 33(1):e00067415.
- Williams CL, Harrison LL, Llata E, Smith RA, Meites E. Sexually transmitted diseases among pregnant women: 5 States, United States, 2009-2011. Matern Child Health J. 2019; 22(4):538-45.
- Workowski KA, Bolan GA; Centers for Disease Control and Prevention. Sexually transmitted diseases treatment guidelines, 2015. MMWR Recomm Rep. 2015; 64(RR-03):1-137.
- World Health Organization. Sexually transmitted infections. [Acessado em: 15 mai 2021]. Disponível em: https://www.who.int/health-topics/sexually-transmitted-infections.
- World Health Organization. Syphilis in pregnancy. [Acessado em: 15 mai 2021]. Disponível em: https://www.who.int/gho/sti/pregnancy/en/.
- Zugaib M, Francisco RPV, editores. Doenças sexualmente transmissíveis. In: Zugaib obstetrícia. Barueri: Manole, 2016. p. 1070-6.

capítulo 42

Infecção do Trato Urinário

Eliane Azeka Hase

A infecção do trato urinário (ITU) é definida como a multiplicação de microrganismos no trato urinário. Embora a bacteriúria assintomática seja a forma mais comum na gravidez, a infecção sintomática é causa de cistite e pielonefrite.

Etiologia

Os agentes etiológicos responsáveis por infecções do trato urinário são:
- Gram-negativos: *Escherichia coli* (65-80% dos casos), *Proteus mirabilis, Klebsiella* e *Enterobacter.*
- Gram-positivos: *Staphylococcus saprophyticus, Enterococcus faecalis* e *Streptococcus* do grupo B.
- Outros: *Gardnerella vaginalis, Chlamydia trachomatis* e *Ureaplasma urealyticum.*

Fatores de Risco para Infecção do Trato Urinário

São considerados fatores de risco para a ocorrência de infecção do trato urinário: gravidez, paridade, etnia, nível socioeconômico baixo, promiscuidade sexual, idade avançada, anemia falciforme, imunossupressão, história de infecções urinárias prévias, litíase renal, diabetes *mellitus*, anomalias funcionais e anomalias anatômicas do trato urinário.

Diagnóstico

O diagnóstico da infecção urinária é clínico e confirmado laboratorialmente pelos exames de urocultura, urina tipo 1 com avaliação do sedimento urinário e hemograma.

A urocultura é considerada exame essencial para o diagnóstico de infecção urinária na gestação; no entanto, enquanto se aguarda a confirmação da infecção pela urocultura, outros exames podem sugerir infecção e orientar ini-

450 Protocolos Assistenciais

cialmente a conduta terapêutica. O exame microscópico da urina pode revelar bactérias e número anormal de leucócitos, hematúria, cilindrúria e presença de nitrito. Alteração do hemograma revelando anemia, monocitose e desvio à esquerda sugere gravidade da infecção. Na suspeita de pielonefrite aguda, a piúria é um achado comum no exame laboratorial e a hemocultura pode ser positiva em mais de 15% dos casos.

Bacteriúria assintomática

Bacteriúria assintomática é a atividade persistente de multiplicação bacteriana com colonização do trato urinário e ausência de sinais e sintomas clínicos de infecção. A prevalência varia de 2-10% na gravidez. O seu diagnóstico é realizado pela urocultura. A bacteriúria é considerada significativa quando o exame de urocultura revelar presença de pelo menos 100.000 UFC/mL ou 100 UFC/mL por sondagem vesical e por um único agente.

A pesquisa da bacteriúria assintomática na gestação é de extrema importância porque, se não for tratada, cerca de 20-40% das gestantes infectadas irão desenvolver infecção sintomática aguda durante a gestação, e esse risco é reduzido em 70-80% se a condição for tratada. A bacteriúria está associada a maior incidência de parto prematuro, pielonefrite, recém-nascidos de baixo peso (< 2.500 g) e com restrição de crescimento fetal e maiores taxas de mortalidade perinatal.

Verificou-se, ainda, que se a urocultura inicial, realizada entre 12-16 semanas para rastreamento de infecção do trato urinário, for negativa, a bacteriúria irá se desenvolver apenas em 1-2% das gestantes e, portanto, a repetição do exame durante a gestação não será necessária, com exceção daquelas pacientes com história de infecções urinárias recorrentes ou fatores de risco associados. Nesses casos, é recomendável repetir o exame no terceiro trimestre da gestação (28 semanas) ou, dependendo do caso, até mensalmente.

Cistites e uretrites

A cistite é definida como uma bacteriúria presente e sintomática associada à inflamação da mucosa vesical. É caracterizada por disúria, urgência e alteração da frequência das micções. O exame do sedimento urinário pode mostrar piúria, bacteriúria e hematúria, porém a urocultura é fundamental para identificar o agente etiológico e o tratamento correto. Embora a maioria dos casos de cistite não apresente complicações, alguns podem evoluir para infecção do trato urinário superior por infecção ascendente. Cerca de 40% das gestantes com pielonefrite aguda apresentam previamente sintomas de infecção do trato urinário inferior.

Capítulo 42 Infecção do Trato Urinário **451**

Pielonefrite aguda

A pielonefrite é definida como uma bacteriúria presente e sintomática associada a inflamação do parênquima, dos cálices e da pelve renal. É uma das complicações graves e mais frequentes na gestação e está associada a morbidades e mortalidades materna e fetal. Ocorre em 1-2% das gestações, porém essa incidência depende da prevalência e do tratamento da bacteriúria assintomática. A pielonefrite ocorre em 90% dos casos no segundo e no terceiro trimestres. Geralmente, é unilateral, do lado direito, e na maioria dos casos a infecção do parênquima renal é causada por bactéria proveniente da infecção do trato inferior.

• Sinais e sintomas

O quadro clínico agudo inclui febre (em geral acima de 38ºC), calafrios, dor lombar, prostração, aumento significativo da sensibilidade do ângulo costovertebral e abdominal. Podem ocorrer anorexia, náuseas e vômitos e os sintomas de cistite podem ou não estar presentes. Entre os casos graves de pielonefrite, cerca de 20% evoluem com complicações que incluem síndrome do choque séptico e síndrome da angústia respiratória aguda (SARA); instabilidade do sistema termorregulador, alteração da função renal (25% dos casos), anemia (25 a 66% dos casos), septicemia e insuficiência respiratória (2 a 8% dos casos) decorrentes da reação inflamatória mediada por endotoxinas liberadas na circulação sistêmica, pela lise ou multiplicação das bactérias Gram-negativas, que levam à lesão alveolar e ao edema intersticial pulmonar. Esse fenômeno pode ocorrer em até 24 horas após o início do tratamento com antibacterianos, por causa da exposição maciça da paciente às endotoxinas; entretanto, apesar dos efeitos adversos dos agentes quimioterápicos, esses geralmente levam à cura rápida da infecção.

Deve-se fazer o diagnóstico diferencial com doença inflamatória pélvica, colecistite aguda, apendicite aguda, víscera perfurada e pneumonia de lobo inferior.

▶ Orientações e Tratamento

Medidas gerais e preventivas

- Ingerir pelo menos 2 L/dia de água.
- Esvaziamento vesical regular.
- Cuidados com a higiene pessoal: higiene correta após urinar e se banhar.
- Evitar relações sexuais quando estiver em tratamento para infecção do trato urinário.

452 Protocolos Assistenciais

- Evitar uso de *sprays* de higiene feminina, cremes antissépticos ou duchas perfumadas que podem irritar a uretra.
- Preferir roupas de algodão ou roupas íntimas e calcinhas de algodão e evitar usar calças apertadas.

Escolha do antimicrobiano

- Atividade contra uropatógenos mais frequentes nas infecções do trato urinário.
- Concentração e níveis inibitórios adequados na urina.
- Capacidade de erradicar os uropatógenos, sem alteração das floras vaginal e retal.
- Custos e efeitos colaterais que permitam tolerância e aderência da paciente ao tratamento proposto.

Bacteriúria assintomática

- Exames: urocultura. Recomenda-se a sua realização para todas as gestantes, de preferência entre 12-16 semanas de gestação, como rastreamento de bacteriúria assintomática.
- Tratamento: inicialmente, recomendam-se nitrofurantoína na dose de 400 mg/dia, amoxicilina na dose de 750 mg/dia, ou amoxicilina + clavulanato ou cefalosporinas durante 7-10 dias. Nos casos de infecção por *Streptococcus agalactiae*, utilizar ampicilina na dose de 500 mg, a cada 6 horas. Todos os medicamentos devem ser administrados por via oral. Deve-se adequar esquema de acordo com o antibiograma. Nos casos de antecedente de infecção urinária de repetição, preconiza-se tratamento por 10 dias em razão do risco de evolução para pielonefrite.

Repetição da urocultura 1 semana após o tratamento. Se for negativa, a paciente está tratada, mas, se houver persistência ou reaparecimento da bactéria no exame de cultura, o tratamento é repetido de acordo com o antibiograma e sugere-se profilaxia com nitrofurantoína na dose de 50-100 mg, por via oral, à noite, até o parto. Recomendamos repetir a urocultura pelo menos 1 vez no terceiro trimestre (28 semanas) e, se houver persistência ou reaparecimento da bactéria, o tratamento será repetido de acordo com o antibiograma. Destaca-se que a nitrofurantoína deve ser evitada no primeiro trimestre e, se for administrada a pacientes ou fetos com deficiência de glicose-6-fosfato desidrogenase, pode levar à anemia hemolítica. Trimetoprima/sulfametoxazol podem ser utilizados apenas no segundo trimestre da gestação, pois a sulfonamida pode levar a hiperbilirrubinemia fetal. A combinação com trimetoprima aumenta a eficácia da sulfonamida, porém, se

Capítulo 42 — Infecção do Trato Urinário **453**

utilizado no primeiro trimestre, pode levar a dano fetal, pois é um agente antifolato e age por meio da inibição da di-hidrofolato redutase.

- Deve-se evitar quinolonas por causa de seu possível efeito carcinogênico e mutagênico, podendo também causar alterações articulares.

Casos não complicados de cistite

- Exames: urocultura, urina tipo 1 e hemograma.
- Tratamento: antitérmico (se houver febre), hidratação e antibioticoterapia.

Preconiza-se utilizar empiricamente nitrofurantoína, amoxicilina, amoxicilina + clavulanato ou cefalosporina de primeira geração, por via oral, durante 7-10 dias, com mudança de antibiótico de acordo com o resultado da urocultura e do antibiograma, se necessário. Recomenda-se tratamento com amoxicilina nos casos de infecção por *Enterococcus faecalis*.

Deve-se repetir urocultura 1 semana após o tratamento. Se for negativa, a paciente está tratada, mas, se houver persistência ou reaparecimento da bactéria no exame de cultura, o tratamento é repetido de acordo com o antibiograma e indicamos profilaxia com nitrofurantoína na dose de 50-100 mg, por via oral, à noite, até o parto. Recomendamos repetir urocultura pelo menos 1 vez no terceiro trimestre (28 semanas), e, se houver persistência ou reaparecimento da bactéria no exame de cultura, o tratamento será repetido de acordo com o antibiograma. Se a gestante tiver risco aumentado para complicações infecciosas na gestação (p. ex., diabetes *mellitus*, anemia falciforme, cálculo renal etc.), a profilaxia pode ser considerada após o primeiro episódio de infecção do trato urinário na gestação.

Recomenda-se profilaxia pós-coital em gestantes com infecções de repetição antes da gestação e que parecem estar relacionadas com relação sexual. Preconiza-se, nesses casos, por via oral utilizar dose única de 50 mg de nitrofurantoína ou de 250 mg de cefalexina por via oral após o coito.

Casos complicados de cistite e pielonefrite aguda

- Conduta: internação da paciente.
- Avaliação de sinais vitais.
- Coleta de exames: urina tipo 1, urocultura, reação em cadeia da polimerase (PCR), hemograma com contagem de plaquetas, hemocultura, creatinina sérica e eletrólitos.
- Ultrassonografia de rins e vias urinárias nos casos graves.
- Antitérmico.
- Hidratação parenteral com solução cristaloide.
- Medicação parenteral até permanecer afebril por 24-48 horas e com melhora clínica.

454 Protocolos Assistenciais

Os agentes antimicrobianos de escolha preconizados são as cefalosporinas, por 14 dias de tratamento. Deve-se introduzir inicialmente cefalosporinas de primeira geração, como cefazolina, na dose de 1 g, por via endovenosa, a cada 8 horas, ou cefalotina, na dose de 1 g, por via endovenosa, a cada 6 horas. Nos casos mais complicados, com recorrência de infecção, administra-se ceftriaxona, na dose de 1 g, por via endovenosa, a cada 12 horas, com mudança de antibiótico de acordo com o resultado da urocultura e do antibiograma, se necessário. Ao iniciar a terapia parenteral, deve-se reavaliar em 48 horas a fim de passar a medicação para via oral. A medicação por via oral deve ser mantida até completar 14 dias de tratamento.

▶ Acompanhamento

Em gestantes com pielonefrite aguda e em casos de septicemia, os sintomas devem regredir em 48-72 horas. Caso não ocorra melhora, deve-se proceder à investigação de outros diagnósticos. Se não for identificado outro agente etiológico, a paciente deverá ser submetida a outro exame de cultura, ultrassonografia de rins e vias urinárias, pesquisa de obstrução ureteral secundária à nefrolitíase ou anomalia congênita e presença de abscesso. A terapia deverá ser mudada com base nos dados de suscetibilidade.

Imediatamente após o tratamento, recomenda-se profilaxia com nitrofurantoína na dose de 100 mg, por via oral, à noite, até o parto, por causa do risco de evolução com bacteriúria recorrente e novo episódio de pielonefrite na mesma gestação.

Após 1 semana do tratamento, deve-se repetir urocultura quantitativa, referindo os antibióticos em uso. Se for negativa, mantém-se a profilaxia e recomenda-se repetir urocultura pelo menos 1 vez no terceiro trimestre (28 semanas), mas, se houver persistência ou reaparecimento da bactéria no exame de cultura, o tratamento será repetido de acordo com o antibiograma. Destaca-se que deve-se lembrar sempre de tratar adequadamente leucorreias que podem estar associadas à infecção urinária.

Pacientes com história de bacteriúrias recorrentes ou persistentes devem realizar urocultura e avaliação urológica completa do trato urinário após o parto.

▶ Bibliografia

- Aboubakr M, Elbadawy M, Soliman A, El-Hewaity M. Embriyotoxic and teratogenic effects of norfloxacin in pregnant female albino rats. Adv Pharmacol Sci. 2014; 2014:924706,1-6.
- ACOG Educational Bulletin: Antimicrobial therapy for obstetric patients n. 245, March 1998 (replaces n. 117, June 1988). American College of Obstetricians and Gynecologists. Int J Gynaecol Obstet. 1998; 61(3):299-308.

Capítulo 42 — Infecção do Trato Urinário

- Andriole VR, Patterson TE. Epidemiology, natural history and management of urinary tract infections in pregnancy. Med Clin North Am. 1991; 75(2):359-73.
- Committee Opinion n. 717: Sulfonamidesm nitrofurantoin, and risk of birth defects. Obstet Gynecol. 2017; 130(3):e150-2.
- Connolly AM, Thorp Jr. JM. Urinary tract infections in pregnancy. Urol Clin North Am. 1999; 26(4):779-87.
- Cunningham GF, Leveno KJ, Bloom SL, et al. Renal and urinary tract disorders. In: Williams obstetrics. 25. ed. Nova York: McGraw-Hill Education, 2018. p.2 268-78.
- Delzell Jr. JE, Lefevre ML. Urinary tract infections during pregnancy. Am Fam Physician. 2000; 61(3):713-21.
- Hooton TM, Gupta K. Urinary tract infections and asymptomatic bacteriuria in pregnancy. Bloom A, editor. UpToDate. Waltham, MA: UpToDate Inc. Disponível em: https://www.uptodate.com/contents/urinary-tract-infections-and-asymptomatic-bacteriuria-in-pregnan-cy?search=Urinary%20tract%20infections%20and%20asymptomatic%20bacteriuria%20in%20pregnancy&source=search_result&selected-Title=1~150&usage_type=default&display_rank=1.
- Lin K, Fajardo K; US Preventive Services Task Force. Screening for asymptomatic bacteriuria in adults: Evidence for the US Preventive Task Force reaffirmation recommendation statement. Ann Inter Med. 2008; 149(1):W20-4.
- Lucas MJ, Cunningham FG. Urinary infection in pregnancy. Clin Obstet Gynecol. 1993; 36(4):855-68.
- Millar LK, Cox SM. Urinary tract infections complicating pregnancy. Infect Dis Clin North Am. 1997; 11(1):13-26.
- Nicolle LE, Gupta K, Bradley SF, Colgan R, DeMuri GP, Drekonja D, et al. Clinical practice guideline for the management of asymptomatic bacteriuria: 2019 Update by the Infectious Diseases Society of America. Clin Infect Dis. 2019; 68(10):e83-110.
- Patterson TF, Andriole VT. Detection, significance, and therapy of bacteriuria in pregnancy: Update in the managed health care era. Infect Dis Clin North Am. 1997; 11(3):593-608.
- Roberts JA. Management of pyelonephritis and upper urinary tract infections. Urol Clin North Am 1999; 26(4):753-63.
- Smaill F, Vazquez JC. Antibiotics for asymptomatic bacteriuria in pregnancy. Cochrane Database Syst Rev 2007; (2):CD000490.
- Weissenbacher ER, Reisenberger K. Uncomplicated urinary tract infections in pregnant and non-pregnant women. Curr Opin Obstet Gynecol. 1993; 5(4):513-6.

capítulo 43

Infecção pelo Papilomavírus Humano e Carcinoma de Colo Uterino

Eliane Azeka Hase
Victor Ishii

O câncer de colo de útero constitui o terceiro mais frequente entre as mulheres, sendo a quarta causa de morte, por câncer, no Brasil. Em 1920, o grego George Papanicolaou iniciou seus estudos em citologia cervical, conseguindo identificar diferenças entre os padrões de células cancerígenas e normais. Posteriormente, lançou o livro *Diagnosis of uterine cancer by the vaginal smear*, em 1943, apresentando a colpocitologia oncótica, teste simples que se tornou a base para o rastreamento de câncer de colo uterino no mundo.

Na década de 1970, o virologista alemão Harald zur Hausen aventou a possibilidade da associação entre o papilomavírus humano (HPV) e o câncer de colo de útero. Em 1983, identificou-se o HPV 16 em parte das amostras de biópsia feitas em pacientes com câncer cervical. Essa associação foi confirmada por diversos estudos subsequentes, possibilitando o aumento do conhecimento sobre o assunto e avanço no acompanhamento e no rastreamento de câncer de colo uterino.

No Brasil, a preocupação com o controle em relação ao câncer de colo de útero teve início em 1956, porém somente com a instituição do Programa Nacional de Controle do Câncer do Colo do Útero, em 1998, esse cuidado adquiriu uma abrangência nacional. Sendo, a partir de então, preconizada a avaliação sistemática de todas as mulheres.

Na gestação, não há evidências de que exista ou não piora no prognóstico dessa patologia, não havendo também diferença de incidência de lesões precursoras entre gestantes e não gestantes na mesma faixa etária. Apesar disso, é nesse período que muitas mulheres buscam um serviço de saúde, sendo este o momento oportuno para o início ou a retomada do rastreamento de câncer de colo uterino.

▶ Prevalência no Brasil

Segundo o Estudo Epidemiológico sobre a Prevenção Nacional de Infecção pelo HPV (POP-Brasil), com publicação realizada em 2017, a prevalência de HPV na amostra estudada foi de 54,6%, sendo maior nas regiões Nordeste

458 Protocolos Assistenciais

e Centro-Oeste. Os genótipos de alto risco estavam presentes em 38,4% da amostra estudada.

▶ Papilomavírus Humano

O papilomavírus humano (HPV) é um DNA vírus da família *Papillomaviridae*, gênero *Papillomavirus*. Ele tem o tamanho de 55 nm e é composto por 8 mil pares de base. Seu genoma é formado por DNA, recoberto por capsídeo icosaédrico constituído por 72 capsômeros, sendo dividido em 3 regiões: precoce (E), tardia (L) e região regulatória contracorrente (URR). A região L é responsável pela codificação de proteínas que formam o capsídeo viral. A região E é responsável pela codificação de proteínas com funções reguladoras da atividade celular, sendo as regiões E6 e E7 importantes, pois estão associadas com a função supressora de tumores p53 e pRB.

Há um tropismo do vírus pelas células epiteliais, realizando sua replicação em seu núcleo. Já foram identificados cerca de 200 tipos de HPV, sendo classificados em tipos de alto risco neoplásico (16, 18, 31, 33, 35, 39, 45, 50, 51, 52, 53, 55, 56, 58, 59, 64 e 68) e baixo risco neoplásico, mais associados a verrugas genitais (6, 11, 26, 30, 40, 42, 43, 44, 54, 70 e 73).

▶ Patogênese

A infecção se inicia na camada basal da epiderme, em decorrência de microabrasões e microlesões na mucosa. Na camada proliferativa e nas células mais diferenciadas, é onde o vírus consegue realizar sua replicação.

Nas lesões malignas, o DNA viral se incorpora ao DNA do hospedeiro, ocorrendo uma desregulação dos oncogenes E6 e E7, que inativam a função inibidora de replicação celular da p53 e pRb, levando ao desenvolvimento de alterações neoplásicas. Alem dísso, a região E6 induz também de forma independente, a ação da telomerase, que age na prevenção do encurtamento de telômeros das células cancerígenas.

Nas lesões benignas, não ocorre incorporação ao DNA do hospedeiro, ficando o DNA viral em plasmídeo extracromossômico. Deficiência no sistema imunológico também contribui para a evolução das alterações citopatológicas.

▶ Fatores de Risco

Um maior número de parceiros sexuais parece estar relacionado com o aumento do risco de infecção pelo HPV, enquanto o início precoce da atividade sexual, o tabagismo, a paridade e o uso de contraceptivos hormonais estão mais associados à persistência da infecção.

Capítulo 43 Infecção pelo Papilomavírus Humano e Carcinoma de Colo Uterino **459**

Transmissão

A transmissão ocorre principalmente pela relação sexual, podendo decorrer do contato entre os genitais durante a relação, sexo oral, sexo anal e contato manual com a região genital. Outro meio de transmissão possível é pela via vertical, durante o parto.

História Natural

A maior parte das infecções têm regressão espontânea (70% dos casos em 1 ano e 91% em 2 anos), contudo cerca de 10% das mulheres permanecem com infecção persistente. O risco para progressão para câncer invasivo é de 1 a 2 mulheres por 1.000 não tratadas em um intervalo superior a 24 meses. Não há evidência de que a gestação influencie na progressão das lesões intraepiteliais.

Quadro Clínico

As lesões precursoras para câncer de colo uterino não apresentam sintomatologia. Por outro lado, o câncer de colo avançado pode evoluir com diversos sintomas, que serão descritos posteriormente.

Rastreamento do Câncer de Colo de Útero

O exame de escolha para realização do rastreamento do câncer de colo uterino no Brasil é a colpocitologia oncótica. De acordo com a diretriz do Instituto Nacional de Câncer (INCA), do Ministério da Saúde, esse exame deve ser iniciado aos 25 anos de idade (para pacientes imunossuprimidas, deve ser realizado após o início da atividade sexual). De acordo com o American College of Obstetricians and Gynecologists (ACOG), o rastreamento deve ter início aos 21 anos de idade.

Na Clínica Obstétrica do Hospital das Clínicas da Faculdade de Medicina da Universidade de São Paulo (HCFMUSP), realiza-se o rastreamento de todas as pacientes que iniciam o pré-natal, independente da idade, haja vista o perfil das gestantes atendidas nesse serviço e pela oportunidade de avaliação de pacientes com difícil acesso aos serviços de saúde.

A coleta deve ser realizada preferencialmente na primeira consulta, e sua realização parece não trazer nenhum risco para a gestação se feita de forma adequada. Tem sensibilidade que varia de 30-87% e especificidade de 86-100%.

- Método de coleta: posiciona-se o espéculo no canal vaginal para visualização adequada do colo uterino. Deve-se realizar rotação de 360° com espátula de Ayres em colo uterino, apoiando a parte maior da espátula sobre o orifício externo do colo. Após isso, realiza-se a rotação de 180° com escova

460 Protocolos Assistenciais

endocervical, abrangendo o canal cervical. O material colhido é aplicado em lâmina de vidro, em que se faz a aplicação de fixador de lâminas ou imersão em solução álcool 95%. Para a realização da coleta, devem ser observados os seguintes pontos:
– Não fazer uso de lubrificantes durante a coleta, evitando contaminação;
– Realizar a coleta antes do toque vaginal;
– Certificar-se da ausência de relação sexual nas últimas 48 horas;
– Certificar-se da ausência de infecções vaginais;
– Não ter realizado "ducha vaginal".

Alternativamente, alguns países têm implementado o rastreamento de câncer de colo uterino por meio da pesquisa de DNA-HPV. A coleta desse exame é realizada a cada 5 anos, a partir de 30 anos de idade, contudo o método ainda não é utilizado no Brasil.

Colposcopia

A colposcopia compreende um método de avaliação complementar aos resultados alterados advindos da colpocitologia oncótica e tem como objetivos identificar lesões pré-invasivas e invasoras, definir a sua extensão, guiar o local de biópsia e fazer o acompanhamento após tratamento.

Na gestação, a colposcopia tem como proposta principal descartar o diagnóstico de lesão invasiva. Tanto a colposcopia, quanto a realização de biópsia são seguros durante a gestação e suas indicações são descritas a seguir. Caso haja sangramento durante a realização do exame, este pode ser controlado com compressão local ou aplicação de percloreto férrico.

- Material: sala adequada com maca ginecológica de altura regulável, colposcópio, espéculo descartável, luvas, ácido acético 3-5%, solução iodada (lugol/ Schiller), algodão, pinça de biópsia, pinça Cheron e pote para armazenamento de material para avaliação anatomopatológica.

- Método: posicionar a paciente em posição ginecológica, realizando o ajuste de altura da maca. Realiza-se a avaliação inicial da vulva e, em seguida, faz-se a introdução delicada do espéculo sem lubrificante no canal vaginal. Na observação inicial do colo uterino e da parede vaginal, pode-se identificar lesões macroscópicas. Em seguida, aplica-se ácido acético 3-5%, que tem por finalidade coagular as proteínas intracelulares, reduzindo a transparência dos epitélios metaplásicos, displásicos e anormais, gerando o efeito acetobranco visualizado através do microscópio. Aplica-se, então, solução iodada, que cora as células maduras que contêm bastante glicogênio e não cora as células displásicas, sendo este o local com possibilidade de alteração histológica. Procede-se à biópsia, caso necessário, com pinça adequada e armazenamento de material em solução formol, com posterior hemostasia adequada do local.

Capítulo 43 · Infecção pelo Papilomavírus Humano e Carcinoma de Colo Uterino **461**

Conduta nos Casos de Alteração Citológica em Gestantes

Tabela 43.1 – Conduta em alteração citológica em gestantes

Diagnóstico citopatológico	Faixa etária	Conduta inicial	Imunossupressão
Células escamosas atípicas de significado indeterminado, possivelmente não neoplásicas (ASC US)	< 25 anos	Repetir em 3 anos	
	25-29 anos	Repetir em 1 ano	
	> 30 anos	Repetir em 6 meses	
Células escamosas atípicas de significado indeterminado, não se podendo afastar lesão intraepitelial de alto grau (ASC H)		Colposcopia	
Células glandulares atípicas de significado indeterminado (AGC US/AGC H)		Colposcopia	Colposcopia
Células atípicas de origem indefinida (AOI)		Colposcopia	
Lesão intraepitelial de baixo grau (LSIL)		Reavaliação 90 dias após parto	
Lesão intraepitelial de alto grau (HSIL)		Colposcopia	
Lesão intraepitelial de alto grau, não podendo excluir microinvasão		Colposcopia	
Carcinoma epidermoide invasor		Colposcopia	
Adenocarcinoma *in situ* ou invasor		Colposcopia	

- **Alterações benignas:** as alterações benignas compreendem os resultados que não alteram o acompanhamento de rastreamento. São eles: resultado citológico dentro dos limites da normalidade, alterações celulares benignas (reativas ou reparativas), inflamação, metaplasia escamosa imatura e atrofia com inflamação. A recomendação é a avaliação citológica habitual recomendada para a idade.
- **Células escamosas atípicas de significado indeterminado, possivelmente não neoplásicas (ASC US):** a conduta na gestação não difere da habitual e irá depender da idade da paciente. Se a paciente tiver menos de 24 anos, o exame citológico deve ser repetido em 3 anos; caso a paciente tenha entre 25 a 29 anos, deverá repetir o exame citológico em 12 meses; e caso a paciente tenha mais de 30 anos, deverá repetir o exame citológico em 6 meses. Caso haja novo resultado anormal em reavaliação, deverá ser encaminhada para colposcopia. Deve-se realizar biópsia apenas se houver suspeita de lesão invasiva. Pacientes imunossuprimidas devem ser encaminhadas diretamente para colposcopia e, quando não for evidenciada lesão intraepitelial, o exame citológico deve ser repetido em 6 meses, independente da idade.

- **Células escamosas atípicas de significado indeterminado não se podendo afastar lesão intraepitelial de alto grau (ASC H):** a gestante deve ser encaminhada para realização de colposcopia, e a realização de biópsia deve ocorrer apenas se houver suspeita de lesão invasiva. A paciente deve ser reavaliada 90 dias após o parto. Em imunossuprimidas, a conduta deve ser a mesma que para as demais.
- **Células glandulares atípicas de significado indeterminado, possivelmente não neoplásicas (AGC US) ou em que não se pode excluir lesão intraepitelial de alto grau (AGC H):** a paciente deve ser encaminhada para avaliação colposcópica e deve ser realizada nova coleta de colpocitologia oncótica. Em pacientes não gestantes, há a indicação de avaliação endometrial, contudo não é factível na gestação. A biópsia deve ser realizada apenas em caso de suspeita de lesão invasiva. Caso não tenha sido realizada biópsia, a gestante deve ser reavaliada 90 dias após o parto.
- **Células atípicas de origem indefinida (AOI):** à semelhança das células glandulares atípicas, a hipótese de doença endometrial deve ser aventada. A paciente deve ser encaminhada para avaliação colposcópica e deve ser realizada nova coleta de colpocitologia oncótica. A avaliação endometrial não é factível na gestação. Realiza-se biópsia apenas se houver suspeita de lesão invasiva. Caso não tenha sido realizada biópsia, a gestante deve ser reavaliada 90 dias após o parto.
- **Lesão intraepitelial de baixo grau (LSIL):** a colposcopia, nesses casos, pode levar a sobrediagnóstico e sobretratamento em gestantes. Por conta disso, recomenda-se reavaliação 90 dias após o parto. Caso a paciente seja imunossuprimida, esta deve ser encaminhada diretamente para avaliação com colposcopia.
- **Lesão intraepitelial de alto grau (HSIL):** a paciente deve ser encaminhada para avaliação colposcópica. A biópsia deve ser realizada apenas se houver suspeita de lesão invasiva. Caso não tenha sido realizada biópsia, deve-se repetir o exame citológico após 90 dias do parto. Se o resultado histológico confirmar a invasão, o tratamento adequado deverá ser instituído. A decisão terapêutica dependerá de todo o contexto em que a gestante se encontra e será explicado mais adiante. As lesões de alto grau na gravidez têm baixo risco de progressão para invasão, por essa razão, a reavaliação colposcópica e citopatológica poderá desencadear intervenções desnecessárias e não é encorajada.
- **Lesão intraepitelial de alto grau, não podendo excluir microinvasão ou carcinoma epidermoide invasor:** deve-se encaminhar a paciente para realização de colposcopia. Realiza-se biópsia somente se houver suspeita de invasão. As condutas excisionais, caso indicadas, devem ser realizadas apenas 90 dias após o parto.

Capítulo 43 Infecção pelo Papilomavírus Humano e Carcinoma de Colo Uterino **463**

- **Adenocarcinoma *in situ* ou invasor:** a paciente deve ser encaminhada para colposcopia e a biópsia deverá ser realizada apenas se houver suspeita de invasão. A avaliação endometrial não é factível e condutas excisionais, caso indicadas, devem ser postergadas para 90 dias após o parto.

Na suspeita clínica de piora da lesão, é possível a reavaliação citopatológica e colposcópica ainda durante a gestação, com intervalo de 12 semanas entre os exames.

▶ Conduta nos Casos de Alteração Histológica em Gestantes

A conduta frente às alterações histológicas será, na maioria das vezes, expectante em gestantes, com exceção dos casos em que ocorre a detecção de câncer invasivo, em que o tratamento deverá ser individualizado, como comentado a seguir. A Tabela 43.2 mostra a conduta indicada para cada alteração histológica.

Tabela 43.2 – Conduta em alteração histológica em gestantes

Alteração histológica	Conduta
NIC I	Repetir citologia e colposcopia em 6 meses
NIC II	Reavaliação 90 dias após o parto
NIC III	Reavaliação 90 dias após o parto
Adenocarcinoma *in situ*	Condutas excisionais devem ser postergadas para 90 dias após o parto
Carcinoma epidermoide Adenocarcinoma invasor Outras neoplasias malignas	Seguir conduta específica

NIC: Neoplasia intraepitelial cervical.

▶ Pesquisa de DNA HPV

A pesquisa de DNA HPV, além da função de rastreamento do câncer de colo de útero, tem as seguintes indicações:

- Resultado citopatológico de LSIL/ASC US: estratifica aquelas que necessitam realizar ou não colposcopia.
- Investigação de outras alterações citológicas com ausência de achado anormal na colposcopia: tem o objetivo de excluir doença.
- Acompanhamento após tratamento excisional: exclusão de doença residual e correlação com melhor prognóstico caso venha com resultado negativo.

Na Clínica Obstétrica do Hospital das Clínicas da Faculdade de Medicina da Universidade de São Paulo, não se realiza esse teste em razão da ausência de indicação em período gestacional.

Condiloma Acuminado na Gestação

O condiloma acuminado é a manifestação clínica de lesões desenvolvidas associadas, em 90% dos casos, aos HPV 6 e 11. O período de incubação é de 3 semanas a 8 meses até o aparecimento da lesão clínica.

A sintomatologia corresponde ao aparecimento de verrugas que podem ser acuminadas (pedunculadas, verrucosas e hiperqueratóticas), papilomatosas (base larga e branco-perolada) ou papulares (pequenas pápulas de cor branca, arredondada e pouco elevada). Na sua apresentação subclínica, podem se apresentar como micropapilas (verrucosas, lisas e translúcidas), papilares (filamentares, pequenas, róseas e macias) ou maculares (máculas pequenas, pouco elevadas e lisas). As lesões podem ser únicas ou múltiplas.

- **Diagnóstico:** o diagnóstico geralmente é realizado com exame clínico, sendo observada a presença de verrugas na região genital, mas também pode ser feito por meio de biópsia e estudo histológico, em casos de lesões subclínicas, na dúvida diagnóstica, ou na suspeita de invasão ou refratariedade.
- **Tratamento:** o tratamento para condiloma acuminado compreende estimuladores de imunidade, medicações citodestrutivas e/ou excisão cirúrgica. Na gestação, pode-se utilizar, em ordem de preferência:
  1. Ácido tricloroacético: utilizado na concentração de 80-90% sobre as lesões, age coagulando as proteínas e deve ser aplicado semanalmente até que as lesões tenham desaparecido. Deve-se ter cuidado para não atingir os tecidos não acometidos ao redor da lesão. Este método apresenta uma taxa de eliminação de 70%, sendo a primeira opção para o tratamento de gestantes por conta da ausência de absorção sistêmica e de associação com alterações fetais.
  2. Crioterapia: o nitrogênio líquido destrói o tecido por meio da lise celular. A aplicação deve ser realizada por 30 a 60 segundos até que se forme uma bola de gelo sobre a lesão, e deve ser aplicada semanalmente até que as lesões sejam resolvidas. Os efeitos colaterais incluem irritação local, edema, bolhas e ulcerações.
  3. Técnicas cirúrgicas (ablação a laser com dióxido de carbono, eletrocauterização e excisão): podem ser utilizadas na gestação, contudo devem ser reservados para os casos refratários ou lesões extensas. Após a sua realização, deve-se atentar para os cuidados para evitar infecção secundária, como higiene local adequada e creme antibacteriano para prevenir aglutinação de tecidos vulvares.

Não podem ser utilizados na gestação: imiquimode, podofilina, podofilotoxina, fluorouracil, sinecatequinas, α-interferon, β-interferon e óxido nitroso.

Capítulo 43 Infecção pelo Papilomavírus Humano e Carcinoma de Colo Uterino 465

• Via de parto: não há evidência atual que indique menor taxa de transmissão vertical de HPV caso a paciente opte pela realização de parto cesárea. A presença de lesão extensa em região vulvar, que cause obstrução do canal de parto, todavia constitui uma indicação para a realização de parto cesárea, devido à possibilidade de distocia ou hemorragia intensa.

Vacinação

O Ministério da Saúde incluiu a vacina de HPV no calendário nacional de vacinação desde 2014. Atualmente, existem 3 tipos de vacina: a bivalente (subtipos 16 e 18), quadrivalente (subtipos 6, 11, 16 e 18) e nonavalente (6, 11, 16, 18, 31, 33, 45, 52, 58). No Sistema Único de Saúde, está disponível no momento a vacina quadrivalente, que está indicada para meninos e meninas com as seguintes idades:

> Meninas – 9 a 14 anos
> Meninos – 11 a 14 anos

São aplicadas 2 doses, com intervalo de 6 meses entre elas, sendo destinadas a proteção contra câncer de colo de útero , pênis, garganta, ânus e verrugas genitais. Em pacientes com comprometimento imunológico (portadores de HIV, transplantados, pacientes oncológicos em tratamento quimioterápico/radioterápico), a vacina está indicada entre 9 e 26 anos, sendo aplicadas 3 doses (0 - 2 - 6 meses).

A vacina é produzida com partículas semelhantes ao vírus, ou seja, não possui o patógeno. Um estudo na Dinamarca, avaliou que não houve associação entre vacinação e desfechos adversos na gestação, contudo ainda não é recomendado o uso durante a gravidez. Caso tenha iniciado a vacinação e tenha engravidado em seguida, é recomendado o término do ciclo vacinal durante o puerpério.

Carcinoma de Colo Uterino na Gestação

O diagnóstico de câncer durante a gestação é um evento raro, com incidência de 0,05-0,1% de todas as gestações. Estima-se que a incidência do carcinoma invasivo de colo uterino esteja presente em 0,1-12:10.000 gestações.

Apesar de o câncer de colo uterino invasivo ser raro na gestação, sua forma pré-invasiva é mais comum porque atinge a mulher em sua fase reprodutiva. Na Clínica Obstétrica do HCFMUSP, a incidência de carcinoma *in situ* foi de 0,17% (média etária de 33 anos) e da forma invasiva, de 0,07% (média etária de 32 anos).

Fatores de risco

Os fatores de risco para desenvolvimento de câncer de colo do útero na gestante são os mesmos que para mulheres não grávidas, como início precoce da atividade sexual, múltiplos parceiros, infecção persistente pelos subtipos de alto risco do HPV e tabagismo.

Quadro clínico

A maioria dos casos de câncer de colo uterino em fase inicial é assintomática, sendo diagnosticada por colpocitologia oncótica e colposcopia, o que reforça a importância do rastreamento.

As principais queixas relacionadas especificamente ao câncer de colo são sangramento genital (espontâneo ou pós-coito) e corrimento vaginal de odor fétido, cujo aspecto pode ser aquoso, sanguinolento ou purulento. Nas fases mais avançadas da doença, a paciente pode relatar dor pélvica e sintomas urinários e intestinais.

Estadiamento e tratamento

O estadiamento baseia-se na avaliação da paciente com realização do exame clínico geral e ginecológico. O aumento do volume uterino e a embebição gravídica dificultam o estadiamento clínico do câncer de colo; dessa forma, a complementação diagnóstica por meio de exame de imagem (ressonância magnética de pelve sem contraste) é de fundamental importância, pois permite avaliar tamanho do tumor, invasão local, de paramétrio e vagina, e envolvimento linfonodal. O gadolínio só deve ser administrado se for absolutamente essencial. A avaliação complementar inclui, também, hemograma completo, ureia, creatinina, urina tipo 1 e radiografia de tórax com proteção abdominal. O tratamento do carcinoma de colo uterino é individualizado e se baseia em fatores como idade gestacional, estadiamento de acordo com os critérios da Federação Internacional de Ginecologia e Obstetrícia (FIGO), histologia e opção da paciente pela interrupção ou manutenção da gestação. Sua complexidade requer acompanhamento com equipe multidisciplinar, que inclui especialistas em obstetrícia, oncologia, radiologia, radioterapia e neonatologia, além de acompanhamento psicológico.

- **Estádio IA (carcinoma invasivo diagnosticado apenas no exame microscópico, com profundidade de invasão menor que 5 mm)**

Na suspeita de lesão cervical invasiva, o período considerado ideal para a realização de conização (diagnóstica e terapêutica) é entre 14-20 semanas. A conização deve ser seguida de cerclagem do colo uterino remanescente. Mediante confirmação histológica do estádio IA1 (invasão do estroma menor

Capítulo 43 Infecção pelo Papilomavírus Humano e Carcinoma de Colo Uterino **467**

que 3 mm em profundidade), com margens livres e sem embolização linfovascular, a conização pode ser considerada terapêutica.

Se as margens forem comprometidas e/ou houver embolização linfovascular, o tratamento recomendado é a histerectomia radical (incluindo linfadenectomia pélvica). A conduta deverá ser discutida com a paciente, levando-se em consideração a idade gestacional do diagnóstico, o desejo de manter a gestação, o prognóstico da doença e também o futuro reprodutivo.

Em lesões de estádio IA2 (invasão de 3-5 mm de profundidade), confirmadas histologicamente, o tratamento definitivo é por histerectomia radical ou traquelectomia radical, a depender do desejo reprodutivo. Apesar disso, caso exista o desejo de manutenção da gestação atual, pode-se proceder à conização seguida de cerclagem de colo uterino (caso esta ainda não tenha sido realizada) e, se forem confirmadas margens livres, faz-se o acompanhamento clínico até a maturidade fetal para o tratamento definitivo.

- **Estádio IB (lesão limitada ao colo uterino, clinicamente visível, com profundidade de invasão ≥ 5 mm)**

  Nos casos de tumores invasivos iniciais, o tratamento de escolha é a cirurgia, que isoladamente é curativa em mais de 80% dos casos.

IB1 – Tumor de até 2 cm

A suspeita de acometimento linfonodal deve guiar o tratamento desses casos, sendo recomendada a linfadenectomia (preferencialmente videolaparoscópica) até 20 semanas de gestação. A linfadenectomia pélvica é recurso diagnóstico e não terapêutico. Se houver acometimento linfonodal, aconselha-se a interrupção da gestação, a fim de se dar início ao tratamento definitivo, que é por quimioirradiação. Se os linfonodos forem negativos e houver desejo de manter a gestação, o adiamento do tratamento em até 16 semanas não parece oferecer risco adicional. Portanto, pode-se proceder ao parto após maturidade fetal, seguido de histerectomia radical.

Caso haja progressão da doença confirmada por exame clínico ou ressonância magnética, recomenda-se iniciar quimioterapia neoadjuvante ou considerar a interrupção da gestação para tratamento definitivo. Em casos selecionados, pode ser realizada a quimioterapia neoadjuvante na ausência de estadiamento cirúrgico dos linfonodos.

IB2 – Tumor ≥ 2 cm e < 4 cm

Quando o diagnóstico é feito até 20 semanas de gestação, a recomendação é a interrupção da gestação para tratamento definitivo (cirurgia de Wertheim--Meigs, com ou sem útero cheio). Caso a paciente opte pela manutenção da gravidez, ou se o diagnóstico for mais tardio, a conduta pode

468 Protocolos Assistenciais

ser semelhante à dos tumores com até 2 cm. Outra opção viável, a partir do segundo trimestre (devido à teratogenicidade no primeiro trimestre), é a quimioterapia neoadjuvante. A droga mais utilizada na gestação é a cisplatina, que pode ser associada a paclitaxel e carboplatina.

A quimioterapia pode ser administrada até 35 semanas e deve ser interrompida 2-3 semanas antes do parto, em virtude do risco de neutropenia materna e fetal. Os principais efeitos colaterais incluem restrição de crescimento fetal e prematuridade.

Estádios IB3 a IV

Nos casos de diagnóstico em idade gestacional precoce (até 20 semanas), recomenda-se a interrupção da gestação para início imediato do tratamento com radioterapia e quimioterapia. Por outro lado, em idades gestacionais mais avançadas, pode-se iniciar quimioterapia neoadjuvante e realizar acompanhamento até a maturidade fetal, preferencialmente 37 semanas, para se complementar com tratamento específico após o parto.

O tratamento dos casos avançados da doença é polêmico, devendo ser discutido caso a caso, com base no tamanho do tumor, nos achados radiológicos, na idade gestacional e no desejo da paciente.

Particularidades do pré-natal

As pacientes em acompanhamento pré-natal com câncer de colo uterino devem ser monitoradas quanto a anemia e, nos casos com indicação de quimioterapia neoadjuvante, também quanto a neutropenia. Lesões com acometimento de vias urinárias podem favorecer a ocorrência de infecções, que devem ser tratadas precocemente.

Faz-se necessária, ainda, a monitoração do crescimento e da vitalidade fetal por meio de ultrassonografias seriadas mensais, além de perfil biofísico fetal e dopplervelocimetria, semanalmente, durante os ciclos de quimioterapia.

Caso seja necessária a resolução da gestação em fetos viáveis com menos de 34 semanas, a corticoterapia está indicada.

Vale reforçar a importância do acompanhamento psicológico dessas pacientes quanto ao diagnóstico de câncer e à eventual possibilidade de interrupção da gestação.

Via de parto

Há consenso nos casos de lesão invasiva avançada quanto à opção pela via abdominal, em decorrência, principalmente, do risco de hemorragia cervical. No caso de carcinoma microinvasor sem lesão residual após conização, por

Capítulo 43 Infecção pelo Papilomavírus Humano e Carcinoma de Colo Uterino **469**

outro lado, admite-se a possibilidade de parto vaginal. Na presença de lesão residual, está indicada a cesárea.

Bibliografia

- Agência Nacional de Vigilância Sanitária. Registrada vacina do HPV contra 9 subtipos do vírus. [Acesso em: 10 out 2021]. Disponível em: http://antigo.anvisa.gov.br/resultado-de-busca?p_p_id=101&p_p_lifecycle=0&p_p_state=maximized&p_p_mode=view&p_p_col_id=column-1&p_p_col_count=1&_101_struts_action=%2Fasset_publisher%2Fview_content&_101_assetEntryId=3875990&_101_type=content&_101_groupId=219201&_101_urlTitle=registrada-vacina--do-hpv-contra-9-subtipos-do-virus&redirect=http%3A%2F%2Fantigo.anvisa.gov.br%2Fresultado-de-busca%3Fp_p_id%3D3%26p_p_lifecycle%3D0%26p_p_state%3Dnormal%26p_p_mode%3Dview%26p_p_col_id%3Dcolumn-1%26p_p_col_count%3D1%26_3_advancedSearch%3Dfalse%26_3_groupId%3D0%26_3_keywords%3Dvalida%25C3%25A7%25C3%25A3o%2Bde%2Bsistemas%26_3_assetCategoryIds%3D2879711%26_3_delta%3D20%26_3_resetCur%3Dfalse%26_3_cur%3D5%26_3_struts_action%3D%252Fsearch%252Fsearch%26_3_format%3D%26_3_assetTagNames%3Dnovo%2Bregistro%26_3_andOperator%3Dtrue%26_3_formDate%3D1441824476958&inheritRedirect=true.
- Amant F, Berveiller P, Boere IA, Cardonick E, Fruscio R, Fumagalli M, et al. Gynecologic cancers in pregnancy: Guidelines based on a third international consensus meeting. Ann Oncol. 2019; 30(10):1601-12.
- American College of Obstetricians and Gynecologists. Updated cervical cancer screening guidelines. 2021. Disponível em: https://www.acog.org/clinical/clinical-guidance/practice-advisory/articles/2021/04/updated-cervical-cancer-screening-guidelines.
- Armbruster-Moraes E, Ioshimoto LM, Leão E, Zugaib LM. Presence of human papillomavirus DNA in amniotic fluids of pregnant women with cervical lesions. Gynecol Oncol. 1994; 54(2):152-8.
- Associação Hospitalar Moinhos de Vento. Estudo epidemiológico sobre a prevalência nacional de infecção pelo HPV. (POP-BRASIL) - 2015-2017. Porto Alegre: Associação Hospitalar Moinhos de Vento, 2017.
- BAGP Information document: 2018 FIGO staging System for Cervix Cancer, version 1.2, February 2019.
- Carusi DA. Condylomata acuminata (anogenital warts): Treatment of vulvar and vaginal warts. Eckler K, editor. UpToDate. Waltham, MA: UpToDate Inc. Disponível em: https://www.uptodate.com/contents/condylomata-acuminata-anogenital--warts-treatment-of-vulvar-and-vaginal-warts?search=condyloma%20acuminata%20gravidez&source=search_result&selectedTitle=1~82&usage_type=default&display_rank=1.
- Han SN, Gziri MM, Van Calsteren K, Amant F. Cervical cancer in pregnant women: Ttreat, wait or interrupt? Assesment of current clinical guidelines, innovations and controversies. Ther Adv Med Oncol. 2013; 5(4):211-9.
- Han SN, Verheecke M, Vandenbrouke T, Gziri NNm Van Calsteren K, Amant F. Management of gynecologycal cancers during pregnancy. Curr Oncol Rep. 2014; 16(12):415.
- HPV, Federação Brasileiras das Associações de Ginecologia e Obstetrícia, disponível em https://www.febrasgo.org.br/pt/noticias/item/120-hpv, 2017;

470 Protocolos Assistenciais

- Human papilomavirus vaccination: ACOG Committee Opinion summary, n. 809. Obstet Gynecol. 2020; 136(2)435-6.
- Instituto Nacional de Câncer José Alencar Gomes da Silva. Coordenação de Prevenção e Vigilância. Divisão de Detecção Precoce e Apoio à Organização de Rede. Diretrizes brasileiras para o rastreamento do câncer do colo do útero. 2. ed. Rio de Janeiro: INCA, 2016.
- Instituto Nacional de Câncer José Alencar Gomes da Silva. Coordenação Geral de Prevenção e Vigilância. Divisão de Detecção Precoce e Apoio à Organização de Rede. Nomenclatura Brasileira para laudos citopatológicos cervicais. 3. ed. Rio de Janeiro: INCA, 2012.
- Instituto Nacional de Câncer. Detecção precoce. 07 jul 2021. [Acessado em: 05 out 2021]. Disponível em: https://www.inca.gov.br/controle-do-cancer-do-colo-do-utero/acoes-de-controle/deteccao-precoce.
- Morice P, Uzan C, Gouy S, Verchraegen C, Haie-Meder C. Gynaecological cancers in pregnancy. Lancet. 2012; 379(9815):558-69.
- Primo WQSP, Primo GRP. Papilomavírus humano: Aspectos clínicos. Femina. 2019; 47(12):856-66.
- Primo WQSP, Valença JEC. Doenças do trato genital inferior. (Coleção Febrasgo). Rio de Janeiro: Elsevier, 2016.
- Santos FE. Identificação do papilomavírus humano em gestantes adolescentes por meio da captura híbrida II: Correlação com colpocitologia oncótica convencional, em base líquida e colposcopia. Dissertação (Mestrado). São Paulo: Faculdade de Medicina da Universidade de São Paulo, 2006.
- Scheller NM, Pasternak B, Molgaard-Nielsen D, Svanstrom H, Hviid A. Quadrivalent HPV vaccination and the risk of adverse pregnancy outcomes. N Engl J Med. 2017; 376(13):1223-33.
- Sociedade Brasileira de Imunizações. Vacina HPV4. 18 dez 2020. [Acessado em: 05 out 2021]. Disponível em: https://familia.sbim.org.br/vacinas/vacinas-disponiveis?start=10.
- Tan SY, Tatsumura Y. George Papanicolaou (1883-1962): Discoverer of the Pap smear. Singapore Med J. 2015; 56(10):586-7.
- Yang KY. Abnormal pap smear and cervical cancer in pregnancy. Clin Obstet Gynecol. 2012; 55(3):838-48.

capítulo 44

Infecção por Estreptococo do Grupo B

Carolina Burgarelli Testa
Veridiana Freire Franco

O estreptococo do grupo B (*Streptococcus agalactiae*) é um coco Gram--positivo, catalase-negativo, que frequentemente coloniza os tratos gastrointestinal e genital, assim como o trato respiratório superior na infância. É importante causa de doença entre crianças, gestantes e adultos com comorbidades.

Na gravidez e no puerpério, o estreptococo do grupo B é causa frequente de bacteriúria assintomática, infecção urinária, infecção do trato genital superior (p. ex., infecção intra-amniótica e corioamnionite), endometrite, pneumonia, sepse puerperal e bacteremia. Aproximadamente 15-40% das gestantes apresentam colonização pelo estreptococo do grupo B.

No recém-nascido, é a causa mais frequente de infecção neonatal precoce (até o 7º dia de vida). Pode se manifestar por sepse, que se desenvolve mais frequentemente até 72 horas após o parto, ou por infecções tardias, representadas por pneumonias ou meningites, entre 1 semana-3 meses de vida. A distribuição do sorotipo do estreptococo do grupo B nas infecções das gestantes é similar à da infecção neonatal precoce.

A prevalência da colonização por estreptococo do grupo B em gestantes aumentou de 4,2 para 28,4% na década de 2010. Esse dado pode ser resultado do aumento no número de gestantes pesquisadas durante o pré-natal.

A transmissão vertical ocorre quando o estreptococo ascende da vagina para o líquido amniótico após o início do trabalho de parto e, raramente, no período anteparto com membranas íntegras. Em 70% dos casos, acomete recém-nascidos a termo, com taxa de mortalidade em torno de 5%. A evolução é mais grave em prematuros, entre os quais a taxa de mortalidade é de 20-30%. Estima-se entre 50-75% dos recém-nascidos expostos ao estreptococo do grupo B o contraiam. Destes, 1-2% desenvolvem a infecção, dos quais 15-30% permanecem com sequelas neurológicas. Nos Estados Unidos, a instituição da profilaxia intraparto reduziu a incidência da infecção neonatal precoce de 1,7:1.000 nascidos vivos para aproximadamente 0,4:1.000 nascidos vivos, nos últimos 15 anos.

472 Protocolos Assistenciais

No Hospital das Clínicas da Faculdade de Medicina da Universidade de São Paulo (HCFMUSP), a Comissão de Controle de Infecção Hospitalar realizou levantamento estatístico em 2005 e verificou incidência de infecção neonatal pelo estreptococo do grupo B de 0,7:1.000 nascidos vivos.

Estratégia de Rastreamento

A identificação de gestantes colonizadas pelo estreptococo do grupo B é a principal forma de prevenção da doença neonatal precoce. O Centers for Disease Control and Prevention dos Estados Unidos (CDC) apoiado pelo American College of Obstetricians and Gynecologists (ACOG) e pela American Academy of Pediatrics, revisou as estratégias preventivas para infecção neonatal precoce. As 2 principais formas de prevenção baseiam-se no rastreamento universal e na pesquisa de fatores de risco.

O rastreamento universal é baseado na realização de cultura de rotina vaginal e retal para o estreptococo do grupo B para todas as gestantes entre 35-37 semanas, excetuando-se as gestantes com antecedente de recém--nascido com infecção neonatal precoce ou em que o microrganismo foi identificado em cultura de urina (bacteriúria assintomática ou infecção urinária). Estas últimas situações e a cultura vaginal-retal positiva já são indicação de antibioticoprofilaxia intraparto.

O rastreamento baseado em fatores de risco pode ser utilizado para gestantes que não realizaram a cultura vaginal/retal e quando não há facilidades para sua realização rotineira no pré-natal.

Atualmente, a literatura demonstra que o rastreamento universal está relacionado a maior redução de risco de infecção neonatal por estreptococo do grupo B em comparação com o rastreamento baseado em fatores de risco. A Clínica Obstétrica do HCFMUSP preconiza pesquisa do estreptococo do grupo B para todas as mulheres entre 35-37 semanas de gestação, com exceção das pacientes com fatores de risco identificados, que deverão receber profilaxia antibiótica.

Coleta do Material para Cultura

A coleta do material para cultura é feita de acordo com os seguintes passos:
- Por meio de um *swab*, obtém-se material das porções distal da vagina (introito vaginal) e distal do reto (introduzir o *swab* e ultrapassar o esfíncter anal) entre 35-37 semanas. O mesmo *swab* pode ser utilizado para ambas as coletas (primeiro vaginal e, depois, anal).
- A coleta deve ser realizada antes do exame de toque vaginal, sendo desaconselhada a utilização de espéculos e lubrificantes.

Capítulo 44 Infecção por Estreptococo do Grupo B **473**

- Após a coleta, o material é armazenado em meio de transporte específico (Amies ou Stuart sem carvão vegetal), encaminhado em temperatura ambiente ou refrigerado. A viabilidade do microrganismo nesses meios é de até 4 dias e o material coletado pode permanecer em temperatura ambiente por, no máximo, 72 horas.
- No laboratório, o material é inoculado em meio de cultura Todd-Hewitt enriquecido com gentamicina (8 mcg/mL) e ácido nalidíxico (15 mcg/mL) para evitar crescimento de outros microrganismos. Depois de incubado, o material é mantido por 18-24 horas, a 35-37°C, em ar ambiente, ou com 5% de dióxido de carbono, e cultivado em meio de ágar-sangue por aproximadamente 24 horas.
- As colônias que crescem em meio de ágar-sangue são selecionadas e analisadas por meio de testes de aglutinação de proteínas ou de identificação de antígenos específicos do estreptococo do grupo B, para o isolamento deste.
- Não é necessário realizar antibiograma.

Os testes de detecção rápida para o estreptococo do grupo B apresentam boas sensibilidade e especificidade e estão sendo cada vez mais estudados, em especial para diagnóstico em partos sem dados sobre a colonização materna. Esses métodos ainda não são utilizados como rotina na Clínica Obstétrica do HCFMUSP.

▶ Profilaxia Antimicrobiana Intraparto

A profilaxia antimicrobiana intraparto está indicada nas pacientes com rastreamento positivo durante a gravidez ou diante dos fatores de risco expostos no Quadro 44.1.

Quadro 44.1 – Fatores de risco que indicam profilaxia antibiótica para prevenção de infecção neonatal por estreptococo do grupo B

- Cultura vaginal e/ou retal positiva (exceto nos casos de cesárea eletiva fora de trabalho de parto e com membranas íntegras)
- História prévia de recém-nascido infectado por estreptococo do grupo B
- Bacteriúria assintomática ou infecção pelo estreptococo do grupo B detectada durante a gestação atual
- Trabalho de parto prematuro sem resultado da cultura vaginal e/ou retal
- Rotura prematura das membranas ovulares com mais de 18 horas sem pesquisa de colonização
- Febre durante o trabalho de parto (38°C ou mais) sem resultado da cultura vaginal e/ou retal

As pacientes com indicação de cesárea eletiva devem realizar o rastreamento com 35-37 semanas em virtude do risco de ocorrência de parto antes do programado ou de rotura prematura das membranas ovulares. No momento da realização da cesárea eletiva, fora de trabalho de parto e com membranas íntegras, não se beneficiam da profilaxia antibiótica, mesmo diante do resultado da pesquisa positiva para o estreptococo do grupo B.

Em casos de rotura prematura de membranas ovulares no pré-termo e naqueles cujo resultado da cultura não está disponível, indica-se profilaxia antimicrobiana se houver evolução para trabalho de parto.

Não havendo sinais de trabalho de parto, recomenda-se coleta de material para cultura, pesquisa infecciosa e administração de antimicrobianos até o resultado do rastreamento. Diante do resultado negativo da cultura, a antibioticoprofilaxia é suspensa.

Para gestantes internadas com risco iminente de parto prematuro, a pesquisa do estreptococo do grupo B deve ser feita no momento da internação e repetido a cada 5 semanas em caso de cultura negativa até o momento da alta ou do parto.

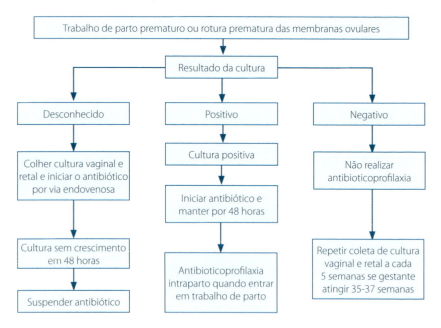

Figura 44.1 – Algoritmo da profilaxia da infecção neonatal precoce pelo estreptococo do grupo B em gestantes.

Profilaxia Antimicrobiana Intraparto

A Figura 44.2 resume os esquemas profiláticos recomendados pelo CDC e adotados pela Clínica Obstétrica do HCFMUSP.

Os antibióticos de escolha para a profilaxia são a ampicilina e a penicilina, ambas administradas por via endovenosa. Atualmente, a ampicilina está mais disponível para uso e tem sido adotada como primeira escolha.

A profilaxia só é considerada adequada se a paciente receber no mínimo 2 doses de ampicilina ou penicilina com 4 horas de intervalo entre elas. A profilaxia deve permanecer até o momento do parto. Caso tenha sido administrada apenas 1 dose ou outro antibiótico, é considerada inadequada.

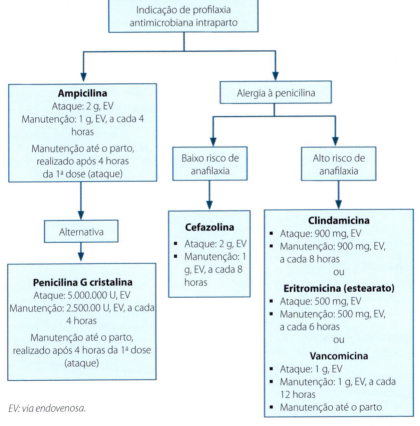

Figura 44.2 – Regime terapêutico preconizado pelo Centers for Disease Control and Prevention dos Estados Unidos (CDC) para profilaxia da infecção neonatal precoce por estreptococo do grupo B e adotado pela Clínica Obstétrica do Hospital das Clínicas da Faculdade de Medicina da Universidade de São Paulo (HCFMUSP).

476 Protocolos Assistenciais

Como na maioria dos casos o risco de anafilaxia em pacientes que relatam ser alérgicas à penicilina é de difícil avaliação, recomenda-se o uso de cefazolina quando essa alergia não está bem documentada. Diante de história bem documentada, podem ser utilizadas clindamicina, eritromicina ou vancomicina. Não há necessidade de testar a sensibilidade à clindamicina, pois as cepas bacterianas estudadas no Brasil são altamente sensíveis a esse medicamento.

Outras estratégias para redução da colonização materna e da incidência de infecção neonatal (como administração de antimicrobianos no período anteparto, emprego da penicilina G benzatina por via intramuscular e irrigação vaginal com clorexidina) não se mostraram eficazes na redução das taxas de infecção neonatal e não tornam desnecessária a profilaxia intraparto. Esses procedimentos devem ser evitados ou, se realizados, têm de ser coadjuvantes aos esquemas da Figura 44.2.

Bibliografia

- Baker CJ, Rami SM, Sexton DJ, Barss V. Neonatal group B streptococcal disease: Prevention. UpToDate. Waltham, MA: UpToDate Inc. Disponível em: https://uptodate.com.
- Bittar RE, Pereira PP, Liao AW. Prematuridade. In: Zugaib M, editor. Zugaib obstetrícia. 2. ed. Barueri: Manole, 2012. p. 679-702.
- Cunningham FG, Leveno KJ, Bloom SL, Spong CY, Dashe JS, Hoffman BL, et al. Infectious diseases. In: Williams obstetrics. 24. ed. Nova York: McGrawHill, 2014. p. 1239-64.
- Ecker KL, Donohue PK, Kim KS, Shepard JA, Aucott SW. The impact of group B streptococcus prophylaxis on late-onset neonatal infections. J Perinatol. 2013; 33(3):206-11.
- Hasperhoven GF, Al-Nasiry S, Bekker V, Villamor E, Kramer BWW. Universal screening versus risk-based protocols for antibiotic prophylaxis during childbirth to prevent early--onset group B streptococcal disease: A systematic review and meta-analysis. BJOG. 2020; 127(6):680-91.
- Phares CR, Lynfield R, Farley MM, Mohle-Boetani J, Harrison LH, Petit S, et al. Epidemiology of invasive group B strepto-coccal disease in the United States, 1999-2005. JAMA. 2008; 299(17):2056-65.
- Prevention of group B streptococcal early-onset disease in newborns: ACOG Committee Opinion n. 797. Obstet Gynecol. 2020; 135(2):e51-72.
- Puopolo KM, Madoff LC, Baker CJ. Group B streptococcal infection in pregnant women. Bogorodskaya M, editor. UpToDate. Waltham, MA: UpToDate Inc. Disponível em: https://www.uptodate.com/contents/group-b-streptococcal-infection-in-pregnant-women.
- Regan JA, Klebanoff MA, Nugent RP. The epidemiology of group B streptococcal colonization in pregnancy: Vaginal Infection Prematurity Study Group. Obstet Gynecol. 1991; 77(4):604-10.
- Schrag SJ, Zywicki S, Farley MM, Reingold AL, Harrison LH, Lefkowitz LB, et al. Group B streptococcal disease in the era of intrapartum antibiotic prophylaxis. N Engl J Med. 2000; 342(1):15-20.

Capítulo 44 Infecção por Estreptococo do Grupo B 477

- Verani JR, McGee L, Schrag SJ; Centers for Disease Control and Prevention. Prevention of perinatal group B streptococcal disease: Revised guidelines from CDC, 2010. MMWR Recomm Rep. 2010; 59(RR-10):1-36.
- Vieira LL, Perez AV, Machado MM, Kayser ML, Vettori DV, Alegretti AP, et al. Group B Strep-tococcus detection in pregnant women: Comparison of qPCR assay, culture, and the Xpert GBS rapid test. BMC Pregnancy Childbirth. 2019; 19(1):532.

capítulo 45

Câncer de Mama

Eliane Azeka Hase

O câncer de mama tem sido descrito como o câncer mais frequentemente associado à gestação nos últimos anos. Sua incidência é de aproximadamente 1:3.000 gestações e tem aumentado nos últimos anos, principalmente em razão da postergação da gravidez após a terceira e quarta décadas de vida.

Define-se câncer de mama associado à gestação quando este é diagnosticado durante a gravidez, na lactação, ou até 12 meses após o parto.

Em geral, o câncer de mama na gravidez é diagnosticado em estádio mais avançado da doença. O pior prognóstico na gestação está relacionado, em geral, a esse atraso no diagnóstico e no início do tratamento. O atraso estimado no diagnóstico é de cerca de 2-7 meses.

Fatores de Risco

Os fatores de risco associados ao câncer de mama na gravidez são semelhantes aos da não gestante, como menarca precoce, obesidade e nuliparidade. Em jovens, é importante considerar as mutações nos genes BRCA1 ou BRCA2, pois as portadoras dessas mutações têm risco de 50-80% de desenvolver a doença durante a vida.

Patologia

As características biológicas dos tumores de mama associados à gestação são semelhantes às observadas em jovens não grávidas.

O tipo histológico mais comum na gestação é o carcinoma ductal invasivo. No perfil imuno-histoquímico, observa-se que cerca de 80% são receptores de estrogênio e progesterona negativos, e a maior positividade aos Her-2/neu (*human epidermal growth factor receptor-type 2*) ainda é controversa.

480 Protocolos Assistenciais

▶ Diagnóstico

O exame clínico das mamas é obrigatório durante a gestação; no entanto, as modificações fisiológicas da gravidez podem dificultá-lo por conta do aumento de volume e do engurgitamento mamário, tornando-se difícil distinguir clinicamente as lesões benignas das malignas, sendo necessária complementação diagnóstica.

A propedêutica para diagnóstico do câncer de mama na gestante é similar à da não gestante. Na suspeita de lesão maligna, os exames recomendados são ultrassonografia de mamas bilateral, com avaliação das drenagens linfáticas para verificar comprometimento linfonodal das axilas, das regiões claviculares e paraesternais, e mamografia digital bilateral com proteção abdominal, apesar de a sensibilidade desse método ser menor na gestante em virtude da diferença na densidade radiográfica mamária decorrente das modificações gravídicas.

A ressonância magnética não é um exame que deve ser solicitado rotineiramente, podendo ser utilizado na gestação apenas nos casos em que a ultrassonografia não foi satisfatória, e sua realização poderá alterar a conduta clínica. Alguns estudos demonstram a passagem do gadolínio, utilizado como contraste, pela barreira placentária e na circulação fetal, representando um risco ao feto por seu efeito teratogênico. Por isso, se a ressonância magnética for indicada, recomenda-se que seja realizada após o primeiro trimestre, sem o uso de gadolínio. O contraste poderá ser utilizado apenas se os benefícios superarem os riscos, e após o consentimento materno.

A biópsia percutânea do tumor com agulha grossa por trocarte (*core biopsy*), orientada por ultrassonografia e sob anestesia local, deve ser realizada em todas as lesões suspeitas para estudo anatomopatológico e imuno--histoquímico (receptores para estrogênio e progesterona, HER2, KI-67). Esse exame é obrigatório antes de se iniciar a quimioterapia.

Na presença de linfonodo suspeito de malignidade ao exame clínico e/ou por imagens, é indicada a biópsia aspirativa por agulha fina, orientada pela ultrassonografia.

A biópsia incisional cirúrgica do tumor só é recomendada se a segunda biópsia percutânea mostrar discordância anatomorradiológica.

Exames laboratoriais e de imagem para pesquisa de metástases na gravidez

- Estádio I: não se indica a pesquisa de metástases.
- Estádios II, III ou qualquer estádio sintomático: faz-se a pesquisa de metástases, com maior atenção para os pulmões e fígado, sítios mais comuns para doença a distância. Os exames recomendados são:
  – Bioquímico: função hepática e renal, fosfatase alcalina e cálcio.
  – Marcador tumoral CA15-3.

Capítulo 45   Câncer de Mama   **481**

- Radiografia de tórax de frente e de perfil com proteção abdominopélvica.
- Ultrassonografia do abdome total.
- Ressonância magnética sem contraste na área sintomática do esqueleto, cérebro ou em lesão suspeita na radiografia de tórax ou na ultrassonografia do abdome.

Tomografia computadorizada e cintilografia óssea: não deverão ser realizadas de rotina.

▶ Tratamento

A estratégia de tratamento do câncer de mama na gestação dependerá do estádio clínico da doença, do tipo de tumor, de sua localização e características, da idade gestacional e do desejo da paciente. Deve envolver equipe multidisciplinar e multiprofissional com participação de obstetra, oncologista, patologista, radiologista, psicólogos e pediatra, considerando-se também questões éticas e religiosas, e o desejo da paciente.

O tratamento cirúrgico da mama pode ser realizado em todos os trimestres da gestação, com riscos inerentes ao procedimento cirúrgico e mínimo risco fetal. As mesmas opções de tratamento cirúrgico oferecidas para as não grávidas devem ser feitas para as grávidas, com pequenas modificações para proteger o feto. A reconstrução mamária deve ser postergada para após o parto, evitando-se o prolongamento do tempo cirúrgico. Após a viabilidade fetal, recomenda-se a monitoração da vitalidade do feto durante o procedimento cirúrgico.

O tratamento da doença não deve ser postergado na gestação, com exceção do tratamento com radioterapia (RT), que é recomendado após o parto em virtude dos riscos de abortamento, óbito fetal, malformações fetais, alterações de crescimento e desenvolvimento, além dos efeitos mutagênicos e carcinogênicos. A radioterapia adjuvante na mama ipsilateral é sempre indicada após cirurgia conservadora da mama porque diminui o risco de recorrência local e aumenta a sobrevida. Seu início pode ser adiado sem prejuízo terapêutico em até 4 meses (16 semanas) após a cirurgia, devendo ser postergada para após o parto. A realização da mastectomia deve ser considerada nos casos em que o diagnóstico da doença é feito no primeiro trimestre da gestação, principalmente quando a quimioterapia neoadjuvante, embora com indicação, ainda não possa ser administrada de imediato, quando há risco de progressão da doença pelo atraso no início do tratamento, tumor grande (> 5 cm) em mama pequena, tumores multicêntricos, tratamento sistêmico não garantido, carcinoma inflamatório, e quando ocorrerá atraso significativo para o início da radioterapia após cirurgia conservadora.

482 Protocolos Assistenciais

A biópsia de linfonodo-sentinela identificado por radiocoloide pode ser realizada na gestação, sendo obrigatória, nesses casos, a linfocintilografia mamária pré e intraoperatória. A dose estimada de radiação em decorrência do uso do tecnécio emitida para o feto é desprezível. A técnica do azul patente não é recomendada na gestação em virtude do risco de anafilaxia. A biópsia do linfonodo-sentinela não é indicada nos casos de axila ipsilateral clinicamente comprometida (linfonodos palpáveis), câncer de mama inflamatório, cirurgia axilar prévia e após reconstrução mamária.

▶ Quimioterapia

A maioria dos agentes quimioterápicos é considerada como categoria D para uso em gestantes, porém, em razão da gravidade da doença e do efeito deletério da postergação do tratamento, sua administração é aceita. O risco de malformações e aborto é elevado quando a quimioterapia é administrada no primeiro trimestre, chegando a 10-20%; já no segundo e terceiro trimestres esse risco cai para níveis semelhantes aos da população geral de gestantes, que é em torno de 3%. Por esse motivo, sua administração é recomendada a partir de 14 semanas de gestação. Após esse período, ainda pode haver associação com restrição de crescimento fetal, óbito neonatal, prematuridade e supressão hematopoiética.

O esquema mais utilizado na gravidez é baseado nas antraciclinas, com associação entre doxorrubicina e ciclofosfamina, conhecido como AC. A experiência com taxanos é menor, porém, quando for necessária, poderá ser utilizada após o segundo trimestre da gestação.

Trastuzumabe é um anticorpo monoclonal que tem afinidade com HER2 e que confere maior agressividade ao tumor quando é altamente expresso. O trastuzumabe está relacionado à melhora da sobrevida dessas pacientes, mas não é recomendado na gestação, pois seu uso pode ocasionar oligoâmnio ou anidrâmnio, hipoplasia pulmonar, anormalidades esqueléticas e óbito fetal e neonatal.

O tamoxifeno não deve ser administrado na gestação e na lactação. Seu uso está associado a malformações em mais de 20% dos fetos expostos, como a síndrome de Goldenhar (displasia oculoauriculovertebral); genitália ambígua e tríade de mandíbula pequena, glossoptose e fenda palatina; abortamento; sangramento genital; e óbito fetal.

Medicações de suporte ao tratamento, como os antieméticos ondansetrona, lorazepam e prednisona, podem ser utilizados na gestação. Em pacientes com risco aumentado de eventos trombóticos, o uso de heparina profilática deve ser considerado.

Particularidades na Assistência Pré-Natal, no Parto e no Puerpério

O aborto terapêutico não é mais recomendado em todos os casos, pois os últimos estudos demonstraram não haver diferença na sobrevida das gestantes com câncer de mama comparada com não gestantes no mesmo estádio, e a gravidez não altera a evolução e o prognóstico da doença. Apesar disso, em alguns casos, o aborto terapêutico poderá ser considerado no primeiro ou segundo trimestres da gestação, como em câncer de mama primário agressivo e em doença avançada em que o tratamento deverá ser realizado de imediato, como no carcinoma metastático.

A assistência pré-natal necessita de equipe multiprofissional e multidisciplinar, em serviço terciário, com pré-natal de alto risco. O acompanhamento pré-natal deve ser rigoroso e individualizado, com frequência de consultas a depender do estado clínico da paciente, do tipo de tratamento administrado e das condições fetais. A avaliação do crescimento fetal deve ser realizada por meio de exame clínico e obstétrico, e ultrassonografias obstétricas seriadas devem ser realizadas a cada 3-4 semanas. A vitalidade fetal deve ser avaliada pelo perfil biofísico fetal e por dopplervelocimetria, conforme a rotina da Clínica Obstétrica do Hospital das Clínicas da Faculdade de Medicina da Universidade de São Paulo (HCFMUSP) para gestante de alto risco. Orienta-se a avaliação de vitalidade fetal semanal, a partir da viabilidade fetal, para aquelas que estão sendo submetidas à quimioterapia. Nas gestantes que estão utilizando drogas cardiotóxicas, como as antraciclinas, é aconselhável também a realização de ecocardiografia materna, fetal e no período neonatal. Diante da necessidade de interrupção precoce da gestação, em fetos viáveis, abaixo de 34 semanas, é recomendada corticoterapia visando à maturidade pulmonar fetal.

O parto pode ser programado preferencialmente a partir de 37 semanas, evitando-se a prematuridade e, sempre que possível, pela via vaginal, em razão de suas menores morbidade e mortalidade em comparação com a cesárea. Para as gestantes que estão fazendo uso da quimioterapia, podem ocorrer os mesmos efeitos tóxicos no feto (supressão da medula óssea, ototoxicidade etc.), por isso, evita-se o uso de quimioterápicos a partir de 35 semanas e 2-3 semanas antes do parto.

A placenta deverá sempre ser encaminhada para análise histopatológica, para pesquisa de metástases placentárias.

Em geral, o tratamento materno com quimioterápicos pode ser iniciado ou reiniciado 1 semana após o parto. Nesses casos, a amamentação deve ser suspensa por causa da excreção de algumas drogas pelo leite.

A gestação é fator de risco adicional para trombose, portanto, a tromboprofilaxia deverá ser considerada e realizada sempre que houver indicação.

Bibliografia

- Amant F, Deckers S, Van Calsteren K, Loibl S, Halaska M, Brepoels L, et al. Breast cancer in pregnancy: Recommendations of an international consensus meeting. Eur J Cancer. 2010; 46(18):3158-68.
- Amant F, Loibl S, Neven P, Van Calsteren K. Breast cancer in pregnancy. Lancet. 2012; 379(9815):570-9.
- Cardonick E, Iacobucci A. Use of chemotherapy during human pregnancy. Lancet Oncol. 2004; 5(5):283-91.
- Friedman LC, Kramer RM. Reproductive issues for women with BRCA mutations. J Natl Cancer Inst Monogr. 2005; (34):83-6.
- Goldberg-Stein S, Liu B, Hahn PF, Lee SI. Body CT during pregnancy: Utilization trends, examination indications, and fetal radiation doses. AJR Am J Roentgenol. 2011; 196(1):146-51.
- Halaska MJ, Pentheroudakis G, Strnad P, Stankusova H, Chod J, Robova H, et al. Presentation, management and outcome of 32 patients with pregnancy-associated breast cancer: A matched controlled study. Breast J. 2009; 15(5):461-7.
- Han SN, Verheecke M, Vandenbroucke T, Gziri MM, Calsteren KV, Amant F. Management of gynecological cancers during pregnancy. Curr Oncol Rep. 2014; 16(12):415.
- Hase EA, Barros VIPVL, Igai AMK et al. Risk assessment of venous thromboembolism and thromboprophylaxis in pregnant women hospitalized with cancer: Preliminary results from a risk score. Clinics 2018; Oct 18;73:e368.
- Kal HB, Struikmans H. Radiotherapy during pregnancy: Fact and fiction. Lancet Oncol. 2005; 6(5):328-33.
- Martinez MCS, Simón AR. Breast cancer during pregnancy. Breast Cancer Res Treat. 2010; 123 Suppl 1:55-8.
- Moran BJ, Yano H, Al Zahir N, Farquharson M. Conflicting priorities in surgical intervention for cancer in pregnancy. Lancet Oncol. 2007; 8(6):536-44.
- Morice P, Uzan C, Gouy S, Verschraegen C, Haie-Meder C. Gynaecological cancers in pregnancy. Lancet 2012; 379(9815):558-69.
- Otake M, Schull WJ, Lee S. Threshold for radiation-related severe mental retardation in prenatally exposed A-bomb survivors: A re-analysis. Int J Radiat Biol. 1996; 70(6):755-63.
- Otake M, Schull WJ. Radiation-related brain damage and growth retardation among the prenatally exposed atomic bomb survivors. Int J Radiat Biol. 1998; 74(2):159-71.
- Oto A, Ernst R, Jesse MK, Chaljub G, Saade G. Magnetic resonance imaging of the chest, abdomen, and pelvis in the evaluation of pregnant patients with neoplasms. Am J Perinatol. 2007; 24(4):243-50.
- Pavlidis NA. Coexistence of pregnancy and malignancy. Oncologist. 2002; 7(4):279-87.
- Salani R, Billingsley CC, Crafton SM. Cancer and pregnancy: An overview for obstetricians and gynecologists. Am J Obstet Gynecol. 2014; 211(1):7-14.
- Van Calsteren K, Heyns L, De Smet F, Van Eycken L, Gziri MM, Van Gemert W, et al. Cancer during pregnancy: An analysis of 215 patients emphasizing the obstetrical and the neonatal outcomes. J Clin Oncol. 2010; 28(4):683-9.
- Voulgaris E, Pentheroudakis G, Pavlidis N. Cancer and pregnancy: A comprehensive review. Surg Oncol. 2011; 20(4):e175-85.
- Weisz B, Schiff E, Lishner M. Cancer in pregnancy: Maternal and fetal implications. Human Reprod Update 2001; 7(4):384-93.
- Zemlickis D, Lishner M, Degendorfer P, Panzarella T, Sutcliffe SB, Koren G. Fetal outcome after in utero exposure to cancer chemotherapy. Arch Intern Med. 1992; 152(3):573-6.

capítulo **46**

Depressão na Gravidez

Marco Aurélio Knippel Galletta

Conceito e Epidemiologia

Depressão não deve ser entendida como um estado de ânimo ou um traço de personalidade. Difere, portanto, dos conceitos de tristeza, melancolia e luto, e deve ser encarada como uma doença psiquiátrica bem definida, que acarreta disfuncionalidade social e laboral ao seu portador, com intenso sofrimento psíquico, necessitando de tratamento médico.

Estudos da Organização Mundial da Saúde (OMS) apontam a depressão como uma das principais causas de incapacidade física em todo o mundo. Os distúrbios depressivos, considerados de forma geral, são considerados responsáveis por 8,2% dos anos de vida vividos com incapacidade no mundo e a depressão maior representaria 2,5%. Com uma prevalência maior nas mulheres do que nos homens (2-3 vezes maior), não surpreende que a depressão na gravidez seja uma das principais complicações clínicas durante o período gestacional. A prevalência de sintomas depressivos na gravidez varia entre 20-30%, com diagnóstico de depressão maior entre 10-16%, ou seja, 1:7-10 mulheres. Uma revisão sistemática recente apontou para uma prevalência global de 15%, com diferentes taxas de acordo com o momento da gravidez, sendo de 10,35% no primeiro trimestre, de 6,58% no segundo trimestre e de 26,7% no terceiro trimestre. Por outro lado, mulheres com antecedente depressivo que suspendem a medicação na gravidez ainda estariam sob maior risco de reincidência dos sintomas depressivos, em até 5 vezes.

Assim, pode-se afirmar que se trata de um evento bastante comum, que todo obstetra deve saber avaliar e conduzir adequadamente. Apesar disso, é igualmente comum que o antecedente de depressão e até os sintomas atuais da doença sejam negligenciados durante o pré-natal. Com isso, compromete-se o diagnóstico e nega-se à paciente um tratamento correto e exitoso. Mesmo quando o diagnóstico prévio é notado, é comum, ainda, a interrupção do tratamento, muitas vezes com anuência do obstetra, levando a quadros depressivos mais graves, que irão comprometer o acompanhamento pré-natal e o vínculo da mãe com a criança.

486 Protocolos Assistenciais

▶ Etiopatogenia e Fatores de Risco

O processo fisiopatológico da depressão ainda não é completamente compreendido, mas se sabe ser resultado de uma complexa interação de processos biológicos, psicológicos, ambientais e genéticos. Em geral, há um fato desencadeante, 1 ou mais eventos estressantes que, inadequadamente abordados por uma personalidade vulnerável, levam à desregulação de neurotransmissores cerebrais, com desenvolvimento de sintomas neuropsiquiátricos emocionais, cognitivos, neurovegetativos e álgicos. Certamente, interferem nesse processo alterações hormonais, relacionamentos interpessoais frágeis, ambiente hostil, condições físicas e genéticas.

A partir desse conhecimento, entende-se que os principais fatores de risco da depressão na gravidez são: história prévia pessoal de depressão, história familiar de depressão ou outra doença psiquiátrica, antecedente pessoal de mau passado obstétrico, multiparidade, diagnóstico atual de complicação na gravidez, gravidez não programada e não desejada, fatores socioeconômicos (falta de suporte familiar e social, ausência do parceiro, dificuldades financeiras, empregos informais, violência doméstica), uso de álcool e uso de drogas ilícitas.

▶ Quadro Clínico e Diagnóstico

Muitas vezes, a gestante não apresenta queixas espontâneas, o que retarda ou até impossibilita o correto diagnóstico. Pesquisa recente realizada na atenção primária revela que a taxa de subdiagnóstico em gestantes é maior do que em mulheres não gestantes. É possível que esse fato seja decorrente do mito de que todas as mulheres deveriam estar felizes e realizadas com a gravidez e a maternidade. Assim, ela não se sente à vontade para expressar seus sentimentos de tristeza e tampouco o médico se mostra confortável para investigar essa possibilidade.

Na Clínica Obstétrica do Hospital das Clínicas da Faculdade de Medicina da Universidade de São Paulo (HCFMUSP), recomenda-se que 2 perguntas sejam incluídas na anamnese das consultas de pré-natal: "Você se sente triste, desanimada, deprimida?" e "Você sente que está sem vontade, sem interesse ou prazer para fazer suas coisas?". Essas são as perguntas iniciais do módulo de depressão do questionário de saúde do paciente (em inglês, *Patient Health Questionnaire* – PHQ-9) que sozinhas teriam uma sensibilidade de 96%. Se a essas perguntas as respostas forem negativas, dificilmente a paciente estará deprimida. Por outro lado, se as respostas forem positivas, deve-se prosseguir com a anamnese, com o objetivo de fazer o diagnóstico clínico de depressão.

Nesse contexto, seriam incluídas questões sobre choro fácil, humor deprimido, cansaço, irritabilidade, alterações no sono e no apetite, agitação ou

Capítulo 46   Depressão na Gravidez   **487**

retardo psicomotor, pensamentos negativos e de menor valia, pensamentos de autoagressão ou de morte, assim como sobre o quanto esses eventos interferem no desempenho de tarefas cotidianas, na vida social e/ou na vida ocupacional.

Para fechar o diagnóstico, é importante levar em consideração os critérios diagnósticos de depressão maior de acordo com a 4 edição do Manual estatístico e diagnóstico internacional para distúrbios mentais (DSM-IV) conforme mostra o Quadro 46.1. O diagnóstico se firmará quando pelo menos 5 desses critérios estiverem presentes, há pelo menos 2 semanas. Necessariamente, os 2 primeiros critérios (humor deprimido e perda de interesse ou prazer) deverão estar presentes. Destaca-se que esses sintomas devem ser compreendidos de uma forma diferente, por ser a paciente gestante.

Quadro 46.1 – Critérios diagnósticos de depressão maior segundo o DSM-IV

1	Humor deprimido na maior parte do dia, quase todos os dias, indicado pelo relato subjetivo (p. ex., diz sentir-se triste, vazio) ou por observações feitas por terceiros (p. ex., chora muito). Pode envolver também humor irritável
2	Acentuada diminuição do interesse ou prazer em todas ou quase todas as atividades diárias, na maior parte do dia, quase todos os dias (indicado pelo relato subjetivo ou por observação de terceiros)
3	Perda ou ganho significativo de peso sem dieta com esse objetivo (p. ex., mais de 5% do peso corpóreo em 1 mês), ou aumento ou diminuição do apetite, quase todos os dias
4	Insônia ou hipersonia, quase todos os dias
5	Agitação ou retardo psicomotor, quase todos os dias (observáveis pelos outros, não meramente sensações subjetivas de inquietação ou de estar mais lento)
6	Fadiga ou perda de energia, quase todos os dias
7	Sentimentos de inutilidade ou culpa excessiva ou inadequada (que podem ser delirantes), quase todos os dias. Não inclui meramente autorrecriminação ou culpa por estar doente
8	Capacidade diminuída de pensar ou concentrar-se, ou indecisão, quase todos os dias (por relato subjetivo ou observação de outros)
9	Pensamentos de morte (não apenas medo de morrer), ideação suicida recorrente sem um plano específico, tentativa de suicídio ou plano específico de cometer suicídio

DSM-IV: 4ª edição do Manual estatístico e diagnóstico internacional para distúrbios mentais.

Pode ser útil disponibilizar para a paciente alguns dos questionários de triagem desses sintomas depressivos, para melhor avaliação. Além do PHQ-9 já citado aqui, existem também a escala de depressão pós-parto de Edimburgo (em inglês, Edinburgh postnatal depression scale – EPDS) e o Inventário de depressão de Beck. Esses questionários estão disponíveis nos Anexos 46.1, 46.2 e 46.3.

Prognóstico

A gestante deprimida sem tratamento adequado adota frequentemente comportamentos de risco, com retraimento social; faltas às consultas; menor aderência ao pré-natal e às suas orientações; menor uso de vitaminas; nutrição inadequada; e maior uso de álcool, tabaco e drogas. Além disso, aumenta o risco de piora da depressão, com crises psicóticas e tentativas de suicídio. A depressão não tratada também se relaciona com intercorrências ou complicações obstétricas como abortamento espontâneo, prematuridade, restrição de crescimento fetal, pré-eclâmpsia, resistência elevada na artéria uterina, níveis elevados de cortisol no recém-nascido, circunferência cefálica menor, Apgar baixo, maior necessidade de internação em unidade de terapia intensiva (UTI) neonatal. O trabalho de parto também é relatado como sendo mais doloroso, necessitando de mais anestesia epidural e apresentando maior taxa de parto operatório. Adicionalmente, a fragilidade do vínculo afetivo da mãe deprimida com o recém-nascido interfere não só na amamentação e no cuidado de puericultura como um todo, mas também tem sido associada com diversos distúrbios de comportamento da criança em sua vida futura. Dessa forma, é muito importante que a gestante deprimida seja adequadamente diagnosticada e tratada, com acompanhamento psicológico e/ou com terapia medicamentosa, que se baseia principalmente na prescrição de antidepressivos.

Tratamento

A primeira linha de tratamento deve ser a psicoterapia interpessoal em suas diversas modalidades, principalmente para os casos leves, sem ideação suicida ou outros sinais de gravidade. Há diversas pesquisas que indicam a efetividade desse tipo de intervenção. Na Clínica Obstétrica do HCFMUSP, nota-se que as pacientes com depressão ansiosa ou com conflitos familiares se beneficiam bastante dessa abordagem. As pacientes com depressão mais grave, embora necessitem de medicação antidepressiva, também terão de lidar com suas questões relacionais e emocionais, sendo a psicoterapia um tratamento complementar bastante relevante. Todas as pacientes com depressão devem, portanto, ser encaminhadas para uma psicoterapia complementar.

Para as pacientes com depressão moderada a grave que precisam de um tratamento medicamentoso, algumas premissas devem orientar a escolha do medicamento. Há vários antidepressivos disponíveis comercialmente, conforme mostrado na Tabela 46.1. Na prescrição desses medicamentos, devem ser considerados aspectos como os efeitos colaterais, a eficácia, a segurança na gravidez e a experiência do prescritor. Como norma geral, deve ser prescrita a droga com maior evidência científica de segurança, sabendo-se que quan-

Tabela 46.1 – Uso de drogas antidepressivas na gravidez

Grupo	Medicação	Efeitos colaterais	Dose usual	Meia-vida	FDA	Teratogenicidade	Efeitos no recém-nascido	Indicações
Antidepressivos tricíclicos	Amitriptilina	Boca seca, visão borrada, constipação, retenção urinária, taquicardia, prejuízo da memória, confusão, alucinações e delírio	75-150 mg	10-50 horas	C	Casos isolados: nanismo tanatofórico, acrania	Abstinência perinatal (tremores, espasmos, irritabilidade, letargia, cólica, obstrução intestinal funcional transitória e retenção urinária),	Depressão, cefaleia e outras dores
	Nortriptilina		10-50 mg	15-39 horas	C	Caso isolado de craniossinostose		Depressão, enxaqueca, TDAH, Tourette
	Clomipramina		50-75 mg	12-36 horas	C	Teratogênico em ratos (fenda labial, olhos, enrugamento da pele)		Depressão, TOC, pânico, dor crônica
	Imipramina		25-150 mg	11-25 horas	C	Casos isolados de malformação de membros	sedação	Depressão, dor crônica, pavor noturno
Inibidores seletivos da recaptura de serotonina (ISRS)	Fluoxetina	Cefaleia, irritação, ansiedade, impaciência, agitação, tremores, diarreia, náusea, insônia, ganho de peso e disfunção sexual	20-80 mg	4-6 dias	C	Malformações cardíacas do septo ventricular, hipertensão pulmonar persistente	Síndrome de má adaptação pós-natal (20-30%)	Depressão, TOC, TAG, pânico, fibromialgia, transtorno alimentar
	Paroxetina		20-40 mg	3-65 horas	D	Malformações cardíacas (no geral e, principalmente, da via de saída do ventrículo direito), hipertensão pulmonar persistente	Síndrome de má adaptação pós-natal (20-30%)	Depressão, TOC, pânico, TAG, TEPT

(Continua)

Tabela 46.1 – Uso de drogas antidepressivas na gravidez (Continuação)

Grupo	Medicação	Efeitos colaterais	Dose usual	Meia-vida	FDA	Teratogenicidade	Efeitos no recém-nascido	Indicações
Inibidores seletivos da recaptura de serotonina (ISRS)	certralina	Paroxetina	50-200 mg	22-36 horas	B/C	Hipertensão pulmonar persistente	Síndrome de má adaptação pós-natal	Depressão, TOC, pânico, fobias, TEPT
	Citalopram		20-40 mg	35 horas	B	Hipertensão pulmonar persistente	Concentração no leite 2-3 × maior do que no sangue materno	Depressão, TOC, pânico
	Escitalopram		10-20 mg	27-32 horas	C	Hipertensão pulmonar persistente	Síndrome de má adaptação pós-natal	Depressão recorrente, pânico, TAG, TOC, fobias
Inibidores da recaptura de serotonina e noradrenalina	Venlafaxina	Os mesmos dos ISRS + transpiração, vertigem, hipertensão e descontrole do diabetes mellitus	75-225 mg	5-11 horas	C	Dados insuficientes	Síndrome de má adaptação pós-natal	Depressão, TAG, pânico, fobias
	Duloxetina		60-120 mg	12-21 horas	?	Dados insuficientes	Dados insuficientes	Depressão, TAG, fibromialgia

(Continua)

Tabela 46.1 – Uso de drogas antidepressivas na gravidez (Continuação)

Grupo	Medicação	Efeitos colaterais	Dose usual	Meia-vida	FDA	Teratogenicidade	Efeitos no recém-nascido	Indicações
Inibidor da recaptura de dopamina e, mais fracamente, da noradrenalina (também é um antagonista nicotínico)	Bupropiona	Cefaleia, insônia, convulsões, febre, tontura, coceira, sudorese, erupção cutânea, urticária, tremores, calafrios, agitação, dificuldade de concentração, boca seca, dor abdominal, enjoo, vômito, constipação, perda de apetite, transtornos visuais	150-300 mg	8-24 horas	C	Malformação cardiaca (da via de saída do ventrículo esquerdo), arritmia, TDAH	Dados insuficientes	Depressão, inibição do trecém-nascidobagismo
Antaconista de receptores α-2-noradrenérgicos (pré-sinápticos)	Mirtazapina	Aumento de apetite e de peso, sonolência/sedação	30-45 mg	20-40 horas	C	Dados insuficientes	Dados insuficientes	Depressão, cefaleia
Antidepressivo atípico	Trazodona	Fraqueza, edema, sintomas gripais, fadiga, dor torácica, febre	50-150 mg	6-13 horas	C	Arritmia em animais	Dados insuficientes	Depressão, dor crônica

FDA: categoria de risco para uso na gestação de acordo com o Food and Drug Administration; TAG: transtorno de ansiedade generalizada; TDAH: transtorno de déficit de atenção e hiperatividade; TEPT: transtorno de estresse pós-traumático; TOC: transtorno obsessivo-compulsivo; Tourette: síndrome de Tourette.

Síndrome de má adaptação pós-natal (Webster): irritabilidade, cianose, choro anormal, tremores, letargia, hipoatividade, diminuição da alimentação, taquipneia, desconforto respiratório, hipotermia e hipoglicemia.

492 Protocolos Assistenciais

to mais nova a medicação, menos informação se tem sobre seus efeitos na gravidez.

Na Clínica Obstétrica do HCFMUSP, sugere-se o tratamento de gestantes deprimidas com os antidepressivos inibidores seletivos da recaptura de serotonina (ISRS) e, se o quadro clínico permitir, evitando-se o primeiro trimestre.

Se for necessário o uso de antidepressivos no início da gravidez, deve-se evitar o uso de paroxetina, aparentemente mais relacionada com malformações cardíacas fetais, que é o único antidepressivo pertencente à categoria D para risco de uso na gestação de acordo com o Food and Drug Administration (FDA). É útil dialogar com o psiquiatra que cuida da paciente para se ponderar qual a melhor relação risco-benefício para o caso em questão.

A droga de escolha na Clínica Obstétrica do HCFMUSP é a sertralina, iniciando com dose de 50 mg/dia, preferencialmente de manhã. Um procedimento útil em alguns casos é iniciar o tratamento com meio comprimido por 3-4 dias, até a paciente se acostumar com a medicação, pois é comum o relato de aumento da ansiedade quando se inicia a medicação, que algumas descrevem como mal-estar ou aumento de energia vital. Se houver queixa de insônia concomitante, pode-se associar a prescrição de levomepromazina 4%, na dose de 3 ou 4 gotas, por via oral, à noite. Outra opção, em especial quando há relato de náuseas matinais, é o uso de prometazina nas doses de 25 ou 50 mg à noite, que terá efeito em ambos os sintomas. Essas drogas são da categoria C pelo FDA e apresentam uma grande experiência de uso nas últimas décadas, o que fornece maior segurança à prescrição. Por outro lado, devem ser evitados os benzodiazepínicos (principalmente clonazepam), que são associados a malformação fetal quando utilizados no primeiro trimestre e a abstinência neonatal e desconforto respiratório quando usados no terceiro trimestre.

A síndrome de má adaptação pós-natal, inicialmente descrita por Webster, em 1973, envolve a presença, no recém-nascido, de irritabilidade, choro anormal, tremores, letargia, hipoatividade, diminuição da alimentação, taquipneia, desconforto respiratório, hipotermia e hipoglicemia. Essa síndrome está relacionada com o uso de antidepressivos no último trimestre da gravidez, em especial fluoxetina e paroxetina (entre 20-30% dos recém-nascidos), mas também pode ocorrer com menor frequência com sertralina e venlafaxina. Ainda não está claro se os sintomas ocorrem por toxicidade ou por abstinência da droga, mas, de qualquer forma, os sintomas parecem ser mais comuns com doses maiores dos antidepressivos. Assim, parece razoável deixar a paciente assintomática com a menor dose possível do antidepressivo perto do parto.

Foi levantada a hipótese de associação entre o uso de antidepressivos e o desenvolvimento de transtornos do espectro autista (TEA), assim como do transtorno de déficit de atenção e hiperatividade (TDAH). A maioria dos trabalhos que apontam essas associação, no entanto, não fazem análise consis-

Capítulo 46 Depressão na Gravidez 493

tente sobre a gravidade da depressão e há grande chance de ser a doença, e não seu tratamento, o fator causal envolvido, ou seja, há uma confusão metodológica por indicação, uma vez que o tratamento seria feito apenas com a doença sintomática. Chama a atenção, nesse sentido, que o uso de antidepressivo descontinuado antes da gravidez esteja associado com o TEA, quando as medicações não poderiam ter efeito sobre o concepto. Por outro lado, o risco relacionado ao antidepressivo diminui após ajuste para variáveis de confusão, não sendo mais significativo quando se analisa isoladamente a doença mental materna. Esses achados sugerem que a doença mental materna seria por si só um determinante significativo do risco de TEA que apareceria também associado à exposição aos antidepressivos durante a gravidez.

Algo semelhante ocorre com o possível risco para TDAH. Após ajuste para potenciais fatores de confusão, incluindo transtornos psiquiátricos maternos e uso de outras drogas psiquiátricas, o risco diminui bastante. Da mesma forma, o uso antes da gravidez também se associou com risco de TDAH, assim como houve risco maior quando se analisavam mães com transtornos psiquiátricos que nunca usaram antidepressivos. Uma análise comparativa entre irmãos também não identificou diferença significativa no risco de TDAH em irmãos expostos a antidepressivos durante a gestação e aqueles não expostos durante a gestação. Os achados sugerem, então, que a associação entre o uso pré-natal de antidepressivos e o risco de TDAH na prole pode ser parcialmente explicada por um viés por indicação de antidepressivos. Se houver uma associação causal, o tamanho do efeito é provavelmente menor do que se imaginou inicialmente.

Assim, aparentemente, o uso de antidepressivos, quando bem indicado, se diminuir os sintomas maternos, ainda é benéfico e deve ser preconizado.

Durante a amamentação, é recomendada a continuidade da medicação antidepressiva, até como forma de evitar a síndrome de má adaptação pós-natal, em virtude da possibilidade de decorrer de abstinência, na descontinuidade da medicação. Por outro lado, devem ser evitados os sedativos, por poderem sedar a criança e, assim, comprometer a amamentação.

Uma vez iniciada a terapêutica farmacológica, é importante que seja assegurado um acompanhamento de pelo menos 1 ano. O tratamento não deve ser suspenso abruptamente e sem critério médico, pois há o risco de recidiva e piora do quadro depressivo, que pode evoluir para depressão crônica, de abordagem mais difícil – infelizmente, uma possibilidade que não é incomum.

494 Protocolos Assistenciais

◗ Anexo 46.1 – Inventário de depressão de Beck

Nome:_ _____ Idade:_ ____ Data: ____/____/____

Este questionário consiste em 21 grupos de afirmações. Depois de ler cuidadosamente cada grupo, faça um círculo em torno do número (0, 1, 2 ou 3) próximo à afirmação, em cada grupo, que descreve **melhor** a maneira que você tem se sentido na **última semana, incluindo hoje**. Se várias afirmações de um grupo parecerem se aplicar igualmente bem, faça um círculo em cada uma delas. **Tome o cuidado de ler todas as afirmações, em cada grupo, antes de fazer sua escolha.**

1
0 Não me sinto triste
1 Eu me sinto triste
2 Estou sempre triste e não consigo sair disto
3 Estou tão triste ou infeliz que não consigo suportar

2
0 Não estou especialmente desanimado quanto ao futuro
1 Eu me sinto desanimado quanto ao futuro
2 Acho que nada tenho a esperar
3 Acho o futuro sem esperanças e tenho a impressão de que as coisas não podem melhorar

3
0 Não me sinto um fracasso
1 Acho que fracassei mais do que uma pessoa comum
2 Quando olho para trás, na minha vida, tudo o que posso ver é um monte de fracassos
3 Acho que, como pessoa, sou um completo fracasso

4
0 Tenho tanto prazer em tudo como antes
1 Não sinto mais prazer nas coisas como antes
2 Não encontro um prazer real em mais nada
3 Estou insatisfeito ou aborrecido com tudo

5
0 Não me sinto especialmente culpado
1 Eu me sinto culpado grande parte do tempo
2 Eu me sinto culpado na maior parte do tempo
3 Eu me sinto sempre culpado

6
0 Não acho que esteja sendo punido
1 Acho que posso ser punido
2 Creio que vou ser punido
3 Acho que estou sendo punido

7
0 Não me sinto decepcionado comigo mesmo
1 Estou decepcionado comigo mesmo
2 Estou enojado de mim
3 Eu me odeio

8
0 Não me sinto de qualquer modo pior que os outros
1 Sou crítico com relação a mim por minhas fraquezas ou erros
2 Eu me culpo sempre por minhas falhas
3 Eu me culpo por tudo de mal que acontece

9
0 Não tenho quaisquer ideias de me matar
1 Tenho ideias de me matar, mas não as executaria
2 Gostaria de me matar
3 Eu me mataria se tivesse oportunidade

10
0 Não choro mais que o habitual
1 Choro mais agora do que costumava
2 Agora, choro o tempo todo
3 Costumava ser capaz de chorar, mas agora não consigo, mesmo que o queria

Capítulo 46 — Depressão na Gravidez — 495

11
0 Não sou mais irritado agora do que já fui
1 Fico aborrecido ou irritado mais facilmente do que costumava
2 Agora, eu me sinto irritado o tempo todo
3 Não me irrito mais com coisas que costumavam me irritar

12
0 Não perdi o interesse pelas outras pessoas
1 Estou menos interessado pelas outras pessoas do que costumava estar
2 Perdi a maior parte do meu interesse pelas outras pessoas
3 Perdi todo o interesse pelas outras pessoas

13
0 Tomo decisões tão bem quanto antes
1 Adio as tomadas de decisões mais do que costumava
2 Tenho mais dificuldades de tomar decisões do que antes
3 Absolutamente não consigo mais tomar decisões

14
0 Não acho que de qualquer modo pareço pior do que antes
1 Estou preocupado por estar parecendo velho ou sem atrativo
2 Acho que há mudanças permanentes na minha aparência que me fazem parecer sem atrativo
3 Acredito que pareço feio

15
0 Posso trabalhar tão bem quanto antes
1 É preciso algum esforço extra para fazer alguma coisa
2 Tenho que me esforçar muito para fazer alguma coisa
3 Não consigo mais fazer qualquer trabalho

16
0 Consigo dormir tão bem como o habitual
1 Não durmo tão bem como costumava
2 Acordo 1-2 horas mais cedo do que habitualmente e acho difícil voltar a dormir
3 Acordo várias horas mais cedo do que costumava e não consigo voltar a dormir

17
0 Não fico mais cansado do que o habitual
1 Fico cansado mais facilmente do que costumava
2 Fico cansado ao fazer qualquer coisa
3 Estou cansado demais para fazer qualquer coisa

18
0 O meu apetite não está pior do que o habitual
1 Meu apetite não é tão bom como costumava ser
2 Meu apetite é muito pior agora
3 Absolutamente não tenho mais apetite

19
0 Não tenho perdido muito peso, se é que perdi algum recentemente
1 Perdi mais do que 2,5 kg
2 Perdi mais do que 5 kg
3 Perdi mais do que 7 kg
Estou tentando perder peso de propósito, comendo menos:
Sim _____ Não _____

20
0 Não estou mais preocupado com a minha saúde do que o habitual
1 Estou preocupado com problemas físicos, como dores, indisposição do estômago ou constipação
2 Estou muito preocupado com problemas físicos e é difícil pensar em outra coisa
3 Estou tão preocupado com meus problemas físicos que não consigo pensar em qualquer outra coisa

21	0 Não notei qualquer mudança recente no meu interesse por sexo 1 Estou menos interessado por sexo do que costumava 2 Estou muito menos interessado por sexo agora 3 Perdi completamente o interesse por sexo	

Pontuação

< 10: sem depressão ou depressão leve

10-18: depressão leve a moderada

19-29: depressão moderada a grave

30-63: depressão grave

Anexo 46.2 – Versão em português da escala de depressão pós-parto de Edimburgo (em inglês, Edinburgh postnatal depression scale – EPDS)

Marque a resposta que melhor reflete como você tem se sentido nos últimos 7 dias

1. Eu tenho sido capaz de rir e achar graça das coisas
   ( ) Como eu sempre fiz
   ( ) Não tanto quanto antes
   ( ) Sem dúvida, menos que antes
   ( ) De jeito nenhum

2. Eu tenho pensado no futuro com alegria
   ( ) Sim, como de costume
   ( ) Um pouco menos que de costume
   ( ) Muito menos que de costume
   ( ) Praticamente não

3. Eu tenho me culpado sem razão quando as coisas dão errado
   ( ) Não, de jeito nenhum
   ( ) Raramente
   ( ) Sim, às vezes
   ( ) Sim, muito frequentemente

4. Eu tenho ficado ansiosa ou preocupada sem uma boa razão
   ( ) Sim, muitas vezes em seguida
   ( ) Sim, às vezes
   ( ) De vez em quando
   ( ) Não, de jeito nenhum

Capítulo 46 — Depressão na Gravidez

5. Eu tenho me sentido assustada ou em pânico sem um bom motivo
( ) Sim, muitas vezes em seguida
( ) Sim, às vezes
( ) Raramente
( ) Não, de jeito nenhum

6. Eu tenho me sentido sobrecarregada pelas tarefas e acontecimentos do meu dia a dia
( ) Sim. Na maioria das vezes eu não consigo lidar com eles
( ) Sim. Algumas vezes não consigo lidar bem como antes
( ) Não. Na maioria das vezes consigo lidar bem com eles
( ) Não. Eu consigo lidar com eles tão bem quanto antes

7. Eu tenho me sentido tão infeliz que tenho tido dificuldade de dormir
( ) Sim, na maioria das vezes
( ) Sim, algumas vezes
( ) Raramente
( ) Não, nenhuma vez

8. Eu tenho me sentido triste ou muito mal
( ) Sim, na maioria das vezes
( ) Sim, muitas vezes
( ) Raramente
( ) Não, de jeito nenhum

9. Eu tenho me sentido tão triste que tenho chorado
( ) Sim, a maior parte do tempo
( ) Sim, muitas vezes
( ) Só de vez em quando
( ) Não, nunca

10. Eu tenho pensado em fazer alguma coisa contra mim mesma
( ) Sim, muitas vezes
( ) Às vezes
( ) Raramente
( ) Nunca

Pontuação

Contagem do resultado: Questões de 1-3: sequência de 0-3
Questões de 4-10: sequência de 3-0

Depressão: ≥ 12

Adaptado de Santos et al., 2007.

498 Protocolos Assistenciais

▌ Anexo 46.3 – Versão em português do *questionário de saúde do paciente (em inglês, patient health questionnaire – PHQ-9)*

Agora vamos falar sobre como o(a) sr.(a) tem se sentido nas últimas 2 semanas

1. Nas últimas 2 semanas, quantos dias o(a) sr.(a) teve pouco interesse ou pouco prazer em fazer as coisas?
   (0) Nenhum dia
   (1) Menos de 1 semana
   (2) 1 semana ou mais
   (3) Quase todos os dias

2. Nas últimas 2 semanas, quantos dias o(a) sr.(a) se sentiu para baixo, deprimido(a) ou sem perspectiva?
   (0) Nenhum dia
   (1) Menos de 1 semana
   (2) 1 semana ou mais
   (3) Quase todos os dias

3. Nas últimas 2 semanas, quantos dias o(a) sr.(a) teve dificuldade para pegar no sono ou permanecer dormindo ou dormiu mais do que de costume?
   (0) Nenhum dia
   (1) Menos de 1 semana
   (2) 1 semana ou mais
   (3) Quase todos os dias

4. Nas últimas 2 semanas, quantos dias o(a) sr.(a) se sentiu cansado(a) ou com pouca energia?
   (0) Nenhum dia
   (1) Menos de 1 semana
   (2) 1 semana ou mais
   (3) Quase todos os dias

5. Nas últimas 2 semanas, quantos dias o(a) sr.(a) teve falta de apetite ou comeu demais?
   (0) Nenhum dia
   (1) Menos de 1 semana
   (2) 1 semana ou mais
   (3) Quase todos os dias

6. Nas últimas 2 semanas, quantos dias o(a) sr.(a) se sentiu mal consigo mesmo(a) ou achou que é um fracasso ou que decepcionou sua família ou a você mesmo(a)?
   (0) Nenhum dia
   (1) Menos de 1 semana
   (2) 1 semana ou mais
   (3) Quase todos os dias

Capítulo 46 — Depressão na Gravidez — 499

7. Nas últimas 2 semanas, quantos dias o(a) sr.(a) teve dificuldade para se concentrar nas coisas (como ler o jornal ou ver televisão)?
(0) Nenhum dia
(1) Menos de 1 semana
(2) 1 semana ou mais
(3) Quase todos os dias

8. Nas últimas 2 semanas, quantos dias o(a) sr.(a) teve lentidão para se movimentar ou falar (a ponto de outras pessoas perceberem), ou ao contrário, esteve tão agitado(a) que você ficava andando de um lado para o outro, mais do que de costume?
(0) Nenhum dia
(1) Menos de 1 semana
(2) 1 semana ou mais
(3) Quase todos os dias

9. Nas últimas 2 semanas, quantos dias o(a) sr.(a) pensou em se ferir de alguma maneira ou que seria melhor estar morto(a)?
(0) Nenhum dia
(1) Menos de 1 semana
(2) 1 semana ou mais
(3) Quase todos os dias

10. Considerando as últimas 2 semanas, os sintomas anteriores lhe causaram algum tipo de dificuldade para trabalhar, estudar, tomar conta das coisas em casa ou para se relacionar com as pessoas?
(0) Nenhuma dificuldade
(1) Pouca dificuldade
(2) Muita dificuldade
(3) Extrema dificuldade

Pontuação

0-4 pontos: sem depressão
5-9 pontos: depressão leve
10-14 pontos: depressão moderada
15-19 pontos: depressão moderada a grave
$\geq$ 20 pontos: depressão muito grave

Depressão leve (5-9 pontos)

Depressão moderada (10-14 pontos)

Depressão moderada a grave (15-19 pontos)

Depressão muito grave (20 ou mais pontos)

500 Protocolos Assistenciais

Bibliografia

- Almeida MS, Nunes MA, Camey S, Pinheiro AP, Schmidt MI. Transtornos mentais em uma amostra de gestantes da rede de atenção básica de saúde no Sul do Brasil. Cad Saúde Pública. 2012; 28(2):385-93.
- Andrade C. Antidepressant exposure during pregnancy and risk of autism in the offspring, 1: Meta-review of meta-analyses. J Clin Psychiatry. 2017; 78(8): e1047-51.
- Becker M, Weinberger T, Chandy A, Schmukler S. Depression during pregnancy and postpartum. Curr Psychiatry Rep. 2016; 18(3):32-41.
- Bonari L, Bennett H, Einarson A, Koren G. Risks of untreated depression during pregnancy. Can Fam Physician. 2004; 50:37-9.
- Carvalho ACA, Rocha RS, Pereira ES, Santos EC, Costa JLS, Palma-Dias R, et al. O uso de drogas psicotrópicas na gestação. Femina. 2009; 37(6):331-8.
- Cohen LS, Altshuler LL, Harlow BL, Nonacs R, Newport DJ, Vigueira AD, et al. Relapse of major depression during pregnancy in women who maintain or discontinue antidepressant treatment. JAMA. 2006; 295(5):499-507.
- Faisal-Cury A, Rodrigues DMO, Matijasevich A. Are pregnant women at higher risk of depression underdiagnosis? J Affect Disord. 2021; 283:192-7.
- Ferrari AJ, Charlson FJ, Norman RE, Patten SB, Freedman G, et al. Burden of Ddepressive disorders by country, sex, age, and year: Findings from the Global Burden of Disease Study 2010. PLoS Med. 2013; 10(11):e1001547.
- Field T, Diego M, Hernandez-Reif M, Figueiredo B, Deeds O, Ascencio A, et al. Comorbid depression and anxiety effects on pregnancy and neonatal outcome. Infant Behav Dev. 2010; 33(1):23-9.
- Figueira P, Corrêa H, Malloy-Diniz L, Romano-Silva MA. Escala de depressão pós-natal de Edimburgo para triagem no sistema público de saúde. Rev Saúde Pública. 2009; 43 (Supl 1):79-84.
- Gentile S. Untreated depression during pregnancy: Short- and long-term effects in offspring – A systematic review. Neuroscience. 2017; 342:154-66.
- Goodman JH. Perinatal depression and infant mental health. Arch Psychiatr Nurs. 2019; 33(3):217-24.
- Howdeshell KL, Ornoy A. Depression and its treatment during pregnancy: Overview and highlights. Birth Defects Res. 2017; 109(12):877-8.
- Latendresse G, Elmore C, Deneris A. Selective serotonin reuptake inhibitors as first-line antidepressant therapy for perinatal depression J Midwifery Womens Health. 2017 ; 62(3):317-28.
- Lenze SN, Potts MA. Brief interpersonal psychotherapy for depression during pregnancy in a low-income population: A randomized controlled trial. J Affect Disord. 2017; 210:151-7.
- Lobato G, Moraes CL, Reichenheim ME. Magnitude da depressão pós-parto no Brasil: Uma revisão sistemática. Rev Bras Saúde Mater Infant. 2011; 11(4):369-79.
- Man KKC, Chan EW, Ip P, Coghill D, Simonoff E, Chan PKL, et al. Prenatal antidepressant use and risk of attention-deficit/hyperactivity disorder in offspring: Population based cohort study. BMJ. 2017; 357:j2350.
- Mirabella F, Michielin P, Piacentini D, Veltro F, Barbano G, Cattaneo M, et al. Efficacia di un intervento psicologico rivolto a donne positive allo screening per depressione post partum. Riv Psichiatr. 2016; 51(6):260-9.

Capítulo 46 Depressão na Gravidez **501**

- Moreno DH, Moreno RA, Soeiro-de-Souza MG. Transtorno depressivo. In: Forlenza OV, Miguel EC, editores. Compêndio de clínica psiquiátrica. Barueri: Manole, 2012. p. 296-314.
- Pereira PK, Lovisi GM, Pilowsky DL, Lima LA, Legay LF. Depression during pregnancy: Prevalence and risk factors among women attending a public health clinic in Rio de Janeiro, Brazil.. Cad Saúde Pública. 2009; 25(12):2725-36.
- Sanchez SE, Puente GC, Atencio G, Qiu C, Yanez D, Gelaye B, et al. Risk of spontaneous preterm birth in relation to maternal depressive, anxiety and stress symptoms. J Reprod Med. 2013; 58(1-2):25-33.
- Santos IS, Matijasevich A, Tavares BF, Barros AJD, Botelho IP, Lapolli C, et al. Validação da escala de depressão pós-parto de Edimburgo (EPDS) em uma amostra de mães da coorte de nascimento de Pelotas, 2004. Cad Saúde Pública. 2007; 23(11):2577-88.
- Silva CS, Ronzani TM, Furtado EF, Aliane PP, Moreira-Almeida A. Relação entre prática religiosa, uso de álcool e transtornos psiquiátricos em gestantes. Arch Clin Psychiatry (São Paulo). 2010; 37(4):152-6.
- Spitzer RL, Kroenke K, Williams JB. Validation and utility of a self-report version of PRIME-MD: the PHQ Primary Care sStudy – Primary care evaluation of mental disorders. Patient Health Questionnaire. JAMA. 1999; 282(18):1737-44.
- Stewart DE. Clinical practice: Depression during pregnancy. N Engl J Med. 2011; 365(17):1605-11.
- Szegda K, Bertone-Johnson ER, Pekow P, Powers S, Markenson G, Dole N, et al. Depression during pregnancy and adverse birth outcomes among predominantly Puerto Rican women. Matern Child Health J. 2017; 21(4):942-52.
- Tess VLC. Abordagem dos transtornos psiquiátricos na gestação e no puerpério. In: Forlenza OV, Miguel EC, editores. Compêndio de clínica psiquiátrica. Barueri: Manole, 2012. p. 639-55.
- Ustun TB, Rehm J, Chatterji S, Saxena S, Trotter R, Room R, et al. Multiple-informant ranking of the disabling effects of different health conditions in 14 countries: WHO/NIH Joint Project CAR Study Group. Lancet. 1999; 354(9173):111-5.
- Van Mullem C, Tillett J. Psychiatric disorders in pregnancy. J Perinat Neonat Nurs. 2009; 23(2):124-30.
- Van Niel MS, Payne JL. Perinatal depression: A review. Cleve Clin J Med. 2020; 87(5):273-7.

capítulo 47

Distúrbios Psiquiátricos durante a Gravidez

Marco Aurélio Knippel Galletta

Durante o pré-natal, o profissional de saúde pode se deparar com vários transtornos psiquiátricos e/ou psicoemocionais na gestante. Esses transtornos podem estar presentes antes ou se manifestar pela primeira vez na gravidez. Podem cursar com melhora ou piora durante a gravidez, a depender de vários fatores, que podem ser psicodinâmicos ou relacionados às medicações utilizadas. Frequentemente, mulheres com psicopatologia prévia à gravidez interrompem seu tratamento medicamentoso por orientação médica ou por conta própria na gestação, e não raramente pioram seu estado emocional. Por isso, importa ao obstetra conhecer o risco das medicações, ao mesmo tempo em que saiba pesar os riscos de piora do quadro de base, inclusive com relação à própria gravidez. Para tanto, serão descritos a seguir com maior detalhe os principais transtornos concomitantes à gravidez observados na prática diária da Clínica Obstétrica do Hospital das Clínicas da Faculdade de Medicina da Universidade de São Paulo (HCFMUSP).

Transtorno Afetivo Bipolar

Conceito

O transtorno afetivo bipolar (TAB), anteriormente denominado transtorno ou psicose maníaco-depressiva, é um quadro potencialmente mais grave do que a depressão monopolar, sendo considerado atualmente uma doença crônica grave, caracterizada por alternância de episódios depressivos e maníacos (ou hipomaníacos) no decorrer da vida, sempre com a possibilidade de sintomas psicóticos. Ao contrário da depressão, acomete igualmente homens e mulheres e possui importante componente familiar. Também é menos frequente, ocorrendo em 1-2% da população.

Etiopatogenia

Supõe-se que a etiologia do TAB seja complexa e multifatorial e, sem dúvida, há um componente genético significativo. A presença de parentes em

504 Protocolos Assistenciais

primeiro grau com o transtorno aumenta o risco de acometimento em 10 vezes, com prevalência de até 9%. A herdabilidade, ou seja, o risco da doença na população atribuível à transmissão genética, é estimada em 79-83%. Também há concordância entre gêmeos monozigóticos de cerca de 40%, o que comprova que não se trata apenas uma questão genética, mas depende também de interferências do meio ambiente. É possível que anormalidades neurobiológicas, como disfunção do eixo hipotálamo-hipófise-adrenal e aumento da atividade pró-inflamatória, também tenham participação na etiopatogenia. Recentes estudos de neuroimagem funcional apontam para alterações em um circuito neural que envolve o corpo estriado, o tálamo, o córtex pré-frontal, o sistema límbico (amígdala e hipocampo) e o cerebelo.

Classificação

O TAB tem sido classificado como tipo I, tipo II ou misto.

- O tipo I é o clássico, no qual há episódios bem definidos de depressão e mania.
- O tipo II é aquele em que não existem quadros típicos de mania, mas apenas episódios de hipomania, aos quais se seguem episódios de depressão.
- O tipo misto é aquele em que há concomitância de sintomas depressivos e maníacos ao mesmo tempo. Também é denominado transtorno ciclotímico, mania mista, mania disfórica, depressão durante a mania, ou, ainda, TAB com ciclagem rápida, com mais de 4 episódios em 1 ano.

No Quadro 47.1, observam-se as características dos episódios de mania. Se os sintomas não forem completos ou se durarem menos de 1 semana, caracteriza-se um episódio de hipomania.

Quadro clínico e diagnóstico

Como os portadores de TAB passam a maior parte do tempo em depressão, para o diagnóstico é necessária a identificação de episódios maníacos ou hipomaníacos ou pelo menos a presença de alguns sintomas depressivos, no quadro misto.

O obstetra deve dar atenção para o fato de que aquele primeiro episódio de depressão observado na gestante ou na puérpera pode ser o início de um quadro de bipolaridade. Assim, sabe-se que alguns casos inicialmente diagnosticados como depressão poderão evoluir para episódios de mania ou hipomania, configurando o quadro mais completo de TAB. A depressão pós-parto, em especial, pode evoluir dessa forma, iniciando um quadro de bipolaridade meses ou anos depois do evento agudo puerperal.

Capítulo 47 — Distúrbios Psiquiátricos durante a Gravidez

Quadro 47.1 – Características dos episódios maníacos

- Período de humor persistentemente expansivo ou irritável, com duração de pelo menos 1 semana, nitidamente diferente do humor habitual
- Autoestima inflada ou grandiosidade
- Necessidade de sono diminuída (indivíduo se sente repousado após poucas horas de sono)
- Loquacidade ou pressão para falar
- Pensamento rápido, com fuga de ideias e arborização de raciocínio
- Distratibilidade (atenção desviada facilmente para estímulos externos irrelevantes)
- Agitação psicomotora
- Aumento de atenção dirigida a aspectos focais da vida (social, trabalho, escola ou sexual)
- Envolvimento excessivo em atividades prazerosas com alto potencial para consequências dolorosas
- Impulsividade em compras, investimentos financeiros, indiscrição sexual
- Prejuízo acentuado nas atividades sociais ou no relacionamento interpessoal
- Necessidade de internação como meio de evitar dano a si mesmo ou a outros
- Sintomas psicóticos

É dever do médico que acompanha a gestante investigar a possibilidade de quadros anteriores de mania ou hipomania, pois é mais comum a paciente se recordar e incomodar-se com quadros depressivos prévios do que com quadros de mania, vistos por alguns eventualmente apenas como um momento mais "produtivo" ou mais "louco", às vezes imputado à adolescência, sem que ninguém atentasse para a patologia do fenômeno. Às vezes, vale a pena conversar com familiares que conviveram com a pessoa em outros momentos.

Prognóstico

O TAB é uma psicopatologia mais grave do que a depressão unipolar. Por ser uma doença crônica, tem um prognóstico mais reservado e um tratamento diferenciado e complexo, com maior dificuldade de se obter a estabilidade em comparação com a depressão. Por isso, uma preocupação que o obstetra deve ter ao atender uma paciente com diagnóstico prévio de depressão é suspeitar que possa haver um quadro subjacente de TAB, que pode se manifestar durante a gravidez ou no pós-parto.

Sabe-se, ainda, que o TAB apresenta mais complicações durante a gravidez, mesmo quando adequadamente tratado. As pacientes com TAB apresentam taxas elevadas de tabagismo, abuso de álcool e outras substâncias, assim como risco maior para parto instrumentalizado, parto cesárea, indução de parto, parto prematuro, Apgar < 7 no quinto minuto e hipoglicemia neonatal, além de outras complicações da gravidez. As pacientes não tratadas, em com-

506 Protocolos Assistenciais

paração com as tratadas, têm maiores taxas de crianças com circunferência cefálica menor e com hipoglicemia. Da mesma forma como na depressão, a paciente com TAB sintomática também tem seu vínculo com o recém-nascido muitas vezes comprometido. Outro aspecto inquietante é a alta taxa de recaída, com novo episódio de mania descrito em até 28% dos casos nos primeiros 3 meses pós-parto.

Tratamento

O tratamento clássico para o TAB é com os chamados estabilizadores do humor, que englobam o carbonato de lítio, o ácido valproico, a carbamazepina e a lamotrigina. Desses, o mais usado no TAB é o carbonato de lítio, por ser geralmente mais efetivo. Como se pode ver na Tabela 47.1, todas essas drogas (exceto a lamotrigina) são classificadas pelo Food and Drug Administration (FDA) como categoria D e apresentam algum risco para malformações. Com relação ao lítio, o risco absoluto não parece tão importante (0,2% de malformação cardíaca), se comparado com o risco de piora do quadro psiquiátrico. Apesar disso, mesmo em exposições mais tardias, perto do parto, o lítio também se associa com a chamada síndrome do bebê mole ou letárgico (*floppy baby syndrome*), em que há fraqueza, hipotonia, ataxia e dificuldade para deglutir na amamentação, além de cianose. O lítio também pode interferir na função tireoidiana e, além disso, necessita de monitoração do nível sérico a cada 2 meses, pois o nível terapêutico encontra-se próximo do nível tóxico. O valproato possui risco de malformações congênitas maior ainda, por volta de 10%, podendo chegar até a 24% em doses acima de 1.500 mg/dia, e depois do primeiro trimestre também se relaciona com complicações como deficiências no desenvolvimento cognitivo e neuropsicomotor das crianças expostas. A lamotrigina, por sua vez, possui risco próximo ao da população geral na taxa de malformações congênitas, com exceção da fenda palatina (risco 10-14 vezes maior), ainda há pouco tempo de uso para se ter certeza sobre sua segurança em longo prazo.

Considera-se como ideal a interrupção de qualquer um dos estabilizadores de humor logo após a concepção, ainda no primeiro trimestre, com a reintrodução da medicação no trimestre seguinte. Muitas vezes, no entanto, o quadro é grave o suficiente para manter a medicação no primeiro trimestre, em virtude do risco de reagudização, com possíveis quadros de psicose, que é um risco absoluto maior que o risco das malformações. Para esses casos, o psiquiatra geralmente indica que a medicação seja o lítio, que é bem mais efetivo do que os demais. Se a paciente estiver tomando valproato, deve-se proceder à troca da medicação junto com o psiquiatra, pois o risco que ele apresenta não se refere apenas ao primeiro trimestre, e sim a toda a gravidez e também no pós-parto.

Tabela 47.1 – Uso de estabilizadores de humor na gravidez

Medicação	Efeitos colaterais	Dose usual	Nível sérico	FDA	Teratogenicidade	Efeitos no recém-nascido	Indicações
Carbonato de lítio	Poliúria, ganho de peso, insônia, cansaço, lentificação do pensamento, cefaleia e dores musculares	600-1.800 mg	0,6-1,2 mEq/L (tóxico: > 1,5 mEq/L)	D	Malformações cardíacas (0,1%), em especial a de Ebstein; defeitos do tubo neural; polidactilia	Síndrome do bebê mole, depressão tireoidiana, sangramento intestinal, *flutter* atrial	TAB
Carbamazepina	Hepatotoxicidade, perda da coordenação motora, erupção cutânea, edema de membros inferiores, mudanças de comportamento, confusão, fraqueza, distúrbios cognitivos, diplopia, visão borrada, sonolência, cefaleia, náusea, dor de estômago	400-1.600 mg	4-12 mcg/mL (tóxico: > 15 mcg/mL)	D	Espinha bífida	Aparentemente, sem riscos neonatais	Epilepsia, TAB
Ácido valproico	Hepatotoxicidade, alterações da coagulação sanguínea, dor de cabeça, fraqueza e febre, náusea, vômito, dor abdominal, diarreia, perda do apetite,	10-60 mg/kg/dia, em 2-3 tomadas	50-100 mcg/mL (Tóxico: > 200 mcg/mL)	D	Defeitos do tubo neural (5-9%), malformações cardíaca e facial, hipospadia	Hipoglicemia neonatal, hipotireoidismo neonatal, hemorragias no recém-nascido	Epilepsia, TAB, profilaxia da enxaqueca

(continua)

Tabela 47.1 – Uso de estabilizadores de humor na gravidez (continuação)

Medicação	Efeitos colaterais	Dose usual	Nível sérico	FDA	Teratogenicidade	Efeitos no recém-nascido	Indicações
	indigestão e prisão de ventre, sonolência, tremor, vertigem, visão dupla, visão embaçada, alteração de coordenação motora, nistagmo, labilidade emocional, alteração do pensamento e perda da memória					diminuição no QI, atraso no desenvolvimento neuropsicomotor, autismo	
Topiramato	Problemas de coordenação motora, dificuldade de concentração, lentidão de pensamento, confusão, tontura, cansaço, parestesias, sonolência, distúrbios cognitivos, nervosismo, parestesias, ataxia, redução de peso	200-1.600 mg	–	D	Casos relatados de malformações craniofaciais, hipospadia	Dados insuficientes	Epilepsia, enxaqueca, TAB
Lamotrigina	Exantema, dor de cabeça, sonolência, ataxia, vertigem, diplopia, visão turva, náusea, vômito, agressividade, irritabilidade, fadiga, sonolência, insônia, tremor, diarreia, nistagmo	50-200 mg	2-4 mcg/mL	C	Casos relatados de malformações do tubo neural, cardíacas, pulmonares, faciais e de membros	Relatos de depressão respiratória	Epilepsia, TAB

FDA: categoria de risco para uso na gestação de acordo com o Food and Drug Administration; QI: quociente de inteligência; TAB: transtorno afetivo bipolar.
Síndrome do bebê mole ou letárgico (floppy baby syndrome): fraqueza, hipotonia, ataxia e dificuldade para deglutir na amamentação, além de cianose.

Capítulo 47 Distúrbios Psiquiátricos durante a Gravidez 509

É necessário destacar, no entanto, a importância da manutenção do tratamento com estabilizadores do humor durante a gravidez. Lidar com o parto e o cuidado com o recém-nascido pode ser extremamente estressante para essas mulheres e a medicação pode ajudá-la a obter uma estabilidade emocional mínima para enfrentar esses desafios. Há indícios em alguns trabalhos de que o uso de estabilizadores do humor diminui o risco para algumas complicações obstétricas, como o descolamento prematuro de placenta e a restrição de crescimento fetal.

Ao se adotar o tratamento com lítio, um procedimento interessante seria a interrupção da medicação alguns dias antes do parto. Na Clínica Obstétrica do HCFMUSP, essa conduta é adotada sempre que possível, com a intenção de diminuir a dose sérica materna no parto, reduzindo consequentemente os efeitos colaterais para o recém-nascido, incluindo a síndrome do bebê mole ou letárgico, com a reintrodução logo depois do parto.

A amamentação também é motivo de controvérsia. A American Academy of Pediatrics classifica o lítio como "incompatível" com a amamentação, não só em virtude da síndrome do bebê mole ou letárgico, mas também por outros efeitos adversos descritos, como sopro cardíaco, alterações da onda T no eletrocardiograma, letargia e hipotermia. Apesar disso, alguns autores acreditam que a amamentação poderia ser permitida sob estreita vigilância, em pacientes bem aderentes e controladas. Outro problema com os recém-nascidos é que eles são particularmente vulneráveis ao aumento na concentração sérica de lítio, por terem os rins ainda imaturos, e podem sofrer desidratação com certa facilidade. Assim, se a opção escolhida em conjunto pela equipe e pela paciente for continuar o lítio e permitir a amamentação, os níveis séricos de lítio deverão ser monitorados no recém-nascido.

Há, ainda, a opção de trocar o lítio pelo valproato no pós-parto, o que permite a amamentação. Essa troca, no entanto, não costuma ser segura, pois o controle da doença pelo valproato é menor do que o fornecido pelo lítio. Essa é uma decisão que deve ser tomada junto com o psiquiatra.

Na Clínica Obstétrica do HCFMUSP, há experiência com diferentes opções individualizadas, mas a decisão mais comum é a de continuar com o lítio, suspendendo a amamentação.

Além das opções citadas, é relativamente comum que algumas pacientes com TAB apresentem sintomas psicóticos e precisem fazer uso de antipsicóticos.. No acompanhamento dessas gestantes, indica-se, como primeira opção, o haloperidol, por ser a droga mais antiga e mais usada. Também podem ser usadas para o mesmo fim a risperidona, a quetiapina e a olanzapina. Essas drogas não têm sido associadas com risco elevado para malformações congênitas e poderiam ser usadas até mesmo no primeiro trimestre; no entanto, devem ser usadas com cuidado, pois podem contribuir para aumento do peso

510 Protocolos Assistenciais

e da resistência à insulina. Além disso, todas elas podem se relacionar com sintomas extrapiramidais e de sonolência no recém-nascido, devendo ser usadas na menor dose possível próximo do parto.

Por fim, a psicoterapia pode ser útil em alguns casos, mas não evita a piora do quadro e deve ser entendida como uma terapia complementar.

◗ Transtornos de Ansiedade

Conceito

De acordo com a 4ª edição do *Manual estatístico e diagnóstico internacional para distúrbios mentais* (DSM-IV), são definidas 12 categorias de transtornos de ansiedade, sendo as principais o transtorno de pânico (TdP), o transtorno de ansiedade generalizada (TAG), o transtorno obsessivo-compulsivo (TOC) e o transtorno de estresse pós-traumático (TEPT), além de outros menos frequentes como a agorafobia, a fobia social e outras fobias. A ansiedade, portanto, pode se expressar de diversas formas e sua classificação não é simples. O pré-natalista comumente se depara com essas condições sem um diagnóstico correto. Por isso, vamos tentar abordar os diversos transtornos de ansiedade de uma forma mais específica, esclarecendo suas diferenças, sabendo que muitos se intercalam e podem se manifestar de diversas formas clínicas durante a gravidez.

Etiopatogenia

A etiopatogenia de todos os transtornos de ansiedade é praticamente a mesma. Todos os animais, incluindo o ser humano, reagem aos estímulos externos ameaçadores com aumento do estado de alerta e ativação autonômica, no bem conhecido mecanismo de luta e fuga. Os animais aprendem a temer situações de perigo às quais foram expostos anteriormente e demonstram comportamento de esquiva; no entanto, no ser humano, a situação é mais complexa e o medo e suas reações podem ocorrer com circunstâncias não tão ameaçadoras. Parece que o *locus ceruleus* do tronco cerebral e a região septo-hipocampal desempenham papel importante na ativação exagerada de um lado e na inibição inadequada de outro, levando a estímulos acentuados no sistema límbico e na substância cinzenta periaquedutal, acionando o chamado sistema executivo do medo. A substância cinzenta periaquedutal tem sido fortemente implicada nas crises de pânico, pois recebe terminações serotonérgicas que podem explicar a ação das drogas serotonérgicas nos transtornos de ansiedade.

Capítulo 47 — Distúrbios Psiquiátricos durante a Gravidez — 511

Transtorno de pânico

• Conceito e quadro clínico

De acordo com o DSM-IV, um ataque de pânico seria um período definido de medo ou desconforto intenso, no qual se desenvolvem abruptamente pelo menos 4 dos 11 sintomas listados a seguir:

- Palpitações ou frequência cardíaca acelerada.
- Sudorese.
- Tremores.
- Sensação de falta de ar ou asfixia.
- Sensação de sufocação.
- Dor ou desconforto no tórax.
- Náusea ou desconforto abdominal.
- Sensação de tontura, instabilidade ou desmaio.
- Desrealização (sensação de irrealidade) ou despersonalização (estar desconectado do próprio corpo).
- Medo de perder o controle ou enlouquecer.
- Medo de morrer.
- Parestesias (sensação de adormecimento ou formigamento).
- Calafrios ou ondas de calor.
- Em geral, surgem de forma inesperada, com um pico em até 10 minutos a partir do início dos sintomas.

O TdP é definido quando as crises de pânico se tornam recorrentes e inesperadas, seguidas, em pelo menos 1 mês, por preocupações quanto à possibilidade de ter outros ataques (ansiedade antecipatória), quanto à consequência dos ataques, ou, ainda, associadas a mudanças significativas de comportamento. Destaca-se, ainda, que se associa frequentemente à depressão, podendo evoluir a partir da depressão ou mesmo desencadeá-la.

• Epidemiologia

A prevalência do transtorno do pânico no mundo varia entre 1,5-3,5%. No Brasil, estima-se uma taxa ao redor de 1,6%. Há maior prevalência em mulheres jovens, o que faz imaginar uma frequência significativa do transtorno na gravidez; entretanto, há poucos dados sobre sua real prevalência nesse período. No Brasil, estudo realizado em Juiz de Fora (MG) apontou uma prevalência de 1,2% do TdP durante a gestação.

• Diagnóstico

O diagnóstico se faz a partir da presença de pelo menos 4 dos critérios já descritos anteriormente para os ataques de pânico. De maneira geral, o

512 Protocolos Assistenciais

diagnóstico é prévio à gravidez, mas algumas vezes terá de ser feito durante o período gestacional ou puerperal. Muitas vezes, é no pronto-atendimento que o diagnóstico será firmado, quando a paciente procurar atendimento por conta de uma crise de pânico. Nesse momento, o obstetra deverá ter em mente os critérios diagnósticos e poderá diferenciar, assim, uma crise de ansiedade de uma crise de pânico. De qualquer forma, o encaminhamento para um psiquiatra, a fim de confirmar o diagnóstico e instituir o melhor tratamento, é fundamental.

Agorafobia

É importante fazer o diagnóstico da coexistência com um possível quadro de agorafobia, que pode comprometer bastante o acompanhamento pré-natal, por dificultar o trânsito e a permanência da paciente em locais como a sala de espera do ambulatório.

Por definição, agorafobia é o quadro de ansiedade que se relaciona a estar em locais ou situações das quais possa ser difícil (ou embaraçoso) escapar ou cujo auxílio pode não estar disponível, na eventualidade de ter um ataque de pânico inesperado ou predisposto pela situação. Os temores agorafóbicos tipicamente envolvem agrupamentos característicos de situações que incluem: estar fora de casa desacompanhado(a), estar em meio a uma multidão ou permanecer em uma fila, estar em uma ponte, ou viajar de ônibus, trem ou automóvel.

A partir dessa definição, pode-se verificar que muitas pacientes portadoras desse transtorno poderão faltar a consultas e exames de pré-natal. É importante que se atente a essa condição, facilitando ao máximo a presença da paciente e orientando sobre a necessidade de um acompanhante. O que se vê frequentemente na prática é desconsiderar-se o substrato psiquiátrico e culpar a paciente sobre seu comportamento, o que só tende a piorar o quadro.

A fobia de elevadores é considerada uma fobia específica e não agorafobia, mas pode estar presente também.

• Prognóstico

Vários autores concordam que há um possível efeito protetor da gravidez sobre o TdP, com diminuição na frequência das crises de pânico. Apesar disso, nem todas as pacientes se beneficiam com a melhora do quadro e, mesmo entre aquelas com menor número de crises, muitas continuam com sua qualidade de vida comprometida. Além do mais, parece haver piora do quadro no pós-parto, o que complica o cuidado do recém-nascido. Também são descritos alguns riscos para a gravidez, que incluem parto prematuro, menor idade gestacional ao nascimento, baixo peso ao nascer, anemia nos filhos e malfor-

Capítulo 47   Distúrbios Psiquiátricos durante a Gravidez   513

mações congênitas, em especial fenda labial, talvez relacionadas com o maior uso de medicações psiquiátricas e um menor uso de vitaminas.

• Tratamento ambulatorial

A psicoterapia é considerada intervenção de primeira linha no tratamento de todos os transtornos de ansiedade e desempenha importante papel no TdP, principalmente a modalidade de terapia cognitivo-comportamental (TCC). Muitas vezes, no entanto, o tratamento farmacológico também se impõe e, no TdP, inclui a prescrição de antidepressivos tricíclicos ou inibidores seletivos da recaptação da serotonina (ISRS), além de ansiolíticos como os benzodiazepínicos.

Como as crises de pânico costumam diminuir na primeira metade da gravidez, para depois aumentar perto do parto, uma boa estratégia é evitar o tratamento medicamentoso no primeiro trimestre, deixando apenas o tratamento psicoterápico nesse período. Depois dessa fase inicial, os inibidores seletivos da recaptação da serotonina (citalopram, escitalopram, fluoxetina, paroxetina, sertralina) podem ser usados, o que ajuda bastante no controle das crises, propiciando uma preparação mais adequada para o parto. O único problema dessa estratégia é que, no geral, as doses usadas para ansiedade são altas, o que aumenta o risco de síndrome de má adaptação pós-natal, já abordada no Capítulo 46 – Depressão na Gravidez. Outro cuidado a ser tomado no início do tratamento com antidepressivos nesse grupo de pacientes diz respeito a sua maior suscetibilidade aos efeitos de hiperexcitação inicial dos inibidores seletivos da recaptação de serotonina. Indica-se, então, um escalonamento progressivo da dose.

Outra opção de tratamento é o uso de antidepressivos tricíclicos, como a clomipramina e a imipramina, que também têm uma eficácia muito boa no TdP. Esses medicamentos, no entanto, apresentam efeitos colaterais, principalmente colinérgicos, e causam hipotensão postural, mais preocupante para as gestantes no segundo trimestre.

No tratamento com ansiolíticos, por outro lado, a situação se torna mais delicada. Muitas pacientes que fazem uso desses medicamentos possuem uma forte dependência dos benzodiazepínicos, sobretudo o clonazepam, por isso são muito resistentes à sua suspensão. Essa classe de medicamentos causa alívio imediato dos sintomas e acaba dando uma certa segurança ao paciente no convívio com a doença. Sabe-se, no entanto, que a exposição aos benzodiazepínicos no primeiro trimestre se relaciona a risco aumentado de malformações congênitas, principalmente os defeitos de palato. Além disso, a exposição perto do parto, por sua vez, se associa com a síndrome do bebê mole ou letárgico, como descrito na Tabela 47.2. Há também a possibilidade do quadro de abs-

Tabela 47.2 – Uso benzodiazepínicos e ansiolíticos na gravidez

Medicação	Efeitos colaterais	Dose usual	Meia-vida	Categoria FDA	Teratogenicidade	Efeitos no recém-nascido	Indicações
Alprazolam	Abuso da medicação, fadiga, sedação e comprometimentos psicomotor, da memória e da concentração	2-6 mg/dia, em 3-4 tomadas	10-14 horas	D	Estudos inconclusivos; observa-se alteração cerebelar e comportamento agressivo em animais	Depressão respiratória, síndrome do bebê mole e quadro de abstinência: irritabilidade, agitação, insônia, padrão de sono anormal, dificuldades de sucção, retardo de crescimento, hipertonia, hiper-reflexia, tremores, apneia, diarreia e vômitos	Transtorno do pânico (aprovado pelo FDA), ansiedade, fobias, pré-anestésico
Clonazepam	Abuso da medicação, fadiga, sedação e comprometimentos psicomotor, da memória e da concentração	0,5-3 mg/dia, em 1-2 tomadas	18-50 horas	D	Lábio leporino e defeitos do palato; talvez malformação cardíaca		Transtorno do pânico (aprovado pelo FDA), ansiedade, fobias
Diazepam	Abuso da medicação, fadiga, sedação e comprometimentos psicomotor, da memória e da concentração	5-20 mg/dia, em 3-4 tomadas	20-100 horas	Não classificado	Lábio leporino e defeitos do palato		Pânico, ansiedade, sedação, agitação motora, delirium tremens, estado epiléptico

(Continua)

Tabela 47.2 – Uso benzodiazepínicos e ansiolíticos na gravidez (continuação)

Medicação	Efeitos colaterais	Dose usual	Meia-vida	Categoria FDA	Teratogenicidade	Efeitos no recém-nascido	Indicações
Lorazepam	Sonolência, ataxia, hipotensão, depressão respiratória, fadiga, cefaleia e tontura	1-10 mg/dia	9-16 horas	D	Lábio leporino e defeitos do palato		Ansiedade, pré-anestésico
Levomepromazina	Hipotensão ortostática, boca seca, retenção urinária, sedação ou sonolência, indiferença, reações de ansiedade e alteração de humor, discinesias, síndrome extrapiramidal	6-12 mg/dia	15-80 horas	C	Dados insuficientes	Raramente: distensão abdominal, íleo meconial, retardo da eliminação do mecônio, dificuldade na alimentação, taquicardia, e síndromes extrapiramidais (sinais ligados às propriedades atropínicas das fenotiazinas)	Sedação, analgesia

FDA: Food and Drug Administration.
Síndrome do bebê mole ou letárgico (floppy baby syndrome): fraqueza, hipotonia, ataxia e dificuldade para deglutir na amamentação, além de cianose.

Protocolos Assistenciais

tinência frente à retirada do medicamento. Em virtude dessas características, os benzodiazepínicos devem ser evitados tanto no primeiro trimestre, como também no terceiro trimestre. Na impossibilidade de suspender a medicação, devem-se diminuir as doses maternas 3-4 semanas antes do parto, além de procurar um ansiolítico ou benzodiazepínico com meia-vida mais curta, para diminuir a impregnação no feto e, depois, no recém-nascido. Boas opções ao clonazepam são a clomipramina e a levomepromazina.

Na Clínica Obstétrica do HCFMUSP, é possível observar o quanto a evolução desses quadros pode ser perigosa. O medo e a ansiedade no trabalho de parto podem deflagrar uma crise de pânico, com hiperatividade adrenérgica e hiperventilação, o que leva a sofrimento fetal de forma repentina. Frente a uma crise de pânico no trabalho de parto, pode ser necessária a administração de benzodiazepínicos, em que pese uma possível sedação do recém-nascido. A prevenção inclui uma boa orientação para o parto já no pré-natal, com atitude acolhedora da equipe no trabalho de parto. No geral, contraindica-se o pós-datismo, situação que costuma aumentar em muito a ansiedade das gestantes, incrementando o risco de novas crises.

• Tratamento da crise de pânico na sala de parto

Se a paciente estiver com aumento de ansiedade no pré-parto, prestes a entrar em uma crise de pânico, inicialmente pode-se orientar medidas não farmacológicas, como relaxamento, respiração pausada ou com o auxílio de um saco de papel (para aumentar o dióxido de carbono na respiração e agir contra a hiperventilação). Pode ser oportuno usar um ansiolítico e, para tanto, deve-se pensar em algum que dê menos efeitos colaterais no recém-nascido. Sugere-se a sequência apresentada a seguir, considerando passagem para o feto e meia-vida mais curta:

- Primeira opção: prometazina na dose de 25-50 mg, por via oral (casos mais leves) ou intramuscular (casos mais graves).
- Segunda opção: bromazepam na dose de 3 mg, por via oral.
- Terceira opção: lorazepam na dose de 1 mg, por via oral.
- Quarta opção: alprazolam na dose de 0,5 mg, por via oral.

Se a paciente já estiver em uma crise de pânico bem estabelecida, o risco de sofrimento fetal se eleva e a conduta deve ser rápida. Nessa situação, as possibilidades terapêuticas são as seguintes:

- Primeira opção: midazolam na dose de 3-5 mg, por via intramuscular (efeito um pouco mais lento).
- Segunda opção: midazolam na dose de 0,5-2 mg, por via endovenosa (efeito rápido, com necessidade de ir titulando aos poucos).

Capítulo 47   Distúrbios Psiquiátricos durante a Gravidez   **517**

- Terceira opção: propofol na dose de 10-20 mg, por via endovenosa, administrada pelo anestesista (efeito super-rápido, com hipnose imediata, podendo ser usado na bomba de infusão).

Essas medicações ansiolíticas, a princípio, não devem ser continuadas no pós-parto, pois interferem na amamentação. Recomenda-se o apoio de algum psiquiatra para se decidir sobre a melhor conduta no puerpério nas mulheres que tiverem apresentado crise de pânico junto ao parto. Pode ser melhor aumentar a dose do antidepressivo ou associar outras drogas.

É importante lembrar que possíveis dificuldades na amamentação e no cuidado com o recém-nascido podem ser gatilhos para novas crises de pânico, por isso, indica-se cuidado adicional da equipe de enfermagem para com essas pacientes, com alta hospitalar apenas após terem conseguido um bom vínculo com a criança na amamentação.

De qualquer forma, indica-se também um retorno ambulatorial breve para se verificar se o quadro clínico está estável.

Transtorno de ansiedade generalizada

Conceito e quadro clínico

O TAG é um transtorno crônico em que o paciente apresenta ansiedade e preocupação excessivas (expectativa apreensiva), considerando difícil controlar sua preocupação acerca de eventos ou atividades corriqueiras no trabalho, na escola ou no ambiente social. Caracteriza-se por preocupação excessiva e incontrolável, na maioria dos dias, por pelo menos 6 meses, acompanhada por pelo menos 3 dos seguintes sintomas emocionais: inquietação ou sensação de estar com os "nervos à flor da pele", fatigabilidade, dificuldade de concentrar-se ou sensação de "branco" , irritabilidade, tensão muscular e perturbação do sono.

Muitas vezes, o transtorno pode ser acompanhado por sintomas somáticos ou físicos, como desmaios, enjoo, diarreia, dor no peito, palpitações, sudorese, tremores e insônia.

Esse distúrbio é muito parecido com o transtorno do pânico, mas com intensidade menor e com apresentação clínica um tanto diversa. Pode haver, inclusive, uma apresentação paroxística, com crises de ansiedade, que muito se assemelha ao TdP, mas sem preencher os critérios diagnósticos já apresentados. São comuns as crises de choro e de palpitação. O TAG pode evoluir para o quadro de TdP e a concomitância dos 2 quadros não é rara, assim como sua concomitância com quadros de depressão.

Protocolos Assistenciais

- **Epidemiologia**

Acomete cerca de 5-6% da população geral. Com predomínio de 2:1 entre mulheres, o TAG encontra-se em taxas consideravelmente maiores na gravidez, sendo descrita a prevalência de 8,5% durante esse período, e é ainda maior nas mulheres com antecedente de depressão e estresse pós-traumático.

- **Diagnóstico**

O diagnóstico nem sempre é fácil de ser estabelecido durante a gravidez, pois as queixas de preocupação e ansiedade são bastante comuns durante esse período da vida da mulher. Em geral, a paciente traz esse diagnóstico de antes da gravidez e o obstetra se vê com a responsabilidade de manter ou não o tratamento já previamente estabelecido. O mais comum é se deparar com a queixa genérica de ansiedade, que na maioria das vezes seria apenas um traço de personalidade, e não um transtorno psiquiátrico definido. Na dúvida, vale a pena o encaminhamento para obter um parecer do especialista.

- **Prognóstico**

Assim como o TdP, o TAG também apresenta complicações obstétricas durante a gravidez, sendo descritos: prematuridade, baixo peso ao nascer, restrição de crescimento e descolamento prematuro de placenta, em decorrência da hiperatividade adrenérgica, com aumento do tônus e da atividade uterina. Em casos de passado obstétrico com história de eventos como um neomorto ou natimorto anterior, a ansiedade tende a subir para níveis realmente perigosos, com aumento de complicações.

- **Tratamento**

O tratamento do TAG é bem parecido com o do TdP, sendo os antidepressivos as drogas de escolha, associados ou não aos benzodiazepínicos. As considerações feitas para o tratamento do TdP são igualmente aplicáveis no TAG. Fora da gravidez, no entanto, no TAG costuma-se dar prioridade ao tratamento com paroxetina ou escitalopram e adicionam-se como opções medicações como a venlafaxina e a buspirona. Há poucos estudos sobre o uso destas medicações, mais modernas, na gravidez, por isso deve-se dar preferência para as mais estudadas e mais antigas, sendo a sertralina uma boa opção. A regra de se evitar no primeiro trimestre algumas medicações também se aplica nesses casos, na medida do possível.

A psicoterapia se coloca como um tratamento complementar muito adequado, em especial para se lidar com o medo do parto.

Capítulo 47 — Distúrbios Psiquiátricos durante a Gravidez **519**

A mudança de alguns hábitos, como eliminar ou diminuir o uso de estimulantes como a cafeína e a nicotina, também pode colaborar bastante com o controle dos sintomas. Outra medida não farmacológica importante é a prática regular de exercícios físicos.

Como orientação geral, quanto maior for o número e a intensidade das crises de ansiedade, maior deverá ser a preocupação com o bem-estar fetal, impondo-se, nos casos mais sintomáticos, a realização rotineira dos exames de vitalidade fetal. No geral, no entanto, o que se vê é um quadro menos perigoso para o feto que no TdP.

A amamentação deve ser estimulada e o cuidado com ela, reforçado. A prescrição de benzodiazepínicos no pós-parto deverá ser coibida e, quando não for possível, será necessário prestar atenção à possível sonolência do recém-nascido.

Transtorno obsessivo-compulsivo

• Conceito e quadro clínico

O TOC caracteriza-se pela presença de obsessões e compulsões. Obsessões são pensamentos inapropriados, recorrentes, persistentes e intrusivos que causam grande ansiedade e desconforto. Compulsões são comportamentos ou atos mentais repetitivos em que o indivíduo é levado a agir em resposta a uma obsessão com a intenção de diminuir ou prevenir a ansiedade correspondente.

• Epidemiologia

Pesquisas atuais indicam uma frequência para esse transtorno de 1,2% na população geral, com uma estimativa de que o TOC no período gravídico-puerperal possa ocorrer com uma prevalência ainda maior, de 4-9%. Assim, estima-se que um médico de atenção primária veja pelo menos 1 gestante com TOC por ano.

• Diagnóstico e prognóstico

Nas mulheres com diagnóstico pré-gravídico de TOC, pode haver piora do quadro durante a gravidez, em especial nos casos em que há rituais de limpeza, o que pode complicar muito a rotina da paciente e até mesmo o cuidado com o recém-nascido.

Por outro lado, há mulheres sem diagnóstico prévio que passam a desenvolver sintomas compatíveis com TOC durante a gravidez e, sobretudo, no período pós-parto. Essa condição foi descrita recentemente como TOC perinatal, uma situação comum, mas muitas vezes subdiagnosticada e até mesmo mal diagnosticada como quadro depressivo ou mesmo psicótico. É bastante

Protocolos Assistenciais

comum as mães terem pensamentos obsessivos sobre o cuidado a ser dispensado ao recém-nascido, mas esses pensamentos não progridem e não trazem desconforto maior, sendo facilmente descartados como irreais. Por outro lado, as pacientes com TOC no período perinatal realmente sofrem com esses pensamentos e começam a ter rituais de cuidado excessivo. Nessa situação, o diagnóstico diferencial é muito difícil e deverá contar com o parecer do especialista. É útil, no entanto, o obstetra saber dessa possibilidade, para poder pensar no diagnóstico e encaminhar prontamente para o especialista.

- ## Tratamento

Para as pacientes sem outra comorbidade psiquiátrica, a terapia cognitivo-comportamental costuma ajudar bastante, com exposições cada vez maiores às situações angustiantes, demonstrando à paciente que a preocupação não corresponde à realidade. Quando há comorbidade psiquiátrica, um antidepressivo ou um ansiolítico podem ajudar.

Transtorno de estresse pós-traumático

- ### Conceito e quadro clínico

O TEPT se caracteriza pela rememoração de um evento traumático, por comportamentos de esquiva de contextos associados ao evento traumático e por um estado de excitabilidade aumentada. Esses eventos são vivenciados com reações de medo, impotência ou horror intenso e podem ser revividos com sintomas somáticos a partir de pensamentos intrusivos, sonhos ou *flashbacks*. Podem surgir distúrbios do sono, irritabilidade, dificuldade de concentração e hipervigilância.

De acordo com o DSM-IV, este evento traumático é persistentemente revivido em 1 ou mais das seguintes maneiras:

- Recordações aflitivas, recorrentes e intrusivas do evento, incluindo imagens, pensamentos ou percepções.
- Sonhos aflitivos e recorrentes com o evento.
- Ação (ou sensação) como se o evento traumático estivesse ocorrendo novamente (inclui um sentimento de rememoração da experiência, ilusões, alucinações e episódios de *flashback* dissociativos, inclusive aqueles que ocorrem ao despertar.
- Sofrimento psicológico intenso quando da exposição a indícios internos ou externos que simbolizam ou lembram algum aspecto do evento traumático.
- Reatividade fisiológica (somática) na exposição a indícios internos ou externos que simbolizam ou lembram algum aspecto do evento traumático.

Capítulo 47   Distúrbios Psiquiátricos durante a Gravidez   **521**

A duração da perturbação deve ser superior a 1 mês e ela deve causar sofrimento clinicamente significativo ou prejuízo no funcionamento social ou ocupacional em outras áreas importantes da vida do indivíduo.

• Epidemiologia

É comum pensar no TEPT frente a eventos que envolveram morte, grave ferimento, ou, ainda, grave ameaça à integridade física da pessoa, como assaltos, agressões ou acidentes. Os eventos estressantes das gestantes podem estar associados a vivências traumáticas relacionadas a partos ou outros procedimentos obstétricos e, nessa situação, uma nova gravidez pode ser vivida com extremo sofrimento psíquico. Essa situação pode parecer ser rara, mas não é. Pesquisadores brasileiros relatam taxas ao redor de 9% no puerpério de maternidades brasileiras e é provável que essa taxa seja ainda maior, ao se considerar a taxa de violência obstétrica descrita por algumas enquetes.

• Tratamento

O tratamento do TEPT não é simples e envolve, além de um trabalho psicoterápico intenso, a administração de antipsicóticos ou antidepressivos sedativos como os tricíclicos e a mirtazapina. Quando o evento estressante é algo do passado com chance diminuta de voltar a ocorrer, o enfrentamento tende a ser mais bem-sucedido. Por outro lado, se for algo relacionado à própria gravidez, a situação tende a piorar bastante com a aproximação do parto.

A partir do parecer diagnóstico psiquiátrico concreto de que realmente é um quadro de TEPT relacionado ao parto, em que a mulher revive o trauma vivenciado previamente, deve-se indicar o parto cesáreo como forma de contornar o problema. A abordagem é mais complicada quando o evento estressante é relacionado não ao parto em si, mas sim a complicações neonatais ou outras da própria internação.

▶ Bibliografia

- Almeida MS, Nunes MA, Camey S, Pinheiro AP, Schmidt MI. Transtornos mentais em uma amostra de gestantes da rede de atenção básica de saúde no Sul do Brasil. Cad Saúde Pública. 2012;2 8(2):385-93.
- Bandelow B, Sojka F, Broocks A, Hajak G, Bleich S, Rüther E. Panic disorder during pregnancy and postpartum period. Eur Psychiatry. 2006;2 1(7):495-500.
- Bernick M, Corregiari F, Stella F, Asbahr FR. Transtornos de ansiedade ao longo da vida. In: Forlenza OV, Miguel EC, editores. Compêndio de clínica psiquiátrica. Barueri: Manole, 2012. p. 337-62.
- Bodén R, Lundgren M, Brandt L, Reutfors J, Andersen M, Kieler H. Risks of adverse pregnancy and birth outcomes in women treated or not treated with mood stabilisers for bipolar disorder: Population based cohort study. BMJ. 2012;3 45:e7085.

- Buist A, Gotman N, Yonkers KA. Generalized anxiety disorder: Course and risk factors in pregnancy. J Affect Disord. 2011;1 31(1-3):277-83.
- Carvalho ACA, Rocha RS, Pereira ES, Santos EC, Costa JLS, Palma-Dias R, et al. O uso de drogas psicotrópicas na gestação. Femina. 2009;3 7(6):331-8.
- Challacombe FL, Wroe AL. A hidden problem: Consequences of the misdiagnosis of perinatal obsessive-compulsive disorder. Br J Gen Pract. 2013;6 3(610):275-6.
- Cohen JM, Huybrechts KF, Patorno E, Desai RJ, Mogun H, Bateman BT, et al. Anticonvulsant mood stabilizer and lithium use and risk of adverse pregnancy outcomes. J Clin Psychiatry. 2019;8 0(4)18m12572.
- Henriques T, Moraes CL, Reichenheim ME, Azevedo GL, Coutinho ESF, Figueira ILV. Transtorno do estresse pós-traumático no puerpério em uma maternidade de alto risco fetal no Município do Rio de Janeiro, Brasil. Cad Saúde Pública. 2015;3 1(12):2523-34.
- Lafer B, Caetano SC, Kleinman A, Ladeira RB. Transtorno bipolar ao longo da vida. In: Forlenza OV, Miguel EC, editores. Compêndio de clínica psiquiátrica. Barueri: Manole, 2012. p. 315-36.
- Masters GA, Brenckle L, Sankaran P, Person SD, Allison J, Simas TAM, et al. Positive screening rates for bipolar disorder in pregnant and postpartum women and associated risk factors. Gen Hosp Psychiatry. 2019;6 1:53-9.
- Robinson L, Walker JR, Anderson D. Cognitive-behavioural treatment of panic disorder during pregnancy and lactation. Can J Psychiatry. 1992;3 7(9):623-6.
- Sanchez SE, Puente GC, Atencio G, Qiu C, Yanez D, Gelaye B, et al. Risk of spontaneous preterm birth in relation to maternal depressive, anxiety and stress symptoms. J Reprod Med. 2013; 58(1-2):25-33.
- Silva CS, Ronzani TM, Furtado EF, Aliane PP, Moreira-Almeida A. Relação entre prática religiosa, uso de álcool e transtornos psiquiátricos em gestantes. Arch Clin Psychiatry (São Paulo). 2010;3 7(4):152-6.
- Solé E, Torres A, Roca A, Hernández AS, Roda E, Sureda B, et al. Obstetric complications in bipolar disorder: The role of mental health disorders in the risk of caesarean section. J Affect Disord. 2019;2 52:458-63.
- Taylor CL, Stewart RJ, Howard LM. Relapse in the first three months postpartum in women with history of serious mental illness. Schizophr Res. 2019;2 04:46-54.
- Tess VLC. Abordagem dos transtornos psiquiátricos na gestação e no puerpério. In: Forlenza OV, Miguel EC, editores. Compêndio de clínica psiquiátrica. Barueri: Manole 2012. p. 639-55.
- Uguz F, Yuksel G, Onur OS, Karsidag C, Gezginc K, Arpaci N. Neonatal outcomes in pregnant women with untreated and treated panic disorder. Compr Psychiatry. 2018;8 7:107-111.
- van Mullem C, Tillett J. Psychiatric disorders in pregnancy. J Perinat Neonat Nurs. 2009;2 3(2):124-30.
- Vythilingum B. Anxiety disorders in pregnancy. Curr Psychiatry Rep. 2008;1 0(4):331-5.

Parte 3

Intercorrências Obstétricas

capítulo 48

Hiperêmese Gravídica

Marco Aurélio Knippel Galletta

▶ Conceito

No início da gestação, em especial no primeiro trimestre, náuseas e vômitos são sintomas frequentes e afetam 50-90% das gestantes. Esses sintomas têm início entre a 5ª e a 6ª semanas de gestação, apresentam pico na 9ª semana e diminuem progressivamente, cessando geralmente no início do segundo trimestre. Em geral, têm início e são mais intensos pela manhã, sendo por isso denominados em língua inglesa "*morning sickness*", mas podem persistir pelo restante do dia. Os eventos costumam ser autolimitados e sem repercussão sistêmica e perfazem o que se denomina êmese gravídica.

Outra situação bastante distinta são os vômitos persistentes, com repercussão sistêmica, cujo tratamento habitual não resulta em melhora. Essa situação intitula-se hiperêmese gravídica (HG), é passível de internação e, felizmente, é bem mais rara.

Sua definição varia de acordo com o serviço. Enquanto alguns definem como sendo um quadro grave de náuseas e vômitos com mais de 5 episódios de vômitos por dia ou mais de 6 horas de náusea diárias, outros estabelecem a obrigatoriedade da cetonúria para o diagnóstico. A definição mais clássica, no entanto, é a de Fairweather, de 1968, que define hiperêmese gravídica como a presença de "vômitos intratáveis, com distúrbios nutricionais intensos, como alteração no balanço hidroeletrolítico, perda de peso de mais de 5%, cetose e cetonúria, podendo ocorrer ainda alterações neurológicas, hepáticas e renais". Na Clínica Obstétrica do Hospital das Clínicas da Faculdade de Medicina da Universidade de São Paulo (HCFMUSP), define-se hiperêmese gravídica como a presença de vômitos persistentes, associados a pelo menos 1 dos seguintes critérios: perda acima de 5% do peso corpóreo pré-gravídico, desidratação ou distúrbio hidroeletrolítico; que surgem inicialmente no primeiro trimestre da gravidez, mas podem persistir no segundo trimestre, excluídas outras causas.

Apesar da baixa frequência, essa condição pode ser a causa mais comum de hospitalização na primeira metade da gestação, e a segunda causa mais comum de hospitalização pré-natal durante toda a gravidez, perdendo apenas

526 Protocolos Assistenciais

para o parto prematuro. Nos Estados Unidos, estima-se que o quadro de náuseas e vômitos na gravidez seja responsável pelo gasto anual de 1,7 bilhão de dólares, com pelo menos 1 bilhão de gastos diretos, principalmente por causa da possibilidade de internação prolongada e da necessidade de tratamento multiprofissional.

Epidemiologia

Enquanto a êmese gravídica acomete a maioria das grávidas, a hiperêmese incide apenas em 0,3-3% das gestantes. Uma metanálise de 2013 aponta incidência média mundial de 70% para as náuseas da gravidez e de 1,1% para a hiperêmese gravídica. Na Clínica Obstétrica do HCFMUSP, levantamento recente indica uma taxa de 0,82% de ocorrência da hiperêmese.

Os principais fatores de risco para seu desenvolvimento incluem condições demográficas (idade mais jovem, cor negra, imigrantes, moradoras em centros urbanos), gestacionais (maior paridade, gravidez com técnicas de reprodução assistida, gemelidade, doença trofoblástica, feto de sexo feminino), e pré-gestacionais (sobrepeso ou baixo peso materno, enxaqueca, doença do refluxo gastroesofágico, cinetose e transtornos psiquiátricos, em especial depressão). O tabagismo seria fator protetor.

Etiopatogenia

A etiologia de náuseas e vômitos na gestação parece estar relacionada diretamente com a elevação dos hormônios gestacionais, sobretudo os estrogênios e a fração beta da Gonadotrofina Coriônica Humana (Beta-hCG). A etiopatogenia da hiperêmese gravídica, por outro lado, é incerta e parece ser multifatorial, resultando da interação de elementos individuais, genéticos e do ambiente externo, com vários fatores associados, inclusive hormonais, emocionais ou infecciosos. Alguns pesquisadores apontam, ainda, a participação de anormalidades da motilidade gastrointestinal e infecção pelo *Helicobacter pylori*, além de alterações vestibulares; enquanto outros acreditam que condições psicoemocionais poderiam contribuir para o quadro, como uma resposta inadequada a conflitos emocionais e estresse subjacentes. Talvez possa haver um círculo vicioso em que, em uma estrutura de personalidade mais infantilizada e com poucos recursos, os sintomas aumentariam a ansiedade e esta, por sua vez, aumentaria os sintomas, potencializando o quadro de náuseas até chegar na hiperêmese.

A etiologia das anormalidades laboratoriais presentes no quadro também não é clara. A elevação das enzimas hepáticas está presente em 6-50% dos casos, mas sabe-se que elas retornam ao normal prontamente quando o vômito cessa e com a retomada da nutrição adequada. Tem sido sugerido que a função hepática anormal é um efeito combinado de hipovolemia, desnutrição e acidose lática que ocorre na hiperêmese gravídica, podendo, portanto, estar relacionada com a gravidade do quadro. O hipertireoidismo transitório, por sua vez, está presente em 5-55% das pacientes com hiperêmese gravídica e poderia ser causado por níveis elevados de β-hCG circulante, por receptores de hormônios da tireoide hipersensíveis à hCG ou pela produção de um tipo de hCG que seria mais potente na estimulação da glândula tireoide.

▶ Quadro Clínico

Diferentemente das pacientes com êmese gravídica, as pacientes com hiperêmese gravídica apresentam mais frequentemente sialorreia e hipotensão postural, além de distúrbios nutricionais e alterações laboratoriais. Entre essas alterações, pode-se elencar: hiponatremia, hipopotassemia, hipocloremia, alcalose metabólica, aumento das transaminases séricas, hiperbilirrubinemia (que raramente excede 4 mg/dL), aumento de amilase, aumento do hematócrito (indicando hemoconcentração), além de um possível quadro de hipertireoidismo transitório, presente em 5-55% das pacientes com esse quadro.

A hiperêmese tende a melhorar na segunda metade da gestação, mas pode persistir até o parto. Na presença de náuseas e vômitos em gestações após a 20ª semana, recomenda-se realizar a pesquisa de outras etiologias, incluindo condições induzidas pela gravidez como a esteatose hepática aguda gestacional e a síndrome HELLP.

▶ Diagnóstico

O diagnóstico da hiperêmese gravídica é clínico e geralmente de exclusão. Como afirmado anteriormente, o diagnóstico é feito em gestantes que apresentam vômitos persistentes, com frequência maior do que 5 por dia, associados a pelo menos 1 dos seguintes critérios: perda acima de 5% do peso corpóreo pré-gravídico, desidratação ou distúrbio hidroeletrolítico, que surgem inicialmente no primeiro trimestre da gravidez, excluindo-se outras causas.

É importante estabelecer o diagnóstico diferencial da hiperêmese com outras doenças que possam causar náuseas e vômitos persistentes (ver Quadro 48.1).

Protocolos Assistenciais

Quadro 48.1 – Diagnósticos diferenciais de hiperêmese gravídica

Doenças do trato gastrointestinal

- Gastroparesia
- Gastrite
- Úlcera péptica
- Suboclusão intestinal
- Dispepsia
- Refluxo gastroesofágico
- Pancreatite
- Apendicite
- Colecistite
- Isquemia mesentérica

Distúrbios do sistema nervoso central

- Meningite
- Enxaqueca
- Tumores do sistema nervoso central
- Distúrbios do labirinto
- Bulimia ou anorexia
- Transtorno conversivo
- Distúrbios de ansiedade

Doenças infecciosas

- Gastroenterite bacteriana
- Gastroenterite viral
- Otite média
- Hepatite viral
- Pielonefrite

Distúrbios endócrinos e metabólicos

- Cetoacidose diabética
- Hipertireoidismo
- Hiper ou hipoparatireoidismo
- Doença de Addison
- Uremia

Intercorrências obstétricas

- Doença hipertensiva específica da gestação (pré-eclâmpsia grave, síndrome HELLP, iminência de eclâmpsia e eclâmpsia)
- Esteatose hepática aguda da gravidez

Outros

- Infarto do miocárdio
- Intoxicação exógena
- Hepatite medicamentosa

▶ Avaliação Inicial

A avaliação inicial dessas pacientes inclui anamnese detalhada, mensuração do peso corpóreo, da pressão arterial, da frequência cardíaca e da temperatura e avaliação de mucosa oral em busca de sinais de desidratação.

Na suspeita diagnóstica, deve-se solicitar os seguintes exames iniciais para auxiliar no diagnóstico: dosagem de eletrólitos séricos (sódio e potássio) e hemograma, além da investigação de cetonúria de fita. Deve-se realizar também ultrassonografia obstétrica, a fim de se avaliar a presença de doença trofoblástica ou gestação múltipla e verificar o desenvolvimento do concepto.

Alguns exames laboratoriais e subsidiários serão úteis para o diagnóstico diferencial. Entre eles, devem ser destacados: urina tipo 1, urocultura, cálcio, cloro, ureia e creatinina plasmáticas, glicemia, amilase, lipase, hormônio estimulante da tireoide (TSH) e tiroxina (T4) total ou livre, gasometria arterial, transaminases hepáticas (TGO e TGP), bilirrubinas totais e frações, eletrocardiograma, ultrassonografia abdominal e, eventualmente, esofagogastroduodenoscopia.

▶ Prognóstico

A hiperêmese gravídica requer, muitas vezes, internações prolongadas e/ou várias internações em uma mesma gravidez. Pode evoluir para diversas complicações maternas, que, embora raras, podem ser potencialmente graves, como: lacerações esofágicas de Mallory-Weiss, ruptura esofágica, encefalopatia de Wernicke (por deficiência de tiamina, com ou sem psicose de Korsakoff), mielinólise pontina central (em decorrência da rápida correção de hiponatremia grave), hemorragia retiniana e pneumomediastino espontâneo. Com relação ao concepto, várias alterações congênitas têm sido descritas, como displasia de quadril, condrodisplasia, alterações musculoesqueléticas, coagulopatia fetal com hemorragia intracraniana (por deficiência de vitamina K), além de prematuridade e baixo peso ao nascer. Destaca-se, ainda, que há uma taxa de recorrência da doença em uma próxima gravidez da ordem de 15-26%, ou seja, um risco relativo de 26 vezes.

▶ Tratamento

Êmese gravídica

O tratamento da êmese gravídica é mais simples e não requer internação. Baseia-se em intervenções não farmacológicas e farmacológicas.

530 Protocolos Assistenciais

- **Tratamento não farmacológico**

As pacientes devem ser orientadas a evitar sensações de estômago vazio ou de estômago muito cheio. Devem se alimentar várias vezes ao dia, com pequenas quantidades de alimentos (lanches a cada 2 ou 3 horas). As refeições devem incluir alimentos ricos em proteínas e com baixo teor de gorduras. Devem ser evitados alimentos doces, condimentados, ácidos, gordurosos e com cafeína. Além disso, deve-se orientar que a ingestão de líquidos (preferencialmente frios ou gelados, que são mais bem tolerados) seja feita pelo menos 30 minutos antes das refeições ou 1 hora depois delas, para evitar sensação de estômago cheio. Pode-se orientar, ainda, que a paciente se alimente antes de escovar os dentes e realize o uso das vitaminas junto de alguma refeição principal (para evitar náusea matinal).

- **Tratamento farmacológico**

O tratamento farmacológico geralmente adota uma sequência cujas principais drogas estão expostas na Tabela 48.1. Na ausência de melhora com 1 das medicações, pode-se fazer associação de 2 ou mais.

Todas as drogas mencionadas são aparentemente seguras, classificadas como categoria B ou C de acordo com o risco na gravidez (classificação do Food and Drug Administration – FDA), com exceção da ondansetrona, que foi associada recentemente com malformações como a fenda palatina e malformações cardíacas. Apesar de existirem poucos estudos, que necessitam de melhor análise, a recomendação atual é que essa droga seja evitada no primeiro trimestre e reservada para os casos mais graves.

Outra opção terapêutica é a acupressão com dispositivos que pressionam o ponto P6 no pulso da paciente, ou mesmo a acupuntura em sua técnica completa.

Tabela 48.1 – Tratamento farmacológico da êmese gravídica (todos por via oral)

Medicamento	Classe	Dose	Intervalo
Gengibre	Complemento fitoterápico	250 ou 400 mg	2-3 ×/dia
Piridoxina (vitamina B_6)	Vitamina	25 mg	A cada 8 horas
Dimenidrinato	Anti-histamínico	50 mg	A cada 6 horas
Meclizina	Anti-histamínico	25 mg	A cada 6 horas
Metoclopramida	Antagonista da dopamina	10 mg	A cada 8 horas
Prometazina	Anti-histamínico	25 mg	A cada 8 horas
Ondansetrona	Antagonista seletivo de receptores 5-HT3	4-8 mg	A cada 8 horas

Capítulo 48 Hiperêmese Gravídica 531

Hiperêmese gravídica

As intervenções e medicações utilizadas na êmese, em geral, por via oral, não se aplicam na hiperêmese gravídica, pelo menos por essa via, pois a paciente não consegue manter a medicação no estômago. Portanto, a gestante deverá ser internada para correção dos distúrbios hidroeletrolíticos e para receber a medicação por via endovenosa. Com a melhora do quadro, as medicações poderão ser usadas por via oral. Destacam-se algumas medidas gerais e específicas para essas pacientes.

• Medidas gerais

Inicialmente, preconiza-se o jejum até melhora da náusea (por 12 ou 24 horas), para evitar novos episódios de vômitos.

Deve-se fazer a reposição de fluidos, com hidratação endovenosa, se a paciente estiver clinicamente desidratada, utilizando-se soro fisiológico ou Ringer-lactato na dose de 1.000 mL infundidos em 1 hora, e reavaliar. Em geral, na fase aguda, serão necessários 2.000 mL para reidratar adequadamente.

Se for necessário jejum mais prolongado, deve-se prescrever soro de manutenção contendo 1.000 mL de soro glicosado 5% com 1 ampola de cloreto de sódio 20% e 2 ampolas de cloreto de potássio 10%, a cada 12 horas. Eventualmente, será necessária outra composição do soro, com correção dos distúrbios hidroeletrolíticos que possam existir, de acordo com os exames laboratoriais (em especial hiponatremia ou hipopotassemia).

Com relação à dieta, deverá ser feita introdução lenta, a princípio, de alimentos leves e passando para dieta pastosa assim que possível. Deve-se evitar dietas exclusivamente líquidas ou sólidas de início. Paulatinamente, dietas mais consistentes serão introduzidas, de preferência pobres em lipídeos e rica em carboidratos. É importante, ainda, individualizar a dieta para cada paciente, com orientação do serviço de nutrição hospitalar, para ir evoluindo para conteúdos mais calóricos e mais toleráveis à medida que a paciente aceite. Pode-se fazer o esquema de observar cada tipo de dieta por 1 ou 2 dias, até se alcançar a dieta geral, com aporte suficiente de calorias, entre 30-35 calorias/kg/dia, e de proteínas, pelo menos 1,1 g/kg/dia. Se houver vômitos, deve-se voltar para o esquema anterior ou mesmo para o jejum.

• Tratamento específico

Antieméticos por via endovenosa devem ser utilizados conforme disposto na sequência da Tabela 48.2. Nesses casos, pode-se indicar o uso da ondansetrona, por se tratar de quadro mais grave, mas antes deve-se tentar as outras medicações antieméticas.

Nas pacientes mais ansiosas ou com distúrbios do sono (relativamente comum), indica-se o uso de sedativos como a levomepromazina ou o diazepam.

Protocolos Assistenciais

Tabela 48.2 – Tratamento farmacológico da hiperêmese gravídica

Medicamento	Classe	Dose	Via	Intervalo
Dimenidrinato	Anti-histamínico	50 mg	EV	A cada 6 horas
Metoclopramida	Antagonista da dopamina	10 mg	EV	A cada 8 horas
Ondansetrona	Antagonista seletivo dos receptores 5-HT3	4-8 mg	EV	A cada 8 horas
Levomepromazina (solução a 4%)	Fenotiazídico	3 mg (3 gotas)	VO	A cada 8 horas
Diazepam	Benzodiazepínico	5 mg	VO	A cada 8 horas
		10 mg	EV	A cada 8 horas
Prometazina	Anti-histamínico	25-50 mg	IM	A cada 12 horas
Mirtazapina	Antidepressivo tetracíclico	15-30 mg	VO	À noite

EV: via endovenosa; IM: via intramuscular; VO: via oral.

Este, no entanto, tem relatos de associação com malformações e deve ser usado com parcimônia, evitando-se o primeiro trimestre. Nos casos refratários, alguns relatos de literatura indicam bons resultados com a mirtazapina, que é uma droga ansiolítica com efeito colateral de aumentar o apetite, bastante desejável nesse contexto da hiperêmese gravídica. Destaca-se, no entanto, que essa droga deve ser usada com cuidado, como última opção.

Se não houver evolução da dieta conforme o esquema proposto anteriormente, com perda ponderal ou ingestão insuficiente, sem alcançar as necessidades calóricas diárias calculadas pela nutrição (no geral, um mínimo de 2.500 kcal/dia), deve-se partir para esquemas de terapia nutricional. Inicia-se essa opção com suplementos por via oral, estratégia denominada terapia nutricional oral (TNO). Se não houver aceitação e resolução do problema nutricional em 2-3 dias, deve-se passar para a terapia nutricional enteral (TNE), por meio da passagem de sonda nasogástrica ou nasoenteral. Para cada uma delas, haverá uma dieta específica preconizada, com osmolaridade distinta, algo que poderá ser verificado com o apoio do serviço de nutrição.

Não se preconiza, a princípio, a terapia nutricional parenteral (TNP), com acesso venoso central, em razão dos riscos tromboembólicos e infecciosos, eventos relatados em até 66% das pacientes submetidas a essa modalidade de nutrição. Essa opção deve ser reservada apenas para casos individualizados, em que há recusa da paciente para a passagem de sonda nasogástrica.

A terapia nutricional enteral é administrada com volumes progressivamente maiores até se obter a quantidade suficiente de nutrientes e calorias, calculada por fórmulas nutricionais. Quando houver boa evolução do aporte

Capítulo 48   Hiperêmese Gravídica   533

fornecido, a dieta pode ser novamente ofertada. Faz-se, então, uma transição, ofertando-se cada vez mais calorias pela dieta oral e menos pela dieta enteral. Quando se conseguir a ingesta preconizada em termos de calorias, pode-se retirar a sonda.

Não é incomum que se perca a sonda, por regurgitação com os vômitos ou por entupimento. Nesses casos, deve-se fazer nova avaliação. Se houver aceitação da via oral, pode-se tentar evoluir para esta forma de nutrição. Caso contrário, deve-se insistir com a conduta anterior, passando nova sonda. Em trabalhos internacionais, descreve-se a repassagem de sonda nasoenteral até um máximo de 7 vezes.

Com dieta e ganho de peso adequados, pode-se passar o tratamento antiemético para a via oral, diminuindo aos poucos as doses, até que seja usado conforme a náusea. Nesse momento, pode-se pensar em alta hospitalar.

Observam-se, muito comumente, condutas que negligenciam a avaliação nutricional e a reposição de nutrientes de forma adequada. Com isso, a paciente melhora apenas parcialmente e volta a ser internada em pequeno espaço de tempo, por não conseguir se alimentar adequadamente em casa. O segredo nessa condição é não ter pressa e ir evoluindo as diversas etapas do tratamento aos poucos. Quando o tratamento é bem-sucedido, a hiperêmese gravídica passa a ser apenas uma intercorrência na gravidez, sem demais repercussões, e a gravidez segue seu percurso normal.

Durante todo o período de internação, preconiza-se o suporte psicológico, não só por conta da possibilidade de psicopatologias associadas, mas também para dar conta do intenso sofrimento emocional envolvido na doença e na internação prolongada. Eventualmente, necessita-se de uma avaliação psiquiátrica e, talvez, da introdução de ansiolíticos e antidepressivos.

▶ Bibliografia

- American College of Obstetricians and Gynecologists (ACOG) - Practice Bulletin n. 153: Nausea and vomiting of pregnancy. Obstet Gynecol. 2015; 126(3):e12-24.
- Anderka M, Mitchell AA, Louik C, Werler MM, Hernández-Diaz S, Rasmussen SA; National Birth Defects Prevention Study. Medications used to treat nausea and vomiting of pregnancy and the risk of selected birth defects. Birth Defects Res A Clin Mol Teratol. 2012; 94(1):22-30.
- Attard CL, Kohli MA, Coleman S, Bradley C, Hux M, Atanackovic G, et al. The burden of illness of severe nausea and vomiting of pregnancy in the United States. Am J Obstet Gynecol. 2002; 186(5 Suppl Understanding):220-7.
- Austin K, Wilson K, Saha S. Hyperemesis gravidarum. Nutr Clin Pract. 2019; 34(2):226-41.
- Boelig RC, Barton SJ, Saccone G, Kelly AJ, Edwards SJ, Berghella V. Interventions for treating hyperemesis gravidarum: A Cochrane systematic review and meta-analysis. J Matern Fetal Neonatal Med. 2018; 31(18):2492-505.

534 Protocolos Assistenciais

- Buckwalter JG, Simpson SW. Psychological factors in the etiology and treatment of severe nausea and vomiting in pregnancy. Am J Obstet Gynecol. 2002; 186(5 Suppl Understanding):S210-4.
- Conchillo JM, Pijnenborg JM, Peeters P, Stockbrügger RW, Fevery J, Koek GH. Liver enzyme elevation induced by hyperemesis gravidarum: Aetiology, diagnosis and treatment. Neth J Med. 2002; 60(9):374-8.
- Einarson TR, Piwko C, Koren G. Quantifying the global rates of nausea and vomiting of pregnancy: A meta analysis. J Popul Ther Clin Pharmacol. 2013; 20(2):e171-83.
- Fairweather DV. Nausea and vomiting in pregnancy. Am J Obstet Gynecol. 1968; 102(1):135-75.
- Fejzo MS, Poursharif B, Korst LM, Munch S, MacGibbon KW, Romero R, et al. Symptoms and pregnancy outcomes associated with extreme weight loss among women with hyperemesis gravidarum. J Womens Health (Larchmt). 2009; 8(12):1981-7.
- Goodwin TM. Hyperemesis gravidarum. Obstet Gynecol Clin North Am. 2008; 35(3):401-17.
- Holmgren C, Aagaard-Tillery KM, Silver RM, Porter TF, Varner M. Hyperemesis in pregnancy: An evaluation of treatment strategies with maternal and neonatal outcomes. Am J Obstet Gynecol. 2008; 198(1):56.e1-4
- Jarvis S, Nelson-Piercy C. Management of nausea and vomiting in pregnancy. BMJ. 2011; 342:d3606.
- Lavecchia M, Chari R, Campbell S, Ross S. Ondansetron in pregnancy and the risk of congenital malformations: A systematic review. J Obstet Gynaecol Can. 2018; 40(7):910-8.
- Lee NM, Saha S. Nausea and vomiting of pregnancy. Gastroenterol Clin North Am. 2011; 40(2):309-34.
- Nurmi M, Rautava P, Gissler M, Vahlberg T, Polo-Kantola P. Incidence and risk factors of hyperemesis gravidarum: A national register-based study in Finland, 2005-2017. Acta Obstet Gynecol Scand. 2020; 99(8):1003-13.
- Nurmi M, Rautava P, Gissler M, Vahlberg T, Polo-Kantola P. Recurrence patterns of hyperemesis gravidarum. Am J Obstet Gynecol. 2018; 219(5):469.e1-10.
- Piwko C, Koren G, Babashov V, Vicente C, Einarson TR. Economic burden of nausea and vomiting of pregnancy in the USA. J Popul Ther Clin Pharmacol. 2013;2 0(2):e149-60.
- Roseboom TJ, Ravelli ACJ, van der Post JA, Painter RC. Maternal characteristics largely explain poor pregnancy outcome after hyperemesis gravidarum. Eur J Obstet Gynecol Reprod Biol. 2011; 156(1):56-9.
- Stokke G, Gjelsvik BL, Flaatten KT, Birkeland E, Flaatten H, Trovik J. Hyperemesis gravidarum, nutritional treatment by nasogastric tube feeding: A 10-year retrospective cohort study. Acta Obstet Gynecol Scand. 2015; 94(4):359-67.
- Trogstad LIS, Stoltenberg C, Magnus P, Skjærven R, Irgens LM. Recurrence risk in hyperemesis gravidarum. BJOG. 2005; 112(12):1641-5.
- Veenendaal MVE, van Abeelen AFM, Painter RC, van der Post JAM, Roseboom TJ. Consequences of hyperemesis gravidarum for offspring: A systematic review and meta-analysis. BJOG. 2011; 118(11):1302-13.
- Vikanes ÅV, Støer NC, Magnus P, Grjibovski AM. Hyperemesis gravidarum and pregnancy outcomes in the Norwegian mother and child cohort: A cohort study. BMC Pregnancy Childbirth. 2013; 13:169-77.

Doença Trofoblástica Gestacional

Lawrence Hsu Lin
Tiago Pedromonico Arrym

O termo doença trofoblástica gestacional (DTG) designa um conjunto de condições que apresentam proliferação do trofoblasto placentário. De acordo com a Organização Mundial da Saúde (OMS), esse grupo de doenças inclui condições benignas (sítio placentário exagerado, nódulo de sítio placentário), pré-malignas (mola hidatiforme e nódulo atípico de sítio placentário) e malignas (mola invasora, coriocarcinoma gestacional, tumor trofoblástico de sítio placentário – TTSP, tumor trofoblástico epitelioide – TTE, e tumores trofoblásticos mistos) (Tabela 49.1). As formas malignas são denominadas indistintamente de neoplasia trofoblástica gestacional (NTG) e podem originar-se de diferentes formas de gestação (Figura 49.1).

Tabela 49.1 – Classificação da doença trofoblástica gestacional

Condições benignas	Sítio placentário exagerado
	Nódulo de sítio placentário
Condições pré-malignas	Mola hidatiforme completa
	Mola hidatiforme parcial
	Nódulo de sítio placentário exagerado
Condições malignas	Mola invasora
	Coriocarcinoma gestacional
	Tumor trofoblástico de sítio placentário (TTSP)
	Tumor trofoblástico epitelioide (TTE)
	Tumor trofoblástico misto

Adaptada de Organização Mundial da Saúde (OMS), 2020.

Protocolos Assistenciais

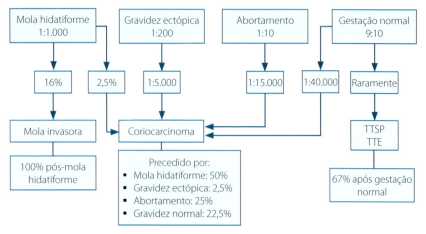

TTE: tumor trofoblástico epitelioide; TTSP: tumor trofoblástico de sítio placentário.

Figura 49.1 – Evolução da doença trofoblástica gestacional. Adaptada de Hertig & Mansell, 1956, e Shih & Kurman, 2001.

Características

- Fatores de risco mais importantes: idade materna (menos de 15 anos e mais de 45 anos) e antecedente de gestação molar.
- As molas hidatiformes são lesões que predispõem ao desenvolvimento de neoplasias malignas, por isso são necessários acompanhamento clínico e bioquímico após esvaziamento uterino. De maneira semelhante, nódulo atípico de sítio placentário também deve ser acompanhado após o diagnóstico em virtude do risco de progressão para tumor trofoblástico de sítio placentário ou epitelioide.
- Existe correlação entre o nível de gonadotrofina coriônica humana (hCG) e a quantidade de células trofoblásticas em atividade: 1 mUI/mL de hCG corresponde à produção de 10 mil células trofoblásticas, e mede menos de 0,1 mm³.
- O potencial de transformação maligna é de 0,5-5% na mola parcial, e de 10-20% na mola completa. Na mola hidatiforme de alto risco (idade acima de 40 anos, duração da gravidez molar superior a 4 meses, hCG > 100.000 mUI/mL, cistos tecaluteínicos com mais de 6 cm e associação com quadros de hipertireoidismo, pré-eclâmpsia e coagulação intravascular disseminada – CIVD), esse risco é maior que 40%.

Capítulo 49   Doença Trofoblástica Gestacional   **537**

- As embolias trofoblásticas e/ou metástases ocorrem por via hematogênica.
Os locais mais frequentes de metástases por coriocarcinoma são: pulmões (70-80%); vagina e pelve (50%); e cérebro e fígado (10%).

- O índice de remissão completa (hCG normal por 12 meses consecutivos) é superior a 95% nas neoplasias trofoblásticas gestacionais diagnosticadas até 4 meses depois da última gravidez, porém inferior a 70% em pacientes com metástases cerebral e/ou hepática.

Mola Hidatiforme

Diagnóstico

O diagnóstico da mola hidatiforme é baseado no quadro clínico, nas características ultrassonográficas e na detecção de níveis elevados de hCG. A apresentação clínica e ultrassonográfica da mola hidatiforme depende da idade gestacional.

Mola hidatifrome precoce (antes de 10 semanas) costuma ser assintomática ou apresenta-se com sangramento de primeiro trimestre. O quadro ultrassonográfico pode assemelhar-se a gestação anembrionada, gestação incipiente ou aborto retido. O diagnóstico diferencial pode ser estabelecido com dosagem quantitativa de hCG, que apresenta-se elevada para a idade gestacional em casos de mola hidatiforme.

O quadro clínico clássico, caracterizado por sangramento genital, útero aumentado para a idade gestacional e complicações clínicas (pré-eclâmpsia, hiperêmese, hipertireoidismo, entre outras), manifesta-se tipicamente em casos tardios (depois de 10 semanas).

O quadro ultrassonográfico clássico da mola completa é caracterizado por formações císticas na cavidade uterina e cistos tecaluteínicos nos ovários. O exame citogenético da mola completa demonstra diploidia androgenética (46,XX ou 46,XY).

O diagnóstico é mais tardio na mola parcial em razão da presença de embrião ou feto com batimento cardíaco e menor quantidade de vesículas.

Do ponto de vista citogenético, a mola parcial é caracterizada por triploidia androgenética (69,XXX, 69,XXY ou 69,XYY). Características ultrassonográficas e exame citogenético podem auxiliar na diferenciação de mola parcial com outros 2 diagnósticos importantes: gestação gemelar com mola completa e feto normal coexistente (diploide) e displasia mesenquimal da placenta (diploide).

O diagnóstico definitivo de mola hidatiforme é estabelecido por exame histopatológico. Em casos com suspeita de doença trofoblástica gestacional e ausência de material para avaliação histopatológica, a normalização dos níveis de hCG deve ser confirmada.

Conduta

A conduta na mola hidatiforme compreende esvaziamento uterino e acompanhamento pós-molar.

Avaliam-se, inicialmente, o grau de anemia, sangramento, frequência cardíaca, pressão arterial, temperatura e volume uterino, e se há associação clínica com pré-eclâmpsia e hipertireoidismo.

A escolha do método para esvaziamento uterino depende da idade da paciente, da paridade, do volume uterino e das características da mola (completa ou parcial).

Na gestação gemelar com mola completa e feto normal coexistente, a conduta é expectante se o quadro clínico materno se mantiver estável e controlado.

Esvaziamento uterino

- Anestesiar a paciente. Para paciente com bom estado geral, utilizam-se raquianestesia ou peridural. A anestesia geral é indicada em caso de instabilidade hemodinâmica.
- Devem-se infundir 10 UI de ocitocina, diluídas em 500 mL de soro fisiológico, após a cervicodilatação na mola completa.
- Dar preferência para esvaziamento uterino por aspiração (aspiração elétrica ou aspiração manual uterina – AMIU) guiada por ultrassonografia. Outra opção disponível é a curetagem uterina.
- Realizar histerectomia total abdominal (HTA) profilática em mulheres com 40 anos ou mais e que já têm sua prole constituída pode ser uma alternativa. Caso haja essa opção, deve ser mantido o acompanhamento pós-molar. Devem-se preservar cistos tecaluteínicos, pois regridem espontaneamente após esvaziamento da mola hidatiforme.
- Na mola parcial, faz-se a indução com ocitocina ou prostaglandina até eliminar o feto com mais de 3 meses. O esvaziamento pode ser complementado com aspiração ou curetagem uterina. Nos casos de sangramento abundante, colo longo e pouco dilatado, realiza-se histerotomia ou histerectomia total abdominal.
- Sempre encaminhar os materiais obtidos para exame histopatológico.
- Administrar imunoglobulina anti-D em pacientes Rh(−) não sensibilizadas e parceiro Rh(+).

Complicações intra e pós-esvaziamento uterino

- Edema agudo de pulmão (por infusão excessiva do soro e/ou pré-eclâmpsia).
- Embolização de células trofoblásticas que causa hipertensão pulmonar e sobrecarga cardíaca direita.
- Abdome agudo por perfuração uterina.

Capítulo 49   Doença Trofoblástica Gestacional   **539**

- Tireotoxicose.
- Sinequia uterina por curetagem excessiva e repetição de curetagem.

Acompanhamento pós-molar

Examina-se a paciente com intervalo semanal ou quinzenal, com dosagem seriada de hCG até normalização (< 5 mUI/mL, por 3 dosagens consecutivas), seguida de avaliação mensal durante 6 meses. Após esse tempo, a paciente pode ser liberada novamente para engravidar.

Verifica-se a cada consulta:

- Loquiação: cessa, em geral, em 1 mês.
- Involução do útero: ocorre dentro de 1 mês após esvaziamento.
- Cistos tecaluteínicos: regridem em até 4 meses.
- Curva de regressão da hCG: a hCG normaliza, em média, de 8-10 semanas após o esvaziamento uterino.
- Anticoncepção: é uma estratégia obrigatória que deve ser realizada imediatamente após o esvaziamento uterino. Em virtude de sua eficácia, a principal escolha são os anticoncepcionais hormonais orais (ACHO). Outros métodos podem ser usados com segurança, exceto o dispositivo intrauterino (DIU), por causa do risco de complicações como perfuração uterina e sangramento intenso em pacientes com hCG elevada.
- Radiografia de pulmão e/ou ultrassonografia transvaginal: devem ser solicitadas novamente apenas se for observada regressão anormal da curva da hCG.
- O risco de evoluir para neoplasia trofoblástica gestacional após hCG negativa por 6 meses é inferior a 1:1.000.

▶ Neoplasia Trofoblástica Gestacional

Diagnóstico

- O diagnóstico de neoplasia trofoblástica gestacional se baseia, na maioria dos casos, na curva anormal de regressão de hCG.
- Uma ultrassonografia deve ser solicitada quando houver regressão anormal da hCG para excluir presença de restos molares ou nova gestação. Classicamente, em casos de NTG, esse exame demonstra aumento do volume uterino e imagem anecoica ou hiperecogênica na parede uterina com hiperfluxo de baixa resistência ao estudo Doppler.
- Exames histopatológicos comprovando neoplasia trofoblástica gestacional não são necessários na maioria dos casos.

540 Protocolos Assistenciais

- Sangramento genital irregular ou metrorragia concomitante a dor no hipogástrio são sinais de alarme, que podem sugerir invasão miometrial.
- Casos de doença metastática (em especial para pulmão, órgãos genitais, fígado e cérebro) de sítio primário desconhecido em mulheres na menacme devem ser investigados para descartar a possibilidade de neoplasia trofoblástica gestacional.

Critérios diagnósticos

- Elevação superior a 10% nos níveis de hCG em 3 dosagens, em um período de 2 semanas (dias 1, 7 e 14).
- Pelo menos 4 valores de hCG em platô (variação inferior a 10%), em 4 dosagens, por no mínimo 3 semanas (dias 1, 7, 14 e 21).
- Diagnóstico histológico de coriocarcinoma gestacional, tumor trofoblástico de sítio placentário, tumor trofoblástico epitelioide ou tumores trofoblásticos mistos.
- Doença metastática com hCG elevada (ocorre tipicamente em pacientes sem acompanhamento pós-molar ou com neoplasia trofoblástica gestacional após gestação não molar).

Estadiamento

- História clínica, exame físico geral e exame ginecológico associado à ultrassonografia transvaginal com dopplervelocimetria e radiografia de tórax: preferir radiografia de tórax a tomografia computadorizada de tórax para rastreamento e contagem de metástases pulmonares.
- Investigação de metástases cerebrais/hepáticas (ressonância magnética de crânio ou tomografia computadorizada de crânio e tomografia computadorizada de abdome ou ultrassonografia de abdome superior, respectivamente): apenas se houver metástases pulmonares e/ou genitais, diagnóstico de tumor trofoblástico de sítio placentário, tumor trofoblástico epitelioide ou tumores trofoblásticos mistos, ou nos casos de coriocarcinoma após gestação não molar.

Classificação

Em 1984, a Federação Internacional de Ginecologia e Obstetrícia (FIGO), em analogia com câncer ginecológico, classificou a neoplasia trofoblástica gestacional em 4 estádios (Tabela 49.2).

Capítulo 49 Doença Trofoblástica Gestacional **541**

Tabela 49.2 – Classificação anatômica da neoplasia trofoblástica gestacional

Estádios	Localização do tumor
I	Limitado ao corpo uterino
II	Metástase restrita ao trato genital
III	Metástases para pulmões com ou sem comprometimento genital
IV	Todos os outros locais

Adaptada da FIGO, 2021.

A classificação da FIGO de 2000 resulta da combinação do sistema de estadiamento anatômico com o somatório dos escores atribuídos a 8 variáveis clínicas individuais da OMS (Tabela 49.3).

A neoplasia trofoblástica gestacional com escore ≤ 6 e com tumor limitado aos estádios I, II e III é considerada de baixo risco para resistência ao uso de monoquimioterapia na classificação da FIGO de 2000. Por sua vez, escore ≥ 7 e estádios I, II, III ou IV são considerados de alto risco. Pacientes com escore ≥ 12 são consideradas de ultra-alto risco, pois possuem elevadas morbidade e mortalidade no primeiro mês do tratamento quimioterápico.

Tabela 49.3 – Sistema de escore para neoplasia trofoblástica gestacional

Escore	0	1	2	4
Idade (anos)	< 40	≥ 40		
Gravidez anterior	Mola hidatiforme	Abortamento	Termo	
Intervalo entre gestação anterior e quimioterapia (meses)	< 4	4-6	7-12	> 12
hCG (mUI/mL)	< 1.000	1.000-< 10.000	10.000-< 100.000	> 100.000
Maior diâmetro do tumor incluindo útero	–	3-5 cm	> 5 cm	
Locais de metástases	Pulmões	Baço e rins	Gastrointestinal	Cérebro e fígado
Número de metástases	0	1-4	5-8	> 8
Falha da quimioterapia prévia			Monoquimioterapia	≥ 2 drogas

Adaptada da FIGO, 2021.

542 Protocolos Assistenciais

Tratamento

O tratamento da neoplasia trofoblástica gestacional, na maioria dos casos, é realizado com quimioterapia, que deve ser mantida até atingir níveis indetectáveis de hCG (< 5 mUI/mL), seguindo para o tratamento de consolidação com 1-3 ciclos quimioterápicos adicionais.

A cirurgia é conduta de exceção. A histerectomia pode ser realizada em casos de sangramento uterino significativo, tumor trofoblástico de sítio placentário e tumor trofoblástico epitelioide, além de doença localizada e resistente a quimioterapia.

Para pacientes de baixo risco, preconiza-se quimioterapia com agente único, cujo índice de cura é de aproxidamamente 100%. Os esquemas quimioterápicos utilizados na Clínica Obstétrica do Hospital das Clínicas da Faculdade de Medicina da Universidade de São Paulo (HCFMUSP) são:

- Metotrexato (MTX): 0,4 mg/kg/dia (máximo de 25 mg), por via intramuscular, durante 5 dias, a cada 2 semanas.
- Metotrexato e ácido folínico (MTX/AF): esquema combinado de 8 dias em que administram-se doses de 50 mg (ou 1 mg/kg) de metotrexato por via intramuscular, nos dias 1, 3, 5 e 7 seguidas por 15 mg de ácido folínico por via oral (ou 0,1 mg/kg, por via intramuscular), 24 horas após a administração do metotrexato (dias 2, 4, 6 e 8). Esse esquema é repetido a cada 2 semanas.
- Dactinomicina (ACMD): 1,25 mg/m^2, por via endovenosa, em dose única, a cada 2 semanas.

Nos casos de tumor trofoblástico de sítio placentário e tumor trofoblástico epitelioide, indicam-se histerectomia total abdominal associada a poliquimioterapia.

Evita-se realizar biópsia ou ressecção da metástase vaginal em virtude de sua ampla conexão com vasos pélvicos. Na metástase vaginal com sangramento, realiza-se embolização prévia à quimioterapia.

As pacientes com neoplasia trofoblástica gestacional de alto risco são tratadas com poliquimioterapia. Na Clínica Obstétrica do HCFMUSP, de forma geral, utiliza-se o esquema EMA-CO (etoposídeo, metotrexato, dactinomicina, ciclofosfamida e vincristina). Se houver resistência ao regime EMA-CO, podem-se utilizar os protocolos EP-EMA (etoposídeo, cisplatina, etoposídeo, metotrexato e dactinomicina) ou TE/TP (paclitaxel, etoposídeo/paclitaxel, cisplatina).

Para pacientes com escore de risco da FIGO ≥ 12 (ultra-alto risco), em particular aquelas com múltiplas metástases (mais de 6) ou níveis de hCG > 1.000.000 mUI/mL, preconiza-se indução com regime EP de baixa dose (100 mg/m^2 de etoposídeo e 20 mg/m^2 de cisplatina, durante 2 dias,

Capítulo 49 — Doença Trofoblástica Gestacional 543

repetidos semanalmente, por 1-3 ciclos) e início da poliquimioterapia na sequência. O objetivo dessa estratégia é prevenir a mortalidade precoce dessas pacientes (insuficiência respiratória e lise tumoral).

Radioterapia pode ser utilizada em casos de metástase cerebral com sangramento na dose total de 3.000 cGy em frações de 200 cGy; em metástases hepáticas, com 2.000 cGy; e em metástases vesicais com hematúria, na dose de 800 cGy. Radioterapia estereotáxica pode ser considerada em casos de metástase cerebral. A embolização é um método efetivo para controle de hemorragia.

Cirurgias para resecção de doença metastática (como craniotomia, hepatectomia ou ressecção pulmonar) são reservadas para casos selecionados, como doença quimiorresistente localizada.

Após o tratamento adequado da neoplasia trofoblástica gestacional, as pacientes de baixo risco são acompanhadas com dosagem mensal de hCG por 12 meses associada à anticoncepção adequada durante todo este período. Nos casos de pacientes com neoplasia trofoblástica gestacional de alto risco, o acompanhamento deve ser realizado durante 18-24 meses; e por 5 anos em casos de pacientes com neoplasia trofoblástica gestacional de ultra-alto risco, metástases cerebrais e/ou hepáticas, tumor trofoblástico de sítio placentário e tumor trofoblástico epitelioide.

Gravidez Pós-doença Trofoblástica Gestacional

A probabilidade de recorrência de mola hidatiforme é de 1-2% na gravidez subsequente. Há pequena elevação (1-2%) na incidência de placenta prévia e acretismo placentário após doença trofoblástica gestacional, e observa-se aumento de 15% na incidência de abortamento se ocorrer gravidez com menos de 12 meses de acompanhamento após quimioterapia, mas não há aumento de malformação fetal após remissão completa na neoplasia trofoblástica gestacional.

Bibliografia

- Braga A, Lin LH, Maestá I, Sun SY, Uberti E, Madi JM, Viggiano M. Gestational Trophoblastic Disease in Brazil. Rev Bras Ginecol Obstet. 2019 April; 41(4):211-212. doi: 10.1055/s-0039-1688566. Epub 2019 May 2. PMID: 31049904.
- Braga A, Maestá I, Short D, Savage P, Harvey R, Seckel MJ. Hormonal contraceptive use before hCG remission does not increase the risk of gestational trophoblastic neoplasia following complete hydatiform mole: A historical database review. BJOG. 2016; 123(8): 1330-5.

Protocolos Assistenciais

- Braga A, Mora P, Melo AC, Nogueira-Rodrigues A, Amim-Junior J, Rezende-Filho J, et al. Challenges in the diagnosis and treatment of gestational trophoblastic neoplasia worldwide. Word J Clin Oncol. 2019; 10(2):28-37.
- Garcia MT, Lin LH, Fushida K, Francisco RP, Zugaib M. Pregnancy outcomes after chemotherapy for trophoblastic neoplasia. Rev Assoc Med Bras (1992). 2016 Dec;62(9):837-842. doi: 10.1590/1806-9282.62.09.837. PMID: 28001257.
- Goldstein DP, Berkowitz RS. Current management of gestational trophoblastic neoplasia. Hematol Oncol Clin North Am. 2012; 26(1):111-31.
- Hertig AT, Mansell H. Tumors of the female sex organs. Part I:Hydatidiform mole and choriocarci- noma. AFIP, 1956.
- Kaur B, Short D, Fisher RA, Savage PM, Seckl MJ, Sebire NJ. Atypical placental site nodule (APSN) and association with malignant gestational trophoblastic disease; a clinicopathologic study of 21 cases. Int J Gynecol Pathol. 2015; 34(2):152-8.
- Lin LH. Doença trofoblástica gestacional. In: Zugaib M, Francisco RPV, editores. Zugaib obstetrícia. 4. ed. Barueri: Manole, 2020.
- Lin LH, Polizio R, Fushida K, Francisco RPV. Imaging in Gestational Trophoblastic Disease. Semin Ultrasound CT MR. 2019 Aug;40(4):332-349. doi: 10.1053/j.sult.2019.03.002. Epub 2019 Mar 5. PMID: 31375173.
- Lurain JR. Gestational trophoblastic disease I: Epidemiology, pathology, clinical presentation and diagnosis of gestational trophoblastic disease, and management of hydatidiform mole. Am J Obstet Gynecol. 2010; 203(6):531-9.
- Ngan HYS, Seckl MJ, Berkowitz RS, Xiang Y, Golfier F, Sekharan PK, et al. Update on the diagnosis and management of gestational trophoblastic disease. Int J Gynaecol Obstet. 2018; 143(Suppl 2):79-85.
- Ngan HYS, Seckl MJ, Berkowitz RS, Xiang Y, Golfier F, Sekharan PK, Lurain JR, Massuger L. Diagnosis and management of gestational trophoblastic disease: 2021 update. Int J Gynaecol Obstet. 2021 Oct;155 Suppl 1:86-93. doi: 10.1002/ijgo.13877. PMID: 34669197.
- Seckl MJ, Sebire NJ, Fisher RA, Golfier F, Massuger L, Sessa C; ESMO Guidelines Working. Gestational trophoblastic disease: ESMO clinical practice guidelines for diagnosis, treatment and follow-up. Ann Oncol. 2013; 24(Suppl 6):vi39-50.
- Shih IM, Kurman RJ. The pathology of intermediate trophoblastic tumors and tumor--like lesions. Int J Gynecol Pathol. 2001; 20(1):31-47.
- WHO Classification of Tumors Editorial Board. WHO classification of tumours: female genital tumors. 5th ed. Lyon, France: International Agency for Research on Cancer; 2020.

capítulo 50

Gravidez Ectópica

Fábio Roberto Cabar
Pedro Paulo Pereira

Denomina-se gravidez ectópica (GE) aquela em que a implantação e o desenvolvimento do ovo ocorrem fora da cavidade corporal do útero.

Os avanços nos métodos diagnósticos, sobretudo a dosagem da fração beta da gonadotrofina coriônica humana (β-hCG) e a ultrassonografia transvaginal (USG TV), permitem o diagnóstico precoce dessa intercorrência obstétrica potencialmente grave, o que possibilita o emprego de modalidades terapêuticas mais conservadoras.

A tuba uterina representa o local mais frequente de ocorrência de gravidez ectópica, sendo responsável por cerca de 98% dos casos.

São considerados os principais fatores de risco para seu desenvolvimento: antecedente de gravidez ectópica, antecedente de cirurgia tubária, antecedente de doença inflamatória pélvica, gravidez após falha de dispositivo intrauterino (DIU), laqueadura tubária ou contracepção de emergência e gravidez após reprodução assistida.

▶ Diagnóstico

Clínico

- Dor abdominal: 95-100%.
- Atraso menstrual: 75-95%.
- Sangramento vaginal: 50-80%.
- Mobilização dolorosa do colo uterino: 50-75%.
- Massa anexial dolorosa: 30-50%.

Laboratorial

A dosagem da β-hCG sérica é um exame fundamental no diagnóstico de atividade trofoblástica. O emprego de testes cada vez mais sensíveis e específicos tornou possível identificar a presença da β-hCG em praticamente 100% dos casos de gravidez ectópica. A concentração sérica de β-hCG em gravidez ectópica tende a ser menor que a observada em gestação intrauterina de mesma idade gestacional.

546 Protocolos Assistenciais

A dosagem sérica da progesterona em casos suspeitos de gravidez ectópica é outro exame valioso, em especial quando existem dúvidas diagnósticas. Os valores séricos desse hormônio são significativamente inferiores na gravidez ectópica em comparação com os encontrados em gestações tópicas de mesma idade gestacional. Valores de progesterona abaixo de 5 ng/mL estão associados, com alta probabilidade, com gestação tópica de mau prognóstico ou gravidez ectópica.

Ultrassonográfico

A sensibilidade da ultrassonografia no diagnóstico de gravidez ectópica varia de 54-94%.

As imagens ultrassonográficas de certeza de gravidez ectópica são: saco gestacional situado fora da cavidade corpórea do útero contendo vesícula vitelínica e/ou embrião com ou sem atividade cardíaca. Embrião (ou polo embrionário) com atividade cardíaca situado em saco gestacional fora da cavidade corpórea do útero é encontrado em apenas em 15-28% dos casos.

Por outro lado, as imagens ultrassonográficas sugestivas de gravidez ectópica são imagem de anel tubário (*bagel sign*) ou, ainda, a imagem heterogênea ou complexa (*blob sign*). O anel tubário é uma formação anecoica com halo hiperecogênico periférico e representa o saco gestacional ectópico circundado por reação trofoblástica. É encontrado em 15-69% dos casos de gestação ectópica e se associa mais com gravidez ectópica íntegra. A massa heterogênea (complexa), quando associada a gravidez ectópica, geralmente representa hematossalpinge ou hematoma pélvico. Sua presença está associada com maior frequência a gravidez ectópica rota ou em resolução espontânea.

Associação β-hCG e ultrassonografia

O uso combinado da dosagem sérica da β-hCG com a ultrassonografia representa, atualmente, o padrão-ouro no diagnóstico dessa enfermidade (Figura 50.1). Para tanto, torna-se necessário o conhecimento do tempo de duplicação de β-hCG na gestação inicial e da zona discriminatória de β-hCG, acima da qual se deveria identificar o saco gestacional tópico.

Nas gestações tópicas iniciais, o título de β-hCG tende a duplicar entre 1,4-3,5 dias, assim, em 99% das gestações tópicas evolutivas, a elevação no título de β-hCG é de, pelo menos, 53% em 2 dosagens consecutivas com intervalo de 48 horas.

Com a ultrassonografia transvaginal, em gestações únicas, de maneira geral, identifica-se o saco gestacional na cavidade uterina quando o nível de

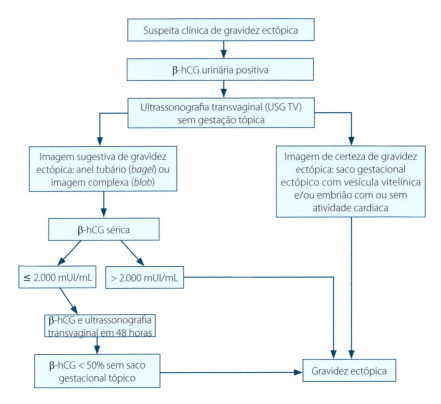

β-hCG: fração beta da gonadotrofina coriônica humana.

Figura 50.1 –

β-hCG se encontra acima de 1.500-2.000 mUI/mL. A utilização de valor discriminatório de β-hCG de 2.000 mUI/mL minimiza o risco de se interferir em uma gestação tópica viável.

Laparoscopia

Algumas vezes, para a confirmação diagnóstica, torna-se necessário o emprego de métodos invasivos. A laparoscopia permite excelente exploração da pelve, possibilitando certeza diagnóstica de gravidez ectópica, da integridade da tuba e de associação com outras doenças, bem como tratamento nos casos em que há confirmação do diagnóstico.

Tratamento

O tratamento da gravidez ectópica tubária depende, fundamentalmente, do estado hemodinâmico da paciente, da integridade da tuba e do seu desejo de procriação. O tratamento pode ser cirúrgico (laparotomia, laparoscopia, colpotomia) ou clínico (medicamentoso ou expectante).

A cirurgia laparoscópica representa, nos dias atuais, o tratamento de escolha para casos de gestação ectópica. O tratamento clínico (medicamentoso ou expectante) pode ser empregado somente em casos selecionados e após informação detalhada dos riscos e benefícios dessas opções terapêuticas.

Tratamento cirúrgico de gravidez tubária

Dá-se preferência à via laparoscópica para tratamento da gravidez ectópica, salvo se houver instabilidade hemodinâmica.

- Gravidez ectópica rota: a salpingectomia é o tratamento de escolha. Pode-se tentar cirurgias conservadoras (salpingostomia) em casos de pequena rotura com sangramento controlado e desejo de procriação.
- Gravidez ectópica íntegra: nos casos de prole constituída ou de recidiva de gravidez ectópica na mesma tuba, indica-se a salpingectomia. Se há desejo reprodutivo, pode-se optar por cirurgia conservadora, como a salpingostomia. O tipo de cirurgia (radical ou conservadora) não influencia o futuro reprodutivo de pacientes com tuba contralateral normal. Nesses casos, o prognóstico reprodutivo está relacionado com a idade da mulher (é melhor nos casos em que a idade é inferior a 35 anos) e a história prévia de infertilidade (melhor prognóstico quando não há esse antecedente).

Após salpingostomia, é necessária a dosagem sérica semanal de β-hCG até a sua negativação, visto que gravidez ectópica persistente após salpingostomia ocorre em cerca de 3-5% dos casos.

Tratamento clínico de gravidez tubária

- **Tratamento medicamentoso**

O uso de metotrexato (MTX) por via intramuscular, em dose única de 50 mg/m², pode ser feito nas seguintes situações:

- Desejo reprodutivo.
- Gravidez ectópica íntegra de até 4 cm no maior diâmetro.
- Estabilidade hemodinâmica.
- Ausência de atividade cardíaca do produto conceptual.
- β-hCG sérica $\leq$ 5.000 mUI/mL e crescente (acima de 10%) em 2 dosagens consecutivas (24-48 horas).

Capítulo 50 — Gravidez Ectópica **549**

- Líquido livre limitado à pelve.
- Normalidade da função renal (creatinina), de enzimas hepáticas e do hemograma.
- Autorização por escrito após esclarecimento de riscos e benefícios do tratamento proposto.

São contraindicações ao tratamento medicamentoso com metotrexato:

- Recidiva de gravidez ectópica na mesma tuba.
- Sensibilidade prévia ao metotrexato.
- Amamentação.
- Imunodeficiência, úlcera péptica ativa, doença pulmonar ativa.
- Alteração na função renal, no hemograma ou de enzimas hepáticas.
- Impossibilidade de acompanhamento adequado.

O acompanhamento deve ser feito da seguinte forma:

- Dia 1: dosagem de β-hCG sérica e administração de metotrexato.
- Dia 4: dosagem de β-hCG sérica.
- Dia 7: dosagem de β-hCG sérica, hemograma completo, enzimas hepáticas e creatinina.

A elevação da β-hCG sérica no dia 4 não é indicativa de falha terapêutica. Pode ocorrer por destruição de células trofoblásticas e liberação de HCG na circulação sanguínea.

O declínio de β-hCG sérica superior a 15% entre os dias 4-7 permite o acompanhamento semanal até a negativação da β-hCG sérica.

Caso não ocorra queda de β-hCG sérica superior a 15% entre os dias 4-7, pode-se administrar uma segunda dose de metotrexato.

Independentemente de qualquer resultado do tratamento, a paciente não deve engravidar novamente em até 3 meses após utilização de metotrexato (pelo risco de teratogenicidade).

• Conduta Expectante

A conduta expectante está indicada nas seguintes condições:

- Desejo reprodutivo.
- Gravidez ectópica íntegra de até 4 cm no maior diâmetro.
- Estabilidade hemodinâmica.
- Ausência de atividade cardíaca do produto conceptual.
- β-hCG sérica ≤ 5.000 mUl/mL e decrescente (acima de 10%), ou estável (variação até 10%) em 2 dosagens consecutivas (24-48 horas).
- Líquido livre limitado à pelve.
- Autorização por escrito após esclarecimento de riscos e benefícios do tratamento proposto.

São contraindicações ao tratamento expectante:
- Recidiva de gravidez ectópica na mesma tuba.
- Impossibilidade de acompanhamento adequado.

No acompanhamento dos casos de tratamento expectante, caso não ocorra queda semanal da β-hCG sérica > 15%, pode-se optar pela administração de metotrexato por via intramuscular (50 mg/m^2) em dose única ou tratamento cirúrgico.

Após tratamento clínico (medicamentoso ou expectante) de gravidez ectópica, as pacientes são orientadas a realizar abstinência sexual até a negativação da β-hCG. Aquelas que foram submetidas a tratamento com metotrexato devem evitar também exposição ao sol por causa do risco de dermatite, ingestão de bebida alcoólica e vitaminas contendo folato, e alimentos que aumentam a produção de gases intestinais.

Independentemente do tipo de tratamento, administra-se imunoglobulina anti-D para as pacientes Rh(–) não sensibilizadas.

A imagem ultrassonográfica pode permanecer identificável por até 3-6 meses após negativação da β-hCG. Recomenda-se realização de histerossalpingografia para avaliação da permeabilidade tubária após desaparecimento de imagem à ultrassonografia.

Tratamento de gestações ectópicas em sítios extratubários

- ### Gravidez intersticial

Nos casos de gravidez intersticial com valores de β-hCG $\leq$ 5.000 mUI/mL, na Clínica Obstétrica do Hospital das Clínicas da Faculdade de Medicina da Universidade de São Paulo (HCFMUSP), preconiza-se a utilização do esquema de dose única, conforme descrito anteriormente. Nos casos de gestação intersticial com concentrações de β-hCG > 5.000 mUI/mL, prescreve-se metotrexato no esquema de múltiplas doses. Por via intramuscular, administra-se 1 mg/kg do quimioterápico nos dias 1, 3, 5 e 7 (no máximo 4 doses) e ácido folínico na dose de 0,1 mg/kg em dias alternados (nos dias 2, 4, 6 e 8).

O esquema é realizado da seguinte forma:
- Dia 1: dosagem da concentração sérica de β-hCG e realização de exames laboratoriais. Solicitam-se hemograma completo, creatinina e enzimas hepáticas. Caso esses exames estejam normais, administra-se 1 mg/kg de metotrexato por via intramuscular.
- Dia 2: administração de 0,1 mg/kg de ácido folínico por via intramuscular.
- Dia 3: se a dosagem das concentrações séricas de β-hCG mostrar queda de pelo menos 15% do valor com relação à medida prévia, não há necessidade de aplicação da próxima dose de metotrexato. A paciente deverá ser acompanhada ambulatorialmente por meio da dosagem

semanal de β-hCG sérica até que ocorra a negativação dos títulos do hormônio. Do contrário, caso não ocorra queda de 15% nos títulos de β-hCG, nova dose de metotrexato (seguida por dose de ácido folínico) deverá ser administrada até que ocorra queda de 15% dos títulos séricos de β-hCG. Pode-se administrar, no máximo, 4 doses do quimioterápico. Caso não ocorra diminuição da β-hCG após 4 doses, está indicado o tratamento cirúrgico.

Antes de cada dose de metotrexato e após 7 dias da última dose do quimioterápico, deve-se avaliar a normalidade dos seguintes exames: hemograma, creatinina e enzimas hepáticas.

• Gravidez cervical e gravidez em cicatriz de cesárea

Em casos de gravidez cervical e gravidez em cicatriz de cesárea, na Clínica Obstétrica do HCFMUSP utiliza-se o tratamento local com metotrexato, na dose de 1 mg/kg. Nesses casos, é realizada punção pelo fundo de saco vaginal orientada por ultrassonografia transvaginal. Quando há atividade cardíaca do produto conceptual, a injeção de metotrexato é precedida da aplicação local de cloreto de potássio. Esse tratamento apresenta taxa de sucesso superior a 80%.

Além dos bons resultados, esse tratamento tem a vantagem de não ter evidências de efeitos colaterais. Também não é comum a ocorrência de acidentes ocasionados pelo procedimento.

Outras opções terapêuticas para o tratamento da gestação cervical incluem dilatação e curetagem com tamponamento por sonda de Foley e embolização das artérias uterinas. Eventualmente, apesar das medidas conservadoras, pode ocorrer hemorragia incoercível, situação que impõe a realização de histerectomia.

Nos casos de gravidez em cicatriz de cesárea prévia, a literatura aponta que a interrupção da gravidez no primeiro trimestre é a melhor forma de se prevenir as complicações inerentes à implantação do saco gestacional no miométrio da região (hemorragia e rotura uterina). Dessa forma, além da abordagem já descrita, é possível a realização de dilatação e curetagem, histeroscopia, laparoscopia e histerectomia.

Existe a possibilidade de uma gravidez em cicatriz de cesárea, diagnosticada no primeiro trimestre, resultar em recém-nascido vivo no terceiro trimestre. Por conta disso, a conduta expectante pode ser oferecida a pacientes que não desejam a interrupção da gravidez; entretanto, tal conduta resulta em grande dilema ético, uma vez que a manutenção da gravidez representa grande risco de ocorrência de hemorragia, rotura uterina e necessidade de histerectomia.

Bibliografia

- Cabar FR, Pereira PP, Schultz R, Zugaib M. Predictive factors of trophoblastic invasion into the ampullary region of the tubal wall in ectopic pregnancy. Hum Reprod. 2006; 21(9):2426-31.
- Connolly A, Ryan DH, Stuebe AM, Wolfe HM. Reevaluation of discriminatory and threshold levels for serum β-hCG in early pregnancy. Obstet Gynecol. 2013; 121(1):65-70.
- Ko JK, Cheung VY. Time to revisit the human chorionic gonadotropin discriminatory level in the management of pregnancy of unknown location. J Ultrasound Med. 2014; 33(3):465-71.
- Maheux-Lacroix S, Li F, Bujold E, Nesbitt-Hawes E, Deans R, Abbott J. Cesarean scar pregnancies: A systematic review of treatment options. J Minim Invasive Gynecol. 2017; 24(6):915-25.
- Mol F, van Mello NM, Strandell A, Strandell K, Jurkovic D, Ross J, et al.; European Surgery in Ectopic Pregnancy (ESEP) study group. Salpingotomy versus salpingectomy in women with tubal pregnancy (ESEP study): An open-label, multicentre, randomised controlled trial. Lancet. 2014; 383(9927):1483-9.
- Pereira PP, Cabar FR, Gomez UT, Francisco RPV. Pregnancy of unknown location. Clinics (São Paulo). 2019; 74:e1111.
- Pereira PP, Cabar FR, Schultz R, Zugaib M. Association between ultrasound findings and extent of trophoblastic invasion into the tubal wall in ampullary pregnancy. Ultrasound Obstet Gynecol. 2009; 33(4):472-6.
- Yang C, Cai J, Geng Y, Gao Y. Multiple-dose and double-dose versus single-dose administration of methotrexate for the treatment of ectopic pregnancy: A systematic review and meta-analysis. Reprod Biomed Online. 2017; 34(4):383-91.

capítulo 51

Gravidez de Localização Desconhecida

Pedro Paulo Pereira

◗ Definição

Gravidez de localização desconhecida (GLD) é um termo usado para descrever uma situação em que há teste de gravidez positivo, porém a ultrassonografia transvaginal (USG TV) não evidencia gestação tópica ou ectópica, ou retenção de produtos da concepção.

◗ Incidência

A incidência de gravidez de localização desconhecida em centros especializados no acompanhamento de gestação inicial varia de 8-10% e depende, fundamentalmente, da qualidade do exame ultrassonográfico, que, por sua vez, depende da experiência do examinador e do grau de resolução do aparelho utilizado.

◗ Classificação

Existem 4 possibilidades para o acompanhamento de uma paciente com gravidez de localização desconhecida:

- Gravidez intrauterina (GIU): neste caso, o exame ultrassonográfico foi realizado muito precocemente e uma gestação tópica não pôde ser identificada. Entre 30-47% dos casos de gravidez de localização desconhecida são posteriormente classificados como gravidez intrauterina.
- Gravidez de localização desconhecida falhada (GLDF): ocorre a resolução espontânea da gestação, com negativação da glicoproteína é gonadotrofina coriônica humana (hCG), porém a localização exata da gestação (tópica ou ectópica) nunca será identificada. Entre 50-70% dos casos de gravidez de localização desconhecida serão classificados posteriormente como gravidez de localização desconhecida falhada.
- Gravidez ectópica (GE): uma gravidez de localização desconhecida não deve ser considerada como gravidez ectópica até prova em contrário.

553

Entre 6-20% dos casos de gravidez de localização desconhecida serão classificadas posteriormente como gravidez ectópica.

- Gravidez de localização desconhecida persistente (GLDP): cerca de 2% dos casos de gravidez de localização desconhecida são posteriormente classificados como persistentes. Nesses casos, a hCG não declina espontaneamente e ocorre um aumento anormal ou platô da hCG (variação inferior a 15% na titulação de hCG em 3 dosagens consecutivas em intervalo de 48 horas) e a USG TV não evidencia uma gestação tópica ou ectópica. De maneira geral, esses casos são de gestações ectópicas muito pequenas que não são visualizadas ao ultrassom ou representam retenção de produtos da concepção na cavidade endometrial com trofoblasto ativo.

Acompanhamento

A gravidez de localização desconhecida não é um diagnóstico, por isso a paciente deverá ser acompanhada até que o diagnóstico definitivo seja feito. No acompanhamento, os biomarcadores são muito úteis, uma vez que são capazes de auxiliar na identificação da localização e avaliação da viabilidade da gestação. Os únicos biomarcadores com validação e com aplicação clínica são as dosagens séricas da glicoproteína é gonadotrofina coriônica humana e da progesterona.

Gonadotrofina coriônica humana (hCG)

- Dosagem sérica única

A dosagem sérica única da hCG não é capaz de predizer o resultado de uma gravidez de localização desconhecida, por isso é utilizada somente com o intuito de identificar se o valor obtido está acima ou abaixo da zona discriminatória. A zona ou valor discriminatório indica o valor de hCG sérica acima do qual se deveria observar um saco gestacional intrauterino à USG TV. A maioria dos serviços consideram uma zona discriminatória entre 1.500-2.000 mUI/mL de hCG. Há vários relatos de aparecimento de embrião com atividade cardíaca no acompanhamento de gestações em que o saco gestacional não foi visualizado à USG TV, com valores de hCG acima de 2.000 mUI/mL. Para que se tenha uma probabilidade de 99% de identificar um saco gestacional intrauterino à USG TV, o valor discriminatório de hCG deve atingir 3.510 mUI/mL. Se forem utilizados valores de hCG de 1.500-2.000 mUI/mL a probabilidade de visualizar um saco gestacional será, respectivamente, de 80,4% e 91,2%. Para que se evite o risco de erro diagnóstico e interrupção de uma gestação viável, nenhuma conduta intervencionista deve ser instituída com base na dosagem única de hCG, independentemente do seu valor, em pacientes com gravidez de localização desconhecida e hemodinamicamente estáveis.

- **Dosagem seriada**

    A variação entre os títulos séricos de hCG em 48 horas é conhecida como razão de hCG e constitui a principal forma de acompanhamento frente a um caso de gravidez de localização desconhecida (Figura 51.1). Sabe-se que:
    - Entre as gestações intrauterinas evolutivas, 85% têm um aumento de pelo menos 66% nos títulos de hCG em 48 horas.
    - Entre as gestações intrauterinas evolutivas, 99,9% têm um aumento de pelo menos 35% nos títulos de hCG em 48 horas.
    - Queda nos títulos de hCG em 48 horas de pelo menos 15% é indicativa de gestação não evolutiva (tópica ou ectópica).

- **Razão de hCG**

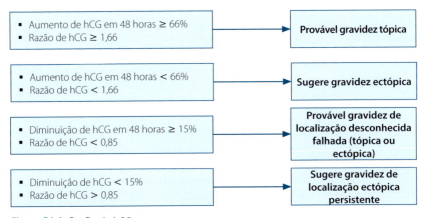

Figura 51.1 Razão de hCG.

Progesterona

A dosagem sérica única de progesterona tem sido utilizada em conjunto com a dosagem sérica de hCG no acompanhamento de uma gravidez de localização desconhecida. A dosagem sérica de progesterona parece ser um bom marcador de viabilidade de gravidez, porém é incapaz de predizer a localização da gestação. Valores de progesterona < 5 ng/mL estão associados com gestação inviável, enquanto valores acima de 20 ng/mL correlacionam-se com

556 Protocolos Assistenciais

gravidez intrauterina viável. Apesar disso, uma porção considerável de gestações ectópicas apresenta dosagem de progesterona entre 5-20 ng/mL, o que limita seu uso na prática clínica com o intuito de se descartar a possibilidade de gravidez ectópica.

Conduta

A maioria das pacientes com gravidez de localização desconhecida apresenta-se assintomática ou oligossintomática e encontra-se hemodinamicamente estável. Nesses casos, durante o acompanhamento, o diagnóstico mais provável será de gravidez intrauterina ou gravidez de localização desconhecida falhada. Dessa forma, a conduta expectante com dosagem seriada de hCG e ultrassonografia transvaginal com a paciente em acompanhamento ambulatorial tem se mostrado eficiente na maior parte dos casos de gravidez de localização desconhecida.

A conduta ativa (metotrexato – MTX ou esvaziamento uterino) raramente é aplicada. Para sua utilização, é preciso descartar a possibilidade de gravidez intrauterina evolutiva e ter alta probabilidade de se estar diante de um caso de gravidez ectópica em evolução.

O metotrexato tem sido utilizado em casos de gravidez de localização desconhecida persistente clinicamente estáveis com diagnóstico de presunção de gravidez ectópica. A dose empregada de metotrexato é de 50 mg/m^2, por via intramuscular (ver Capítulo 50 – Gravidez Ectópica).

Recentemente, foram descritos casos de pacientes classificadas como gravidez de localização desconhecida inicialmente tratadas com metotrexato e que, na verdade, apresentavam tumores produtores de hCG (coriocarcinomas gestacionais e não gestacionais). Ainda que rara, deve-se ter em mente essa possibilidade, uma vez que o diagnóstico errado pode postergar o tratamento adequado e criar resistência ao quimioterápico.

Outra possibilidade de erro diagnóstico diz respeito à presença de anticorpos heterófilos. Os anticorpos heterófilos são anticorpos produzidos contra antígenos animais a partir de vacinas, contato ambiental ou determinadas doenças infecciosas. Atualmente, na dosagem sérica de hCG, utiliza-se ensaio imunoenzimático (ELISA) com anticorpo monoclonal de camundongo e, dessa maneira, por uma reação cruzada, o teste pode ser positivo, porém não há produção de hCG. Esse tipo de alteração já prejudicou vária mulheres que, por apresentarem hCG sérica positiva, foram erroneamente diagnosticadas com gravidez ectópica ou portadoras de neoplasia produtora de hCG e submetidas a laparoscopia, histerectomia e tratamento quimioterápico. Os anticorpos heterófilos são moléculas grandes e não estão presentes na urina, por isso, deve-se pensar na possibilidade de anticorpo heterófilo se o teste de hCG for positivo no sangue e negativo na urina. É importante destacar, no entanto, que a hCG qualitativa na urina pode ser negativa em função da pequena quantidade de hCG (< 100 mUI/mL no soro) e não atingir a sensibilidade do exame. Por conta disso, para que se faça o diagnóstico correto de anticorpo heterófilo, é necessário usar um bloqueador de anticorpo heterófilo ou fazer dosagens diluídas da amostra.

O esvaziamento uterino por curetagem ou por aspiração manual intrauterina (AMIU) tem sido utilizado com o intuito de diferenciar gravidez ectópica de gravidez intrauterina não evolutiva. A obtenção de vilos coriônicos no material coletado diagnostica gravidez intrauterina não evolutiva; contudo, em até 20% das vezes, a análise anatomopatológica não evidencia vilosidade coriônica. Deve-se, então, realizar dosagem sérica de hCG imediatamente

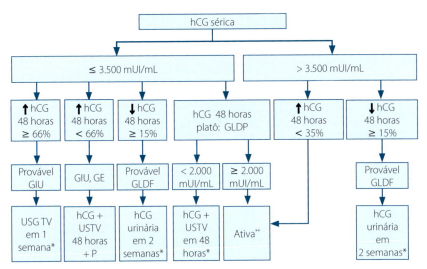

AMIU: aspiração manual intrauterina; GE: gravidez ectópica; GIU: gravidez intrauterina; GLDF: gravidez de localização desconhecida falhada; GLDP: gravidez de localização desconhecida persistente; hCG: gonadotrofina coriônica humana.

Obs.: platô é a variação de hCG sérica < 15% em 3 dosagens consecutivas com intervalo de 48 horas em cada dosagem, USG TV, hCG e progesterona.
*Conduta expectante.
** Ativa: AMIU (preferencialmente ambulatorial) e dosagem sérica de hCG (hCG 0 hora/24 horas) e envio do material para avaliação anatomopatológica.
Elevação ou queda de hCG < 15% em 24 horas após AMIU: administrar metotrexato na dose de 50 mg/m².
Falha após uso de metotrexato: deve-se realizar tomografia computadorizada ou ressonância magnética de tórax, abdome e pelve pela possibilidade de tumor produtor de gonadotrofina coriônica.

Figura 51.2 – Algoritmo para acompanhamento e conduta em gravidez de localização desconhecida.

antes do esvaziamento uterino e 24 horas depois. Se, após 24 horas, ocorrer queda dos títulos de hCG em pelo menos 15%, o diagnóstico será de gravidez intrauterina não evolutiva; por outro lado, se houver estabilização ou elevação nos níveis séricos de hCG, o diagnóstico será de gravidez ectópica e a paciente será tratada com metotrexato. Essa conduta evita o uso desnecessário de metotrexato em até 50% dos casos.

- **Acompanhamento e conduta na Clínica Obstétrica do Hospital das Clínicas da Faculdade de Medicina da Universidade de São Paulo**

As pacientes devem estar cientes da possibilidade de gravidez ectópica e devem ser orientadas a rapidamente procurar atendimento caso ocorram sinais e sintomas denunciadores de gravidez ectópica rota. Recomenda-se, além da ultrassonografia transvaginal, a realização de ultrassonografia pélvica abdominal para completa visualização dos anexos.

Bibliografia

- Barnhart K, van Mello NM, Bourne T, Kirk E, van Calster B, Bottomley C, et al. Pregnancy of unknown location: A consen-sus statement of nomenclature, definitions, and outcome. Fertil Steril. 2011; 95(3):857-66.
- Bobdiwala S, Saso S, Verbakel JY, Al-Memar M, van Calster B, Timmerman D, et al. Diagnostic protocols for the manage-ment of pregnancy of unknown location: A systematic review and meta-analysis. BJOG. 2019; 126(2):190-8.
- Carusi D. Pregnancy of unknown location: Evaluation and management. Semin Perinatol. 2019; 43(2):95-100.
- Insogna IG, Farland LV, Missmer SA, Ginsburg ES, Brady PC. Outpatient endometrial aspiration: An alternative to methotrexate for pregnancy of unknown location. Am J Obstet Gynecol. 2017; 217(2):185.e1-9.
- Kirk E, Bottomley C, Bourne T. Diagnosing ectopic pregnancy and current concepts in the management of pregnancy of unknown location. Hum Reprod Update. 2014; 20(2):250-61.
- Larish A, Kumar A, Kerr S, Langstraat C. Primary gastric choriocarcinoma presenting as a pregnancy of unknown location. Obstet Gynecol. 2017; 129(2):281-4.
- McCarthy CM, Unterscheider J, Burke C, Coulter J. Metastatic gestational choriocarcinoma: aA masquerader in obstetrics. Ir J Med Sci. 2018; 187(1):127-9.
- Pereira PP, Cabar FR, Gomez, UT, Francisco RPV. Pregnancy of unknown location. Clinics (São Paulo). 2019; 74:e1111.
- Seeber BE, Sammel MD, Guo W, Zhou L, Hummel A, Barnhart KT. Application of redefined human chorionic gonadotropin curves for the diagnosis of women at risk for ectopic pregnancy. Fertil Steril. 2006; 86(2):454-9.

capítulo 52

Abortamento

Ursula Trovato Gomez
Pedro Paulo Pereira

Considera-se abortamento a interrupção espontânea ou induzida da gestação antes de o produto conceptual ser capaz de sobreviver fora do útero. A Organização Mundial da Saúde (OMS), na 11ª edição da *Classificação internacional de doenças*, define o abortamento como a interrupção da gravidez antes de 20 semanas de gestação, com feto pesando menos de 500 g.

◗ Incidência

O abortamento espontâneo é a complicação mais frequente da gravidez inicial. Cerca de 10-20% das gestações clínicas e 50-60% das gestações químicas terminam em abortamento. Acredita-se que 1:4 mulheres terá, pelo menos, 1 abortamento durante sua vida reprodutiva.

Cerca de 80% dos abortamentos correspondem a perdas gestacionais precoces, ou seja, ocorrem espontaneamente no primeiro trimestre da gestação, até 12 semanas e 6 dias, por definição. Após essa idade gestacional, apenas 2-3% das gestações evoluem para abortamento.

◗ Fatores Etiológicos

Fatores fetais

- Alterações cromossômicas/genéticas: cerca de 50-60% dos abortamentos espontâneos estão associados a anomalias cromossômicas ou genéticas do produto conceptual, sendo esta a principal causa. Quanto mais precoce for o abortamento, mais provável será a ocorrência de alguma alteração cromossômica. Anormalidades do cariótipo decrescem de 70% das causas de abortamentos no primeiro trimestre para 30% no segundo trimestre. A trissomia autossômica é a alteração mais frequente no abortamento espontâneo. As trissomias dos cromossomos 13, 16, 18, 21 e 22 são as mais encontradas.

  Uma vez que a chance de alterações genéticas aumenta proporcionalmente à idade materna, essa característica deve ser considerada um fator de risco importante. As interferências da idade paterna e do antecedente de perda gestacional precoce não estão bem estabelecidos.

Fatores maternos

- Infecções: teoricamente, qualquer infecção aguda grave pode ocasionar um abortamento. Agentes infecciosos como *Treponema pallidum, Chlamydia trachomatis, Neisseria gonorrhoeae,* estreptococos do grupo B, *Listeria monocytogenes* e, também, o herpes genital e o citomegalovírus têm sido implicados como causas de abortamento espontâneo.

- Endocrinopatias: mulheres com endocrinopatias, como o diabetes *mellitus* e as tireoidopatias, que durante a concepção se encontram compensadas não apresentam maior incidência de abortamento. Pacientes com insuficiência lútea, por outro lado, apresentam maior risco de abortamento precoce. O corpo lúteo (em especial em função da progesterona) é fundamental na manutenção da gestação incipiente.

- Fatores imunológicos: especial atenção tem sido dada aos aspectos imunológicos na gênese do abortamento, em especial do abortamento habitual. As causas imunológicas dividem-se em autoimunes e aloimunes:
  - Autoimunes: os anticorpos antifosfolípides (anticoagulante lúpico, anticardiolipina e anti-β-2-glicoproteína-1) estão associados às perdas fetais. O mecanismo de perda fetal envolve trombose e infarto placentário. Esses anticorpos inibem a síntese de prostaciclina (importante agente vasodilatador e antiagregante plaquetário). Inibem, também, a ativação da proteína C, acarretando coagulação e formação de fibrina.
  - Aloimunes: o termo alogênico refere-se às diferenças genéticas entre indivíduos da mesma espécie. Do ponto de vista imunológico, o feto humano representa um transplante alogênico que é tolerado pela mãe por fatores desconhecidos. Aparentemente, quanto maior é a histocompatibilidade do casal, maior será a chance de ocorrerem perdas fetais. Observa-se que casais com 2 ou mais alelos compatíveis no Antígeno Leucocitário Humano (do inglês *Human Leucocyte Antigen*), em especial nos *loci* HL-DR e HL-DQ, apresentam maior probabilidade de insucesso reprodutivo. A compatibilidade excessiva impediria a produção de um fator bloqueador, provavelmente uma IgG que inibiria a resposta imunitária materna para os antígenos paternos. A maioria dos estudos prospectivos e bem controlados não demonstram benefícios da imunoterapia para tratar casais com abortamento de repetição. No Brasil, a Agência Nacional de Vigilância Sanitária (ANVISA) considera o tratamento imunológico do abortamento de repetição por meio de "vacinas" uma infração sanitária.

- Trombofilias: a trombofilia é definida como a tendência à trombose decorrente de alterações hereditárias ou adquiridas da coagulação. As trombofilias hereditárias são consequência de alterações ligadas aos inibidores fisiológicos da coagulação (antitrombina III, proteínas C e S e resistência

Capítulo 52   Abortamento   **561**

à proteína C ativada) ou de mutações de fatores da coagulação (fator V de Leiden e gene da protrombina – G20210A) e não se associam à perda gestacional precoce. A trombofilia é adquirida quando decorre de outra condição clínica, como neoplasia, síndrome antifosfolípide, imobilização ou uso de medicamentos, como terapia de reposição hormonal, anticoncepcionais orais e heparina.

- Fatores anatômicos: malformações uterinas, como útero bicorno, unicorno, septado e didelfo, aumentam a probabilidade de abortamento. Com relação aos miomas uterinos, somente os submucosos e os intramurais volumosos, que deformam a cavidade uterina, são causas de abortamento. As sinequias uterinas, além de causarem esterilidade, também são responsáveis por abortamento. A incompetência cervical é a principal causa de abortamento tardio.
- Outros fatores: desnutrição acentuada; obesidade; uso excessivo de álcool, tabaco e cafeína; trauma grave; cirurgias abdominais; radiação ionizante; e poluição excessiva são fatores associados ao abortamento.

▶ Quadro Clínico

O curso natural do abortamento se inicia, em geral, com sangramento de pequena monta (ameaça de abortamento), que pode ou não culminar com a parada do desenvolvimento do produto conceptual (aborto retido ou gestação anembrionada). Segue-se, então, o processo de expulsão, com a abertura do orifício interno do colo e a saída de restos ovulares (abortamento incompleto ou completo).

Dessa forma, o quadro clínico, os achados de ultrassonografia e, portanto, a etiologia do sangramento dependerão do momento em que é feito o diagnóstico.

As formas clínicas e os aspectos ultrassonográficos do abortamento são apresentados na Tabela 52.1.

▶ Exames Complementares

Para todas as pacientes, inclusive aquelas com diagnóstico de ameaça de abortamento, deve-se solicitar tipagem sanguínea e pesquisa de anticorpos irregulares (PAI). Preconiza-se a administração de imunoglobulina anti-D a todas as pacientes com tipagem Rh(–) (não sensibilizadas) e sangramento, inclusive nos casos de ameaça de abortamento e abortamento completo. É importante ressaltar que a coleta da pesquisa de anticorpos irregulares deve ser feita antes da administração, visto que após ela será positiva por aproximadamente 12 semanas.

562 Protocolos Assistenciais

Tabela 52.1 – Formas clínicas e aspectos ultrassonográficos do abortamento

Tipo	Aspectos clínicos	Aspectos ultrassonográficos
Ameaça de abortamento	Sangramento vaginal leve Ausência de cólicas abdominais ou cólicas de pequena intensidade Orifício interno do colo fechado	Saco gestacional regular Embrião com atividade cardíaca compatível com o CCN Presença ou ausência de hematoma subcoriônico*
Abortamento completo	História de sangramento Orifício interno do colo fechado ou que irá se fechar em poucas horas	Endométrio linear ou espessura endometrial ≤ 15 mm
Abortamento incompleto**	Sangramento vaginal significativo ou intermitente Cólicas intensas Orifício interno do colo entreaberto e saída de restos ovulares	Ecos intrauterinos agrupados Eco endometrial irregular Espessura endometrial > 15 mm
Aborto retido	Sangramento vaginal variável (pode estar ausente) Parada dos sintomas de gravidez Útero de tamanho menor que o esperado e orifício interno do colo fechado	Embrião com CCN ≥ 7 mm sem atividade cardíaca à ultrassonografia transvaginal***
Gestação anembrionada	Sangramento vaginal variável (pode estar ausente) Orifício interno do colo fechado	Ausência de embrião à ultrassonografia transvaginal com diâmetro interno médio do saco gestacional ≥ 25 mm***
Abortamento infectado	Quadro clínico depende do grau de comprometimento da paciente (febre, taquicardia, anemia, abdome doloroso, secreção purulenta e fétida proveniente do colo uterino, que se encontra entreaberto)	Retenção dos produtos da concepção Endométrio espesso e irregular

CCN: comprimento cabeça-nádegas.

A presença de hematoma subcoriônico associa-se a maior chance de perda se comprometer 25% ou mais da circunferência do saco gestacional.

*** Denomina-se abortamento inevitável ou abortamento em curso aquele cujo processo de perda já se iniciou, mas não se concluiu. Em geral, apresenta-se como um abortamento incompleto, com o saco gestacional irregular e em posição baixa. Ocasionalmente, pode ser confundido com um saco gestacional de implantação baixa.*

*** Critérios como baixa frequência cardíaca fetal, incompatibilidade entre idade gestacional menstrual e CCN, vesícula vitelínica hidrópica e embrião muito grande com relação ao saco gestacional são suspeitos, mas não devem ser considerados diagnóstico definitivo de gestação não evolutiva.*

Capítulo 52   Abortamento   **563**

Também é realizada na Clínica Obstétrica do Hospital das Clínicas da Universidade de São Paulo (HCFMUSP), em todos os casos de perdas comprovadas, a coleta de sorologias para vírus da imunodeficiência humana (HIV) e sífilis, para que não se perca a oportunidade de diagnóstico. A realização de hemograma completo nos casos de sangramentos mais intensos ou abortamentos infectados também é indicada.

▶ Tratamento

Ameaça de abortamento

A ameaça de abortamento é bastante frequente, ocorrendo em até 30% das gestações. Deve ser abordada com a utilização de sintomáticos, como analgésicos e antiespasmódicos, até a cessação dos sintomas, a fim de aliviar a dor. Não há evidência científica de que medidas classicamente utilizadas, como repouso no leito, abstinência sexual e administração de gonadotrofina coriônica ou uterolíticos, alterem a evolução do quadro, mesmo quando se observa descolamento subcoriônico. Recentemente, alguns estudos têm evidenciado diminuição na taxa de abortamento em pacientes com ameaça de abortamento e com antecedente de ao menos 1 perda que fizeram uso de progesterona/progestágenos; entretanto, ainda são necessários mais estudos bem controlados e com maior casuística para que essa conduta se generalize para todas as pacientes com ameaça de abortamento.

Abortamento completo

Nos casos de abortamento completo, o tratamento é feito com uso de antiespasmódicos e analgésicos, se houver necessidade. Não há indicação de esvaziamento uterino. Em geral, observa-se a paciente durante período curto de tempo, enquanto são aguardados os exames complementares.

Abortamento incompleto

A conduta clássica nos casos de abortamento incompleto é a cirúrgica, por meio do esvaziamento uterino utilizando-se aspiração manual intrauterina (AMIU) ou curetagem; no entanto, em casos selecionados no primeiro trimestre da gestação, pode-se lançar mão da conduta expectante ou medicamentosa.

- **Conduta expectante**

Em casos de abortamento incompleto de primeiro trimestre, pode-se permitir a conduta expectante frente a casos bem selecionados. Esse tipo de conduta alcança taxa de 80-90% de sucesso em 2 semanas e não apresenta

564 Protocolos Assistenciais

maiores taxas de complicações, mas deve-se esclarecer que é possível que seja necessária uma conduta ativa complementar. Pode-se permitir a conduta expectante desde que o abortamento seja espontâneo, em pacientes com pouco sangramento e dor, sem sinais de infecção e espessura endometrial de até 50 mm à ultrassonografia transvaginal. As pacientes devem ser bem esclarecidas e motivadas para esse tipo de conduta. Deve-se garantir, ainda, que possam realizar acompanhamento adequado. Se após 15 dias não houver sucesso, definido como espessura endometrial de até 15 mm à ultrassonografia transvaginal, parte-se para a conduta ativa.

- **Conduta ativa**

A conduta ativa nos casos de abortamento incompleto pode ser medicamentosa ou cirúrgica. Independentemente do tipo adotado, o material obtido deve ser encaminhado à anatomia patológica.

Conduta ativa medicamentosa com misoprostol

Pode-se realizar a conduta medicamentosa no abortamento incompleto de primeiro trimestre desde que o abortamento seja espontâneo, em pacientes com pouco sangramento e dor, sem sinais de infecção e com espessura endometrial de até 50 mm à ultrassonografia transvaginal.

Ambulatorial ou paciente internada:

- Com acompanhamento ambulatorial ou internação, a paciente deve receber 800 mcg de misoprostol por via vaginal, em dose única. Repete-se a ultrassonografia após 24 horas. O abortamento é completo quando a ultrassonografia evidencia espessura endometrial de até 15 mm. Se a espessura endometrial for superior a 15 mm, indica-se esvaziamento uterino por aspiração manual intrauterina ou curetagem.
- Deve-se prescrever, também, medicações analgésica e antiemética.

Conduta ativa cirúrgica

Inicialmente, se necessário, promove-se o esvaecimento cervical com a administração de 400 mcg de misoprostol por via vaginal e, após 4 horas, realiza-se o esvaziamento uterino por meio de aspiração manual intrauterina ou curetagem.

Sempre que possível, nos abortamentos incompletos no primeiro trimestre, deve-se optar pela utilização da aspiração manual intrauterina.

Capítulo 52 — Abortamento 565

Aborto retido ou gestação anembrionada de primeiro trimestre

- **Conduta expectante**

  Aproximadamente 30-50% das pacientes com aborto retido ou gestação anembrionada detectados no primeiro trimestre evoluirão para abortamento completo em até 15 dias, sendo este período bem tolerado após explicação dos riscos e benefícios da conduta. Deve-se prescrever antiespasmódicos e analgésicos para serem utilizados quando da expulsão do produto conceptual. Se após 15 dias não houver sucesso, ou seja, espessura endometrial de até 15 mm à ultrassonografia transvaginal, parte-se para a conduta ativa.

- **Conduta ativa**

  A conduta ativa nos casos de aborto retido ou gestação anembrionada pode ser medicamentosa ou cirúrgica. Independentemente do tipo de conduta adotada, o material obtido deve ser encaminhado à anatomia patológica.

Conduta ativa medicamentosa com misoprostol

Sugerem-se 2 esquemas com a administração de misoprostol, conforme detalhado a seguir. Em ambos, devem-se prescrever também medicações analgésica e antiemética.

No primeiro trimestre, a dose de misoprostol para pacientes com ou sem cicatriz uterina prévia é a mesma, visto que o risco de rotura uterina é praticamente inexistente.

Os casos de aborto retido de segundo trimestre serão abordados no Capítulo 53 – Aborto Retido.

Esquema 1: preferencialmente ambulatorial:

- Primeira dose: 800 mcg (4 comprimidos vaginais de 200 mcg) de misoprostol por via vaginal.
- Após 24 horas: reavaliação clínica e ultrassonográfica. Se a espessura endometrial for superior a 15 mm, administram-se mais 800 mcg de misoprostol por via vaginal.
- Após 48 horas do início do tratamento: reavaliação clínica e ultrassonográfica. Se não ocorreu abortamento completo, caracterizado pela espessura endometrial inferior a 15 mm, indica-se conduta cirúrgica.

Esquema 2: paciente internada:

- Primeira dose: 800 mcg (4 comprimidos vaginais de 200 mcg) de misoprostol por via vaginal.
- Após 3 horas e sem alteração clínica: administram-se mais 800 mcg de misoprostol por via vaginal e procede-se à reavaliação em 3 horas. Se não houver resposta, indica-se conduta cirúrgica.

- A qualquer momento, se houver sangramento com suspeita clínica de eliminação dos produtos da concepção, solicita-se ultrassonografia transvaginal. O abortamento é completo quando a ultrassonografia evidencia espessura endometrial de até 15 mm. Se a espessura endometrial for superior a 15 mm, deve-se continuar com a terapêutica.
- Na paciente internada, são administradas, no máximo, 2 doses.

Conduta ativa cirúrgica

Nos casos de colo impérvio, inicialmente promove-se o esvaecimento cervical com 400 mcg de misoprostol por via vaginal e, após 4 horas, realiza-se o esvaziamento uterino por meio de aspiração manual intrauterina ou curetagem uterina.

De forma semelhante ao que ocorre no abortamento incompleto, para a gestação anembrionada e o aborto retido deve-se, sempre que possível, optar pela utilização da aspiração manual intrauterina.

Abortamento Infectado

A conduta nos casos de abortamento infectado se baseia no esvaziamento uterino associado à antibioticoterapia. Na Clínica Obstétrica do HCFMUSP, as combinações mais comumente utilizadas são:
- Clindamicina associada a gentamicina.
- Associação ampicilina + sulbactam.

Não há predileção por um esquema terapêutico em relação ao outro. Em pacientes com comprometimento da função renal, pode-se substituir a gentamicina por cefalosporina de terceira geração (ceftriaxona).

Para os casos não complicados (endometrite sem sinais de sepse), preconiza-se a administração endovenosa de antibióticos até que a paciente se encontre afebril e assintomática por 48 horas. Não há evidências de que prolongar a antibioticoterapia por via oral após a alta melhore o desfecho do quadro. Na presença de sinais de sepse, a antibioticoterapia deverá permanecer por 7-10 dias.

O esvaziamento uterino deve ser realizado logo após a administração de antibióticos, não havendo vantagem em atrasar o procedimento a fim de aguardar a ação do agente antimicrobiano. Na Clínica Obstétrica do HCFMUSP, não se utiliza, a princípio, cultura do material obtido proveniente do esvaziamento uterino. Nos casos não complicados (endometrite sem sinais de sepse), em que o colo uterino esteja impérvio, pode-se administrar 400 mcg de misoprostol por via vaginal e, após 4 horas, realizar o esvaziamento uterino por meio da aspiração manual intrauterina (preferencial) ou curetagem uterina. Nos casos em que há suspeita ou sepse evidente, por

Capítulo 52 — Abortamento

outro lado, o esvaziamento uterino não deve ser postergado e é realizado logo após a administração de antibióticos.

A histerectomia está indicada nas formas disseminadas, localizadas ou propagadas refratárias ao tratamento clínico. Sempre que as condições técnicas permitirem, deve ser total e, se necessário, pode ser radical, com retirada dos anexos e paramétrios comprometidos.

A Tabela 52.2 mostra os principais antimicrobianos empregados e as doses habituais.

Tabela 52.2 — Principais antibióticos empregados no abortamento infectado e suas dosagens habituais

Agente	Dose, via de administração, intervalo
Clindamicina	600 mg, EV, a cada 6 horas 900 mg, EV, a cada 8 horas
Gentamicina*	1,5 mg/kg, EV, a cada 8 horas 3,5-5 mg/kg, EV, a cada 24 horas
Ampicilina + sulbactam**	3 g, EV, a cada 6 horas
Ceftriaxona	1-2 g, EV, a cada 12 horas

EV: via endovenosa; IMC: índice de massa corpórea.

*Gentamicina na paciente com IMC ≥ 30 kg/m²: deve-se utilizar o peso ideal ajustado para cálculo da dose de gentamicina:
– Peso ideal feminino = 49 + {0,67 × [altura (cm) – 152,4]}
– Peso ideal ajustado = [peso atual (kg) – peso ideal (kg)] × 0,25 + peso ideal (kg)
**A associação ampicilina + sulbactam é um composto formulado na proporção 2:1, e a dose total expressa corresponde à soma dos miligramas dos componentes.

▶ Acompanhamento

A paciente deve retornar ao ambulatório em 3 semanas para avaliação do resultado de exame anatomopatológico do material obtido. Nos casos em que não se obtém material do produto do abortamento para análise anatomopatológica (abortamento completo, conduta expectante ou medicamentosa), a paciente deve retornar após 2 semanas para realizar exame de gonadotrofina coriônica humana (hCG) urinária qualitativo (sensibilidade de 25 mUI/mL) e, então, receber alta se o exame for negativo. A positividade de hCG urinária após 2 semanas da eliminação do produto da concepção requer ultrassonografia transvaginal e dosagem sérica seriada de β-hCG para verificar a possibilidade de eventual erro diagnóstico e provável gravidez ectópica ou doença trofoblástica gestacional.

Bibliografia

- ACOG Practice Bulletin n. 200 summary: Early pregnancy loss. Obstet Gynecol. 2018; 132(5):1311-3.
- DeVilbiss EA, Mumford SL, Sjaarda LA, Connell MT, Plowden TC, Andriessen VC, et al. Prediction of pregnancy loss by early first trimester ultrasound characteristics. Am J Obstet Gynecol. 2020; 223(2):242.e1-2.
- Doubilet PM, Benson CB, Bourne T, Blaivas M; Society of Radiologists in Ultrasound Multispecialty Panel on Early First Trimester Diagnosis of Miscarriage and Exclusion of a Viable Intrauterine Pregnancy. Diagnostic criteria for nonviable pregnancy early in the first trimester. Ultrasound Q. 2014; 30(1):3-9.
- Eschenbach DA. Treating spontaneous and induced septic abortions. Obstet Gynecol. 2015; 125(5):1042-8.
- H Al Wattar B, Murugesu N, Tobias A, Zamora J, Khan KS. Management of first-trimester miscarriage: A systematic review and network meta-analysis. Hum Reprod Update. 2019; 25(3):362-74.
- Hooker AB. Progesterone treatment in women with a threatened miscarriage remains controversial after reviewing the available literature. BJOG. 2020; 127(9):1065.
- Kim C, Barnard S, Neilson JP, Hickey M, Vazquez JC, Dou L. Medical treatments for incomplete miscarriage. Cochrane Database Syst Rev. 2017; 1(1):CD007223.
- Magnus MC, Wilcox AJ, Morken NH, Weinberg CR, Håberg SE. Role of maternal age and pregnancy history in risk of miscarriage: Prospective register based study. BMJ. 2019; 364:l869.
- Morris JL, Winikoff B, Dabash R, Weeks A, Faundes A, Gemzell-Danielsson K, et al. FIGO's updated recommendations for misoprostol used alone in gynecology and obstetrics. Int J Gynaecol Obstet. 2017; 138(3):363-6.
- Pereira PP, Oliveira AL, Cabar FR, Armelin AR, Maganha CA, Zugaib M. Tratamento do abortamento incompleto por aspiração manual ou curetagem. Rev Assoc Med Bras. 2006; 52(5):304-7.
- Preisler J, Kopeika J, Ismail L, Vathanan V, Farren J, Abdallah Y, et al Defining safe criteria to diagnose miscarriage: Prospective observational multicentre study. BMJ. 2015; 351:h4579.
- Savaris RF, Moraes GS, Cristovam RA, Braun RD. Are antibiotics necessary after 48 hours of improvement in infected/septic abortions? A randomized controlled trial followed by a cohort study. Am J Obstet Gynecol. 2011; 204(4):301.e1-5.
- Volgsten H, Jansson C, Darj E, Stavreus-Evers A. Women's experiences of miscarriage related to diagnosis, duration, and type of treatment. Acta Obstet Gynecol Scand. 2018; 97(12):1491-8.
- World Health Organization. International classification of diseases of mortality and morbidity statistics (ICD-11). Disponível em: https://icd.who.int/browse11/l-m/en.(Versão 04/2019). Acesso em: 19/7/2019.

capítulo 53

Aborto Retido

Ursula Trovato Gomez
Pedro Paulo Pereira

Denomina-se aborto retido a retenção do produto da concepção sem vitalidade por dias ou semanas em gestações de até 20 semanas. Na maioria das vezes, não é possível determinar com exatidão o momento da morte do produto conceptual, portanto, à luz da moderna obstetrícia, carece de valor prático a exigência de retenção do produto da concepção por período superior a 4 semanas para essa conceituação.

Diagnóstico

Clínico

- Cessação dos sinais e sintomas associados à gravidez.
- Útero de tamanho menor que o esperado para a idade gestacional.

Ultrassonográfico

- Ausência de atividade cardíaca do produto conceptual já observada anteriormente ou que deveria ser constatada na idade gestacional do exame.

A atividade cardíaca deve ser obrigatoriamente visualizada por ultrassonografia transvaginal quando o comprimento cabeça-nádegas (CCN) for maior ou igual a 7 mm.

Exames Complementares

Para todas as pacientes, deve-se solicitar tipagem sanguínea e pesquisa de anticorpos irregulares (PAI). Preconiza-se a administração de imunoglobulina anti-D a todas as pacientes com tipagem Rh(–) e aborto retido. É importante ressaltar que a coleta da PAI deverá ser feita antes da administração, visto que depois ela será positiva por aproximadamente 12 semanas.

Na Clínica Obstétrica do Hospital das Clínicas da Faculdade de Medicina da Universidade de São Paulo (HCFMUSP), também é realizada a coleta de sorologias para vírus da imunodeficiência humana (HIV) e sífilis completa, para que não se perca a oportunidade de diagnóstico.

570 Protocolos Assistenciais

A realização de hemograma completo nos casos de sangramentos mais intensos, presenciados ou não, e nos casos de perdas tardias, também é indicada.

Conduta

Primeiro trimestre

A conduta no manejo do aborto retido de primeiro trimestre pode ser expectante ou ativa. Optando-se pela conduta ativa, é possível a abordagem cirúrgica ou medicamentosa.

Todos os tipos de tratamento estão explicados, com detalhes, no Capítulo 52 – Abortamento.

Segundo trimestre (até 20 semanas)

- Conduta expectante

Assim como nos abortos retidos de primeiro trimestre, parte das pacientes evoluirá para abortamento completo em até 15 dias, sendo este período bem tolerado após explicação dos riscos e benefícios dessa conduta. Deve-se prescrever antiespasmódicos e analgésicos para serem utilizados no início da expulsão do produto conceptual, orientando-se para que retorne quando começarem os sintomas. Se após 15 dias não houver sucesso, parte-se para a conduta ativa.

- Conduta ativa

Conduta ativa medicamentosa

A conduta ativa no segundo trimestre será preferencialmente medicamentosa. Opta-se pela conduta cirúrgica quando houver falha desse tipo de tratamento em virtude do risco de perfuração, inerente à curetagem ou à aspiração nessa fase, por conta da presença de espículas ósseas.

Nesses casos, utiliza-se o misoprostol, análogo sintético da prostaglandina E1(PGE1), que é a opção liberada para uso hospitalar no Brasil.

Apesar de existirem diversas opções descritas, não há consenso quanto às doses e às vias de administração do misoprostol no segundo trimestre. Apesar da variação com relação às dimensões uterinas e à existência e ao tipo de cicatriz uterina previamente existente, recomenda-se, atualmente, a utilização das mesmas doses independentemente dessas variações, visto que o risco de rotura uterina é extremamente baixo. Além disso, a orientação de limitar o tratamento a um número máximo de doses e de impor intervalos de tempo entre os ciclos também não apresenta praticidade clínica, em especial no Brasil, já que as alternativas disponíveis são limitadas.

Assim como no primeiro trimestre, quando são prescritos esquemas com misoprostol, deve-se associar medicações analgésica e antiemética.

- Esquema com misoprostol: 400 mcg por via vaginal (2 comprimidos de 200 mcg) a cada 4 horas até a expulsão completa dos produtos da concepção, sendo o máximo preconizado de 5 doses. É possível, ainda, realizar pausa de 12 horas e reiniciar o esquema caso o primeiro ciclo não seja bem-sucedido.

Conduta ativa mecânica

Em casos de falha do misoprostol, opta-se pela passagem de sonda de Foley número 18 pelo colo uterino, de acordo com os seguintes passos:

1. Exame especular e assepsia com clorexidina aquosa.
2. Pinçamento do lábio anterior do colo (se necessário).
3. Introdução da sonda com auxílio de pinça Collin longa no canal endocervical, de forma que o balão ultrapasse o orifício interno.
4. Insuflação do balão com 30 mL de água destilada e aplicação de tração leve, de forma que o balão pressione o orifício interno do colo.
5. Fxação da extremidade externa da sonda na face interior da coxa, mantendo-se a tração.
6. Manutenção da sonda por até 24 horas ou até sua expulsão, mesmo que já estejam ocorrendo contrações uterinas.

Caso não ocorram contrações uterinas após 24 horas ou após a expulsão da sonda de Foley, deve-se iniciar a indução com ocitocina. Na Clínica Obstétrica do HCFMUSP, utiliza-se o esquema preconizado para indução de trabalho de parto com colo favorável: diluem-se 5 unidades de ocitocina em 500 mL de soro glicosado 5% e administra-se em bomba de infusão contínua. Inicia-se com 12 mL/h e aumenta-se a dose em 12 mL/h a cada 15 minutos, até que se atinja a atividade uterina desejada ou, no máximo, 192 mL/h. Pode-se manter a dose máxima por até 2 horas. A utilização de doses mais elevadas deve ser discutida caso a caso.

Falha terapêutica

Em casos excepcionais, pode-se recorrer à histerotomia. Trata-se de método de exceção para esvaziamento uterino em casos de aborto retido. Está indicado, também, em casos de doença uterina que contraindique a via transpélvica (câncer de colo uterino). Para pacientes com prole constituída, sem desejo reprodutivo, pode-se oferecer a histerectomia com "útero cheio".

Acompanhamento

Preconiza-se a administração de imunoglobulina anti-D a todas as pacientes com tipagem Rh(–).

Recomenda-se retorno ao ambulatório em 3 semanas para o resultado de exame anatomopatológico do material obtido. Nos casos em que não se obtém material (conduta expectante), a paciente deve retornar após 2 semanas, para a realização de exame de gonadotrofina coriônica humana (hCG) urinária qualitativo (sensibilidade de 25 mUI/mL) e, então, receber alta se o exame for negativo. A persistência do teste de hCG urinária positivo após 4 semanas da eliminação do produto da concepção requer ultrassonografia e dosagem sérica seriada de β-hCG para se verificar a possibilidade de neoplasia trofoblástica gestacional.

Bibliografia

- ACOG Practice Bulletin n. 135: Second-trimester abortion. Obstet Gynecol. 2013; 121(6):1394-406.
- Al RA, Yapca OE. Vaginal misoprostol compared with buccal misoprostol for termination of second-trimester pregnancy: A randomized controlled trial. Obstet Gynecol. 2015; 126(3):593-8.
- Berghella V, Airoldi J, O'Neil AM, Einhorn K, Hoffman M. Misoprostol for second trimester pregnancy termination in women with prior cesarean: A systematic review. BJOG. 2009; 116(9):1151-7.
- Casikar I, Bignardi T, Riemke J, Alhamdan D, Coundous G. Expectant management of spontaneous first-trimester miscarri-age: Prospective validation of the '2-week rule'. Ultrasound Obstet Gynecol. 2010; 35(2):223-7.
- Dodd JM, Crowter CA. Misoprostol for induction of labour to terminate pregnancy in the second or third trimester for women with a fetal anomaly or after intrauterine fetal death. Cochrane Database Syst Rev. 2010; 2010(4):CD004901.
- Goyal V. Uterine rupture in second-trimester misoprostol-induced abortion after cesarean delivery: A systematic review. Obstet Gynecol. 2009; 113(5):1117-23.
- Lerma K, Blumenthal PD. Current and potential methods for second trimester abortion. Best Pract Res Clin Obstet Gyna-ecol 2020; 63:24-36.
- Morris JL, Winikoff B, Dabash R, Weeks A, Faundes A, Gemzell-Danielsson K, et al. FIGO's updated recommendations for misoprostol used alone in gynecology and obstetrics. Int J Gynaecol Obstet. 2017; 138(3):363-6.
- Whitehouse K, Brant A, Fonhus MS, Lavelanet A, Ganatra B. Medical regimens for abortion at 12 weeks and above: aA systematic review and meta-analysis. Contracept X. 2020; 2:100037.
- World Health Organization. Medical management of abortion. Genebra: World Health Orga-nization, 2018.

capítulo **54**

Aborto Habitual

Antonio Gomes de Amorim Filho
Mário Henrique Burlacchini de Carvalho
Mônica Fairbanks de Barros

O aborto habitual (AH) é classicamente definido como a ocorrência de 3 ou mais abortamentos espontâneos e consecutivos, em gestações clinicamente reconhecidas, ou seja, onde há comprovação pelo exame ultrassonográfico ou histopatológico do produto conceptual, excluindo-se gestações molares e ectópicas. Para fins de investigação diagnóstica, no entanto, considera-se como critério para o diagnóstico de aborto habitual a ocorrência de pelo menos 2 abortamentos consecutivos, também excluindo gestações molares ou ectópicas. O aborto habitual pode ser classificado, ainda, em primário, quando não há antecedente de parto na viabilidade, e secundário, quando precede ou é precedido por um nascimento de feto vivo. Neste último caso, o risco de recorrência é menor. A incidência de aborto habitual varia entre 1 e 3%, portanto, é maior do que a incidência esperada para a ocorrência de abortamentos esporádicos consecutivos.

Do ponto de vista etiológico, trata-se de uma condição heterogênea, associada a uma série de fatores de risco, como descrito adiante. Apesar disso, mesmo após uma investigação detalhada, aproximadamente metade dos casos permanece sem uma causa aparente, fato que, somado à escassez de evidência científica robusta para diagnóstico e tratamento, gera grande frustração e ansiedade no casal e no obstetra, o que constitui um cenário propício à aplicação de abordagens empíricas.

O casal com aborto habitual vivencia um luto semelhante ao óbito fetal ou neonatal e, portanto, necessita de acolhimento e acompanhamento em centro especializado, o que é descrito em língua inglesa pela expressão *tender loving care*. Nesse sentido, alguns estudos demonstraram que apenas o acompanhamento clínico rigoroso e o suporte psicológico, sem outras medidas específicas, podem melhorar as taxas de gestação com sucesso em pacientes com aborto habitual sem causa aparente, tendo sido relatadas taxas de nascimentos vivos superiores a 60% nos 5 anos subsequentes à primeira avaliação.

574 Protocolos Assistenciais

▶ Etiologia e Fatores de Risco

História obstétrica

Sabe-se que o risco de recorrência do abortamento aumenta com a idade materna em virtude do aumento da incidência de aneuploidias e também com o número de abortamentos anteriores. Por outro lado, como mencionado anteriormente, o antecedente de parto com nascido vivo diminui o risco de recorrência. Já para os casais com antecedente de abortamentos não consecutivos não há estudos que permitam a definição do risco de recorrência.

Fatores genéticos

Alterações cromossômicas parentais são observadas em aproximadamente 5% dos casais com aborto habitual, na maioria dos casos representadas por translocações recíprocas ou robertsonianas balanceadas e, com menor frequência, inversões, deleções ou alterações dos cromossomos sexuais. Essas alterações podem ser transmitidas ao gameta de forma não balanceada ou mesmo contribuir para novos eventos de não disjunção meiótica, levando à letalidade do embrião.

O quadro pode ser suspeitado quando o cariótipo de produtos de abortamento apresenta alterações estruturais, então indica-se a pesquisa do cariótipo nos pais. No Brasil, no entanto, a aplicação de testes citogenéticos em produtos de abortamento é pouco frequente, por isso a pesquisa do cariótipo consiste em recomendação universal para os casais com aborto habitual. Além disso, é preciso levar em consideração o fato de que cerca de 50 a 60% dos abortamentos de primeiro trimestre apresentam alterações citogenéticas, por isso, para auxiliar na abordagem futura do casal, é recomendável a realização do cariótipo do produto conceptual apenas a partir do segundo abortamento. Quando disponíveis, exames que utilizam metodologias baseadas em *microarrays* de DNA (hibridização genômica comparativa – a-CGH e *array* de polimorfismo de nucleotídeo único – a-SNP) são preferíveis em comparação com o cariótipo por bandamento, pois minimizam as falhas decorrentes de inviabilidade celular e contaminação da amostra por células maternas.

O casal com alterações citogenéticas deve ser encaminhado para aconselhamento genético. O risco de recorrência de abortamento dependerá do tipo de alteração observado. De maneira geral, as taxas de abortamento nesse grupo chegam ao redor de 70%, porém as taxas de gestação com sucesso após sucessivas tentativas também é alta, em torno de 75%. Uma alternativa terapêutica é a realização de procedimento de fertilização assistida com a realização de testes genéticos pré-implantacionais (em inglês, *pre-implantation genetic diagnosis* – PGD), porém essa abordagem é limitada pelo seu alto custo e sua alta complexidade. A taxa de sucesso é equivalente àquela

Capítulo 54 Aborto Habitual **575**

observada em gestações espontâneas. De forma semelhante, procedimentos invasivos antenatais para cariótipo fetal (biópsia de vilo corial ou amniocentese), em virtude da possibilidade de perda iatrogênica, só devem ser oferecidos nos casos em que o rastreamento de aneuploidias fetais for positivo (p. ex., pela ultrassonografia morfológica).

Fatores anatômicos

Alterações uterinas, como as anomalias congênitas (útero septado, bicorno, didelfo e unicorno), sinequias, pólipos endometriais e miomas submucosos, podem estar relacionadas com o aborto habitual em razão do comprometimento da cavidade uterina, da redução do volume luminal e da alteração da vascularização, que prejudicam a implantação. Entre as malformações congênitas, o útero septado é mais frequentemente associado a abortamentos, enquanto os demais (bicorno, didelfo e unicorno) são mais associados a perdas tardias e partos prematuros.

O diagnóstico pode ser feito por meio de diferentes modalidades de exames. A ultrassonografia transvaginal tridimensional e a histerossonografia são opções pouco invasivas e têm alta acurácia na investigação da cavidade e, no primeiro caso, do contorno uterino externo, porém dependem de operador habilitado. Na Clínica Obstétrica do Hospital das Clínicas da Faculdade de Medicina da Universidade de São Paulo (HCFMUSP), a investigação inicia-se pela ultrassonografia transvaginal e pela histerossalpingografia, podendo ser complementada com histeroscopia ou ressonância magnética, conforme a necessidade.

O tratamento envolve a ressecção histeroscópica das lesões intracavitárias (septo, sinequias, pólipos e miomas). No caso das anomalias congênitas, são necessárias vigilância do colo uterino e instituição de medidas de prevenção da prematuridade durante o pré-natal em razão dos riscos mencionados anteriormente.

Outra importante causa anatômica associada ao aborto habitual, sobretudo relacionada às perdas tardias, é a incompetência cervical, cujo tratamento é a cerclagem cervical. O diagnóstico e o tratamento dessa condição são abordados com mais detalhes no Capítulo 55 – Incompetência Cervical, mas é importante ressaltar que as pacientes com história sugestiva e/ou fatores de risco para incompetência cervical devem ser encaminhadas para avaliação pré-concepcional, independentemente do número de abortamentos anteriores.

Fatores imunológicos

A síndrome antifosfolípide (SAF) é uma das causas mais importantes de aborto habitual, com frequência entre 15 e 20% em alguns estudos.

576 Protocolos Assistenciais

Quadro 54.1 – Critérios diagnósticos da síndrome antifosfolípide

Critério clínico

- Episódio confirmado de trombose arterial ou venosa
- Morbidade obstétrica:
  - ≥ 3 abortamentos consecutivos antes de 10 semanas, sem causa aparente
  - ≥ 1 perda(s) de feto morfologicamente normal com 10 semanas ou mais
  - ≥ 1 parto(s) com até 34 semanas, associado(s) a doença hipertensiva específica da gestação (DHEG) grave ou insuficiência placentária grave

Critério laboratorial (2 medidas com 12 semanas de intervalo)

- Anticardiolipinas IgG e/ou IgM em alto título (> 40 GPL ou MPL)
- Anti-β-2-glicoproteína-1acima do percentil 99
- Anticoagulante lúpico positivo

O diagnóstico envolve a presença de 1 critério clínico e 1 critério laboratorial.

Acredita-se que nos casos de SAF os autoanticorpos interfiram no desenvolvimento embrionário por uma série de mecanismos, como trombose de vasos placentários, inibição da proliferação trofoblástica e fenômenos inflamatórios locais. O diagnóstico envolve a presença de 1 critério clínico e 1 critério laboratorial, conforme descrito no Quadro 54.1. Não há evidência quanto à associação de outros antifosfolípides, como a antifosfatidilserina, com o aborto habitual, portanto, não é recomendada a realização desses testes. O tratamento da SAF é feito com a administração de ácido acetilsalicílico na dose de 100 mg/dia, que pode ser iniciado no período pré-concepcional e mantido até 36 semanas de gestação. Administra-se, ainda, enoxaparina na dose de 40 mg/dia, por via subcutânea, a partir do diagnóstico da viabilidade da gestação até o final do puerpério.

Há, ainda, outras associações entre doenças autoimunes e aborto habitual, como o lúpus eritematoso sistêmico (LES), em especial quando este está associado à SAF. Por outro lado, a presença de anticorpos antinucleares (FAN) em mulheres sem quadro clínico de lúpus eritematoso sistêmico não aumenta o risco de abortamento e, portanto, não devem ser realizados pesquisa e tratamento rotineiro para esses anticorpos. De modo semelhante, foi demonstrada a associação entre anticorpos antitireoidianos (antitireoperoxidase e antitireoglobulina) e aborto habitual, porém parece não haver um efeito direto desses anticorpos na gestação. A pesquisa desses anticorpos, no entanto, é recomendada, pois auxilia no diagnóstico de doença tireoidiana subjacente que necessita de abordagem terapêutica, como descrito adiante.

Uma série de estudos aponta para a existência de mecanismos imunológicos no aborto habitual que envolvem a quebra de tolerância ao concepto alogênico, todavia não há evidência que suporte a realização de qualquer

Capítulo 54 — Aborto Habitual **577**

investigação baseada em uma suposta causa aloimune, p. ex., perfil de antígenos de histocompatibilidade parental, perfil de células Th1 e Th2, dosagem de células *natural killer* ou pesquisa de citotoxicidade. Do mesmo modo, não há evidência que justifique a realização de qualquer terapia imunológica, incluindo imunização com leucócitos paternos e tratamento com imunoglobulina endovenosa.

Foi recentemente demonstrado que o aborto habitual pode estar relacionado à perda de células mesenquimais progenitoras do endométrio (eMSCs). O tratamento pré-concepcional com inibidores da enzima dipeptidil peptidase-4 (gliptinas) aumenta as eMSCs e diminui a senescência endometrial, o que sugere uma possível intervenção no aborto habitual sem causa aparente, ainda carente de estudos conclusivos em larga escala.

Fatores endocrinológicos

A insuficiência lútea é definida como a inabilidade do corpo lúteo de produzir progesterona suficiente para a manutenção da gestação nos estágios iniciais. Apesar disso, além de ser uma condição de difícil diagnóstico na prática clínica, não há evidência conclusiva para o uso de progesterona no primeiro trimestre em casos de aborto habitual sem causa aparente.

O hipotireoidismo não tratado aumenta o risco de abortamento, sendo facilmente diagnosticado pelas dosagens de hormônio estimulante da tireoide (TSH) e tiroxina (T4) total e livre. Pacientes com aborto habitual devem ser investigadas no período pré-concepcional e, caso necessário, o tratamento deve ser instituído. O ideal é que a gestação ocorra com a função tireoidiana normalizada.

De forma semelhante, o mau controle glicêmico no diabetes *mellitus* também está associado a risco aumentado de abortamento. Indicam-se, nesses casos, a realização de exames de rastreamento (glicemia em jejum) e orientação terapêutica apropriada, incluindo medidas dietéticas, atividade física e perda de peso.

Outras endocrinopatias associadas ao aborto habitual são a síndrome dos ovários policísticos (SOP) e a hiperprolactinemia, que requerem abordagem apropriada no período pré-concepcional. A diminuição da reserva ovariana piora o prognóstico das pacientes com aborto habitual e, portanto, é recomendada a dosagem do hormônio folículo-estimulante (FSH) em casos com suspeita clínica, p. ex., idade materna avançada e história de infertilidade.

Trombofilias hereditárias

Embora alguns estudos mostrem uma associação das trombofilias hereditárias, mais especificamente a mutação do fator V de Leiden, a mutação do gene da protrombina (G20210A) e as deficiências da antitrombina, da

578 Protocolos Assistenciais

proteína S e da proteína C, com o aborto habitual, a ausência de demonstração do mecanismo fisiopatológico e, sobretudo, a falta de evidência para a anticoagulação desses casos em estudos clínicos desautorizam a pesquisa desses fatores em pacientes com aborto habitual. Da mesma forma, não é indicada a pesquisa de outros polimorfismos gênicos associados à hipercoagulabilidade, como as mutações da metileno-tetrahidrofolato redutase (MTHFR) ou do inibidor do ativador do plasminogênio-1 (PAI-1).

A anticoagulação de gestantes com aborto habitual, excluindo-se a SAF, deve ser preconizada apenas em gestantes com risco aumentado de tromboembolismo, de acordo com os protocolos descritos no Capítulo 23 – Tromboembolismo Venoso – Diagnóstico e Tratamento.

Quadro 54.2 – Rotina de investigação básica de abortamento habitual

Exames de imagem
• Ultrassonografia transvaginal
• Histerossalpingografia
Sangue periférico
• Glicemia em jejum
• TSH, T4 total/T4 livre, anti-TG e anti-TPO
• Anticardiolipinas IgM e IgG, anticoagulante lúpico, anti-β-2-glicoproteína-1 (se disponível)
• Cariótipo do casal (bandamento)

Anti-TG: anticorpos antitireoglobulina; anti-TPO: anticorpos antitireoperoxidase; T4: tiroxina; TSH: hormônio estimulante da tireoide.

Fatores ambientais e estilo de vida

Vários tipos de exposições têm sido relacionados ao aborto habitual; no entanto, as associações em que foi demonstrado de maneira mais consistente um aumento do risco de abortamento foram o tabagismo (acima de 10-20 cigarros por dia), o consumo de álcool (2 ou mais doses por semana) e a obesidade materna (índice de massa corpórea – IMC > 30 kg/m²). Pacientes em investigação por aborto habitual devem, portanto, ser encorajadas a cessar o tabagismo e o consumo de álcool, bem como, em caso de obesidade, diminuir o peso corpóreo antes de nova tentativa de gestação. De maneira semelhante, deve-se assegurar a esses casais que a atividade física, o trabalho, as atividades sexuais e as inadequações alimentares não são causas de abortamento.

Alguns microrganismos, como os micoplasmas e *Chlamydia*, foram identificados com certa frequência em amostras vaginais de pacientes com abortamentos esporádicos, bem como a presença de infecções vaginais foi associada a encurtamento do colo uterino e prematuridade, porém sem relação causal com o aborto habitual. Dessa forma, a pesquisa e o tratamento dessas infecções não parece alterar o prognóstico nos casos de aborto habitual.

Capítulo 54 — Aborto Habitual **579**

Conduta Assistencial

A investigação dos casais com aborto habitual deve ser realizada a partir do segundo abortamento consecutivo e, idealmente, no período pré-concepcional. O método anticoncepcional adequado deve ser continuado até que a abordagem pré-concepcional esteja completa. A anamnese deve ser rigorosa, incluindo antecedentes pessoais (doenças clínicas e ginecológicas, hábitos e exposições), familiares (perdas fetais, malformações, tromboembolismo) e obstétricos. Deve ser feita uma caracterização completa de cada perda gestacional, se possível com documentação, incluindo idade gestacional, achado ultrassonográfico, realização de curetagem e causa suposta. O Quadro 54.2 apresenta a rotina básica de investigação recomendada, podendo ser necessários outros exames em casos específicos, a critério clínico. Deve ser ainda oferecido suporte psicológico ao casal. Orienta-se, também, o uso de ácido fólico pré-concepcional e retorno assim que houver a suspeita de nova gestação.

O acompanhamento pré-natal deve ser iniciado assim que houver a confirmação ultrassonográfica da evolução da gestação, instituindo-se o tratamento apropriado, quando houver, de acordo com o que foi descrito anteriormente. Em virtude do bom prognóstico da gestação apenas com acompanhamento especializado e suporte psicológico, desencoraja-se o uso de tratamentos empíricos sem comprovação científica nas pacientes com aborto habitual sem causa aparente, como anticoagulação e imunoterapia. O uso da progesterona por via vaginal no primeiro trimestre não é indicado, mas pode ser considerado em alguns casos, como no sangramento de primeiro trimestre.

A paciente deve ser reavaliada geralmente a cada 3 semanas no primeiro e no segundo trimestres. A avaliação fetal deve seguir a rotina de rastreamento de aneuploidias e malformações, bem como a avaliação rigorosa do crescimento fetal. Nos casos de risco para insuficiência placentária, deve-se realizar a avaliação da vitalidade fetal conforme os protocolos do setor, assim como a avaliação do colo uterino pela ultrassonografia transvaginal entre 20 e 24 semanas. Em casos com perdas tardias ou outros fatores de risco para incompetência cervical, a avaliação deve ser seriada, iniciando-se com 16 semanas e, caso documentada a incompetência, deve ser realizada a cerclagem uterina.

Habitualmente, a gestação é mantida até 40 semanas e a via de parto é de indicação obstétrica. Como já mencionado, caso a gestante evolua com nova perda gestacional, é recomendável a realização do cariótipo do produto conceptual.

Deve ser realizada consulta de puerpério de rotina após 40 dias do parto para reavaliação e orientações, devendo ser complementada a investigação das causas de aborto habitual nas pacientes que eventualmente iniciaram o pré--natal sem investigação ou com investigação incompleta. Durante essa fase,

580 Protocolos Assistenciais

recomenda-se a anticoncepção com progestágenos de uso contínuo, oral ou injetável, sobretudo nas pacientes com risco de tromboembolismo, com posterior avaliação pela equipe de planejamento familiar.

◗ Bibliografia

- Coomarasamy A, Williams H, Truchanowicz E, Seed PT, Small R, Quenby S, et al. A randomized trial of progesterone in women with recurrent miscarriages. N Engl J Med. 2015; 373(22):2141-8.
- ESHRE Guideline Group on RPL; Bender Atik R, Christiansen OB, Elson J, Kolte AM, Lewis S, Middeldorp S, et al. ESHRE guideline: recurrent pregnancy loss. Human Reprod Open. 2018; 2018(2):hoy004.
- Practice Committee of the American Society for Reproductive Medicine. Definitions of infertility and recurrent pregnancy loss: A committee opinion. Fertil Steril. 2020; 113(3):533-5.
- Practice Committee of the American Society for Reproductive Medicine. Evaluation and treatment of recurrent pregnancy loss: A committee opinion. Fertil Steril. 2012; 98(5):1103-11.
- Royal College of Obstetricians and Gynaecologists. The investigation and treatment of couples with recurrent first-trimester and second-trimester miscarriage. (Green-top Guideline n. 17). 2011. [Acesso em: 19/10/2021]. Disponível em: https://www.rcog.org.uk/globalassets/documents/guidelines/gtg_17.pdf.
- Sugiura-Ogasawara M, Ozaki Y, Katano K, Suzumori N, Kitaori T, Mizutani E. Abnormal embryonic karyotype is the most frequent cause of recurrent miscarriage. Hum Reprod. 2012; 27(8):2297-303.
- Tewary S, Lucas ES, Fujihara R, Kimani PK, Polanco A, Brichton PJ, et al. Impact of sitagliptin on endometrial mesenchymal stem-like progenitor cells: A randomised, double-blind placebo-controlled feasibility trial. EBioMedicine. 2020; 51:102597.

capítulo 55

Incompetência Cervical

Mário Henrique Burlacchini de Carvalho
Antonio Gomes de Amorim Filho

Incompetência cervical é a inabilidade do colo uterino de manter-se convenientemente fechado e reter o concepto no segundo trimestre da gestação na ausência de contrações uterinas ou sinais e sintomas de trabalho de parto. Essa inabilidade pode ser decorrente de defeito estrutural ou funcional.

Estima-se que sua incidência varia de 0,1 a 1,8%, sendo responsável por 20 a 25% dos abortamentos tardios de repetição e 3 a 5% dos abortamentos tardios esporádicos. Está presente em até 25% das pacientes com malformação uterina.

▶ Fatores de Risco

A incompetência cervical pode ser adquirida, secundária a lesões do colo uterino, ou congênita, relacionada a malformações mullerianas e doenças genéticas. Os fatores de risco associados a essas condições são:

- Adquiridas: laceração cervical, lesão obstétrica, dilatação e curetagem uterina, abortamento provocado, cirurgia de alta frequência (CAF), conização a frio e *laser*, amputações cervicais, histeroscopia, abortamentos tardios e parto prematuro < 28 semanas.
- Congênitas: doenças do colágeno (síndrome de Ehlers-Danlos), malformações uterinas e exposição a dietilestilbestrol.

▶ Diagnóstico

Clínico

• Antecedente obstétrico

- Antecedente clássico: perda fetal de repetição de segundo trimestre (entre 12 e 20 semanas de gestação) ou partos prematuros graves (entre 21 e 28 semanas de gestação). O quadro clínico típico é de dilatação silenciosa do colo na ausência de contrações uterinas, com protrusão da bolsa pelo colo uterino, nascendo um produto vivo, morfologicamente normal, que obitua poucas horas após por causa da imaturidade. A cervicodilatação ocorre sem

581

582 Protocolos Assistenciais

sintomas dolorosos ou hemorrágicos, com protrusão de membranas fetais através do canal cervical, que se rompem, resultando na eliminação rápida do concepto.

- Antecedente suspeito: antecedente de 1 abortamento tardio ou parto prematuro abaixo de 28 semanas, sem etiologia definida; antecedente de cirurgia conservadora do colo uterino (conização, cirurgia de alta frequência) e malformações uterinas.

O antecedente de cerclagem bem-sucedida sem história obstétrica sugestiva de incompetência cervical não é indicação de repetição da cerclagem; no entanto, por bom senso, este procedimento pode ser repetido.

• Exame ginecológico e obstétrico

O exame ginecológico é imperativo na avaliação do colo uterino no sentido de identificar lacerações e dilatação do orifício interno.

São critérios diagnósticos: a dilatação do colo uterino ao toque vaginal e a protrusão das membranas das águas em idade gestacional inferior a 24 semanas.

• Exames complementares

Os exames complementares podem ser realizados antes ou durante a gravidez.

Antes da gestação

- Histerossalpingografia: deve ser realizada na fase lútea do ciclo menstrual. A confirmação do diagnóstico se dá ao observar alargamento do segmento istmocervical, na altura do orifício interno do colo uterino, cujo limite superior é de 10 mm.
- Passagem da vela de Hegar n. 8: sua passagem pelo canal cervical confirma o diagnóstico.

Os exames realizados antes da gestação têm baixas sensibilidade e especificidade, ou seja, mesmo diante de um exame normal e antecedente obstétrico suspeito, deve-se manter vigilância durante a gestação com o toque vaginal e a ultrassonografia transvaginal do colo uterino seriados.

Durante a gestação

O acompanhamento ultrassonográfico é preconizado para as gestantes com antecedente suspeito. O exame deve ser realizado entre 16 e 24 semanas, a cada 2 semanas.

Capítulo 55   Incompetência Cervical   **583**

◗ Tratamento

O tratamento dos casos de incompetência cervical é a cerclagem uterina. Pode ser:

- Eletiva: indicada pela história obstétrica.
- Terapêutica: indicada pela ultrassonografia do colo uterino.
- De emergência.

As taxes de sucesso das cerclagens eletiva e de emergência são, respectivamente, de 90 e 50%, porém as taxas de prematuridade ficam em torno de 30%.

As complicações infecciosas, como rotura prematura de membranas ovulares, corioamnionite e mortalidades materna e fetal, são maiores nas cerclagens terapêutica e de emergência do que na eletiva."

- **Cerclagem cervical eletiva (ou indicada pela história obstétrica)**
  - Indicações:
    - Duas mais perdas de segundo trimestre (16 a 20 semanas) na ausência de trabalho de parto (contrações uterinas) ou descolamento de placenta (antecedente bem documentado compatível com incompetência cervical) e/ou partos prematuros graves (21 a 28 semanas).
    - Antecedente de cerclagem bem-sucedida por história de dilatação cervical no segundo trimestre.
    - Época de realização: 12 a 16 semanas gestacionais.
  - Conduta assistencial:
    - Exames pré-operatórios: hemograma e Papanicolaou da primeira consulta de pré-natal, ultrassonografia morfológica do primeiro trimestre, bacterioscópico vaginal e pesquisa de fungos.
    - Técnica: McDonald modificada por Pontes, com a gestante em posição de Trendelenburg.
    - Fios: poliéster trançado n. 5 ou prolene n. 2.
    - Anestesia: raquianestesia.
    - Cateterismo vesical: de alívio, no ato operatório e na recuperação anestésica, se necessário.
    - Aplicação de creme vaginal: associação metronidazol + nistatina ou nistatina isolada no final do procedimento.
    - Uso de tocolítico: não é feito de rotina.
    - Uso de antibiótico profilático: administra-se cefazolina na dose de 2 g, por via endovenosa, 30 minutos antes e ao final do procedimento.
    - Internação: no dia do procedimento.
    - Analgesia pós-operatória: realizada com administração de 1 g de dipirona por via oral e escopolamina na dose de 10 mg, a cada 6 horas, até alta

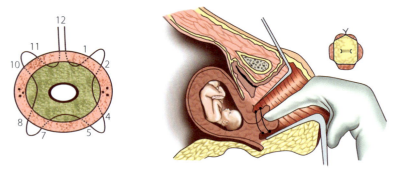

Figura 55.1 – Técnica de McDonald modificada por Pontes.

hospitalar. Se houver dor refratária, indica-se o uso de tramadol na dose de 50 mg, por via oral em tomada única.
- Alta hospitalar: é feita em 12 a 24 horas após o procedimento se as condições maternas estiverem adequadas (paciente sem dor, perda de líquido ou sangramento vaginal).
- Uso de progesterona vaginal na alta: não.
- Retirada de pontos: é feita com 37 semanas ou no momento da cesárea eletiva. Em casos de trabalho de parto prematuro não inibível, óbito fetal, corioamnionite e rotura prematura de membranas após corticoterapia, é realizada com urgência.
- Via de parto: indicação obstétrica.

Cerclagem cervical terapêutica (ou indicada pela ultrassonografia do colo uterino)

- Indicação:
  - Gestação atual com antecedente suspeito (definido no diagnóstico clínico) e colo uterino menor ou igual a 25 mm à ultrassonografia transvaginal antes de 24 semanas gestacionais.
- Conduta assistencial:
  - Época de realização: 16 a 24 semanas gestacionais.
  - Exames pré-operatórios: hemograma, proteína C reativa (PCR), bacterioscópico e pesquisa de fungos em secreção vaginal, bem como ultrassonografia morfológica de segundo trimestre.
  - Técnica: McDonald modificada por Pontes, com a gestante em posição de Trendelenburg. O limite superior de realização é de 24 semanas.
  - Fios: poliéster trançado n. 5 ou prolene n. 2.
  - Anestesia: raquianestesia.

Capítulo 55 Incompetência Cervical **585**

– Cateterismo vesical: sonda de Foley por 24 horas (de demora).
– Aplicação de creme vaginal: associação metronidazol + nistatina ou nistatina isolada após o procedimento.
– Uso de tocolítico: preconiza-se uma das seguintes opções:
    » Nifedipina de liberação lenta: 20 mg (ataque) antes da cirurgia, repetindo-se a cada 6 ou 8 horas durante 24 horas (manutenção).
    » Terbutalina: 5 ampolas (2,5 mg) diluídas em 500 mL de soro glicosado 5%, na velocidade de 10 gotas/min ou 30 mL/h, durante 24 horas.
    » Atosibana (nos casos de contraindicação ao uso de nifedipina ou terbutalina): 1 ampola de 0,9 mL (6,75 mg), por via endovenosa, em 1 minuto (ataque), seguida por 2 ampolas de 5 mL (75 mg) diluídas em 90 mL de soro glicosado 5% na velocidade de 24 mL/h durante 3 horas e os restantes 28 mL a 8 mL/h durante 3 horas e 30 minutos (manutenção).
– Uso de antibiótico profilático: administra-se cefazolina na dose de 2 g, por via endovenosa, 30 minutos antes do procedimento.
– Internação: no dia do procedimento.
– Analgesia pós-operatória: realizada com administração de 1 g de dipirona por via oral e escopolamina na dose de 10 mg, a cada 6 horas, até alta hospitalar. Se houver dor refratária, indica-se o uso de tramadol na dose de 50 mg, por via oral, em tomada única.
– Alta hospitalar: 36 a 48 horas após o procedimento se as condições maternas estiverem adequadas (paciente sem dor, perda de líquido ou sangramento vaginal).
– Uso de progesterona vaginal na alta: indica-se o uso de 200 mg de progesterona por via vaginal à noite até 36 semanas ou até a retirada dos pontos.
– Retirada de pontos: é feita com 37 semanas ou no momento da cesárea eletiva. Em casos de trabalho de parto prematuro não inibível, óbito fetal, corioamnionite e rotura prematura de membranas após corticoterapia, é realizada com urgência.
– Via de parto: indicação obstétrica.

Cerclagem cervical de emergência

- Indicação:
    – Dilatação do colo uterino assintomática com protrusão das membranas ovulares até 24 semanas gestacionais.
- Conduta assistencial:
    – A conduta proposta é a de Olatunbosun e Dyck, descrita em 1981. Na Clínica Obstétrica do Hospital das Clínicas da Faculdade de Medicina da Universidade de São Paulo (HCFMUSP), realizam-se a tração dos lábios anterior e posterior do colo uterino com pinças DeLee, seguida pela redução da

membrana da bolsa das águas com chumaço de gaze umedecido reparado pela pinça DeLee ou sonda de Foley n. 12 ou 14. Após redução das membranas, é realizada a cerclagem de McDonald modificada por Pontes.

- Época de realização: até 24 semanas gestacionais.
- Exames pré-operatórios: hemograma, reação em cadeia da polimerase, bacterioscópico e pesquisa de fungos em secreção vaginal, bem como ultrassonografia morfológica de segundo trimestre.
- Técnica: McDonald modificada por Pontes, com a gestante em posição de Trendelenburg acentuada e redução das membranas ovulares (gaze embebida em soro fisiológico ou sonda de Foley n. 12 ou 14).
- Fios: poliéster trançado n. 5 ou prolene n. 2.
- Anestesia: raquianestesia
- Cateterismo vesical: sonda de Foley por 24 horas (de demora).
- Aplicação de creme vaginal: associação de metronidazol + nistatina ou nistatina isolada após o procedimento.
- Uso de tocolítico: preconiza-se uma das seguintes opções:
  » Nifedipina de liberação lenta: 20 mg (ataque) antes da cirurgia, repetindo-se a cada 6 ou 8 horas durante 24 horas (manutenção).
  » Terbutalina: 5 ampolas (2,5 mg) diluídas em 500 mL de soro glicosado 5%, na velocidade de 10 gotas/min ou 30 mL/h, durante 24 horas.
  » Atosibana (nos casos de contraindicação ao uso de nifedipina ou terbutalina): 1 ampola de 0,9 mL (6,75 mg), por via endovenosa, em 1 minuto (ataque) seguida de 2 ampolas de 5 mL (75 mg) diluídas em em 90 mL de soro glicosado 5% na velocidade de 24 mL/h durante 3 horas e os restantes 28 mL a 8 mL/h durante 3 horas e 30 minutos (manutenção).
- Uso de antibiótico profilático: ampicilina + sulbactam na dose de 3 g, a cada 6 horas, ou clindamicina na dose de 900 mg, a cada 8 horas, em associação com ceftriaxona na dose de 1 g, a cada 12 horas, com início 24 a 48 horas antes do procedimento e manutenção por 48 horas após o procedimento.
- Internação: 24-48 horas antes do procedimento (repouso absoluto).
- Alta hospitalar: 48 horas a 7 dias após o procedimento se as condições maternas estiverem adequadas.
- Uso de progesterona vaginal na alta: indica-se o uso de 200 mg de progesterona por via vaginal à noite até 36 semanas ou até a retirada dos pontos.
- Retirada de pontos: é feita com 37 semanas ou no momento da cesárea eletiva. Em casos de trabalho de parto prematuro não inibível, óbito fetal, corioamnionite e rotura prematura de membranas após corticoterapia, é realizada com urgência.
- Via de parto: indicação obstétrica.

Capítulo 55 Incompetência Cervical **587**

Contraindicações para Cerclagem
- Hemorragia ativa.
- Trabalho de parto prematuro.
- Rotura de membranas ovulares.
- Corioamnionite.
- Polidrâmnio.
- Anomalia fetal letal.

Acompanhamento Pré-Natal
No pré-natal, além dos exames de rotina, são solicitados:
- Pesquisas de agentes infecciosos dos conteúdos vaginais: *Gardnerella vaginalis, Mobiluncus* sp., *Bacteroides* sp., *Trichomonas vaginalis* pelo bacterioscópico (Gram) de fundo de saco vaginal; *Neisseria gonorrhoeae* por cultura; *Chlamydia trachomatis* endocervical por reação em cadeia da polimerase (PCR) na primeira consulta e repetido diante de suspeita clínica.
- Ultrassonografia transvaginal do colo uterino entre 20 e 24 semanas: são fatores de mau prognóstico para o desfecho gestacional o achado de comprimento do colo uterino menor que 20 mm, a presença de afunilamento e a distância do ponto de cerclagem ao orifício interno do colo menor que 10 mm.

Após a cerclagem, as consultas são agendadas a cada 3 semanas até atingir 34 semanas, passando, então, para consultas quinzenais e semanais.

A retirada dos pontos de cerclagem é realizada no ambulatório, entre 37 e 38 semanas de gestação ou na presença de rotura prematura das membranas ovulares e/ou óbito fetal. Gestantes que irão realizar parto cesárea eletivo por volta de 39 semanas podem aguardar o momento do parto para retirada dos pontos de cerclagem, mas deve-se considerar a possibilidade de trabalho de parto espontâneo até essa data.

A via de parto indicada é vaginal, exceto se houver indicação obstétrica de cesárea.

Os dados de literatura que avaliam condutas como redução das atividades, afastamento do trabalho, repouso e abstinência sexual nas gestantes submetidas a cerclagem são escassos e com baixo poder de evidência. Na Clínica Obstétrica do HCFMUSP, recomenda-se a avaliação individual de cada gestante com relação às atividades físicas e profissionais e para evitar relação sexual.

Cerclagem Abdominal
A cerclagem abdominal é indicada apenas nos casos de falha de cerclagem via vaginal anterior e amputações de colo uterino. Deve ser realizada

preferencialmente com 11 a 13 semanas em razão das dificuldades operatórias decorrentes do aumento do volume uterino após essa fase. Também pode ser realizada na mulher não gestante pelas vias abdominal aberta ou laparoscópica.

- É utilizada a técnica de Benson e Durfee, descrita em 1965.
- Época de realização: até 13 semanas gestacionais.
- Exames pré-operatórios: hemograma, proteína C reativa, bacterioscópico e pesquisa de fungos em secreção vaginal e ultrassonografia morfológica de primeiro trimestre.
- Técnica: Benson e Durfee com gestante em posição semiginecológica e Trendelenburg.
- Fios: fita de poliéster trançado de 5 mm com agulha de 6 cm não cortante e ponta romba em ambas as extremidades ou fita cardíaca de algodão de 5 mm.
- Anestesia: raquianestesia ou anestesia geral.
- Cateterismo vesical: sonda de Foley por 24 horas (de demora).
- Utilização de ultrassonografia transvaginal durante o procedimento para conferir o posicionamento da sutura.
- Uso de tocolítico: não se aplica.
- Uso de antibiótico profilático: administra-se cefazolina na dose de 2 g, por via endovenosa 30 minutos antes do procedimento.
- Internação: no dia do procedimento.
- Analgesia pós-operatória: realizada com administração de 1 g de dipirona por via oral e escopolamina na dose de 10 mg, a cada 6 horas, até alta hospitalar. Se houver dor refratária, indica-se o uso de tramadol na dose de 50 mg, por via oral, em tomada única.
- Alta hospitalar: 48 horas a 7 dias após o procedimento se as condições maternas estiverem adequadas.
- Uso de progesterona vaginal na alta: indica-se o uso de 200 mg de progesterona por via vaginal à noite até 36 semanas.
- Retirada de pontos: não se aplica.
- Parto: cesárea com 37 semanas.

Bibliografia

- ACOG Practice Bulletin n. 142: Cerclage for the management of cervical insufficiency. Obstet Gynecol. 2014; 123(2 Pt 1):372-9.
- Althuisius S, Dekker G, Hummel P, Bekedam D, Kuik D, van Geijn H. Cervical incompetence prevention randomized cerclage trial (CIPRACT): Effect of therapeutic cerclage with bed rest vs. bed rest only on cervical length. Ultrasound Obstet Gynecol. 2002; 20(2):163-7.
- Andersen HF. Ultrasound evaluation of the cervix and the value of cervical cerclage. In: Elder MG, Romero R, Lamont RF, editores. Preterm labor. Philadelphia: Churchill Livingstone, 1997.

Capítulo 55 — Incompetência Cervical

- Berghella V, Iams JD. Cervical insufficiency. In: Creasy RK, Resnik R, Iams JD, Loockwood CJ, Moore TR, Greene MF, editores. Creasy and Resnik's maternal fetal medicine: Principles and practice. 8. ed. Philadelphia: Elsevier Saunders, 2014. p. 654-62.
- Cunningham FG, Leveno KJ, Bloom SL, Spong CY, Dashe JS, Hoffman BL, Casey BM, Sheffield JS. Williams obstetrics. 24. ed. New York: McGraw Hill Medical, 2014. p. 360-3.
- Pontes MD. Circlagem do colo uterino: Comparação dos resultados maternos, fetais e perinatais consoante as condições do colo e a época da gestação. Tese (Doutorado). São Paulo: Faculdade de Medicina da Universidade de São Paulo, 1990.
- Olatunbosun OA, Dyck F. Cervical cerclage operation for a dilated cervix. Obste Gynecol. 1981; 57(2):166-70.
- Suhag A, Berghella V. Cervical cerclage. Clin Obstet Gynecol. 2014; 57(3):557-67.
- Yoshizaki CT, Testa CB, Paganoti CF. Abortamento. In: Zugaib M, Francisco RPV, editores. Zugaib obstetrícia. 4. ed. Barueri: Manole, 2020.

capítulo 56

Prolapso de Cordão

Mariana Vieira Barbosa
Maria Rita de Figueiredo Lemos Bortolotto

O prolapso de cordão é emergência obstétrica rara (0,1 a 0,6% das gestações) associada a aumento significativo da mortalidade perinatal em razão do risco de asfixia fetal aguda. O tempo entre diagnóstico e parto, o treinamento da equipe multidisciplinar e a redução dos fatores de risco ao longo das últimas décadas diminuíram consideravelmente a mortalidade nesses casos, que, atualmente, encontra-se entre 6,8 e 9%. As complicações relacionadas aos acidentes de cordão podem ser classificadas conforme a relação com as partes fetais e a integridade de membranas:

- Laterocidência: presença do cordão ao lado da apresentação após a rotura de membranas.
- Procúbito (ou procidência): presença do cordão ao lado da apresentação com as membranas íntegras.
- Prolapso: presença do cordão à frente da apresentação após a rotura de membranas.
- Procidência complicada: presença de membro fetal prolabado ao lado do cordão.

◗ Fatores de Risco

Apresentações não cefálicas são fatores de risco de maior importância para prolapso de cordão, em especial as apresentações córmica e pélvica completa, que aparentam contribuir com mais de 30% dos casos. Outras condições relacionadas a apresentações anômalas também constituem fatores de risco, como malformações fetais, tumores pélvicos, placenta prévia e prematuridade (o tamanho reduzido do feto que se insinua contribui como fator predisponente).

Outro fator de risco de grande importância é a rotura das membranas ovulares ou amniotomia em apresentação fetal alta, condição na qual o escoamento do líquido amniótico favorece a descida prévia do cordão. Há risco ainda maior quando a rotura se associa a situações de polidrâmnio ou multiparidade. São também fatores predisponentes a gemelidade e procedimentos

591

592 Protocolos Assistenciais

obstétricos como versão cefálica externa e interna, rotação manual da cabeça fetal e uso de balão para preparo de colo.

Diagnóstico

O pronto reconhecimento do prolapso de cordão permite reduzir a morbidade e a mortalidade perinatais relacionadas ao evento; entretanto, situações como o procúbito (ou procidência) são de difícil identificação. O diagnóstico costuma ser realizado pela palpação de corpo pulsátil à frente da apresentação que, quando pressionado, gera desaceleração dos batimentos cardíacos fetais. É também de difícil identificação a laterocidência, situação que, muitas vezes, é um estado de transição e pode evoluir para prolapso ou resolução espontânea do quadro, quando a apresentação desce sem ser acompanhada pelo cordão.

O diagnóstico do prolapso se dá pela palpação de cordão no canal vaginal ou sua visualização na vulva. Cerca de 60% dos casos cursam com alteração de vitalidade fetal causada pela compressão funicular, que pode causar desaceleração ou bradicardia; portanto, deve-se dar atenção à rotura de membranas seguida de alteração de traçado dos batimentos cardíacos fetais. A avaliação ultrassonográfica com Doppler colorido, que identifica a presença do cordão à frente da apresentação, não indica obrigatoriamente acidentes de cordão, visto que esta condição costuma ser transitória e tem pouca significância antes de 32 semanas de gestação. Apesar disso, os casos em que o diagnóstico ocorre após essa idade gestacional podem evoluir com esses eventos e, por isso, cabe reavaliação ultrassonográfica antes do parto.

Conduta

Embora os resultados perinatais tenham melhorado nas últimas décadas, a terapêutica se inicia com estratégias de prevenção que possibilitam diminuir a probabilidade desse evento, como identificação dos fatores de risco e alta vigilância em procedimentos obstétricos que predispõem à sua ocorrência. Assim que for diagnosticado o prolapso de cordão, cabe à equipe avaliar, inicialmente, a viabilidade e a vitalidade fetal. Em caso de óbito fetal ou feto inviável, indica-se parto vaginal, excetuando-se situações que contraindiquem a via baixa. Cabe ressaltar que a viabilidade irá depender da capacidade de cuidados neonatais do berçário e da avaliação individual do caso em questão.

Quando se trata de feto viável, no qual há urgência e a rapidez entre diagnóstico e parto interfere no resultado perinatal, o entrosamento da equipe multidisciplinar treinada, composta por obstetras, anestesistas, neonatologista e enfermagem, é imprescindível para se atingir bons resultados

(Quadro 56.1). A principal medida no prolapso de cordão é a descompressão funicular pelo toque vaginal até a resolução rápida do quadro, a fim de minimizar danos causados pela possível asfixia (Figura 56.1). Assim, a paciente deve ser encaminhada ao centro obstétrico em posição que permita descompressão (decúbito lateral contrário ao lado do prolapso ou posição de Trendelenburg genupeitoral, também conhecida como "prece maometana" (Figura 56.2). De modo geral, a cesariana imediata irá permitir resolução rápida e pronto acesso a cuidados neonatais que promovem melhores resultados; no entanto, o parto vaginal se torna aceitável quando iminente, por ser a via de parto mais rápida. Nesse caso, deve haver dilatação total de feto insinuado e, se necessário, instrumentalização que permita ao obstetra, conforme sua habilidade, ultimar o parto com presteza.

Quadro 56.1 – Acionamento de resposta rápida no prolapso de cordão

- Acionar imediatamente equipe multidisciplinar
  - Máscara de oxigênio
  - Monitoração fetal contínua
- Encaminhar para centro obstétrico com equipe de anestesia e neonatologia em prontidão
- Parto imediato: cesárea; o parto vaginal só é realizado se for a via mais rápida
- Parto mediato*: medidas para descompressão funicular, como reposicionamento funicular, sondagem vesical ou tocólise temporária

*Em caso de impossibilidade de realização do parto imediato.

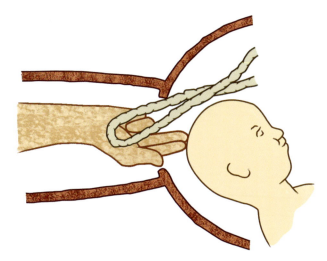

Figura 56.1 – Descompressão funicular pelo toque vaginal.

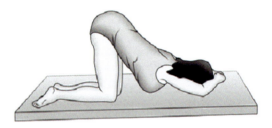

Figura 56.2 – Posição de Trendelenburg genupeitoral ou "prece maometana".

Caso as condições não permitam resolução imediata, é aceitável a tentativa de reposicionamento funicular para sua descompressão até o transporte a hospital mais próximo, tomando-se o devido cuidado para evitar manipulação excessiva, que pode causar espasmo reativo dos vasos funiculares e consequente hipoxemia fetal. Outra possibilidade aceitável nessa condição é a cateterização vesical com infusão de 500 a 700 mL de solução salina em posição de Trendelenburg, na tentativa de elevar a apresentação fetal, permitindo a descompressão do cordão. Alguns autores descrevem, ainda, a tocólise como medida que permite reduzir contrações e a bradicardia fetal, nos casos em que o intervalo até o parto é prolongado; entretanto, essas medidas aumentam sobremaneira a taxa de óbito fetal quando o parto não ocorre no intervalo entre 30 e 60 minutos (Figura 56.3).

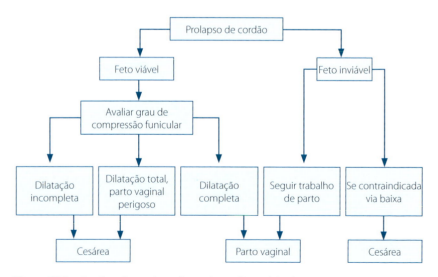

Figura 56.3 – Conduta diante do prolapso de cordão umbilical.

Capítulo 56　　　　　　　　　　　　　　　　　Prolapso de Cordão　**595**

▶ Bibliografia

- Baskett TF. Cord prolapse. In: Essential management of obstetric emergencies. 3. ed. London: Clinical Press, 1999. p. 136-40.
- Carlin A, Alfirevic Z. Intrapartum fetal emergencies. Semin Fetal Neonatal Med. 2006; 11(3):150-7.
- Holbrook BD, Phelan ST. Umbilical cord prolapse. Obstet Gynecol Clin North Am. 2013; 40(1):1-14.
- Siassakos D, Hasafa Z, Sibanda T, Fox R, Donald F, Winter C, et al. Retrospective cohort study of diagnosis-delivery interval with umbilical cord prolapse: The effect of team training. BJOG. 2009; 116(8):1089-96.
- Usta IM, Mercer BM, Sibai BM. Current obstetrical practice and umbilical cord prolapse. Am J Perinatol. 1999; 16(9):479-84.
- Uygur O, Kis S, Tuncer R, Ozcan FS, Erkaya S. Risk factors and infant outcomes associated with umbilical cord prolapse. Int J Gynaecol Obstet. 2002; 78(2):127-30.

capítulo **57**

Óbito Fetal

Marco Antonio Borges Lopes

Óbito fetal é definido quando ocorre o óbito do produto conceptual após 20 semanas. É considerado retido quando permanecer intraútero por tempo superior a 4 semanas.

Diagnóstico

Avaliação clínica

A avaliação clínica se inicia com a anamnese, em que são relatadas parada dos movimentos fetais, diminuição dos sintomas gravídicos, perda de peso, redução da altura uterina e galactorreia.

No exame físico, encontram-se altura uterina menor que a esperada para a idade gestacional, crepitação do polo cefálico e sinal do saco de nozes à palpação e ao toque, com ausência de batimentos cardíacos fetais à ausculta com sonar Doppler.

Exames complementares

Na amnioscopia ou na amniocentese, pode-se encontrar líquido amniótico achocolatado. O óbito fetal é confirmado pela ausência de batimentos cardíacos fetais à ultrassonografia.

Incidência

A incidência de óbito fetal é muito variável nos diversos serviços universitários, oscilando entre 0,2% e 4,5%. Na Clínica Obstétrica do Hospital das Clínicas da Faculdade de Medicina da Universidade de São Paulo (HCFMUSP), sua incidência é de 4,5%. Nos Estados Unidos, a incidência é de cerca de 6,4:1.000 nascidos, sendo de 3,2:1.000 entre 20 e 27 semanas de gravidez e 3,1:1.000 em gestações acima de 28 semanas.

Fatores de Risco

O risco relativo para a ocorrência de óbito fetal em decorrência das diferentes etiologias é de: 9,2 para descolamento prematuro de placenta (8,8 a 9,7, intervalo de confiança de 95%), 7,0 para restrição do crescimento fetal (6,8 a 7,2, intervalo de confiança de 95%, 1,4 para doença hipertensiva específica da gravidez (DHEG) (1,3 a 1,5, intervalo de confiança de 95%), 2,7 para hipertensão arterial crônica (2,4 a 3,0, intervalo de confiança de 95%) e 2,5 para diabetes *mellitus* (2,3 a 2,7, intervalo de confiança de 95%). Outra causa de morte fetal descrita e dependente da atividade profissional é a exposição materna a pesticidas utilizados na agricultura. A obesidade materna (índice de massa corpórea – IMC > 30 kg/m²) junto com a idade acima de 35 anos, o tabagismo, as gestações múltiplas (em especial as monocoriônicas) e a restrição de crescimento fetal com fetos com peso abaixo do percentil 5 (risco acumulado de 1,5% para fetos abaixo do percentil 10 e de 2,5% para fetos com percentil < 5) são outros fatores de risco importantes a serem levados em consideração.

Os protocolos mais recentes sobre morte fetal súbita, sem causa aparente, sugerem a mesma conduta investigativa realizada na morte infantil súbita sem causa aparente, que propõem a investigação anatomopatológica detalhada dos centros cardiorrespiratórios, principalmente no que se refere ao diagnóstico de hipoplasia dos núcleos arqueados medulares.

Didaticamente, as causas mais comuns de morte fetal no período anteparto podem ser classificadas em causas maternas e feto-anexiais (Tabela 57.1). A conduta investigativa está discriminada na Tabela 57.2.

Tabela 57.1 – Fatores etiológicos do óbito fetal

Causas maternas
• Síndromes hipertensivas
• Obesidade materna
• Gestação prolongada
• Disfunções tireoidianas
• Diabetes *mellitus* não controlado
• Infecções: sífilis, doença de Chagas, rubéola, citomegalovírus (CMV), herpesvírus tipo 2 (HSV-2), vírus da imunodeficiência humana (HIV)
• Infecção intra-amniótica
• Aloimunização Rh
• Anemia falciforme
• Drogas: quimioterápicos, anticoagulantes orais, intoxicação por chumbo ou mercúrio
• Tabagismo
• Síndrome antifosfolípide

(Continua)

Capítulo 57   Óbito Fetal **599**

Tabela 57.1 – Fatores etiológicos do óbito fetal (continuação)

Causas feto-anexiais
• Fetais: – Restrição de crescimento fetal – Malformações congênitas e anomalias cromossômicas • Placentárias: – Descolamento prematuro de placenta – Placenta prévia – Insuficiência placentária • Funiculares: – Nós verdadeiros de cordão – Torção exagerada – Prolapso de cordão – Rotura de vasa prévia

Tabela 57.2 – Resumo das condutas investigativas das causas de óbito fetal

Investigação das causas maternas
• Sorologias para sífilis, toxoplasmose, rubéola, citomegalovírus (CMV), herpesvírus (HSV), vírus da imunodeficiência humana (HIV) e doença de Chagas • Hemograma completo com plaquetas (se volume corpuscular médio VCM < 80 fL, eletroforese de hemoglobina) • Glicemia, hemoglobina glicada, curva glicêmica, hormônio estimulante da tireoide (TSH), tri-iodotironina (T3) e tiroxina (T4) livres • Tipagem sanguínea, Coombs indireto e teste de Kleihauer-Betke • Pesquisa de anticorpos antifosfolípides: anticoagulante lúpico, anticorpo anticardiolipina, fator antinúcleo (FAN) • Pesquisa de trombofilias: deficiência de antitrombina, proteínas C e S, hiper-homocisteinemia, deficiência do fator V de Leiden

Investigação das causas feto-anexiais
• Fetais: – Exames anatomopatológicos para avaliar malformações congênitas, em especial cardiopatias e hipoplasia bilateral do núcleo arqueado – Cariótipo fetal – Bacterioscopia e cultura (inclusive viral) no líquido amniótico – Radiografia de corpo inteiro • Placentárias e do cordão umbilical: – Anatomopatológico

600 Protocolos Assistenciais

◗ Conduta Clínica Assistencial

Depois de constatar o óbito fetal, a análise de alguns elementos é importante para a escolha da melhor conduta a ser adotada, a saber:

- História obstétrica anterior (partos vaginais e/ou cesáreas): dado importante na escolha do método de indução, principalmente por conta da possibilidade de rotura uterina em pacientes com cesárea ou cirurgias uterinas anteriores.
- Doenças clínicas e obstétricas: a avaliação das condições clínicas maternas deve ser prioridade.
- Presença de malformações fetais: malformações como monstruosidade dupla, hidrocefalia grave e hidropisia podem ser fatores de dificuldade na indução, podendo-se lançar mão de condutas como a cefalocentese para a drenagem de hidrocefalias graves.
- Apresentação, peso fetal, idade gestacional, altura uterina e condições do colo uterino (índice de Bishop): essa avaliação é importante para a escolha do método de indução.
- Metodologia para maturação cervical disponível: avaliação da disponibilidade dos métodos mais eficazes para a maturação cervical, considerando-se suas indicações e contraindicações.
- Tempo decorrido desde a morte do concepto: a conduta pode diferir conforme haja ou não retenção do produto morto.
- Fatores de coagulação: se alterados, implicam conduta ativa obrigatória.

A escolha da conduta deve ser individualizada após a avaliação global da paciente, levando-se em consideração todos os dados descritos, mas a literatura ainda possui lacunas nesse quesito. Classicamente, a conduta é dividida em expectante e ativa.

A conduta expectante é baseada na observação de Tricomi e Khol, de 1957, quando foi descrito que 75% das pacientes entram espontaneamente em trabalho de parto nas 2 primeiras semanas e 90%, até o final da terceira semana após o óbito fetal.

◗ Conduta Expectante

A conduta expectante deve ser a preferida, em especial nos casos com cesárea anterior, e deve ser mantida por período máximo de 4 semanas após o diagnóstico do óbito fetal.

Em caso de malformação fetal que se beneficie de investigação *post-mortem*, deve-se discutir com a paciente a possibilidade de indução imediatamente após o diagnóstico de óbito fetal.

Capítulo 57 Óbito Fetal **601**

No exame físico, deve-se atentar para a presença de leucorreias e tratá-las de maneira adequada.

Apesar de ser evento raro, deve-se observar o risco de coagulopatia por meio da avaliação semanal do hemograma e dos coagulogramas.

Contraindicações à conduta expectante

- Rotura prematura de membranas ovulares.
- Infecção ovular.
- Descolamento prematuro de placenta (DPP).
- Placenta prévia centro-total, centro-parcial ou com quadro de hemorragia grave.
- Aloimunização Rh.
- Coagulopatia.
- Distúrbio psíquico.

O apoio psicológico à gestante e aos familiares é fundamental durante o acompanhamento do caso.

Conduta Ativa

Nos casos em que se opta pela conduta ativa, devem-se internar a paciente e colher hemograma completo com plaquetas e coagulograma.

Há vários métodos que podem ser utilizados isoladamente ou em combinação na indução do parto perante o óbito fetal, porém alguns deles não estão acessíveis como rotina no Brasil, como a mifepristona e os dilatadores cervicais osmóticos (p. ex., a laminária). O misoprostol é a droga mais utilizada no país para esse fim, podendo ser utilizada por via oral ou vaginal. Observou-se que a via vaginal apresenta níveis séricos mais prolongados, porém com pico sérico mais tardio (80 minutos) se comparada com a via oral (34 minutos). A dosagem sérica após 4 horas da administração por via vaginal iria para 61% daquela observada no pico sérico. Os efeitos colaterais, como náuseas, vômitos e febre (mais frequentes em doses acima de 200 mg), são relatados com mais frequência quando é utilizada a via oral. Há vários protocolos descritos com doses variadas de misoprostol, bem como diferentes posologias. A literatura considera dose baixa de misoprostol aquela abaixo de 800 mg em 24 horas; moderada, de 800-2.400 mg nesse período; e alta, superior a 2.400 mg. Doses baixas (< 800 mg) aumentam o tempo de eliminação e o período de internação.

Outro método citado na literatura para indução do parto em casos de óbito fetal é a utilização do cateter de Foley, opção segura e eficaz em casos de óbito fetal com ou sem cesárea anterior.

602 Protocolos Assistenciais

A seguir, são apresentados os critérios e as orientações adotados na Clínica Obstétrica do HCFMUSP.

Ausência de cicatriz uterina

• Idade gestacional inferior a 34 semanas

Altura uterina < 26 cm independentemente da idade gestacional

- Colo desfavorável (índice de Bishop < 5):
  - **Passo 1:** indução do parto com 1 comprimido de misoprostol (400 mcg) por via vaginal, em fundo de saco. Repete-se a administração de de 400 mcg de acordo com a resposta uterina, a cada 4 horas. Se não ocorrer a eliminação do produto conceptual após 5 doses de 400 mcg, deve-se suspender o tratamento por 12 horas e, então, realizar novo ciclo. Caso após o segundo ciclo não ocorra a eliminação do produto conceptual deve-se partir para o passo 2.
  - **Passo 2:** indução do parto com cateter de Foley. Com o colo uterino visualizado utilizando um espéculo vaginal, a sonda de Foley n. 16 ou 18 é introduzida dentro do colo uterino ultrapassando o orifício cervical interno. O balão, então, é insuflado com 30 mL de água destilada e fixado na face lateral da coxa, aplicando-se uma tração para baixo. A sonda é mantida tracionada por 24 horas ou até sua expulsão, mesmo que o trabalho de parto tenha iniciado.
- Colo favorável (índice de Bishop ≥ 5): indução com ocitocina conforme protocolo de indução do trabalho de parto. Deve-se limitar a dose diária a 40 U/dia, para evitar o risco de intoxicação aquosa pelo efeito antidiurético da ocitocina.

Altura uterina > 26 cm

- Colo desfavorável (índice de Bishop < 5) sem contraindicações absolutas à indução:
  - **Passo 1:** indução do parto com 1 comprimido de misoprostol (100 mcg), por via vaginal. De acordo com a resposta uterina, repete-se a posologia a cada 4 horas. Se não ocorrer a eliminação do produto conceptual após 6 doses de 100 mcg, deve-se suspender o tratamento por 12 horas e recomeçar novo ciclo. Após o segundo ciclo, se não houver a eliminação do produto conceptual, deve-se partir para o passo 2.
  - **Passo 2:** indução do parto com cateter de Foley conforme descrito para os casos de altura uterina < 26 cm.
- Colo favorável (índice de Bishop ≥ 5): o parto ocorre espontaneamente ou faz-se uso de prostaglandina E2 (PGE2) ou misoprostol. A indução é feita com ocitocina, por via endovenosa, administrando-se 2 a 32 mUI/min.

Capítulo 57   Óbito Fetal **603**

- **Idade gestacional > 34 semanas (fetos com biometria compatível)**
- Colo desfavorável (índice de Bishop < 5) sem contraindicações absolutas à indução:
  - **Passo 1:** indução do parto com 1 comprimido de misoprostol (50 mcg) por via vaginal. De acordo com a resposta uterina, repete-se a posologia a cada 4 horas. Se não ocorrer a eliminação do produto conceptual após 12 horas, deve-se reavaliar as condições do colo. Caso observe-se colo favorável, deve-se realizar a indução com ocitocina, como descrito a seguir; caso contrário, se o colo ainda estiver desfavorável, deve-se partir para o passo 2.
  - **Passo 2:** indução do parto com cateter de Foley conforme descrito para os casos de altura uterina < 26 cm.
- Colo favorável (índice de Bishop ≥ 5): o parto ocorre espontaneamente ou faz-se uso de prostaglandina E2 ou misoprostol. A indução é feita com ocitocina, por via endovenosa, administrando-se 2 a 32 mUI/min.

Cesárea segmentar transversa anterior

Em pacientes com cesárea prévia, a segurança da utilização do misoprostol na indução do parto no segundo trimestre ainda é motivo de discussão, havendo poucos estudos na literatura.

Berghella *et al.,* em 2009, em revisão da literatura, descreveram que o risco de rotura uterina em pacientes com cesárea anterior em uso de misoprostol no segundo trimestre é de cerca de 0,4% (0,08 a 1,67%), intervalo de confiança de 95%).

Goyal, em 2009, em estudo de revisão, descreve risco de rotura uterina ao redor de 0,3% em gestantes com cesárea anterior, com doses de misoprostol variando de 50 a 800 mcg, por via vaginal, com intervalos de 3 a 12 horas.

Segundo Silver e Heuser (2010), Jozwiak *et al.* (2013) e Dodd e Crowther (2014), não há nenhum método comprovadamente mais adequado para indução de parto em gestantes com cesárea anterior. A conduta, de acordo com esses autores, deve ser individualizada.

Na Clínica Obstétrica do HCFMUSP, a utilização do misoprostol e da sonda de Foley na indução do óbito fetal é considerada segura em gestantes com cesárea anterior, levando-se em conta que o risco de rotura é similar ao das gestantes sem esse histórico.

- **Altura uterina < 26 cm independentemente do número de cesáreas**
- Colo desfavorável (índice de Bishop < 5):

604 Protocolos Assistenciais

– **Passo 1:** indução do parto com 1 comprimido de misoprostol (400 mcg), por via vaginal, em fundo de saco. Repete-se a administração de 400 mcg de acordo com a resposta uterina, a cada 6 horas. Se não ocorrer o aborto após 3 doses de 400 mcg, deve-se suspender o tratamento por 12 horas e realizar novo ciclo. Após o segundo ciclo, se não houver a eliminação do produto conceptual, deve-se partir para o passo 2.

– **Passo 2:** indução do parto com cateter de Foley conforme descrito para altura uterina < 26 cm nos casos sem cicatriz uterina.

  ▪ Colo favorável (índice de Bishop ≥ 5): indução com ocitocina iniciada com 5 a 10 UI em 500 mL de soro glicosado 5%, por via endovenosa, até atingir o máximo de 20 UI por 500 mL de soro glicosado 5%. Deve-se limitar a dose diária a 40 UI/dia para evitar o risco de intoxicação aquosa em virtude do efeito antidiurético da ocitocina.

- **Altura uterina > 26 cm com 1 cesárea anterior**

▪ Colo desfavorável (índice de Bishop < 5): indução do parto com cateter de Foley conforme descrito para altura uterina < 26 cm nos casos sem cicatriz uterina.

▪ Colo favorável (índice de Bishop ≥ 5): indução com ocitocina, por via endovenosa, administrando-se 2-32 mUI/min. de acordo com protocolo e indução de trabalho de parto.

- **Altura uterina > 26 cm com 2 ou mais cesáreas anteriores**

  Em casos de mais de 1 cesárea anterior segmentar com altura uterina maior que 26 cm, a utilização do método de indução deve ser individualizada.

Contraindicações absolutas

▪ Vício pélvico absoluto com altura uterina acima de 26 cm.
▪ Sinais clínicos de desproporção cefalopélvica não reduzível (p. ex., macrocrania em feto com biometria acima de 28 semanas e/ou em apresentação anômala).
▪ Rotura uterina.
▪ Monstruosidades duplas.
▪ Macrossomia (feto com peso ≥ 4.500 g).
▪ Cicatriz uterina que não seja a segmentar transversa.
▪ Placenta prévia ou massa tumoral prévia (p. ex., mioma).

- **Falha da indução**

Deve-se discutir outros métodos e, eventualmente, proceder à cesárea.

Coagulograma alterado

A coagulopatia do feto morto retido é crônica, manifestando-se geralmente após o parto, no momento da dequitação. Deve-se usar heparina na dose de 1.000 U/h, por via endovenosa, em bomba de infusão, até que o fibrinogênio seja maior que 150 mg% e as plaquetas estejam em número superior a 100.000/mm^3. Deve-se iniciar a indução do parto concomitantemente ao tratamento da coagulopatia.

- ## Assistência ao parto
- Uso liberal de analgesia e de anestesia.
- Evitar episiotomia.
- Fórcipe é contraindicado.
- Fazer revisão cuidadosa do canal de parto com avaliação do segmento inferior uterino nos casos com cesárea anterior.
- Usar ocitócico após dequitação placentária.
- Solicitar estudo anatomopatológico do feto e da placenta.
- Administrar imunoglobulina anti-D na dose de 300 mcg, por via intramuscular, nas pacientes Rh(–) não sensibilizadas.

◗ Gravidez após História de Óbito Fetal

No início do pré-natal da gestante com história de óbito fetal, em especial aquele sem causa definida, deve-se detalhar com atenção fatores de risco como: tabagismo, obesidade, diabetes *mellitus*, história de doença genética na família, trombofilia e restrição de crescimento fetal. Também deve-se fazer a avaliação ultrassonográfica morfológica detalhada no primeiro e no segundo trimestres, bem como avaliação do crescimento fetal no terceiro trimestre. Preconiza-se a monitorização a partir da avaliação do bem-estar fetal, com o uso da dopplervelocimetria e da cardiotocografia.

◗ Bibliografia

- ACOG Pratice Bulletin n. 135: Second-trimester abortion. Obstet Gynecol. 2013; 121(6):1394-406.
- Berghella V, Airoldi J, O'Neill AM, Einhorn K, Hoffman M. Misoprostol for second trimester pregnancy termination in women with prior caesarean: A systematic review. BJOG. 2009; 116(9):1151-7.
- Clouqueur E, Coulon C, Vaast P, Chauvet A, Deruelle P, Subtil D, et al. Utilisation du misoprostol pour l'induction du travail en cas de MIU ou d'IMG au deuxième ou au troisième de la grossesse: Efficacité, posologie, voie d'administration, effets se-

606 Protocolos Assistenciais

condaires, utilisation en cas d'utérus cicatriciel. J Gynecol Obstét Biol Reproduc. 2013; 43:146-61.

- Dodd JM, Crowther CA. Misoprostol for induction of labour to terminate pregnancy in the second or third trimester for women with a fetal anomaly or after intrauterine fetal death. Cochrane Database Syst Rev. 2010; 2010(4):CD004901.
- Goyal V. Uterine rupture in second-trimester misoprostol-induced abortion after cesarean delivery: a systematic review. Obstet Gynecol, 2009; 5:1117-23.
- Jozwiak M, Dood JM. Methods of term labour induction for women with a previous cesarean section. Cochrane Database Syst Rev. 2013; 28(3):CD009792.
- Management of stillbirth: Obstetric Care Consensus n. 10: Obstet Gynecol. 2020; 135 (3):e110-32.
- Schupp TR, Miyadahira S, Kahhale S, Zugaib M. Management of pregnancy in a university hospital: A 6-year study. Rev Hosp Clin Fac Med São Paulo. 2000; 55(4):137-44.
- Silver RM, Heuser CC. Stillbirth work up and delivery management. Clin Obstet Gynecol, 2010; 3:681-90.
- Stubblefield PG, Carr-Ellis S, Borgatta L. Methods for induced abortion. Obstet Gynecol. 2004; 104(1):174-85.

capítulo 58

Polidrâmnio

Ana Claudia Rodrigues Lopes Amaral de Souza
Rafaela Alkmin da Costa

Polidrâmnio é o aumento anormal de líquido amniótico, classicamente definido por volume maior do que 2.000 mL. Estima-se que ocorra em 0,2 a 2% das gestações e sabe-se que está associado com desfechos perinatais desfavoráveis, como rotura prematura de membranas ovulares, trabalho de parto prematuro, prolapso de cordão, hemorragia pós-parto e aumento da mortalidade perinatal. Seu diagnóstico deve motivar a investigação de fatores causadores, como malformações fetais, infecções congênitas e hiperglicemia materna.

◗ Patogênese

O volume de líquido amniótico resulta do equilíbrio entre sua produção e reabsorção. São fontes do líquido amniótico: diurese fetal, difusão de líquido extracelular pela pele fetal e secreção pulmonar, nasal e oral fetais. São mecanismos de reabsorção do líquido amniótico: deglutição fetal, reabsorção intestinal e as trocas intermembranosas no cordão umbilical, na placenta e na parede uterina. A relevância desses mecanismos na homeostase do volume de líquido amniótico é dinâmica e varia de acordo com a idade gestacional. Distúrbios nesse equilíbrio dinâmico resultam em alteração do volume de líquido amniótico, sendo os mais relevantes para o surgimento do polidrâmnio o aumento da diurese fetal e a diminuição da deglutição.

Cerca de metade dos casos de polidrâmnio são considerados idiopáticos. Entre aqueles com causa definida, a maioria relaciona-se com malformações fetais que acarretam alterações na deglutição fetal ou na absorção do líquido amniótico. As principais causas de polidrâmnio estão listadas na Tabela 58.1.

Classicamente, o polidrâmnio é associado ao diabetes *mellitus* na gestação, pois a hiperglicemia materna, consequência de um controle glicêmico inadequado, determina hiperglicemia fetal, levando a glicosúria osmótica e, consequentemente, a aumento do volume de líquido amniótico. Outro mecanismo descrito é o aumento da osmolaridade desse líquido, fazendo com que ocorra influxo de água livre para a cavidade amniótica. Apesar disso, ao se avaliar uma gestante com diabetes na gestação e polidrâmnio, deve-se ter em mente que o controle glicêmico não é o único fator determinante do volume de líquido amniótico e, portanto, outras causas devem ser investigadas. Deve-se lembrar, ainda, uma grande parcela dos casos de polidrâmnio é idiopática, motivo por que se pode observar aumento de volume de líquido amniótico mesmo em gestantes com valores satisfatórios de glicemia.

Tabela 58.1 – Principais causas de polidrâmnio

Prejuízo da deglutição fetal	• Causas obstrutivas: atresia esofágica/duodenal/intestinal, fístula traqueoesofágica, massas torácicas, hérnia diafragmática
	• Déficits neuromusculares: distrofias musculares, artrogriposes, anomalias intracranianas/neurológicas
	• Alterações craniofaciais: fenda palatina, micrognatia, massa cervical
Aumento da produção urinária fetal	• Renal/urinária: nefroma mesoblástico, síndrome de Bartter
	• Aumento do débito cardíaco ou insuficiência cardíaca: malformações cardíacas, taquiarritmia, teratoma sacrococcígeo, corioangioma, anemia fetal, deficiência de glicose-6-fosfatase, tireotoxicose fetal, hidropisia fetal, infecções congênitas (parvovírus, citomegalovírus, sífilis e toxoplasmose)
	• Diurese osmótica e outras causas maternas: diabetes *mellitus*, hipercalcemia materna, insuficiência renal com indicação de hemodiálise materna, isoimunização Rh
Idiopática	

◗ Diagnóstico e Classificação

Clínico

Suspeita-se de polidrâmnio durante o exame físico quando a altura uterina é maior do que a esperada para a idade gestacional. O útero pode apresentar, ainda, aumento do tônus, decorrente da sobredistensão, e, por isso, torna-se mais difícil realizar as manobras de palpação fetal. A ausculta dos batimentos cardíacos fetais também pode estar prejudicada em decorrência do excesso de líquido amniótico e da maior movimentação fetal. Além disso, edema em baixo ventre e pele lisa brilhante, sobredistendida e com presença de estrias podem ser notados. Pode haver presença de útero irritável, com atividade uterina, em decorrência da sobredistensão do órgão.

Na maioria das vezes, o aumento do volume de líquido amniótico é assintomático, mas em casos de grande distensão uterina a gestante pode apresentar desconforto para respirar, com incursões respiratórias curtas e dor abdominal.

Ultrassonográfico

O diagnóstico de polidrâmnio ao ultrassom pode ser qualitativo ou quantitativo. De modo subjetivo, podem-se observar discrepância entre o tamanho fetal e os bolsões de líquido, placenta mais fina em virtude da compressão pela cavidade amniótica distendida ou, mais claramente, nota-se excesso do volume de líquido.

A impressão subjetiva de aumento do líquido amniótico pode ser confirmada por medidas objetivas do líquido amniótico, sendo as mais clássicas as medidas do diâmetro do maior bolsão e do índice de líquido amniótico (ILA), cujas técnicas de aferição são as mesmas descritas para o diagnóstico do oligoâmnio apresentadas no Capítulo 16 – Vitalidade Fetal. O diagnóstico de polidrâmnio é realizado quando o diâmetro do maior bolsão for maior que 8 cm ou a medida do índice de líquido amniótico for maior que 25 cm.

▶ Complicações Maternas e Fetais

O polidrâmnio está associado a complicações maternas e fetais, em sua maioria decorrentes da sobredistensão uterina. As principais complicações são:

- Desconforto respiratório materno.
- Rotura prematura de membranas ovulares.
- Trabalho de parto prematuro.
- Apresentações anômalas.
- Prolapso de cordão umbilical.
- Descolamento prematuro de placenta.
- Distocia funcional.
- Atonia uterina pós-parto.
- Óbito perinatal.

O prognóstico neonatal está muito relacionado à etiologia do polidrâmnio. Saber a causa do aumento do líquido amniótico viabiliza assistência pré-natal, intraparto e pós-parto mais adequadas para cada situação.

▶ Conduta

O polidrâmnio, em geral, não requer condutas específicas, sendo importante tentar se identificar sua etiologia e tratar adequadamente, sempre que possível, causas fetais ou maternas relacionadas ao aumento do volume de líquido amniótico.

Entre os exames a serem solicitados, podem ser citados:

610 Protocolos Assistenciais

- Glicemia em jejum inicial e teste de tolerância à glicose oral de 75 g (TTGO 75 g) entre 24 e 28 semanas de gestação para rastreamento de diabetes *mellitus*.
- Ultrassonografia para avaliar a placenta e a morfologia fetal, assim como sinais de hidropisia fetal, hepatoesplenomegalia, ventriculomegalia cerebral, calcificações intracranianas e hiperecogenicidade de alças.
- Sorologias maternas para rastreamento de infecções congênitas: sífilis, rubéola, toxoplasmose, citomegalovírus e parvovírus.
- Pesquisa de anticorpos irregulares (PAI) para investigação de isoimu--nização Rh.
- Ecocardiografia fetal.
- Pesquisa de anemias hereditárias (talassemia).
- Nos casos indicados, amniocentese para análise de cariótipo fetal e/ou pesquisa de infecções congênitas por reação em cadeia de polimerase (PCR).
- Nos casos indicados, avaliação da velocidade sistólica máxima da artéria cerebral média fetal para pesquisa de anemia fetal. Valores superiores a 1,5 MoM associam-se a anemia moderada ou grave.

Frente ao diagnóstico de polidrâmnio, recomenda-se que, durante o pré--natal, a gestante seja orientada quanto a repouso relativo e que peso e edema maternos, assim como a altura uterina, sejam acompanhados. O peso fetal também deve ser avaliado periodicamente, já que é maior a ocorrência de macrossomia associada a polidrâmnio.

Também deve-se atentar para a presença de útero irritável e, quando necessário, deve-se prescrever progesterona por via vaginal (ver Capítulo 60 – Prevenção da Prematuridade).

Uma dieta hipossódica e a redução da ingesta líquida não se relacionam com melhora do polidrâmnio e podem acarretar desidratação da gestante. O uso de diuréticos também não está indicado, por reduzir o volume intravascular materno sem influenciar o volume de líquido amniótico.

Na Clínica Obstétrica do Hospital das Clínicas da Faculdade de Medicina da Universidade de São Paulo (HCFMUSP), não se utiliza indometacina para a redução do volume de líquido amniótico.

▶ Amniodrenagem

A amniodrenagem é eficaz para amenizar desconforto respiratório grave ou dor abdominal persistente, mas deve ser indicada criteriosamente, sabendo-se que o polidrâmnio pode se refazer, mesmo em poucos dias.

O procedimento deve ser realizado com técnica asséptica e não é necessário o uso de antibioticoprofilaxia de rotina. Deve ser feito sob visualização

Capítulo 58 Polidrâmnio **611**

ultrassonográfica contínua, escolhendo-se o maior bolsão distante da inserção placentária. Utiliza-se agulha de calibre 18 a 20 G, com sistema de drenagem fechada a vácuo. Não há consenso sobre a quantidade de líquido amniótico que deve ser drenado e nem sobre a velocidade com que o procedimento deve ser feito. É recomendado que o esvaziamento seja lento, no máximo 178 mL/min, com tempo de procedimento de cerca de 30 minutos. Não se deve retirar mais do que 5.000 mL por procedimento, que deve ser finalizado quando o índice de líquido amniótico atingir 15 a 20 cm ou maior bolsão de 8 cm.

A amniocentese está associada a complicações em 1 a 3% das vezes, podendo-se citar trabalho de parto prematuro, infecção intrauterina, descolamento prematuro de placenta, rotura de membranas ovulares, hemorragia e trauma fetal.

Parto

O polidrâmnio por si não é indicação para antecipar a data do parto e também não é contraindicação para preparo de colo e indução de trabalho de parto. No entanto, misoprostol e ocitocina devem ser prescritos com cautela, em decorrência do risco aumentado de taquissistolia, embolia amniótica e atonia uterina.

Durante o trabalho de parto, deve-se atentar para o maior risco de prolapso de cordão e descolamento prematuro de placenta, em especial quando ocorre a rotura de membranas ovulares, motivo pelo qual a amniotomia deve ser indicada e realizada com bastante cautela. Observa-se, ainda, maior incidência de distocia funcional em parturientes com aumento do líquido amniótico. O excesso de líquido amniótico permite maior movimentação fetal, por isso é importante verificar se a apresentação se mantém cefálica durante a realização do toque vaginal no acompanhamento do trabalho de parto.

No pós-parto, é maior o risco de atonia uterina. A equipe deve estar atenta à presença de sangramento aumentado e pronta para iniciar protocolo de hemorragia pós-parto quando necessário. Em virtude da frequente associação com malformações congênitas e alterações genéticas, o recém-nascido deve ser avaliado com especial atenção para a presença dessas condições, mesmo que não tenha sido feito diagnóstico intrauterino.

Bibliografia

• Beloosesky R, Ross MG. Polyhydramnios: Etiology, diagnosis, and management. Simpson LL, Levine D, editores. UpToDate. Waltham, MA: UpToDate Inc. [Acesso em: 20/02/2020]. Disponível em: https://www.uptodate.com/contents/polyhydramnios-etiology-diagnosis-and-management?search=Polyhydramnios.&source=search_result&selectedTitle=1~121&usage_type=default&display_rank=1.

612 Protocolos Assistenciais

- Hamza A, Herr D, Solomayer EF, Meyberg-Solomayer G. Polyhydramnios: Causes, diagnosis and therapy. Geburtshilfe Frauenheilkd. 2013; 73(12):1241-6.
- Magann E, Ross MG. Assessment of amniotic fluid volume. Levine D, Simpson LL, editores. UpToDate. Waltham, MA: UpToDate Inc. [Acesso em 20/02/2020]. Disponível em: https://www.uptodate.com/contents/assessment-of-amniotic-fluid-volume?search=Assessment%20of%20amniotic%20fluid%20volume&source=search_result&selectedTitle=1~150&usage_type=default&display_rank=1.
- Magann EF, Chauhan SP, Doherty DA, Lutgendorf MA, Magann MI, Morrison JC. A review of idiopathic hydramnios and pregnancy outcomes. Obstet Gynecol Surv. 2007; 62(12):795-802.
- Moise Jr KJ. Toward consistente terminology: Assessment and reporting of amniotic fluid volume. Semin Perinatol. 2013; 37(5):370-4.
- Morris RK, Meller CH, Tamblyn J, Malin GM, Riley RD, Kilby MD, et al. Association and prediction of amniotic fluid measurements for adverse pregnancy outcome: Systematic review and meta-analysis. BJOG. 2014; 121(6):686-99.
- Nomura RMY, Francisco RPV, Maganha CA, Miyadahira S, Banduki Neto JD, Zugaib M. Vitalidade fetal em gestações complicadas com diabete melito pré-gestacional: Um estudo longitudinal. Rev Bras Ginecol Obstet. 2002; 24(2):113-20.
- Ross MG, Beall MH. Physiology of amniotic fluid volume regulation. Lockwood CJ, editor. UpToDate. Waltham, MA: UpToDate Inc. [Acesso em: 20/02/2020]. Disponível em: https://www.uptodate.com/contents/physiology-of-amniotic-fluid-volume-regulation?search=Physiology%20of%20amniotic%20fluid%20volume%20regulation&source=search_result&selectedTitle=1~150&usage_type=default&display_rank=1.
- Society for Maternal-Fetal Medicine; Dashe JS, Pressman EK, Hibbard JU. SMFM Consult Series n. 46: Evaluation and management of polyhydramnios. Am J Obstet Gynecol. 2018; 219(4):B2-8.
- Thompson A, Mone F, McComiskey M, Ong S. Amnioreduction in a singleton pregnancy: A systematic review. J Obstet Gynecol. 2013; 33(8):764-7.
- Zugaib M, Francisco RPV, editores. Alterações do volume de líquido amniótico. In: Zugaib obstetrícia. 4. ed. Barueri: Manole, 2020. p. 637-47.
- Zugaib M, Francisco RPV, editores. Procedimentos invasivos. In: Zugaib obstetrícia.4. ed. Barueri: Manole, 2020. p. 1276-92.
- Zugaib M, Miyadahira S, Nomura RMY, Francisco RPV. Avaliação do volume de líquido amniótico. In: Vitalidade Fetal - Propedêutica e avaliação. São Paulo: Atheneu, 2000. p. 127-39.

capítulo 59

Restrição do Crescimento Fetal

Silvio Martinelli

Define-se a restrição do crescimento fetal (RCF), também denominada crescimento intrauterino restrito (CIUR), quando o peso fetal estimado pela ultrassonografia obstétrica é inferior ao percentil 10 para a idade gestacional (IG). Trata-se de intercorrência obstétrica em que o feto não consegue atingir seu potencial genético de crescimento. A expressão "pequeno para a idade gestacional" (PIG) é o termo neonatal utilizado quando o peso do recém-nascido é inferior ao percentil 10 para a idade gestacional.

Atinge cerca de 3-10% das gestações e está associada a risco elevado de mau resultado perinatal. Cerca de 43% de todos os óbitos fetais apresentam restrição do crescimento fetal. O risco é ainda mais elevado quando esses casos não são identificados no pré-natal. A morbidade perinatal é cerca de 5 vezes maior para os recém-nascidos afetados por essa intercorrência. Além disso, relaciona-se a possíveis consequências na idade adulta, como maior risco de coronariopatia, hipercolesterolemia, infarto, hipertensão arterial e diabetes *mellitus*.

Diante do comprometimento do crescimento fetal, em razão da complexidade do quadro e dos múltiplos fatores etiológicos envolvidos, não se dispõe até o momento de nenhum tratamento efetivo que interrompa esse processo. Do ponto de vista assistencial, cabe ao obstetra a realização de propedêutica complementar para tentar esclarecer a etiologia, a qual pode ser detectada em aproximadamente 60% dos casos, avaliar a vitalidade fetal e definir o momento ideal para o parto.

▶ Fatores Etiológicos

Fetais

- **Cromossomopatias**
  - Trissomias (cromossomos 13, 18 e 21).
  - Triploidias.
  - Monossomia do cromossomo X (síndrome de Turner).
  - Mosaicismos.

614 Protocolos Assistenciais

- **Outras anomalias genéticas**
  - Defeitos do tubo neural.
  - Acondroplasia.
  - Condrodistrofias.
  - Osteogênese imperfeita.

- **Malformações congênitas**
  - Sistema cardiovascular.
  - Sistema geniturinário
  - Sistema digestivo.
  - Sistema musculoesquelético.

Maternos

- **Infecções**
  - Virais: citomegalovírus, rubéola, herpes, varicela-zóster e vírus da imunodeficiência humana (HIV).
  - Bacterianas: tuberculose.
  - Por protozoários: toxoplasmose, malária e doença de Chagas.

- **Drogas e substâncias tóxicas**
  - Metotrexato.
  - Fenitoína.
  - Heroína.
  - Cocaína.
  - Metadona.
  - Trimetadiona.
  - Dicumarínicos.
  - Tetraciclinas.
  - Propranolol (> 120 mg/dia).
  - Álcool.
  - Tabagismo.

- **Radiações ionizantes**
  - Intercorrências clínicas: desnutrição, anemias, hipertensão arterial, cardiopatias, diabetes *mellitus*, doenças autoimunes e trombofilias.
  - Fatores psicossociais: estresse, ansiedade e depressão.

Placentários

- **Distúrbios placentários**
  - Placenta prévia.
  - Placenta circunvalada.
  - Corioangiomas.
  - Inserção velamentosa de cordão.
  - Artéria umbilical única.

- **Transferência placentária deficiente**
  - Tromboses e infartos placentários.
  - Gestação gemelar.

Desconhecidos

Em cerca de 40% dos casos, os fatores que causam a restrição do crescimento fetal permanecem desconhecidos.

◗ Diagnóstico

O diagnóstico da restrição do crescimento fetal só é possível diante da determinação exata da idade gestacional. A datação da gestação deve levar em conta a certeza da data da última menstruação (DUM) concordante com a ultrassonografia obstétrica realizada até 12 semanas ou, pelo menos, 2 ultrassonografias compatíveis até 20 semanas. Esse fato explica a importância da realização da ultrassonografia precoce na gestação. Em situações nas quais a idade gestacional é incerta, a avaliação do crescimento fetal torna-se difícil e deve ser realizada por meio de ultrassonografias seriadas a cada 2 semanas.

A medida da altura uterina menor do que a esperada para a idade gestacional (abaixo do percentil 10) é o método clínico mais importante para se avaliar o crescimento fetal durante o pré-natal. É importante que essas medidas sejam seriadas, utilizando-se curvas-padrão próprias da população a ser avaliada (Figura 59.1).

O diagnóstico provável da restrição do crescimento fetal é feito pela ultrassonografia, que é mais precisa que a medida da altura. Por utilizar vários parâmetros ultrassonográficos, a estimativa do peso fetal pela ultrassonografia é considerada o melhor método para a identificação dessa intercorrência. Considera-se restrição do crescimento fetal quando o peso fetal encontra-se abaixo do percentil 10 (Tabela 59.1); no entanto, deve-se ter em mente que uma porcentagem elevada (50 a 70%) desses fetos é constitucionalmente pequena e não apresenta maior risco de morbidade e mortalidade perinatais.

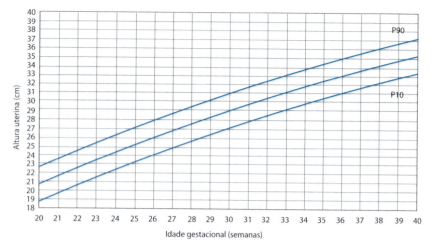

Figura 59.1 – Curvas da altura uterina com relação à idade gestacional.
Fonte: Martinelli et al., 2001.

A ultrassonografia também permite avaliar a quantidade de líquido amniótico, parâmetro de importância prognóstica em fetos com crescimento restrito. Além disso, por meio da ultrassonografia, pode-se classificar a restrição de crescimento em tipos I (simétrico) e II (assimétrico).

A confirmação do diagnóstico é feita apenas após o nascimento, quando o recém-nascido é classificado como pequeno para a idade gestacional, em que o peso com relação à idade gestacional é inferior ao percentil 10. Atualmente, a curva utilizada como referência pela Disciplina de Neonatologia do Departamento de Pediatria da Faculdade de Medicina da Universidade de São Paulo (FMUSP) é a de Fenton e Kim (Figuras 59.2 e 59.3).

Quando o aparecimento da restrição do crescimento fetal ocorre em idade gestacional menor (início precoce), o padrão típico de alteração progride desde anormalidades precoces do Doppler de artéria umbilical até o sistema venoso, culminando com progressiva deterioração do perfil biofísico fetal. A velocidade de progressão das alterações dos exames de vitalidade fetal é o fator que determinará, na maioria dos casos, o prognóstico desses recém-nascidos, em consequência da prematuridade, sua principal complicação. Além disso, nesses casos, há alta associação com pré-eclâmpsia e óbito perinatal. Por sua vez, a restrição do crescimento fetal de início tardio costuma estar associada com alterações placentárias menos graves (menos de 30% de função comprometida) e a adaptação cardiovascular do feto não progride além da alteração

Capítulo 59 Restrição do Crescimento Fetal **617**

Tabela 59.1 – Valores de referência para a estimativa ultrassonográfica do peso fetal em gestações únicas

Idade gestacional (semanas)	Peso (g)			
	Percentil 3	Percentil 10	Percentil 50	Percentil 90
20	248	275	331	387
21	299	331	399	467
22	359	398	478	559
23	426	471	568	665
24	503	556	670	784
25	589	652	785	918
26	685	758	913	1.068
27	791	876	1.055	1.234
28	908	1.004	1.210	1.416
29	1.034	1.145	1.379	1.613
30	1.169	1.294	1.559	1.824
31	1.313	1.453	1.751	2.049
32	1.465	1.621	1.953	2.285
33	1.622	1.794	2.162	2.530
34	1.783	1.973	2.377	2.781
35	1.946	2.154	2.595	3.036
36	2.110	2.335	2.813	3.291
37	2.271	2.513	3.028	3.543
38	2.427	2.686	3.236	3.786
39	2.576	2.851	3.435	4.019
40	2.714	3.004	3.619	4.234

Fonte: Hadlock et al., 1991.

do fluxo da circulação cerebral. A associação com pré-eclâmpsia é mínima quando comparada à forma de início precoce. Em geral, admite-se que a maior parte dos casos de restrição do crescimento fetal tardia tenha início após 32 semanas.

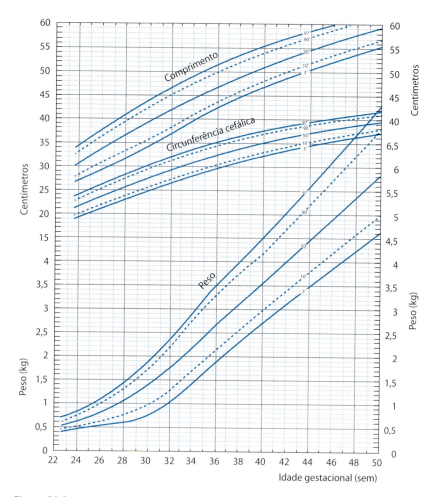

Figura 59.2 – Curvas de peso ao nascer com relação à idade gestacional para meninos.
Fonte: Fenton & Kim, 2013.

Restrição do Crescimento Fetal

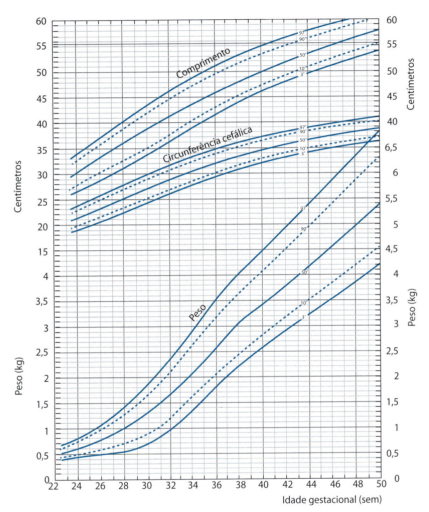

Figura 59.3 – Curvas de peso ao nascer com relação à idade gestacional para meninas.
Fonte: Fenton & Kim, 2013.

🔵 Conduta Clínica e Obstétrica

O acompanhamento da gestante com restrição do crescimento fetal deve ser realizado em um centro terciário em razão das complicações perinatais e da necessidade de avaliações mais complexas. Considerando-se as avaliações ultrassonográficas e os possíveis fatores etiológicos envolvidos, o manejo dos casos pode ser resumido na Tabela 59.2.

Tabela 59.2 – Avaliação e manejo da restrição do crescimento fetal

	Pequeno constitucional	Alteração anatômica, anomalia cromossômica ou infecção fetal	Insuficiência placentária
Padrão	Simétrico (*borderline*)	Simétrico (grave)	Assimétrico
Líquido amniótico (LA)	Normal	Normal Polidrâmnio	Normal Oligoâmnio
Avaliação adicional	Nenhuma	Cariótipo Reações sorológicas PCR (LA)	Nenhuma
Vitalidade	PBF e Doppler normais	PBF variável Doppler normal	PBF e Doppler alterados
Parto	Termo	Depende da etiologia	Depende da IG, vitalidade e maturidade

IG: idade gestacional; PBF: perfil biofísico fetal; PCR: reação em cadeia da polimerase.

Quando a restrição do crescimento fetal surge precocemente (segundo trimestre), por serem frequentes as causas fetais, torna-se necessário realizar rigorosa propedêutica complementar. Devem ser considerados os achados da ultrassonografia morfológica fetal e da ecocardiografia fetal para o diagnóstico de anomalias fetais. A amniocentese para a detecção de alterações cromossômicas ou infecções virais deve ser realizada diante do diagnóstico precoce e na presença de anomalias fetais. Além disso, diante do achado de alterações estruturais incompatíveis com a vida, torna-se desnecessária a realização de outros exames.

Quanto às intervenções clínicas, a maioria não melhora o prognóstico perinatal.

A gestante deve ser desencorajada quanto ao tabagismo ou ao uso de drogas ilícitas e receber dieta adequada (> 2.500 cal) se for desnutrida. A alimentação parenteral deve ser utilizada apenas diante de complicações gastrointestinais, como hiperêmese gravídica, pancreatite aguda, retocolite ulcerativa, doença de Crohn, esofagite aguda, gastrite hemorrágica e nas neoplasias

Capítulo 59   Restrição do Crescimento Fetal   621

gastrointestinais. Apesar de ainda existirem dúvidas quanto à composição da solução parenteral a ser utilizada durante a gestação, a maioria dos estudos comprova boa tolerabilidade materna e fetal.

Não há evidências científicas que justifiquem a administração de β-adrenérgicos, óxido nítrico, heparina, ácido acetilsalicílico, antioxidantes ou oxigenioterapia materna.

Diante da possibilidade da participação de aspectos psicossociais no comprometimento do crescimento fetal, é importante o trabalho em conjunto com outros profissionais para ajudar a gestante a lidar com os problemas do dia a dia.

Conforme exposto, há evidentes dificuldades de abordagem clínica nos casos de restrição do crescimento fetal. Consideram-se mais importantes a realização da propedêutica obstétrica, com o controle da vitalidade fetal ao se atingir a viabilidade, e o planejamento da interrupção da gestação no momento oportuno.

As causas mais comumente relacionadas com a restrição do crescimento fetal que surge a partir do terceiro trimestre de gestação estão associadas à insuficiência placentária decorrente de intercorrências maternas ou placentárias, daí a necessidade de estar sempre atento à vitalidade fetal.

Diante desse diagnóstico, é fundamental o acompanhamento seriado da vitalidade fetal a partir de 25 semanas, por meio de cardiotocografia, perfil biofísico fetal (PBF) e, principalmente, pela dopplervelocimetria. A conduta obstétrica para os casos de restrição do crescimento fetal precoce e tardia está demonstrada nas Figuras 59.4 e 59.5. Os exames devem ser realizados pelo menos 1 vez por semana e, nos casos mais graves (diástole zero ou centralização fetal), diariamente, com a paciente internada.

O Doppler da artéria cerebral média (ACM) ou a relação cérebro-placentária têm sido utilizados, mesmo nos casos de Doppler umbilical normal, para selecionar fetos com maior risco perinatal. Nesse caso, preconiza-se realizar avaliação de vitalidade fetal em intervalo menor (a cada 3-4 dias, se alterados). O Doppler da artéria cerebral média e a relação cérebro-placentária não são utilizados para a decisão do momento do parto.

O Doppler anormal de artéria umbilical permite diagnosticar insuficiência placentária e o feto com maior risco de complicações e de morte perinatal. Quando os resultados do Doppler umbilical e de artéria cerebral média persistem normais, a gravidez deve ser mantida até 40 semanas desde que não exista associação com doença materna que resulte em insuficiência placentária. Caso ocorra essa associação, deve-se interromper a gestação a partir de 37 semanas. Quando o fluxo diastólico da artéria umbilical se torna nulo (diástole zero) ou reverso (diástole reversa), há risco significativo de morbidade e mortalidade perinatais (nível de evidência Ia). Há de se destacar que as alterações do Doppler de artéria umbilical são mais precoces quando comparadas às alterações do perfil biofísico fetal e da cardiotocografia fetal.

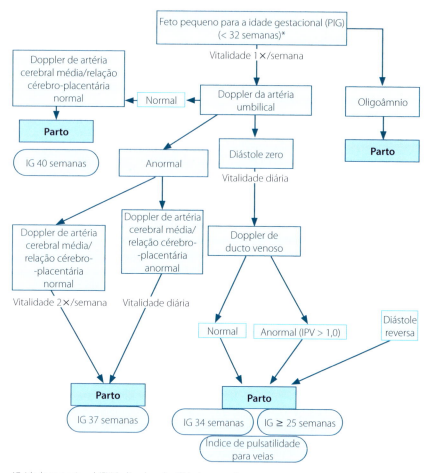

IG: idade gestacional; IPV: índice de pulsatilidade para veias.
* Se perfil biofísico fetal < 6, está indicada a resolução, independentemente do resultado da dopplervelocimetria.

Figura 59.4 – Conduta obstétrica na restrição de crescimento fetal de início precoce (< 32 semanas de gestação).

A partir de 37 semanas, diante do achado de Doppler de artéria umbilical anormal, ou seja, índice de pulsatilidade (IP) acima do percentil 95 para a idade gestacional, interrompe-se a gravidez, desde que os outros parâmetros mantenham-se dentro da normalidade.

Na presença de diástole zero, interna-se a gestante e realiza-se o Doppler de ducto venoso diariamente, levando-se a gravidez até no máximo 34 semanas.

Capítulo 59 — Restrição do Crescimento Fetal

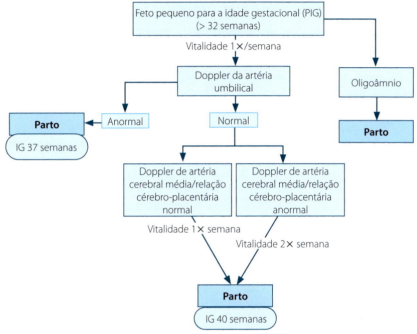

IG: idade gestacional.

Figura 59.5 – Conduta obstétrica na restrição do crescimento fetal a partir de 32 semanas de gestação.

Se o índice de pulsatilidade para veias (IPV) situar-se entre 1 e 1,5, faz-se um ciclo de corticosteroide (desde que entre 25 e 34 semanas) e interrompe-se a gravidez após 48 horas. A interrupção deve ser imediata quando o índice de pulsatilidade para veias é superior a 1,5.

Nos casos em que se constatam oligoâmnio ou diástole reversa pelo Doppler de artéria umbilical, preconiza-se a interrupção da gestação a partir da viabilidade fetal. Preconiza-se, também, nesses casos, a corticoterapia antenatal se a idade gestacional estiver entre 25 e 34 semanas.

Diante de perfil biofísico fetal de 0, 2 ou 4, deve-se realizar o parto em virtude da alta correlação com sofrimento fetal e do risco de óbito fetal. Se o valor for igual a 6 e a prematuridade for muito relevante, o exame deve ser repetido em intervalo de 4 a 12 horas e, caso permaneça igual ou com valor inferior, indica-se o parto. Diante de perfil biofísico fetal igual a 8 ou 10, prossegue-se com a gestação.

A interrupção da gestação também se impõe por indicação materna decorrente de doença com agravamento clínico.

Conduta Assistencial Intraparto

O parto vaginal deve ser preferido nos casos de malformações incompatíveis com a vida. Nos casos restantes, a via de parto deve ser individualizada, tendo-se em mente que o feto com restrição de crescimento é mais suscetível a mudanças bruscas de fluxo uteroplacentário, apresentando maior risco de hipoxia, mecônio e morte intraparto. Portanto, ao se optar pela via vaginal, torna-se imprescindível o controle da vitalidade intraparto.

Na presença de vitalidade fetal normal, apresentação cefálica e peso estimado pela ultrassonografia acima de 1.500 g, a indução do parto pode ser realizada nos casos com indicação de interrupção da gestação. Se o colo uterino for favorável, ou seja, índice de Bishop ≥ 6, utiliza-se ocitocina diluída em soro glicosado; por outro lado, se o colo for desfavorável, efetua-se inicialmente a maturação cervical com a aplicação de prostaglandina E2 (PGE2) local e, em seguida, realiza-se a indução com a ocitocina.

Com relação à anestesia, podem-se realizar o bloqueio do nervo pudendo, a raquianestesia ou o duplo-bloqueio. Não se utilizam sedativos, tranquilizantes e analgésicos potentes durante o trabalho de parto.

A operação cesariana deve ser realizada diante de alterações das provas de vitalidade fetal e nas apresentações pélvicas.

O clampeamento do cordão umbilical deve ser precoce, ou seja, 30 segundos após o nascimento, a fim de se evitar maior transferência de massa eritrocitária e consequente hiperviscosidade sanguínea.

Bibliografia

- ACOG Practice Bulletin n. 204 summary: Fetal growth restriction. Obstet Gynecol. 2019; 133(2):390-2.
- Baschat AA. Fetal growth restriction: From observation to intervention. J Perinat Med. 2010; 38(3):239-46.
- Crimmins S, Desai A, Block-Abraham D, Berg C, Gembruch U, Baschat AA. A comparison of Doppler and biophysical findings between liveborn and stillborn growth-restricted fetuses. Am J Obstet Gynecol. 2014; 211(6):669.e1-10.
- DeVore GR. The importance of the cerebroplacental ratio in the evaluation of fetal well-being in SGA and AGA fetuses. Am J Obstet Gynecol. 2015; 213(1):5-15.
- Fenton TR, Kim JH. A systematic review and meta-analysis to revise the Fenton growth chart for preterm infants. BMC Pediatr. 2013; 13:59.
- Francisco RPV, Miyadahira S, Zugaib M. Predicting pH at birth in absent or reversed end-diastolic velocity in the umbilical arteries. Obstet Gynecol. 2006; 107(5):1042-8.
- Gardosi J, Kady SM, McGeown P, Francis A, Tonks A. Classification of stillbirth by relevant condition at death (ReCoDe): population based cohort study. BMJ. 2005; 2005; 331:1113-7.

Capítulo 59 Restrição do Crescimento Fetal 625

- Hadlock FP, Harrist RR, Martinez-Poyer J. In utero analysis of fetal growth: A sonographic weight standard. Radiology. 1991; 181(1):129-33.
- Martinelli S, Bittar RE, Zugaib M. Predição da restrição do crescimento fetal pela medida da altura uterina. Rev Bras Ginecol Obstet. 2004; 26(5):383-9.
- Martinelli S, Bittar RE, Zugaib M. Proposta de nova curva de altura uterina para gestações entre a 20ª e a 42ª semana. Rev Bras Ginecol Obstet. 2001; 23(4):235-41.
- Martinelli S, Francisco RPV, Bittar RE, Zugaib M. Hematological indices at birth in relation to arterial and venous Doppler in small-for-gestational-age fetuses. Acta Obstet Gynecol Scand. 2009; 88(8):888-93.
- Martinelli S. Restrição do crescimento fetal. In: Zugaib M, Francisco RPV, editores. Zugaib obstetrícia. 4. ed. Barueri: Manole, 2020. p. 684-703.
- Maulik D. Management of fetal growth restriction: An evidence-based approach. Clin Obstet. 2006; 49:320-34.
- Mendes RFP, Martinelli S, Bittar RE, Francisco RPV, Zugaib M. Fatores associados ao falso diagnóstico pré-natal da restrição de crescimento fetal. Rev Bras Ginecol Obstet. 2014; 36(6):264-8.
- Rocha CO, Bittar RE, Zugaib M. Neonatal outcomes of late-preterm birth associated or not with intrauterine growth restriction. Obstet Gynecol Intern. 2010; 2010:231842.
- Royal College of Obstetricians and Gynaecologists. The investigation and management of the small-for-gestational-age fetus. (Green-top Guidelines n. 31). 2. ed. 2014. [Acesso em: 15/10/2021]. Disponível em: https://www.rcog.org.uk/globalassets/documents/guidelines/gtg_31.pdf.
- Sasaki S, Bittar RE, Martinelli S, Yamasaki AA, Miyadahira S, Nomura RMY, et al. Dopplervelocimetria arterial em gestantes com antecedente de crescimento intra-uterino retardado. Rev Bras Ginecol Obstet. 1998; 20(9):517-24.
- Savchev S, Figueras F, Sanz-Cortes M, Cruz-Lemini M, Triunfo S, Botet F, et al. Evaluation of an optimal gestational age cut-off for the definition of early- and late-onset fetal growth restriction. Fetal Diagn Ther. 2014; 36(2):99-105.

capítulo 60

Prevenção da Prematuridade

Mário Henrique Burlacchini de Carvalho
Antonio Gomes de Amorim Filho

A prematuridade é definida como o nascimento com menos de 37 semanas gestacionais completas (menos de 259 dias) e constitui a principal causa de morbidade e mortalidade neonatais. Essa definição omite o limite inferior e considera apenas recém-nascidos vivos. Adota-se, no entanto, como limite inferior 20 ou 22 semanas. Quanto menor for a idade gestacional de nascimento, maiores são as complicações neonatais.

A prematuridade é classificada quanto à idade gestacional ao nascer em:
- Extrema: nascimento ocorre entre 22 e 27 semanas e 6 dias.
- Precoce: nascimento ocorre entre 28 e 33 semanas e 6 dias.
- Tardia: nascimento ocorre entre 34 e 36 semanas e 6 dias (corresponde a 70% de todos os nascimentos prematuros).

É importante destacar que o nascimento entre 37 e 38 semanas e 6 dias, também denominado termo precoce, traz consigo maior morbidade relacionada à prematuridade do que aquele ocorrido entre 39 e 40 semanas e 6 dias (termo completo). Portanto, a menos que haja alguma indicação de ordem médica, as interrupções eletivas da gestação devem ser realizadas a partir de 39 semanas.

A prematuridade também pode ser classificada conforme a sua evolução clínica em espontânea ou eletiva, em que os respectivos fatores de risco podem interagir entre si (Figura 60.1).

A prematuridade espontânea é secundária ao trabalho de parto prematuro (TPP) e é responsável por aproximadamente 75% dos nascimentos prematuros. Possui etiologia complexa e multifatorial.

Na prematuridade eletiva, a gestação é interrompida em virtude de complicações maternas e/ou fetais. Corresponde a 25% dos casos e sua frequência tem se elevado nos últimos anos tanto em função do aumento de gestações de alto risco quanto em decorrência de intervenções médicas desnecessárias.

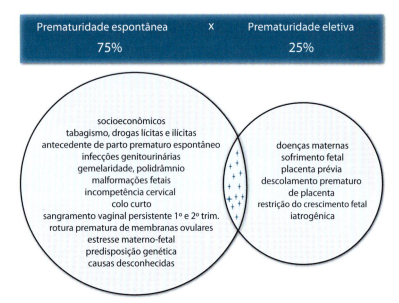

Figura 60.1 – Classificação da prematuridade conforme a sua evolução clínica e os fatores de risco associados.

▶ Identificação dos Fatores de Risco

Para prevenção da prematuridade espontânea, é fundamental a identificação dos fatores de risco durante o pré-natal por meio da anamnese, exame físico e utilização de propedêutica complementar.

Três fatores de risco são fundamentais nesse processo: antecedente de parto prematuro, infecção vaginal e presença do colo curto.

Antecedente de parto prematuro

O antecedente de prematuridade está presente em aproximadamente 15% da população; no entanto, a maioria das gestantes que evoluem com parto prematuro não apresentam esse antecedente. É importante, na história obstétrica, identificar o número de partos prematuros anteriores e a idade gestacional de ocorrência. Quanto maior for o número de eventos e mais precoce for a idade de nascimento dos filhos anteriores, maior será o risco.

O risco de parto prematuro para uma gestante com 1 parto anterior com 35 semanas é de aproximadamente 17%, mas eleva-se para 35% quando o parto anterior ocorreu antes de 32 semanas. Uma gestante com antecedente de 1 parto prematuro espontâneo entre 24 e 33 semanas tem 3,7 vezes maior

Capítulo 60 Prevenção da Prematuridade **629**

risco de parto entre 28 e 33 semanas. Já o antecedente de parto prematuro entre 34 e 36 semanas eleva em 2 vezes o risco de parto entre 28 e 33 semanas gestacionais. Isso mostra a importância da anamnese obstétrica para obtenção do antecedente obstétrico.

Em gestações únicas com antecedente de parto prematuro espontâneo, utiliza-se a progesterona natural (óvulos ou cápsulas) na dose de 200 mg/dia, por via vaginal, à noite (ao deitar) entre 16 e 36 semanas gestacionais.

Pesquisa de infecções do trato genital inferior

Nas gestantes de risco para prematuridade, além da colpocitologia oncótica, realiza-se a pesquisa de infecções vaginais na primeira consulta do pré-natal e repete-se quando há suspeita clínica. São pesquisados *Gardnerella vaginalis, Mobiluncus* sp., *Trichomonas vaginalis, Neisseria gonorrhoeae* e *Chlamydia trachomatis.*

A vaginose bacteriana é diagnosticada pela redução de lactobacilos ou pela presença de *clue cells, Gardenerella vaginalis, Mobiluncus* sp., ou *Bacterioides* sp. no Gram. Outros 2 métodos simples são: fita de pH vaginal ($\geq$ 5) e a presença de odor de amina quando o hidróxido de potássio é adicionado a algodão umedecido com secreção vaginal. Na presença de vaginose, a droga de escolha é o metronidazol na dose de 500 mg, por via oral, a cada 12 horas, durante 7 dias, ou na dose de 250 mg, 3 vezes ao dia, durante 7 dias. Também pode-se utilizar o tinidazol na dose de 2 g/dia, por via oral, durante 2 dias. A gestante também pode aplicar metronidazol por via vaginal, durante 6 dias, ao se deitar.

A tricomoníase deve ser tratada com metronidazol na dose de 2 g, por via oral, em tomada única, ou com tinidazol na dose de 2 g, por via oral, em tomada única. Como regime alternativo, pode-se usar metronidazol na dose de 500 mg, por via oral, 2 vezes ao dia, durante 7 dias). Os parceiros também devem ser tratados.

A infecção pela *Chlamydia trachomatis* é diagnosticada pela pesquisa endocervical (reação em cadeia da polimerase – PCR). O tratamento de escolha para esse agente é a azitromicina na dose de 1 g, por via oral, em tomada única.

A *Neisseria gonorrhoeae* pode ser diagnosticada por pesquisa endo- cervical com PCR e a melhor opção de tratamento, nas formas não complicadas, consiste no uso da ceftriaxona na dose de 250 mg, por via intramuscular, em tomada única, em associação com azitromicina na dose de 1 g, por via oral, em tomada única.

Identificação do colo curto

O rastreamento do comprimento do colo uterino deve ser oferecido para todas as gestantes, independentemente da presença de fatores de risco (rastreamento universal). Entre 20 e 24 semanas, avalia-se o comprimento do colo uterino pela ultrassonografia transvaginal (USG TV), por ocasião da ultrassonografia morfológica fetal de segundo trimestre. Considera-se colo curto quando a medida é menor do que 25 mm. Nesses casos, deve-se pesquisar infecção geniturinária e tratá-la quando presente. Utiliza-se a progesterona natural, por via vaginal, na dose de 200 mg/dia, ao deitar (Figura 60.2).

O acompanhamento deve ser feito a cada 2 ou 3 semanas para avaliação do colo uterino pelo toque vaginal e/ou pela ultrassonografia transvaginal e avaliação do conteúdo vaginal. Se houver persistência do encurtamento do colo uterino, pode-se discutir a inserção do pessário até 24 semanas.

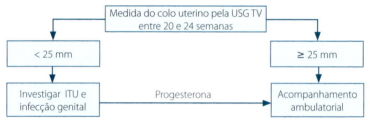

ITU: infecção do trato urinário; USG TV: ultrassonografia transvaginal.

Figura 60.2 – Intervenções baseadas na medida do comprimento do colo uterino pela ultrassonografia transvaginal entre 20-24 semanas em gestação única (rastreamento universal).

Gestantes com Fatores de Risco Identificados

Para as gestantes com antecedente de parto prematuro ou com fatores de risco, malformações uterinas ou cirurgia de colo uterino (conização ou cirurgia de alta frequência – CAF), a avaliação transvaginal do colo uterino é iniciada mais precocemente de forma seriada a partir de 16 semanas, com intervalos de 2 semanas, até 24 semanas gestacionais (Figura 60.3). Diante do colo uterino menor que 25 mm pode-se seguir 2 condutas:

- Gestante não está em uso de progesterona vaginal: introduzir a progesterona vaginal na dose de 200 mg à noite até atingir 36 semanas. Deve-se reavaliar o colo uterino em 2 semanas. Se persistir o encurtamento, discute-se a introdução do pessário vaginal.
- Gestante já está em uso de progesterona vaginal: deve-se discutir a realização da cerclagem terapêutica nos casos de prematuridade anterior em

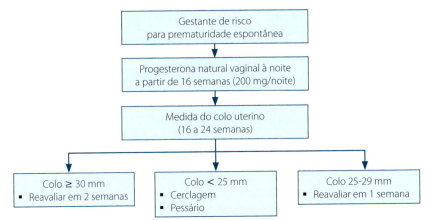

Figura 60.3 – Conduta assistencial na gestante com fatores de risco para prematuridade espontânea.

idade gestacional inferior a 28 semanas ou cirurgia de colo uterino se a idade gestacional atual for menor que 24 semanas. Nas demais situações, deve-se discutir a introdução do pessário vaginal até 24 semanas.

Nas gestantes com colo uterino curto, devem ser realizadas a pesquisa de infecções vaginais conforme descrito anteriormente e urocultura.

▶ Outros Sinais Ultrassonográficos

O epitélio glandular é definido como uma área hipoecogênica ao redor do canal cervical que pode ser visibilizado pela ultrassonografia transvaginal, por meio do eco do epitélio glandular (EGE). O desaparecimento precoce desse eco pode estar associado a risco de parto prematuro, em especial quando associado a colo uterino curto. Em virtude de sua difícil avaliação, feita de forma subjetiva, esse parâmetro não é utilizado na Clínica Obstétrica do Hospital das Clínicas da Faculdade de Medicina da Universidade de São Paulo (HCFMUSP) como parâmetro preditor de parto prematuro.

▶ Sludge

O *sludge* é um biofilme de mucoproteínas e bactérias que se assemelha a um "barro biliar". Seu diagnóstico ultrassonográfico se baseia na visualização de partículas agregadas próximas ao orifício interno do colo uterino e que dispersam quando se provoca o movimento do líquido amniótico. Sua prevalência é maior nos colos uterinos curtos, portanto, associa-se à prematuridade. Também é associado à corioamnionite histológica.

Diante do achado de *sludge* na ultrassonografia transvaginal, entre 20 e 24 semanas, a conduta é a seguinte:

- Colo uterino normal (≥ 25 mm): reavaliação ultrassonográfica em 7 a 14 dias.
- Colo uterino curto (≤ 25 mm): vigilância materna para infecções e progesterona vaginal.

Bibiliografia

- Bittar RE, Fonseca EB, Carvalho MHB, Martinelli S, Zugaib M. Predicting preterm delivery in asymptomatic patients with prior preterm delivery by measurement of cervical length and phosphorylated insulin-like growth factor-binding protein-l. Ultrasound Obstet Gynecol. 2007; 29(5):562-7.
- Bittar RE, Yamasaki AA, Sasaki S, Zugaib M. Cervical fetal fibronectin in patients at increased risk for preterm delivery. Am J Obstet Gynecol. 1996; 175(1):178-81.
- Bittar RE, Zugaib M. Indicadores de risco para o parto prematuro. Rev Bras Ginecol Obstet. 2009; 31(4):203-9.
- Brizot ML, Hernandez W, Liao AW, Bittar RE, Francisco RPV, Krebs VLJ, et al. Vaginal progesterone for the prevention of preterm birth in twin gestations: A randomized placebo-controlled double-blind study. Am J Obstet Gynecol. 2015; 213(1):82.e1-9.
- Carvalho MHB, Bittar RE, Brizot ML, Bicudo C, Zugaib M. Prediction of preterm delivery in the second trimester. Obstet Gynecol. 2005; 105(3):532-6.
- Carvalho MHB, Bittar RE, Brizot ML, Maganha PPS, Fonseca ESVB, Zugaib M. Cervical length at 11-14 weeks' and 22-24 weeks' gestation evaluated by transvaginal sonography, and gestational age at delivery. Ultrasound Obstet Gynecol. 2003; 21(12):135-9.
- Carvalho MHB, Bittar RE, Maganha PPAS, Pereira SVY, Zugaib M. Associação da vaginose bacteriana com o parto prematuro espontâneo. Rev Bras Ginecol Obstet. 2001; 23(8):529.
- Committee on Practice Bulletins – Obstetrics, American College of Obstetricians and Gynecologists. Practice Bulletin n. 130: Prediction and prevention of preterm birth. Obstet Gynecol. 2012; 120(4):964-73.
- Fonseca ESVB, Bittar RE, Damião R, Zugaib M. Prematurity prevention: The role of progesterone. Curr Opin Obstet Gynecol. 2009; 21(2):142-7.
- Fonseca ESVB, Celik E, Parra M, Singh M, Nicolaides KH; Fetal Medicine Foundation Second Trimester Screening Group. Progesterone and the risk of preterm birth among women with a short cervix. N Engl J Med. 2007; 357(5):462-9.
- Fonseca ESVB, Bittar RE, Carvalho MHB, Zugaib M. Prophylatic administration of progesterone by vaginal suppository to reduce the incidence of spontaneous preterm birth in women at increased risk: A randomized placebo-controlled double-blind study. Am J Obstet Gynecol. 2003; 188(2):419-24.
- Goldenberg RL, Culthane JF, Iams JD, Romero R. Epidemiology and causes of preterm birth. Lancet. 2008; 371(9606):75-84.
- Hatanaka A, Franca MS, Hamamoto TENK, Rolo L, Mattar R, Moron A. Antibiotic treatment for patients with amniotic fluid "sludge" to prevent spontaneous preterm birth: A historically controlled observation study. Acta Obstet Gynecol Scand. 2019; 98(9832):1157-63.

Capítulo 60 — Prevenção da Prematuridade 633

- Himaya E, Rhalmi N, Girard M, Tétu A, Desgagné J, Abdous B, et al. Midtrimester intra-amniotic sludge and the risk of spontaneous preterm birth. Am J Perinatol. 2011; 28(1):815-20.
- Iams JD. Prevention of preterm parturition. N Engl J Med. 2014; 370(19):1861.
- Preterm labor. In: Cunningham FG, Leveno KJ, Bloom SL, Spong CY, Dashe JS, Hoffman BL, Casey BM, editores. Williams Obstetrics. 25. ed. Nova York: McGraw Hill Education, 2018. p. 803-34.
- Simhan HN, Berghella V, Iams JD. Preterm labor and birth. In: Creasy RK, Resnik R, Iams JD, Lockwood CJ, Moore TR, Greene MF, editores. Creasy and Resnik's maternal--fetal medicine: principles and practice. 7. ed. Philadelphia: Elsevier Saunders, 2014. p. 624-53.
- Society for Maternal-Fetal Medicine Publications Committee. ACOG Committee Opinion n. 419 October 2008 (replaces n. 291, November 2003): Use of progesterone to reduce preterm birth. Obstet Gynecol. 2008; 112(4):963-5.
- Yoshizaki CT, Osmundo Junior GS, Pereira PP. Prematuridade. In: Zugaib M, Francisco RPV, editores. Zugaib obstetrícia. 4. ed. Barueri: Manole, 2020. p. 704-34.

capítulo **61**

Trabalho de Parto Prematuro

Mário Henrique Burlacchini de Carvalho
Antonio Gomes de Amorim Filho

◗ Definição

O trabalho de parto é considerado prematuro quando se inicia antes de 37 semanas completas de gestação (259 dias).

◗ Diagnóstico

Diagnostica-se o trabalho de parto prematuro (TPP) na presença de:
- Contrações uterinas regulares a cada 5 minutos.
- Dilatação cervical ($\geq$ 1 cm).
- Esvaecimento cervical.
- Progressão das alterações cervicais.
- Idade gestacional entre 22 e 36 semanas e 6 dias.

Para o correto diagnóstico, é fundamental que haja acompanhamento clínico da evolução das contrações e das modificações do colo uterino.

Dúvida diagnóstica

Dúvidas quanto ao diagnóstico surgem quando há contrações uterinas e alterações pouco significativas do colo uterino, situação em que deve ser feito o diagnóstico diferencial entre a fase inicial do trabalho de parto prematuro e o falso trabalho de parto (FTP) (Tabela 61.1).

Nesse caso, é importante que a gestante seja submetida à investigação de infecção geniturinária, à avaliação da vitalidade fetal (idade gestacional $\geq$ 25 semanas) e à reavaliação das contrações uterinas e do colo uterino entre 2 e 3 horas. Se as contrações cessarem, na ausência de alterações cervicais significativas e com exames complementares normais, a gestante pode ser liberada para casa com orientação de repouso e retorno ao pré-natal o mais breve possível. Na presença de infecção genital ou urinária, estas devem ser tratadas de acordo com os respectivos agentes etiológicos.

635

636 Protocolos Assistenciais

Tabela 61.1 – Diferenças clínicas entre trabalho de parto e falso trabalho de parto

Trabalho de parto	Falso trabalho de parto
• Contrações em intervalos regulares	• Contrações irregulares
• Contrações com intensidade crescente	• Contrações com intensidade variável
• Dores predominantemente na região sacral	• Dores abdominais
• Aumento das contrações ao deambular	• O deambular não exerce efeito
• Esvaecimento e dilatação progressivos do colo	• Esvaecimento e dilatação, se presentes, não evoluem

▶ Conduta

Diante do diagnóstico de trabalho de parto prematuro, procede-se à internação hospitalar e a parturiente é mantida em repouso no leito. As seguintes providências e avaliações devem ser realizadas:

- Vitalidade fetal: a partir de 25 semanas, controla-se a vitalidade fetal pela cardiotocografia fetal. Com essa medida, também se monitora a contratilidade uterina.
- Ultrassonografia: deve ser realizada para confirmar a apresentação fetal, o volume de líquido amniótico, e a estimativa de peso fetal e idade gestacional, bem como para a pesquisa de possíveis malformações fetais.
- Pesquisa de infecções genitais: devem ser realizadas a bacterioscopia da secreção vaginal (Gram) para pesquisa de vaginose bacteriana, a pesquisa de *Chlamydia trachomatis* e *Neisseria gonorrhoeae* em conteúdo endocervical por método de reação em cadeia de polimerase (PCR) e a cultura para estreptococo do grupo B em *swab* vaginal e anal, caso não tenha sido realizada nas últimas 5 semanas.
- Acesso venoso.
- Coleta de hemograma.
- Coleta de urina para exame de urina tipo 1 e urocultura.

Quadro 61.1 – Indicações para o uso de uterolíticos

- Feto vivo sem sinais de sofrimento fetal ou malformações incompatíveis com a vida
- Dilatacão cervical < 4 cm
- Esvaecimento não pronunciado
- Membranas fetais íntegras
- Idade gestacional entre 22 e 34 semanas
- Ausência de contraindicações

Capítulo 61 — Trabalho de Parto Prematuro **637**

Quadro 61.2 – Contraindicações para o uso de uterolíticos

- Morte fetal
- Anormalidade da vitalidade fetal (cardiotocografia de repouso, Doppler, perfil biofísico fetal e índice de líquido amniótico – ILA)
- ILA < 8
- Malformações incompatíveis com a vida
- Rotura prematura de membranas ovulares
- Corioamnionite
- Descolamento prematuro de placenta
- Placenta prévia sangrante
- Formas graves de síndromes hipertensivas
- Diabetes *mellitus* instável
- Cardiopatias (ver Capítulo 24 – Cardiopatias)
- Hipertireoidismo não compensado
- Anemia falciforme

Antes de se instituir a terapêutica uterolítica, deve-se atentar às indicações e contraindicações para a tocólise (Quadros 61.1 e 61.2).

Tocólise

São utilizados como uterolíticos bloqueadores de canais de cálcio (nifedipina), antagonista da ocitocina (acetato de atosibana) ou β-miméticos (terbutalina ou salbutamol).

Simultaneamente à tocólise com qualquer uma dessas drogas, são utilizadas cápsulas de progesterona natural (200 mg), por via vaginal, a cada 12 horas.

Bloqueadores de canais de cálcio (nifedipina)

Na Clínica Obstétrica do Hospital das Clínicas da Faculdade de Medicina da Universidade de São Paulo (HCFMUSP), utiliza-se o esquema de ataque e manutenção com duração total de 48 horas, conforme segue:

- Dose de ataque: 2 cápsulas de 10 mg (20 mg) de nifedipina da ação rápida na primeira hora.
- Dose de manutenção: 1 cápsula de 20 mg de nifedipina de ação lenta a cada 6 horas pelas próximas 47 horas.

Protocolos Assistenciais

- **Vigilância materna**
  - Primeira hora: controle da pressão arterial e da frequência cardíaca a cada 15 minutos.
  - A partir da segunda hora: se os parâmetros estiverem normais na primeira hora, mantém-se a vigilância da pressão arterial e da frequência cardíaca a cada 4 horas.

Antagonista da ocitocina (acetato de atosibana)

A utilização do acetato de atosibana é feita para os casos com contraindicação ao uso da nifedipina, conforme demonstrado na Tabela 61.2.

Os efeitos colaterais observados são mínimos (náuseas, tonturas e cefaleia), e limitados à dose de ataque inicial.

Tabela 61.2 – Esquema terapêutico de utilização do acetato de atosibana

Fase	Diluição da atosibana	Taxa de infusão	Tempo de infusão
1	1 ampola de 0,9 mL (6,75 mg)	*Bolus*, EV	1 minuto
2	2 ampolas de 5 mL (75 mg) + 90 mL de SG5%	24 mL/h, EV	3 horas
3	Mesma solução da fase 2	8 mL/h, EV	3 horas e 30 minutos
Reavaliar a dinâmica uterina: se houver contrações persistentes, iniciar a fase 4			
4	Mesma solução da fase 2	8 mL/h, EV	Até completar 48 horas do início da medicação

EV: via endovenosa; SG5%: soro glicosado 5%.

β-miméticos (terbutalina ou salbutamol)

Na indisponibilidade dos outros esquemas tocolíticos, utiliza-se a terbutalina. A utilização dos β-miméticos é feita conforme demonstrado na Figura 61.1.

A paciente deve ser mantida em repouso, sob vigilância contínua, por mais 24 horas e, diante do retorno das contrações uterinas, utiliza-se novamente o esquema endovenoso, por mais 1 ciclo apenas.

Alguns cuidados devem ser tomados com relação ao uso de β-miméticos, pois são frequentes os efeitos colaterais cardiovasculares. O pulso e a pressão arterial devem ser cuidadosamente controlados, mantendo-se pulso inferior a 120 bpm. Deve-se, também, auscultar periodicamente os pulmões e o coração e monitorar os batimentos cardíacos fetais. O edema pulmonar agudo é mais frequente em situações de hipervolemia materna, como polidrâmnio, gestação gemelar e gestantes submetidas à infusão de grandes quantidades de líquidos. A infusão de líquidos não deve ultrapassar 2 L em 24 horas.

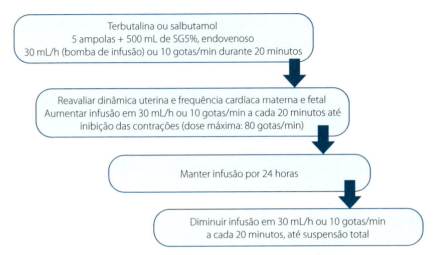

Figura 61.1 – Esquema terapêutico de utilização de terbutalina ou salbutamol.

▶ Pós-Tocólise

Após a inibição do trabalho de parto prematuro e por ocasião da alta hospitalar, recomendam-se à gestante repouso físico e sexual e manutenção da progesterona natural (1 cápsula de 200 mg, por via vaginal, a cada 12 horas) até 36 semanas de gestação. Não se utiliza outro tipo de medicamento para a manutenção. O acompanhamento da gestação é feito por meio de controle semanal em ambulatório especializado.

▶ Corticoterapia

- Medicação de escolha: betametasona.
- Período: 25 a 34 semanas.
- Dose: 12 mg, por via intramuscular, a cada 24 horas, em um total de 2 aplicações.
- Efeito máximo: inicia-se após 24 horas e persiste por 7 dias.
- Número de ciclos: no máximo 2.
- Contraindicações: infecções maternas e/ou ovulares, quadro clínico materno descompensado (diabetes *mellitus*, hipertensão e cardiopatias) descompensado.

Em caso de indisponibilidade da betametasona, pode-se utilizar a dexametasona na dose de 6 mg, por via intramuscular, a cada 12 horas, durante 2 dias (4 doses no total).

A corticoterapia deve ser iniciada independentemente da certeza de completar o ciclo total.

Protocolos Assistenciais

▶ Profilaxia Antibiótica Intraparto para Prevenção da Infecção Neonatal por Estreptococo do Grupo B

O trabalho de parto prematuro, por si só, é importante fator de risco para septicemia neonatal por estreptococo do grupo B. A menos que se disponha de culturas vaginal e anal negativas, realizadas nas últimas 5 semanas, a melhor maneira de evitar a infecção neonatal é o tratamento profilático com antibiótico.

Assim, após a coleta das culturas e a confirmação do trabalho de parto prematuro, introduz-se o esquema antibiótico conforme detalhado no Capítulo 44 – Infecção por Estreptococo do Grupo B.

▶ Sulfato de Magnésio para Neuroproteção Fetal

A análise conjunta dos resultados de 5 estudos envolvendo cerca de 6 mil gestantes sugere que o sulfato de magnésio possa ter efeito neuroprotetor sobre o feto prematuro quando administrado antes do seu nascimento, promovendo redução da disfunção motora aos 2 anos de idade, da mortalidade e da paralisia cerebral. Os efeitos colaterais mais frequentes no recém-nascido são dimuição da frequência cardíaca e hipotonia. Na mãe, podem ser observados náuseas, cefaleia e efeitos tóxicos do sulfato de magnésio.

O American College of Obstetricians and Gynecologists orienta aqueles que se interessarem por utilizar sulfato de magnésio para neuroproteção a seguir protocolo específico, levando em conta critérios de inclusão, posologia, tocólise concomitante e monitorações materna e fetal, de acordo com os estudos de maior casuística.

É importante salientar que o sulfato de magnésio não é eficaz como uterolítico, portanto, não deve ser utilizado para inibir o trabalho de parto prematuro com base em seu possível efeito neuroprotetor. Ainda com relação à tocólise, deve-se destacar que há potencialização dos efeitos colaterais maternos quando se associa o sulfato de magnésio aos β-miméticos e aos bloqueadores dos canais de cálcio.

A utilização do sulfato de magnésio para neuroproteção cerebral na clínica obstétrica está indicada:

- Nos casos de risco iminente de parto.
- Na fase ativa do trabalho de parto.
- Com dilatação cervical > 4 cm.
- Com idade gestacional < 32 semanas.
- Nos casos de parto prematuro eletivo por alteração da vitalidade fetal.

Capítulo 61 — Trabalho de Parto Prematuro **641**

Esquema de administração

- Dose de ataque: 4 g (20 mL de sulfato de magnésio a 20%), por via endovenosa, em 30 minutos, 1 hora antes do parto. Deve-se respeitar o intervalo de 6 horas se tiver sido utilizada a nifedipina como tocolítico.

Contraindicações

- Miastenia *gravis*.
- Insuficiência renal.

Cuidados maternos

- Controle de reflexos patelares.
- Frequência respiratória > 14 irpm.
- Diurese ≥ 25 mL/h.

Assistência ao Parto Prematuro

Diante da persistência das contrações uterinas e da progressão da dilatação cervical, o parto é irreversível, restando apenas a prestação de assistência adequada com o intuito de impedir a hipóxia e o trauma fetal.

A partir de 25 semanas de gestação, a vitalidade fetal deve ser atentamente avaliada por meio de amnioscopia e cardiotocografia intraparto.

A melhor via em caso de parto prematuro (Figura 61.2) ainda é motivo de controvérsia, e a decisão deve ser precedida por avaliação criteriosa de cada caso. Devem ser considerados viabilidade, peso fetal estimado, apresentação fetal, condições do colo, integridade das membranas amnióticas, presença de intercorrências clínicas e/ou obstétricas, possibilidade de monitoração fetal, experiência da equipe e condições do berçário.

Alguns cuidados devem ser tomados durante a assistência ao parto de prematuros:

- Amniotomia tardia (dilatação cervical > 8 cm) para proteger polo cefálico.
- Episiotomia, quando necessária, com extensão suficiente para permitir o nascimento sem resistência perineal.
- Desprendimento do polo cefálico e do biacromial lentos, a fim de evitar traumas sobre o sistema nervoso central e o plexo braquial, bem como favorecer expressão torácica durante a passagem pelo canal de parto, permitindo expansão pulmonar adequada.
- Para realização da histerotomia, é preferível incisão transversa sempre que possível, mas se o segmento estiver mal preparado, utiliza-se

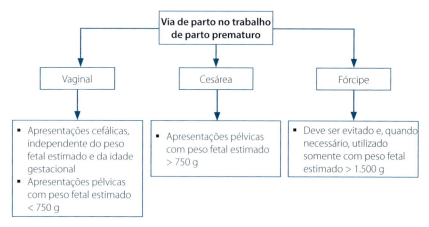

Figura 61.2 – Escolha da via de parto no trabalho de parto prematuro.

incisão segmento-corporal longitudinal. A extração fetal deve ser lenta e delicada, com nascituro empelicado.
- Evitar o uso de tranquilizantes e sedativos potentes durante o trabalho de parto.
- Dar preferência para a analgesia combinada (duplo bloqueio), que permite minimizar a reação de estresse em resposta à dor e à ansiedade materna e suas consequências sobre o feto. O momento adequado da analgesia é aquele em que a parturiente a julga necessária.
- Com relação à anestesia para a cesariana, prefere-se a raquianestesia com agulha fina ou duplo bloqueio, em que se utiliza menor concentração de anestésico, oferecendo menor comprometimento fetal.
- Atenção às gestantes submetidas recentemente à tocólise com β-miméticos, pela possibilidade de interação medicamentosa entre eles e as drogas anestésicas, que leva à hipotensão arterial materna. Recomenda-se que, após suspensão da tocólise, seja obedecido intervalo de pelo menos 2 horas até a anestesia.
- O clampeamento do cordão umbilical é realizado entre 45 e 60 segundos após o nascimento, mantendo-se o recém-nascido em nível inferior ao da placenta, sem praticar ordenha.

Capítulo 61 Trabalho de Parto Prematuro **643**

■ Bibliografia

- Berghella V. Preterm labor. In: Queenan JT, Hobbins JC, Spong CY. Protocols for high--risk pregnancies. 5. ed. New Jersey: Wiley-Blackwell, 2010. p. 442-7.
- Bittar RE, Zugaib M. Qual é a melhor via de parto para o feto prematuro? Femina. 2010; 38(10):543-6.
- Bittar RE, Zugaib M. Tratamento do trabalho de parto prematuro. Rev Bras Ginecol Obstet. 2009; 31(8):415-22.
- Brok J, Huusom LD, Thorlund K. Conclusive meta-analyses on antenatal magnesium may be inconclusive! Are we underestimating the risk of random error? Acta Obstet Gynecol Scand. 2012; 91(11):1247-51.
- Cabar FR, Bittar RE, Gomes CM, Zugaib M. O atosibano como agente tocolítico: Uma nova proposta de esquema terapêutico. Rev Bras Ginecol Obstet. 2008; 30(2):87-92.
- Caritis SN. Metaanalysis and labor inhibition therapy. Am J Obstet Gynecol. 2011; 204(2):95-6.
- Committee Opinion n. 455: Magnesium sulfate before anticipated preterm birth for neuroprotection. Obstet Gynecol. 2010; 115(3):669-71.
- Doyle LW, Crowther CA, Middleton P, Marret S, Rouse D. Magnesium sulphate for women at risk of preterm birth for neuroprotection of the fetus. Cochrane Database Syst Rev. 2009; (1):CD004661.
- European Atosiban Study Group. The oxytocin antagonist atosiban versus the beta-agonist terbutaline in the treatment of preterm labor: A randomized, double-blind, controlled study. Acta Obstet Gynecol Scand 2001; 80(5):413-22.
- Preterm labor. In: Cunningham FG, Leveno KJ, Bloom SL, Spong CY, Dashe JS, Hoffman BL, et al., editores. Williams obstetrics. 24. ed. Nova York: McGraw Hill Education, 2014. p. 829-61.
- Simhan HN, Berghella V, Iams JD. Preterm labor and birth. In: Creasy RK, Resnik R, Iams JD, Lockwood CJ, Moore TR, Greene MF, editores. Creasy and Resnik's maternal--fetal medicine: principles and practice. 7. ed. Philadelphia: Elsevier Saunders, 2014. p. 624-53.
- Worldwide Atosiban versus Beta-agonists Study Group. Effectiveness and safety of the oxytocin antagonist atosiban versus beta-adrenergic agonists in the treatment of preterm labour: The Worldwide-Atosiban versus Beta-agonists Study Group. BJOG. 2001; 108(2):133-42.
- Yoshizaki CT, Osmundo Jr GS, Pereira PP. Prematuridade. In: Zugaib M, Francisco RPV, editores. Zugaib obstetrícia. Barueri: Manole. 2020. p. 704-34.

capítulo 62

Gemelidade

Sckarlet Ernandes Biancolin Garavazzo
Ursula Trovato Gomez

A frequência de gestações múltiplas tem aumentado de maneira significativa durante as últimas décadas e corresponde, atualmente, a 3% dos nascidos vivos. Esse aumento se deve, em especial, à maior utilização das técnicas de reprodução assistida, mas também ao fato de a idade materna ao engravidar ser cada vez mais avançada. Mundialmente, cerca de 25% das gestações provenientes de técnicas de reprodução assistida são gemelares.

Quando comparadas às únicas, essas gestações apresentam maior risco de quase todas as complicações, tanto do ponto de vista materno (anemia, pré-eclâmpsia, eclâmpsia, diabetes *mellitus* gestacional, hemorragias, infecção puerperal, tromboembolismo, hiperêmese) quanto fetal (abortamento, restrição do crescimento fetal, prematuridade e malformações congênitas), excetuando-se apenas o pós-datismo e a macrossomia.

◗ Corionicidade e Amnionicidade

A corionicidade é o principal fator preditor do desfecho perinatal na gestação gemelar. Ela pode ser determinada, com acurácia, por meio da ultrassonografia no primeiro trimestre da gestação (Tabela 62.1). O melhor período é entre 6 e 9 semanas.

Após a 10ª semana de gestação, os sinais clássicos para determinação da corionicidade são o sinal do "lambda", que é a projeção do cório entre os folhetos de âmnio, ou o sinal do "T", que representa as membranas amnióticas inserindo-se de maneira abrupta na placenta. Com o avanço da gestação, ocorre involução da camada coriônica, e o sinal do "lambda" pode desaparecer nas gestações dicoriônicas. Assim, após a 14ª semana de gestação, a ausência desse sinal não exclui a possibilidade de gestação dicoriônica nem constitui evidência de monocorionicidade. Por outro lado, a identificação do sinal do "lambda" em qualquer estágio da gestação deve ser considerada evidência de gestação dicoriônica. Na impossibilidade de determinar a corionicidade, deve-se nomear a gestação como "massa placentária única" e seu acompanhamento ultrassonográfico será semelhante ao das gestações monocoriônicas.

646 Protocolos Assistenciais

Tabela 62.1 – Determinação da corionicidade

	Corionicidade	Aspecto ultrassonográfico
6-9 semanas	Dicoriônica	2 sacos gestacionais
	Monocoriônica	1 saco gestacional contendo 2 ou mais embriões
11-13 semanas	Dicoriônica	Sinal do "lambda"
	Monocoriônica	Sinal do "T"
≥ 14 semanas	Dicoriônica	Sinal do "lambda" 2 placentas separadas Genitálias fetais diferentes
	Monocoriônica	Sinal do "T" *não* constitui evidência de monocorionicidade Ausência do "lambda", placenta única e sexos fetais iguais devem ser tratados como "massa placentária única"

A amnionicidade, por sua vez, é estabelecida pela ultrassonografia após a 8ª semana. As gestações dicoriônicas necessariamente são diamnióticas, ao passo que as gestações monocoriônicas podem ser diamnióticas ou monoamnióticas. A presença da membrana interamniótica entre os fetos é o sinal que determina gestação diamniótica.

◗ Acompanhamento Pré-Natal

As consultas ambulatoriais devem ser programadas a intervalos de 3 a 4 semanas até 30 semanas de gestação, a cada 2 semanas entre 30 e 34 semanas, e semanalmente após 34 semanas. Esses intervalos podem ser reduzidos de acordo com necessidades individuais.

A primeira consulta é de extrema importância, pois, nesse momento, serão explicadas todas as particularidades do acompanhamento da gestação múltipla. É imprescindível orientar sobre a maior sobrecarga imposta ao organismo materno e a consequente necessidade de adaptação de atividades conforme evolui a gestação. Deve-se deixar claro para a paciente que o risco de complicações é maior, tanto para a mãe quanto para os fetos, e salientar a importância da adesão às orientações. Nesse momento, ainda, a meta de idade gestacional deve ser estabelecida (ver "Parto e puerpério" mais adiante), mas a chance de aproximadamente 50% de prematuridade precisa ser informada.

No que concerne à nutrição, deve-se orientar o aumento de 300 cal/dia em comparação com o aporte calórico nas gestações únicas, o que corresponde a 600 cal/dia em comparação com a não gestante. Nas pacientes eutróficas (índice de massa corpórea – IMC de 18,5 a 24,9 kg/m²), o ganho total de peso durante a gestação deve ser em torno de 16 a 24 kg, pois se relaciona com

Capítulo 62 Gemelidade **647**

Tabela 62.2 – Ganho de peso na gestação gemelar

Estado nutricional (IMC, em kg/m²)	Ganho de peso total (kg)
Baixo peso (< 18,5)	≥ 16-24
Eutróficas (18,5-24,9)	16-24
Sobrepeso (25-29,9)	14-22
Obesas (≥ 30)	11-19

IMC: índice de massa corpórea.
Adaptado de Luke et al., 2003.

menores índices de prematuridade e baixo peso ao nascer. Para pacientes de baixo peso (IMC < 18,5 kg/m²), não há recomendações bem estabelecidas, mas é razoável propor um ganho de peso ao menos semelhante ao das pacientes eutróficas. Para gestantes com sobrepeso (IMC de 25 a 29,9 kg/m²) e obesas (IMC ≥ 30 kg/m²), o ganho de peso proposto é de 14 a 22 kg e 11 a 19 kg, respectivamente. Esses valores representam aumento, após 20 semanas de gestação, de aproximadamente 0,6 a 0,8 kg/semana (Tabela 62.2). Sempre que essas metas não forem atingidas, recomenda-se a avaliação nutricional. O ganho de peso insuficiente na primeira metade da gestação, no entanto, não parece se associar tanto às complicações citadas, de forma que aquelas pacientes com náuseas e vômitos exacerbados nessa fase devem ser tranquilizadas.

A suplementação de vitaminas e minerais apresenta peculiaridades. Já no primeiro trimestre, a dose de ácido fólico recomendada deve ser de 0,8 a 1 mg/dia, e assim permanece durante toda a gestação. Em razão da maior ocorrência de anemia materna, a reposição de ferro é fundamental e deve começar, se possível, no primeiro trimestre, com 40 mg/dia, passando-se a um mínimo de 80 mg/dia no segundo e terceiro trimestres. Essas doses podem ser aumentadas a depender dos níveis de hemoglobina e ferritina. Na Clínica Obstétrica do Hospital das Clínicas da Faculdade de Medicina da Universidade de São Paulo (HCFMUSP), não se realiza suplementação de cálcio rotineiramente, mas se dá atenção especial à dieta da paciente, que deve garantir o aporte diário adequado desse mineral. Caso isso não ocorra, prescrevem-se 1.500 mg/dia de cálcio no primeiro trimestre, passando a 2.500 mg/dia posteriormente. É imprescindível, nesses casos, orientar a paciente quanto à utilização correta, de forma que o cálcio e o ferro nunca sejam ingeridos ao mesmo tempo. É frequente, também, a necessidade de suplementação de vitamina D, que deve ser feita na dose mínima de 1.000 UI/dia, podendo ser adaptada a depender do valor basal, objetivando-se nível sérico mínimo de 30 ng/mL.

Para pacientes que não apresentam complicações, estão liberados exercícios físicos seguindo as mesmas orientações das gestações únicas, assim como

648 Protocolos Assistenciais

a atividade sexual. Apesar disso, a ocorrência de intercorrências como o encurtamento exagerado do colo uterino, placenta prévia e vasa prévia, além da descompensação de doenças maternas, frequentes nessas gestações, acabam por restringir essas atividades.

Os exames laboratoriais solicitados rotineiramente são os mesmos das gestações únicas, mas deve-se atentar para a ocorrência de anemia. Faz-se, então, a dosagem de ferritina e vitamina D no primeiro e terceiro trimestres e repetem-se os níveis de hemoglobina materna e urocultura em cada trimestre da gestação. A pesquisa de infecção materna por estreptococo do grupo B deve ser realizada entre 30 e 32 semanas de gestação.

Em razão do elevado risco para pré-eclâmpsia, recentemente tem-se discutido a utilização de ácido acetilsalicílico como rotina nas gestações gemelares. Essa conduta não é adotada na Clínica Obstétrica do HCFMUSP, a não ser em casos em que outros fatores de risco para a doença estejam presentes.

Acompanhamento Ultrassonográfico

Os exames ultrassonográficos são realizados mensalmente nas gestações dicoriônicas e a cada 2 semanas nas monocoriônicas. Vale ressaltar, novamente, a importância da ultrassonografia de primeiro trimestre na determinação da corionicidade, no rastreamento de cromossomopatias (ver Capítulo 11 – Rastreamento das Anomalias Cromossômicas no Primeiro Trimestre) e na avaliação anatômica dos fetos. Nas gestações múltiplas, a avaliação da morfologia fetal no segundo trimestre deve ser antecipada em função das dificuldades técnicas muitas vezes impostas em fases mais tardias da gestação. Rotineiramente, realiza-se avaliação ultrassonográfica do colo uterino entre 20 e 24 semanas (Figura 62.1).

Assim como nas gestações únicas, os testes de vitalidade fetal são indicados somente quando há risco associado (restrição de crescimento fetal ou crescimento discordante, síndromes hipertensivas, alterações do volume de líquido amniótico, monoamnionicidade). O traçado cardiotocográfico deve ser realizado simultaneamente nos fetos, no mesmo aparelho, se possível. A técnica do maior bolsão vertical é a mais comumente utilizada para quantificação do volume de líquido amniótico nas gestações diamnióticas e o índice de líquido amniótico nas gestações monoamnióticas.

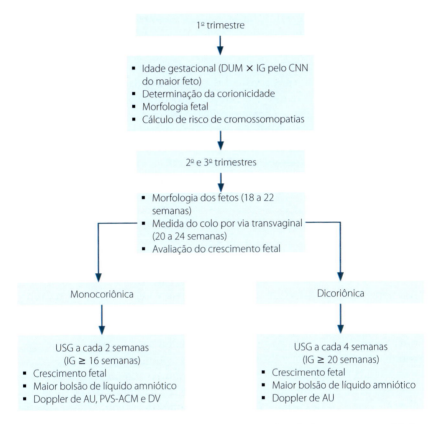

AU: artéria umbilical; CCN: comprimento cabeça-nádega; DUM: data da última menstruação; DV: ducto venoso; IG: idade gestacional; PVS-ACM: pico de velocidade sistólica da artéria cerebral média; USG: ultrassonografia.

Figura 62.1 – Rotina de acompanhamento ultrassonográfico nas gestações gemelares adotada na Clínica Obstétrica do Hospital das Clínicas da Faculdade de Medicina da Universidade de São Paulo (HCFMUSP).

Principais Complicações

Prematuridade

A mortalidade perinatal é 5 a 6 vezes mais frequente nas gestações gemelares quando comparadas às gestações únicas. Esse maior risco é atribuído, fundamentalmente, às complicações da prematuridade.

Como não existe uma estratégia eficaz para evitar o parto pré-termo nas gestações múltiplas, a avaliação da medida do comprimento cervical está inserida no contexto de protocolo de pesquisa. Medidas como repouso domiciliar, progesterona, pessário cervical ou tocolíticos orais não reduzem o risco de parto pré-termo nessas pacientes.

A utilização de progesterona de rotina na tentativa de prevenção de prematuridade em gestações gemelares não é recomendada. Por outro lado, seu uso nas pacientes com colo curto parece reduzir o risco de morbidade e mortalidade neonatais, mas ainda não existem evidências conclusivas desse benefício. Pesquisas em andamento poderão esclarecer como conduzir esses casos, assim que publicadas.

A cerclagem do colo uterino só deve ser realizada nas gestantes com antecedente obstétrico de abortamento tardio, partos prematuros abaixo de 28 semanas, e cirurgias de amputação de colo (conização e cirurgia de alta frequência – CAF). Estudos prospectivos não demonstram alteração das taxas de prematuridade nas gestações gemelares submetidas à cerclagem eletiva.

• Maturação pulmonar

A corticoterapia para maturação pulmonar fetal com betametasona por via intramuscular (2 doses de 12 mg cada, com intervalo de 24 horas) não é feita de rotina nas gestações gemelares. Deve ser realizada somente diante de risco iminente para parto prematuro entre 25 e 34 semanas, como nos casos de trabalho de parto prematuro (TPP), rotura prematura de membranas ovulares (RPMO) ou outras situações em que há necessidade de antecipação do parto.

Em algumas situações particulares, em que há risco de parto em um período de 15 dias, também indica-se a maturação pulmonar, como:
- Medida de colo uterino (via transvaginal) < 10 mm.
- Alteração grave do Doppler do feto restrito (ver Figura 62.2).
- Após a idade gestacional de 25 semanas, nos casos com necessidade de procedimento cirúrgico intrauterino (ver Capítulo 18 – Cirurgias Fetais).
- Em gemelares monocoriônicos de acordo com a programação do parto.

• Tocólise

Para tocólise, dá-se preferência para os antagonistas da ocitocina (atosibana), em razão dos menores efeitos colaterais, deixando como segunda escolha a nifedipina. O uso de β-miméticos nessas gestantes deve ser cuidadoso, pois efeitos cardiovasculares secundários são observados com grande frequência, aumentando o risco de edema pulmonar. Nessas circunstâncias, não se realiza hiper-hidratação materna e evita-se corticoterapia para maturação pulmonar fetal concomitante à tocólise com β-miméticos. O esquema posológico é semelhante ao empregado nas gestações únicas.

Após inibição do trabalho de parto prematuro, o acompanhamento da gestação pode ser ambulatorial, com recomendação de repouso associado a uso de antiespasmódicos, caso necessário.

Na Clínica Obstétrica do HCFMUSP, não se utiliza progesterona de manutenção após a inibição do trabalho de parto prematuro em razão da falta de evidências científicas de sua eficácia na gestação gemelar.

Restrição do crescimento fetal

O padrão de crescimento dos fetos gemelares difere das gestações únicas. Após a 28ª semana, o incremento de peso dos gemelares é menor comparado aos fetos únicos. Por esse motivo, a curva de referência a ser utilizada deve ser específica para gemelares para determinar com maior acurácia o padrão de crescimento dessas gestações (Tabela 62.3).

A definição da restrição de crescimento fetal (RCF) seletiva nas gestações gemelares foi unificada por um consenso de especialistas em gestação múltipla no ano de 2019 (Tabela 62.4). Essa intercorrência é observada em aproximadamente 10 a 20% dos gemelares, sendo mais frequente nas gestações monocoriônicas. Apesar de a maioria dos casos ser atribuída a alterações placentárias (anastomoses vasculares, diferença de tamanho das placentas, local de implantação e compartilhamento desigual da área placentária), outras causas devem ser investigadas da mesma maneira que se faz nas gestações únicas, em especial nos gemelares dicoriônicos (cromossomopatias ou alterações gênicas, infecções congênitas, insuficiência placentária etc.).

A discordância de crescimento entre os fetos é calculada a partir da seguinte fórmula:

$$\frac{\text{Peso estimado do feto maior} - \text{peso estimado do feto menor}}{\text{peso estimado do feto maior}} \times 100$$

- ## Restrição de crescimento fetal seletiva em gemelares dicoriônicos

Como os gemelares dicoriônicos têm circulações separadas, a condução pode ser feita como na gestação única com restrição de crescimento, monitorando a deterioração progressiva do Doppler da artéria umbilical, da artéria cerebral média e do ducto venoso, além do perfil biofísico fetal (ver Capítulo 18 – Cirurgias Fetais).

Na gestação gemelar dicoriônica complicada por restrição do crescimento fetal, a resolução da gestação geralmente não é programada antes da 30ª semana de gestação em benefício do feto maior; entretanto, o momento do parto deve ser determinado com base em uma avaliação de risco-benefício e, também, de acordo com os desejos dos pais, orientados por aconselhamento obstétrico e neonatal quanto à taxa de sobrevivência e ao risco de sequelas.

652 Protocolos Assistenciais

Tabela 62.3 – Valores de referência para a estimativa ultrassonográfica do peso fetal em gestações gemelares

Idade gestacional (semanas)	Peso fetal estimado (g)				
	Percentil 5	Percentil 10	Percentil 50	Percentil 90	Percentil 95
14	72	76	89	106	111
15	91	95	112	133	139
16	113	119	140	165	173
17	140	147	173	203	213
18	173	181	212	249	261
19	211	220	258	303	317
20	255	267	313	366	383
21	307	321	375	439	459
22	366	382	447	523	547
23	433	452	529	618	646
24	508	531	621	726	758
25	593	619	724	846	884
26	685	716	837	979	1.023
27	787	822	962	1.125	1.176
28	896	937	1.096	1.284	1.342
29	1.012	1.059	1.241	1.454	1.521
30	1.135	1.188	1.394	1.635	1.711
31	1.264	1.323	1.554	1.826	1.912
32	1.396	1.462	1.720	2.025	2.121
33	1.530	1.603	1.890	2.229	2.336
34	1.664	1.745	2.062	2.437	2.555
35	1.796	1.884	2.232	2.645	2.775
36	1.924	2.020	2.399	2.849	2.992
37	2.045	2.149	2.559	3.048	3.203
38	2.157	2.269	2.710	3.237	3.405

Fonte: Liao, 2010.

Tabela 62.4 – Definição da restrição de crescimento fetal seletiva de acordo com a corionicidade

Corionicidade	Diagnóstico: critério maior ou associação de 2 critérios menores
Monocoriônicos	Critério maior: PFE < p3 Critérios menores: • PFE < p10 • Circunferência abdominal < p10 • Dopplervelocimetria da artéria umbilical com IP > p95 • Discordância de peso entre os fetos ≥ 25%
Dicoriônicos	Critério maior: PFE < p3 Critérios menores: • PFE < p10 • Dopplervelocimetria da artéria umbilical com IP > p95 • Discordância de peso entre os fetos ≥ 25%

IP = índice de pulsatilidade; PFE: peso fetal estimado; p = percentil.

Fonte: Khalil et al., 2019.

• Restrição de crescimento fetal seletiva em gemelares monocoriônicos

Diante do diagnóstico de restrição de crescimento de 1 ou ambos os fetos, realiza-se a avaliação do bem-estar fetal por meio de ultrassonografia, dopplervelocimetria e da vitalidade. A frequência das avaliações e o momento do parto são determinados mediante a classificação de Gratacós (Tabela 62.5 e Figura 62.2), baseada no padrão de fluxo diastólico da artéria umbilical.

Tabela 62.5 – Classificação de Gratacós para restrição de crescimento fetal seletiva em gemelares monocoriônicos de acordo com o padrão de fluxo da artéria umbilical

Tipo I	Fluxo diastólico presente
Tipo II	Diástole zero ou diástole reversa de forma constante
Tipo III	Períodos intermitentes de diástole presente, diástole zero e/ou diástole reversa

Diante de alteração grave de dopplervelocimetria umbilical e da vitalidade com risco de óbito fetal, indica-se resolução da gestação se houver viabilidade do feto não restrito. Ressalta-se a importância desses casos de restrição de crescimento fetal seletiva serem acompanhados em centro de referência em virtude das peculiaridades de alterações na dopplervelocimetria umbilical que podem estar presentes na gestação monocoriônica.

654 Protocolos Assistenciais

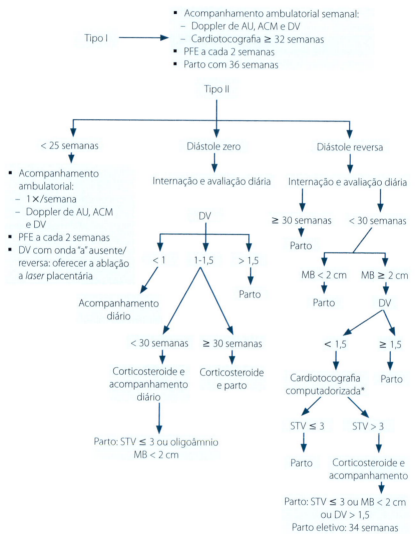

ACM: artéria cerebral média; AU: artéria umbilical; DV: ducto venoso; MB: maior bolsão vertical de líquido amniótico; PBF: perfil biofísico fetal; PFE: peso fetal estimado; STV: variação de curto prazo (em inglês, short-term variation).

* Se cardiotocografia tradicional apresentar desaceleração, seguir de maneira semelhante a STV ≤ 3. Se cardiotocografia tradicional não apresentar desaceleração, caso seja possível, complementar com PBF. MR (movimento respiratório fetal) presente segue STV > 3.

Figura 62.2A – Acompanhamento dos gemelares com restrição de crescimento fetal de acordo com a classificação de Gratacós: tipos I e II.

Capítulo 62 — Gemelidade

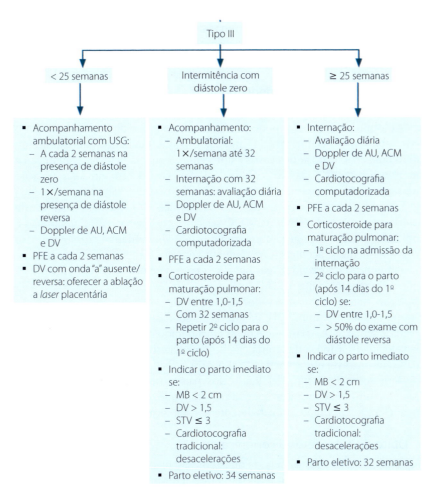

Figura 62.2B – Acompanhamento dos gemelares com restrição de crescimento fetal de acordo com a classificação de Gratacós: tipo III. ACM: artéria cerebral média; AU: artéria umbilical; DV: ducto venoso; MB: maior bolsão vertical de líquido amniótico; PFE: peso fetal estimado; STV: variação de curto prazo (em inglês, *short term variation*).

Óbito de 1 dos fetos

O óbito de 1 dos fetos ocorre em 2,5 a 5% nas gestações gemelares, sendo muito mais prevalente nas gestações monocoriônicas. Quando o óbito acontece no primeiro trimestre, situação também conhecida como *vanishing twin*, o prognóstico costuma ser bom. O pré-natalista deverá ficar atento para maior

Protocolos Assistenciais

risco de prematuridade do que em uma gestação única. Em caso de óbito de 1 dos fetos no segundo ou terceiro trimestres, o risco de resultado adverso para o cogemelar sobrevivente dependerá da corionicidade.

- **Óbito de 1 dos fetos monocoriônicos**

Em virtude das anastomoses placentárias nas gestações monocoriônicas, após o óbito de 1 gemelar pode ocorrer hipovolemia e hipotensão graves no feto sobrevivente e uma anemia imediata, o que também pode causar seu óbito em cerca de 15% dos casos e apresentará sequela neurológica em cerca de 30% dos casos. Quando o óbito de 1 dos fetos ocorre em uma gestação pré-termo, indica-se conduta expectante, com pesquisa de sinais de anemia no feto sobrevivente, a partir da medida do pico de velocidade sistólica da artéria cerebral média (PVS-ACM). O nascimento imediato geralmente não é indicado, pois, se o gêmeo sobrevivente sofreu algum dano neurológico, isso frequentemente já aconteceu no momento em que a morte foi diagnosticada. A manutenção da gravidez tem benefício para o gêmeo sobrevivente em termos de aumento da maturidade fetal.

Se o tratamento conservador for escolhido, biometria fetal e avaliação Doppler da artéria umbilical e da artéria cerebral média devem ser agendadas a cada 2 semanas, e o parto deverá ser considerado com 36 semanas. Se o pico de velocidade sistólica da artéria cerebral média estiver normal nos primeiros dias, é improvável que a anemia fetal ocorra mais tardiamente.

Um aconselhamento detalhado dos pais é necessário nesse momento. Deve incluir uma explicação sobre a possibilidade de haver significativa morbidade em longo prazo, principalmente neurológica.

- **Óbito de 1 dos fetos dicoriônicos**

Por causa da inexistência de anastomoses placentárias nas gestações dicoriônicas, o óbito de 1 dos fetos sem outro fator predisponente não costuma representar uma ameaça para o sobrevivente, mas implica maior risco de parto prematuro. A conduta é expectante e o parto deverá ser realizado no termo.

A coagulação intravascular materna disseminada raramente ocorre em gestações gemelares com 1 feto morto, não sendo obrigatório o controle com exames de sangue seriados.

Malformação fetal

O risco de malformações fetais é maior na gestação gemelar em comparação com a gestação única. Nos gemelares dizigóticos, a taxa de malformação fetal é semelhante à das gestações únicas, entretanto, nos monozigóticos, a frequência de alterações morfológicas é de 2-3 vezes maior. As anomalias

Capítulo 62   Gemelidade **657**

congênitas maiores ocorrem em cerca de 1:25 gestações dicoriônicas, 1:15 gestações monocoriônicas diamnióticas e 1:6 gestações monocoriônicas monoamnióticas.

Deve-se realizar ecocardiografia fetal nas gestações monocoriônicas, pois o risco de anomalias cardíacas é aumentado em 9 vezes nesses casos em comparação com as gestações únicas e em 14 vezes nas que apresentam síndrome da transfusão feto-fetal.

Inserção anômala do cordão umbilical

A gemelidade aumenta a incidência de inserções anômalas do cordão umbilical. A prevalência de vasa prévia entre gemelares foi 40% maior se comparadas com as gestações únicas. Nessa situação, não há dados suficientes para determinar o momento ideal de administração de corticosteroide antenatal, monitoramento fetal pré-natal, hospitalização e idade gestacional para o parto.

Na Clínica Obstétrica do HCFMUSP, indica-se a internação hospitalar com 28 semanas em razão do risco de rotura prematura de membranas ou trabalho de parto prematuro, que culminaria em rotura da vasa prévia e exsanguinação de 1 dos fetos. Em casos particulares, em que a medida do colo uterino é maior ou igual a 30 mm, a internação pode ser postergada para a idade gestacional de 30 semanas.

O primeiro ciclo de corticosteroide para maturação pulmonar é indicado com 30 semanas e um segundo ciclo pode ser realizado após 14 dias, às vésperas do parto.

A resolução da gestação é programada com 34 semanas ou antes, caso a gestante apresente útero irritável, trabalho de parto prematuro, rotura prematura de membranas ou sangramento vaginal.

▶ Complicações Exclusivas das Gestações Monocoriônicas

As taxas de abortamento, morbidade neurológica e mortalidade perinatal são maiores nas gestações monocoriônicas quando comparadas às dicoriônicas. Esse maior risco é atribuído ao compartilhamento da circulação placentária, evento exclusivo dessas gestações.

Síndrome da transfusão feto-fetal

A síndrome da transfusão feto-fetal é uma complicação exclusiva e a mais grave das gestações monocoriônicas, ocorrendo em 10% das monocoriônicas diamnióticas. Decorre da transferência não equilibrada de sangue, por meio de calibrosas anastomoses placentárias arteriovenosas, de um feto (doador) para o outro (receptor).

O diagnóstico ultrassonográfico baseia-se na sequência oligoâmnio-polidrâmnio, sendo a medida do maior bolsão vertical de líquido amniótico do feto doador < 2 cm (oligoâmnio) e a do feto receptor > 8 cm (polidrâmnio). A classificação dos gemelares com síndrome de transfusão feto-fetal foi estabelecida por Quintero (ver Capítulo 18 – Cirurgias Fetais). Os casos graves são de instalação aguda, ao redor de 16 a 26 semanas, e a sobrevida natural é inferior a 10%.

A realização de repetidas amniodrenagens de alívio é paliativa, reduz o risco de abortamento espontâneo e posterga o parto. A taxa de sobrevida varia de 40 a 80%, porém cerca de 20% dos sobreviventes apresentam sequela neurológica. A ablação a *laser* dos vasos comunicantes, por meio de fetoscopia, é o tratamento padrão-ouro e apresenta sobrevida de aproximadamente 50 a 90%, com redução do risco de sequelas para cerca de 5%. Diante de quadros graves que se apresentam entre 16 e 26 semanas de gestação, indica-se tratamento fetoscópico (ver Capítulo 18 – Cirurgias Fetais). Nos raros casos tardios, posteriores a 26 semanas, realiza-se somente amniodrenagem ou indica-se o parto.

• Sequência anemia-policitemia

A sequência anemia-pocitemia (em inglês, *twin anemia-polycythemia sequence* – TAPS) é outra forma da síndrome de transfusão feto-fetal, de ocorrência rara (5% das gestações monocoriônicas diamnióticas), crônica e atípica. Nesses casos, há grande diferença de hemoglobina entre os fetos sem que haja a sequência oligoâmnio-polidrâmnio. A maioria é identificada no final do segundo ou terceiro trimestre e seu diagnóstico é feito a partir da discordância do pico de velocidade sistólica da artéria cerebral média entre os fetos. O feto anêmico apresenta valores > 1,50 MoM e o feto policitêmico, < 1,0 MoM. A sequência anemia-policitemia pode ocorrer com maior frequência (13%) em virtude da persistência de pequenas anastomoses após ablação *a laser* das anastomoses placentárias. As policitemias graves podem levar à trombose placentária, e hidropisia pode ocorrer nas formas graves de anemia. A classificação do quadro é feita de acordo com a Tabela 62.6 e seu tratamento permanece controverso, a depender do grau de descompensação do feto anêmico e da idade gestacional. Para a maioria dos casos, é realizada conduta expectante com avaliação semanal dos sinais de piora ou descompensação dos fetos. Há possibilidade de tratamento, em idade gestacional inviável ou diante da prematuridade extrema, com ablação a *laser* das anastomoses placentárias ou transfusão intrauterina para o feto anêmico.

Capítulo 62   Gemelidade **659**

Tabela 62.6 – Classificação da sequência anemia-policitemia

Estágio	Achados ultrassonográficos
1	• PVS-ACM doador > 1,5 MoM • PVS-ACM receptor < 1,0 MoM • Sem outros sinais de comprometimento fetal
2	• PVS-ACM doador > 1,7 MoM • PVS-ACM receptor < 0,8 MoM • Sem outros sinais de comprometimento fetal
3	Parâmetros dos estágios 1 ou 2 com comprometimento cardíaco do doador, definido como Doppler anormal da artéria umbilical (diástole zero ou reversa), ducto venoso reverso ou veia umbilical pulsátil
4	Hidropisia do feto doador
5	Óbito de 1 ou ambos os fetos precedidos pela sequência anemia-policitemia

PVS-ACM: pico de velocidade sistólica da artéria cerebral média.
Fonte: Slaghekke et al., 2009.

Gestação com feto acárdico

A presença de feto acárdico é mais uma complicação exclusiva de gestações monocoriônicas, também denominada "sequência da perfusão arterial reversa". O mecanismo subjacente parece ser uma alteração grave da perfusão de 1 dos fetos, de tal forma que seu polo cefálico e coração não se desenvolvem. Por meio de calibrosa anastomose artério-arterial, o gêmeo acárdico recebe perfusão sanguínea retrógrada do cogemelar (doador), o que permite, em alguns casos, o desenvolvimento das estruturas do tronco e extremidades.

Por causa da sobrecarga circulatória, cerca de 50% dos fetos doadores, também chamados "feto bomba", desenvolvem insuficiência cardíaca grave durante a gestação. Esse quadro pode culminar no óbito do cogemelar normal ou em parto prematuro decorrente do polidrâmnio acentuado.

O tratamento antenatal se baseia na interrupção do fluxo sanguíneo para o gêmeo acárdico, por meio de ligadura vascular endoscópica ou coagulação a *laser* dos vasos umbilicais. O fluxo no gemelar acárdico também pode ser interrompido por meio de embolização com álcool absoluto de seus vasos intrapélvicos. A idade gestacional da realização do tratamento é controversa, sendo realizado na Clínica Obstétrica do HCFMUSP entre 16 e 17 semanas e 6 dias. A abordagem precoce pode ter maior complicação e, além disso, 50% dos fetos acárdicos têm fluxo cessado espontaneamente após o término do primeiro trimestre.

Nos casos diagnosticados em fase tardia da gestação e que apresentam sinais de comprometimento do feto normal, opta-se pela realização do parto.

Gestação monoamniótica

Nas gestações monocoriônicas monoamnióticas, ambos os fetos ocupam a mesma cavidade amniótica e há risco aumentado para óbito súbito espontâneo de 1 ou ambos, em razão do enovelamento dos cordões umbilicais e da presença de anastomose artério-arterial calibrosa decorrente da proximidade dos cordões umbilicais nessas gestações. Além disso, o risco de malformações estruturais fetais também é maior.

Diante do diagnóstico de gêmeos monoamnióticos, os pais devem ser informados quanto ao risco de óbito súbito inesperado e, muitas vezes, sem possibilidade de prevenção. O acompanhamento pré-natal é realizado com exames ultrassonográficos seriados a cada 2 semanas, até que o parto possa ser realizado, ao redor de 32 a 34 semanas de gestação. Vale ressaltar que nos casos em que há malformação fetal grave, discordância de peso de 20% ou mais ou alteração da dopplervelocimetria de artérias umbilicais em pelo menos 1 dos fetos, a idade gestacional do parto preconizada é de 32 semanas. O parto a partir dessa idade gestacional também deve ser considerado em casos de associação com doença materna grave. Realiza-se corticoterapia para maturação pulmonar de rotina com 32 semanas e repete-se o ciclo com 33 semanas e 5 dias para os partos eletivos com 34 semanas.

Fetos unidos

Os fetos unidos são resultado da divisão tardia (após o 12º dia da concepção) do polo embrionário de gestação monozigótica. O prognóstico perinatal depende, fundamentalmente, da topografia, da extensão e dos órgãos envolvidos na união. Além da avaliação morfológica fetal, é imperativa a realização de ecocardiografia especializada, visto que um dos principais fatores determinantes do prognóstico se relaciona à possibilidade de correção cirúrgica e ao tipo de anomalia estrutural cardíaca eventualmente presente. Nos casos sem possibilidade de sobrevida após o nascimento, oferece-se a opção de interromper a gestação com autorização judicial. Quando o diagnóstico é precoce, dependendo das dimensões do maior diâmetro fetal no momento do parto, pode-se tentar a via vaginal até 24 semanas de idade gestacional. A idade gestacional do parto deve ser estabelecida de acordo com cada caso, mas, de forma geral, indica-se entre 32 semanas (se o prognóstico for letal após o nascimento) e 34 semanas.

◗ Parto e Puerpério

Na Clínica Obstétrica do HCFMUSP, indica-se a resolução das gestações dicoriônicas com 38 semanas, em razão do aumento da morbidade e da mortalidade perinatais após esse período. Nas gestações monocoriônicas diamnióticas, realiza-se o parto com 36 semanas de gestação e nas monocoriônicas monoamnióticas, entre 32 e 34 semanas.

Capítulo 62 — Gemelidade 661

O parto vaginal é possível e seguro tanto para as dizigóticas quanto para as monozigóticas, mas algumas condições devem ser sempre respeitadas. Se qualquer uma delas não estiver disponível, deve-se proceder à cesárea.

- Primeiro feto em apresentação cefálica.
- Peso de ambos entre 1.500 e 4.000 g.
- Segundo gemelar menor que o primeiro ou, no máximo, 20% maior.
- Diamnionicidade.
- Analgesia com cateter.
- Equipe experiente e completa.
- Desejo da paciente após esclarecimento sobre as particularidades do procedimento.
- Ultrassonografia recente para avaliação de peso fetal estimado, apresentação fetal e posição da(s) placenta(s).
- Sala cirúrgica preparada para parto cesáreo de emergência.
- Monitorização fetal contínua (preferencialmente no mesmo traçado) para ambos os fetos.

Mesmo considerando-se essas condições, algumas observações ainda são relevantes. A apresentação do segundo gemelar, p. ex., pode mudar após o primeiro nascimento em 10 a 15% dos casos, o que ocorre com maior frequência em multíparas, polidrâmnio e trabalhos de parto prematuros, de maneira que equipe e paciente devam estar preparadas para essa possibilidade, com todas as drogas e instrumentais em sala para ambas as situações. Além disso, pesos fetais próximos aos limites estabelecidos, em especial do segundo gemelar, devem ser atentamente considerados ao se optar pela via vaginal, visto que estão mais sujeitos a traumas no momento da extração. A impossibilidade de analgesia adequada, ou seja, que permita conforto total da paciente em caso de eventual manipulação intrauterina ou de um parto instrumentado, contraindica a realização do parto vaginal, pois aumenta sobremaneira a morbidade e a mortalidade, em especial do segundo gemelar.

O preparo do colo e a indução do trabalho de parto podem ser realizados utilizando-se a mesma posologia das gestações únicas, com atenção especial ao volume de soro infundido. A condução de casos com cesárea anterior pode ser realizada, desde que seja feita de maneira cuidadosa. A utilização do balão cervical para maturação do colo na gestação gemelar ainda não foi suficientemente estudada.

A assistência à primeira fase do trabalho de parto apresenta algumas particularidades. Em decorrência da necessidade de monitorização contínua, a mobilidade da paciente sempre estará limitada, sendo necessária a variação de decúbitos favoráveis visando o conforto da paciente. Esse aspecto pode dificultar a identificação correta dos focos, por isso, deve-se lançar mão do aparelho de ultrassom para localizá-los quantas vezes forem necessárias. Postergar a amniotomia reduz a chance de compressão de cordão e, quando realizada, deve ser cuidadosa para evitar que seja realizada na bolsa do segundo gemelar. A evolução morosa do período de dilatação deve alertar os obstetras para possíveis dificuldades no período expulsivo e influencia diretamente a decisão de seguir adiante ou mudar a via de parto. Espera-se que a duração tanto da fase de dilatação, quanto do período expulsivo, seja semelhante à das gestações únicas, não sendo adequado prolongá-las sob maior risco de atonia e hemorragia pós-parto.

Na Clínica Obstétrica do HCFMUSP, as pacientes são transferidas da suíte de parto para a sala cirúrgica quando se atinge a dilatação total sempre que possível, visando maior agilidade caso seja necessária uma cesárea de emergência do segundo gemelar.

O clampeamento do cordão do primeiro gemelar deverá ser feito imediatamente se a gestação for monocoriônica, buscando evitar desbalanço circulatório agudo e choque hipovolêmico do segundo gemelar. Nas gestações dicoriônicas, pode-se realizar o clampeamento oportuno desde que a vitalidade do segundo gemelar esteja preservada.

Após o primeiro parto, realiza-se reavaliação da frequência cardíaca fetal e da apresentação do segundo gemelar. O intervalo interpartal prolongado historicamente já foi relacionado a piores resultados para o segundo gemelar, mas estudos posteriores sugerem que não existe um intervalo máximo desde que o traçado cardiotocográfico seja tranquilizador. Na Clínica Obstétrica do HCFMUSP, no entanto, segue-se a recomendação mais difundida de postura ativa para o nascimento do segundo gemelar, pois, ainda que se observe vitalidade fetal preservada, o prolongamento do período expulsivo aumenta a chance de complicações como descolamento prematuro de placenta, atonia uterina ou mesmo enluvamento fetal. Assim, preconiza-se o aumento da infusão de ocitocina quando se diagnostica apresentação cefálica baixa (plano 0 de De Lee ou mais baixo) e amniotomia quando a cabeça estiver suficientemente insinuada, de forma a evitar prolapso de cordão, seguindo-se os puxos dirigidos. Em caso de apresentação pélvica ou transversa, solicita-se momentaneamente a redução da dose de ocitocina infundida e realiza-se a apreensão podálica com as membranas íntegras, para evitar prolapso ou enluvamento, e procede-se à extração seguindo-se os preceitos do parto pélvico. Para a manipulação intrauterina, o uso da nitroglicerina (50 a 150 mcg) por via endovenosa ou de anestésicos inalatórios pode ajudar relaxando a musculatura uterina. O uso da terbutalina deve ser evitado por conta do risco de edema agudo de pulmão. Nas apresentações cefálicas altas (plano de De Lee acima de 0), a decisão se torna mais difícil e deverá levar em consideração múltiplos fatores, em especial a exaustão materna, a eficácia dos puxos, a vitalidade do segundo gemelar e a habilidade do obstetra com relação às manobras que possam se fazer necessárias.

Capítulo 62 • Gemelidade **663**

Após o parto, deve-se atentar para o risco de atonia com drogas uterotônicas à disposição. Caso ocorra, são preconizadas as mesmas manobras e medicações das gestações únicas, não sendo recomendada a utilização rotineira dos derivados de ergot. Ressalta-se, porém, que deve ser dada atenção especial à contratilidade uterina nas primeiras horas pós-parto. Deve-se reavaliar o tônus uterino antes da suspensão da ocitocina de manutenção, prolongando sua administração se não estiver adequado. Nesses casos, deve-se considerar a utilização de soro concentrado visando evitar a hiper-hidratação.

▶ Bibliografia

- Alexander GR, Kogan M, Martin J, Papiernik E. What are the fetal growth patterns of singletons, twins, and triplets in the United States? Clin Obstet Gynecol. 1998; 41(1):114-25.
- Ayres A, Johnson TR. Management of multiple pregnancy: Labor and delivery. Obstet Gynecol Surv. 2005; 60(8):550-4.
- Barrett JF, Hannah ME, Hutton EK, Willan AR, Allen AC, Armson BA, et al. A randomized trial of planned cesarean or vaginal delivery for twin pregnancy. N Engl J Med 2013; 369(14):1295-305.
- Bittar RE, Pereira PP, Liao AW. Gestação múltipla. In: Zugaib M, Francisco RPV, editores. Zugaib obstetrícia. Barueri: Manole, 2020. p. 749-772.
- Bora SA, Bourne T, Bottomley C, Kirk E, Papageorghiou AT. Twin growth discrepancy in early pregnancy. Ultrasound Obstet Gynecol. 2009; 34(1):38-42.
- Brizot ML, Fujita MM, Reis NSV, Banduki Neto JD, Schultz R, Miyadahira S, et al. Malformações fetais em gestação múltipla. Rev Bras Ginecol Obstet. 2000; 22(8):511-7
- Brizot ML. Gêmeos unidos. Tese (Doutorado). São Paulo: Faculdade de Medicina da Universidade de São Paulo; 2010.
- D'Antonio F, Odibo A, Berghella V, Khalil A, Hack K, Saccone G, et al. Perinatal mortality, timing of delivery and prenatal management of monoamniotic twin pregnancy: Systematic review and meta-analysis. Ultrasound Obstet Gynecol. 2019; 53(2):166-74.
- Dias T, Mahsud-Dornan S, Bhide A, Papageorghiou AT, Thilaganathan B. Cord entanglement and perinatal outcome in monoamniotic twin pregnancies. Ultrasound Obstet Gynecol. 2010; 35(2):201-4.
- Fox NS, Rebarber A, Roman AS, Klauser CK, Peress D, Saltzman DH. Weight gain in twin pregnancies and adverse outcomes: Examining the 2009 Institute of Medicine Guidelines. Obstet Gynecol. 2010; 116(1):100-6.
- Fujita MM, Brizot ML, Liao AW, Bernáth T, Cury L, Neto JD, et al. Reference range for cervical length in twin pregnancies. Acta Obstet Gynecol Scand. 2002; 81(9):856-9.
- Glinianaia SV, Pharoah PO, Wright C, Rankin JM; Northern Region Perinatal Mortality Survey Steering Group. Fetal or infant death in twin pregnancy: Neurodevelopmental consequence for the survivor. Arch Dis Child Fetal Neonatal Ed. 2002; 86(1):F9-15.
- Khalil A, Beune I, Hecher K, Wynia K, Ganzevoort W, Reed K, et al. Consensus definition and essential reporting parameters of selective fetal growth restriction in twin pregnancy: A Delphi procedure. Ultrasound Obstet Gynecol. 2019; 53(1):47-54.
- Khalil A, Rodgers M, Baschat A, Bhide A, Gratacos E, Hecher K, et al. ISUOG Practice Guidelines: Role of ultrasound in twin pregnancy. Ultrasound Obstet Gynecol. 2016; 47(2):247-63.
- Lewi L, Devlieger R, Catte L, Deprest J. Growth discordance. Best Pract Res Clin Obstet Gynaecol. 2014; 28(2):295-303.

664 Protocolos Assistenciais

- Liao AW. Valores de referência para parâmetros ultrassonográficos do crescimento fetal em gestações gemelares. Tese (Doutorado). São Paulo: Faculdade de Medicina da Universidade de São Paulo, 2010.
- Luke B, Brown MB, Misiunas R, Anderson E, Nugent C, van de Ven C, et al. Specialized prenatal care and maternal and infant outcomes in twin pregnancy. Am J Obstet Gynecol. 2003; 189(4):934-8.
- Norman JE, Mackenzie F, Owen P, Mactier H, Hanretty K, Cooper S, et al. Progesterone for the prevention of preterm birth in twin pregnancy (STOPPIT): A randomised, double-blind, placebo-controlled study and meta-analysis. Lancet. 2009; 373(9680):2034-40.
- Nygren KG, Sullivan E, Zegers-Hochschild F, Mansour R, Ishihara O, Adamson GD, et al. International Committee for Monitoring Assisted Reproductive Technology (ICMART) world report: Assisted reproductive technology 2003. Fertil Steril. 2011; 95(7):2209-22, 2222.e1-17.
- Pharoah PO, Adi Y. Consequences of in-utero death in a twin pregnancy. Lancet. 2000; 355(9215):1597-602.
- Rehal A, Benko Z, Matallana CDP, Syngelaki A, Janga D, Cicero S, et al. Early vaginal progesterone versus placebo in twin pregnancies for the prevention of spontaneous preterm birth: A randomized, double-blind trial. Am J Obstet Gynecol. 2021; 224(1):86.e1-19.
- Romero R, Conde-Agudelo A, El-Refaie W, Rode L, Brizot ML, Cetingoz E, et al. Vaginal progesterone decreases preterm birth and neonatal morbidity and mortality in women with a twin gestation and a short cervix: An updated meta-analysis of individual patient data. Ultrasound Obstet Gynecol. 2017; 49(3):303-14.
- Saccone G, Rust O, Althuisius S, Roman A, Berghella V. Cerclage for short cervix in twin pregnancies: Systematic review and meta-analysis of randomized trials using individual patient-level data. Acta Obstet Gynecol Scand. 2015; 94(4):352-8.
- Senat MV, Loizeau S, Couderc S, Bernard JP, Ville Y. The value of middle cerebral artery peak systolic velocity in the diagnosis of fetal anemia after intrauterine death of one monochorionic twin. Am J Obstet Gynecol. 2003; 189(5):1320-4.
- Sepulveda W, Sebire NJ, Hughes K, Odibo A, Nicolaides KH. The lambda sign at 10-14 weeks of gestation as a predictor of chorionicity in twin pregnancies. Ultrasound Obstet Gynecol. 1996; 7(6):421-3.
- Skentou C, Souka AP, To MS, Liao AW, Nicolaides KH. Prediction of preterm delivery in twins by cervical assessment at 23 weeks. Ultrasound Obstet Gynecol. 2001;1 7(1):7-10.
- Slaghekke F, Kist W J, Oepkes D, Middeldorp JM, Klumper FJ, Vandenbussche FPHA, et al. TAPS and TOPS: Two distinct forms of feto-fetal transfusion in monochorionic twins. Z Geburtshilfe Neonatol. 2009; 213(6):248-54.
- Slaghekke F, Kist WJ, Oepkes D, Pasman SA, Middeldorp JM, Klumper FJ, et al. Twin anemia-polycythemias sequence: Diagnostic criteria, classification, perinatal management and outcome. Fetal Diagn Ther. 2010; 27(4):181-90.
- Soucie JE, Yang Q, Wen SW, Fung Kee Fung K, Walker M. Neonatal mortality and morbidity rates in term twins with advancing gestational age. Am J Obstet Gynecol. 2006; 195(1):172-7.
- Sperling L, Tabor A. Twin pregnancy: The role of ultrasound in management. Acta Obstet Gynecol Scand. 2001; 80(4):287-99.
- Tan TYT, Sepulveda W. Acardiac twin: A systematic review of minimally invasive treatment modalities. Ultrasound Obstet Gynecol. 2003; 2(4):409-19.
- To MS, Fonseca EB, Molina FS, Cacho AM, Nicolaides KH. Maternal characteristics and cervical length in the prediction of spontaneous early preterm delivery in twins. Am J Obstet Gynecol. 2006; 194(5):1360-5.

capítulo 63

Rotura Prematura das Membranas Ovulares

Marco Aurélio Knippel Galletta

A rotura prematura das membranas ovulares (RPMO) é um dos problemas mais comuns e controversos da obstetrícia. As membranas ovulares e o líquido amniótico exercem funções essenciais à proteção, ao crescimento e ao desenvolvimento fetais.

O líquido amniótico facilita a movimentação fetal, favorecendo o desenvolvimento muscular e o crescimento do feto. A deglutição e a micção fetais compõem o equilíbrio desse fluido e o desenvolvimento dos sistemas urinário e gastrointestinal. O líquido amniótico promove aumento da pressão luminar na árvore traqueobrônquica durante os movimentos respiratórios fetais, permitindo o desenvolvimento pulmonar, e protege o feto de traumas externos. Além disso, permite o livre deslocamento do cordão umbilical, protegendo-o de compressão durante a movimentação fetal e as contrações uterinas.

As membranas e o líquido amniótico funcionam, portanto, como uma barreira física protetora, geram um ambiente estéril e protegem o concepto contra a flora bacteriana vaginal. Além disso, o líquido amniótico possui fatores imunológicos que atuam contra potenciais contaminações e infecções fetais.

Dessa forma, a alteração da integridade da cavidade amniótica pode interromper essas importantes funções ou interferir nelas.

Definição

A rotura prematura das membranas ovulares é definida como a rotura espontânea das membranas coriônica e amniótica antes do início do trabalho de parto, independentemente da idade gestacional. Assim, pode ocorrer no pré-termo (antes de 37 semanas de gestação) e no termo. Denomina-se período de latência o intervalo entre a rotura das membranas e o início do trabalho de parto, e é dito prolongado quando superior a 24 horas.

Incidência

A incidência de rotura prematura das membranas ovulares é de aproximadamente 10%, dos quais 7 a 8 % ocorrem no termo. Sua ocorrência pré-termo

666 Protocolos Assistenciais

se dá em 2 a 3% das gestações, porém se relaciona a um terço dos partos prematuros. Em hospitais terciários, essa cifra pode subir. Na Clínica Obstétrica do Hospital das Clínicas da Faculdade de Medicina da Universidade de São Paulo (HCFMUSP), observou-se incidência de 8,95% de rotura prematura de membranas ovulares no pré-termo, sendo responsável por 16% de todos os partos prematuros.

Quando esse evento ocorre no termo, 90% dos casos evoluem para trabalho de parto em 24 horas; por outro lado, na rotura prematura de membranas ovulares pré-termo, o período de latência se relaciona inversamente com a idade gestacional, isto é, quanto menor for a idade gestacional de sua ocorrência, maior será o período de latência.

▶ Etiologia

A etiologia da rotura prematura de membranas ovulares é multifatorial, podendo ser relacionados os seguintes fatores:
- Hiperdistensão uterina (polidrâmnio, gemelidade).
- Fatores mecânicos (contrações uterinas, movimentação fetal).
- Comprometimento da integridade cervical (incompetência cervical, cerclagem).
- Fatores intrínsecos (deficiência de α-1-antitripsina, síndrome de Ehlers-Danlos).
- Alteração da oxigenação tecidual (tabagismo).
- Diminuição da atividade imunológica bactericida do líquido amniótico.

O fator etiológico mais importante parece ser a infecção ascendente da flora vaginal. Os principais agentes nela envolvidos são:
- Estreptococos do grupo B.
- *Gardnerella vaginalis.*
- *Neisseria gonorrhoeae.*
- *Escherichia coli.*
- *Bacteroides* sp.
- Peptostreptococos.
- Enterococos.

A presença desses agentes determina um processo infeccioso, com aumento da apoptose e produção de proteases e colagenases, que altera a estrutura das membranas e provoca, assim, sua rotura. Aparentemente, um processo infeccioso, mesmo que latente, antecederia a rotura das membranas. Essa hipótese é confirmada por alguns estudos prospectivos que demonstraram que 70% das roturas prematuras de membranas ovulares pré-termo apresentam sinais histopatológicos de corioamnionite e 30 a 40%, sinais clínicos de corioamnionite com cultura de líquido amniótico positiva.

Complicações

A rotura prematura de membranas ovulares pode evoluir com oligoâmnio, que pode acarretar 3 problemas específicos, com gravidades distintas: fácies característica (nariz achatado, orelhas dobradas e pele enrugada), pé torto congênito (dificuldade de movimentação e flexão mantida) e hipoplasia pulmonar. Entre eles, o mais grave é a hipoplasia pulmonar, que pode ocorrer nas roturas anteriores a 26 semanas, quando a presença de líquido amniótico dentro da árvore brônquica é fundamental para a formação final da estrutura pulmonar.

Sua ocorrência é responsável por pouco mais de um terço dos trabalhos de parto prematuros, associando-se não só a complicações comuns da prematuridade, como síndrome do desconforto respiratório (SDR), hemorragia intraventricular e enterocolite necrosante, mas também a complicações infecciosas, como onfalite, conjuntivite e pneumonia, que podem evoluir para sepse neonatal e eventual óbito. O risco infeccioso estende-se à gestante, com risco de corioamnionite e complicações do choque séptico.

A incidência de infecção intra-amniótica na rotura prematura de membranas ovulares é de 3 a 15%, podendo alcançar 15 a 25% no pré-termo. Sabe-se, ainda, que é possível ocorrer quadro de infecção ou inflamação fetal antes da gestante apresentar sinais clínicos de infecção.

A incidência de hipóxia e asfixia neonatal também é elevada na rotura prematura de membranas ovulares, de 8,5%, ao passo que na população geral é de 1,5%. A principal causa é a compressão funicular decorrente da diminuição do volume de líquido amniótico.

Avaliação Inicial da Gestação

Diante da suspeita de perda de líquido amniótico, a avaliação da gestante deve seguir uma sequência lógica:

- Confirmação do diagnóstico.
- Avaliação ultrassonográfica com determinação da idade gestacional.
- Avaliação da presença de infecção materna e/ou fetal.
- Avaliação da vitalidade fetal.

Confirmação diagnóstica

A confirmação diagnóstica da rotura é clínica em 90% dos casos. Na história, tipicamente a gestante relata perda de líquido de forma abrupta, em quantidade moderada, que molha suas roupas, sendo um líquido com cheiro e aspecto peculiares (não parece ser urina nem corrimento). Ao exame especular, observa-se escoamento espontâneo de líquido pelo orifício externo do colo uterino e/ou coletado em fundo de saco. Se não houver escoamento espontâneo, pode-se pedir que a gestante execute a manobra de Valsalva ou o médico mesmo pode comprimir o fundo uterino, procurando observar o escoamento induzido. De qualquer forma, não se deve fazer toque vaginal, com o objetivo de minimizar o risco de infecção.

Os testes utilizados na rotina para a confirmação diagnóstica são:

- Teste do fenol vermelho, no qual se deixa tampão vaginal por algum tempo na paciente e, após sua retirada, se observa mudança de coloração (laranja para vermelho) ao se instilar algumas gotas do reagente.
- Avaliação direta do pH, com fitas específicas, encontrando-se pH > 7,0.

Mais recentemente, outros testes surgiram, a saber:

- Teste qualitativo para detecção da proteína-1 ligada ao fator de crescimento insulina-símile (IGFBP-1/Actim-PROM®).
- Teste qualitativo para a detecção da α-1-microglobulina placentária (PAMG-1/AmniSure®).

Esses dois testes mais recentes são muito bons e bastante comparáveis entre si, com sensibilidade variando entre 68,4 e 100% e especificidade entre 75 e 100%. Em uma comparação do valor diagnóstico de ambos os testes, concluiu-se que o IGFBP-1 apresentava sensibilidade (100 *versus* 90,2%) e acurácia (98,7% *versus* 93,9%) um pouco maiores; porém o PAMG-1 parece ter melhores especificidade (100 *versus* 96,7%) e valor preditivo-positivo (100 *versus* 97,8%). Esses índices, no entanto, foram indistintos do ponto de vista estatístico. Por outro lado, na comparação com os métodos tradicionais (fenol e pH), o IGFBP-1 foi superior, enquanto o PAMG-1 foi estatisticamente semelhante. É possível afirmar, portanto, que na ausência de sangramento, os testes clínicos tradicionais podem ser usados, ficando os testes imunocromatográficos reservados para as situações nas quais o sangramento atrapalharia o diagnóstico.

Esses testes são coletados por meio de um *swab* de dácron que retira material da ectocérvice e do fundo de saco vaginal, sendo depois colocado em um frasco com solução extratora e, então, agitado. Posteriormente, retira-se o *swab* e se introduz no frasco uma tira indicadora por pelo menos 40 segundos. A leitura se faz em 5 minutos, sendo o teste positivo na presença de 2 linhas (azuis para o IGFBP-1 e vermelhas para o PAMG-1).

Na presença de sangue, a confirmação diagnóstica pode ser mais difícil. As diferenças na abordagem desses casos são apresentadas na Tabela 63.1. Ressalta-se que a pesquisa do duplo halo no forro branco pode ser uma opção, pois o sangue misturado com o líquido amniótico separa-se com o tempo, formando um halo central mais concentrado e coagulado, cercado por outro mais tênue.

Capítulo 63 Rotura Prematura das Membranas Ovulares **669**

Tabela 63.1 – Avaliação diagnóstica no exame físico diferenciada pela presença ou não de sangue no conteúdo vaginal

Sem a presença de sangue	Com a presença de sangue
Teste do Fenol	Limpar o conteúdo vaginal e reavaliar
Fita de pH	Avaliar duplo halo em forro branco
Tampão vaginal com gaze e algodão	Actim PROM® ou AmniSure®

Avaliação ultrassonográfica

O uso do ultrassom na avaliação inicial dos quadros de rotura prematura de membranas ovulares apresenta 4 aspectos importantes:
- Avaliar a idade gestacional, em conjunto com outros dados da anamnese e de outros exames anteriores.
- Avaliar a apresentação fetal e fazer uma estimativa do peso fetal, considerando-se a possibilidade de parto nos dias subsequentes.
- Avaliar a quantidade de líquido amniótico por meio da mensuração do índice de líquido amniótico (ILA), que servirá não só para confirmar o diagnóstico, como também para acompanhar a evolução do caso, sabendo-se que quanto menor for seu resultado, pior será o prognóstico neonatal.
- Avaliar o bem-estar fetal por meio do perfil biofísico fetal, com atenção especial para os movimentos respiratórios, uma vez que a ausência deles pode estar associada com o início de um quadro de corioamnionite.

É importante destacar, no entanto, o fato de que a ausência de oligoâmnio não descarta a presença de rotura prematura de membranas ovulares. Na Clínica Obstétrica do HCFMUSP, apenas 28% das pacientes com rotura prematura das membranas ovulares tinham oligoâmnio na admissão, sendo a mediana inicial do índice de líquido amniótico de 7,30. Mesmo pouco antes do parto, apenas 37,8% da amostra apresentava valores inferiores a 5,0.

Infecção materna e/ou fetal

Após a perda da proteção física das membranas ovulares, a infecção ovular pode ocorrer, sendo também possível a existência de infecção intra-amniótica antes mesmo da rotura das membranas. Assim, torna-se essencial a correta avaliação da presença de infecção materna e/ou fetal no primeiro momento, assim como a monitorização contínua dessa possibilidade. Na primeira avaliação, fazem-se os seguintes exames:
- Pesquisa de estreptococo do grupo B em introito vaginal e região perianal.
- Pesquisa de gonococo (*Neisseria gonorrhoeae*) em coleta cervical.

- Pesquisa de *Chlamydia* em coleta cervical.
- Bacterioscópico (Gram) de secreção vaginal.
- Hemograma completo.
- Proteína C reativa.

Os primeiros exames servem para avaliar a concomitância de outras infecções cervicovaginais oligossintomáticas comuns na rotura prematura das membranas e que deverão ser tratadas adequadamente em caso de confirmação do exame. O hemograma e a proteína C reativa servem não só para o diagnóstico inicial de infecção sistêmica, mas também como avaliação basal de referência para o acompanhamento do caso.

Nas avaliações subsequentes, deve-se repetir o hemograma e a proteína C reativa a cada 2 dias, monitorando-se também o quadro clínico com exame físico diário, frequência cardíaca materna e fetal, e temperatura axilar 4 vezes por dia.

A conduta nos casos de infecção por estreptococo do grupo B (EGB) será descrita adiante.

Avaliação da vitalidade fetal

A avaliação da vitalidade fetal deve ser realizada por meio de cardiotocografia e perfil biofísico fetal, não só no momento inicial, mas diariamente, a partir da viabilidade fetal determinada pelo serviço. Ressalta-se que um parâmetro importante do perfil biofísico fetal nesses casos é a presença de movimentos respiratórios, pois sua ausência é indicativa de infecção materna e/ou fetal.

▶ Conduta Clínica

Diante do diagnóstico de rotura prematura de membranas ovulares, a conduta dependerá principalmente da idade gestacional. Em gestação próxima do termo, com idade gestacional ≥ 36 semanas, preconiza-se a interrupção da gravidez, de preferência pela via baixa, com indução de trabalho de parto, se necessário (Figura 63.1). Por outro lado, se a idade gestacional for < 36 semanas, interna-se a paciente para monitorização das condições maternas e fetais, com realização de ultrassom (para confirmação da idade gestacional e avaliações de peso fetal, apresentação e quantidade de líquido amniótico), coleta de pesquisa para estreptococo do grupo B, *Chlamydia* e gonococo; hemograma e proteína C reativa iniciais.

Caso se trate de gestação inviável, abaixo das 24 semanas, após essa avaliação inicial, pode-se fazer o acompanhamento ambulatorial expectante, a ser discutido com a paciente, desde que os seguintes pré-requisitos sejam preenchidos: feto em apresentação cefálica (para diminuir o risco de prolapso de cordão), com exames laboratoriais normais, sem dinâmica uterina; e paciente

Capítulo 63 — Rotura Prematura das Membranas Ovulares

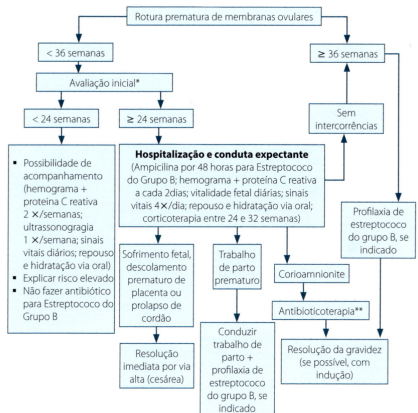

VO: via oral.

*Ultrassonografia: idade gestacional, peso fetal, apresentação, índice de líquido amniótico; coleta de pesquisa para estreptococo do grupo B, Chlamydia e gonococo; hemograma e proteína C reativa iniciais.
** Ver no texto do capítulo.

Figura 63.1 – Conduta nos casos de rotura prematura de membranas ovulares.

orientada que habite perto do hospital, que consiga fazer controle de pulso e temperatura em casa e que possa retornar ao serviço com boas condições de transporte, semanalmente.

A conduta será, a princípio, expectante para todas as pacientes com idade gestacional < 36 semanas, e a resolução se fará em uma das 4 possibilidades a seguir:
- Trabalho de parto prematuro (que não deverá ser inibido).
- Presença de corioamnionite.

Protocolos Assistenciais

- Sofrimento fetal.
- Quando a gestação alcançar 36 semanas.

Acompanhamento da paciente

Na conduta expectante, realiza-se monitoração da vitalidade fetal e pesquisa de infecção ovular. Os seguintes exames e sinais são verificados na Clínica Obstétrica do HCFMUSP:

- Controle dos sinais vitais (frequência cardíaca e temperatura) 4 vezes ao dia.
- Vitalidade fetal diariamente.
- Hemograma e proteína C reativa a cada 2 dias.
- Ultrassom obstétrico a cada 2 semanas.

Preconiza-se, durante a conduta expectante, o uso da corticoterapia para diminuir os riscos da prematuridade. Um dos problemas da administração de corticosteroide, no entanto, é propiciar uma piora do quadro infeccioso, predispondo à sepse. Outro problema, relativamente comum, é confundir o raciocínio clínico na busca do diagnóstico de corioamnionite, pois leva a leucocitose com desvio à esquerda, efeito que frequentemente dura mais do que 7 dias. Em levantamento recente dos dados da Clínica Obstétrica do HCFMUSP,, notou-se que 75% dos casos de corioamnionite apresentava na avaliação inicial contagem leucocitária > 10.100 células/mm³ e proteína C reativa > 9,0 mg/dL. Assim, considera-se razoavelmente seguro administrar a corticoterapia neonatal quando os exames apresentarem resultados abaixo desses níveis. Em exames com resultados de leucócitos ≥ 10.100 células/mm³ e proteína C reativa ≥ 9,0 mg/dL, novas coletas serão necessárias para observar se ocorreria uma curva laboratorial em ascensão ou não. Com resultados no mesmo patamar ou inferiores, e na ausência de outros sinais clínicos de infecção ovular, pode-se administrar o corticosteroide antenatal entre 24 e 32 semanas de gestação.

Embora o tema da melhor idade gestacional para a corticoterapia seja controverso, essa conduta se baseia em parecer do National Institute of Health americano, de 1994, ratificado por Vidaeff e Ramin (2011) e Sheibani et al. (2017), de que não haveria benefício em se utilizar a corticoterapia acima das 32 semanas, pois depois dessa idade gestacional o risco de infecção é maior do que os riscos derivados da prematuridade.

Realiza-se, então, apenas 1 ciclo de corticosteroide, sem repetição, uma vez que esta poderia estar associada a aumento do risco de corioamnionite, restrição de crescimento fetal, insuficiência adreno-fetal e comprometimento do desenvolvimento neuropsicomotor do nascituro. O esquema preferencial é com acetato e fosfato de betametasona, na dose de 12 mg, por via intramuscular, em 2 aplicações, com intervalo de 24 horas. Um esquema alternativo

Capítulo 63 Rotura Prematura das Membranas Ovulares **673**

pode ser usado com dexametasona, em 4 doses intramusculares de 6 mg, com intervalo entre as doses de 12 horas, com eficácia semelhante.

Se a gestante não evoluir para o trabalho de parto espontaneamente e se não houver infecção ou sinais de sofrimento fetal, a interrupção será programada para 36 semanas de gestação. A via de parto é de indicação obstétrica, dando-se preferência pela vaginal, em razão da menor morbidade materna a ela relacionada. Para isso, utiliza-se indução do trabalho de parto se não houver contraindicação. A preparação do colo com misoprostol será realizada com parcimônia e cuidado, pois há maior risco para endometrite nos casos com trabalho de parto prolongado.

Para o diagnóstico de infecção intra-amniótica, será necessária a concomitância de 2 dos seguintes critérios:

- Presença de temperatura maior que 37,8°C (excluídas outras fontes de infecção).
- Taquicardia materna (frequência cardíaca materna > 100 bpm).
- Taquicardia fetal (frequência cardíaca fetal basal > 160 bpm).
- Útero irritável (contrações irregulares).
- Secreção purulenta no orifício externo do colo uterino.
- Leucocitose (> 15.000 células/mm^3 ou aumento de 20%).
- Aumento maior que 20% da proteína C reativa.
- Ausência de movimentos respiratórios fetais no perfil biofísico fetal.
- Redução abrupta da quantidade de líquido amniótico (que pode estar associada com uma síndrome inflamatória fetal que antecede a sepse fetal/neonatal, com piora do prognóstico).

Entre esses sinais, valoriza-se mais o primeiro (temperatura > 37,8°C), podendo ser considerado como critério único para o diagnóstico de infecção intra-amniótica.

Conduta diante de infecção ovular

Diante de infecção ovular, a conduta é ativa, independentemente da idade gestacional. A via de parto preferencial é vaginal e a antibioticoterapia deve ser iniciada tão logo o diagnóstico seja feito. Preconiza-se 1 dos seguintes esquemas terapêuticos:

- **Esquema 1:** clindamicina na dose de 600 mg, por via endovenosa, a cada 6 horas ou na dose de 900 mg, por via endovenosa, a cada 8 horas + gentamicina na dose de 1,5 mg/kg, por via endovenosa, a cada 8 horas.
- **Esquema 2:** ampicilina + sulbactam na dose de 3 g, por via endovenosa, a cada 6 horas.

674 Protocolos Assistenciais

- **Esquema 3:** ampicilina na dose de 2 g, por via endovenosa, a cada 6 horas ou penicilina G cristalina em dose de ataque de 5.000.000 UI e manutenção de 2.500.000 UI, por via endovenosa, a cada 4 horas; + gentamicina na dose de 1,5 mg/kg, por via endovenosa a cada 8 horas + metronidazol na dose de 500 mg, por via endovenosa, a cada 8 horas.

Na presença de feto morto ou inviável ou, ainda, na manutenção do pós-parto, pode-se usar gentamicina na dose de 3 a 5 mg/kg, por via endovenosa, em administração única a cada 24 horas.

Se a paciente for nefropata, preconiza-se a troca da gentamicina por uma cefalosporina de terceira geração, como a ceftriaxona, na dose de 1 a 2 g, por via endovenosa, a cada 12 horas.

Se a paciente for estreptococo positivo, prefere-se o esquema 2, uma vez que há relatos de resistência do estreptococo à clindamicina.

O esquema antibiótico deve ser mantido até 48 horas após o último episódio de febre, caso não se trate de uma infecção complicada por um quadro séptico.

Na eventualidade de resolução por via alta (cesariana), preconiza-se proteção da cavidade peritoneal com colocação bilateral de compressas úmidas nas goteiras parietocólicas.

◗ Prevenção da Infecção pelo Estreptococo do Grupo B

Adota-se a conduta preconizada pelo Centers of Diseases Control (CDC), em 2010, para prevenir infecção por estreptococo do grupo B, pois a rotura prematura de membranas ovulares é considerada situação de alto risco para colonização e infecção do feto e do recém-nascido por esse agente bacteriano específico, que confere alta mortalidade neonatal.

Conforme mostrado na Figura 63.2, assim que o diagnóstico de rotura prematura das membranas ovulares for firmado, deve-se colher cultura específica para estreptococo do grupo B por meio de *swab* perineal/anal. Não se fará nova pesquisa se já houver indício prévio de contaminação, como *swab* positivo ou urocultura positiva para estreptococo do grupo B nesta gravidez ou se filho anterior apresentou doença estreptocócica. A seguir, introduz-se antibioticoterapia (esquema 1 – ataque de 5.000.000 UI de penicilina cristalina, por via endovenosa + manutenção de 2.500.000 UI, por via endovenosa, a cada 4 horas; ou esquema 2 – ataque de 2,0 g de ampicilina, por via endovenosa + manutenção de 1 g, por via endovenosa, a cada 6 horas), que é continuada por 48 horas, podendo ser interrompida antes se o resultado da cultura for negativa. Se a paciente já tiver colhido o exame no pré-natal e ele estiver disponível para a equipe, sendo negativo, a antibioticoterapia não será necessária. Caso a paciente esteja em trabalho de parto, sem confirmação do

Capítulo 63 — Rotura Prematura das Membranas Ovulares

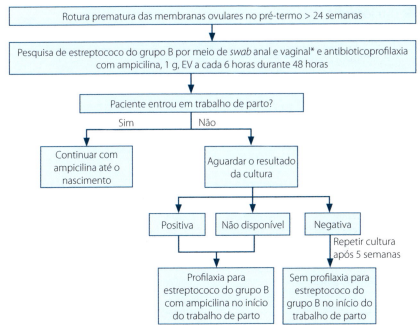

*Não é preciso fazer o swab se já houver pesquisa prévia com swab na gravidez, se houver urocultura positiva nesta gravidez ou se o filho anterior apresentou doença estreptocócica.

Figura 63.2 – Conduta na rotura prematura das membranas ovulares no pré-termo > 24 semanas.

diagnóstico pela cultura, o uso do antibiótico é mantido até o nascimento. Se a pesquisa para estreptococo for positiva, a paciente deverá receber a antibioticoterapia específica posteriormente, quando entrar em trabalho de parto.

A pesquisa para o estreptococo do grupo B é válida por até 5 semanas, portanto, não se utiliza o antibiótico durante o trabalho de parto se ele ocorrer até 5 semanas depois de pesquisa com resultado negativo. Caso haja trabalho de parto após 5 semanas e não ocorra o nascimento ao se atingir 35 a 37 semanas, mesmo que fora de trabalho de parto, deve-se realizar nova pesquisa.

Uma possibilidade de abordagem diferenciada seria analisar a presença de contaminação por estreptococo do grupo B por meio de testes rápidos como o PCR-RT, procedimento considerado o ideal recentemente por um consenso europeu sobre o assunto, por diminuir a exposição desnecessária à antibioticoterapia. Esse é um aspecto que começa a ser investigado atualmente.

Bibliografia

- American College of Obstetricians and Gynecologists' Committee on Practice Bulletins – Obstetrics. Practice Bulletin n. 172: Premature pupture of membranes. Obstet Gynecol. 2016; 128(4):e165-77.
- Battarbee AN. Use of antenatal corticosteroids in preterm prelabor rupture of membranes. Obstet Gynecol Clin North Am. 2020; 47(4):587-94.
- Verani JR, McGee L, Schrag SJ; Centers for Disease Control and Prevention. Prevention of perinatal group B streptococcal disease. MMWR Recomm Rep. 2010; 59(RR-10):1-36.
- Committee on Obstetric Practice. Committee Opinion n. 713: Antenatal corticosteroid therapy for fetal maturation. Obstet Gynecol. 2017; 130(2):e102-9.
- Cousens S, Blencowe H, Gravett M, Lawn JE. Antibiotics for pre-term pre-labour rupture of membranes: Prevention of neonatal deaths due to complications of pre-term birth and infection. Int J Epidemiol. 2010; 39(Suppl 1):i134-43.
- Cunningham FG, Leveno KJ, Bloom SL, Hauth JC, Rouse DJ, Spong CY. Preterm birth. In: Williams obstetrics. 23. ed. New York: McGraw-Hill Medical, 2010. p. 817-20.
- Di Renzo GC, Melin P, Berardi A, Blennow M, Carbonell-Estrany X, Donzelli GP, et al. Intrapartum GBS screening and antibiotic prophylaxis: A European consensus conference. J Matern Fetal Neonatal Med. 2015; 28(7):766-82.
- Galletta MAK, Bittar RE, Rodrigues AS, Francisco RPV, Zugaib M. Comparative analysis of insulin-like growth factor binding protein-1, placental alpha-microglobulin-1, phenol and pH for the diagnosis of preterm premature rupture of membranes between 20 and 36 weeks. J Obstet Gynaecol Res. 2019; 45(8):1448-57.
- Galletta MAK, Bittar RE, Agra I, Guerra ECL, Francisco RPV, Zugaib M. Epidemiological profile of patients with preterm premature rupture of membranes at a tertiary hospital in São Paulo, Brazil. Clinics (São Paulo). 2019; 74:e1231.
- Hutzal CE, Boyle EM, Kenyon SL, Nash JV, Winsor S, Taylor DJ, et al. Use of antibiotics for the treatment of preterm parturition and prevention of neonatal morbidity: A metaanalysis. Am J Obstet Gynec. 2008; 199(6):620.e1-8.
- Lee MJ, Davies J, Guinn D, Sullivan L, Atkinson MW, McGregor S, et al. Single versus weekly courses of antenatal corticosteroids in preterm premature rupture of membranes. Obstet Gynecol. 2004; 103(2):274-81.
- Mercer BM, Rabello YA, Thurnau GR, Miodovnik M, Goldenberg RL, Das AF, et al.; NICHD-MFMU Network. The NICHD-MFMU antibiotic treatment of preterm PROM study: impact of initial amniotic fluid volume on pregnancy outcome. Am J Obstet Gynecol. 2006; 194(2):438-45.
- National Institutes of Health. Report of the Consensus Development Conference on the effects of corticosteroids for fetal maturation on perinatal outcomes. NIH Publication n. 95. Bethesda: National Institute of Child Health and Human Development, 1994.
- Paula GM, Silva LGP, Moreira MEL, Bonfim O. Repercussões da amniorrexe prematura no pré-termo sobre a morbimortalidade neonatal. Cad Saúde Pública. 2008; 24(11):2521-31.
- Sheibani L, Fong A, Henry DE, Norton ME, Truong YN, Anyikam A, et al. Maternal and neonatal outcomes after antenatal corticosteroid administration for PPROM at 32 to 33 6/7 weeks gestational age. J Matern Fetal Neonatal Med. 2017; 30(14):1676–80. doi: 10.1080/14767058.2016.1222366.

Capítulo 63 Rotura Prematura das Membranas Ovulares 677

- Stoll BJ, Hansen NI, Sánchez PJ, Faix RG, Poindexter BB, van Meurs KP, et al.; National Institute of Child Health and Human Development Neonatal Research Network. Early onset neonatal sepsis: The burden of group B streptococcal and E. coli Disease continues. Pediatrics 2011; 127(5): 817-26.
- van der Ham DP, Vijgen SMC, Nijhuis JG, van Beek JJ, Opmeer BC, Mulder ALM, et al.; PPROMEXIL Trial Group. Induction of labor versus expectant management in women with preterm prelabor rupture of membranes between 34 and 37 weeks: A randomized controlled trial. PLoS Med. 2012; 9(4):e1001208.
- Vidaeff AC, Ramin SM. Antenatal corticosteroids after preterm premature rupture of membranes. Clin Obst Gynecol 2011; 54(2):337–343.
- Vijgen SMC, Van der Ham DP, Bijlenga D, Van Beek JJ, Bloemenkamp KWM, Kwee A, Groenewout M, Kars MM, Kuppens S, Mantel G, et al. Economic analysis comparing induction of labor and expectant management in women with preterm prelabor rupture of membranes between 34 and 37 weeks (PPROMEXIL Trial). Acta Obstet Gynecol Scand. 2014; 93(4):374-381.

capítulo 64

Infecção Intra-Amniótica

Marco Aurélio Knippel Galletta

A infecção intra-amniótica (IIA), também denominada infecção ovular, é o quadro clínico consequente à invasão bacteriana da cavidade amniótica. Trata-se de importante causa de morbidade e mortalidade não só perinatais, como também maternas. Um marcador característico do quadro clínico é a corioamnionite, definida como um processo inflamatório presente nas membranas fetais (córion e âmnio), que pode se estender a outros tecidos, como a decídua (deciduíte), as vilosidades (vilosite) ou ao cordão umbilical (funisite ou onfalite), com infiltração de neutrófilos, macrófagos e linfócitos no tecido acometido. Apesar dessa forte associação entre os 2 processos, não devem ser considerados sinônimos, pois a corioamnionite é um achado histopatológico não exclusivo do quadro infeccioso. Como complicações maternas, destacam--se a sepse, a histerectomia e o óbito. Com relação ao concepto, podem-se citar: abortamento, óbito intrauterino, parto prematuro, pneumonia, meningite, sepse neonatal, paralisia cerebral e óbito neonatal.

De maneira geral, a infecção intra-amniótica associa-se à rotura prematura das membranas ovulares (RPMO), sobretudo no pré-termo, mas pode ocorrer também em membranas íntegras, muitas vezes associada ao trabalho de parto prematuro. Esse quadro é de diagnóstico mais difícil.

▶ Patogênese

São reconhecidas 3 vias para a infecção intra-amniótica: ascendente, hematogênica e iatrogênica. A mais comum delas é a infecção ascendente, que se caracteriza pela ascensão de bactérias do trato genital inferior para a cavidade amniótica, costuma estar associada com a rotura prematura das membranas ovulares. A infecção pela via hematogênica (ou transplacentária), por outro lado, ocorre preferencialmente com as membranas íntegras, bem como aquela decorrente de iatrogenias após procedimentos obstétricos invasivos, como cerclagem, amniocentese ou cordocentese. De qualquer forma, com a invasão bacteriana, ocorrem a liberação de endotoxinas bacterianas e a síntese de citocinas pró-inflamatórias, como as interleucinas 1, 6 e 8, o fator de necrose tumoral-α (TNF-α) e as metaloproteinases da matriz extracelular (MMP) 6 e 8. Essas citocinas podem estar envolvidas na rotura prematura de membranas, assim como no trabalho de parto prematuro e na resposta inflamatória fetal sistêmica, a qual se associa a lesões sistêmicas no feto, incluindo leucomalácia periventricular, paralisia cerebral e displasia broncopulmonar, eventos altamente relacionados com infecção intra-amniótica. Pesquisas recentes indicam haver diversos polimorfismos genéticos que se relacionam com diferentes comportamentos dessas citocinas, determinando a preponderância de uma via final da patogênese em detrimento das demais. Assim, há pacientes que evoluem diretamente para a corioamnionite, sem rotura de membranas, ao passo que outras evoluem para uma resposta inflamatória sistêmica fetal exagerada, com quadro clínico materno oligossintomático.

Microbiologia

A infecção intra-amniótica é polimicrobiana, geralmente com microrganismos do sistema genital, incluindo anaeróbios (especialmente *Bacteroides* sp., *Prevotella* sp., e *Peptostreptococcus*), aeróbios Gram-positivos (*Streptococcus agalactiae*) e bacilos aeróbios Gram-negativos (especialmente *Escherichia coli*). Outros patógenos, como *Chlamydia trachomatis* e *Neisseria gonorrhoeae,* podem estar relacionados à IIA, possivelmente aumentando a predisposição à corioamnionite. Na infecção associada a membranas íntegras, os principais agentes costumam ser a *Listeria monocytogenes* e o estreptococo do grupo A. Mais recentemente, tem-se sublinhado, ainda, a participação de *Ureaplasma urealyticum, Mycoplasma hominis, Fusobacterium nucleatum, Streptococcus mutans* e *Staphylococcus aureus* na etiologia de infecções subclínicas, com imagem hiperecogênica do líquido amniótico próximo ao orifício interno do colo (*sludge*) detectada pela ultrassonografia transvaginal.

Epidemiologia

Observa-se a incidência de infecção intra-amniótica em aproximadamente 1 a 5% de todas as gestações. Os 2 grandes fatores de risco são a rotura prematura de membranas ovulares e o trabalho de parto prematuro. Em pacientes com membranas íntegras, a incidência fica entre 0,5 e 1%. Na vigência de rotura prematura das membranas ovulares, a taxa sobe para 3 a 15%; e se a rotura ocorrer no pré-termo, essa taxa ultrapassa os 15%, chegando a 25%. A incidência é inversamente proporcional ao tempo de rotura das membranas ovulares.

Outros fatores de risco são:

- Procedimentos invasivos (amniocentese e outros).
- Colo curto.

Capítulo 64 — Infecção Intra-Amniótica **681**

- Incompetência cervical.
- *Sludge* do líquido amniótico.
- Excesso de exames vaginais durante o trabalho de parto (6 ou mais).
- Trabalho de parto prolongado (superior a 12 horas).
- Período de latência (intervalo entre a rotura das membranas e o parto) superior a 24 horas.
- Colonização materna por *Streptococcus agalactiae*.
- Vaginose bacteriana.
- Presença de *Chlamydia* sp. e *Mycoplasma* sp. em trato genital inferior.

Diagnóstico

Embora se possa realizar o diagnóstico histológico, ele é essencialmente retrospectivo e não específico para a infecção intra-amniótica, uma vez que outras causas, como hipóxia e mecônio, podem se associar com a infiltração neutrofílica das membranas. Assim, o diagnóstico é tipicamente clínico e laboratorial, estabelecido com base nos achados clínicos dispostos na Tabela 64.1 e abordados no Capítulo 63 – Rotura Prematura das Membranas Ovulares.

Tabela 64.1 – Critérios diagnósticos para infecção intra-amniótica

- Febre ($\geq 37{,}8^{\circ}$C), sem outro foco aparente
- Taquicardia materna (frequência cardíaca > 100 bpm)
- Taquicardia fetal (frequência cardíaca basal > 160 bpm)
- Útero irritável ou sensibilidade uterina aumentada
- Conteúdo vaginal purulento, geralmente com alteração do odor
- Leucocitose (> 15.000 células/mm³ ou aumento de 20%)
- Aumento da proteína C reativa em 20%
- Diminuição abrupta do índice de líquido amniótico (ILA)
- Alteração do perfil biofísico fetal, com ausência dos movimentos respiratórios fetais

O diagnóstico muitas vezes é difícil, principalmente na vigência de membranas íntegras, e ocorre geralmente por exclusão, podendo ser apenas retrospectivo em alguns casos.

Desses critérios diagnósticos, o primeiro (febre, sem outro foco) é o mais importante, podendo ser o responsável pela conclusão do diagnóstico, mesmo quando isolado. Para os demais critérios, ditos menores, exige-se a presença de pelo menos 2. Na prática clínica, no entanto, na presença de febre geralmente outros sinais também se farão presentes.

682 Protocolos Assistenciais

Não se considera a proteína C reativa alterada para o diagnóstico, mas sim seu aumento significativo, uma vez que a própria gravidez já aumenta esses valores. Assim, 2 valores são necessários para se validar esse critério.

Os últimos 2 critérios (diminuição do índice de líquido amniótico – ILA e ausência de movimentos respiratórios fetais) possivelmente se associam com a síndrome inflamatória sistêmica fetal. São indício precoce de acometimento fetal mais extenso, refletindo diminuição na diurese fetal e diminuição da oxigenação cerebral e/ou pulmonar.

A amniocentese para esclarecimento diagnóstico pode ser realizada em casos especiais, de grande dúvida, em especial na vigência de membranas íntegras. Com o líquido amniótico coletado, podem-se realizar: cultura geral, coração de GRAM, contagem de leucócitos (positivo se superior a 30 células/mm^3) e concentração de glicose (positivo se inferior a 15 mg/dL).

Frente ao diagnóstico de infecção intra-amniótica, 2 procedimentos são necessários: a interrupção da gravidez e a antibioticoterapia sistêmica, independentemente da idade gestacional e das condições fetais. Como a infecção é polimicrobiana, indica-se o uso de agentes antimicrobianos de amplo espectro em 3 esquemas principais, como disposto na Tabela 64.2.

Tabela 64.2 – Esquemas antimicrobianos diante de infecção intra-amniótica preconizados pela Clínica Obstétrica do Hospital das Clínicas da Faculdade de Medicina da Universidade de São Paulo

Esquema 1
• Clindamicina: 600 mg, EV, a cada 6 horas (ou 900 mg, EV, a cada 8 horas)   • Gentamicina: 1,5 mg/kg, EV, a cada 8 horas (ou 3,5-5,0 mg/kg, EV, 1 ×/dia)
Esquema 2
• Ampicilina + sulbactam: 3 g, EV, a cada 6 horas
Esquema 3
• Ampicilina: 2 g, EV, a cada 6 horas (ou penicilina G cristalina: 5.000.000 UI, em dose de ataque + 2.500.000 UI, a cada 4 horas)   • Gentamicina: 1,5 mg/kg, EV, a cada 8 horas (ou 3,5-5,0 mg/kg, EV, 1 ×/dia)   • Metronidazol: 500 mg, EV, a cada 8 horas.

EV: via endovenosa.

O tratamento, com início imediato de antimicrobianos, visa não só o bem-estar da mãe, mas também melhora significativamente o prognóstico fetal, que muitas vezes já se encontra infectado no momento do diagnóstico materno. Em razão do quadro infeccioso, a administração de corticosteroides deve ser evitada, pois pode prejudicar a resposta imune materna, com piora do quadro como um todo.

Capítulo 64 — Infecção Intra-Amniótica **683**

A via vaginal é a preferencial para a resolução, em razão de sua menor morbidade. Se for realizada a cesárea, devem-se ter alguns cuidados adicionais, como a proteção das goteiras parietocólicas com compressas úmidas e lavagem peritoneal, se necessário. Contraindica-se o uso de misoprostol ou de outra substância análoga para a maturação do colo uterino, uma vez que podem prolongar perigosamente o tempo total de exposição ao quadro infeccioso. Também há maior risco de comprometimento da vitalidade fetal, motivo pelo qual está indicada a monitoração do bem-estar fetal por meio da cardiotocografia intraparto.

Sublinha-se o fato de que o tratamento antibiótico deve ser mantido por pelo menos 48 horas após o último episódio de febre. Se houver quadro de sepse concomitante, a conduta deve ser individualizada, mantendo-se o antibiótico por um tempo maior.

Se a paciente for nefropata, preconiza-se a troca da gentamicina por uma cefalosporina de terceira geração, como a ceftriaxona.

Na presença de cultura positiva para o estreptococo do grupo B, prefere-se o esquema 2 (Tabela 64.2), uma vez que há relatos de resistência à clindamicina.

▶ Bibliografia

- Been JV, Degraeuwe PL, Kramer BW, Zimmermann LJ. Antenatal steroids and neonatal outcome after chorioamnionitis: Aa meta-analysis. BJOG. 2011; 118(2):113-22.
- Cohen-Cline HN, Kahn TR, Hutter CM. A population-based study of the risk of repeat clinical chorioamnionitis in Washington State, 1989-2008. Am J Obstet Gynecol. 2012; 207(6):473.e1-7.
- Gauthier S, Tétu A, Himaya E, Morand M, Chandad F, Rallu F, et al. The origin of Fusobacterium nucleatum involved in intra-amniotic infection and preterm birth. J Matern Fetal Neonatal Med. 2011; 24(11):1329-32.
- Gotsch F, Romero R, Kusanovic JP, Mazaki-Tovi S, Pineles BL, Erez O, et al. The fetal inflammatory response syndrome. Clin Obst Gynecol 2007; 50(3):652-83.
- Kusanovic JP, Espinoza J, Romero R, Gonçalves LF, Nien JK, Soto E, et al. Clinical significance of the presence of amniotic fluid 'sludge' in asymptomatic patients at high risk for spontaneous preterm delivery. Ultrasound Obstet Gynecol. 2007; 30(5):706-14.
- Lee SY, Park KH, Jeong EH, Oh KJ, Ryu A, Park KU. Relationship between maternal serum C-reactive protein, funisitis and early-onset neonatal sepsis. J Korean Med Sci. 2012; 27(6):674-80.
- Menon R, Taylor RN, Fortunato SJ. Chorioamnionitis: A complex pathophysiologic syndrome. Placenta. 2010; 31(2):113-20.
- Molina-Giraldo S, Bermúdes-Roa J, Acuña-Osorio E, Franco-Hernández A, Rojas-Arias JL. Marcadores ecográficos de corioamnionitis e infección fetal in útero: Revisión de la literatura. Rev Colomb Obstet Ginecol. 2012; 63(4):356-67.
- Popowski T, Goffinet F, Maillard F, Schmitz T, Leroy S, Kayem G. Maternal markers for detecting early-onset neonatal infection and chorioamnionitis in cases of premature

rupture of membranes at or after 34 weeks of gestation: A two-center prospective study. BMC Pregnancy Childbirth. 2011; 11:26.

- Ramsey PS, Lieman JM, Brumfield CG, Carlo W. Chorioamnionitis increases neonatal morbidity in pregnancies complicated by preterm premature rupture of membranes. Am J Obstet Gynecol. 2005; 192:1162-6.
- Shatrov JG, Birch SC, Lam LT, Quinlivan JA, McIntyre S, Mendz GL. Chorioamnionitis and cerebral palsy: A meta-analysis. Obstet Gynecol. 2010; 116(2 Pt 1):387-92.
- Wu YW, Colford Jr JM. Chorioamnionitis as a risk factor for cerebral palsy: A meta-analysis. JAMA. 2000; 284(11):1417-24.

capítulo 65

Diabetes *Mellitus* Gestacional

Rafaela Alkmin da Costa
Cristiane de Freitas Paganoti
Rossana Pulcineli Vieira Francisco

Define-se diabetes *mellitus* gestacional como a intolerância a carboidratos, de grau variável, diagnosticada pela primeira vez na gestação e que não atenda aos critérios utilizados para o diagnóstico de diabetes *mellitus* (DM) fora do período gestacional. É uma das intercorrências médicas mais frequentes na gravidez, estimando-se taxas de 17,8% após a adoção dos critérios diagnósticos atuais.

Uma vez que determina risco aumentado de complicações perinatais, é obrigatório realizar seu diagnóstico e tratamento durante o pré-natal.

Fatores de Risco

Alguns fatores de risco associam-se a maior frequência de diabetes *mellitus* gestacional (Tabela 65.1), no entanto, independentemente de sua presença, todas as gestantes devem realizar o teste diagnóstico, ou seja, a pesquisa deve ser feita de forma universal.

Tabela 65.1 – Fatores de risco para o desenvolvimento de diabetes *mellitus* gestacional

- Idade materna ≥ 35 anos
- Sobrepeso/obesidade materna e/ou ganho excessivo de peso na gravidez
- Antecedente familiar de 1º grau de diabetes *mellitus*
- Diabetes *mellitus* gestacional em gravidez prévia
- Intolerância à glicose anterior à gravidez
- Macrossomia fetal e/ou feto grande para a idade gestacional
- Antecedente de óbito perinatal
- Hipertensão arterial
- Uso de corticosteroides

Diagnóstico

Na primeira consulta de pré-natal, deve-se solicitar exame de glicemia em jejum com o objetivo primordial de se identificar casos de diabetes *mellitus* diagnosticado na gestação. Essas gestantes deverão ser acompanhadas como portadoras de diabetes *mellitus* pré-gestacional e muito provavelmente apresentam diagnóstico de diabetes *mellitus* tipo 2. O tratamento e o manejo desses casos foram discutidos no Capítulo 28 – Diabetes *Mellitus* Tipo 2. Além de se investigar diabetes pré-gestacional, essa medida de glicemia em jejum também visa identificar diabetes *mellitus* gestacional já no início da gravidez.

Uma vez que a gestante não apresente o diagnóstico de diabetes *mellitus* (gestacional ou pré-gestacional) na primeira consulta de pré-natal, ela deverá realizar teste de tolerância à glicose oral com ingestão de 75 g (TTGO 75 g) entre 24 e 28 semanas de gestação. A pesquisa de diabetes *mellitus* na gestação está esquematizada na Figura 65.1.

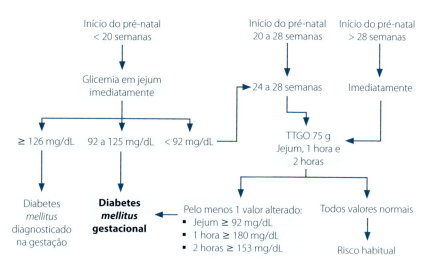

Figura 65.1 – Diagnóstico de diabetes *mellitus* durante o pré-natal.
TTGO 75 g: teste de tolerância à glicose oral com ingestão de 75 g.

Complicações Associadas ao Diabetes *Mellitus* Gestacional

Gestantes com diagnóstico de diabetes *mellitus* gestacional e que não atinjam controle metabólico adequado apresentam com maior frequência:
- Feto grande para a idade gestacional e/ou macrossomia fetal.
- Polidrâmnio.
- Trabalho de parto prematuro.
- Rotura prematura de membranas ovulares.
- Óbito fetal.
- Hipoglicemia neonatal.
- Desconforto respiratório do recém-nascido.

Capítulo 65 — Diabetes *Mellitus* Gestacional **687**

- Hipocalcemia neonatal
- Icterícia neonatal.

Além disso, em longo prazo, os filhos de mães diabéticas que viveram em ambiente intrauterino desfavorável (controle glicêmico inadequado) apresentam risco aumentado para síndrome metabólica na vida adulta, com obesidade, diabetes *mellitus* e hipertensão arterial.

Acompanhamento Pré-Natal

As consultas devem ter os intervalos reduzidos (de 1 a 3 semanas) para avaliação adequada do controle metabólico e ajuste terapêutico.

Acompanhamento laboratorial

- Hemoglobina glicada no momento do diagnóstico: para avaliação do controle glicêmico nas últimas 8 a 12 semanas.
- Urocultura trimestral: tem o objetivo de identificar bacteriúria assintomática, prejudicial ao controle metabólico e à gestação.

Tratamento

O tratamento inicial consiste em orientações nutricionais, exercícios físicos e monitoração glicêmica, que deverão ser instituídos simultaneamente a partir do diagnóstico de diabetes *mellitus* gestacional.

Dieta

O tratamento clínico consiste na adoção de medidas dietéticas apropriadas para a gestante diabética. Preconiza-se ingestão de 1.800 a 2.200 calorias diárias totais, fracionadas e constituídas por aproximadamente 50% de carboidratos, 30 a 35% de lipídeos e 15 a 20% de proteínas. A dieta deve ser fracionada em 6 refeições: café da manhã, lanche da manhã, almoço, lanche da tarde, jantar e ceia. Devem-se preferir alimentos com baixos índices glicêmicos, como carboidratos de grão integral.

A participação de nutricionista na elaboração e na flexibilização da dieta é essencial. Os adoçantes podem ser utilizados durante a gestação, com preferência para os naturais, como *stevia* e sucralose. Adoçantes artificiais, como aspartame, podem ser usados com moderação.

Exercícios físicos

A avaliação por profissional afeito ao acompanhamento de gestantes, e em especial daquelas com diabetes *mellitus* gestacional, possibilita melhor controle

Protocolos Assistenciais

glicêmico por meio da prática de exercícios físicos apropriados e individualizados para cada trimestre da gestação. Deve-se atentar para a presença de contraindicação à prática de exercícios, que deve ser orientada pelo obstetra. Caminhada de 30 minutos em 5 ou mais dias por semana e prática de exercícios resistidos supervisionados por educador físico são boas opções.

Monitoração glicêmica

A monitoração do controle metabólico é realizada pela avaliação da glicemia sanguínea capilar (Dextro®).

Para as gestantes em tratamento com dieta e atividade física, as glicemias devem ser aferidas ao menos 4 vezes por dia: jejum e pós-prandial (café da manhã, almoço e jantar), ou seja, com perfil glicêmico simples.

Caso a paciente necessite de insulinoterapia, deve-se acrescentar mais 2 a 3 aferições: antes do almoço, antes do jantar e, quando necessário, na madrugada (às 3 horas da manhã), ou seja, perfil glicêmico completo.

Orienta-se que a mensuração da glicemia capilar pós-prandial seja realizada 1 ou 2 horas após o início das refeições.

Pode-se prescindir das medidas na madrugada se as glicemias em jejum estiverem dentro da meta terapêutica (Tabela 65.2). Por outro lado, caso as medidas do jejum estejam acima dos alvos glicêmicos, preconiza-se que a gestante afira a glicemia também na madrugada para melhor ajuste da insulinoterapia.

Insulinoterapia

A administração de insulina deve ser indicada quando, após 1 a 2 semanas de dieta e exercícios físicos, mais de 30% das medidas de glicemia capilar estiverem acima do alvo terapêutico.

Se a circunferência abdominal fetal estiver acima do percentil 75 para a idade gestacional e incompatível com as demais medidas fetais (circunferência cefálica e comprimento do fêmur), deve-se iniciar insulina caso mais de 20% das medidas estejam acima do alvo glicêmico.

Tabela 65.2 – Perfil glicêmico e alvos terapêuticos para o tratamento do diabetes *mellitus* gestacional

Horário da medição	Limite inferior	Limite superior
Jejum	70 mg/dL	< 95 mg/dL
1 hora após café, almoço e jantar *ou*	100 mg/dL	< 140 mg/dL
2 horas após café, almoço e jantar	100 mg/dL	< 120 mg/dL
Pré-prandiais e madrugada (perfil glicêmico completo)	70 mg/dL	< 100 mg/dL

Nas pacientes com diabetes *mellitus* gestacional, é preferível o uso de insulina humana de ação intermediária (NPH) fracionada em 3 doses diárias, com maior dose no período da manhã.

A dose inicial diária de insulina é calculada e fracionada de acordo com o peso da gestante:

- Dose inicial diária total: 0,5 UI/kg de peso atual da gestante.
- Fracionamento:
  - Antes do desjejum: metade da dose total.
  - Antes do almoço: ¼ da dose total.
  - Às 22 horas: um quarto da dose total.

Poderá haver necessidade de ajustes na dose de insulina NPH e também de introdução de insulina de ação rápida antes das refeições, caso a paciente apresente valores de glicemia pré-prandiais adequados e pós-prandiais elevados. Para introdução de insulina regular (R), pode-se iniciar com a dose de 2U I administrada 30 minutos antes das refeições em que ela for necessária, de acordo com o perfil glicêmico completo (Tabela 65.3).

Para realizar os ajustes de dose de insulina, deve-se considerar os valores de glicemia capilar do perfil glicêmico de 1 semana, evitando-se correções pontuais e desnecessárias.

Hipoglicemiantes orais

Os hipoglicemiantes orais vêm sendo cada vez mais estudados para o tratamento do diabetes *mellitus* gestacional, no entanto, resultados recentes apontam maior risco de macrossomia e hipoglicemia neonatal nas gestações em que se fez uso de glibenclamida. Com relação à metformina, apesar de evidências de bom controle glicêmico e resultados neonatais, grande parcela das gestantes que usam esse medicamento vai precisar de adição de insulina para o controle glicêmico. Além disso, há crescentes resultados de trabalhos que apontam para repercussões em médio e longo prazo para as crianças expostas à metformina na vida intrauterina, como obesidade central. Até o presente momento, a Agência Nacional de Vigilância Sanitária (ANVISA) não aprova a utilização da metformina para o tratamento do diabetes *mellitus* gestacional e a insulina persiste como primeira opção.

690 Protocolos Assistenciais

Tabela 65.3 – Sugestões de ajustes na dose de insulina de acordo com os registros do perfil glicêmico completo

Alteração glicêmica	Insulina NPH	Insulina regular ou lispro/asparte
Jejum normal e hiperglicemia pós-café	–	Aumentar dose do café da manhã
Hiperglicemia pré-almoço (qualquer pós-almoço)	Aumentar dose do café da manhã	–
Pré-almoço normal e hiperglicemia pós-almoço	–	Aumentar dose do almoço
Hiperglicemia pré-jantar (qualquer pós-jantar)	Aumentar dose do almoço	–
Pré-jantar normal e hiperglicemia pós-jantar	–	Aumentar dose do jantar
Jejum normal e hipoglicemia pós-café	–	Reduzir dose do café da manhã
Hipoglicemia pré-almoço (qualquer pós-almoço)	Reduzir dose do café da manhã	–
Pré-almoço normal e hipoglicemia pós-almoço	–	Reduzir dose do almoço
Hipoglicemia pré-jantar (qualquer pós-jantar)	Reduzir dose do almoço	–
Pré-jantar normal e hipoglicemia pós-jantar	–	Reduzir dose do jantar
Hiperglicemia no jejum + madrugada normal ou alta	Aumentar dose das 22 horas	–
Hiperglicemia no jejum + hipoglicemia de madrugada	Reduzir dose das 22 horas	–
Hipoglicemia no jejum (qualquer madrugada)	Reduzir dose das 22 horas	–

Situações Especiais

Síndrome de ovários policísticos

Em mulheres com antecedente de síndrome de ovários policísticos e intolerância à glicose que faziam uso de metformina quando engravidaram, a abordagem de escolha envolve a suspensão do medicamento e a verificação da necessidade do uso de insulina, a exemplo do protocolo de manejo do diabetes *mellitus* gestacional. Como opção, o medicamento pode ser mantido durante a gestação mediante esclarecimento à gestante sobre a situação atual de segurança da substância e registro no prontuário médico, além de

Capítulo 65 — Diabetes *Mellitus* Gestacional **691**

assinatura de termo de consentimento. Nessas gestantes, dispensa-se a realização do teste de tolerância à glicose oral, uma vez que já estão recebendo tratamento para hiperglicemia. O controle metabólico será verificado pelo perfil glicêmico simples e, quando necessário, pode-se acrescentar insulina ao tratamento. Naquelas que não apresentavam intolerância à glicose, mas usavam metformina, o medicamento deverá ser suspenso e a pesquisa e o tratamento do diabetes *mellitus* gestacional deverão ser feitos da forma habitual.

Pós-cirurgia bariátrica

Após a realização de cirurgia bariátrica, grande parte das mulheres não tolera a realização do teste de tolerância à glicose oral, pois apresentam sintomas de *dumping*. Para essas mulheres, não há consenso na literatura sobre como deve ser feita a pesquisa de diabetes *mellitus* gestacional. Como opção, na Clínica Obstétrica do Hospital das Clínicas da Faculdade de Medicina da Universidade de São Paulo (HCFMUSP), dosa-se a glicemia em jejum na primeira consulta dessas gestantes. Se for constatado valor ≥ 92 mg/dL, inicia-se o tratamento para diabetes *mellitus* gestacional; por outro lado, caso não seja identificado diabetes *mellitus* gestacional neste momento, entre 24 e 28 semanas de gestação, quando se faria o TTGO 75 g, solicita-se nova glicemia em jejum e orienta-se que a gestante faça por 1 semana o perfil glicêmico simples, mantendo sua alimentação habitual. Caso a glicemia em jejum esteja acima de 92 mg/dL ou mais de 30% dos valores estejam acima das metas glicêmicas, configura-se o diagnóstico e inicia-se o tratamento habitual para diabetes *mellitus* gestacional.

Corticoterapia antenatal

Uma situação particular que merece atenção é a indicação de corticoterapia antenatal para acelerar a maturação pulmonar fetal. Sua realização deve ser parcimoniosa em gestantes com diabetes *mellitus* gestacional, pois pode piorar muito o controle glicêmico, impondo risco de cetoacidose para a gestante e descontrole metabólico fetal.

Quando a corticoterapia é indicada na gestante com diabetes *mellitus* gestacional ou pré-gestacional, seja por trabalho de parto prematuro ou por alteração da vitalidade fetal, é preciso antever a piora da glicemia materna que será imposta pela medicação e, como muitas vezes o parto é iminente, evitar a descompensação metabólica fetal.

Dessa forma, no momento em que se indica o corticosteroide antenatal, deve-se, concomitantemente, aumentar em 30% todas as doses de insulina que a gestante utiliza. Naquelas que não fazem uso de insulina, uma dose baixa deve ser prescrita conjuntamente com a indicação do corticosteroide a fim de se evitar hiperglicemias maternas. Nesses casos, prescreve-se insulina NPH

692 Protocolos Assistenciais

na dose de 0,3 UI/kg de peso e fraciona-se da maneira habitual (metade pela manhã, ¼ no almoço e ¼ ao se deitar).

Os valores mais altos de glicemia ocorrem nas primeiras 48 horas (pico do corticosteroide) e tendem a diminuir em até 7 dias. Deve-se ir ajustando as doses conforme o perfil glicêmico completo e, frequentemente, após 1 semana da administração do corticosteroide, caso o parto ainda não tenha ocorrido, pode-se voltar para a dose de insulina prévia à corticoterapia ou suspender a insulina naquelas que previamente não faziam uso.

◗ Avaliação Fetal

Gestantes com diagnóstico de diabetes *mellitus* gestacional devem realizar ultrassonografia obstétrica mensalmente no terceiro trimestre para acompanhar o crescimento fetal, com atenção especial para o diagnóstico de macrossomia.

O controle da movimentação fetal como método auxiliar na avaliação de seu bem-estar, apesar de subjetivo, tem se mostrado simples e prático na orientação da gestante diabética, sendo aplicado principalmente em pacientes ambulatoriais.

Após 34 semanas de gestação, realiza-se a avaliação da vitalidade fetal por meio de perfil biofísico, que deve incluir cardiotocografia fetal nos casos em que houver outras doenças associadas ao diabetes *mellitus* ou controle glicêmico inadequado.

◗ Momento e Tipo de Parto

Em pacientes com bom controle metabólico e sem repercussões fetais, permite-se a evolução da gravidez até 40 semanas.

Quando, apesar de dieta adequada e insulinoterapia, não se obtém controle metabólico adequado (menos de 70% dos controles glicêmicos permanecem dentro das metas terapêuticas), o parto está indicado a partir de 37 semanas. Evita-se a resolução antes de 37 semanas em virtude do maior risco de desconforto respiratório neonatal. Diante do diagnóstico de macrossomia (peso fetal ≥ 4.000 g), o parto está indicado a despeito da idade gestacional, por conta do risco aumentado de óbito fetal.

Em situações particulares, quando há associação de outras condições obstétricas que indiquem o término da gestação, como nos casos de restrição de crescimento fetal, a antecipação do parto deve ser considerada.

As condições obstétricas determinam a melhor via do parto, não havendo restrições específicas por causa da presença do diabetes.

Capítulo 65 — Diabetes *Mellitus* Gestacional 693

Tabela 65.4 – Prescrição de insulina no dia do parto para pacientes com diabetes *mellitus* gestacional

Tipo de parto programado	Insulina NPH	Insulina regular
Cesariana	⅓ da dose habitual da manhã	Não usar (jejum)
Indução de trabalho de parto	⅓ da dose habitual da manhã	Dose total da manhã (paciente deve tomar café da manhã)

▶ Assistência ao Parto

Caso o parto seja programado, deve-se adequar a prescrição de insulina para o dia de sua realização conforme apresentado na Tabela 65.4.

Durante o trabalho de parto, devem ser observadas as seguintes medidas para o controle metabólico da parturiente:

- Infusão endovenosa de soro glicosado 5% (60 mL/h ou 20 gotas/min) durante o período em que a paciente for mantida em jejum (iniciar após 8 horas de jejum).
- Controle glicêmico: avaliação da glicemia capilar a cada 3 a 4 horas (manter entre 70 e 140 mg/dL):
  - Hipoglicemia (< 70 mg/dL): aumentar a velocidade de infusão do soro glicosado.
  - Hiperglicemia: corrigir com insulina regular subcutânea:
    - 141 a 199 mg/dL: 2 UI.
    - 200 a 249 mg/dL: 4 UI.
    - 250 a 299 mg/dL: 6 UI.

Caso a glicemia esteja maior que 200 mg/dL, deve-se verificar a presença de cetonúria e tomar demais medidas para diagnóstico e tratamento de eventual cetoacidose diabética, evento raro em pacientes com diabetes *mellitus* gestacional.

▶ Puerpério

A maioria das pacientes com diabetes *mellitus* gestacional retorna à condição de normalidade prévia à gestação. Deve-se, então, já no primeiro dia após o parto, suspender a dieta para diabético, o uso de insulina e o perfil glicêmico. É muito raro que gestantes com diabetes *mellitus* gestacional apresentem níveis de glicemia definidores de diabetes *mellitus* pré-gestacional nos primeiros dias do puerpério, razão pela qual também se pode suspender o perfil glicêmico.

Sabe-se que mulheres que tiveram diabetes *mellitus* gestacional têm risco muito aumentado de apresentarem algum grau de intolerância a carboidratos após a gestação. No ano de 2010, na Clínica Obstétrica do HCFMUSP, foi observado que 25% das pacientes que apresentaram o diagnóstico permaneceram com intolerância à glicose e que outros 5% apresentaram diabetes *mellitus* tipo 2 no primeiro ano após o parto. Por conta disso, preconiza-se a todas as pacientes com diabetes *mellitus* gestacional, independentemente do tratamento utilizado na gestação, a realização de TTGO 75 g (0 e 2 horas) 6 semanas (42 dias) após a data do parto (Figura 65.2).

O diabetes *mellitus* gestacional é o principal fator de risco para diagnóstico de diabetes *mellitus* tipo 2. Assim, as gestantes devem ser orientadas quanto a mudanças de hábitos de vida e também quanto à importância de avaliações periódicas de seu perfil metabólico, que devem ser realizadas pelo menos a cada 3 anos naquelas que apresentarem resultados de exames normais.

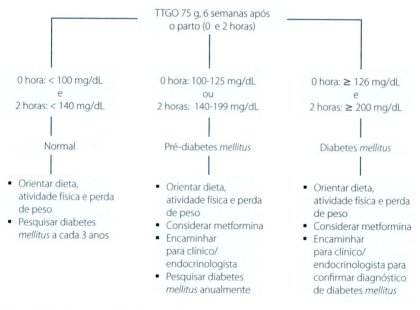

Figura 65.2 – Pesquisa de diabetes *mellitus* após o parto.

▶ Bibliografia

- American Diabetes Association. Management of diabetes in pregnancy: Standards of medical care in diabetes – 2020. Diabetes Care. 2020; 43(Suppl 1):S183-92.
- Blumer I, Hadar E, Hadden DR, Jovanovic L, Mestman JH, Murad MH, et al. Diabetes and pregnancy: An endocrine society clinical practice guideline. J Clin Endocrinol Metab. 2013; 98(11):4227-49.
- Francisco RPV. Predição da intolerância à glicose pós-parto em pacientes com diabetes gestacional. Tese (Doutorado). São Paulo: Faculdade de Medicina da Universidade de São Paulo, 2011.
- HAPO Study Cooperative Research Group; Metzger BE, Lowe LP, Dyer AR, Trimble ER, Chaovarindr U, Coustan DR, et al. Hyperglycemia and adverse pregnancy outcomes. N Engl J Med. 2008; 358(19):1991-2002.
- Homko CJ, Reece EA. Ambulatory care of the pregnant patient with diabetes. In: Hill WC, editor. Ambulatory obstetrics. Flórida: Lippincott Willians & Walkins, 2002. p. 139.
- International Association of Diabetes and Pregnancy Study Groups Consensus Panel; Metzer BE, Gabbe SG, Persson B, Buchanan TA, Catalano PA, Damm P, et al. International Association of Diabetes and Pregnancy Study Groups recommendations on the diagnosis and classification of hyperglycemia in pregnancy. Diabetes Care. 2010; 33(3):676-82.
- Langer O. Management of gestational diabetes: Pharmacologic treatment options and glycemic control. Endocrinol Metab Clin North Am. 2006; 35(1):53-78.
- Mathiesen ER, Christensen ABL, Hellmuth E, Hornnes P, Stage E, Damm P. Insulin dose during glucocorticoid treatment for fetal lung maturation in diabetic pregnancy: Test of an algorithm. Acta Obstet Gynecol Scand 2002; 81(9):835-9.
- Monaci J. Diabetes e gravidez: Considerações sobre a conduta assistencial e as repercussões perinatais. Dissertação (Mestrado). São Paulo: Faculdade de Medicina da USP, 1986.
- Practice Bulletin n. 137: Gestational diabetes mellitus. Obstet Gynecol. 2013; 122(2 Pt 1):406-16.
- Spaulonci CP, Bernardes LS, Trindade TC, Zugaib M, Francisco RPV. Randomized trial of metformin vs insulin in the management of gestational diabetes. Am J Obstet Gynecol. 2013; 209(1):34. e1-7.

capítulo **66**

Pré-Eclâmpsia

Eliane Aparecida Alves
Fernanda Spadotto Baptista
Marcelo Zugaib

▶ Definição

Considera-se pré-eclâmpsia o surgimento da hipertensão arterial após 20 semanas de gestação associada a edema e/ou proteinúria. Excepcionalmente, poderá ocorrer antes em casos de doença trofoblástica gestacional.

Hipertensão, por sua vez, é a presença de pressão arterial sistólica (PAS) maior ou igual a 140 mmHg e/ou pressão arterial diastólica (PAD) maior ou igual a 90 mmHg, aferidas após 5 minutos de repouso, com a paciente sentada ou em decúbito dorsal horizontal, em 2 medidas, realizadas com intervalo de 4 horas entre elas.

Padronização das medidas de pressão arterial

- Paciente ambulatorial:
  - Sentada, aferir no membro superior direito.
  - Manguito adequado à circunferência do braço.
- Paciente internada:
  - Decúbito dorsal, com tronco a 45°.
  - Manguito adequado à circunferência do braço.

O edema generalizado é considerado significativo, em especial em mãos e face, e pode preceder o aparecimento de proteinúria (caracterizada como 300 mg em volume urinário de 24 horas).

Para fins de conduta assistencial, a pré-eclâmpsia pode ser classificada em leve e grave, como descrito na Tabela 66.1.

▶ Diagnóstico

O diagnóstico é clínico e laboratorial. Inicialmente, ocorre o surgimento de hipertensão arterial, que depois é seguido por edema de mãos e face e/ou proteinúria. Este parâmetro é considerado significativo quando apresentar valor superior a 300 mg em urina de 24 horas ou 1 g em amostra isolada.

Tabela 66.1 – Classificação das doenças hipertensivas da gravidez de acordo com a Clínica Obstétrica do Hospital das Clínicas da Faculdade de Medicina da Universidade de São Paulo (HCFMUSP)

Doença hipertensiva específica da gestação (DHEG)
 	
- Hipertensão* após a 20ª semana da gravidez, acompanhada de edema generalizado e/ou proteinúria**
	- Pré-eclâmpsia leve
	- Pré-eclâmpsia grave – presença de 1 ou mais dos seguintes itens:
	  – PA sistólica ≥ 160 mmHg e/ou PA diastólica ≥ 110 mmHg
	  – Proteinúria ≥ 2 g em 24 horas
	  – Oligúria (débito urinário < 400 mL em 24 horas) ou creatinina ≥ 1,2 mg/dL
	  – Cianose e/ou edema pulmonar
	  – Cefaleia, epigastralgia e transtornos visuais (iminência de eclâmpsia)
	- Eclâmpsia (acompanhada de convulsões tonicoclônicas)

Hipertensão arterial crônica (HAC)
 	
- Hipertensão* diagnosticada previamente à gestação ou após a 20ª semana
	- Não complicada
	- Complicada – presença de 1 ou mais dos seguintes fatores:
	  – Pré-eclâmpsia superajuntada
	  – Insuficiência renal
	  – Insuficiência cardíaca

PA: pressão arterial.
*PA sistólica ≥ 140 mmHg e/ou PA diastólica ≥ 90 mmHg.
** Proteinúria: 300 mg em urina de 24 horas.
Modificada de Zugaib & Kahhale, 1985.

▶ Propedêutica Complementar da Pré-Eclâmpsia (Figura 66.1)

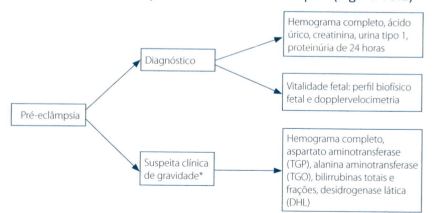

*Na suspeita clínica de gravidade, os exames devem ser realizados em caráter de urgência em enfermaria ou em pronto-socorro.

Figura 66.1 – Exames complementares na pré-eclâmpsia.

Capítulo 66 Pré-Eclâmpsia **699**

Tratamento e acompanhamento das formas leves

A paciente seguirá ambulatorialmente com consultas semanais a partir do diagnóstico até 40 semanas, com a avaliação de:

- Pressão arterial.
- Proteinúria de fita.
- Ganho de peso e edema.
- Sintomas e sinais de gravidade.
- Vitalidade fetal.

Na presença de descontrole pressórico, ganho ponderal ≥ 1 kg em 1 semana, edema de mãos e face, proteinúria de fita acima de ++ (ou náuseas e vômitos e dor abdominal alta), levanta-se a suspeita de formas graves. A paciente deverá, então, ser encaminhada para pronto-socorro ou internação para a realização da pesquisa laboratorial de formas graves (Figura 66.1).

O tratamento será realizado por medidas anti-hipertensivas e/ou tratamento medicamentoso.

Medidas anti-hipertensivas

- Repouso em decúbito lateral esquerdo (DLE) ou o preferencial da paciente, 1 hora após o almoço e 1 hora após o jantar.
- Redução das atividades laborais.
- Dieta hipossódica (2 a 3 g/dia).
- Evitar alimentos em conserva, embutidos, frios e temperos industrializados.

Tratamento medicamentoso

- **Sedação**

A sedação deverá ser reservada aos casos de internação, usando-se levomepromazina na dose de 3 mg (3 gotas), por via oral, a cada 8 horas.

- **Anti-hipertensivos**

Na Clínica Obstétrica do Hospital das Clínicas da Faculdade de Medicina da Universidade de São Paulo (HCFMUSP), indica-se o tratamento medicamento 1 semana após o início das medidas anti-hipertensivas sem atingir o controle pressórico adequado (níveis pressóricos mantendo-se superiores ou iguais a 140 × 90 mmHg).

- Objetivos:
  - Evitar as emergências hipertensivas.
  - Diminuir a incidência de acidente vascular cerebral (AVC).
  - Baixar a pressão arterial diastólica em 20 a 30%.
  - Postergar a evolução para formas graves.

Protocolos Assistenciais

- **Drogas utilizadas**

As drogas utilizadas estão resumidas na Tabela 66. As primeiras opções a serem utilizadas são metildopa ou anlodipino.

Tabela 66.2

1ª linha	α-agonista de ação central: • Metildopa: 0,5 a 2 g/dia, divididos em 2 a 4 tomadas Bloqueadores de canais de cálcio di-hidropiridínicos: • Anlodipino: 5 a 10 mg/dia, divididos em 1 ou 2 tomadas* • Nifedipina (ação lenta): 20 a 60 mg/dia, divididos em 1 ou 2 tomadas
2ª linha	β-bloqueadores: • Metoprolol (β-bloqueador seletivo): 25 a 100 mg/dia, divididos em 1 a 2 tomadas • Carvedilol (α e β-bloqueador): 12,5 a 50 mg/dia, divididos em 2 tomadas

Doses até 20 mg podem ser usadas, somente se a paciente estiver internada.

- **Contraindicações**

- Metildopa: alteração de função hepática.

- **Critérios para adequação ou introdução de medicação**

Introduz-se a primeira droga e aumenta-se progressivamente até a dose máxima antes de introduzir-se a segunda droga. A escolha da primeira droga baseia-se no quadro clínico da paciente, devendo-se considerar que a metildopa requer um tempo maior de impregnação até o início do efeito terapêutico.

- **Uso da terceira droga**

A introdução da terceira droga anti-hipertensiva, se necessária, durante a internação, deverá ser particularizada a depender das comorbidades apresentadas pela paciente.

Critérios de Internação

- Necessidade de introdução de 2 drogas anti-hipertensivas para o controle pressórico.
- Má adesão ao tratamento clínico e medicamentoso preconizado.
- Evolução para formas graves.
- Alteração dos exames de vitalidade fetal.
- Todas as formas classificadas como graves permanecerão internadas até o parto, com o objetivo de atingir a 37ª semana.

A internação visa o controle clínico materno e a vigilância da vitalidade fetal. Os exames de vitalidade fetal são realizados 2 a 3 vezes por semana ou até diariamente, a depender das condições clínicas maternas e da própria vitalidade fetal (perfil biofísico fetal e dopplervelocimetria).

O manejo da pressão arterial será realizado conforme segue:
- Periodicidade das medidas de PA para a paciente internada:
- Com a paciente estável, faz-se o controle da pressão arterial a cada 4 horas, das 6 horas às 22 horas. Se houver sintomas (cefaleia, epigastralgia ou alterações visuais), nova medida deve ser feita a qualquer momento.
- A paciente deverá ser reavaliada se a pressão arterial diastólica for igual ou superior a 100 mmHg ou se manifestar sintomas (cefaleia, epigastralgia, escotomas).
- O controle pressórico da paciente internada deverá ser realizado conforme a Figura 66.2.

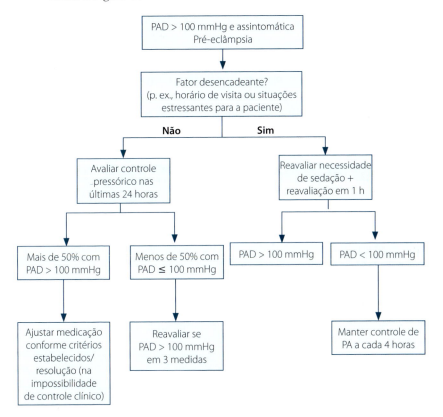

PA: pressão arterial; PAD: pressão arterial diastólica.

Figura 66.2 – Tratamento do descontrole pressórico em pacientes internadas.

Drogas para tratamento da emergência hipertensiva

O tratamento da emergência hipertensiva segue o fluxo exposto na Figura 66.3, utilizando-se as drogas hidralazina, nitroprusseto de sódio e nitroglicerina.

- **Hidralazina**

- Como administrar:
  - Uma ampola (20 mg) diluída em 1 mL.
  - Dose preconizada: 5 mg, por via endovenosa a cada 15 minutos.
  - Diluição: 1 ampola + 19 mL de água destilada (solução de 20 mg em 20 mL).
  - Administrar 5 mL, por via endovenosa, a cada 15 minutos, até ser atingido o controle pressórico com redução da pressão arterial em 20 a 30% (dose máxima: 30 mg).

- **Nitroprussiato de sódio e nitroglicerina**

O nitroprussiato de sódio ou a nitroglicerina podem ser utilizados para controle pressórico por tempo limitado frente à refratariedade ao uso de hidralazina endovenosa (Tabela 66.3).

Tabela 66.3 – Uso do nitroprussiato de sódio ou da nitroglicerina diante do insucesso do controle pressórico com hidralazina

Droga	Dose	Início da ação	Duração da ação
Nitroprussiato de sódio	0,25-10 mcg/kg/min em infusão EV contínua	Imediato	1-2 minutos
Nitroglicerina	5-100 mcg/min em infusão EV contínua	2-5 minutos	5-10 minutos

EV: via endovenosa.

- **Sulfato de magnésio**

O sulfato de magnésio é indicado nos casos de iminência de eclâmpsia e eclâmpsia.

- **Diuréticos**

O uso de diuréticos fica reservado apenas para casos de edema agudo de pulmão hipertensivo e insuficiência cardíaca congestiva (ver Capítulo 24 – Cardiopatias).

Critérios de interrupção da gestação

Em caso de alterações da vitalidade (ver Capítulo 16 – Vitalidade Fetal), indica-se a realização do parto.

Na Clínica Obstétrica do HCFMUSP, considera-se a possibilidade de interrupção da gestação antes de 37 semanas em virtude de complicações maternas apenas diante de impossibilidade de controle clínico-laboratorial materno:

- Impossibilidade de controle clínico materno: descontrole pressórico não corrigível e/ou presença de quadro de emergência hipertensiva apesar de paciente em uso de drogas anti-hipertensivas nas doses máximas preconizadas.
- Evolução do quadro materno com iminência de eclâmpsia ou síndrome HELLP.
- Piora progressiva das alterações laboratoriais que indicam uma evolução para a síndrome HELLP (ver Capítulo 68 – Síndrome HELLP).

A antecipação do parto, portanto, pode ocorrer por indicação materna e/ou fetal, e a via de parto é definida conforme as condições clínicas e obstétricas.

É importante lembrar que, se for indicada a via de parto vaginal, a paciente deverá receber sulfato de magnésio durante a fase ativa do trabalho de parto.

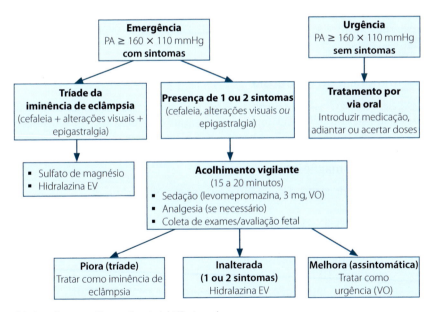

EV: via endovenosa; PA: pressão arterial; VO: via oral.

Figura 66.3 – Tratamento da emergência e urgência hipertensiva.

Protocolos Assistenciais

Prevenção e Predição

A identificação precoce do risco para pré-eclâmpsia por meio de anamnese cuidadosa pode selecionar aquelas gestantes que têm necessidade de acompanhamento diferenciado. Fatores como idade materna avançada, antecedentes familiares e pessoais de hipertensão arterial, antecedentes obstétricos relacionados e obesidade devem alertar para essa possibilidade.

Diante do histórico de hipertensão arterial crônica com morte perinatal, eclâmpsia, síndrome HELLP, nefropatias, doenças do colágeno, transplante renal ou na presença de anticorpos antifosfolípides, ou ainda hipertensão arterial crônica com repercussão em órgãos-alvo, indica-se o uso do ácido acetilsalicílico em dose baixa (100 mg/dia) a partir de 12 semanas, com interrupção 7 dias antes da data provável do parto. A suplementação de cálcio para as pacientes de alto risco para desenvolver pré-eclâmpsia, não é rotineira e está recomendada apenas para as pacientes que tiverem baixa ingesta de cálcio (ver Capítulo 1 – Aspectos Nutricionais).

O teste de rastreamento da pré-eclâmpsia fator de crescimento placentário (PIGF), que avalia a presença dessa proteína envolvida no processo de invasão trofoblástica, tem sido utilizado como marcador bioquímico de risco para pré-eclâmpsia no primeiro trimestre da gestação, no entanto, sua utilidade ainda é discutível e tem custo elevado. Nos casos de risco, a dosagem no sangue materno encontra-se diminuída. Na Clínica Obstétrica do HCFMUSP, esse teste não está disponível.

Iminência de Eclâmpsia

Na Clínica Obstétrica do HCFMUSP, realiza-se o tratamento da iminência de eclâmpsia como o da eclâmpsia (ver Capítulo 67 – Eclâmpsia), com sulfato de magnésio (esquema de Pritchard).

- Sulfato de magnésio

O sulfato de magnésio está indicado nas seguintes situações:

- Eclâmpsia.
- Iminência de eclâmpsia.
- Para profilaxia da convulsão durante o trabalho de parto em todas as formas diagnosticadas como graves (pré-eclâmpsia grave, incluindo síndrome HELLP e doença hipertensiva específica da gestação superajuntada), quando se iniciam as contrações até 24 horas após o parto.

Capítulo 66 — Pré-Eclâmpsia **705**

▶ Cuidados no Pós-Parto

Nas formas leves, mantém-se a paciente sem drogas anti-hipertensivas e se avalia a pressão arterial nas primeiras 72 horas após o parto. Deve-se dar atenção especial a episódios hipertensivos após cessar o efeito da anestesia de bloqueio, se utilizada. Quando necessário (pressão arterial diastólica maior que 100 mmHg), reintroduz-se a medicação anterior.

A paciente deve ser encaminhada para acompanhamento clínico quando a pressão arterial permanecer elevada após 1 mês do parto.

Para as formas graves, mantêm-se as medicações prescritas antes do parto e as adequações das doses são realizadas a depender das medidas de pressão arterial subsequentes. Manutenção da busca da Síndrome HELLP, com repetição da coleta dos exames laboratoriais preconizados, a cada 6 a 12 horas até que a contagem de plaquetas ultrapasse 100.000/mm^3 e se constate o início da queda das transaminases. A alta hospitalar só ocorrerá após serem atingidos esses critérios laboratoriais e na dependência do estado clínico da paciente.

Recomenda-se retorno ao consultório (ambulatório) precoce para reavaliação da medicação.

Como as pacientes que apresentam doença hipertensiva específica da gestação têm risco aumentado para hipertensão arterial, doença cardiovascular e doença renal crônica no futuro, é recomendado o aconselhamento da paciente quanto aos cuidados com saúde e avaliação clínica periódica.

▶ Bibliografia

- Barroso WKS, Rodrigues CIS, Bortolotto LA, Mota-Gomes MA, Brandão AA, Feitosa ADM, et al. Diretrizes brasileiras de hipertensão arterial: 2020. Arq Bras Cardiol. 2021; 116(3):516-658.
- Cunningham FG, Leveno KJ, Bloom SL, Dashe JS, Hoffman BL, Casey BM, et al., editores. Williams' obstetrics. 25 ed. New York: McGraw-Hill; 2018. p. 710-53.
- Friedman SA, Taylor RN, Roberts JM. Pathophysiology of preeclampsia. Clin Perinatol. 1991; 18(4):661-82.
- Hypertension in pregnancy. Report of the American College of Obstetricians and Gynecologists' Task Force on Hypertension in Pregnancy. Obstet Gynecol. 2013; 122(5):1122- 31.
- Kahhale S, Zugaib M. Síndromes hipertensivas na gravidez. São Paulo: Atheneu, 1995.
- Zugaib M, Francisco RPV, editores. Zugaib obstetrícia. 4. ed. Barueri: Manole, 2020. p. 648-83.
- Zugaib M, Kahhale S. Conceito, classificação e incidência das síndromes hipertensivas na gestação. Gin Obstet Bras. 1985; 8(4):239.

capítulo 67

Eclâmpsia

Eliane Aparecida Alves
Fernanda Spadotto Baptista
Marcelo Zugaib

A eclâmpsia é definida como o desenvolvimento de convulsões generalizadas, excluindo-se as convulsões de causas neurológica, anestésica, farmacológica ou por complicações metabólicas em gestantes com sinais e sintomas da pré-eclâmpsia.

Classificação Prognóstica

Classifica-se a eclâmpsia em: não complicada ou complicada. A não complicada consiste em convulsão sem outras intercorrências, e a complicada é acompanhada de 1 ou mais das seguintes intercorrências:
- Coagulopatia.
- Insuficiência respiratória.
- Insuficiência cardíaca.
- Icterícia.
- Insuficiência renal aguda.
- Pressão arterial diastólica (PAD) maior ou igual a 120mmHg.
- Temperatura maior ou igual a 38°C.

A eclâmpsia ainda pode ser dita descompensada, quando é acompanhada de 1 ou mais das intercorrências a seguir:
- Choque.
- Coma.
- Hemorragia cerebral.
- Necessidade de assistência ventilatória.

Tratamento

No primeiro contato com a paciente eclâmptica, seja durante ou após uma crise convulsiva, a medida inicial é promover a manutenção de sua oxigenação e a proteção da língua.

Em seguida, administra-se sulfato de magnésio como medida terapêutica anticonvulsivante, bem como para prevenção de novas convulsões. Contraindica-se o uso de benzodiazepínicos, pois a convulsão é autolimitada.

Após avaliação geral, procede-se ao tratamento anti-hipertensivo, quando necessário. Nesses casos, a transferência da paciente para um centro terciário de atendimento é mandatória (Figura 67.1).

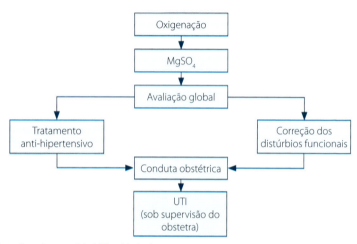

$MgSO_4$: sulfato de magnésio; UTI: unidade de terapia intensiva.

Figura 67.1 – Tratamento clínico da eclâmpsia.

Manutenção da função respiratória
- Assegurar a permeabilidade das vias aéreas.
- Manter posição semissentada.
- Proteger a língua com cânula de Guedel.
- Realizar nebulização com oxigênio.
- Oferecer assistência ventilatória, quando necessário.

Esquema de Pritchard para uso de sulfato de magnésio

O sulfato de magnésio ($MgSO_4 7H_2O$) tem sido utilizado de acordo com o esquema de Pritchard com segurança e eficácia na Clínica Obstétrica do Hospital das Clínicas da Faculdade de Medicina da Universidade de São Paulo (HCFMUSP) desde 1984.
- Dose de ataque:
  – Sulfato de magnésio 20%: 20 mL (4 g), por via endovenosa, administrados lentamente (15 a 20 minutos).
    » Na ausência de sulfato de magnésio 20%: diluir 8 mL de sulfato de magnésio 50% em 12 mL de água destilada, substituindo-se a dose de ataque endovenosa por essa solução.

Capítulo 67 — Eclampsia

- Sulfato de magnésio 50%: administrar 10 mL (5 g) em cada nádega via intramuscular, profundo.
- **Manutenção:**
  - Sulfato de magnésio 50%: 10 mL (5 g), por via intramuscular, profundo, a cada 4 horas, por 24 horas após o parto ou após a dose de ataque nos casos em que se optar por conduta conservadora. Introduzir a agulha no quadrante superolateral da nádega até atingir o periósteo, retroceder 1 cm e injetar o medicamento.
- *Kit* eclâmpsia:
  - Ampolas de sulfato de magnésio 50%.
  - Ampolas de sulfato de magnésio 20%.
  - Agulha para injeção profunda de 22 G e 90 mm.
  - Gluconato de cálcio 10%.
  - Sonda de Guedel.
- Cuidados na administração (Quadro 67.1):
  - A abolição dos reflexos patelares, frequência respiratória inferior ou igual a 14 irpm ou diurese inferior a 25 mL/h contraindicam dose subsequente de sulfato de magnésio até que esses critérios sejam restabelecidos, impondo-se, portanto, a avaliação desses parâmetros a cada 1 hora.

Quadro 67.1 – Critérios que contraindicam a administração de sulfato de magnésio

- Abolição dos reflexos patelares
- Frequência respiratória ≤ 14 irpm
- Diurese < 25 mL/h

- **Antídoto:**
  - Gluconato de cálcio 10%: 10 mL infundidos lentamente.

Recorrência das convulsões

Se houver recorrência das convulsões, depois de 20 minutos da dose de ataque deve-se complementar o tratamento ministrando mais 2 g de sulfato de magnésio (10 mL de sulfato de magnésio a 20%), por via endovenosa, lentamente (15 a 20 minutos).

Esquema de Sibai para uso de sulfato de magnésio

O esquema de Sibai é utilizado diante de quadro clínico sugestivo de coagulopatia e/ou contagem de plaquetas abaixo de 50.000 células/mm^3, bem como naquelas pacientes que estão em uso de anticoagulação terapêutica.

Protocolos Assistenciais

Administram-se 6 g de sulfato de magnésio 20%, por via endovenosa, lentamente (20 minutos), seguidos pela infusão contínua de 2 g/h por 24 horas após o parto ou pela dose de ataque nos casos em que se optar por conduta conservadora. Caso as convulsões persistam, ou se for confirmada a presença de hemorragia intracraniana, deve-se iniciar o tratamento com fenitoína.

Esquema de hidantalização

- Fenitoína: 250 mg (1 ampola) diluídos em 250 mL de soro fisiológico.
- Administrar em 10 minutos.
- Repetir o esquema a cada 30 minutos até completar 750 mg.

- Manutenção
- Fenitoína: 100 mg, por via endovenosa, a cada 8 horas, enquanto se mantiver a venóclise.
- Depois, administrar 100 mg, por via oral, a cada 8 horas, seguindo orientação do neurologista.

Avaliação global

- Realiza-se exame físico minucioso, enfatizando-se as condições pulmonares e circulatórias.
- Utilizam-se sonda vesical de demora e, nas pacientes inconscientes, sonda nasogástrica.

Avaliação laboratorial

- Hemograma completo com contagem de plaquetas.
- Coagulograma completo.
- Ureia, creatinina, sódio, potássio, enzimas hepáticas e ácido úrico.
- Bilirrubinas totais e frações.
- Perfil hemolítico (desidrogenase lática).
- Gasometria arterial.
- Proteinúria.
- Exame de fundo de olho.
- Eletrocardiograma.
- Tomografia computadorizada (diante da persistência do quadro convulsivo).

Tratamento hipotensor

O tratamento hipotensor está indicado quando a pressão arterial diastólica se mantém superior ou igual a 110 mmHg depois de 20 a 30 minutos da dose endovenosa do esquema de ataque do sulfato de magnésio.

Utiliza-se hidralazina na dose de 5 mg, por via endovenosa, a cada 15 minutos, até o controle da pressão arterial (redução da pressão arterial diastólica de 20 a 30%). Para a diluição, utilizam-se 1 ampola (1 mL com 20 mg) do medicamento e 19 mL de água destilada. Aplicam-se 5 mL a cada 20 minutos até se atingir o controle pressórico.

▶ Avaliação Fetal

Para o tratamento obstétrico da eclâmpsia (Figura 67.2), são importantes a avaliação da vitalidade fetal e os cálculos da idade gestacional e do peso fetal.

Para fins de tratamento clínico e obstétrico, a Clínica Obstétrica do HCFMUSP orienta conduta semelhante para os casos diagnosticados como iminência de eclâmpsia (portadoras de pré-eclâmpsia que apresentem a tríade cefaleia, transtornos visuais e epigastralgia).

Em casos selecionadso sem complicações laboratoriais, pode-se pensar em conduta conservadora.

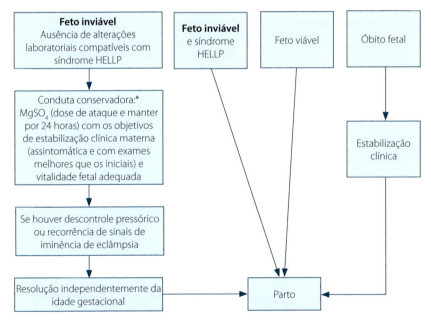

*O caso será considerado intercorrente se permanecer estável após 72 horas e até que as condições clínicas maternas e fetais permitam.

Figura 67.2 – Tratamento obstétrico nos casos de iminência de eclâmpsia e eclâmpsia.

Protocolos Assistenciais

Bibliografia

- Barros ACSD, Kahhale S, Bittar RE, Carrara W, Cardoso MA, Zugaib M. Orientação terapêutica global da eclampsia: resultados da aplicação de um protocolo de tratamento padronizado. Rev Ginecol Obstet. 1991; 2(2):73-8.
- Barros ACSD, Kahhale S, Zugaib M. Aspectos práticos do tratamento da eclampsia. Rev Ginecol Obstet. 1991; 2(2):91-6.
- Barros ACSD, Zugaib M, Kahhale S, Neme B. Classificação clínica prognóstica da eclampsia. Femina. 1986;14(1):27-8.
- Bittar RE, Pereira PP, Liao AW, Fittipaldi FS. Doença hipertensiva específica da gestação. In: Zugaib M, Francisco RPV, editores. Zugaib obstetrícia. 4. ed. Barueri: Manole, 2020. p. 648-83.
- Kahhale S, Zugaib M. Síndromes hipertensivas na gravidez. Rio de Janeiro: Atheneu, 1995.
- Pritchard JA, Cunnigham FG, Pritchard SA. The Parkland Memorial Hospital protocol for treatment of eclampsia: evaluation of 245 cases. Am J Obstet Gynecol. 1984; 148(7):951-63.
- Pritchard JA. Management of severe preeclampsia and eclampsia. Semin Perinatol 1978; 2:83.
- Pritchard JA. The use of magnesium sulfate in preeclampsia-eclampsia. J Reprod Med. 1979; 23(3):107-14.
- Sibai BM, Dekker G, Kupferminc M. Pre-eclampsia. Lancet. 2005; 365(9461):785-99.
- Sibai BM, Lipshitz J, Anderson GD, Dilts PVJ. Reassessment of intravenous MgSO4 therapy in preeclampsia-eclampsia. Obstet Gynecol. 1981; 57(2):199-202.
- Zugaib M, Barros ACSD, Kahhale S, Neme B. Eclâmpsia: conduta assistencial. Ginecol Obstet Bras. 1984; 7(2):157-68.
- Zwart JJ, Richters A, Ory F, Vries JJ, Bloemenkamp RW, van Roosmalen J. Eclampsia in the Netherlands. Obstet Gynecol. 2008; 112(4):820-7.

capítulo 68

Síndrome HELLP

Nilton Hideto Takiuti
Marcelo Zugaib

A síndrome HELLP é definida como surgimento de hemólise, aumento de enzimas hepáticas e plaquetopenia em gestante com uma das formas graves de doença hipertensiva específica da gestação (DHEG), ou seja, com pré-eclâmpsia grave, eclâmpsia ou hipertensão arterial crônica com DHEG superajuntada. O termo HELLP foi criado por Louis Weinstein, em 1982, a partir do acrônimo de *Hemolysis, Elevated Liver functions tests, and Low Platelets count*.

▶ Diagnóstico

O diagnóstico é laboratorial e sua investigação é indicada para gestantes que apresentam pré-eclâmpsia grave, eclâmpsia ou hipertensão arterial crônica com DHEG superajuntada.

Habitualmente, é feito em pacientes internadas por uma das formas graves de hipertensão arterial na gravidez ou naquelas que procuram o pronto--socorro com alguma queixa clínica.

A síndrome HELLP é diagnosticada quando essas gestantes apresentam as seguintes alterações laboratoriais associadas:

- Hemólise: caracterizada por icterícia e/ou bilirrubina total sérica $\geq 1,2$ mg%, associada a aumento superior a 600 UI de desidrogenase lática (DHL).
- Transaminases hepáticas séricas (aspartato aminotransferase – TGP e alanina aminotransferase – TGO) em concentração > 70 UI/L.
- Trombocitopenia grave, com níveis < 100.000 plaquetas/mm^3.

Cada uma dessas alterações laboratoriais pode ser encontrada isoladamente em gestantes com formas graves de hipertensão na gravidez, sendo esse quadro chamado por alguns de síndrome HELLP parcial. Essas situações, porém, não possuem a mesma conotação prognóstica da síndrome HELLP.

▶ Sinais e Sintomas

As gestantes com síndrome HELLP costumam apresentar nível pressórico muito elevado. Os sintomas clínicos mais frequentemente observados são: dor

714 Protocolos Assistenciais

epigástrica e/ou no hipocôndrio direito, perda de apetite, náuseas e vômitos, sintomas visuais, cefaleia e mal-estar. Podem também apresentar alteração no estado de consciência. O feto pode apresentar comprometimento, com restrição do crescimento e/ou sofrimento.

Diagnóstico Diferencial

O diagnóstico diferencial de síndrome HELLP inclui algumas doenças raramente observadas nas gestantes e que podem apresentar os mesmos achados laboratoriais:

- Esteatose hepática aguda da gravidez: doença grave com alta taxa de mortalidade materna que geralmente está associada a coagulação intravascular disseminada (CIVD) e hipoglicemia grave.
- Síndrome hemolítica urêmica: doença com hemólise microangiopática que geralmente compromete o sistema renal após o parto.
- Púrpura trombocitopênica trombótica: doença com hemólise microangiopática que geralmente se manifesta por alterações no comportamento decorrente de comprometimento neurológico.
- Lúpus eritematoso sistêmico em atividade.

Tratamento Clínico

O tratamento clínico começa antes mesmo do diagnóstico, pois a indicação da investigação laboratorial da doença ocorre em formas graves de hipertensão arterial na gravidez, o que isoladamente é indicação de internação hospitalar.

As pacientes com pré-eclâmpsia grave, eclâmpsia, iminência de eclâmpsia e hipertensão arterial crônica com pré-eclâmpsia superajuntada necessitam de:

- Redução de 20 a 30% nos valores superiores a 160 mmHg de pressão arterial sistólica (PAS) e nos valores superiores a 110 mmHg de pressão arterial diastólica (PAD).
- Cálculo de idade gestacional.
- Estimativa do peso fetal.
- Avaliação da vitalidade fetal.

Na concomitância de eclâmpsia ou iminência de eclâmpsia com síndrome HELLP, indica-se a administração de sulfato de magnésio em esquema de Pritchard. Na vigência de coagulação intravascular disseminada e/ou contagem manual abaixo de 50.000 plaquetas/mm^3, indica-se sulfato de magnésio em esquema endovenoso de Sibai (ver Capítulo 67 – Eclâmpsia).

Como já citado, habitualmente, as pacientes com síndrome HELLP caracterizam-se por apresentar níveis pressóricos muito elevados. A redução da pressão arterial é importante porque diminui a vasoconstrição arteriolar exagerada, uma alteração que mantém a hemólise microangiopática. Assim, nas gestantes com formas graves de hipertensão, o controle da hipertensão arterial com uso de anti-hipertensivo, se necessário, pode reduzir o agravamento da doença. A terapêutica anti-hipertensiva emergencial da vasoconstrição deve ser feita inicialmente com hidralazina (5 mg, por via endovenosa, a cada 15 a 20 minutos). No caso de não se observar melhora, pode-se utilizar nitroprussiato de sódio (na dose de 0,25-10 mcg/min), preferencialmente após o parto, com monitoração cuidadosa da pressão arterial, evitando-se quedas abruptas.

O diagnóstico de síndrome HELLP pode ser feito somente após a chegada dos resultados dos exames laboratoriais do material colhido à internação. Caso seja confirmado o diagnóstico, a abordagem inicial é considerar a conduta obstétrica (ver adiante). Os exames laboratoriais devem ser solicitados novamente para se acompanhar a evolução da doença ou o efeito da abordagem inicial e devem ser repetidos a cada 6 a 12 horas até sua normalização.

O acompanhamento clínico e laboratorial dessas gestantes impõe controle rigoroso de diversos órgãos ou sistemas, a saber:

- Controle dos níveis pressóricos.
- Acompanhamento da intensidade de hemólise e sua evolução detectada pelos exames de bilirrubinas totais e frações, desidrogenase lática e hemograma completo.
- Acompanhamento da lesão hepática por meio das enzimas hepáticas, desidrogenase lática, coagulograma completo e queixas de epigastralgia ou dor no hipocôndrio direito, bem como por sinais de rotura hepática.
- Monitoração da função renal a partir dos parâmetros do débito urinário e das dosagens de ureia e creatinina séricas.
- Avaliação do sistema de coagulação por meio da contagem do número de plaquetas, fibrinogênio sérico, produtos da degradação de fibrina e tempo de protrombina.
- Avaliação do aparelho respiratório pela ausculta pulmonar e da sintomatologia de dispneia e taquipneia. Se necessário, incluir análise da gasometria arterial.

A síndrome HELLP é uma doença que pode evoluir com complicações graves, piorando significativamente o prognóstico materno. As complicações mais frequentes são insuficiência renal aguda e coagulação intravascular disseminada.

716 Protocolos Assistenciais

O diagnóstico de insuficiência renal aguda pode ser feito quando a creatinina sérica ultrapassar 1,2 mg/dL associada a oligúria (diurese menor que 400 mL/dia).

O diagnóstico de coagulação intravascular disseminada pode ser clínico quando ocorrer sangramento espontâneo em diversas regiões do corpo (gengivorragia, hematomas, petéquias, hematúria). Também pode ser feito o diagnóstico laboratorial utilizando-se um sistema de pontuação para cada exame alterado (Tabela 68.1).

Tabela 68.1 – Sistema de pontuação para diagnóstico da coagulação intravascular disseminada (CIVD)

Parâmetro	Alteração	Pontos
Diferença no tempo de protrombina (segundos)	< 0,5	0
	0,5-1,0	5
	1,0-1,5	12
	> 15	25
Plaquetas (células/mm^3)	< 50.000	1
	50.000-100.000	2
	100.000-185.000	1
	> 185.000	0
Fibrinogênio (g/L)	< 3,0	25
	3,0-4,0	6
	4,0-4,5	1
	> 4,5	0

Escore:
– Grande chance de CIVD: > 26 pontos.
– Ausência de CIVD: ≤ 26 pontos.

A presença de dor epigástrica e/ou dor no hipocôndrio direito sugere comprometimento hepático e distensão de cápsula de Glisson. Dor intensa persistente e/ou progressiva pode decorrer da rotura hepática. O diagnóstico de rotura hepática pode ser sugerido pela presença de líquido peritoneal livre e pela queda da hemoglobina com sinais de hipotensão arterial, além de exames de imagem (ultrassonografia, tomografia computadorizada ou ressonância nuclear magnética).

A indicação materna de corticosteroides restringe-se a casos cuja interrupção da gestação tenha sido indicada por óbito fetal ou sofrimento de fetos inviáveis, exclusivamente com o intuito de melhorar as condições clínicas e laboratoriais maternas, em especial em virtude da elevação da contagem de

Capítulo 68 Síndrome HELLP **717**

plaquetas. Essa intervenção está associada a maior segurança no procedimento obstétrico. Para tanto, utiliza-se dexametasona na dose de 10 mg, por via intramuscular, a cada 12 horas, até o parto. Nas demais situações, não se aplica essa intervenção em decorrência de um efeito rebote que pode ocorrer após 3 a 4 dias do uso do medicamento, com piora significativa dos parâmetros laboratoriais.

Essa síndrome associa-se a muitas outras complicações e, por isso, necessita de internação em hospital de nível terciário, com estrutura laboratorial, banco de sangue e equipe médica multidisciplinar com cuidados de terapia intensiva.

▶ Conduta Obstétrica

Na Clínica Obstétrica do Hospital das Clínicas da Faculdade de Medicina da Universidade de São Paulo (HCFMUSP), a conduta na síndrome HELLP depende de diversos fatores, como idade gestacional, condição clínica e laboratorial materna, e condição fetal.

A gestação é interrompida nos casos com mais de 34 semanas e também naqueles com menos de 34 semanas associados com: coagulação intravascular disseminada clínica ou laboratorial, insuficiência renal aguda, edema agudo de pulmão, eclâmpsia e sinais de iminência de eclâmpsia, rotura hepática, contagem manual de plaquetas menor que 50.000 células/mm^3 e sofrimento fetal.

Nas gestantes com menos de 34 semanas com síndrome HELLP, os exames laboratoriais são repetidos a cada 6 horas durante as primeiras 48 horas. Deve-se investigar a possibilidade de haver outra doença responsável pelas alterações de laboratório. Nesse período, mantém-se monitorização da evolução do quadro e investiga-se a presença de complicações associadas.

Diversas medidas e controles são instituídos, como: sondagem vesical com controle de diurese (insuficiência renal aguda); pesquisa clínica e laboratorial de coagulação intravascular disseminada; questionamento de dor epigástrica, cefaleia e escotomas; sinais e sintomas de insuficiência respiratória (edema agudo de pulmão); e sinais e sintomas de descolamento prematuro de placenta.

Durante esse período, após correção inicial dos níveis pressóricos, interrompe-se a gestação se forem observadas as seguintes situações:

- Com relação ao quadro clínico:
  - Piora ou manutenção de pressão arterial acima de 160 × 110 mmHg, apesar da instituição das medidas terapêuticas.
  - Aparecimento dos sintomas de iminência de eclâmpsia (cefaleia, epigastralgia ou escotomas).

718 Protocolos Assistenciais

- Aparecimento de sinais clínicos de coagulopatia (petéquias, hematúria, sangramento em locais de punções).
- Com relação aos exames laboratoriais:
  - Manutenção ou piora da plaquetopenia.
  - Piora das enzimas hepáticas, da desidrogenase lática ou de bilirrubinas.
  - Aparecimento de sinais laboratoriais de coagulopatia (fibrinogênio sérico, produtos da degradação de fibrina e tempo de protrombina).
  - Aparecimento de sinais de insuficiência renal aguda.
  - Oligúria e aumento progressivo da creatinina.

A gestação deve ser mantida se a paciente tiver controle adequado dos níveis pressóricos, ausência de sintomas (cefaleia, escotomas e epigastralgia), normalização ou melhora significativa dos exames de laboratório. Caso ocorra a normalização dos exames laboratoriais e o quadro clínico seja controlado, pode-se seguir com a gestação até 34 semanas. A paciente permanece internada até o parto, sob estrita vigilância materna e fetal.

Nos casos em que a gestação é mantida e antes de 34 semanas, deve-se considerar utilizar a corticoterapia com betametasona para maturação pulmonar fetal se as condições clínicas maternas assim permitirem. Quando o corticosteroide for administrado, a vigilância materna dos níveis pressóricos deve ser intensificada em virtude do risco de piora da hipertensão associada ao efeito mineralocorticoide dessa medicação.

Em caso de alteração de vitalidade fetal, indica-se também a interrupção da gestação, fazendo-se a administração de betametasona se a gravidade do sofrimento fetal permitir (ver Capítulo 16 – Vitalidade Fetal). Se houver piora clínica ou laboratorial, indica-se a resolução imediata da gestação.

A melhor via de parto para as pacientes com síndrome HELLP é a vaginal, visto que determina menor sangramento intraoperatório. Assim, se o colo apresentar boas condições, induz-se o trabalho de parto com vigilância contínua da vitalidade fetal. Apesar disso, na prática, nem sempre o parto vaginal é possível, pois essa doença frequentemente ocorre longe do termo, com colo uterino desfavorável.

Na cesariana, a paciente deve ser rigorosamente monitorada e providencia-se reserva de concentrado de hemácias, plasma e plaquetas (conforme condição clínica/laboratorial da paciente). A anestesia de bloqueio é indicada para casos com plaquetopenia acima de 70.000 plaquetas/mm^3 e sem coagulação intravascular disseminada. A anestesia geral é indicada para casos com coagulação intravascular disseminada ou com plaquetopenia abaixo de 70.000 plaquetas/mm^3. Transfusão de plaquetas intraoperatória na cesariana deve ser indicada em casos de plaquetopenia abaixo de 50.000 plaquetas/mm^3. Em geral, cada unidade de plaquetas transfundida aumenta a contagem sérica de plaquetas em 10.000 células/mm^3. No momento da intubação endotraqueal da paciente, administra-se concentrado de plaquetas em quantidade necessária para corrigir a contagem sérica de plaquetas para 100.000 plaquetas/mm³. A plaquetopenia e o parto com anestesia geral predispõem a maior sangramento intraoperatório.

Na Clínica Obstétrica do HCFMUSP, preconiza-se como incisão abdominal cirúrgica a laparotomia infraumbilical transversa com rigorosa revisão de hemostasia e curativo compressivo. A colocação de drenos subaponeuróticos depende das condições intraoperatórias. Nos casos complicados com coagulação intravascular disseminada, indica-se laparotomia infraumbilical longitudinal mediana com rigorosa revisão de hemostasia e curativo compressivo.

No puerpério, essas pacientes necessitam, ainda, de cuidados de terapia intensiva. Alguns casos podem ter uma piora da plaquetopenia após o parto com um nadir em 48 horas. A pressão arterial deve ser monitorizada e controlada. Os exames de laboratório devem ser repetidos a cada 6 a 12 horas até a normalização.

A alta pode ser realizada quando a paciente estiver clinicamente controlada e com os exames de laboratório dentro dos valores normais. Preconiza-se também retorno ambulatorial precoce. A paciente deve ser orientada para retorno ao pronto-socorro se apresentar aumento dos níveis pressóricos associados a sintomas e sinais de gravidade.

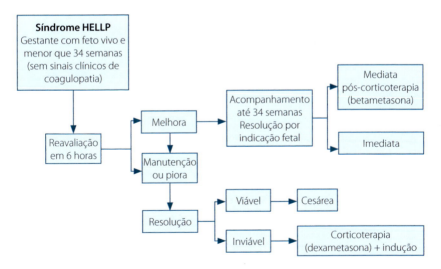

Figura 68.1 – Conduta na gestante com síndrome HELLP com menos de 34 semanas e feto vivo.

Bibliografia

- Cavaignac-Vitalis M, Vidal F, Simon-Toulza C, Boulot P, Guerby P, Chantalat E, et al. Conservative versus active management in HELLP syndrome: Results from a cohort study. J Matern Fetal Neonatal Med. 2019; 32(11):1769-75.
- Kahhale S, Zugaib M. Síndrome HELLP. In: Síndromes hipertensivas na gravidez. São Paulo: Atheneu, 1995.
- Magann EF, Bass D, Chauhan SP, Sullivan DL, Martin RW, Martin Jr JN. Antepartum corticosteroids: Disease stabilization in patients with the syndrome of hemolysis, elevated liver enzymes, and low platelets (HELLP). Am J Obstet Gynecol. 1994; 171(4):1148-53.
- Sibai BM, Ramadan MK, Usta I, Salama M, Mercer BM, Friedman SA. Maternal morbidity and mortality in 442 pregnancies with hemolysis, elevated liver enzimes, and low platelets (HELLP syndrome). Am J Obstet Gynecol. 1993; 169(4):1000-6.
- Sibai BM, Taslimi MM, EI-Nazer A, Amon E, Mabie BC, Ryan GM. Maternal-perinatal outcome associated with the syndrome of hemolisys, elevated liver enzimes and low platelets in severe preeclampsia-eclampsia. Am J Obstet Gynecol. 1986; 155(3):501-9.
- Takiuti NH, Kahhale S, Alves EA, Galletta MA, Fregni F, Zugaib M. Síndrome HELLP: análise crítica e considerações fisiopatológicas em 34 casos. Rev Ginecol Obstet. 2000; 11(12):81-92.
- Takiuti NH, Kahhale S, Carrara W, Alves EA, Zugaib M. HELLP syndrome: Maternal and fetal outcome. Rev Latin Perinat. 1994; 14(1):13-9.
- Taylor Jr FB, Toh CH, Hoots WK, Wada H, Levi M; Scientific Subcommittee on Disseminated Intravascular Coagulation of the International Society on Thrombosis and Haemostasis. Towards definition, clinical and laboratory criteria, and a scoring system for disseminated intravascular coagulation. Thromb Haemost. 2001; 86(5):1327-30.
- Weinstein L. Syndrome of hemolysis, elevated liver enzimes, low plateles count: A severe consequence of hypertension in pregnancy. Am J Obstet Gynecol. 1982; 142(2):159-67.

capítulo 69

Aloimunização Rh

Sckarlet Ernandes Biancolin Garavazzo
Veridiana Freire Franco

A exposição materna a antígenos de superfície eritrocitária fetal diferentes dos expressos por suas hemácias desencadeia a formação de anticorpos na gestante, fenômeno denominado aloimunização. As principais causas para sensibilização e desenvolvimento da aloimunização são hemorragia fetomaterna, transfusão de sangue incompatível e uso de drogas injetáveis com compartilhamento de seringas.

O anticorpo materno produzido é do tipo IgG e, em uma segunda exposição ao antígeno, que ocorre frequentemente em uma gestação subsequente, há estímulo de uma resposta imunológica secundária com a produção de grande quantidade de imunoglobulina. O aloanticorpo pode atravessar a barreira placentária, atingir a circulação fetal e levar a destruição de suas hemácias, fenômeno denominado doença hemolítica perinatal (DHPN).

O risco dessa doença depende do tipo de antígeno para o qual a gestante foi sensibilizada (Tabela 69.1). A aloimunização pelo sistema Rh é o tipo de sensibilização mais frequente (98% dos casos) e mais grave. Apesar de estar disponível desde a década de 1970, a profilaxia para aloimunização Rh mediante a aplicação da imunoglobulina anti-D nas gestantes Rh(–), a doença hemolítica perinatal ainda não foi erradicada. Infelizmente, o acesso a essa medicação não é universal e observam-se falhas principalmente nos países em desenvolvimento, como os do sul da África, do leste Europeu e da América Latina.

A vigilância da doença hemolítica perinatal é importante, pois está associada a altas morbidade e mortalidade perinatais. Pode cursar com consequências leves, como icterícia neonatal, ou graves, como a necessidade de transfusão intrauterina e óbito fetal.

▶ Diagnóstico de Aloimunização

A pesquisa de anticorpos irregulares (PAI) é o exame indicado para determinar a presença de aloanticorpo materno, fazer sua identificação e sua titulação. Deve ser solicitada a todas as gestantes na primeira consulta de pré-natal.

Protocolos Assistenciais

Tabela 69.1 – Antígenos eritrocitários associados à doença hemolítica perinatal moderada a grave

Sistema	Antígenos eritrocitários
Rh	D, C, c, E, e, C^w, Bea, Ce, Cx, Dw, Ew, Evans, G, Goa7, Hr, Hro, JAL, HOFM, LOCR, Riv, Rh29, STEM, Tar
Kell	K (K1), k (K2), Kp^a, Kp^b, K11, K22, Ku, U1^a, Js^a, Js^b
MNS	M, N, S, s, sD, U, En^a, Mi^a, Mur, MUT, M^v, Vw, Far, Hil, Hut, Mit, Mta
Duffy	Fy^a
Diego	D1^a, Di^b, ELO, Wr^a, Wr^b
Kidd	Jk^a
Colton	Co^a, Co^3
P	PP1$_{pk}$, Tj^a
Outros antígenos	HJK, JFV, Jones, Kg, MAM, Rd, REIT

Na presença de aloanticorpos maternos contra esses antígenos, é necessária vigilância ultrassonográfica de anemia fetal durante o pré-natal.

O Coombs indireto apenas fornece a informação de presença ou ausência de um anticorpo antieritrocitário.

▶ Gestante Rh(–) Não Aloimunizada

Em gestante Rh(–) com parceiro Rh(–), não são necessários acompanhamento com PAI durante a gestação, nem a realização da imunoprofilaxia. Para gestantes Rh(–) com parceiros Rh(+) ou Rh desconhecido, por outro lado, a PAI deve ser solicitada mensalmente e a profilaxia será realizada de acordo com a Figura 69.1.

▶ Gestante Aloimunizada

Em gestantes com aloimunização Rh, ou seja, PAI positiva para o anticorpo anti-D, o exame de tipagem sanguínea e fator Rh paterno deve ser solicitado e o acompanhamento decorre conforme a Figura 69.2.

O risco do feto de gestante com aloimunização Rh desenvolver doença hemolítica perinatal na gestação atual é estratificado a partir de 2 critérios:

- Classificação do antecedente da doença (Tabela 69.2): gestantes com antecedentes moderado ou grave têm maior risco de evoluir para a doença.

Capítulo 69 — Aloimunização Rh

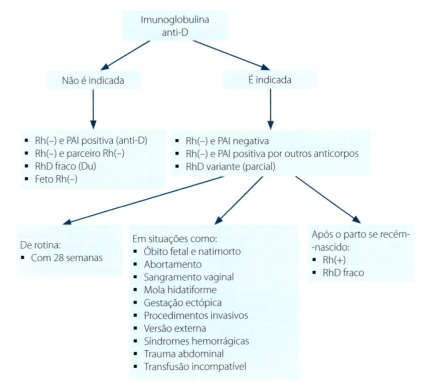

PAI: pesquisa de anticorpos irregulares.
Fluxograma 69.1 – Indicações da profilaxia com imunoglobulina anti-D.

- Dosagem dos títulos de anticorpos anti-D: a gravidade da doença hemolítica perinatal está associada a altos título de anticorpos. É considerado alto título ≥ 16.

A presença de anticorpos atípicos da Tabela 69.1 deve ter acompanhamento no setor de aloimunização independentemente de seus títulos, pois não se conhece a relação entre a titulação desses anticorpos e a gravidade da doença.

As gestantes consideradas de alto risco para doença hemolítica perinatal são indicadas para acompanhamento no setor de aloimunização. Seu acompanhamento requer exame ultrassonográfico e PAI regular. A periodicidade de avaliação e coleta dos exames dependerá de sua estratificação de risco.

Protocolos Assistenciais

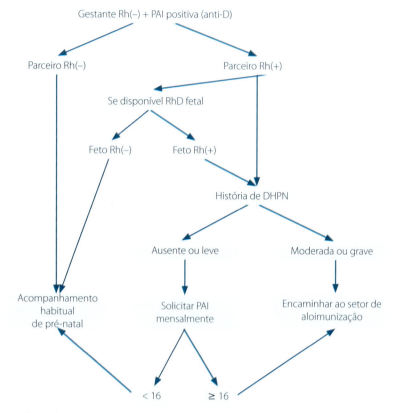

DHPN: doença hemolítica perinatal; PAI: pesquisa de anticorpos irregulares.

Figura 69.2 – Acompanhamento das gestantes aloimunizadas.

Tabela 69.2 – Classificação da história obstétrica prévia de acordo com o pior desfecho relacionado à doença hemolítica perinatal

Classificação	Antecedente de doença hemolítica perinatal (DHPN)
Ausente	Sem antecedente
Leve	Fototerapia neonatal
Moderado	Exsanguineotransfusão em recém-nascido de termo
Grave	Transfusão intrauterina, óbito intrauterino, exsanguineotransfusão em recém--nascido pré-termo

📙 Acompanhamento da Gestante Aloimunizada

A ultrassonografia para vigilância de anemia fetal em pacientes de alto risco para doença hemolítica perinatal deve avaliar, de forma minuciosa, 2 aspectos:

- Pico de velocidade sistólica da artéria cerebral média (PVS-ACM): o aumento da velocidade do fluxo sanguíneo na artéria cerebral média em valores ≥ 1,50 MoM prediz anemia com altas sensibilidade (75,5%) e especificidade (90,8%). A conversão da medida do PVS-ACM de cm/s em MoM para cada idade gestacional (curva de Mari et al., 2000) pode ser feita no *site* https://www.perinatology.com/calculators/MCA.htm.
- Sinais ultrassonográficos indiretos associados a anemia fetal:
  - Edema de tecido subcutâneo.
  - Alterações cardíacas: cadiomegalia e redução da contratilidade.
  - Derrame pericárdico.
  - Ascite.
  - Hepatomegalia.
  - Polidrâmnio.
  - Aumento da espessura e/ou ecogenicidade placentária.

As avaliações são realizadas a cada 3 ou 4 semanas enquanto não há sinais ultrassonográficos sugestivos de anemia fetal nos casos de gestantes sem antecedente ou com antecedente de doença hemolítica perinatal leve.

Nas gestantes com antecedente moderado ou grave, os retornos são sempre programados a cada 1 ou 2 semanas, independentemente do achado ultrassonográfico normal.

A cardiotocografia é indicada rotineiramente, em conjunto com avaliação do perfil biofísico fetal, para as pacientes aloimunizadas a partir de 32 semanas. O padrão sinusoidal ou a presença de desacelerações podem estar associados a anemia fetal grave.

Todas as gestantes aloimunizadas devem ser alertadas quanto à redução dos movimentos fetais. A gestante sempre deve procurar o serviço de saúde imediatamente caso note essa redução, pois pode ser um sinal de anemia fetal.

📘 Diagnóstico e Tratamento da Anemia Fetal

Deve-se suspeitar de anemia fetal mediante achado de PVS-ACM ≥ 1,50 MoM e/ou na presença de outros sinais ultrassonográficos. O tratamento da anemia fetal é indicado de forma individualizada, de acordo com as etapas da Figura 69.3. A transfusão intrauterina intravascular é o padrão-ouro para o tratamento da anemia fetal e deve ser realizada entre 18 e 34 semanas de gestação (ver Transfusão intrauterina" no Capítulo 15 – Procedimentos Invasivos).

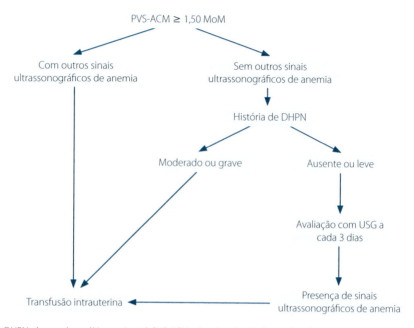

DHPN: doença hemolítica perinatal; PVS-ACM: pico de velocidade sistólica da artéria cerebral média; USG: ultrassonografia.

Figura 69.3 – Acompanhamento dos fetos com pico de velocidade sistólica da artéria cerebral média (PVS-ACM) alterado e indicação de transfusão intrauterina.

Após essa idade gestacional, a indicação do parto oferece menor risco ao concepto.

Vale observar que o acompanhamento do PVS-ACM ≥ 1,50 MoM sem outros achados ultrassonográficos e com gestante sem antecedente ou com antecedente leve de doença hemolítica perinatal deve ser avaliado a cada 3 dias para minimizar o risco de falso-positivo.

Parto

A programação do parto é baseada no acompanhamento gestacional. Nos casos com necessidade de transfusão intrauterina, deve-se realizar o parto entre 34 e 37 semanas. Nos casos sem intercorrências ao longo da gestação e sem sinais de anemia ao ultrassom, a via de parto deve ser obstétrica, entre 37 e 40 semanas. Cada programação de parto deve ser individualizada de acordo com o risco de doença hemolítica perinatal e o antecedente obstétrico.

Capítulo 69 Aloimunização Rh **727**

Profilaxia com Imunoglobulina Anti-D

A profilaxia com imunoglobulina anti-D deve ser prescrita de acordo com os critérios da Tabela 69.1. A dose da imunoglobulina anti-D utilizada é de 300 mcg, administrados por via intramuscular, em dose única. Quando realizada ao longo da gestação, ela tem meia-vida de 3 semanas e cobertura por um período de 12 semanas.

Em síndromes hemorrágicas na gestação, a imunoglobulina é administrada a cada 12 semanas até o parto. Se houver dúvida com relação à necessidade de complementação antes desse intervalo, p. ex., nos casos de hemorragia volumosa, pode-se colher, como controle, a PAI. Seu resultado positivo comprova a presença de anticorpos circulantes e descarta a necessidade de dose adicional. Nos casos de títulos muito baixos ($\leq$ 1), deve-se repetir o exame semanalmente e, se for observado resultado negativo, deve-se complementar a dose da imunoglobulina.

Se o parto ocorrer em até 3 semanas após a dose de imunoglobulina administrada, não há necessidade de repeti-la no pós-parto.

A profilaxia pós-parto deve ser prescrita em até 72 horas e, caso tenha ocorrido omissão na administração, pode ser realizada até 28 dias, porém apresenta eficácia reduzida.

Em situações de hemorragia fetomaterna maciça (> 30 mL de sangue fetal) ou sangramento abundante no parto, deve-se quantificar a hemorragia fetomaterna para avaliar a necessidade de complemento da dose de imunoglobulina por meio da citometria de fluxo ou do teste de Kleihauer-Betke.

Bibliografia

- ACOG Practice Bulletin n. 181: Prevention of Rh D alloimmunization. Obstet Gynecol. 2017; 130(2):e57-70.
- ACOG Practice Bulletin n. 192: Management of alloimmunization during pregnancy. Obstet Gynecol 2018; 131(3):e82-90.
- Mari G, Deter RL, Carpenter RL, Rahman F, Zimmerman R, Moise K, et al. Noninvasive diagnosis by Doppler ultrasonography of fetal anemia due to maternal red-cell alloimmunization. N Engl J Med. 2000; 342(1):9-14.
- Moise KJ Jr, Argoti PS. Management and prevention of red cell alloimmunization in pregnancy: A systematic review. Obstet Gynecol 2012; 120(5):1132-9.
- Moise KJ. Fetal anemia due to non-Rhesus-D red-cell allomunization. Semin Fetal Neonatal Med. 2008; 13(4):207-14.
- Royal College of Obstetricians and Gynaecologists. The management of women with red cell antibodies during pregnancy. (Green-top Guideline n. 65). 2014. [Acesso em: 20/10/2021]. Disponível em: https://www.rcog.org.uk/en/guidelines-research-services/guidelines/gtg65/.

capítulo 70

Placenta Prévia

Eliane Azeka Hase
Mário Macoto Kondo

Placenta prévia é aquela que se insere no segmento inferior do útero, localizando-se muito próxima ou até recobrindo o orifício interno do colo uterino. Sua incidência é de aproximadamente 1:200 a 1:400 gestações. Em 2002, na Clínica Obstétrica do Hospital das Clínicas da Faculdade de Medicina da Universidade de São Paulo (HCFMUSP), a frequência de placenta prévia no termo foi de 1,9%.

Os números têm crescido nos últimos anos em decorrência do aumento de cesáreas. Segundo Getahun *et al.* (2006), o primeiro e o segundo parto por cesárea causam um aumento na probabilidade de placenta prévia na gravidez subsequente, que equivale ao dobro do risco observado em gestantes sem este antecedente. O curto intervalo entre partos após a primeira cesárea também se associa a uma tendência de aumento do risco de placenta prévia.

Classificação

A classificação dos casos de placenta prévia permite identificar as pacientes de risco para cesárea e também aquelas de risco para sangramento antes e durante o trabalho de parto. Classificam-se em:

- Placenta prévia (anteriormente denominada placenta prévia centro-total ou centro-parcial): é aquela que atinge ou recobre total ou parcialmente o orifício interno do colo do útero.
- Placenta de inserção baixa: é aquela que se insere no segmento inferior do útero, não chega a atingir o orifício interno e se localiza em um raio de 2 cm de distância desta estrutura anatômica.

É possível ocorrer mudança na classificação da placenta prévia durante a gestação ou no decorrer do trabalho de parto.

Etiologia

Não se tem um modelo estabelecido para justificar a implantação de algumas placentas no segmento inferior do útero. Ocorre por impropriedade do leito placentário (decídua alterada em consequência de alterações inflamató-

730 Protocolos Assistenciais

rias ou atróficas) capaz de provocar aumento compensatório do tamanho da placenta, em decorrência de diminuição do fluxo uteroplacentário de oxigênio e nutrientes, ou por imaturidade do ovo, que retarda sua implantação, a qual ocorre na porção inferior do útero.

São fatores de risco associados:

- Cesárea anterior.
- Idade materna avançada.
- Multiparidade.
- Outras cicatrizes uterinas.
- Curetagens repetidas.
- Gemelidade.
- Placenta prévia em gestação anterior.
- Tabagismo.
- Técnicas de reprodução assistida.

Quadro Clínico

O quadro clínico inclui hemorragia genital imotivada, indolor, de coloração vermelho-vivo, de início e cessar súbitos em episódios que tendem a se repetir e a se agravar, e que ocorrem na segunda metade da gravidez. Apesar disso, aproximadamente 10% das pacientes chegam no termo sem sangramento.

Como a inserção anormal da placenta causa alteração na forma da cavidade uterina, as apresentações anômalas são frequentes, bem como a rotura prematura de membranas ovulares. Os defeitos na coagulação são observados com menor frequência do que no descolamento prematuro da placenta.

Em decorrência de a inserção da placenta ocorrer em terreno anômalo, o trofoblasto pode aprofundar-se no tecido uterino em busca de condições nutricionais e de oxigenação mais adequadas para o feto. Por isso, há associação entre placenta prévia e acretismo placentário (ver Capítulo 86 – Acretismo Placentário).

Diagnóstico Clínico

Essa complicação obstétrica deve ser cogitada diante de hemorragia genital com as características anteriormente descritas, em especial se 1 ou mais dos fatores de risco estiver(em) presente(s). A hipótese será mais consistente se a apresentação fetal for anômala e/ou persistentemente alta e móvel ou, ainda, se houver rotura de membranas ovulares.

O toque vaginal para diagnosticar ou confirmar placenta prévia pode causar hemorragia significativa, por isso, não deve ser realizado fora de ambientes que ofereçam possibilidade de intervenção de emergência. Como em qualquer

Capítulo 70 — Placenta Prévia

entidade hemorrágica na gravidez, o exame especular é obrigatório com o intuito de excluir a presença de afecções do colo ou da vagina.

Exames Subsidiários

Atualmente, utiliza-se quase exclusivamente a ultrassonografia como exame subsidiário. Trata-se de método simples, preciso e seguro para localizar a placenta. É possível confirmar o diagnóstico com a técnica transabdominal, mas a transvaginal é o método ideal, seguro e aumenta a acurácia diagnóstica, pois a melhor resolução da imagem facilita a identificação do orifício interno do colo e de sua relação com a placenta.

As implantações baixas visibilizadas no primeiro trimestre terão manifestação clínica de placenta prévia no terceiro trimestre ou no parto com muito pouca frequência (fenômeno denominado migração). Estudo realizado na Clínica Obstétrica do HCFMUSP com 351 gestantes estimou que, quando a placenta obstrui totalmente o orifício interno entre 11 e 14 semanas de gestação, a probabilidade de ela continuar prévia no terceiro trimestre é de 8%. O diagnóstico de placenta prévia só deve ser firmado em definitivo, portanto, após 26 semanas de gestação.

O acompanhamento ultrassonográfico deve seguir a rotina de pré-natal habitual (ver Capítulo 10 – Ultrassonografia); no entanto, sempre que houver suspeita de placenta de inserção baixa ou prévia, recomenda-se repetir a ultrassonografia transvaginal com 32 semanas de gestação e, para melhor programação do parto, é mandatória a realização de ultrassonografia com intervalo de, no máximo, 28 dias antes da resolução.

Quando se confirma esse diagnóstico em mulher anteriormente submetida à cesárea, é obrigatório pesquisar a presença de acretismo placentário. Para isso, podem-se utilizar a dopplervelocimetria, a ultrassonografia tridimensional ou a ressonância nuclear magnética. Esta última é utilizada principalmente nos casos de placenta prévia que recobre totalmente o orifício interno do colo e/ou a cicatriz uterina prévia ou em outras localizações de placenta quando a ultrassonografia é inconclusiva.

Diagnóstico Diferencial

- Descolamento prematuro da placenta.
- Rotura uterina.
- Rotura de seio marginal.
- Rotura de vasa prévia.
- Lesões cervicais: cervicite, pólipos e carcinoma de colo uterino.
- Lesões vaginais e vulvares.

Conduta

A conduta depende da idade gestacional, da intensidade da hemorragia e da presença ou não de trabalho de parto. Quando o sangramento materno é controlável, sem alteração hemodinâmica, e em gestações com fetos prematuros, a conduta expectante pode ser adotada.

Feto pré-termo

- **Sangramento materno controlável**
- Internação obrigatória.
- Controle de sinais vitais maternos.
- Uso de cristaloides.
- Controle do sangramento materno.
- Reserva (e, se necessário, administração) de hemoderivados.
- Controle da vitalidade fetal.
- Administração individualizada de corticosteroide para o amadurecimento pulmonar, a partir da viabilidade fetal, entre 25 e 34 semanas de gestação.
- Uterolíticos devem ser evitados, principalmente os betamiméticos, pois podem mascarar sinais clínicos de hipovolemia, como taquicardia e hipotensão arterial, dificultando o controle clínico da paciente. A atosibana apresenta menos efeitos colaterais e, por isso, é alternativa nos casos de sangramento vaginal controlável e contrações uterinas regulares.
- Interrupção da gestação com a maturidade fetal.

- **Hemorragia incontrolável**
- Cuidados intensivos das condições hemodinâmicas.
- Interrupção imediata da gestação por indicação materna.

Feto de termo (37 semanas de gestação)

Com 37 semanas de gestação, deve-se proceder à interrupção da gestação nos casos de placenta prévia, por cesárea devidamente programada, mesmo quando não associada a acretismo placentário.

Na cesárea, é preciso ter cuidado especial com a placenta que apresenta inserção na parede anterior. Realizada a histerotomia transversa, a placenta fica à mostra e deve ser descolada manualmente no sentido da menor área placentária, para se atingir a cavidade uterina e alcançar o feto. Frequentemente, sua retirada é mais fácil por extração podálica. Eventualmente, pode-se usar incisão uterina segmento-corporal (vertical), fúndica ou em "J".

Como o risco de sangramento de maior volume aumenta após 36 semanas de gestação, existe a recomendação de programar o parto entre 36 e 37 semanas.

No caso de placenta de inserção baixa (borda placentária até 2 cm do orifício interno do colo), pode-se aguardar o termo a depender da hemorragia genital. É permitido o parto por via vaginal, com rigoroso controle do sangramento. Em geral, o sangramento é minimizado quando a bolsa se rompe ou é rota e a cabeça fetal faz um tamponamento sobre a área sangrante da placenta.

Em estudos recentes, nos casos em que a placenta está localizada entre 1 e 2 cm do orifício interno do colo, a incidência de cesárea variou entre 29 e 31%, com baixo volume de sangramento antes e durante o trabalho de parto, mostrando chances de sucesso para parto vaginal. Na placenta localizada entre 0 e 1 cm do orifício interno, por sua vez, a incidência de cesárea é de 75 a 90%. Esses casos estão fortemente associados a sangramento vaginal e, em sua maioria, exigem uma operação cesariana realizada com segurança.

Feto morto

A placenta prévia não é causa importante de óbito fetal intrauterino; no entanto, se isso ocorrer, deve-se providenciar o término da gestação.

A cesárea é obrigatória quando a placenta estiver sobre o orifício interno do colo. Outros casos devem ser analisados individualmente, considerando-se a idade gestacional, cesarianas anteriores, tempo de óbito, sangramento, condições do colo e situação dos fatores de coagulação.

Cuidados no Parto

Pode ocorrer sangramento após a dequitação em razão da deficiência de miotamponamento do segmento inferior. Nesse caso, além do uso de ocitocina, vale a pena tentar pressionar o leito placentário com compressas até cessar a hemorragia. Excepcionalmente, essas compressas podem ser deixadas no local por até 12 horas, sendo retiradas por via vaginal.

Pode-se, também, optar pela aplicação de pontos hemostáticos na região (captonagem). A ligadura ou embolização das artérias uterinas ou ligadura das hipogástricas são alternativas possíveis (ver Capítulo 85 – Hemorragias de Terceiro e Quarto Períodos e Capítulo 86 – Acretismo Placentário). Quando essas medidas não surtirem resultados favoráveis, deve-se optar pela histerectomia.

É importante que a hemorragia incoercível tenha solução eficaz e rápida, antes que as alterações hemodinâmicas se tornem irreversíveis.

Morbidades Materna e Fetal

A placenta prévia é importante causa de morbidade e mortalidade materna, pois está associada a complicações hemorrágicas e infecciosas, bem como à falta de recursos para reversão do quadro. Em revisão sobre o tema publicada em 2006, Oyelese & Smulian observaram mortalidade materna por placenta prévia de 30:100.000 gestações.

Segundo Salihu *et al.* (2003), o risco de mortalidade neonatal é 3 vezes maior nos casos complicados por placenta prévia. A prematuridade é a principal entidade que contribui para a piora dos resultados. Menos frequentemente, é citada a associação com malformações fetais e restrição do crescimento fetal.

Bibliografia

- ACOG committee opinion n. 560: Medically indicated late-preterm and early-term deliveries. Obstet Gynecol. 2013; 121(4):908-10.
- Bernáth T, Carvalho MHB, Martinelli S, Kahhale S, Zugaib M. Mortalidade materna: As hemorragias no ciclo grávido-puerperal. Rev Ginecol Obstet. 2001; 12(3):135-41.
- Clark SL, Koonings PP, Phelan JP. Placenta previa acreta and prior cesarean section. Obstet Gynecol. 1985; 66(1):89-92.
- Crane JM, van den Hof MC, Dodds L, Armson BA, Liston R. Neonatal outcomes with placenta previa. Obstet Gynecol. 1999; 93(4):541-4.
- Cunningham FG, Leveno KJ, Bloom SL, Spong CY, Dashe JS, Hoffman BL, et al. Obstetrical hemorrhage. In: Williams obstetrics. 24. ed. New York: McGraw-Hill, 2014. p. 780-828.
- D'Angelo LJ, Irwin LF. Conservative management of placenta previa: A cost-benifit analysis. Am J Obstet Gynecol. 1984; 149(3):320-6.
- Dashe JS. Toward consistent terminology of placenta location. Semin Perinatol. 2013; 37(5):375-9.
- Druzin ML. Packing of lower uterine segment for contol of postcesarean bleeding in instances of placenta previa. Surg Gynecol Obstet. 1989; 169(6):543-5.
- Faiz AS, Ananth CV. Etiology and risk factors for placenta previa: An overview and meta--analysis of observational studies. J Matern Fetal Neonatal Med. 2003; 13(3):175-90.
- Getahun O, Oyelese Y, Salihu HM, Aanth CV. Previous cesarean delivery and risks of placenta previa and placental abruption. Obstet Gynecol. 2006; 107(4):771-8.
- Handler AS, Mason ED, Rosenberg DL, Davis FG. The relationship between exposure during pregnancy to cigarette smoking and cocaine use and placenta previa. Am J Obstet Gynecol. 1994; 170(3):884-9.
- Iyasu S, Saftlas AK, Rowley DL, Koonin LM, Lawson HW, Atrash HK. The epidemiology of placenta previa in the United States, 1979 through 1987. Am J Obstet Gynecol. 1993; 168(5):1424-9.
- Jauniaux ERM, Alfirevic Z, Bhide AG, Belfort MA, Burton GJ, Collins SL, et al, Royal College of Obstetricians and Gynaecologists. Placenta praevia and placenta accreta: Diagnosis and management. (Green-top Guideline n. 27a.) BJOG. 2019; 126(1):e1-48.
- Lockwood CJ, Russo-Stieglitz K. Placenta previa: Management. UpToDate, 2022.

Capítulo 70 Placenta Prévia **735**

- Martin JA, Hamilton BE, Sutton PD, Ventura SJ, Menacker F, Munson ML. Births: Fnal data for 2003. Nat Vital Stat Rep. 2005; 54(2):1-116.
- Mustafá SA, Brizot ML, Carvalho MH, Watanabe L, Kahhale S, Zugaib M. Transvaginal ultrasonography in predicting placenta previa at delivery: A longitudinal study. Ultrasound Obstet Gynecol. 2002; 20(4):356-9.
- Oppenheimer LW, Farine D. A new classification of placenta previa: Measuring progress in obstetrics. Am J Obstet Gynecol. 2009; 201(3):227-9.
- Oyelese Y, Smulian JC. Placenta previa, placenta accrete, and vasa previa. Obstet Gynecol. 2006; 107(4):927-41.
- Salihu HM, Li Q, Rouse DJ, Alexander GR. Placenta previa: Neonatal death afterlive births in the United States. Am J Obstet Gynecol. 2003; 188(5):1305-9.
- Vergani P, Ornaghi S, Pozzi I, Beretta P, Russo FM, Follesa I, et al. Placenta previa: Distance to internal OS and mode delivery. Am J Obstet Gynecol. 2009; 201(3):266.e1-5.
- Warshak CR, Eskander R, Hull AD, Scioscia AL, Mattrey RF, Benirschike K, et al. Accuracy of ultrasonography and magnetic resonance imaging in the diagnosis of placenta accreta. Obstet Gynecol. 2006; 108(3Pt 1):573-81.
- Zlatnik MG, Little SE, Kohli P, Kaimal AJ, Stotland NE, Caughey AB. When should women with placenta previa be delivered? A decision analysis. J Reprod Med. 2010; 55(9-10):373-81.

capítulo 71

Descolamento Prematuro de Placenta

Silvio Martinelli

Descolamento prematuro de placenta (DPP) é a separação parcial ou completa da placenta normalmente inserida, antes da expulsão do feto, em gestação de 20 semanas completas ou mais.

Sua incidência varia de 0,3 a 1,0%, sendo mais elevada nos serviços de referência. Ocorre, geralmente, ao redor das 34 semanas de gestação (mais ou menos 4 semanas), com partos prematuros (< 37 semanas) em 50% dos casos.

A identificação de fatores de risco é essencial e pode ajudar a fazer diagnósticos difíceis de descolamento prematuro de placenta.

Fatores de Risco

- Síndromes hipertensivas.
- Rotura prematura de membranas ovulares (RPMO) pré-termo.
- Trombofilias hereditárias.
- Uso de cocaína.
- Tabagismo.
- Rápida descompressão uterina: polidrâmnio, gestação múltipla.
- Descolamento prematuro de placenta em gestação anterior.
- Idade materna avançada e multiparidade.
- Traumas abdominais.
- Neoplasias uterinas.
- Anomalias uterinas ou placentárias.

Complicações (Tabela 71.1)

Tabela 71.1 – Complicações associadas ao descolamento prematuro de placenta

Maternas	Fetais
- Distúrbios de coagulação - Choque hemorrágico - Histerectomia puerperal - Óbito	- Prematuridade e suas morbidades associadas - Sofrimento fetal - Óbito fetal

738 Protocolos Assistenciais

▶ Diagnóstico

O diagnóstico é essencialmente clínico, mas pode ser auxiliado pela ultrassonografia e sugerido por achados da cardiotocografia. Vale lembrar que o descolamento pode ocorrer de forma assintomática e, nesses casos, o diagnóstico será confirmado intraparto ou em exame anatomopatológico de placenta.

Diagnóstico clínico

O quadro clínico clássico é de sangramento vaginal escurecido associado a dor abdominal súbita e intensa e hipertonia uterina. Alterações na frequência cardíaca fetal são frequentemente observadas.

Estudos mostram a presença de sangramento vaginal em 78% dos casos, hipertonia uterina ou taquissistolia em 34% e dor abdominal ou dor à palpação uterina em 66% dos casos. A tríade de sintomas, no entanto, está presente apenas em cerca de 10% das pacientes.

Ao exame físico obstétrico, podem-se observar: sangramento genital, hipertonia e/ou hiperatividade uterina, ausculta fetal difícil ou ausente, bolsa tensa ao toque e aumento progressivo da altura uterina (sangramento oculto).

Ao exame físico geral, nos quadros de maior gravidade, pode-se observar estado de pré-choque ou choque hipovolêmico, bem como sinais indiretos de coagulação intravascular disseminada (CIVD), como petéquias, equimoses e hematomas.

O descolamento pode ocorrer, em alguns casos, de forma assintomática, com diagnóstico intraparto a partir da visibilização direta de coágulos intrauterinos ou retroplacentários.

Avaliação da vitalidade fetal

Nos casos agudos, comumente se verificam alterações fetais na cardiotocografia (bradicardia ou taquicardia fetal persistente, padrão sinusoidal ou desacelerações tardias) e alterações da contratilidade uterina.

Diagnóstico ultrassonográfico

A ultrassonografia pode ser útil para excluir casos de placenta prévia e quando o diagnóstico de descolamento prematuro de placenta é duvidoso, com especificidade de 92-96%, porém com sensibilidade de apenas 24%. Observa-se que as alterações ultrassonográficas estão presentes em apenas 50% dos casos, por isso, esse pode ser um bom método auxiliar, desde que não atrase o manejo da paciente.

Sinais ultrassonográficos que podem ser sugestivos de descolamento prematuro de placenta incluem visualização do coágulo retroplacentário,

Capítulo 71 Descolamento Prematuro de Placenta **739**

elevações da placa coriônica, aumento localizado da espessura placentária e imagens compatíveis com coágulos no estômago fetal.

Conduta

Toda gestante com suspeita de descolamento prematuro de placenta deve ser imediatamente hospitalizada. A conduta depende de alguns fatores, como condição materna e fetal, idade gestacional e exame do colo uterino. Quando a separação da placenta ultrapassa 50%, são comuns o óbito fetal e a coagulação intravascular disseminada.

Conduta inicial

- Monitoração hemodinâmica contínua.
- Cateterização venosa (2 acessos venosos periféricos de grosso calibre).
- Expansão volêmica com soro fisiológico ou Ringer-lactato.
- Sondagem vesical de demora (diurese normal $\geq$ 30 mL/h).
- Administração de oxigênio úmido (em máscara aberta, 5 L/min).
- Exames laboratoriais:
  - Hemoglobina (Hb) e hematócrito (Ht).
  - Plaquetas.
  - Coagulograma.
  - Fibrinogênio plasmático.
  - Detecção de produtos de degradação da fibrina.
  - Tipagem sanguínea e Rh.
  - Gasometria arterial.
  - Ureia, creatinina, sódio e potássio.
- Solicitar reserva de hemoconcentrados.

Conduta diante de complicações maternas e alterações hemodinâmicas

Na presença de anemia grave ou choque hemorrágico/hipovolêmico, deve-se realizar a transfusão de concentrado de hemácias.

Se houver sinais clínicos ou laboratoriais de coagulação intravascular disseminada (Tabela 71.2), devem ser administrados:

- Plasma fresco congelado.
- Crioprecipitado.
- Concentrado de plaquetas.

740 Protocolos Assistenciais

Tabela 71.2 – Sinais clínicos e laboratoriais de coagulação intravascular disseminada

Sinais clínicos	Exames laboratoriais
• Sangramento difuso (cateteres, acesso venoso, sonda vesical) • Petéquias • Equimoses • Insuficiência renal	• Plaquetas < 100.000 células/mm³ • Coagulograma com tempo de protrombina e tempo de tromboplastina parcial ativada elevados • Fibrinogênio < 150 mg/dL • Produtos de degradação da fibrina (> 20 mcg/mL)

Na presença de sangramento intenso ou sinais clínicos de coagulação intravascular disseminada (Tabela 71.2), deve-se proceder à resolução da gestação sem aguardar a confirmação laboratorial da suspeita clínica.

Conduta obstétrica

Deve-se proceder à conduta obstétrica simultaneamente à estabilização hemodinâmica da gestante.

• Feto vivo viável

Na Clínica Obstétrica do Hospital das Clínicas da Faculdade de Medicina da Universidade de São Paulo (HCFMUSP), consideram-se fetos viáveis aqueles com 25 semanas de gestação ou mais. De modo geral, nos casos de feto vivo e viável, quando o parto vaginal não for iminente, deve-se interromper a gestação por meio de cesárea de emergência.

Se a paciente se encontra em trabalho de parto, hemodinamicamente estável e com cardiotocografia sem sinais de sofrimento fetal, pode-se aguardar o parto vaginal. O descolamento desencadeia contrações, mas, se ainda não se encontrar em trabalho de parto franco, a amniotomia e o uso de ocitocina podem auxiliar na condução. É imprescindível a monitoração fetal contínua, uma vez que um descolamento parcial pode progredir rapidamente. Deixa-se sempre uma sala cirúrgica preparada em caso de urgência. A cesárea é indicada se a gestante estiver instável, se houver sinais de sofrimento fetal ou alguma outra contraindicação ao parto vaginal.

Na presença de coagulopatia, a morbidade e a mortalidade maternas aumentam muito, mas, muitas vezes, não há tempo hábil para aguardar a correção dos distúrbios de coagulação antes da realização do parto, o que poderia comprometer o resultado perinatal. Nesses casos, está indicada a laparotomia mediana em virtude do risco elevado de sangramento. Ela tem como vantagens, também, o rápido acesso e um maior campo operatório em situações de emergência.

Capítulo 71   Descolamento Prematuro de Placenta   **741**

Outra complicação grave é o extravasamento de sangue para o miométrio, formando o útero de Couvelaire, que é atônico e suscetível a sangramento intenso, com menor chance de responder às medidas conservadoras e, portanto, com risco mais elevado de histerectomia puerperal.

- ## Feto vivo inviável ou óbito fetal intrauterino

Na presença de feto vivo inviável ou óbito fetal intrauterino, deve-se escolher a via de parto que possa diminuir ao máximo os riscos maternos. Na ausência de instabilidade materna, devem-se realizar amniotomia e, se não houver hipertonia acentuada, indução ou condução com ocitocina. O parto deve ocorrer em 4 a 6 horas.

Se houver sinais de instabilidade hemodinâmica materna, devem-se corrigir as alterações clínicas e interromper a gestação pela via mais rápida. A coagulopatia é mais frequente no descolamento prematuro de placenta com óbito fetal e a transfusão de hemoderivados é frequentemente necessária.

É importante considerar a operação cesariana na presença de sangramento intenso e contraindicações obstétricas ao parto vaginal.

▶ Descolamento Prematuro de Placenta Crônico

No descolamento prematuro de placenta crônico, ocorre sangramento vaginal discreto, às vezes recorrente, com ou sem sensibilidade uterina ou contrações. Não há alterações laboratoriais sugestivas de coagulopatia ou sinais de sofrimento fetal à cardiotocografia. Como o quadro clínico é bastante inespecífico, o diagnóstico, em geral, é ultrassonográfico, com a identificação de hematoma retroplacentário.

Nesses casos, deve-se individualizar a conduta com base na idade gestacional e na vitalidade fetal. Pode-se realizar corticoterapia nas gestações entre 25 e 34 semanas. Em caso de alterações maternas, em especial da coagulação, é indicada a interrupção da gestação.

Ao se optar pela conduta expectante, deve-se avaliar os parâmetros maternos a intervalos regulares e realizar monitoração fetal diária, com perfil biofísico fetal e dopplervelocimetria, pois o descolamento prematuro de placenta crônico apresenta evolução imprevisível e pode evoluir com oligoâmnio. A ultrassonografia deve ser empregada diariamente para a avaliação do volume do coágulo retroplacentário, mesmo nos fetos inviáveis.

Embora alguns estudos mostrem benefícios da tocólise em casos de descolamento prematuro de placenta crônico antes de 36 semanas de gestação, na Clínica Obstétrica do HCFMUSP esse procedimento não é indicado.

Risco de Recorrência

O risco de recorrência de descolamento prematuro de placenta em gestação futura é de 5 a 15% quando comparado ao da população geral. Após 2 episódios, esse risco se eleva para 25%. Não há intervenções que comprovadamente diminuem o risco de recorrência, mas deve-se investigar os fatores de risco que podem ser modificados, como tabagismo, uso de cocaína e controle da hipertensão arterial.

Bibliografia

- Ananth CV, Oyelese Y, Srinivas N, Yeo L, Vintzileos AM. Preterm premature rupture of membranes, intrauterine infection, and oligohydramnios: Risk factors for placental abruption. Obstet Gynecol. 2004; 104(1):71-7.
- Ananth CV, Peltier, MR, Kinzler WL, Smilian JC, Vintzileos AM. Chronic hypertension and risk of placental abruption: Is the association modified by ischemic placental disease? Am J Obstet Gynecol. 2007; 197(3):273.e1-7.
- Bauer CR, Shankaran S, Bada HS, Lester B, Wright LL, Krause-Steinrauf H, et al. The maternal Lifestyle Study: Drug exposure during pregnancy and short-term maternal outcomes. Am J Obstet Gynecol. 2002; 186(3):487-95.
- Boisramé T, Sananès N, Fritz G, Boudier E, Aissi G, Favre R, et al. Placental abruption: risk factors: Management and maternal-fetal prognosis – Cohort study over 10 years. Eur J Obstet Gynecol Reprod Biol. 2014; 179:100-4.
- Cabar FR, Nomura RM, Machado TRS, Zugaib M. Óbito fetal no descolamento prematuro da placenta: Comparação entre dois períodos. Rev Assoc Med Bras. 2008; 54(3):256-60.
- Facchinetti F, Marozio L, Grandone E, Pizzi C, Volpe A, Benedetto C. Thrombophilic mutations are a main risk factor for placental abruption. Haematologica. 2003; 88(7):785-8.
- Kayani SI, Walkinshaw SA, Preston C. Pregnancy outcome in severe placental abruption. BJOG. 2003; 110(7):679-83.
- Martinelli S. Descolamento prematuro de placenta. In: Zugaib M, Francisco RPV, editores. Zugaib obstetrícia. 4 ed. Barueri: Manole, 2020. p. 789-801.
- Mukherjee S, Bawa AK, Sharma S, Nandanwar YS, Gadam M. Retrospective study of risk factors and maternal and fetal outcome in patients with abruption placentae. J Nat Sci Biol Med. 2014; 5(2):425-8.
- Oyelese Y, Ananth CV. Placental abruption. Obstet Gynecol. 2006; 108(4):1005-16.
- Pritchard JA, Cunningham FG, Pritchard SA, Mason RA. On reducing the frequency of severe abruption placentae. Am J Obstet Gynecol. 1991; 165(5 Pt 1):1345-51.
- Spellacy WN, Handler A, Ferre CD. A case-control study of 1253 twin pregnancies from a 1982-1987 perinatal data base. Obstet Gynecol. 1990; 75(2):168-71.
- Tikkanen M. Placental abruption: Epidemiology, risk factors and consequences. Acta Obstet Gynecol Scand. 2011; 90(2):140-9.
- Tikkanen M, Nuutila M, Hiilesmaa V, Paavonen J, Ylikorkala O. Prepregnancy risk factors for placental abruption. Acta Obstet Gynecol Scand. 2006; 85(1):40-4.
- Toivonen S, Heinonen S, Anttila M, Kosma VM, Saarikoski S. Obstetric prognosis after placental abruption. Fetal Diagn Ther. 2004; 19(4):336-41.

capítulo 72

Pós-Datismo

Seizo Miyadahira

Ao contrário das doenças maternas e intercorrências mórbidas gestacionais nas quais a prematuridade assume grande relevância, no pós-datismo o foco principal consiste na avaliação da qualidade da oxigenação fetal resultante da senescência placentária. O déficit nutritivo fetal não ocorre nessa situação, uma vez que a falência da placenta acontece em fases tardias de gestações que transcorreram sem intercorrências. As taxas de mortalidade perinatais e de morbidade neonatal, decorrentes da falência placentária, elevam-se significativamente.

Embora classicamente seja admitido que os prejuízos maternos e fetais ocorram apenas após 42 semanas, vários estudos, a partir de 1993, apontam prejuízos ao concepto mais precocemente e, em virtude disso, tem sido proposta a interrupção da gestação entre 41 e 42 semanas. Essa proposta tem respaldo em várias pesquisas que sinalizam maiores taxas de morbidade e mortalidade perinatais com a conduta expectante, em que se aguarda o desencadeamento espontâneo do trabalho de parto.

Conceito

Apesar de seu uso corriqueiro, não há definição clara para o termo "pós-datismo". Na atualidade, no entanto, não há como negar a adequação dessa palavra para designar, de forma genérica, todas as gestações que ultrapassam a data provável do parto, ou seja, as gestações além de 40 semanas.

Gestação Prolongada

Também denominada gestação serotina, protraída, pós-termo, retardada ou pós-maturidade, a gestação prolongada é definida quando ultrapassa as 42 semanas.

Incidência

Sua incidência é variável, pois diversos fatores interferem nessa estimativa, que oscila entre 3 e 14%. Na Clínica Obstétrica do Hospital das Clínicas da

Protocolos Assistenciais

Faculdade de Medicina da Universidade de São Paulo (HCFMUSP), a incidência é de 5,3%.

◗ Fatores que Influenciam a Incidência de Gestação Prolongada

- Ciclos menstruais: nos ciclos irregulares, sobretudo na espaniomenorreia, a ovulação muitas vezes é incerta e frequentemente ocorre em períodos não reconhecíveis.
- Utilização de anticoncepcionais hormonais: com grande frequência, a utilização de anticoncepcionais hormonais determina ovulações em períodos não conhecidos. Acarreta, por isso, estimativas de taxas falsamente elevadas de pós-datismo.
- Ultrassonografia precoce: a realização de ultrassonografia precoce (primeiro trimestre) é preconizada atualmente como medida rotineira para se estimar corretamente a idade gestacional nesse período, no qual o erro é irrelevante. Ao contrário das 2 situações anteriores, nesta, a incidência de pós-datismo decresce.

◗ Etiologia e Fatores Associados

Alguns parâmetros podem estar associados ao pós-datismo, como:
- Idade materna (discutível): algumas observações indicam incidência maior em gestantes de idade mais avançada.
- Paridade: as primigestas parecem ter predisposição maior quando comparadas com gestantes multigestas.
- Raça: algumas observações demonstram que gregas e italianas apresentam taxas significativamente elevadas dessa intercorrência gestacional.
- Fatores feto-anexiais: a anencefalia é um fator fetal que, indiscutivelmente, determina pós-datismo.
- Deficiência em sulfatase placentária.
- Excessiva atividade endócrina placentária.
- Fatores intrínsecos do miométrio.
- Fator cervical.

◗ Influência nos Resultados Perinatais

- Aumento na mortalidade: em decorrência da anoxia intrauterina não diagnosticada, a mortalidade intrauterina e neonatal aumenta em até 3 vezes.
- Aumento na morbidade fetal:
    - Oligoâmnio.
    - Natimortalidade.

Capítulo 72 — Pós-Datismo

- Aspiração de mecônio ante e intraparto.
- Macrossomia fetal (tocotraumatismos): distocia do biacromial é o principal.
- Baixos índices de Apgar.
- Comprometimento neurológico do recém-nascido.
- Aumento na morbidade materna.
- Aumento na incidência de cesáreas.

Conduta Assistencial

A assistência aos casos de pós-datismo visa diagnosticar a falência placentária precocemente e evitar os danos ao produto conceptual, decorrentes de eventual hipóxia.

Na Clínica Obstétrica do HCFMUSP, recomenda-se que a gestação evolua até o limite de 42 semanas, quando a sua interrupção é indicada (Figura 72.1). Em decorrência dessa conduta ativa, esse serviço não admite a ocorrência da gestação prolongada (> 42 semanas).

Vigilância da Vitalidade Fetal

Início

Em virtude das complicações perinatais anteriormente citadas, a vigilância da vitalidade fetal deve ser iniciada a partir de 40 semanas e 1 dia. Apesar de não haver benefícios claros dessa abordagem, o American College of Obstetricians and Gynecologists (ACOG), em 2004, relata uma considerável frequência de realização dos exames entre 40 e 42 semanas de gestação.

Periodicidade

Os exames do bem-estar fetal devem ser realizados 2 vezes por semana.

Métodos

- Cardiotocografia de repouso e estimulada.
- Perfil biofísico fetal enfatizando a avaliação do volume de líquido amniótico por meio do índice do líquido amniótico (ILA) utilizando a técnica dos 4 quadrantes.

O oligoâmnio, definido quando o índice de líquido amniótico for menor que 5 cm, indica a interrupção da gestação. O parto pode ser induzido na ausência de líquido amniótico meconial.

746 Protocolos Assistenciais

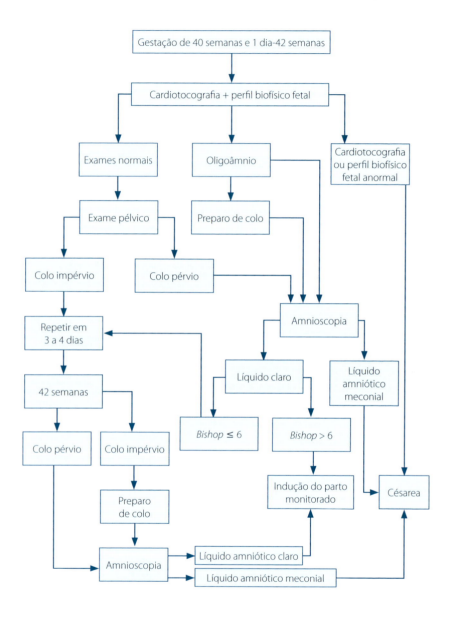

Figura 72.1 – Protocolo de assistência ao pós-datismo.

Capítulo 72 Pós-Datismo **747**

Exame pélvico

O exame pélvico visa avaliar as condições cervicais para possível indução do parto e pode ser realizado em qualquer período do pós-datismo. Utiliza-se como critério de favorabilidade do colo à indução o índice de Bishop, que deve apresentar valor > 6.

Colo impérvio

- Acompanhamento e conduta obstétrica conforme os resultados da vigilância da vitalidade fetal.
- Oligoâmnio: preparo de colo e indução do parto. Amnioscopia quando houver cervicodilatação.

Colo permeável e Bishop > 6

- Amnioscopia:
  - Líquido amniótico claro: indução do parto.
  - Líquido amniótico meconial: cesárea.

Colo permeável e Bishop ≤ 6

- Amnioscopia:
  - Líquido amniótico claro: conduta expectante e repetição dos exames em 3 a 4 dias.
  - Líquido amniótico meconial: cesárea.

▶ Bibliografia

- ACOC Committee on Practice Bulletins – Obstetrics. ACOG Practice Bulletin. Clinical management guidelines for obstetricians-gynecologists. Number 55, September 2004 (replaces practice pattern number 6, October 1997): Management of postterm pregnancy. Obstet Gynecol. 2004; 104(3):639-46.
- Bennett KA, Crane JMG, O'Shea P, Lacelle J, Hutchens D, Copel JA. First trimester ultrasound screening is effective in reducing postterm labor induction rates: A randomized controlled trial. Am J Obstet Gynecol. 2004; 190(4):1077-81.
- Bodner-Adler B, Bodner K, Pateisky N, Kimberger O, Chalubinski K, Mayerhofer K, et al. Influence of labor induction on obstetric outcomes in patients with prolonged pregnancy: A comparison between elective labor induction and spontaneous onset of labor beyond term. Wien Klin Wochenschr. 2005; 117(7-8):287-92.
- Braga Filho J. Pós-datismo. In: Vaz FAC, Manissadjian A, Zugaib M, editores. Assistência à gestante de alto risco e ao recém-nascido nas primeiras horas. São Paulo: Atheneu, 1993.
- Cleary-Goldman J, Bettes B, Robinson JN, Norwitz E, D'Alton ME, Schulkin J. Postterm pregnancy: Practice patterns of contemporary obstetricians and gynecologists. Am J Perinatol. 2006; 23(1):15-20.

- Delaney M, Roggensack A; Clinical Practice Obstetrics Committee. Guidelines for the management of pregnancy at 41+0 to 42+0 weeks. J Obstet Gynaecol Can. 2008; 30(9):800-10.
- Faltin-Traub EF, Boulvain M, Faltin ODL, Extermann P, Irion O. Reliability of the Bishop score before labour induction at term. Eur J Obstet Gynecol Reprod Biol. 2004; 112(2):178-81.
- Gulmezoglu AM, Crowther CA, Middleton P, Heatley E. Induction of labour for improvind bith outcomes for women at or beyond term. Cochrane Database Syst Rev. 2012; 6(6):CD004945.
- Hovi M, Raatikainen K, Heiskanen N, Heinonen S. Obstetric outcome in post-term pregnancies: Time for reappraisal in clinical management. Acta Obstet Gynecol Scand. 2006; 85(7):805-9.
- Iqbal S. Management of prolonged pregnancy. J Coll Physicians Surg Pak. 2004; 14(5):274-7.
- Mandruzzato G, Alfirevic Z, Chervenak F, Gruenebaum A, Heimstad R, Heinonen S, et al. Guidelines for the management of postterm pregnancy. J Perinat Med. 2010; 38(2):111-9.
- Miyadahira S, Lopes M, Zugaib M. Estudo da gestação no período de 40 a 42 semanas: avaliação da vitalidade fetal e resultados neonatais. Rev Ginecol Obstet. 1997; 8:72-85.
- Zhang X, Joseph KS, Kramer MS. Decreased term and postterm birthweight in the United States: Impact of labor induction. Am J Obstet Gynecol. 2010; 203(2):124.e1-7.

capítulo 73

Sepse e Choque Séptico

Tiago Pedromonico Arrym
Pedro Paulo Pereira

Sepse e choque séptico representam uma das principais causas de mortalidade materna na gestação e no puerpério, sendo consideradas situações clínicas de emergência. Por conta disso, consideram-se cruciais o diagnóstico rápido e a intervenção precoce nesses casos, o que fez com que os critérios diagnósticos tenham sido modificados e simplificados.

As principais infecções relacionadas à ocorrência de sepse e choque séptico durante a gestação são: pielonefrite, corioamnionite, endometrite pós-parto, infecção pós-abortamento e fasciíte necrosante. É importante saber que os principais microrganismos responsáveis pelas infecções nas gestantes são os bacilos aeróbicos Gram-negativos (enterobactérias) e que aproximadamente 20% dos casos de sepse durante o ciclo gravídico-puerperal são polimicrobianos.

Mortalidade

Na população de pacientes obstétricas, aproximadamente 4 a 5% desenvolvem sepse ou choque séptico e 3% evoluem para óbito. Por outro lado, a mortalidade em pacientes não gestantes é maior e pode atingir taxas de 20 a 50%. Contribuem para essa menor mortalidade fatores como:

- As pacientes são jovens e, geralmente, não apresentam doença de base.
- A pele é, comumente, o foco primário da infecção. De modo geral, há fácil acesso à antibioticoterapia e à remoção cirúrgica para esses casos.
- A maioria das infecções é causada por germes provenientes da própria flora vaginal, com baixo potencial de agressividade quando comparados a patógenos adquiridos por pacientes hospitalizadas.

Definições e Diagnóstico

Sepse

Em 2016, o Terceiro Consenso Internacional para Definições de Sepse e Choque Séptico definiu sepse como uma disfunção orgânica ameaçadora à vida causada pela resposta exacerbada do hospedeiro a uma infecção.

749

750 Protocolos Assistenciais

Para auxílio na avaliação clínica de pacientes infectadas e identificação de disfunção orgânica, é utilizado, atualmente, o índice SOFA (do inglês, *sequential organ failure assessment*; em português, avaliação sequencial da falência orgânica) (Tabela 73.1). Quando a paciente avaliada atinge pontuação maior ou igual a 2 nesse índice, além de identificada disfunção orgânica, sabe-se que ela tem maior risco de mortalidade e de permanência prolongada em unidade de terapia intensiva (UTI).

Tabela 73.1 – Índice SOFA

Sistema	0	1	2	3	4
Respiratório: PaO_2/FiO_2	≥ 400	< 400	< 300	< 200 com suporte respiratório	< 100 com suporte respiratório
Coagulação (plaquetas/mm³)	≥ 150.000	< 150.000	< 100.000	< 50.000	< 20.000
Fígado: bilirrubinas (mg/dL)	< 1,2	1,2-1,9	2-5,9	6-11,9	> 12
Cardiovascular: pressão arterial média ou droga vasoativa	PAM ≥ 70 mmHg	PAM < 70 mmHg	Dopamina < 5 ou dobutamina (qualquer dose)*	Dopamina 5,1-15 ou epinefrina ≤ 0,1 ou norepinefrina ≤ 0,1*	Dopamina > 15 ou epinefrina > 0,1 ou norepinefrina > 0,1*
Sistema nervoso central: escala de coma de Glasgow	15	13-14	10-12	6-9	< 6
Renal: • Creatinina (mg/dL)	< 1,2	1,2-1,9	2-3,4	3,5-4,9	> 5
• Diurese (mL/dia)				< 500	< 200

FiO_2: fração inspirada de oxigênio; PAM: pressão arterial média; PaO_2: pressão arterial de oxigênio; SOFA: sequential organ failure assessment.
*Doses das catecolaminas em mcg/kg/min na última hora.
Fonte: Bowyer et al., 2017.

Vale ressaltar que, para pacientes não internadas em unidade de terapia intensiva, o índice *quick* SOFA (qSOFA) pode ser aplicado para avaliação clínica inicial e de forma repetida, a fim de se avaliar a resposta ao tratamento. Quando a pontuação do qSOFA for igual ou maior que 2, há possibilidade de infecção.

Capítulo 73 Sepse e Choque Séptico **751**

Em decorrência das modificações fisiológicas gravídicas, alguns parâmetros dos índices SOFA e qSOFA podem não se adequar a essa população. Por conta disso, a Society of Obstetric Medicine of Australia and New Zealand adaptou esses índices para serem utilizados em gestantes e puérperas (Tabela 73.2).

Na Clínica Obstétrica do Hospital das Clínicas da Faculdade de Medicina da Universidade de São Paulo (HCFMUSP), na triagem clínica inicial de gestantes a partir das 22 semanas de idade gestacional e de puérperas até o sétimo dia de pós-operatório, considera-se suspeita de sepse quando 2 ou mais dos seguintes critérios estão presentes: pressão arterial sistólica < 90 mmHg, frequência respiratória > 25 irpm e alteração do estado mental (qualquer estado mental diferente do alerta). Assim, inicia-se o protocolo assistencial.

Após resultados dos exames laboratoriais iniciais, para melhor avaliação prognóstica, aplica-se o índice SOFA modificado para obstetrícia (Tabela 73.2) a fim de se avaliar disfunção orgânica. Para pacientes com pontuação de 2 ou mais, o diagnóstico de sepse é confirmado, sendo mantido o protocolo assistencial.

Tabela 73.2 – Índice SOFA modificado para obstetrícia

Sistema	0	1	2
Respiratório: PaO_2/FiO_2	≥ 400	< 400-300	< 300
Coagulação (plaquetas/mm³)	≥ 150.000	< 150.000-100.000	< 100.000
Fígado: bilirrubinas (mg/dL)	≤ 1,2	> 1,2 a 1,9	> 1,9
Cardiovascular: pressão arterial média ou droga vasoativa	PAM ≥ 70 mmHg	PAM < 70 mmHg	Uso de vasopressor
Sistema nervoso central: nível de consciência	Alerta	Resposta à voz	Resposta à dor
Renal: creatinina (mg/dL)	≤ 1,0	> 1,0-1,4	> 1,4

FiO_2: fração inspirada de oxigênio; PAM: pressão arterial média; PaO_2: pressão arterial de oxigênio; SOFA: sequential organ failure assessment.
Fonte: Bowyer et al., 2017.

752 Protocolos Assistenciais

Para qualquer paciente, fora do período citado, conforme protocolo institucional do HCFMUSP, na triagem inicial utiliza-se o índice NEWS (do inglês, *national early warning score*; em português, escore de alerta precoce) (Tabela 73.3) e para pesquisa de disfunção orgânica, o índice SOFA.

Tabela 73.3 – Índice NEWS

	3	2	1	0	1	2	3
Frequência respiratória (irpm)	≤ 8		9-11	12-20		21-24	≥ 25
Saturação de oxigênio (SatO$_2$)	≤ 91	92-93	94-95	≥ 96			
Oxigênio suplementar		Sim		Não			
Temperatura (ºC)	≤ 35		35,1-36	36,1-38	39,1-39	≥ 39,1	
Pressão arterial sistólica (mmHg)	≤ 90	91-100	101-110	111-219			≥ 220
Frequência cardíaca (bpm)	≤ 40		41-50	51-90	91-110	111-130	≥ 131
Nível de consciência				Alerta			Responde a estímulo verbal, doloroso ou irresponsiva

NEWS: national early warning score.
Fonte: Keep et al., 2014.

Choque séptico

Choque séptico constitui anormalidade da circulação e do metabolismo celular suficientemente grave para aumentar a mortalidade, sendo diagnosticada na presença de sepse e hipotensão persistente com necessidade de drogas vasopressoras para manter pressão arterial média (PAM) ≥ 65 mmHg e lactato sérico acima de 2 mmol/L (ou acima de 18 mg/dL), apesar da reposição volêmica adequada. A mortalidade hospitalar nos casos de choque séptico excede os 40%.

O protocolo atualmente utilizado na emergência da Clínica Obstétrica do HCFMUSP está representado nas Figuras 73.1 e 73.2.

Os exames laboratoriais complementares a serem solicitados em caso de sepse, considerando sua hipótese diagnóstica principal, são:
- Hemograma completo.
- Enzimas hepáticas.

- Coagulograma.
- Glicemia.
- Fibrinogênio.
- Hemoculturas.
- Produtos da degradação da fibrina.
- Urocultura.
- Gasometria arterial.
- Cultura de secreções.
- Lactato sérico.
- Radiografia de tórax.
- Eletrólitos.
- Eletrocardiograma.
- Ureia e creatinina.
- Ultrassonografias pélvica e abdominal.
- Bilirrubina total e frações.
- Tomografia computadorizada.

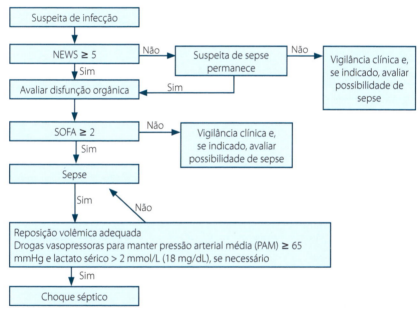

NEWS: national early warning score; SOFA: sequential organ failure assessment.

Fonte: Singer et al., 2016.

Figura 73.1 – Protocolo para manejo de sepse na gestação aplicável a pacientes com menos de 22 semanas de idade gestacional e após o sétimo dia de puerpério.

754 Protocolos Assistenciais

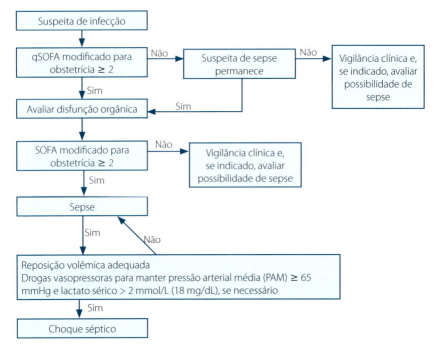

Fonte: Singer et al., 2016; SOFA: sequential organ failure assessment.

Figura 73.2 – Protocolo para manejo de sepse na gestação aplicável a pacientes a partir de 22 semanas de idade gestacional até o sétimo dia de puerpério.

▶ Microbiologia

O choque séptico em gestantes e puérperas é causado, mais comumente, por bacilos aeróbios Gram-negativos. Em cerca de 20 a 30% dos casos, a bacteremia é polimicrobiana. Os principais microrganismos envolvidos são:
- Aeróbios Gram-negativos:
  – Enterobactérias (95%): *Escherichia coli*, *Klebsiella pneumoniae*, *Enterobacter*, *Proteus* e *Serratia*.
  – *Pseudomonas aeruginosa*.
- Aeróbios Gram-positivos:
  – Estreptococos: *Streptococcus agalactiae* e *Streptococcus pyogenes*.
  – Enterococos: *Streptococcus faecalis* e *Streptococcus faecium*.
- Anaeróbios:
  – *Peptococcus*, *Peptostreptococcus*, *Clostridium perfringens*, *Bacteroides* e *Fusobacterium*.

Capítulo 73 | Sepse e Choque Séptico **755**

▶ Tratamento

A identificação precoce dos sinais de sepse e da disfunção orgânica está diretamente relacionada ao prognóstico do paciente. Para nortear o tratamento, foi criado um pacote de atendimento que deve ser aplicado em até 1 hora da suspeita diagnóstica. Os objetivos são que as ações sejam imediatas e o tratamento não seja postergado, visto que a sepse é uma emergência tempo-dependente.

Quando se confirma o diagnóstico de sepse, as condutas seguidas na Clínica Obstétrica do HCFMUSP são:

- Internar a paciente em unidade de terapia intensiva.
- Infundir antibióticos:
  - Colher 2 amostras de hemocultura (aeróbio e anaeróbio), se possível antes da administração do antibiótico.
- Quantificar lactato sérico. Repetir após 2 horas se o lactato inicial for superior a 2 mmol/L ou 18 mg/dL.
- Restaurar o volume circulatório:
  - Iniciar imediatamente após diagnóstico clínico.
  - Preferencialmente, deve-se instalar monitoração hemodinâmica, mas, caso não seja possível, pode-se obter pressão venosa central.
  - Infusão imediata de 30 mL/kg de solução cristaloide (soro fisiológico ou soluções balanceadas, como Ringer ou Ringer-lactato) na presença de hipotensão ou lactato acima de 4 mmol/L (36 mg/dL). Nos casos de paciente cardiopata, nefropata ou gemelidade a partir das 22 semanas de gestação, deve-se infundir 20 mL/kg do mesmo modo.
- Administrar drogas vasoativas:
  - Droga de escolha: norepinefrina, infundida por acesso venoso central. Se necessário, deve-se iniciar infusão periférica até conseguir acesso adequado. A dose recomendada é de 0,05 a 2 mcg/kg/min.
  - Objetivo: manter pressão arterial média superior ou igual a 65 mmHg.
  - Caso não ocorra resposta satisfatória ao uso de norepinefrina, pode-se considerar associar dobutamina (2 a 20 mcg/kg/min), sobretudo se houver depressão miocárdica (em razão da congestão), por seu efeito inotrópico.
- Corrigir a acidose metabólica.
- Instituir assistência ventilatória nos casos em que a pressão arterial de oxigênio (PaO_2) for inferior a 70 mmHg ou a oximetria de pulso estiver abaixo de 95%. Para permitir as trocas materno-fetais pela placenta, deve-se ter por objetivo: pressão arterial de oxigênio entre 70 e 75 mmHg (correspondente a saturação de oxigênio de 95%) e pressão arterial de dióxido de carbono ($PaCO_2$) inferior a 45 mmHg.
- Controle da glicemia.

756 Protocolos Assistenciais

- Avaliação da vitalidade fetal: monitorização fetal intensiva nos casos em que já existe viabilidade fetal, com atenção especial para hipoxemia e alterações hemodinâmicas. Caso haja necessidade e se a condição clínica materna permitir, com vitalidade fetal preservada, pode-se indicar aceleração da maturidade pulmonar fetal com emprego de corticoterapia antenatal.

Antibioticoterapia

A antibioticoterapia deve ser iniciada logo após a coleta das culturas e sua escolha é feita de acordo com o foco infeccioso. A cobertura antibiótica pode ser modificada a depender da resposta da paciente e do resultado das culturas.

Os esquemas antibióticos para tratamento inicial propostos pela Clínica Obstétrica do HCFMUSP, em acordo com a Comissão de Controle de Infecção Hospitalar da instituição, são apresentados na Tabela 73.4.

Tabela 73.4 – Antibióticos de acordo com o foco infeccioso

Corioamnionite ou infecção puerperal (endometrite)	- Clindamicina, 600 mg, EV, a cada 6 horas, ou 900 mg, EV, a cada 8 horas + gentamicina, 3,5 a 5 mg/kg, EV, a cada 24 horas *ou* - Ampicilina + sulbactam, 3 g, EV, a cada 6 horas
Pielonefrite	- Ceftriaxona, 1 g, EV, a cada 12 horas
Pneumonia	- Ceftriaxona, 1 g, EV, a cada 12 horas + claritromicina, 500 mg, EV, a cada 12 horas *ou* - Ceftriaxona, 1 g, EV, a cada 12 horas + azitromicina, 500 mg, EV, a cada 12 horas
Infecção por *Staphylococcus aureus* (choque tóxico ou sítio cirúrgico)	- Penicilina cristalina, 4.000.000 UI, EV, a cada 4 horas + clindamicina, 600 mg, EV, a cada 6 horas ou 900 mg, EV, a cada 8 horas
Sem foco definido e origem comunitária	- Ceftriaxona, 1 g, EV, a cada 12 horas + metronidazol, 500 mg, EV, a cada 8 horas *ou* - Cefepima, 2 g, EV, a cada 8 horas + metronidazol, 500 mg, EV, a cada 8 horas
Sem foco definido e suspeita de origem hospitalar	- Imipeném + cilastatina (500 a 1.000 mg, EV, a cada 6 horas *ou* - Meropeném, 1 a 2 g, EV, a cada 8 horas + vancomicina, 1 g, EV, a cada 12 horas *ou* - Teicoplanina, 400 mg, EV, a cada 12 horas

EV: via endovenosa.
Em casos de corioamnionite com feto vivo, deve-se fracionar a dose de gentamicina em 1,5 mg/kg, EV, a cada 8 horas.
Nos casos de pacientes nefropatas, deve-se substituir a gentamicina por ceftriaxona, 1 g, EV, a cada 12 horas.
Nas pacientes com índice de massa corpórea $\geq$ 30 kg/m², deve-se utilizar o peso ideal ajustado para cálculo da dose de gentamicina:
a. Peso ideal: 49 + [0,67 $\times$ (altura − 152,4)]
b. Peso ideal ajustado: peso atual (kg) − [peso ideal (kg) $\times$ 0,25] + peso ideal (kg)

Tratamento cirúrgico

Em casos de corioamnionite, após a estabilização da paciente, interrompe-se a gestação. Algumas vezes, mesmo com a expansão de volume e o uso de drogas vasoativas, não ocorre melhora da perfusão tecidual nem da pressão arterial. Nesses casos, deve-se considerar a interrupção da gestação por cesariana se o parto vaginal não for iminente.

Para os casos de fasciíte necrosante e de infecção de feriada cirúrgica, realiza-se remoção cirúrgica dos tecidos infectados.

Para casos com retenção de produtos da concepção (pós-abortamento ou pós-parto), preconiza-se a curetagem uterina. A histerectomia é indicada em casos com suspeita ou confirmação de comprometimento uterino e sem melhora, apesar do tratamento já oferecido.

▶ Bibliografia

- Bowyer L, Robinson HL, Barrett H, Crozier TM, Giles M, Idel I, et al. SOMANZ guidelines for the investigation and management sepsis in pregnancy. Aust N Z J Obstet Gynaecol. 2017; 57(5):540-51.
- Cunninghan FG, Leveno KJ, Bloom SL, Hauth JC, Rouse DJ, Spong CY. Tratamento crítico e trauma. In: Obstetrícia de Williams. 23. ed. Porto Alegre: AMGH, 2012. p. 926-45.
- Dellinger RP, Levy MM, Carlet JM, Bion J, Parker MM, Jaeschke R, et al. Surviving Sepsis Campaign: International guidelines for management of severe sepsis and septic shock: 2008. Intensive Care Med. 2008; 24(1):17-60.
- Keep JW, Messmer AS, Sladden R, Burrell N, Pinate R, Tunnicliff M, et al. National early warning score at emergency department triage may allow earlier identification of patients with severe sepsis and septic shock: A retrospective observational study. Emerg Med J. 2016; 33(1):37-41.
- Lappen JR, Keene M, Lore M, Grobman WA, Gossett DR. Existing models fail to predict sepsis in an obstetric population with intrauterine infection. Am J Obstet Gynecol. 2010; 203(6):573.e1-5.
- Nguyen HB, Rivers EP, Abrahamian FM, Moran GJ, Abraham E, Trzeciak S, et al. Severe sepsis and septic shock: Review of the literature and emergency department management guidelines. Ann Emerg Med. 2006; 48(1):28-54.
- Pryde PG, Gonik B. Septic shock and sepsis syndrome in obstetric patients. Infect Dis Obstet Gynecol. 1994; 2(4):190-201.
- Rivers EP, McIntyre L, Morro DC, Rivers KK. Early and innovative interventions for severe sepsis and septic shock: Taking advantage of a window of opportunity. CMAJ. 2005; 173(9):1054-65.
- Rivers EP, Nguyen HB, Havstad S, Ressler J, Muzzin A, Knoblich B, et al. Early goaldirected therapy in the treatment of severe sepsis and septic shock. N Engl J Med. 2001; 345(19):1368-77.
- Ruano R, Yoshizaki CT, Martinelli S, Pereira PP. Cuidados intensivos e trauma na gestação. In: Zugaib M, Francisco RPV, editores. Zugaib obstetrícia. 4. ed. Barueri: Manole, 2012. p. 1098-110.

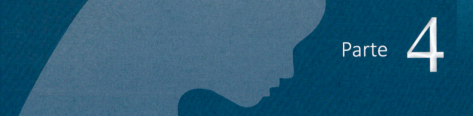

Parte 4

Parto e Puerpério

capítulo 74

Plano de Parto

Rossana Pulcineli Vieira Francisco
Mariana Vieira Barbosa
Maria Rita de Figueiredo Lemos Bortolotto
Fernanda Spadotto Baptista
Ana Maria da Silva Sousa
Carolina Burgarelli Testa

Plano de parto é uma ferramenta de comunicação entre a gestante os profissionais de saúde que assistirão ao parto e ao puerpério.

A elaboração de um plano de parto pela gestante, em conjunto com a equipe de saúde que a atende, é uma oportunidade ímpar para quem faz assistência obstétrica e para as gestantes, tanto aquelas com alto risco quanto as de risco habitual. Quanto mais coesa for a comunicação da gestante com a equipe multidisciplinar de saúde durante a elaboração do plano de parto, maiores serão os benefícios para todos.

Entre os múltiplos benefícios, podem ser listados os seguintes:

- Auxiliar a comunicação entre a mulher e a equipe que atenderá ao parto.
- Possibilitar que a paciente conheça como funciona a fisiologia do parto.
- Tranquilizar a gestante quanto ao que ocorrerá durante sua internação.
- Equilibrar as expectativas da paciente com relação ao cumprimento de seus desejos frente às possibilidades do serviço que a atenderá.
- Promover uma maior familiaridade com termos médicos e acadêmicos por parte da gestante.
- Incentivar um parto respeitoso e seguro, com menor necessidade de intervenções.

Experiência da Clínica Obstétrica do Hospital das Clínicas da Faculdade de Medicina da Universidade de São Paulo

Na Clínica Obstétrica do Hospital das Clínicas da Faculdade de Medicina da Universidade de São Paulo (HCFMUSP), todas as gestantes entre 28 e 30 semanas são encaminhadas pelo médico do pré-natal para passar em um grupo de acolhimento multiprofissional, com o acompanhante de sua escolha, para orientação sobre a elaboração e os tópicos do plano de parto, entre eles:

- Apresentação da instituição quanto a seus aspectos estruturais e organizacionais.
- Orientações quanto às fases do trabalho de parto e aos sinais e sintomas de cada uma das fases, incluindo a apresentação de um vídeo narrado.
- Descrição de intervenções que possam ocorrer durante a assistência obstétrica e suas indicações, como: tipo de parto (normal, fórcipe, cesárea por indicação médica ou a pedido), indução de trabalho de parto, métodos de analgesia, episiotomia etc.
- Cuidados durante o trabalho de parto, parto e pós-parto.

Durante este atendimento, as gestantes e seus acompanhantes interagem e tiram dúvidas e, ao final, recebem o documento "Plano de parto" (Anexo 74.1) em branco, para que o preencha em casa.

Depois disso, a paciente fará um retorno agendado para uma consulta de acompanhamento com a equipe do plano de parto, na qual suas dúvidas serão novamente discutidas, agora individualmente, e o documento será assinado pela enfermeira ou pelo médico que a atende nesse dia.

Por último, a paciente retorna com o médico responsável pelo seu pré-natal, que conclui as orientações e assina o plano de parto.

A paciente é informada de que, a qualquer momento, ela poderá mudar eventuais escolhas que tenha feito ao preencher e assinar o documento. Uma cópia do documento é arquivada no prontuário da paciente e outra cópia fica com ela.

Bibliografia

- Aragon M, Chhoa E, Dayan R, Kluftinger A, Lohn Z, Buhler K. Perspectives of expectant women and health care providers on birth plans. J Obstet Gynaecol Can. 2013; 35(11):979-85.
- Brasil. Ministério da Saúde. Secretaria da Ciência, Tecnologia e Insumos Estratégicos. Departamento de Gestão e Incorporação de Tecnologias em Saúde. Diretrizes nacionais de assistência ao parto normal. Brasília: Ministério da Saúde, 2017.
- DeBaets AM. From birth plan to birth partnership: Enhancing communication in childbirth. Am J Obstet Gynecol. 2017; 216(1):31.e1-4.
- Medeiros RMK, Figueiredo G, Correa ACP, Barbieri M. Repercussões da utilização do plano de parto no processo de parturição. Rev Gaúcha Enfermagem 2019; 40.
- Suárez-Cortés M, Armero-Barranco D, Canteras-Jordana M, Martínez-Roche ME. Use and influence of delivery and birth plans in the humanizing delivery process. Rev Latino-Am Enfermagem. 2015; 23(3):520-6.
- World Health Organization. WHO recommendations: Intrapartum care for a positive childbirth experience. Geneva: WHO, 2018.

Capítulo 74 — Plano de Parto **763**

▶ Anexo 74.1

CLÍNICA OBSTÉTRICA
F M U S P

> Seu retorno para conversarmos novamente será dia: __/__/__ às __:__ horas.
> Venha com a pessoa que você escolheu para estar com você na hora do parto!

PLANO DE PARTO – HCFMUSP

Nome: _____ RGHC: _____

Data de nascimento:_____ Data provável do parto:_____

O Plano de Parto é um meio de comunicação entre a gestante e a equipe que a atende. Dessa forma, criar o seu Plano de Parto é uma oportunidade para refletir e discutir assuntos relacionados ao nascimento.

Gostaríamos que pensasse nas questões abaixo, conversasse com a equipe de saúde (médicos e enfermeiros) durante a consulta de pré-natal e preenchesse esse questionário com seus desejos, pensamentos e dúvidas.

Até 36 semanas de gravidez, você deverá ter uma versão final desse documento elaborada para que você entregue à equipe de saúde quando você for ter o seu bebê.

É importante lembrar que o Plano de Parto pode ser alterado, tanto por uma mudança de opinião de sua parte como por alguma questão médica que se faça presente. Qualquer alteração deverá sempre ser conversada com a equipe que a acompanha e documentada no Plano de Parto.

Sobre a maternidade da Clínica Obstétrica do Hospital das Clínicas da Faculdade de Medicina da Universidade de São Paulo

A equipe de saúde da Clínica Obstétrica faz parte do Hospital das Clínicas da Faculdade de Medicina da Universidade de São Paulo (HCFMUSP). Como hospital-escola, conta com profissionais de saúde formados e em formação. Assim, você geralmente será avaliada por um profissional em formação sempre sob supervisão de profissional formado e mais experiente.

A Clínica Obstétrica adota princípios do parto humanizado e todas as recomendações legais vigentes:

1. Não é necessário que se realize a depilação perineal.

2. Não orientamos a realização de lavagem intestinal.

3. Durante o trabalho de parto, você pode optar pela posição mais confortável. Na maioria do tempo você poderá movimentar-se livremente, desde que as suas condições e as do seu bebê permitam.

4. Durante o trabalho de parto será oferecida alimentação leve, respeitando suas restrições de alimentação, caso existam.

5. O parto é realizado em camas que permitem as posições deitadas ou verticalizadas.

6. A punção venosa não é realizada de rotina, mas será necessária em caso de: analgesia, indução de parto e algumas doenças maternas.

7. Não dispomos de banheira neste serviço. Porém, há chuveiros disponíveis para banho, que podem ser utilizados como método não farmacológico para analgesia e conforto, durante a assistência ao parto.

8. Na internação, será coletada amostra de sangue para a análise do tipo sanguíneo, sorologia de sífilis (Diretrizes para o controle da sífilis congênita, de 2005, do Ministério da Saúde) e de HIV (Decreto Municipal n. 55.114, de 16 de maio de 2014 e Resolução Estadual SS n. 74, de 23 de maio de 2014).

9. O clampeamento do cordão será realizado após os batimentos cessarem (intervalo de 1 a 3 minutos) ou antes disso, se houver necessidade, para melhor atender o seu bebê.

10. Após o parto, será administrado o colírio de nitrato de prata a 1% (credê) nos olhos do bebê (Decreto Estadual n. 9.713, de abril de 1977).

11. Por ser um hospital com corpo clínico fechado, não é possível a atuação de profissionais (médicos, enfermeiros, obstetrizes, fisioterapeutas e doulas) externos nesse estabelecimento.

1. SOBRE O HOSPITAL

Conhecendo um pouco mais sobre a MATERNIDADE DO HOSPITAL DAS CLÍNICAS e as condutas realizadas aqui, você gostaria de dar à luz nesse hospital?

☐ Sim

☐ Não

☐ Ainda não sei

Meus comentários sobre o hospital:

_____

_____

_____

_____

2. SOBRE VOCÊ E SEU BEBÊ

a. VOCÊ tem algum problema de saúde?

☐ Sim

☐ Não

☐ Não sei

Dúvidas e comentários sobre minha doença:

_____

_____

_____

_____

b. Seu BEBÊ tem alguma doença?

☐ Sim

☐ Não

☐ Não sei

Capítulo 74 — Plano de Parto

Dúvidas e comentários sobre a doença do bebê:

_____

_____

_____

c. Seu PARTO programado é:

☐ Parto vaginal

☐ Cesárea (não preencher item 3)

☐ Não sei/ainda não foi definido

Meus comentários sobre o tipo de parto programado:

_____

_____

_____

3. TIPOS DE PARTO

a. Parto vaginal (normal)

O parto vaginal, ou parto normal, é aquele no qual o nascimento se dá pelo canal pélvico (vagina e vulva) da paciente. O parto vaginal é dito espontâneo quando as contrações que levam ao parto se iniciam de maneira natural. O trabalho de parto começa de maneira mais lenta (na **fase de latência**, que pode demorar horas ou dias), na qual as contrações são irregulares e fracas. A dilatação do colo do útero nessa fase é pequena. Após a fase de latência vem a **fase ativa**, durante a qual as contrações ficam mais frequentes, regulares, e de intensidade cada vez mais forte e a dilatação aumenta. É nesse período que há indicação de internação na maternidade. Após a fase ativa vem a **fase de expulsão** fetal (período expulsivo), na qual a dilatação é completa (10 cm), as contrações mais fortes, e o bebê desce e roda no canal pélvico até o nascimento.

☐ Discuti com a equipe médica sobre as possibilidades do parto normal e concordo com a sua realização, caso necessário.

☐ Tenho dúvidas sobre as possibilidades do parto normal.

Meus comentários sobre a realização do normal:

_____

_____

_____

b. Parto fórcipe

O fórcipe é um instrumento utilizado para ajudar o bebê no nascimento. Está indicado nos casos em que há sinais de sofrimento no momento do nascimento. Pode, também, ser necessário em situações de exaustão materna ou em situações específicas, quando a cabeça do bebê não está na posição adequada para o nascimento.

Ele é necessário em um número pequeno de partos. No ano de 2021, houve necessidade da realização do fórcipe em 2% dos partos do HCFMUSP. Neste serviço, não utilizamos vácuo-extrator para o parto.

☐ Discuti com a equipe médica sobre as possibilidades do parto fórcipe e concordo com a sua realização, caso necessário.

☐ Tenho dúvidas sobre as possibilidades do parto fórcipe.

Meus comentários sobre a realização do fórcipe:

_____

_____

_____

766 Protocolos Assistenciais

c. Cesariana por indicação médica

A cesariana é quando o bebê nasce por meio de um corte na barriga e no útero. Este tipo de parto, quando indicado por razões médicas, será realizado quando for a opção mais segura para você ou seu bebê. Em 2021, a incidência de cesárea em pacientes que tiveram seu primeiro filho foi de 44% nos partos realizados no HCFMUSP.

Toda cesariana é realizada com anestesia e depilação na região do corte. O acompanhante de sua escolha pode estar presente durante a anestesia e o parto.

☐ Discuti com a equipe médica sobre as possibilidades da cesariana e concordo com sua realização, caso necessário.

☐ Tenho dúvidas a respeito da realização da cesariana por indicação médica.

Meus comentários sobre a realização da cesariana:

_____

_____

_____

d. Cesariana a pedido

Existe uma lei estadual 17.137/19, em que a mulher com mais de 39 semanas de gestação e que estiver em TRABALHO DE PARTO pode escolher ter o seu parto por CESÁREA sem indicação médica para isso.

A cesárea, especialmente quando realizada durante o trabalho de parto, representa maiores riscos para a mãe, sendo os mais comuns: infecção, hemorragia, histerectomia (retirada cirúrgica do útero), lesões de órgãos, sendo excepcional a ocorrência de óbito. E representa, para o bebê, maior risco de dificuldades respiratórias (taquipneia transitória). As cesáreas sucessivas apresentam riscos aumentados de alteração do local de formação da placenta em gestações futuras.

Um dos grandes receios das pacientes e que acaba estimulando a escolha pela cesárea a pedido é o medo da dor do trabalho de parto. O Hospital das Clínicas garante métodos não farmacológicos e farmacológicos para alívio da dor durante o trabalho de parto.

☐ Discuti com a equipe médica sobre as possibilidades da cesárea a pedido.

☐ Não discuti com a equipe médica sobre as possibilidades da cesárea a pedido.

☐ Tenho dúvidas a respeito da realização da cesárea a pedido.

Meus comentários sobre a realização da cesárea a pedido:

_____

_____

_____

4. ACOMPANHANTE

Ter alguém próximo presente durante o trabalho de parto e o parto para apoiá-la durante esses momentos pode ser útil e ajudar na sua confiança e tranquilidade neste momento tão importante. Este direito é assegurado pela Lei Federal n. 11.108/2005.

☐ Gostaria de ter um acompanhante de minha confiança durante o trabalho de parto e o parto.

☐ Não gostaria de ter um acompanhante de minha confiança durante o trabalho de parto e o parto.

Capítulo 74 | Plano de Parto

☐ Não tenho certeza ainda se gostaria de ter um acompanhante de minha confiança durante o trabalho de parto e o parto.

Meus comentários sobre a presença de acompanhante:

_____
_____
_____

A pessoa que quero que esteja comigo no meu parto é:
Nome: _____

Número do RG e órgão expedidor: _____

5. MONITORIZAÇÃO FETAL DURANTE O TRABALHO DE PARTO

A monitorização fetal é feita pela avaliação dos batimentos cardíacos do bebê. Todos os bebês são monitorizados durante o trabalho de parto para certificar que não há nenhum problema. Em partos de pacientes com gestação de alto risco, recomendamos períodos de monitoração contínua (principalmente no período expulsivo).

☐ Discuti com a equipe de saúde sobre a monitorização do coração do bebê e concordo com sua realização.

☐ Tenho dúvidas sobre a monitorização do coração do bebê.

Meus comentários sobre a monitorização do bebê durante o trabalho de parto e o parto:

_____
_____
_____

6. MOVIMENTAÇÃO DURANTE O TRABALHO DE PARTO E ALÍVIO DA DOR

Mantenha-se ativa (movimente-se) durante o tempo que você se sentir confortável. Isso ajuda o progresso do trabalho de parto e o alívio da dor. O HCFMUSP oferece métodos não farmacológicos e farmacológicos para alívio da dor durante o trabalho de parto:

☐ Gostaria de tentar respiração e relaxamento.

☐ Gostaria de tentar banho de aspersão (ducha).

☐ Gostaria de experimentar massagem realizada por meu(minha) acompanhante

☐ Gostaria e pretendo usar equipamentos, como bola suíça, banqueta e cavalinho

☐ Gostaria de tomar medicamentos injetáveis para aliviar a dor.

☐ Gostaria de tentar uma anestesia nas costas, se disponível, no momento do trabalho de parto.

☐ Não gostaria de utilizar qualquer método para alívio da dor.

☐ Ainda não tenho certeza se gostaria de utilizar qualquer método para alívio da dor.

Meus comentários sobre as opções para alívio da dor durante o trabalho de parto:

_____
_____
_____

7. EPISIOTOMIA

Uma episiotomia é um corte no períneo (área entre a vagina e o ânus) que sempre será realizado com anestesia local ou regional (raqui, peridural ou duplo bloqueio). A episiotomia não é realizada de rotina em nosso serviço. Em 2021, a incidência de episiotomia foi de 9% nos partos normais realizados no HCFMUSP.

a. Episiotomia quando há risco de sofrimento fetal

A episiotomia pode ser necessária se o bebê tiver falta de oxigênio e precisar nascer rapidamente, se for necessário fórcipe ou se houver dificuldades no nascimento. Nessas condições, a não realização da episiotomia implica aumento de risco para o bebê.

☐ Discuti com a equipe de saúde sobre a episiotomia no caso de risco para o bebê e concordo com sua realização neste caso.

☐ Tenho dúvidas a respeito da realização da episiotomia no caso de risco para o bebê.

Meus comentários sobre a eventual necessidade de uma episiotomia quando há risco para o bebê:

_____

_____

_____

b. Episiotomia quando há risco de rotura perineal grave

Outro motivo para que seja feita episiotomia é o risco de rotura do períneo. Rotura do períneo é quando há rompimento da região da vagina, vulva e ânus. Quando se decide pela não realização da episiotomia, o risco de rompimento dessa região é de 50%, segundo a literatura médica. Pode ser de primeiro (só pele da vagina), segundo (mucosa e músculos da vagina), terceiro (rotura dos músculos que ficam em volta do ânus) ou quarto (rotura do intestino e do ânus) graus.

As lesões graves (ruptura de terceiro e quarto grau) podem ocorrer em 0,5% dos casos e mesmo com a correção cirúrgica você ainda poderá perder gases ou fezes sem perceber. Quando a equipe avaliar que há risco de rotura perineal grave, ela conversará com você sobre a necessidade de realização de episiotomia com o objetivo de reduzir este risco.

☐ Discuti a realização de episiotomia por risco de rotura perineal com a equipe e, se a equipe avaliar que há risco de rotura perineal, quero que seja realizada a episiotomia.

☐ Discuti a realização de episiotomia por risco de rotura perineal grave com a equipe e não quero que seja realizada episiotomia, bem como assumo os riscos e as consequências da minha decisão.

Meus comentários sobre a eventual necessidade de uma episiotomia por risco de rotura perineal:

_____

_____

_____

_____

_____

_____

8. CONTATO PELE A PELE COM O SEU BEBÊ

Na sala de parto, há sempre um profissional treinado em reanimação neonatal. Esse profissional é responsável pelo seu bebê. Imediatamente após o nascimento, é realizada uma avaliação do bebê e, dependendo dessa avaliação, ele poderá ir direto para seu colo. Se tudo estiver bem com você e com o seu filho, você gostaria que o bebê:

☐ Fosse entregue imediatamente para mim.

☐ Não tenho certeza ainda se gostaria que fosse entregue imediatamente para mim.

Meus comentários sobre o contato pele a pele:

_____

_____

_____

9. ASPIRAÇÃO DAS VIAS AÉREAS

A aspiração da boca e das narinas do recém-nascido não é feita rotineiramente neste hospital. Só será feita se houver alguma situação clínica de risco para seu bebê que indique este procedimento.

☐ Discuti com a equipe de saúde sobre a aspiração da boca e das narinas do bebê em caso de risco para ele e concordo com sua realização, caso necessário.

☐ Tenho dúvidas sobre a aspiração da boca e das narinas do bebê em caso de risco.

Meus comentários sobre a aspiração da boca e das narinas do bebê:

_____

_____

_____

10. COLÍRIO (CREDÊ)

Para prevenção de infecção ocular grave no recém-nascido, é obrigatória a aplicação de colírio de nitrato de prata a 1%, uma gota em cada um dos olhos, até 1 hora após o nascimento, uma única vez (Decreto Estadual n. 9.713/77, artigo 1º).

☐ Fui esclarecida da importância da administração do colírio de nitrato de prata no meu filho e da exigência legal de sua realização.

☐ Tenho dúvidas sobre a importância da administração do colírio de nitrato de prata no meu filho.

Meus comentários sobre o colírio:

_____

_____

_____

11. APÓS A SAÍDA DA PLACENTA

Depois que o bebê nascer, será utilizado um soro contendo uma medicação chamada ocitocina, que ajuda na contração do útero e diminui o risco de hemorragia após o parto.

☐ Discuti com a equipe o uso de ocitocina após o parto e concordo com sua realização.

☐ Tenho dúvidas a respeito do uso de ocitocina após o parto.

Minhas preferências sobre o momento após a saída da placenta:

_____

_____

_____

12. VITAMINA K

Para prevenir sangramentos graves no recém-nascido logo após o nascimento e durante todo o primeiro mês de vida (doença hemorrágica do recém-nascido), é recomendada a aplicação de vitamina K por via intramuscular, em dose única (Portaria do Ministério da Saúde n. 1.067/2005). No HCFMUSP, a vitamina K é feita somente por via injetável (intramuscular), em dose única, por causa da possibilidade de falhas no esquema de prevenção por via oral e pelo risco de hemorragia cerebral.

☐ Concordo com o uso de vitamina K por via intramuscular no meu(minha) filho(a).

☐ Não concordo com o uso de vitamina K por via intramuscular no meu(minha) filho(a) e, portanto, assinarei o termo de recusa.

Meus comentários sobre a vitamina K:

_____
_____
_____

13. VACINAS

Existem vacinas que são obrigatórias em nosso país determinadas por lei (Decreto n. 78.231/79, que regulamenta a Lei n. 6.259/76, artigos 27 e 29). Porém, esta é uma obrigação dos responsáveis pelo recém-nascido e não do hospital. O HCFMUSP oferece vacinas contra a hepatite B e a tuberculose (vacina BCG), aplicadas durante a internação. Caso seu(sua) filho(a) tenha condições de receber as vacinas, você:

☐ Gostaria que fosse feita a vacina contra a hepatite B.

☐ Gostaria que fosse feita a vacina BCG.

☐ Não gostaria que fosse feita nenhuma vacina e me responsabilizo por fazê-la após a alta.

Meus comentários sobre a vacinação:

_____
_____
_____

16. Outros comentários que gostaria de fazer sobre meu Plano de Parto:

_____
_____
_____

Situações de não conformidade, esclarecimento de dúvidas e modificações (após discussão com equipe multiprofissional):

_____
_____
_____
_____

| _____ | _____ | _____ |
| Paciente | Residente/Enfermeiro | Médico Pré-Natal |

capítulo 75

Maturação Cervical

Rossana Pulcineli Vieira Francisco
Maria Rita de Figueiredo Lemos Bortolotto

A maturação cervical consiste no processo pelo qual o colo uterino se modifica, deixando de ser uma estrutura fechada, destinada a manter a gestação intrauterina, para se tornar uma estrutura macia e complacente, capaz de dilatar e permitir a passagem do feto. Essas mudanças ocorrem em decorrência da degradação do colágeno por ação de proteases e colagenases.

Quando há necessidade de interromper a gestação e não se observam contraindicações para o parto vaginal, o grau de maturação cervical influencia de forma decisiva o desfecho do procedimento. Considera-se que o processo de maturação cervical ocorreu de forma efetiva quando o índice de Bishop é superior a 6. Nesses casos, como a maturação cervical já ocorreu, a indução do trabalho de parto deve ser iniciada com ocitocina. Casos com índice de Bishop ≤ 6 (colos não maduros) se beneficiam da utilização dos métodos para maturação cervical. Na Clínica Obstétrica do Hospital das Clínicas da Faculdade de Medicina da Universidade de São Paulo (HCFMUSP), os métodos utilizados no processo de maturação cervical são a dinoprostona ou o misoprostol. A indicação, condições e contraindicações desses métodos estão descritos no Quadro 75.1.

A presença de oligoâmnio não constitui contraindicação absoluta para a maturação cervical ou indução do trabalho de parto, porém, nesses casos, há necessidade de monitoração contínua da frequência cardíaca fetal do início do processo de maturação cervical até o parto.

Na Clínica Obstétrica do HCFMUSP, não se recomenda a maturação cervical/indução do trabalho de parto nos casos de dopplervelocimetria de artérias umbilicais anormais em virtude da alta frequência de desacelerações tardias quando se iniciam as contrações uterinas.

Nos casos em que se usa a dinoprostona, recomenda-se precaução com pacientes asmáticas e portadoras de glaucoma.

771

Protocolos Assistenciais

Quadro 75.1 – Maturação cervical com prostaglandinas

Condições de utilização
▪ Paridade < 5
▪ Ausência de cirurgia uterina
▪ Placenta de inserção normal
▪ Ausência de vício pélvico
▪ Ausência de sinais evidentes ou fortemente sugestivos de desproporção cefalopélvica
▪ Apresentação cefálica
▪ Vitalidade fetal preservada

Contraindicações
▪ Doença que se beneficie de interrupção imediata da gestação (síndrome HELLP)
▪ Trabalho de parto já iniciado
▪ Sangramento vaginal
▪ Alergia ou hipersensibilidade ao medicamento

▶ Dinoprostona

A prostaglandina E2 (PGE2 ou dinoprostona) tem sido amplamente utilizada e estudada como método para maturação cervical, visando aumentar a proporção de partos vaginais e diminuir o tempo necessário para a maturação cervical e a indução do trabalho de parto. Tem sido descrita como agente de escolha para maturação cervical há várias décadas. Associa-se claramente à diminuição do intervalo de tempo entre o início da indução e o parto, bem como ao decréscimo das taxas de operações cesarianas, quando comparada com o uso apenas de ocitocina.

Costuma ser administrada pela via vaginal, sendo o pessário a apresentação disponível no Brasil. O pessário contém 10 mg de dinoprostona de liberação controlada. Administra-se aproximadamente 0,3 mg/h, durante 24 horas, em mulheres com membranas intactas, porém, em mulheres com rotura prematura das membranas ovulares, a liberação é maior e mais variável, recomendando-se maior atenção às contrações uterinas e à retirada do pessário se ocorrer taquissistolia.

Utilização

Antes da aplicação da PGE2 (pessário), devem-se:
- Avaliar a vitalidade fetal por meio de cardiotocografia, por 30 minutos, a fim de se verificar se não há contrações uterinas ou sinais e de sofrimento fetal e realizar o perfil biofísico fetal.
- Realizar amnioscopia, se possível, a fim de se descartar a presença de mecônio anteparto.

A PGE2 deve ser retirada do *freezer* imediatamente antes de sua aplicação. O pessário deve ser inserido profundamente no fundo de saco vaginal posterior, atrás do colo uterino, usando-se apenas pequenas quantidades de lubrificantes hidrossolúveis. A seguir, deve ser girado em 90°, para que fique em posição transversal ao fundo vaginal posterior, atrás do colo uterino. É preciso deixar parte da fita exteriorizada para facilitar a posterior retirada (Figura 75.1).

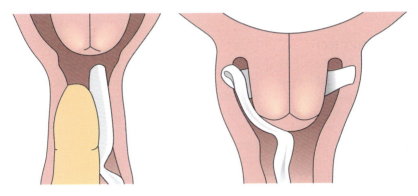

Figura 75.1 – Posicionamento do pessário de dinoprostona.

Deve-se realizar cardiotocografia contínua por, no mínimo, 2 horas ou até que as contrações uterinas não estejam mais presentes.

A avaliação do colo uterino, feita a cada 6 horas (Tabela 75.1), pode indicar:
- Índice de Bishop modificado > 6 na ausência de contrações uterinas: iniciar indução com ocitocina.
- Índice de Bishop modificado ≤ 6: aguardar período máximo de 24 horas.

Tabela 75.1 – Índice de Bishop

	0	1	2	3
Dilatação	0 cm	1-2 cm	3-4 cm	≥ 5 cm
Esvaecimento	0-30%	40-50%	60-70%	≥ 80%
Altura da apresentação	–3	–2	–1	+1 ou +2
Consistência	Firme	Média	Amolecida	–
Posição	Posterior	Medianizada	Anteriorizada	–

Fonte: Bishop, 1964.

774 Protocolos Assistenciais

A indução com ocitocina só poderá ser iniciada 30 minutos após a retirada do pessário.

O pessário vaginal deve ser removido em caso de:

- Início do trabalho de parto.
- Hiperestimulação uterina ou contrações uterinas hipertônicas.
- Sofrimento fetal.
- Náuseas, vômitos, hipotensão e taquicardia.
- Após 24 horas, independentemente de se ter atingido ou não a maturação cervical.

Misoprostol

O alto custo e as dificuldades de acondicionamento da dinoprostona têm estimulado a procura por outros métodos para promover a maturação cervical. Uma alternativa é o uso do misoprostol, um análogo sintético da prostaglandina E1. Muitos estudos demonstram seu efeito na maturação cervical, havendo, porém, grande discussão sobre a via de administração e a dose ideal.

Considerando-se que o misoprostol induz contrações uterinas mesmo em doses baixas (25 mcg), acredita-se que esse medicamento promova a maturação cervical de forma indireta, em virtude da atividade uterina. Essa característica deve ser levada em consideração, pois o processo de maturação cervical fisiológico ocorre fundamentalmente por alterações locais e independentes de contração uterina. Sua utilização tem se difundido principalmente por causa de facilidades como seu baixo custo e o armazenamento em temperatura ambiente. Os principais efeitos colaterais são febre, tremor, náuseas, vômitos, diarreia e taquissistolia, mas são infrequentes com o uso de doses baixas (25 mcg).

Na Clínica Obstétrica do HCFMUSP, o misoprostol tem sido utilizado para promover a maturação cervical. A via de administração preferencial é a vaginal, em virtude de sua absorção e da possibilidade de manutenção da concentração plasmática estável, verificada até 4 horas após a administração do medicamento. A dose de escolha é de 25 mcg, que possibilita diminuição significativa dos riscos, em especial hipercontratilidade uterina.

Utilização para maturação cervical

Para fins de maturação cervical com feto vivo, utilizam-se, no máximo, 3 doses de misoprostol, conforme as seguintes orientações:

- Antes da aplicação do misoprostol, devem-se:
  - Avaliar a vitalidade fetal por meio de cardiotocografia, por 30 minutos, a fim de se verificar se não há contrações uterinas ou sinais e de sofrimento fetal e realizar o perfil biofísico fetal.
  - Realizar amnioscopia, se possível, a fim de se descartar a presença de mecônio anteparto.

Capítulo 75 — Maturação Cervical

A primeira dose de misoprostol deve ser feita da seguinte maneira:

- Inserir 25 mcg de misoprostol em fundo de saco vaginal.
- Realizar cardiotocografia contínua iniciando 1 hora após a aplicação do medicamento e mantendo-se a monitoração fetal pelo tempo que durarem as contrações uterinas.
- Reavaliar o colo uterino 4 horas após a primeira dose:
  - Índice de Bishop favorável (> 6), sem contrações uterinas: programar indução com ocitocina para o mesmo dia ou para o dia seguinte.
  - Índice de Bishop desfavorável (≤ 6), sem contrações uterinas: iniciar segunda dose de misoprostol.
- Se, na reavaliação após 4 horas, persistirem contrações uterinas, deve-se reavaliar a gestante a cada 1 hora até redução da frequência antes de se administrar nova dose.

A segunda dose de misoprostol deve ser feita da seguinte maneira:

- Inserir 25 mcg de misoprostol (segunda dose) em fundo de saco vaginal.
- Realizar cardiotocografia conforme explicado para a primeira dose.
- Reavaliar o colo uterino 4 horas após a segunda dose:
  - Índice de Bishop favorável (> 6), sem contrações uterinas: programar indução com ocitocina para o mesmo dia ou para o dia seguinte.
  - Índice de Bishop desfavorável (≤ 6), sem contrações uterinas: administrar terceira dose de misoprostol.

A terceira dose de misoprostol deve ser feita da seguinte maneira:

- Inserir 25 mcg de misoprostol (terceira dose) em fundo de saco vaginal.
- Realizar cardiotocografia conforme explicado para a primeira dose.
- Se não ocorrerem contrações uterinas, deve-se iniciar a indução de trabalho de parto após 4 horas da terceira dose.

O início da indução com ocitocina pode ser postergado para o dia seguinte, excetuando-se os casos de rotura de membranas, oligoâmnio e restrição de crescimento fetal, nos quais o a indução, se necessária, deverá ser iniciada logo após o final da maturação cervical. Nesses casos, a cardiotocografia será realizada de forma contínua durante o processo. Em casos de rotura de membranas e oligoâmnio, depois de se iniciar o processo de maturação cervical, caso seja necessária a indução do trabalho de parto, esta não deverá ser postergada para o dia seguinte e a cardiotocografia deverá ser realizada de forma contínua.

A qualquer momento, a paciente pode entrar em trabalho de parto, que deverá ser acompanhado sem a utilização de nova dose de misoprostol. Nesse caso, o uso de ocitocina só será indicado se houver diagnóstico de distocia funcional por hipoatividade uterina. As particularidades da indução do trabalho de parto com ocitocina estão descritas no Capítulo 76 – Indução do Parto.

776 Protocolos Assistenciais

Bibliografia

- ACOG Practice Bulletin n. 107: Induction of labor. Obstet Gynecol. 2009; 114(2 Pt 1): 386-97.
- Bishop EH. Pelvic scoring for elective induction. Obstet Gynecol. 1964; 24:266-8.
- Keirse MJ. Natural prostaglandins for induction of labor and preinduction cervical ripening. Clin Obstet Gynecol. 2006; 49(3):609-26.
- Liu A, Lv J, Hu Y, Lang J, Ma L, Chen W. Efficacy and safety of intravaginal misoprostol versus intracervical dinoprostone for labor induction at term: A systematic review and meta-analysis. J Obstet Gynaecol Res. 2014; 40(4):897-906.
- Maul H, Mackay L, Garfield RE. Cervical ripening: Biochemical, molecular and clinical considerations. Clin Obstet Gynecol. 2006; 49(3):551-63.
- Tang J, Kapp N, Dragoman M, Souza JP. WHO recommendations for misoprostol use for obstetric and gynecologic indications. Int J Gynaecol Obstet. 2013; 121(2):186-9.
- Wing DA, Gaffaney CA. Vaginal misoprostol administration for cervical ripening and labor induction. Clin Obstet Gynecol. 2006; 49(3):627-41.
- Yoshizaki CT, Miyadahira S, Francisco RPV et al. Maturação cervical e indução do trabalho de parto. In: Zugaib M, Francisco RPV, editores. Zugaib obstetrícia. 4. ed. Barueri: Manole, 2020. p. 336-43.

capítulo 76

Indução do Parto

Rossana Pulcineli Vieira Francisco
Maria Rita de Figueiredo Lemos Bortolotto

A indução do trabalho de parto consiste na estimulação de contrações uterinas em paciente fora de trabalho de parto por meio do emprego de métodos específicos para esse objetivo (mecânicos ou farmacológicos).

Indicações

A indução do trabalho de parto será indicada em situações maternas e fetais nas quais o término da gestação trouxer benefícios. Assim, as indicações mais comuns são rotura prematura das membranas ovulares, síndromes hipertensivas e pós-datismo.

Contraindicações

As contraindicações para a indução do trabalho de parto estão relacionadas às contraindicações ao trabalho de parto e ao parto vaginal e, também, às situações nas quais os métodos empregados envolvam risco para o binômio materno-fetal (ver Tabela 76.1).

O antecedente obstétrico de cesárea segmentar prévia não configura contraindicação absoluta à indução do trabalho de parto; no entanto, nesses casos, na Clínica Obstétrica do Hospital das Clínicas da Faculdade de Medicina da Universidade de São Paulo (HCFMUSP), considera-se esta possibilidade desde que as seguintes condições estejam presentes:

- Colo do útero favorável (índice de Bishop > 6).
- Feto único em apresentação cefálica.
- Ausência de macrossomia fetal.
- Intervalo entre a última cesariana e a atual superior a 12 meses.

É importante que os riscos sejam discutidos com a paciente e, ainda, que existam equipe e suporte hospitalar disponíveis para intervenção em caso de rotura uterina.

A macrossomia fetal (definida como peso fetal estimado à ultrassonografia igual ou superior a 4.000 g) também constitui contraindicação relativa à indução do trabalho de parto. Em caso de peso fetal estimado, por meio da ultrassonografia, entre 4.000 e 4.500 g, é importante avaliar se a altura uterina é compatível com o peso estimado, a bacia materna, a altura da apresentação fetal e os antecedentes obstétricos (paridade e peso de recém-nascidos anteriores). Caso se decida pela indução do trabalho de parto, deve-se estar atento ao risco de desproporção cefalopélvica, distocia do biacromial e rotura uterina.

Gestações gemelares diamnióticas que atendam a todos os pré-requisitos para o parto vaginal (citados no Capítulo 62 – Gemelidade), sem cicatriz uterina prévia e com colo do útero favorável (índice de Bishop > 6), podem ser submetidas à indução com ocitocina, seguindo o mesmo protocolo utilizado para gestações únicas.

Tabela 76.1 – Contraindicações à indução do trabalho de parto

- Sofrimento fetal anteparto
- Gestação múltipla (gemelar monoamniótica, primeiro gemelar em apresentação que não seja cefálica, 3 ou mais fetos)
- Cesárea corporal ou segmento-corporal
- 2 ou mais cesáreas segmentares
- Antecedente de rotura uterina
- Cicatriz uterina anterior (miomectomias transmiometriais ou metroplastias)
- Vício pélvico e sinais clínicos de desproporção cefalopélvica
- Infecção ativa por herpes genital
- Carcinoma cervical invasivo
- Sorologia positiva para vírus da imunodeficiência humana (HIV) sem tratamento ou com carga viral positiva
- Placenta prévia
- Vasa previa/prolapso ou procidência de cordão umbilical
- Apresentações anômalas

◗ Indução com Ocitocina

O agente uterotônico mais utilizado para indução e condução do trabalho de parto é a ocitocina, hormônio nonapeptídico cíclico sintetizado nos núcleos paraventriculares e supraóptico do hipotálamo e liberado de forma pulsátil pela porção posterior da hipófise.

Preconiza-se o uso de ocitocina sintética por via endovenosa, com velocidade de infusão controlada por meio de bomba. É importante ressaltar que o sucesso da indução do trabalho de parto depende das condições de maturação cervical, que são rotineiramente avaliadas pelo índice de Bishop. Caso as condições de maturação cervical não sejam adequadas, deve-se considerar a utilização de métodos capazes de promovê-la (ver Capítulo 75 – Maturação Cervical) antes de se iniciar a indução do trabalho de parto com ocitocina.

Capítulo 76 | Indução do Parto **779**

Assim, o uso de ocitocina está indicado nos casos que apresentam colo uterino favorável (Bishop > 6) espontaneamente ou após preparo do colo, e quando houver falha de maturação cervical.

Na Clínica Obstétrica do HCFMUSP, utiliza-se o protocolo de indução com baixa dose de ocitocina (dose inicial de até 2 mUI/min, com incrementos de 2 mUI/min, a cada 15 minutos, até dose máxima de 32 mUI/min). A rotina seguida na indução do trabalho de parto está descrita na Tabela 76.2.

Tabela 76.2 – Rotina empregada na indução do trabalho de parto

1. Avaliação da vitalidade fetal
- Cardiotocografia
- Amnioscopia, quando possível

2. Preparo da solução
- 5 UI de ocitocina (1 ampola) diluída em 500 mL de soro glicosado 5% (1 mL = 10 mUI de ocitocina)
- Em caso de restrição de volume, pode ser necessária diluição diferente (ver Capítulo 24 – Cardiopatias)

Quando for utilizada prostaglandina para maturação cervical, a ocitocina só poderá ser iniciada após 4 horas da última dose

3. Velocidade de infusão
- Utilizar preferencialmente bomba de infusão contínua
- Iniciar indução com infusão EV de 2 mUI/min
- Aumentar 2 mUI/min a cada 15 minutos até obter padrão de contração uterina adequado para a fase do trabalho de parto (dose máxima: 32 mUI/min)

Na diluição padrão, 2 mUI/min equivalem a 12 mL/h em bomba de infusão, gotas/min em equipo comum de soro ou, ainda, 12 microgotas/min no equipo de microgotas

4. Monitoração da vitalidade fetal durante a indução
- Deverá ser feita por meio de cardiotocografia contínua
- Se a cardiotocografia se mantiver normal, em casos selecionados, pode-se optar pela monitoração intermitente
- Em caso de oligoâmnio, membranas rotas, restrição de crescimento fetal ou cesariana anterior, a monitoração fetal deverá ser contínua

5. Registro da indução do trabalho de parto
- Deverão ser feitos registros da dose de ocitocina, padrão cardiotocográfico, frequência e intensidade das contrações e procedimentos realizados (amnioscopia, amniotomia, analgesia) em partograma, para melhor acompanhamento

6. Amniotomia
- Poderá ser realizada quando, após 2 horas de infusão da dose máxima de ocitocina, não for diagnosticado trabalho de parto
- Em caso de amnniotomia ou rotura de membranas espontânea, devem-se vigiar a frequência e a intensidade das contrações para evitar taquissistolia ou hipertonia (se necessário, reduzir ou até descontinuar a infusão)

780 Protocolos Assistenciais

Não existe consenso quanto à descontinuação da infusão de ocitocina em caso de trabalho de parto instalado. Alguns estudos relatam que essa intervenção reduz a ocorrência de cesarianas por padrões anormais de cardiotocografia, mas também se observa leve aumento no tempo de trabalho de parto. Nos casos em que se opta por interromper a ocitocina na fase ativa, se for observada hipoatividade uterina, é possível reiniciar a infusão para correção do padrão de contratilidade.

Falha de Indução

Caracteriza-se falha de indução quando, após a manutenção da infusão em dose máxima (32 mUI/min, conforme o caso) por 2 horas, não se atinge atividade uterina compatível com trabalho de parto.

Nessa situação, na Clínica Obstétrica do HCFMUSP, recomenda-se proceder à amniotomia (quando possível) e aguardar mais 2 horas para observar progressão no trabalho de parto.

Deve-se considerar que, durante a fase de latência, as modificações do colo uterino são caracterizadas por amolecimento, anteriorização, esvaecimento e evolução lenta da dilatação.

Complicações

As complicações maternas e fetais associadas à administração de ocitocina são: hiperestimulação uterina, sofrimento fetal, rotura uterina, hiponatremia e intoxicação hídrica.

No caso de hiperestimulação uterina e consequente padrão suspeito da cardiotocografia, além das medidas habituais de ressuscitação intrauterina, recomendam-se:

- Redução ou suspensão da infusão de ocitocina até que o padrão de contrações esteja adequado. Como a meia-vida da ocitocina é de até 5 minutos, em geral, essa medida resolve a maioria dos casos.
- Se necessário, pode-se utilizar uterolíticos, como a terbutalina na dose de 250 mcg, por via subcutânea, ou atosibana na dose de 6,75 mg, por via intravenosa (em *bolus*).
- Em razão do efeito antidiurético da ocitocina, doses grandes podem, excepcionalmente, provocar hiponatremia dilucional, cujos principais sintomas são letargia, confusão mental, coma e sinais de insuficiência

Capítulo 76 Indução do Parto 781

cardíaca congestiva. Quando observada, deve-se interromper a ocitocina e corrigir os distúrbios funcionais.

Conclui-se que a ocitocina é o mais eficiente e seguro método para a indução do trabalho de parto, quando utilizada de maneira correta e com vigilância adequada.

Bibliografia

- ACOG Practice Bulletin n. 107: Induction of labor. Obstet Gynecol. 2009; 114(2 Pt 1):386-97.
- Bishop EH. Pelvic scoring for elective induction. Obstet Gynecol. 1964; 24:266-8.
- Budden A, Chen LJ, Henry A. High-dose versus low-dose oxytocin infusion regimens for induction of labour at term. Cochrane Database Syst Rev. 2014; (10):CD009701.
- Dodd JM, Crowther CA, Huertas E, Guise JM, Horey D.Planned elective repeat caesarean section versus planned vaginal birth for women with a previous caesarean birth. Cochrane Database Syst Rev. 2013; (12):CD004224.
- Jozwiak M, Dodd JM. Methods of term labour induction for women with a previous caesarean section. Cochrane Database Syst Rev. 2013; (3):CD009792.
- Obstetric care consensus n. 1: Safe prevention of the primary cesarean delivery. Obstet Gynecol. 2014; 123(3):693-711.
- Saccone G, Berghella V. Induction of labor at full term in uncomplicated singleton gestations: A systematic review and metanalysis of randomized controlled trials. Am J Obstet Gynecol. 2015; 213(5):629-36.
- Simpson KR, James DC. Efficacy of intrauterine resuscitation techniques in improving fetal oxygen status during labor. Obstet Gynecol. 2005; 105(6):1362-8.

capítulo 77

Assistência ao Parto

Maria Rita de Figueiredo Lemos Bortolotto
Mario Macoto Kondo

A assistência ao trabalho de parto e ao parto constituem o ponto culminante de um acompanhamento idealmente iniciado antes da concepção, com avaliação e orientação pré-concepcionais, e continuado no pré-natal, com realização de exames e orientações para a obtenção do melhor resultado para o binômio materno-fetal. O nascimento é um momento único, um acontecimento físico, espiritual e social, que traz imensa realização para o casal e familiares.

Na Clínica Obstétrica do Hospital das Clínicas da Faculdade de Medicina da Universidade de São Paulo (HCFMUSP), busca-se oferecer atendimento humanizado à gestante nesse momento tão importante de sua vida.

A identificação da gestante e dos médicos pelo nome facilita a relação médico-paciente. A perfeita integração do obstetra e da equipe de anestesistas, enfermeiros, fisioterapeutas e neonatologistas com a gestante e seus familiares, informando a fase do parto, sua progressão e as medidas que estão sendo adotadas, contribuem para que a parturiente colabore de forma ativa durante o trabalho de parto e o parto.

Incentiva-se o uso da sala de pré-parto, parto e puerpério (PPP), onde o trabalho de parto, o parto e a primeira hora pós-parto são acompanhados. Além disso, as presenças de familiares durante o trabalho de parto e de um acompanhante no momento do parto devem ser facilitadas e incentivadas.

O roteiro exposto neste capítulo é o que se procura seguir para as parturientes de risco habitual.

◗ Admissão

O motivo da internação (trabalho de parto, rotura das membranas ovulares, hemorragia genital etc.) deve ser bem caracterizado, e a ficha de admissão deve ser preenchida de forma clara e objetiva.

A anamnese dirigida, com relação às doenças prévias e medicações em uso, cirurgias anteriores e alergias a medicações, bem como a anamnese obstétrica detalhada das gestações prévias e da atual são normas para toda a equipe

784 Protocolos Assistenciais

que atende a parturiente. Com base nessas informações, será feita comunicação às equipes de neonatologia e anestesia, que farão anamneses específicas.

Nesse momento, procura-se orientar a gestante sobre o período e a duração do trabalho de parto, as condições do feto e os procedimentos possíveis na assistência ao parto (analgesia não farmacológica e farmacológica, deambulação, banho de chuveiro, uso de ocitocina, amniotomia, episiotomia, fórcipe e indicação de cesárea). O plano de parto (se a paciente tiver) deverá ser consultado e, se for o caso, conversa-se sobre a necessidade de eventuais mudanças.

Deve-se, ainda, avaliar a necessidade de profilaxia para estreptococo do grupo B (ver Capítulo 44 – Infecção por Estreptococo do Grupo B).

Durante todo o período de assistência, deve-se chamar a paciente pelo nome e todos os procedimentos devem ser explicados e permitidos por ela. É importante, ainda, manter o ambiente arejado e iluminado na medida do conforto da parturiente, mantendo-se atitude respeitosa e evitando-se conversas paralelas.

Exame Físico Geral

O exame físico enfatiza o estado geral da parturiente e os sinais mais específicos, como aspecto das mucosas (coradas ou descoradas), temperatura, pulso e pressão arterial, presença de edema, ausculta cardíaca e pulmonar.

Exame Obstétrico

Realizam-se a medida da altura uterina e a palpação fetal com ênfase na apresentação e na localização do dorso (posição direita ou esquerda), sempre com o maior cuidado possível. A palpação do dorso torna-se mais fácil com a compressão do fundo uterino (manobra de Budin). A identificação da posição fetal facilita o diagnóstico da variedade de posição ao exame de toque.

A ausculta dos batimentos cardíacos fetais deve ser feita com o sonar Doppler antes, durante e após a contração uterina. A cardiotocografia contínua não é obrigatória na assistência ao parto de gestantes de risco habitual.

Exame de Toque

Este exame deve ser realizado com permissão da paciente, após explicação do objetivo da avaliação. É recomendado o cuidado de utilizar luva estéril nas pacientes com membrana rota (suspeita ou confirmada). O toque vaginal identifica condições cervicais (posição, esvaecimento e dilatação), se a bolsa está íntegra ou rota, a apresentação e a altura, bem como a eventual presença de cordão umbilical (prolapso ou laterocidência). Em caso de bolsa rota sem visualização do líquido amniótico, esse toque permite erguer com cuidado a

Capítulo 77 — Assistência ao Parto

apresentação para escoamento do líquido, cuja ausência deve indicar a suspeita de mecônio espesso.

No toque, é também avaliada a bacia obstétrica (ângulo subpúbico, conjugado obstétrico, curvatura do sacro e espinhas ciáticas). A medida do diâmetro bituberoso complementa a avaliação da bacia.

Após o toque de admissão, realiza-se amnioscopia para a pesquisa de mecônio, quando possível.

▶ Preparo da Parturiente

A tricotomia não é realizada de rotina, assim como o enteroclisma.

Depois de realizar a admissão, a parturiente é encaminhada para a sala de pré-parto, parto e puerpério para acompanhamento do trabalho de parto e do parto.

▶ Acompanhamento do Trabalho de Parto

Durante o trabalho de parto, é permitida a alimentação com chá, suco de fruta sem resíduo e gelatina, até 2 horas antes do parto.

A presença de acompanhante (parceiro, mãe ou qualquer outra pessoa de escolha da paciente), é recomendável e visa atender à demanda de alguém para ouvir, apoiar, estimular, massagear e confortar a parturiente, o que ajuda a diminuir a ansiedade e o desconforto.

Ao se iniciar a assistência à fase ativa do trabalho de parto, o registro do partograma também é iniciado.

A dinâmica uterina é reavaliada a cada 30 minutos. A infusão de ocitocina não deve ser realizada de maneira rotineira, e sim apenas para correção de eventual hipoatividade uterina. Utilizam-se 5 UI de ocitocina em 500 mL de soro glicosado 5%, à velocidade de 2 mUI/min. Aumentam-se 2 mUI/min a cada 15 minutos até se obter o padrão adequado. A dose máxima recomendada é de 32 mUI/min. Uma alternativa para a correção da distocia de hipoatividade é a amniotomia. A escolha vai depender da dilatação do colo do útero e da altura da apresentação.

A ausculta dos batimentos cardíacos fetais também é realizada a cada 30 minutos, de preferência no final e logo após as contrações, durante o primeiro período, e a cada 15 minutos, no segundo período. Nas gestações de alto risco, durante o emprego de ocitocina, ou na presença de mecônio, a preferência é pela monitoração eletrônica intermitente ou contínua.

Os exames de toque subsequentes serão realizados a cada 2 horas durante a fase ativa do trabalho de parto ou a cada 4 horas, se a paciente ainda estiver na fase de latência.

786 Protocolos Assistenciais

Durante o acompanhamento, é avaliada a micção da parturiente, que muitas vezes é dificultada pela insinuação da cabeça fetal e, eventualmente, pela analgesia. Caso seja necessário, realiza-se cateterização vesical, com cuidados rigorosos de antissepsia do introito vulvar e da região periuretral.

◗ Analgesia

No acompanhamento do trabalho de parto, os métodos não farmacológicos para alívio da dor, como deambulação, massagem, banho de chuveiro, orientação respiratória e relaxamento, são estimulados. Preconiza-se a oferta de analgesia regional (peridural ou duplo bloqueio) quando a paciente manifestar dor ou desconforto com as contrações uterinas, apesar do uso dos métodos não farmacológicos. Não se considera a dilatação cervical; entretanto, o seu conhecimento é útil para avaliar o tipo de analgesia a ser utilizada. A analgesia regional tem se tornado ferramenta muito útil na condução do parto transpélvico, uma vez que acalma e tranquiliza a parturiente e permite sua colaboração ativa no segundo período do parto.

◗ Amniotomia

A amniotomia pode ser realizada em momento oportuno, com cerca de 6-8 cm de dilatação. Em caso de distocia funcional por hipoatividade, no entanto, pode ser realizada mais precocemente.

◗ Posição durante o Primeiro Período

No primeiro período do parto (fase de dilatação), a parturiente deve permanecer em posições confortáveis (conforme sua escolha) para cada momento. Pode ser que se sinta melhor deitada na cama ou sentada por algum tempo, deambulando ou apoiada em uma cadeira, ou até mesmo em seu acompanhante. Ao se deitar, deve evitar o decúbito dorsal horizontal. O decúbito lateral se associa a maior intensidade e maior eficiência das contrações uterinas.

Após a analgesia, recomenda-se monitorar continuamente o feto durante 20 a 30 minutos. Nessa fase, procura-se manter posição confortável para a paciente (semissentada, sentada, ou deitada em decúbito lateral). Técnicas mais modernas de analgesia permitem até a deambulação da paciente, que deve ser sempre assistida em razão do eventual risco de queda).

◗ Assistência ao Segundo Período

Durante o segundo período (fase de expulsão), as posições preferenciais são com a paciente sentada, semissentada ou, ainda, em decúbito lateral,

Capítulo 77 Assistência ao Parto **787**

conforme conforto da parturiente, observando-se também o bem-estar fetal. Orienta-se não posicionar a paciente muito precocemente. O ideal é que o nascimento ocorra em, no máximo, 5 contrações efetivas após o posicionamento. Nas pacientes sem analgesia, os puxos devem ser espontâneos, enquanto naquelas com analgesia os puxos devem ser dirigidos, no momento adequado, para não exaurir a paciente.

A sondagem vesical de alívio deve ser utilizada sempre que necessário. A episiotomia deve ser realizada de forma seletiva, sendo indicada no parto com fórcipe, no sofrimento fetal no momento do expulsivo e, eventualmente, na distocia do biacromial e na possibilidade de lesão perineal extensa. No desprendimento do polo cefálico, uma mão do parteiro protege o períneo, enquanto a outra protege o polo cefálico de um desprendimento rápido. Na presença de circular cervical, deve-se removê-la prontamente pela nuca e, no caso de ser apertada, sem possibilidade de redução pelo rolamento lateral do feto, recomenda-se seccionar o cordão umbilical entre 2 pinças.

Depois de ultimado o nascimento, o recém-nascido de termo e vigoroso é seco com compressas e colocado sobre o abdome ou nos braços da mãe. O cordão será clampeado por ocasião da cessação dos batimentos. Na presença de mecônio espesso ou hipotonia, o recém-nascido é entregue de imediato ao neonatologista.

Estimula-se o contato pele a pele na primeira hora, com início precoce da amamentação. O ambiente deverá estar com temperatura ao redor dos 26°C, para evitar perda de calor do recém-nascido. Os procedimentos rotineiros para o neonato devem ser postergados para preservar esse momento.

Assistência ao Terceiro Período

Na dequitação, deve-se evitar tração excessiva do cordão e compressão fúndica do útero. Na ausência de sangramentos, pode-se aguardar até 15 minutos pelo desprendimento placentário. Após esse período, recomenda-se tração controlada do cordão. Uma vez descolada a placenta, realizam-se a manobra de Freund para facilitar a descida da placenta já descolada, e a manobra de Jacobs para favorecer o completo descolamento das membranas. Após a dequitação, administram-se 10 UI de ocitocina por via intramuscular ou 10 UI de ocitocina em 500 mL de soro glicosado 5% ou Ringer.

O exame da placenta e das membranas deve ser feito de forma rotineira e, na dúvida, deve-se explorar a cavidade uterina.

No caso de ter sido realizada episiotomia, ou na presença de eventuais lacerações, pode ser iniciada a sutura antes da dequitação, devendo-se realizar ligadura de vasos mais calibrosos ou, pelo menos, comprimir as feridas para evitar sangramento intenso.

Assistência Pós-Dequitação

Após a dequitação, faz-se uma revisão sistemática do colo do útero, das paredes e dos fundos de saco vaginais. Na presença de cesárea prévia, realiza-se a revisão do segmento inferior.

A episiorrafia ou a sutura de eventuais lacerações do canal de parto devem ser realizadas com fios absorvíveis. As mucosas devem ser fechadas com sutura contínua de categute 0 simples ou poliglactina 2-0, os planos musculares com categute cromado 0 ou poliglactina 0, e a pele com categute simples 2-0 ou 3-0, ou, ainda, poliglactina de absorção rápida (2-0 ou 3-0). Em casos de macrossomia fetal, gemelidade e trabalho de parto prolongado, em que o risco de hemorragia pós-parto é maior, utilizam-se 40 UI de ocitocina em 1.000 mL a 250 mL/h, por via endovenosa.

Na hora subsequente ao parto, devem-se observar a contratilidade uterina e perdas sanguíneas, bem como fazer a recuperação pós-anestésica, quando houve auxílio da analgesia locorregional. Após a estabilização da paciente, ela pode ser liberada para a enfermaria.

Bibliografia

- Brasil. Ministério da Saúde. Secretaria de Ciência, Tecnologia e Insumos Estratégicos. Departamento de Gestão e Incorporação de Tecnologias em Saúde. Diretrizes nacionais de assistência ao parto normal: Versão resumida. Brasília: Ministério da Saúde, 2017.
- Cunningham FC, Leveno KJ, Bloom SL, Spong CY, Dashe JS, et al. Vaginal delivery. In: Williams obstetrics. 24. ed. New York: McGraw-Hill, 2014. p. 536-51.
- Neme B. Parto: Assistência. In: Neme: Obstetrícia básica. 3. ed. São Paulo: Sarvier, 2006. p. 173-85.
- World Health Organization. WHO recommendations: intrapartum care for a positive childbirth experience. Geneva: WHO; 2018.
- Zugaib M, editor. Parto. In: Zugaib obstetrícia. Barueri: Manole, 2014. p. 297-353.

capítulo 78

Cesárea

Juliana Ikeda Niigaki
Maria Rita de Figueiredo Lemos Bortolotto
Mario Macoto Kondo

A operação cesariana consiste no parto no qual o nascimento se dá por incisão cirúrgica abdominal, com laparotomia e incisão uterina (histerotomia). O termo não inclui a extração do feto da cavidade abdominal que ocorre em casos de rotura uterina ou gestação abdominal.

Sua origem é incerta, remontando à Antiguidade, porém com os primeiros registros na Idade Média. De cirurgia inicialmente realizada apenas para extrair fetos de parturientes mortas, tornou-se uma intervenção segura e capaz de salvar vidas, contribuindo para a redução da mortalidade materna e perinatal. Nesse processo, foram importantes os progressos observados no século XX em anestesia, técnica cirúrgica, antibioticoterapia e drogas uterotônicas.

Atualmente, a cesariana é o procedimento cirúrgico mais realizado em mulheres. O abuso de sua indicação nas últimas décadas, entretanto, é objeto de controvérsias em virtude do aumento de morbidade perinatal (decorrente da prematuridade) e materna (aumento de complicações hemorrágicas). Como em outras cirurgias, indicação correta, preparo pré-operatório, técnica adequada e acompanhamento pós-operatório apropriados reduzem os riscos associados.

◗ Indicações de Cesárea

As cesarianas podem ser indicadas por condições de emergência ou eletivas. Nas cesarianas de emergência, o objetivo é salvaguardar a vida fetal ou materna, e o início do procedimento deve ser o mais breve possível, não ultrapassando 30 minutos a partir da situação que indicou o procedimento. Durante esse tempo, devem ser realizadas as manobras de ressuscitação fetal para a melhora do prognóstico do nascituro. As principais indicações de cesárea de emergência estão listadas no Quadro 78.1.

As cesarianas eletivas, por sua vez, são indicadas por várias razões: maternas, fetais, placentárias, ou até por demanda, e, em geral, são realizadas fora do período de trabalho de parto. As principais indicações de cesariana eletiva estão listadas no Quadro 78.2.

790 Protocolos Assistenciais

Quadro 78.1 – Indicações de cesárea de emergência

- Sofrimento fetal intraparto
- Anormalidades cardiotocográficas (bradicardias prolongadas, desacelerações variáveis graves, desacelerações tardias – DIP II de repetição que não respondem às manobras de ressuscitação)
- Sofrimento fetal decorrente de insuficiência placentária crônica grave (alterações do ducto venoso, perfil biofísico fetal ≤ 6)
- Prolapso de cordão umbilical em feto vivo e viável
- Iminência de rotura uterina
- Hemorragias (descolamento prematuro de placenta, placenta prévia com sangramento intenso, rotura uterina, traumas maternos)
- Distocia funcional não corrigível
- Acidentes decorrentes de procedimentos invasivos sobre o concepto (cordocentese, amniocentese)
- Cesárea *perimortem*
- (ou durante parada cardiorrespiratória)

Quadro 78.2 – Indicações de cesárea eletiva

Causas fetais e anexiais

- Malformações fetais que impliquem aumento de volume total (gêmeos unidos) ou de parte do feto (hidrocefalia, macrocrania)
- Apresentações anômalas: apresentação cefálica defletida de 2º grau, apresentação córmica e apresentação pélvica (quando não existirem condições favoráveis à realização do parto por via pélvica (ver Capítulo 82 - Parto Pélvico)
- Macrossomia (avaliar peso fetal, bacia materna e, eventualmente, prova de trabalho de parto com feto de menos de 4.500 g)
- Gestações múltiplas, em especial as monoamnióticas, na discordância de peso fetal (primeiro feto menor que o segundo), ou em qualquer outra situação em que o primeiro feto não esteja em apresentação cefálica
- Placenta prévia/acretismo placentário
- Vasa prévia

Causas maternas

- Cicatriz uterina prévia (miomectomia ou miometrectomia)
- Antecedente de cesárea corporal ou segmento-corporal
- Antecedente de 2 ou mais cesáreas
- Correção de defeitos geniturinários ou cirurgia perineal prévia
- Doenças maternas com indicação de resolução com prematuridade extrema ou feto com peso inferior a 1.500 g
- Infecção pelo vírus da imunodeficiência humana (HIV) com carga viral presente, bolsa íntegra e fora de trabalho de parto
- Herpes genital em atividade
- Fatores obstrutivos ou tumores prévios
- Intercorrências gestacionais graves:
  - Eclâmpsia, iminência de eclâmpsia e síndrome HELLP com colo desfavorável e/ou instabilidade materna ou fetal
  - Cardiopatia materna descompensada ou com risco de dissecção de aorta

Capítulo 78   Cesárea **791**

A cesariana por demanda materna é objeto de debate em nossa sociedade, com interferência de associações, legisladores e *experts* em ética.

◗ Técnica da Operação Cesariana
Medidas pré-operatórias

- Jejum de 8 horas, visando reduzir o risco de broncoaspiração do conteúdo gástrico. Esse princípio não se aplica às cesarianas de emergência.
- Correção dos distúrbios orgânicos eventualmente presentes: manutenção do equilíbrio hidroeletrolítico, ajuste metabólico (no caso de diabetes *mellitus*, doenças renais), otimização da pressão arterial, manejo de distúrbios da coagulação naturais ou induzidos por medicação (anticoagulantes, heparinas).
- Suporte adequado de neonatologia (quando houver necessidade de cuidados intensivos, no caso de conceptos prematuros ou com malformações).
- Da mesma forma, frente a situações com risco materno, devem-se providenciar condições de cuidados intensivos para o pós-operatório (p. ex., gestantes com doenças cardíacas, risco de hemorragia, instabilidade hemodinâmica).
- Avaliar necessidade de sangue e hemocomponentes, e providenciá-los a tempo.
- Profilaxia de infecções: cuidados de assepsia e antissepsia adequados devem ser observados. Recomendam-se tricotomia da área a ser incisada e degermação da pele de toda a região abdominal, púbica alta e raiz dos membros. A antibioticoterapia profilática deve obedecer ao padrão de infecções observadas no serviço, e recomenda-se sua administração até 60 minutos antes do início do procedimento. Na Clínica Obstétrica do Hospital das Clínicas da Faculdade de Medicina da Universidade de São Paulo (HCFMUSP), a antibioticoterapia profilática da cesariana é feita com cefazolina na dose de 1 g, por via endovenosa, em dose única (em caso de paciente obesa, a dose é aumentada para 2 g). Quando houver alergia a antibióticos betalactâmicos, utiliza-se a clidamicina, na dose 600 mg, por via endovenosa, também em dose única. Em algumas pacientes, pode haver necessidade de antibioticoterapia diferenciada (p. ex., em pacientes com doenças cardíacas com alto risco de endocardite infecciosa – ver Capítulo 24 – Cardiopatias).
- Sondagem vesical: esse procedimento reduz o risco de lesões vesicais e favorece melhores condições de extração fetal e síntese do miométrio. Deve ser realizada preferencialmente após anestesia, com cuidados de assepsia e coletor fechado.

Anestesia

A técnica mais utilizada é a raquianestesia. Em algumas pacientes, no entanto, podem ser indicadas outras técnicas (combinada, peridural, geral). É extremamente importante que existam condições de monitoração adequada da paciente. Para maiores informações, consultar o Capítulo 84 – Analgesia e Anestesia para o Parto.

Técnica cirúrgica

• Laparotomia

Na Clínica Obstétrica do HCFMUSP, realiza-se, preferencialmente, a incisão de Pfannenstiel (transversa suprapúbica arciforme). A incisão da pele é realizada 1 a 2 cm acima da borda superior do osso púbico, com extensão de 10 a 12 cm. A secção do tecido celular subcutâneo (TCSC) pode ser feita por bisturi de lâmina fria ou elétrico (corte) e a hemostasia, de preferência, com eletrocoagulação. O tecido subcutâneo é divulsionado digitalmente ou com auxílio de afastadores de Farabeuf, expondo-se a aponeurose. Esta é seccionada com bisturi, na porção central, complementada com tesoura de Metzenbaum ou bisturi elétrico. Os músculos retos são afastados lateralmente, com divulsão digital, ou, ainda, separados com tesoura ou bisturi elétrico. O peritônio parietal é pinçado, afastado dos órgãos pélvicos e seccionado com cuidado, especialmente em caso de paciente com cirurgia prévia. Durante todo esse processo, é importante manter hemostasia adequada, em especial das artérias perfurantes.

Outros tipos de incisão de parede abdominal serão realizados apenas em condições particulares. As verticais são feitas quando a paciente já tiver cicatriz nessa localização, ou, eventualmente, quando necessitar de prolongamento supraumbilical (casos de placenta acreta ou tumores prévios). Outros tipos de incisão (Küstner, Cherney) podem ser úteis em situações nas quais é necessária maior exposição da cavidade peritoneal (p. ex., tumores prévios, gêmeos conjugados).

• Histerotomia

A histerotomia preferencial é a segmentar transversa. O peritônio visceral é descolado e se faz a incisão uterina arciforme, preservando-se os pedículos vasculares laterais. A incisão é realizada cuidadosamente com bisturi (lâmina fria) e completada por digitodivulsão ou tesoura. As membranas são rompidas com pinça e o líquido é aspirado.

Em alguns casos, pode ser necessária a incisão clássica (corporal longitudinal) ou segmento-corporal (em "T" invertido), em especial nos casos de

Capítulo 78 Cesárea **793**

cesariana em prematuros extremos ou quando for necessária maior exposição da cavidade uterina (gêmeos unidos e malformações fetais como hidrocefalia).

• Extração fetal

Nas apresentações cefálicas, a extração pode ser manual ou com auxílio de alavanca (o que protege a histerotomia). Logo após o desprendimento do polo cefálico, ultima-se a extração fetal. O cordão pode ser clampeado e seccionado em 1 a 3 minutos, tomando-se o cuidado de clampear as bordas sangrantes da histerotomia nesse período.

• Dequitação

Logo após a extração fetal, o anestesista deve iniciar a infusão de ocitocina. A dequitação pode ser espontânea (mantendo-se a tração controlada do cordão) ou realizada por meio de extração manual (o que pode elevar o risco de infecção). Deve-se revisar a cavidade uterina antes de proceder à histerorrafia.

Quando o recém-nascido e a paciente estiverem em boas condições, e na ausência de contraindicações, recomenda-se o contato pele a pele logo após o nascimento, auxiliado pela equipe, com o intuito de unir o binômio e estimular o aleitamento precoce.

• Fechamento do útero

São descritas várias técnicas para a histerorrafia. Atualmente, na Clínica Obstétrica do HCFMUSP, realiza-se a sutura contínua ancorada, compreendendo toda a extensão do miométrio, com distância de até 1 cm entre os pontos, em camada única. Podem ser feitos também pontos separados. O fio utilizado deve ser absorvível, com preferência para poligalactina 910 número 0 (ou ainda, na ausência deste, categute 0 cromado ou fio de ácido poliglicólico 0). No caso de incisões corporais, podem ser necessárias 2 ou 3 camadas de sutura. Realiza-se a revisão da hemostasia, com pontos simples, em "X" ou em "U" adicionais, se necessário. Para reduzir a possibilidade de aderências pélvicas, recomenda-se a aproximação do peritônio visceral com sutura contínua de poligalactina 910 2-0 (ou similares).

Se for observada hipotonia uterina, são administradas doses adicionais de ocitocina (mais 10 UI diluídas em soro). Caso haja persistência, pode-se administrar metilergometrina por via intramuscular e até misoprostol por via retal (800 mcg). O ácido tranexâmico vem sendo utilizado como tratamento auxiliar nos casos de hemorragia intraoperatória. Se necessário, deve-se proceder à sutura hemostática (ver Capítulo 85 – Hemorragias de Terceiro e Quarto Períodos).

794 Protocolos Assistenciais

- **Revisão da cavidade peritoneal**

  Após a síntese uterina, realizam-se a limpeza e a revisão da cavidade peritoneal. Nesse momento, é realizada a contagem de compressas e se observa a existência de alterações nos órgãos anexiais ou sangramento residual.

- **Fechamento da parede abdominal**

  Recomendam-se, nesse momento, a revisão de hemostasia das bordas peritoneais e dos músculos retos e posterior aproximação com sutura contínua com poligalactina 910 2-0. Mais uma vez, revisa-se a hemostasia dos planos musculares e espaço subaponeurótico. A aponeurose é fechada com sutura contínua simples (não ancorada) com poligalactina 901 número 0. A distância entre os pontos deve ser de 0,5 a 0,8 cm, com tensão apropriada (para evitar isquemia dos tecidos e também a formação de hérnias). O subcutâneo é aproximado com pontos simples (ou sutura contínua) com poligalactina 910 ou poliglecaprone 2-0 ou 3-0, para evitar formação de espaço morto (em especial quando a espessura for superior a 2 cm). A sutura da pele pode ser intradérmica (com fio de náilon com agulha cuticular 4-0 ou 3-0) ou, ainda, com monofilamentos sintéticos absorvíveis, ou com pontos separados de náilon. Ao final do procedimento, a ferida operatória é limpa e coberta com curativo oclusivo.

  Recomenda-se a pesagem das compressas para estimativa da perda sanguínea.

- **Medidas pós-operatórias**
  - Manutenção da sonda vesical de demora por 6 horas.
  - Infusão de ocitocina (20 UI diluídos em 500 mL de soro glicosado ou solução de Ringer-lactato) por 8 horas. A medicação pode continuar em casos de útero hiperdistendido (p. ex., gemelidade) ou quando houve sangramento aumentado no intraoperatório em decorrência da hipotonia uterina.
  - Vigilância da contração uterina e das perdas sanguíneas.
  - Jejum por 4 a 6 horas para evitar distensão decorrente da adinamia do íleo.
  - Deambulação precoce.
  - Analgesia apropriada: no pós-operatório imediato, analgesia por via intravenosa (dipirona na dose de 1 g, a cada 6 horas; cetoprofeno, na dose de 100 mg, a cada 12 horas; e tramadol, na dose de 100 mg, a cada 12 horas). Se necessário, podem-se associar antieméticos para mitigar náuseas e indicar a proteção gástrica com inibidores de bomba de prótons. Após 12 a 24 horas, é possível transicionar a medicação analgésica para via oral e retirar o acesso venoso.

- Curativo: manter curativo oclusivo por 6 a 12 horas. Após esse período, o curativo é retirado e, se a ferida estiver seca, pode permanecer descoberta. Podem ser utilizados curativos em caso de exsudação, com vigilância.
- Alta hospitalar: é feita a partir de 48 horas, se a paciente estiver mantendo sinais vitais, loquias normais, dores suportáveis e movimentação intestinal presente. É desejável retorno em até 15 dias para retirada de pontos (se necessário), monitoração do sangramento e vigilância infecciosa.

▶ Complicações Maternas e Perinatais das Cesarianas

A cesariana está associada a maiores taxas de complicações maternas em curto e médio prazos. Existe maior risco de morbidade materna, com hemorragia, infecção puerperal, tromboembolismo, anemia, lesões urológicas, desconforto e dores abdominais. Em médio e longo prazos, existe risco maior de placenta de inserção anômala e acretismo placentário, gestação em cicatriz de cesárea, istmocele e roturas uterinas em gestações subsequentes.

As complicações perinatais estão ligadas, principalmente, à prematuridade iatrogênica, por conta da antecipação indevida do parto. Podem ocorrer lesões no recém-nascido (laceração de pele pelo bisturi ou pinças, lesão do plexo braquial, fratura de clavícula ou luxação do quadril), mas são eventos mais raros e associados a apresentações anômalas e extrações difíceis. Recomenda-se a realização de cesarianas eletivas próximo ao termo da gestação sempre que possível, para reduzir a incidência de complicações neonatais.

▶ Classificação das Cesáreas, Estratégia para Redução e Monitoração das Taxas

Segundo a Organização Mundial da Saúde (OMS), as taxas ideais de cesarianas estariam entre 10 e 18%, bem abaixo do que é observado na maioria dos países. Vários movimentos entre grupos leigos, organizações não governamentais, entidades oficiais e de classe se mobilizam para reduzir os índices, em especial no Brasil, com taxas acima de 40% de cesarianas no serviço público e ainda mais altas nos serviços suplementares e particulares.

A classificação dos partos proposta por Robson, em 2001, verifica em que situação foram realizados os partos, dividindo-se as parturientes em 10 categorias, de acordo com a paridade, presença ou não de trabalho de parto na chegada à maternidade, presença de cesarianas anteriores, apresentações anômalas, gemelidade e prematuridade (ver Tabela 78.1 e Figura 78.1). Essa classificação e outras similares têm por objetivo comparar as

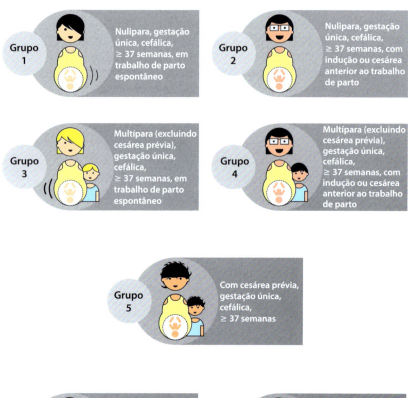

Fonte: Ministério da Saúde.

Figura 78.1 – Classificação de risco epidemiológico para cesárea: os 10 grupos de Robson.

taxas entre diversos serviços. Por exemplo, um serviço que se dedica à atenção de pacientes de risco habitual tende a ter mais pacientes dos grupos 1 a 5, enquanto serviços terciários tendem a ter maior porcentagem de pacientes do grupo 10. A probabilidade de intervenções que visam a redução de cesáreas contempla, principalmente, as pacientes dos grupos 1 a 4 de Robson, e é com base nesses grupos que as comparações devem ser feitas. O conhecimento das características dos serviços e de suas taxas ajuda a estabelecer estratégias para a redução de cesarianas.

Capítulo 78   Cesárea **797**

Tabela 78.1 – Classificação de Robson: os 10 grupos

1	Nulípara, **único cefálico ≥ 37 semanas, TP** espontâneo
2	Nulípara, **único cefálico ≥ 37 semanas,** TP induzido **ou** cesárea antes de iniciado o TP
3	Multípara sem cesárea anterior, **único cefálico ≥ 37 semanas,** TP espontâneo
4	Multípara sem cesárea anterior, **único cefálico ≥ 37 semanas,** TP induzido **ou** cesárea antes de iniciado o TP
5	Multípara com 1 **ou** mais cesáreas anteriores, **único cefálico ≥ 37 semanas**
6	Todas nulíparas com apresentação pélvica
7	Todas multíparas com apresentação pélvica (inclusive com antecedente de cesárea)
8	Todas gestações múltiplas (inclusive com antecedente de cesárea)
9	Todas gestações com feto único córmico ou oblíquo (inclusive com antecedente de cesárea)
10	Todas gestações com feto único cefálico < 37 semanas (inclusive com antecedente de cesárea)

Fonte: Robson, 2001.

▶ Bibliografia

- Comissão Nacional de Incorporação de Tecnologias no SUS. Diretrizes nacionais de atenção à gestante: A operação cesariana. Brasília: Ministério da Saúde; 2016.
- Miyadahira S, Francisco RPV. Cesárea. In: Zugaib M, Francisco RPV, editores. Zugaib obstetrícia. 4. ed. Barueri: Manole, 2020. p. 433.
- Robson MS. Classification of caesarean sections. Fetal Matern Med Rev. 2001; 12(1):23-39.
- World Health Organization. Robson classification: Implementation manual. Geneva: WHO, 2017.

capítulo 79

Parto Operatório – Fórcipe

Maria Rita de Figueiredo Lemos Bortolotto
Juliana Ikeda Niigaki

O fórcipe obstétrico é o instrumento destinado a auxiliar a extração fetal por meio da preensão do polo cefálico, diminuindo a duração do segundo período do parto. Com a evolução das técnicas de assepsia, anestesia, antibióticos, melhora da segurança da cesariana e, ainda, com o surgimento do vácuo-extrator, sua utilização vem sendo reduzida nas últimas décadas.

Apesar disso, a crescente procura pelo parto vaginal tem levado ao redescobrimento do fórcipe como ferramenta valiosa para ultimação do parto. Atualmente, sua utilização tem ficado restrita às situações de alívio, abreviação do período expulsivo e distocia de rotação.

Diversos estudos demonstram a segurança do fórcipe para o produto conceptual; entretanto, é fundamental uma equipe bem treinada para a sua realização com segurança.

Tipos de Fórcipe

Os tipos de fórcipe mais utilizados em nosso meio são:

- Kielland: possui curvatura pélvica menos acentuada e articulação por deslize. Na Clínica Obstétrica do Hospital das Clínicas da Faculdade de Medicina da Universidade de São Paulo (HCFMUSP), é o tipo de fórcipe utilizado em todas as variedades de posição.
- Simpson-Braun: possui curvatura pélvica acentuada e articulação fixa por encaixe.
- Piper: desenhado para o desprendimento da cabeça derradeira, possui articulação fixa.

Classificação

O fórcipe pode ser classificado quanto à aplicação de acordo com o nível de descida e à variedade de posição da apresentação fetal. Na Clínica Obstétrica do HCFMUSP, adota-se a classificação apresentada no Quadro 79.1.

Quadro 79.1 – Classificação das aplicações do fórcipe

Fórcipe de alívio	• Apresentação cefálica fletida • Rotação interna completa • Polo cefálico em pelo menos +3 do plano de De Lee
Abreviação do período expulsivo	• Apresentação cefálica fletida • Variedade de posição anterior • Polo cefálico em pelo menos +2 do plano de De Lee
Fórcipe de rotação	• Variedades transversas ou posteriores • Polo cefálico em pelo menos +2 do plano de De Lee

Indicações

A principal indicação do fórcipe é a abreviação do segundo período do trabalho de parto em casos de risco materno ou fetal.

- Principais indicações maternas: doença cardíaca ou pulmonar, algumas condições neurológicas, exaustão materna, analgesia inadequada com bloqueio motor, distocia de rotação, período expulsivo prolongado (especialmente em situações em que há alteração da vitalidade fetal).
- Indicações fetais: são aquelas associadas ao sofrimento fetal no período expulsivo. São indicações menos frequentes o prolapso de cordão umbilical e o desprendimento da cabeça derradeira na apresentação pélvica.

Condições de Aplicação do Fórcipe

As condições de aplicabilidade do fórcipe estão listadas no Quadro 79.2.

Quadro 79.2 – Condições de aplicações do fórcipe

Maternas	• Colo completamente dilatado • Bolsa das águas rota • Bacia compatível com o volume fetal
Fetais	• Feto vivo • Cabeça fetal insinuada • Volume cefálico normal
Outras	• Paciente analgesiada/anestesiada • Variedade de posição bem conhecida • Habilidade do obstetra • Possibilidade de conversão para cesariana

Tentativa de Fórcipe e Fórcipe Falhado

A tentativa de fórcipe antecipa a possibilidade de insucesso. Antes de proceder à episiotomia, o obstetra avalia a possibilidade de preensão e descida

Capítulo 79 | Parto Operatório – Fórcipe | 801

com sucesso, optando, então, entre a realização da episiotomia ou a retirada das colheres para a realização de cesariana.

No fórcipe falhado, por outro lado, a possibilidade de insucesso não foi antecipada. Após ter realizado todas as etapas, inclusive a episiotomia, observa-se a impossibilidade de ultimar o parto com o fórcipe e, então, opta-se pela cesariana.

Técnica Geral

Durante a aplicação do fórcipe, a paciente deve estar em posição semissentada, com as pernas hiperfletidas sobre o abdome e a bexiga deve estar vazia.

De forma geral, a técnica de aplicação compreende os seguintes tempos:

- Apresentação espacial das colheres: orientação do fórcipe à vulva de maneira que sua concavidade fique voltada para o ponto de referência fetal. No fórcipe de Kielland, cuja concavidade é discreta, os cabos são marcados por dois "botões" de orientação, que devem concordar com o ponto de referência fetal.
- Aplicação das colheres:
  - Introdução da mão-guia: deve situar-se entre a parede vaginal e a cabeça (em caso de apresentação menos baixa, até atingir a orelha fetal).
  - Introdução da primeira colher: deve ser orientada pela mão-guia, até atingir a região parietomalar.
  - Retirada da mão-guia: deve ser feita com cuidado para não deslocar a colher. O auxiliar mantém o cabo fixo.
  - Introdução da segunda mão-guia: a mão é introduzida na hemipelve oposta à colher anterior.
  - Introdução da segunda colher: nas apresentações oblíquas, a segunda colher deve ser orientada utilizando a manobra de Lachapelle (triplo movimento de abaixamento, translação e torção).
- Articulação dos cabos: a pega regular gera fácil articulação. Nas variedades esquerda posterior ou direita anterior, é necessário desfazer o cruzamento dos ramos antes da articulação.
- Revisão da pega: são 3 os pontos de reparo na pega regular:
  - Sutura sagital equidistante e perpendicular aos ramos do fórcipe.
  - Fontanela lambdoide equidistante dos ramos e situada 1 dedo transverso acima do plano dos ramos do fórcipe.
  - Não mais do que 1 ponta de dedo entre a fenestra e a cabeça do feto.
- Rotação (apenas nas variedades transversas e oblíquas): a rotação e a tração podem ser realizadas conjuntamente, reproduzindo um movimento elipsoide. A rotação deverá ser realizada por abaixamento dos cabos contra o sacro materno.

802 Protocolos Assistenciais

- Tração de prova: tem como função adaptar as colheres sobre as bossas fetais e evitar transvios. Na tração, deve-se acompanhar a curvatura pélvica do fórcipe e o eixo pélvico (Sellheim).
- Extração fetal: após rotação completa e com o hipomóclio feito, deve-se retirar as colheres cuidadosamente na ordem inversa da introdução.

A episiotomia feita antes da introdução das colheres facilita as manobras, porém aumenta a perda de sangue. Preferencialmente, é realizada antes da extração fetal.

Particularidades Técnicas dos Fórcipes

Fórcipe de Simpson-Braun

- Utilização restrita às variedades anteriores.
- Nas variedades occiptossacra e occiptopúbica, a primeira colher é colocada à esquerda.
- Nas variedades oblíquas, a primeira colher é a posterior.
- O cabo é segurado como um punhal.
- Rotação por circundação ampla dos cabos na bacia mole.

Fórcipe de Kielland

- Escolha nas variedades transversas (na Clínica Obstétrica do HCFMUSP, é o preferido em todas as variedades).
- Nas variedades transversas, a primeira colher deve ser a anterior (migração pela fronte reproduzindo a manobra de LaChapelle).
- Nas variedades oblíquas e nas pegas diretas, a aplicação é semelhante à do Simpson-Braun.
- O cabo deve ser empunhado como espada.
- Permite correção do assinclitismo pelo deslizamento dos ramos.
- A rotação dever ser realizada, preferencialmente, por abaixamento dos cabos.
- Nas variedades posteriores, na Clínica Obstétrica do HCFMUSP, opta-se pela rotação para variedade occiptopúbica. Caso não seja possível, a escolha será a rotação para variedade occiptossacra.

Fórcipe de Piper

- Utilizado no desprendimento da cabeça derradeira nos partos pélvicos.
- O auxiliar levanta o corpo do feto e a introdução é feita com o obstetra de joelhos.
- A concavidade está voltada para o abdome fetal.

Capítulo 79 · Parto Operatório – Fórcipe · 803

- Pode ser necessária a correção da posição do polo cefálico antes da aplicação das colheres.
- A primeira colher é colocada à esquerda (pega direta).
- Realiza-se tração para baixo até o suboccipício atingir o púbis, e depois para cima até o desprendimento do mento e da face.
- Na falta do fórcipe de Piper, pode ser utilizado o Kielland.

Cuidados após o Parto

Após a ultimação do parto, são fundamentais a realização da revisão do canal de parto, incluindo os lábios e o colo uterino, a sutura de eventuais lacerações e a episiorrafia. Com o intuito de minimizar a perda sanguínea, devem-se realizar compressão e hemostasia dos vasos de maiores.

Na ausência de contraindicações, o uso de anti-inflamatórios não hormonais e analgésicos simples deve ser considerado, assim como a aplicação de bolsa de gelo na região perineal.

Complicações Maternas e no Produto Conceptual

A taxa de morbidade no recém-nascido é de difícil mensuração, pois frequentemente o fórcipe é aplicado em casos suspeitos de sofrimento fetal. Algumas complicações, no entanto, são diretamente relacionadas ao uso inadequado do fórcipe (Quadro 79.3).

Quadro 79.3 – Complicações relacionadas ao uso inadequado do fórcipe

Complicações maternas	• Lacerações do canal de parto • Perda sanguínea aumentada • Hematomas/infecções perineais • Incontinência urinária/fecal
Complicações no concepto	• Lacerações, equimoses, cefalematomas • Paralisias de nervos facial e/ou óptico • Fratura/afundamento de crânio • Hemorragia intracraniana • Sequelas neurológicas • Morte do concepto

Bibliografia

- Abrahams I. Guidelines for operative vaginal birth. J Obstet Gynaecol Can. 2004; 26(11): 965.
- ACOG Practice Bulletin n. 154: Operative vaginal delivery. Obstet Gynecol. 2015; 126(5):e56-65.

804 Protocolos Assistenciais

- American Academy of Pediatrics; American College of Obstetricians and Gynecologists. Guidelines for perinatal care. 5. ed. Washington: AAP/ACOG, 2002.
- Cargill YM, MacKinnon CJ, Arsenault MY, Bartellas E, Daniels S, Gleason T, et al. Guidelines for operative vaginal birth. J Obstet Gynaecol Can. 2004; 26(8):747-61.
- Dupuis O, Silveira R, Dupont C, Mottolese C, Kahn P, Dittmar A, et al. Comparison of "instrument-associated" and "spontaneous" obstetric depressed skull fractures in a cohort of 68 neonates. Am J Obstet Gynecol. 2005; 192(1):165-70.
- Frehse G, Zugaib M. Contribuição à técnica de aplicação do fórcipe de Kielland. Ginecol Obstet Bras. 1988; 11(2):79-91.
- Hirsch E, Haney EI, Gordon TE, Silver RK. Reducing high-order perineal laceration during operating vaginal delivery. Am J Obstet Gynecol. 2008; 198(6):668.e1-5.
- Mathias L, Nobile L, Nestarez JE. Dos resultados materno-fetais no fórcipe de alívio. J Bras Ginecol. 1987; 97(5):223-5.
- Peter EA, Janssen PA, Grange CS, Douglas MJ. Ibuprofen versus acetaminophen with codeine for the relief of perineal pain after childbirth: A randomized controlled trial. CMAJ. 2001; 165(9):1203-9.

capítulo 80

Monitoração Fetal Intraparto

Rossana Pulcineli Vieira Francisco

A monitoração da frequência cardíaca fetal (FCF) durante o trabalho de parto tem como objetivo principal a detecção precoce do sofrimento fetal, que pode ser conceituado como quadro clínico decorrente de reações fetais a distúrbios de sua oxigenação.

O reconhecimento de sinais que caracterizam os estágios iniciais da hipóxia permite adequar a conduta obstétrica, visando prevenir a instalação da anoxia fetal e, consequentemente, lesão neurológica ou óbito do feto. A hipóxia fetal consiste na redução da pressão tissular de oxigênio (pO_2) abaixo dos valores fisiológicos, e a anoxia corresponde ao resultado final da hipóxia profunda, culminando com metabolismo anaeróbico e acidose metabólica fetal.

A placenta é o órgão fetal responsável pelas trocas gasosas e de metabólitos entre as circulações materna e fetal. Durante as contrações uterinas, ocorre redução do aporte sanguíneo para o espaço interviloso, o que determina quedas temporárias nos valores de saturação de oxigênio fetal. A queda da pressão de oxigênio fetal abaixo do nível crítico provoca resposta cardiocirculatória caracterizada por alterações na frequência cardíaca fetal evidenciada pela cardiotocografia.

◗ Avaliação do Risco Obstétrico

Toda parturiente deve ser avaliada quanto ao seu risco obstétrico, podendo ser classificada como baixo ou alto risco (Tabela 80.1) para ocorrência de sofrimento fetal. Essa avaliação inclui anamnese clínica, exames físicos geral, especial e obstétrico, e também monitoração eletrônica da frequência cardíaca fetal durante 30 minutos.

◗ Métodos

Ausculta intermitente dos batimentos cardíacos fetais

A ausculta intermitente dos batimentos cardíacos fetais (BCF) como método de monitoração fetal intraparto é indicada nas situações de baixo risco

806 Protocolos Assistenciais

Tabela 80.1 – Situações que caracterizam gestações de alto risco para sofrimento fetal intraparto

Complicações obstétricas
• Gemelidade
• Pós-datismo
• Rotura prematura de membranas ovulares
• Restrição do crescimento fetal
• Oligoâmnio ou polidrâmnio
• Prematuridade
• Diabetes *mellitus* gestacional
• Anomalias fetais
Doenças maternas
• Síndromes hipertensivas
• Diabetes *mellitus*
• Cardiopatias
• Asma
• Colagenoses
• Anemias
Anormalidades do trabalho de parto
• Hiperatividade ou hipertonia uterina
• Sangramento uterino
• Frequência cardíaca fetal anormal
• Presença de mecônio
Fatores psicossociais
• Tabagismo
• Uso de drogas ilícitas
• Ausência de acompanhamento pré-natal
Outros fatores
• Indução ou condução do trabalho de parto
• Analgesia do trabalho de parto

para sofrimento fetal. Durante e após a contração uterina, deve-se realizar ausculta com sonar Doppler durante 60 segundos. Na fase de latência do trabalho de parto, a ausculta pode ocorrer com intervalos não superiores a 30 minutos e, na fase ativa, com intervalos não superiores a 15 minutos. No segundo estágio (período expulsivo), deve ser feita a cada 5 minutos. As informações obtidas na ausculta devem ser registradas em prontuário e partograma, com anotação do horário e das principais características dos batimentos cardíacos fetais. Recomenda-se que haja um profissional de saúde para cada parturiente, para que essa técnica seja adequadamente aplicada.

Capítulo 80 Monitoração Fetal Intraparto **807**

As anormalidades na ausculta dos batimentos cardíacos fetais incluem frequência cardíaca fetal inferior a 110 bpm ou superior a 160 bpm, queda na frequência cardíaca fetal durante ou após a contração uterina e irregularidade no ritmo. A presença de qualquer uma dessas alterações constitui indicação para monitoração fetal eletrônica como método de vigilância fetal. A ausculta intermitente da frequência cardíaca fetal como método de monitoração fetal apresenta disponibilidade constante, baixo custo, realização fácil e não é invasiva, além de permitir deambulação da parturiente e favorecer o contato com a paciente. Como desvantagem, não fornece registro contínuo e permanente desse parâmetro, não possibilita a avaliação da variabilidade e pode requerer a posição supina materna para sua realização.

Monitoração fetal eletrônica

A monitoração fetal eletrônica é recomendada às parturientes de alto risco para sofrimento fetal ou quando a ausculta intermitente dos batimentos cardíacos fetais se apresentar tecnicamente insatisfatória ou com alterações.

- Técnica

Posição da paciente

A parturiente deve permanecer em posição de semi-Fowler (decúbito elevado de 45°) ou em decúbito lateral esquerdo, com o objetivo de se evitar hipotensão supina.

Técnica externa

Na técnica externa de monitoração fetal eletrônica, utilizam-se aparelhos de cardiotocografia com 2 transdutores: o tocodinamômetro, para registro das contrações uterinas, e o transdutor de ultrassom Doppler, para captação dos batimentos cardíacos fetais. Os transdutores são fixados por cintos elásticos. O tocodinamômetro é fixado no fundo uterino e o transdutor de ultrassom Doppler, na região do foco fetal. A velocidade de registro gráfico utilizada habitualmente é de 1 cm/min.

Pode-se citar como principais vantagens dessa técnica os fatos de não ser invasiva, de apresentar fácil realização, de não necessitar de rotura de membranas ou dilatação cervical e de disponibilizar registro gráfico contínuo e permanente para ser anexado ao prontuário médico. Como desvantagens, promove restrição à movimentação materna, permite apenas avaliação relativa da variabilidade e apresenta dificuldade técnica para obtenção do sinal adequado em casos de obesidade materna.

808 Protocolos Assistenciais

Técnica interna

A técnica interna de monitoração fetal eletrônica permite obter traçados da frequência cardíaca fetal de melhor qualidade e mais ricos em detalhes, sendo fácil realizar a análise da variabilidade. Utilizam-se aparelhos de cardiotocografia acoplados aos transdutores internos. Para a captação dos sinais cardíacos, há necessidade de fixar eletrodo na apresentação fetal (couro cabeludo), após a rotura das membranas. O registro das contrações uterinas é realizado por cateter, que deve ser inserido no interior da cavidade uterina, por via vaginal, para registro da pressão intra-amniótica. Habitualmente, utiliza-se velocidade de registro gráfico de 1 cm/min.

Esse procedimento tem como principal vantagem permitir a avaliação da micro e da macro-oscilação da frequência cardíaca fetal. Além disso, possibilita a movimentação da parturiente sem prejuízo na captação do sinal, fornecendo registro contínuo e permanente da cardiotocografia, com mensuração acurada da atividade uterina. Apesar dessas vantagens, a técnica só pode ser aplicada após a rotura das membranas, com dilatação cervical mínima de 2 cm, o que limita seu uso. É contraindicada quando houver risco de transmissão vertical de vírus da imunodeficiência humana (HIV), hepatites, herpes ou na suspeita de distúrbios da coagulação fetal. A inserção inadequada pode causar lesão na placenta ou no feto e, por ser invasiva, apresenta maior risco de infecção.

▌ Definição das Alterações da Frequência Cardíaca Fetal no Período Intraparto

A interpretação visual do traçado da frequência cardíaca fetal exige critérios bem estabelecidos, como as definições apresentadas no Consenso Internacional para Interpretação Visual, revisado em 2008 (Tabela 80.2). Essas definições são direcionadas para o período intraparto, mas podem ser aplicadas também ao anteparto.

A presença de acelerações transitórias (2 em período de 20 minutos) com amplitude superior a 15 bpm por 15 segundos ou mais indica bem-estar fetal. Critério diverso tem sido aplicado a gestações com menos de 32 semanas, quando são caracterizadas como transitórias as acelerações superiores a 10 bpm por 10 segundos ou mais.

Em geral, a presença de acelerações e variabilidade normal da frequência cardíaca fetal são achados que indicam a normoxemia fetal. Desacelerações, por sua vez, são indicativas de anormalidades. As desacelerações tardias são mediadas por estimulação de quimiorreceptores nas situações de hipoxemia fetal. Quedas prolongadas da frequência cardíaca fetal associam-se mais frequentemente a hipotensão materna e/ou hipertonia uterina.

Capítulo 80 — Monitoração Fetal Intraparto

Tabela 80.2 — Interpretação dos parâmetros da frequência cardíaca fetal avaliados pela cardiotocografia

Frequência cardíaca fetal basal*

- Bradicardia: < 110 bpm
- Normal: 110-160 bpm
- Taquicardia: > 160 bpm

Variabilidade

- Ausente: amplitude indetectável
- Mínima: amplitude de 0-5 bpm
- Moderada: amplitude de 6-25 bpm
- Acentuada: amplitude > 25 bpm

Acelerações

- Antes de 32 semanas: aumento abrupto** da frequência cardíaca fetal com ápice ≥ 10 bpm e duração ≥ 10 segundos
- A partir de 32 semanas: aumento abrupto** da frequência cardíaca fetal com ápice ≥ 15 bpm e duração ≥ 15 segundos

Desaceleração tardia

- Queda gradual** e simétrica da frequência cardíaca fetal, com retorno à linha de base, associada à contração uterina
- Presença de decalagem, com nadir da desaceleração ocorrendo após o ápice da contração
- Na maioria dos casos, início, nadir e retorno da desaceleração ocorrem após o começo, ápice e final da contração, respectivamente

Desaceleração precoce

- Queda gradual** e simétrica da frequência cardíaca fetal, com retorno à linha de base, associada à contração uterina
- Nadir da desaceleração ocorrendo no mesmo momento que o ápice da contração
- Na maioria dos casos, início, nadir e retorno da desaceleração coincidem com o começo, ápice e final da contração, respectivamente

Desaceleração variável

- Queda abrupta** da frequência cardíaca fetal, com nadir ≥ 15 bpm e duração ≥ 15 segundos e < 2 minutos
- Quando associada à contração uterina, início, profundidade e duração comumente variam com as contrações sucessivas

Queda prolongada

- Nadir ≥ 15 bpm e duração ≥ 2 minutos e < 10 minutos***

Padrão sinusoidal

- Padrão ondulante liso, com ondas em forma de sino, frequência entre 3 e 5 ciclos/min e duração ≥ 20 minutos

* Determinada em período de 10 minutos de traçado, excluindo-se acelerações e desacelerações e, também, os períodos de acentuada variabilidade (> 25 bpm).
** Mudanças abrupta e gradual são definidas de acordo com o intervalo de tempo (< 30 segundos ou ≥ 30 segundos, respectivamente) entre o início da aceleração/desaceleração e o seu ápice/nadir.
*** Duração ≥ 10 minutos caracteriza mudança da frequência cardíaca fetal basal.
Adaptada de Macones et al., 2008.

Linha de base

A linha de base corresponde à média aproximada dos valores da frequência cardíaca fetal avaliada em segmento de 10 minutos do traçado cardiotocográfico, excluindo-se desacelerações, acelerações, períodos de acentuada variabilidade e segmentos nos quais a variação da frequência apresente diferenças superiores a 25 bpm. Em qualquer segmento de 10 minutos, a duração mínima da linha de base deve ser de 2 minutos ou esse parâmetro será considerado indeterminado.

A linha de base da frequência cardíaca fetal é caracterizada como normal quando se encontra entre 110 e 160 bpm. A taquicardia é diagnosticada quando a linha de base se situa acima de 160 bpm, sendo considerada leve quando se situa entre 160-180 bpm e grave quando está acima de 180 bpm. Quando a linha de base é inferior a 110 bpm, caracteriza-se a bradicardia, classificada em leve quando entre 100 e 110 bpm e grave abaixo de 100 bpm.

Variabilidade

Variabilidade é definida como oscilação da linha de base da frequência cardíaca fetal e é determinada pela interação do sistema nervoso autônomo simpático com o parassimpático. Existem 2 componentes na variabilidade: micro-oscilação e macro-oscilação. A primeira é a variabilidade compreendida entre uma batida e outra, instante a instante. Identificam-se diferenças de 2 a 3 bpm entre pares sucessivos de batimentos. É também conhecida como variabilidade instantânea. Na interpretação visual do traçado cardiotocográfico, não é possível avaliar a micro-oscilação. A macro-oscilação, por sua vez, consiste na oscilação de longa duração ou variabilidade oscilatória, na qual a frequência cardíaca fetal descreve 2 a 6 ciclos (ascenso e descenso) no decurso de 1 minuto. A definição de variabilidade, na análise visual, baseia-se na amplitude dos complexos, exceto para o padrão sinusoidal.

Os valores considerados normais para a variabilidade oscilatória são os situados entre 6 e 25 bpm. A variabilidade é considerada ausente quando sua amplitude é indetectável e mínima quando se encontra entre indetectável e 5 bpm. Quando superior a 25 bpm, a variabilidade é definida como acentuada ou com padrão saltatório. A diminuição ou a perda da variabilidade podem ocorrer em casos de imaturidade do sistema nervoso autônomo fetal, período de sono fetal, utilização de atropina ou de drogas sedativas pela mãe, anestesia geral, arritmias, hipóxia e anoxia fetais.

O padrão sinusoidal caracteriza-se por ondas em forma de sino, com amplitudes de 5 a 15 bpm, padrão monótono e ritmo fixo e regular. Sua frequência é habitualmente de 3 a 5 ciclos/min, com duração superior a 20 minutos. Nesse padrão, observam-se presença de variabilidade oscilatória e ausência de

Capítulo 80 Monitoração Fetal Intraparto 811

micro-oscilação. As características do traçado não se alteram, mesmo após a aplicação de estímulos. Pode aparecer em situações de hipóxia grave, sendo, portanto, sempre indicativo de comprometimento fetal, com elevadas taxas de mortalidade perinatal (50 a 75%).

Acelerações

Aceleração da frequência cardíaca fetal é definida como ascensão abrupta (intervalo entre o início da aceleração e o pico inferior a 30 segundos), cujo acme é superior ou igual a 15 bpm com relação à linha de base, com duração de 15 segundos, inclusive, a 2 minutos. Em idade gestacional inferior a 32 semanas, as acelerações são caracterizadas por pico de 10 bpm, com duração superior ou igual a 10 segundos. Quando a duração é superior a 10 minutos, considera-se como mudança da linha de base.

Quedas da frequência cardíaca fetal

• Espicas DIP 0

Espicas são quedas rápidas da frequência cardíaca fetal relacionadas a movimentos fetais. Não apresentam significado clínico.

• Queda prolongada da frequência cardíaca fetal

Consideram-se como prolongadas quedas de natureza rápida ou lenta da frequência cardíaca fetal, de amplitudes variáveis, porém superiores a 15 bpm (às vezes, muito amplas), com duração de 2 a 10 minutos e retorno à linha de base. Quando a duração é superior ou igual a 10 minutos, considera-se como mudança na linha de base.

Sua etiologia associa-se frequentemente a hipotensão materna e/ou hipertonia uterina (contrações prolongadas). Além disso, podem ocorrer quedas prolongadas da frequência cardíaca fetal sem etiologia aparente, denominadas quedas espontâneas.

Desacelerações

Desacelerações são quedas temporárias da frequência cardíaca fetal associadas às contrações uterinas. Em contraposição às acelerações transitórias, constituem os eventos ominosos da cardiotocografia.

São conceituadas como recorrentes quando ocorrem em mais de 50% das contrações uterinas em qualquer segmento de 20 minutos do traçado.

• Desaceleração precoce DIP I

A desaceleração precoce caracteriza-se pela queda gradual da frequência cardíaca fetal (intervalo entre início da queda e nadir superior ou igual a 30

812 Protocolos Assistenciais

segundos), com retorno à linha de base coincidindo com a contração uterina. O nadir da desaceleração deve ocorrer simultaneamente ao pico da contração uterina. Na maioria dos casos, início, nadir e recuperação da desaceleração coincidem, respectivamente, com começo, pico e final da contração. São consideradas fisiológicas durante o trabalho de parto, após rotura das membranas. No período anteparto, com membranas íntegras, sua ocorrência associa-se ao oligoâmnio, que favorece a compressão do polo cefálico.

- **Desaceleração tardia DIP II**

As desacelerações tardias são aquelas causadas por hipóxia fetal, decorrentes de episódios hipóxicos resultantes da redução do fluxo uteroplacentário materno durante a contração uterina.

Caracterizam-se pela queda gradual da frequência cardíaca fetal, com retorno lento à linha de base, que começa após 20 segundos ou mais (decalagem longa) do início da contração uterina. O nadir da desaceleração encontra-se após o pico da contração.

- **Desaceleração variável**

As desacelerações variáveis são caracterizadas pela queda abrupta da frequência cardíaca fetal (intervalo entre o início da queda e o nadir inferior a 30 segundos), motivada por compressões do cordão relacionadas às contrações uterinas. Início, profundidade e duração comumente variam em contrações sucessivas. A queda é superior ou igual a 15 bpm, com duração superior ou igual a 15 segundos, e inferior a 2 minutos considerando-se o intervalo entre início da queda e retorno à linha de base. Podem surgir, ainda, as chamadas acelerações "ombro", que são ascensos da frequência cardíaca fetal imediatamente antes e após a desaceleração.

Oligoâmnio, rotura prematura das membranas ovulares, prolapso, nó, brevidade e circulares de cordão são condições que predispõem a esses eventos.

Algumas características das desacelerações variáveis apresentam certas particularidades que denunciam mau prognóstico fetal. Entre elas, podem-se citar ascensão da linha de base após desaceleração (taquicardia compensadora), recuperação em níveis inferiores (bradicardia), retorno lento à linha de base, duração maior que 60 segundos, queda da frequência cardíaca fetal abaixo de 70 bpm e morfologia em "W".

Capítulo 80　　Monitoração Fetal Intraparto　813

Interpretação e Conduta

A interpretação da cardiotocografia intraparto deve ser efetuada com base nos padrões da frequência cardíaca fetal, que são classificados em 3 categorias. A Tabela 80.3 resume essas categorias. A Figura 80.1 apresenta as condutas indicadas em cada categoria.

Tabela 80.3 – Interpretação da cardiotocografia intraparto e conduta obstétrica

Interpretação	Conduta
Categoria I (normal)	
• FCF basal 110-160 bpm • Variabilidade moderada (6-25 bpm) • Ausência de desacelerações tardias ou variáveis • Desacelerações precoces (presentes ou não) • Acelerações (presentes ou não)	Acompanhamento clínico do trabalho de parto, com vigilância materna e fetal
Categoria II (suspeito ou indeterminado)	
• Taquicardia/bradicardia não acompanhada de variabilidade ausente • Variabilidade ausente, sem desacelerações recorrentes • Variabilidade mínima (detectável até 5 bpm) • Variabilidade aumentada (≥ 25 bpm) • Ausência de acelerações após estimulação fetal • Desacelerações variáveis recorrentes não acompanhadas de variabilidade ausente • Queda prolongada da frequência cardíaca fetal • Desacelerações tardias recorrentes, com variabilidade moderada • Desacelerações variáveis com retorno lento, aumento da linha de base ou acelerações "ombro"	• Na presença de acelerações ou variabilidade moderada: vigilância contínua pela cardiotocografia intraparto e medidas de ressuscitação intrauterina (Tabela 80.4) • Na ausência de acelerações e variabilidade mínima ou ausente: medidas de ressuscitação intrauterina (Tabela 80.4) e, na ausência de melhora do traçado, considerar realização do parto • Na progressão para categoria III, realizar o parto
Categoria III (terminal)	
Variabilidade ausente acompanhada de: • Desacelerações tardias recorrentes (> 50%) • Desacelerações variáveis recorrentes (> 50%) • Bradicardia • Padrão sinusoidal	Preparo para parto com medidas de ressuscitação intrauterina (Tabela 80.4) e, na ausência de melhora do feto, parto imediato

Adaptada de Macones *et al.* (2008).

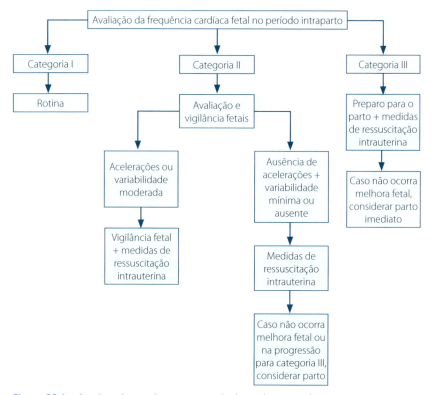

Figura 80.1 – Conduta de acordo com o traçado da cardiotocografia intraparto.

Padrão normal (categoria I)

A categoria I (padrão normal) caracteriza-se por apresentar linha de base entre 110 e 160 bpm, com variabilidade entre 6 e 25 bpm, na ausência de desacelerações tardias ou variáveis. As desacelerações precoces podem ou não estar presentes. A existência de acelerações da frequência cardíaca fetal é importante sinal de bem-estar fetal, principalmente quando acompanhadas de variabilidade moderada, indicando, quase sempre, que o feto não se encontra em acidose.

A conduta consiste no acompanhamento clínico do trabalho de parto, com vigilâncias materna e fetal. Na monitoração fetal eletrônica contínua, durante a fase de dilatação, o traçado cardiotocográfico deve ser revisto a cada 30 minutos e, no segundo estágio (período expulsivo), a cada 15 minutos. A documentação dessa avaliação deve incluir descrição do padrão e suas características gerais.

Capítulo 80 — Monitoração Fetal Intraparto **815**

Tabela 80.4 – Medidas de ressuscitação intrauterina indicadas para traçados da frequência cardíaca fetal com padrão suspeito (categoria II) ou terminal (categoria III)

Anormalidade da frequência cardíaca fetal	Objetivo	Intervenção potencial
• Desacelerações tardias de repetição • Queda prolongada ou bradicardia • Variabilidade mínima ou ausente	Melhora da oxigenação fetal e do fluxo uteroplacentário	• Decúbito lateral materno (direito ou esquerdo) • Administração de oxigênio à mãe • Infusão de fluidos por via endovenosa • Redução na frequência das contrações uterinas
• Taquissistolia com traçados de categorias II ou III	Redução da atividade uterina	• Descontinuar ocitocina ou agentes de preparo de colo
• Desacelerações variáveis recorrentes • Queda prolongada da FCF ou bradicardia	Alívio da compressão de cordão umbilical	• Reposicionamento materno • Na detecção de prolapso de cordão, elevar a apresentação e preparar para cesariana imediata

Padrão suspeito (categoria II – indeterminado)

O padrão suspeito da cardiotocografia intraparto inclui todos os traçados não classificados nas categorias I ou III (Tabela 80.3).

Diante do padrão suspeito na cardiotocografia intraparto (categoria II), recomendam-se avaliação criteriosa do traçado, vigilância contínua, medidas de correção apropriadas (Tabela 80.4) e reavaliação. Considerando-se o amplo espectro de padrões da frequência cardíaca fetal nessa categoria, presença de acelerações e variabilidade moderada são fatores indicativos de normalidade no equilíbrio acidobásico fetal e auxiliam na conduta clínica. Em caso de padrões específicos, a conduta é:

- Desacelerações variáveis de repetição: conduta direcionada para aliviar a compressão do cordão umbilical, como a mudança do decúbito materno. Alguns autores recomendam a amnioinfusão; no entanto, existem poucas evidências que demonstrem benefício real nos resultados neonatais. A administração de oxigênio à mãe também pode ser útil.
- Desacelerações tardias de repetição: podem refletir insuficiência placentária aguda ou crônica, sendo causas comuns hipotensão materna, taquissistolia e hipóxia materna. A conduta deve ser direcionada para promover melhor perfusão uteroplacentária e pode incluir decúbito lateral materno, infusão de fluidos por via endovenosa, administração

816 Protocolos Assistenciais

de oxigênio à mãe e avaliação para taquissistolia. Após realização das medidas de ressuscitação intrauterina, a persistência das desacelerações tardias indica ausência de melhora fetal e/ou progressão para categoria III, caso em que se deve considerar a realização imediata do parto.

- Taquicardia fetal: devem ser investigadas causas subjacentes, como infecção (corioamnionite, pielonefrite e outras infecções maternas), uso de medicamentos/drogas ilícitas (terbutalina, cocaína e outros estimulantes), doenças maternas (hipertireoidismo), intercorrências obstétricas (descolamento prematuro da placenta e sangramento fetal) e taquiarritmias fetais (em geral, associadas com frequência cardíaca fetal superior a 200 bpm). A taquicardia fetal, isoladamente, é pouco preditiva para acidemia fetal, exceto quando acompanhada de variabilidade mínima ou ausente (categoria III). A conduta deve ser voltada para a causa subjacente.

- Bradicardia fetal e quedas prolongadas da frequência cardíaca fetal: devem ser identificadas as causas, como hipotensão materna (pós-analgesia), prolapso do cordão umbilical, rápida descida fetal, taquissistolia, descolamento prematuro da placenta ou rotura uterina. Raramente, pode ocorrer em casos de bradiarritmias fetais (bloqueios congênitos). A conduta deve objetivar a correção da causa subjacente e, na persistência, o parto deve ser indicado.

- Variabilidade mínima: devem ser investigadas as principais causas, como medicamentos (opioides e sulfato de magnésio), período de sono fetal ou acidemia fetal. Mudança de decúbito materno, administração de oxigênio à mãe e a infusão de fluidos por via intravenosa devem ser considerados. Na ausência de melhora fetal, a estimulação digital do couro cabeludo fetal pode ser realizada e, na higidez fetal, espera-se aceleração da FCF. A persistência de variabilidade mínima, não responsiva às medidas de ressuscitação, deve ser considerada indicativa de acidemia fetal, sendo indicado o parto.

Padrão terminal (categoria III)

O padrão terminal (categoria III) caracteriza-se pela ausência de variabilidade da frequência cardíaca fetal acompanhada de padrão sinusoidal ou de quaisquer das seguintes alterações: desacelerações tardias recorrentes (mais de 50% das contrações uterinas em qualquer segmento de 20 minutos de traçado) e desacelerações variáveis recorrentes ou bradicardia.

Associa-se à acidose fetal e constitui indicação para preparo do parto com medidas de ressuscitação intrauterina e parto imediato, caso não ocorra melhora fetal. O parto de emergência deve ser realizado pela via mais rápida. Na presença de condições de aplicabilidade do fórcipe (apresentação cefálica,

Capítulo 80 — Monitoração Fetal Intraparto

plano +3 de De Lee e bolsa rota), esse tipo de parto é a melhor opção; no entanto, na ausência dessas condições, a cesariana deve ser realizada.

Mecônio Intraparto

A presença de mecônio no líquido amniótico nem sempre representa sinal de sofrimento fetal intraparto. Sua eliminação pode ser concomitante à maturação do trato gastrointestinal fetal.

Quando o líquido amniótico apresenta mecônio fluido (grau + ou ++) e estão ausentes alterações da frequência cardíaca fetal à cardiotocografia intraparto, é possível manter o acompanhamento do trabalho de parto com monitoração fetal eletrônica contínua.

Por outro lado, a presença de mecônio espesso (grau +++ ou ++++) constitui risco significativo para síndrome de aspiração de mecônio do recém-nascido. Nesse caso, recomenda-se resolução da gestação pela via de parto mais rápida.

Taquissistolia

A taquissistolia é caracterizada pela presença de mais de 5 contrações em 10 minutos, em média, avaliada por período de 30 minutos. A presença ou não de alterações da frequência cardíaca fetal norteia a conduta.

No trabalho de parto espontâneo, a taquissistolia acompanhada de desacelerações recorrentes da frequência cardíaca fetal necessita de avaliação e tratamento. Na presença de outras alterações, a conduta depende da situação clínica específica e de outras características da frequência cardíaca fetal, como presença de variabilidade e acelerações.

Na indução do trabalho de parto com ocitocina, a conduta deve objetivar a redução da atividade uterina para minimizar o risco de hipoxemia ou acidemia fetal. Na presença de taquissistolia e traçado da frequência cardíaca fetal de categoria I, a redução na dose de ocitocina deve ser considerada. Nos casos de traçado de categorias II ou III, a infusão de ocitocina deve ser reduzida ou interrompida em associação a medidas de ressuscitação intrauterina.

Avaliação do Equilíbrio Acidobásico

A avaliação do pH no nascimento, realizada em sangue de artéria umbilical, tem por objetivo verificar a relação entre as alterações da vitalidade fetal, tanto no período anteparto como no intraparto, e o estado acidobásico fetal, considerado "padrão-ouro" no diagnóstico do sofrimento fetal. Deve-se

818 Protocolos Assistenciais

avaliar a gasometria de artéria umbilical nos casos em que exista a suspeita de sofrimento fetal.

Essa avaliação permite, também, que se possa inferir o prognóstico fetal com relação às possíveis sequelas da hipóxia. Essa avaliação é extremamente útil em casos de prematuridade extrema, nos quais os valores de índices de Apgar são habitualmente baixos, em razão de hipotonia e dificuldades respiratórias inerentes à baixa idade gestacional. Ressalta-se, ainda, que a avaliação da existência de sofrimento fetal assume importante papel nos processos legais, podendo auxiliar na verificação da necessidade de interrupção da gestação e, nos casos em que o recém-nascido evolui com alterações neurológicas, avaliar até que ponto a hipóxia anteparto ou intraparto pode ter contribuído para a instalação desse quadro.

Obtenção da amostra de sangue fetal

Após a extração fetal e o clampeamento do cordão, obtém-se segmento de cordão umbilical de cerca de 10 cm de comprimento pelo clampeamento entre 2 pinças. Utilizando-se seringa previamente heparinizada, adequada para gasometria, coleta-se amostra de sangue das artérias umbilicais (mínimo de 1 mL de sangue). O material é analisado em aparelho de gasometria no período máximo de 30 minutos após a coleta.

A coleta do sangue de artéria umbilical pode ser realizada até o período máximo de 60 minutos, desde que se mantenha o duplo clampeamento do cordão.

Interpretação dos resultados

Para a interpretação dos resultados, consideram-se os valores de pH e déficit de bases (DB).

- Resultados do pH:
  - pH ≥ 7,20: normal.
  - pH < 7,20; acidose. Valores inferiores a 7,00 associam-se à maior frequência de alterações neonatais, como complicações neurológicas, respiratórias e cardíacas.
- Resultados do *base excess*: valores inferiores a -12 mmol/L: indicam acidose metabólica e relacionam-se com uma maior frequência de complicações, em especial no cérebro, coração, sistema respiratório e rins.

Bibliografia

- ACOG Committee on Obstetric Practice. ACOG Committee Opinion n. 348, November 2006: Umbilical cord blood gas and acid-base analysis. Obstet Gynecol. 2006; 108(5):1319-22.
- ACOG Practice Bulletin n. 106: Intrapartum fetal heart rate monitoring: Nomenclature, interpretation, and general management principles. Obstet Gynecol. 2009; 114(1):192-202.
- Alfirevic Z, Devane D, Gyte GM. Continuous cardiotocography (CTG) as a form of electronic fetal monitoring (EFM) for fetal assessment during labour. Cochrane Database Syst Rev. 2013; (5):CD006066.
- American College of Obstetricians and Gynecologists. Practice Bulletin n. 116: Management of intrapartum fetal heart rate tracings. Obstet Gynecol. 2010; 116(5):1232-40.
- American College of Obstetricians and Gynecologists; American Academy of Pediatrics. Neonatal encephalopathy and neurologic outcome. 2. ed. Washington: ACOG, 2014.
- Cahill AG, Roehl KA, Odibo AO, Macones GA. Association and prediction of neonatal acidemia. Am J Obstet Gynecol. 2012; 207(3):206.e1-8.
- Fraser WD, Hofmeyr J, Lede R, Faron G, Alexander S, Goffinet F, et al.; Amnioinfusion Trial Group. Amnioinfusion for the prevention of the meconium aspiration syndrome. N Engl J Med. 2005; 353(9):909-17.
- Graham EM, Petersen SM, Christo DK, Fox HE. Intrapartum electronic fetal heart rate monitoring and the prevention of perinatal brain injury. Obstet Gynecol. 2006; 108 (3 Pt 1):656-66.
- Macones GA, Hankins GDV, Spong CY, Hauth J, Moore T. The 2008 National Institute of Child Health and Human Development workshop report on electronic fetal monitoring: Update on definitions, interpretation, and research guidelines. Obstet Gynecol. 2008; 112(3):661-6.
- Miller DA. Intrapartum fetal heart rate definitions and interpretation: Evolving consensus. Clin Obstet Gynecol. 2011; 54(1):16-21.
- Miller DA. Intrapartum fetal heart rate monitoring: A standardized approach to management. Clin Obstet Gynecol. 2011; 54(1):22-7.
- Nomura RM, Miyadahira S, Zugaib M. Avaliação da vitalidade fetal anteparto. Rev Bras Ginecol Obstet. 2009; 31(10):513-26.
- Sameshima H, lkenoue T, Ikeda T, Kamitomo M, Ibara S. Unselected low-risk pregnancies and the effect of continuous intrapartum fetal heart rate monitoring on umbilical blood gases and cerebral palsy. Am J Obstet Gynecol. 2004; 190(1):118-23.
- Zugaib M, Miyadahira S, Nomura RMY, Francisco RPV. Cardiotocografia computadorizada. In: Vitalidade fetal: propedêutica e avaliação. São Paulo: Atheneu; 2000. p. 85-116.

capítulo **81**

Distocia Funcional

Rossana Pulcineli Vieira Francisco
Marcelo Zugaib

Define-se distocia funcional como a presença de anormalidade do fator contrátil no trabalho de parto, o que influencia diretamente a progressão da dilatação cervical. É uma das indicações mais comuns de cesariana.

A assistência obstétrica adequada deve antever possíveis situações em que há risco aumentado de distocia funcional e utilizar medidas terapêuticas de correção dessas anormalidades.

É importante salientar, ainda, que a utilização da ocitocina de forma indiscriminada ou indevida tem sido responsável pela ocorrência de anormalidades no trabalho de parto, como taquissistolia e hipertonia, e, consequentemente, de sofrimento fetal e risco aumentado de atonia uterina.

Classificação

As principais classificações da distocia funcional fundamentam-se nos elementos da contração uterina ou na interpretação clínica do trabalho de parto.

Pela praticidade, na Clínica Obstétrica do Hospital das Clínicas da Faculdade de Medicina da Universidade de São Paulo (HCFMUSP), tem sido utilizada a classificação (clínica) modificada de Goffi, de 1978, para as distocias:

- Distocia por hipoatividade:
  - Primária.
  - Secundária.
- Distocia por hiperatividade:
  - Sem obstrução.
  - Com obstrução.
- Distocia por hipertonia:
  - Polissistolia.
  - Superdistensão.
  - Descolamento prematuro de placenta (DPP).
- Distocia de dilatação.

822 Protocolos Assistenciais

▶ Quadro Clínico e Conduta Terapêutica

Distocia por hipoatividade

A distocia por hipoatividade caracteriza-se por trabalho de parto de evolução lenta, com contrações uterinas fracas e ineficientes.

Deve-se verificar a possibilidade de falso trabalho de parto (contrações uterinas com intervalos e intensidades irregulares), sem modificação do colo uterino. Nesse caso, deve-se avaliar a vitalidade fetal, pesquisar a presença de mecônio e orientar repouso domiciliar com antiespasmódico leve.

- Na distocia por hipoatividade primária, o trabalho de parto não se inicia ou o faz de forma ineficaz e lenta, como nos casos de gestação prolongada.
- Na secundária, após início de contrações uterinas adequadas ou exageradas, ocorre diminuição significativa da atividade uterina; as contrações tornam-se fracas e o intervalo, aumentado, por falta de estímulo uterino ou exaustão. Esse tipo de distocia, em geral, é observado na fase ativa do trabalho de parto.

- **Terapêutica**

Devem ser utilizadas medidas que promovam adequação das contrações uterinas, estimulando-as:
- Oxigênio.
- Repouso em decúbito lateral, preferencialmente à esquerda.
- Amniotomia.
- Ocitocina.

Optar por amniotomia ou utilização de ocitocina depende da dilatação cervical e da altura da apresentação. Ressalta-se que as medidas requerem tempo para adaptação e adequação da atividade contrátil e, depois de regularizada a atividade uterina, espera-se que as modificações do colo do útero voltem a ocorrer (nesses casos, a dilatação do colo do útero geralmente passa a seguir o padrão de pelo menos 1 cm/h, na fase ativa). O intervalo de tempo entre uma medida ocitócica e outra deve ser de 1 a 2 horas.

Após essas medidas, caso a dilatação não progrida, deve-se considerar a hipótese de incoordenação uterina e indicar analgesia. Aguarda-se, então, novo intervalo de pelo menos 1 hora, no qual devem ocorrer progressão da dilatação ou modificações do colo uterino, mesmo que lentas.

Distocia por hiperatividade

A distocia por hiperatividade caracteriza-se por atividade uterina exacerbada, traduzida no aumento de frequência e intensidade das contrações

Capítulo 81   Distocia Funcional **823**

uterinas. Torna-se de grande importância a avaliação da presença ou não de processo obstrutivo que impeça a progressão do trabalho de parto.

- ## Sem obstrução

A distocia por hiperatividade na ausência de obstrução é comum em grandes multíparas e caracteriza-se pela evolução rápida do trabalho de parto (menos de 3 horas), denominado parto taquitócico.

Terapêutica

A conduta tem por objetivo evitar e/ou tratar possíveis traumas maternos e fetais decorrentes do trabalho de parto de curta duração, sendo indicadas:
- Amniotomia tardia.
- Analgesia precoce.
- Revisão cuidadosa do canal de parto.
- Observação rigorosa do recém-nascido.

- ## Com obstrução

A distocia por hiperatividade com obstrução ocorre quando algum processo impede o trânsito do feto pelo canal de parto, situação em que as contrações uterinas tentam, sem sucesso, vencer o obstáculo.

Terapêutica

Deve-se indicar operação cesariana a fim de se evitar a ocorrência de rotura uterina.

Distocia por hipertonia

A hipertonia uterina, além de impedir a progressão da dilatação do colo uterino, dificulta a oxigenação fetal, sendo, desse modo, imprescindível que se aumente a vigilância da vitalidade fetal.

- ## Polissistolia

A polissistolia caracteriza-se pela presença de mais de 5 contrações em 10 minutos.

A repetição das contrações uterinas, com consequente diminuição do intervalo de tempo entre elas, dificulta o relaxamento do útero, podendo levar a aumento de seu tônus.

A presença da polissistolia pode ser idiopática ou provocada pelo uso inadequado de ocitocina. Nessas situações, observa-se que, no intervalo entre as contrações, o relaxamento uterino não é completo.

824   Protocolos Assistenciais

Terapêutica

Indicam-se:

- Decúbito lateral, preferencialmente à esquerda.
- Amniotomia.
- Analgesia.

Deve-se atentar para o fato de que o uso de ocitocina deve ser descontinuado caso a paciente apresente polissistolia.

- ## Superdistensão

A superdistensão ocorre em casos de gestação gemelar e de polidrâmnio. Em muitas situações, a superdistensão leva à distocia funcional.

Terapêutica

Indicam-se:

- Amniotomia.
- Uso de ocitocina para corrigir as irregularidades da contração uterina.
- Amniocentese, que pode ser alternativa em caso de polidrâmnio significativo nos quais a dilatação cervical não permita amniotomia.

- ## Descolamento prematuro de placenta

Classicamente, a hipertonia acompanha os casos de descolamento prematuro de placenta e, em algumas situações, especialmente na de feto morto, sua ocorrência pode dificultar a progressão do trabalho de parto, que precisa ocorrer o mais rapidamente possível.

Terapêutica

Indicam-se:

- Amniotomia.
- Analgesia.

Distocia de dilatação

A distocia de dilatação caracteriza-se pela ausência de dilatação cervical, apesar de a paciente apresentar contrações uterinas adequadas à fase do trabalho de parto. Trata-se de incoordenação de algum segmento uterino, sendo muito difícil o seu diagnóstico clínico.

Capítulo 81

Distocia Funcional **825**

- **Terapêutica**
  Indicam-se:
  - Analgesia.
  - Amniotomia.
  - Ocitocina, quando necessário.

Operação Cesariana

A operação cesariana é indicada para casos de distocia funcional quando esta for diagnosticada e, mesmo com todas as medidas terapêuticas instituídas, não ocorrer progressão do trabalho de parto, o que constitui distocia funcional não corrigível.

Bibliografia

- Briquet R. Obstetrícia normal. 3. ed. São Paulo: Sarvier, 1981.
- Cunningham FG, Leveno KJ, Bloom SL, Hauth JC, Rouse DJ, Spong CY. Abnormal labor. In: Williams obstetrics. 23. ed. New York: McGraw-Hill, 2010. p. 464-89.
- Gifford DS, Morton SC, Fiske M, Keesey J, Keeler E, Kahn KL. Lack of progress in labor as a reason for cesarean. Obstet Gynecol. 2000; 95(4):589-95.
- Goffi PS. Assistência ao parto. 2. ed. São Paulo: Rumo, 1978.
- Zhang J, Landy HJ, Branch DW, Burkman S, Haberman S, Gregory KD, et al.; Consortium of Safe Labor. Contemporary patterns of spontaneous labor with normal neonatal outcomes. Obstet Gynecol. 2010; 116(6):1281-7.
- Zhang J, Troendle J, Mikolajczyk R, Sundaram R, Beaver J, Fraser W. The natural history of the normal first stage of labor. Obstet Gynecol. 2010; 115(4):705-10.

Parto Pélvico

Mario Macoto Kondo

A apresentação pélvica é aquela na qual o polo pélvico ocupa o estreito superior e nele vai se insinuar. É encontrada em 3 a 4% dos partos de termo e pode ser completa ou incompleta.

Na apresentação pélvica completa, as duas coxas fetais apresentam-se fletidas sobre a bacia; as pernas, sobre as coxas; e os pés, sobre as pernas. Ao exame, tocam-se as nádegas e os pés um pouco acima. Corresponde a 25% das apresentações pélvicas.

A apresentação pélvica incompleta pode ser dividida em:

- Modo de nádegas (agripina ou pélvica franca): 2 membros inferiores estendidos, rebatidos sobre a face anterior do tronco fetal. Ao exame, toca-se somente as nádegas. Corresponde a 60% das apresentações pélvicas.
- Modo de joelho: ao exame, tocam-se um ou os dois joelhos. Corresponde a 10% dos casos.
- Modo de pé: ao exame, tocam-se um pé ou ambos. Corresponde a 5% dos casos.

As apresentações pélvicas incompletas são também chamadas pélvicas descompletas, por se originarem das pélvicas completas por deflexão da coxa (modo de joelho) e da perna (modo de pé).

A apresentação pélvica tem como ponto de referência o sacro fetal, e sua linha de orientação é o sulco interglúteo.

Condições para o Parto Via Vaginal

- Bacia sem vício pélvico.
- Peso fetal entre 2.500 e 4.000 g.
- Ausência de cicatriz uterina.
- À ultrassonografia, ausência de hiperextensão do polo cefálico e diâmetro occipitofrontal ou biparietal acima do normal, além de malformações que podem estar relacionadas com a apresentação pélvica.
- Bolsa íntegra ou rota em fase final do período de dilatação, com apresentação pélvica completa ou modo de nádegas.

828 Protocolos Assistenciais

- Presença de contrações efetivas para o período do parto.
- Equipe experiente e completa (obstetras, anestesiologistas e neonatologistas).

▶ Assistência ao Parto Pélvico

O parto deve ser realizado em ambiente que permita mudança da via de parto e realização imediata de cesariana.

A bolsa deve ser rompida, preferencialmente, no período expulsivo.

A manobra de Thiessen é utilizada durante 4 a 5 contrações, para dilatar totalmente o colo do útero. Na contração uterina, procura-se manter o polo pélvico no canal de parto pela compressão da região vulvoperineal com compressa, impedindo sua expulsão. Realiza-se episiotomia na presença de sofrimento fetal ou encravamento da cabeça derradeira para aplicação do fórcipe ou realização de manobras.

Na expulsão do ovoide córmico, é importante não tracioná-lo para evitar a deflexão dos braços e do polo cefálico. Deve-se apoiar o polo pélvico e procurar anteriorizar o dorso. Após a saída do umbigo, realiza-se a alça de cordão.

Utilizam-se compressão fúndica e manobra de Bracht para desprendimento do biacromial no diâmetro transverso e da cabeça derradeira, tomando-se o cuidado de desprender lentamente a cabeça. Em caso de deflexão dos braços, antes disso, deve-se efetuar manobra de Pajot, para seu desprendimento e, então, novamente manobra de Bracht para cabeça derradeira.

Se não ocorrer desprendimento do polo cefálico, aplica-se o fórcipe de Piper. A pega deve ser direta em apresentação occipitopúbica e, excepcionalmente, em occipitossacra. A tração deve ser executada para baixo, a fim de forçar a flexão cefálica, seguindo-se a linha de progressão fetal de Selheim.

Na ausência de fórcipe de Piper, pode-se utilizar o de Simpson-Braun ou o de Kielland. Na ausência de fórcipe, pode-se realizar manobra de Mauriceau, que orienta a cabeça no diâmetro sagital da pelve e o mento para o sacro, fletindo o polo cefálico e permitindo o seu desprendimento.

Deve-se reconsiderar a via de parto a qualquer momento, mesmo após a exteriorização dos membros inferiores e da nádega, podendo ser indicada a cesariana. Insistir na via vaginal não se justifica quando surgem complicações ou dificuldades imprevisíveis.

Existe atualmente a discussão sobre a posição vertical (em pé), apoio de joelhos ou quatro apoios para a assistência ao parto pélvico. São possibilidades que se abrem para a assistência ao parto pélvico e devem ser acompanhadas e estudadas para sabermos de sua aplicabilidade e segurança.

Capítulo 82 | Parto Pélvico **829**

Operação Cesariana

Alguns cuidados devem ser seguidos para se evitar complicações durante a cesariana e diminuir a morbidade:

- A incisão da pele e o descolamento da aponeurose devem ser adequados ao tamanho do produto conceptual.
- A incisão do útero deve ser, preferencialmente, segmentar, transversa, com concavidade superior; no entanto, se as condições do segmento não forem adequadas, deve-se utilizar incisão segmento-corporal, o "T" invertido ou a incisão em "J".
- Recomenda-se não aspirar o líquido amniótico em demasia, para facilitar as manobras de extração fetal.
- As manobras mais utilizadas são:
  - Tração dos pés, na apresentação pélvica completa.
  - Bi-inguinal, nas apresentações incompletas, com anteriorização do dorso e alça de cordão.

Manobras semelhantes à de Bracht para liberar cintura escapular e cabeça derradeira devem ser acompanhadas de compressão fúndica. Se necessário, quando existir deflexão dos braços, deve-se realizar manobra semelhante à de Pajot.

Os movimentos do obstetra devem ser suaves e firmes para evitar o tocotraumatismo.

Bibliografia

- Cunningham FG, Leveno KJ, Bloom SL, Spong CY, Hauth JC, Rouse DJ. Breech delivery. In: Williams obstetrics. 24. ed. New York: McGraw-Hill, 2014. p. 58-73.
- Frehse G. Parto pélvico. In: Zugaib M, Bittar RE. Protocolos assistenciais da clínica obstétrica FMUSP. São Paulo: Atheneu, 1997.
- Lowen F, Daviss B-A, Johnson KC, Reitter A. Does breech delivery in an upright position insted of on back improve outcomes and avoid cesareans?. Int J Gynecol Obstet 2017;136:151-161.
- Neme B, Rozas A. Distocia fetal. In: Neme B, editores. Obstetrícia básica. 3. ed. São Paulo: Sarvier, 2005. p. 693-706.

capítulo 83

Distocia do Biacromial

Veridiana Freire Franco

A distocia do biacromial ou de ombro ocorre pela impactação óssea dos acrômios fetal entre o púbis e o promontório sacral maternos. É uma das urgências obstétricas mais graves e inesperadas nas apresentações cefálicas. Seu diagnóstico é feito, de forma subjetiva, quando, após 60 segundos do desprendimento do polo cefálico, há dificuldade na extração dos ombros após delicada tração inferior e são necessárias manobras obstétricas para a ultimação do parto.

Em geral, resulta do encravamento do ombro anterior acima do púbis; entretanto, o ombro posterior também pode ficar retido acima do promontório. Sua incidência varia entre 0,2 e 0,3% dos partos vaginais.

Uma vez que se trata de uma urgência inesperada, é de extrema importância que o obstetra e a equipe que prestam assistência ao parto estejam aptos ao manejo dessa complicação, assim como para seus sinais e fatores de risco. Sociedades internacionais recomendam ciclos de educação continuada e treinamento prático nas condutas diante de sua ocorrência, pois o tempo de manejo pode influenciar os desfechos materno e perinatal.

▶ Fatores de Risco

Apesar da distocia do biacromial ocorrer sem fator de risco identificável em cerca de 70% dos casos, os fatores mais aceitos atualmente são:

- Macrossomia fetal.
- Diabetes *mellitus* descompensado.
- Parto vaginal operatório (uso do fórcipe e do vácuo-extrator).
- Distocia do biacromial prévia.
- Obesidade materna e/ou ganho excessivo de peso durante a gestação.
- Indução do parto.
- Período expulsivo prolongado.
- Bacia materna estreita.
- Multiparidade.
- Pós-datismo.

832 Protocolos Assistenciais

- Analgesia peridural.
- Associação de fatores de risco.

Medidas Preventivas

Não há consenso se a realização do pré-natal influencia a prevenção da distocia do biacromial, porém alguns aspectos devem ser observados, a saber:
- Controle do peso materno.
- Rastreamento e tratamento de diabetes *mellitus*.
- Avaliação clínica e/ou ultrassonográfica do peso fetal estimado (PFE) e sua relação com a bacia materna na admissão da gestante em trabalho de parto.
- Indicação de cesariana no diagnóstico de desproporção.

Diagnóstico

Após o desprendimento do polo cefálico, não ocorre a progressão para o desprendimento do diâmetro biacromial. A face fetal mostra-se pletórica e é comprimida contra a vulva materna (*"chubby face"*) à medida que ocorrem avanço e recuo da apresentação contra o períneo materno durante as contrações (sinal da tartaruga). A rotação externa é difícil e o obstetra sente dificuldade de erguer os ombros para ultimar o desprendimento do corpo fetal.

Conduta

Os procedimentos relacionados a seguir são difíceis e devem ser realizados pelo obstetra de maior experiência no local. Seus princípios são: aumentar o diâmetro anteroposterior da pelve materna, diminuir o diâmetro biacromial do feto e alterar as relações entre a pelve materna e o biacromial fetal. Deve-se, também, avisar equipe multidisciplinar (enfermagem, equipe obstétrica, anestesista e neonatologista):
- Comunicar a gestante sobre a necessidade da realização de manobras para a extração fetal.
- Não tracionar a cabeça fetal, uma vez que pode levar à distensão do plexo braquial ou bulbo.
- Esvaziar a bexiga.
- Realizar episiotomia ampla.
- Manobra de McRoberts: hiperflexão e abdução das coxas da paciente, com consequente rotação cefálica da sínfise púbica e retificação da lordose lombar.

Capítulo 83   Distocia do Biacromial   **833**

- Manobra de Rubin I: pressão suprapúbica contínua sobre o ombro anterior do feto por 30 segundos. Caso não haja sucesso, repetir a mesma manobra em pulsos, por mais 30 segundos.
- Girar os ombros fetais do diâmetro sagital para o diâmetro oblíquo.
- Manobra de Jacquemier: suspender o polo cefálico, introduzir a mão pela concavidade do sacro e apreender o antebraço fetal, que, por deslizamento, é retirado pela face anterior do tórax. Em seguida, abaixa-se o tronco, movimento que liberará o ombro anterior.
- Manobra de Woods: girar o tronco fetal em 180° em sentido horário e, depois de livrado o ombro posterior, girar o tronco em 180° no sentido anti-horário, libertando o outro ombro.
- Em caso de insucesso, iniciar medidas de resgate: fratura de uma ou ambas as clavículas fetais e manobra de Zavanelli para indicação à cesariana. Esta manobra consiste em rotação da cabeça fetal para posição occipitopúbica, flexão e reintrodução lenta na pelve materna. Recomenda-se, ainda, o uso de algum uterolítico (terbutalina, 0,25 mg, por via subcutânea; ou nitroglicerina, 50 a 500 mcg, por via endovenosa, em doses subsequentes de 50 a 100 mcg).

A Figura 83.1 é um modelo de acrônimo de assistência que sintetiza a sequência de manobras utilizadas para o tratamento da distocia do biacromial.

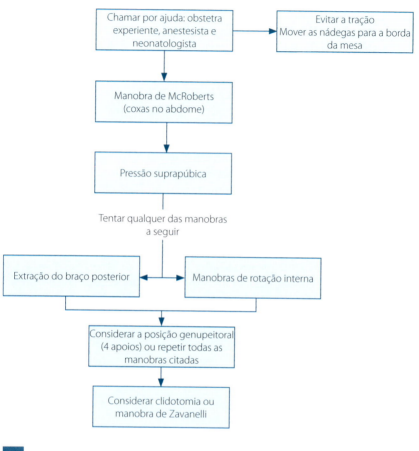

Figura 83.1 – Acrônimo de assistência para distocia do biacromial. (ALSO- Suporte Avançado de Vida em Obstetrícia.)

Bibliografia

- ACOG Committee on Practice Bulletins – Gynecology. ACOG Practice Bulletin: Clinical management guidelines for obstetrician-gynacologists. Nubem 40, November 2002. Obst Gynecol. 2002; 100:1045-50.
- Arrowsmith S, Wray S, Quenby S. Maternal obesity and labour complications following induction of labour in prolonged pregnancy. BJOG. 2011; 118(5):578-88.
- Bingham J, Chauhan SP, Hayes E, Gherman R, Lewis D. Recurrent shoulder dys- tocia: Aa review. Obstet Gynecol Surv. 2010; 65(3):183-8.
- Dajani NK, Magann EF. Complications of shoulder dystocia. Semin Perinatol. 2014; 38(4):201-4.
- Doumouchtsis SK, Arulkumaran S. Are all brachial plexus injuries caused by shoulder dystocia? Obstet Gynecol Surv. 2009; 64(9):615-23.
- Hansen MD, Chauhan SP. Shoulder dystocia: Definitions and incidence. Semin Perinatol. 2014; 38(4):184-8.
- Lacreta O. Parto cefálico: O encravamento das espáduas. Consultório Médico. 1993; 5:34-6.
- Mathias L, Maia Filho NL. Distocia de ombro. Femina. 1993; 4:1049-52.
- Mattheus ACS, Cunha SP. Distócia de ombros: Tragédia na sala de parto – Uma eficaz solução – Manobra de Matthes. Femina. 1999; 27(10):775-8.
- Mehta SH, Sokol RJ.. Shoulder dystocia: Risk factors, predictability, and preventability. Semin Perinatol. 2014; 38(4):189-93.
- Nunes RD, Knobel R, Maalhães C, Polido C, Katz L. Distócia de ombro. Notícia Febrasgo. 01 dez 2017. [Acesso em: 29/10/2021]. Disponível em: https://www.febrasgo.org.br/pt/noticias/item/259-distocia-de-ombro.
- Royall College of Obstetricians and Gynecologists. Shoulder dystocia. (Green-Top Guideline n. 42). 2012. [Acesso em: 29/10/2021]. Disponível em: https://www.rcog.org.uk/en/guidelines-research-services/guidelines/gtg42/.
- Spong CY, Beall M, Rodrigues D, Ross MG. An objective definition of shoulder dystocia: Pprolonged head-to-body delivery intervals and/or the use of ancillary obstetric maneuvers. Obstet Gynecol. 1995; 86(3):433-6.

capítulo 84

Analgesia e Anestesia para o Parto

Fernando Souza Nani

As técnicas de anestesia obstétrica têm colaborado significativamente para maior segurança materno-fetal durante o parto, culminando na diminuição da morbidade e da mortalidade, bem como na criação de condições que permitam uma maior interação entre mãe e recém-nascido.

Nas 2 últimas décadas, as técnicas de analgesia de parto no neuroeixo avançaram com o uso de baixas doses de anestésico local, o advento de anestésicos de ação e metabolização rápidas, a evolução das técnicas e dispositivos para manejo das vias aéreas e a utilização de novos monitores hemodinâmicos. Esses avanços têm permitido notáveis avanços na qualidade da anestesia, independentemente da via de parto.

▶ Analgesia para o Parto Vaginal

Diversas técnicas de analgesia podem ser utilizadas durante o trabalho de parto. Entre elas, existem técnicas não farmacológicas e farmacológicas, que podem ser empregadas em diferentes situações e de forma individualizada. A dor do trabalho de parto é sinal individual e envolve componentes físicos, psicológicos e sensoriais particulares.

O padrão-ouro em analgesia de parto são as técnicas realizadas no neuroeixo (combinada ou duplo-bloqueio, peridural contínua ou raquianestesia), utilizando-se baixas concentrações de anestésico local, sempre associadas aos opioides ou outros adjuvantes.

Na impossibilidade da analgesia do neuroeixo, são utilizados anestésicos sistêmicos. Existem técnicas inalatórias e venosas, cada uma com suas particularidades; contudo, ambas necessitam de orientação, entendimento e cooperação das pacientes para um maior sucesso, visto que essas técnicas podem levar a sedação e hipoxemia maternas. Além disso, esses anestésicos têm potencial de atravessar a barreira placentária, podendo levar a alterações fetais intraútero e periparto, a depender da técnica e das doses empregadas.

É recomendado jejum para as pacientes sob analgesia sistêmica. Já para as pacientes com analgesia neuraxial e com baixa probabilidade de evolução para

Protocolos Assistenciais

cesariana, indica-se manter dieta líquida sem resíduos (água, chá, gelatina, sorvetes de fruta sem pedaços ou leite, entre outras opções).

Analgesia sistêmica para o parto vaginal

A analgesia sistêmica, apesar de não ser o padrão-ouro, está indicada quando a paciente deseja receber analgesia, mas apresenta algum impeditivo para a realização de analgesia no neuroeixo.

Entre as principais indicações ao seu uso, encontram-se:

- Coagulopatias ou utilização de anticoagulantes em janela terapêutica que não permitam a punção do neuroeixo com segurança, em virtude do risco de hematoma espinal.
- Infecção no local de punção.
- Cirurgias em coluna ou alterações anatômicas que impeçam punção no neuroeixo de maneira segura.
- Negação da paciente para a analgesia no neuroeixo.

É importante ressaltar que, em obstetrícia, a analgesia, ou anestesia sistêmica, aumentam a morbidade e a mortalidade materna e fetal. Esse aspecto deve ser explicado e a ciência da gestante deve ser colocada em prontuário.

- **Analgesia sistêmica inalatória**

A técnica de analgesia sistêmica inalatória utiliza misturas fixas existentes na indústria farmacêutica, contendo 50% de óxido nitroso e 50% de ar comprimido. O sucesso depende do perfil individual de cada paciente, que precisa ser orientada e entender o momento certo para inalação da mistura (anterior a cada contração dolorosa). O potencial analgésico é muito inferior ao da analgesia no neuroeixo, contudo apresenta alto grau de satisfação das pacientes.

- **Analgesia sistêmica venosa**

O advento de opioides de rápido início de ação e curta duração permitiu avanços no manejo da analgesia de parto sistêmica, no que se refere à efetividade da analgesia. Nessa técnica, contudo, é necessária a presença ativa do anestesiologista na sala de parto, a fim de se evitarem complicações, principalmente respiratórias, decorrentes do potencial de bradipneia e hipoxemia materna. Novos fármacos, como os α-agonistas, também têm sido testados, mas ainda sem a mesma experiência na assistência ao trabalho de parto.

A paciente deve ser mantida monitorada, muitas vezes com oxigênio suplementar, e o fluxo para manejo de via aérea difícil deve estar presente. Não se deve aceitar saturação de oxigênio materna menor que 94%.

Idealmente, os fármacos devem ser administrados em bomba de infusão tipo controlada pela paciente (em inglês, *patient controlled analgesia* – PCA), a fim de se atingir os efeitos analgésicos desejados e minimizar os efeitos colaterais.

Capítulo 84 — Analgesia e Anestesia para o Parto — **839**

Opção 1

- Diluir 2 mg de remifentanila em 100 mL de soro fisiológico (20 mcg/mL). Administrar em bomba de infusão.
  - PCA: 10 a 30 mcg, em *bolus*, pouco antes do início da contração, com intervalos de 3 minutos, sem infusão contínua. Pode haver dificuldade de identificar esses momentos, pois essa identificação depende da regularidade das contrações e da interpretação da paciente, ou da cardiotocografia.
  - Infusão contínua: iniciar com 0,025 mcg/kg/min e titular aos poucos (incrementos de 0,025 mcg/kg/min) até um máximo de 0,25 mcg/kg/min. O limite em 4 horas é de 3 mg.

Opção 2

- Diluir 10 mL de fentanila (50 mcg/mL) em 40 mL de soro fisiológico (10 mcg/mL). Administração em bomba de infusão.
  - PCA: 25 mcg, em *bolus*, com *lockout* de 15 minutos. O limite em 4 horas é de 400 mcg.

Analgesia no neuroeixo para parto vaginal

A analgesia no neuroeixo é a técnica de escolha para o parto vaginal.

• Analgesia com raquianestesia

A analgesia com raquianestesia está indicada apenas quando há previsibilidade de nascimento em tempo inferior a 60 a 90 minutos, preferencialmente em pacientes com bacia testada; ou seja, parto normal anterior, e em que a avaliação seja realizada por obstetra experiente.

• Analgesia peridural contínua

A analgesia peridural isolada tem perdido espaço para as técnicas combinadas, conhecidas como analgesia combinada raqui-peridural ou duplo bloqueio. Isso se deve, principalmente, ao fato de as técnicas combinadas permitirem menor latência para o início do efeito analgésico e por diminuírem a chance de falha segmentar ou regional do bloqueio. Em muitos serviços, no entanto, a técnica peridural contínua ainda é padrão, por falta de *kits* adequados ou quando a solicitação da analgesia é precoce.

• Analgesia combinada raquiperidural

Esta técnica, também conhecida como duplo bloqueio, cada vez mais aparece como a técnica de escolha e tem indicação em qualquer momento da solicitação analgésica. Para as solicitações mais precoces e com baixa intensidade

840 Protocolos Assistenciais

de dor, pode-se diminuir as doses de anestésicos intratecais, reduzindo-se, assim, os efeitos indesejados dos anestésicos neuraxiais. Mesmo para pacientes em que se almeja controle analgésico intenso, em virtude de condições clínicas graves (p. ex., cardiopatias, hipertensão, síndromes psiquiátricas), pode-se realizar apenas a administração de opioide intratecal inicialmente.

Uma das variações da técnica é a analgesia combinada com punção dural, na qual não se administram doses intratecais, apesar da perfuração da dura-máter, teoricamente evitando-se os efeitos indesejados intratecais (hipotensão e prurido). Permanece a dúvida, no entanto, sobre se esses objetivos também podem ser atingidos com quantidades cada vez mais baixas de anestésicos no neuroeixo. O que se sabe é que essas baixas doses só podem ser efetivas em pacientes com intensidade de dor baixa a moderada.

Dose inicial
Administrar no espaço subaracnóideo:

- Opção 1: bupivacaína hiperbárica 5% em dose inferior a 2,5 mg + sufentanilia na dose de 2,5 a 5 mcg.
- Opção 2: bupivacaína hiperbárica 5% em dose inferior a 2,5 mg + fentanila na dose de 20 a 25 mcg.

Soluções padrão de manutenção

Opção 1
- Soro fisiológico ....83,5 mL.
- Bupivacaína 0,5% com vasoconstritor 12,5 mL.
- Fentanil, 50 mcg/mL ....4,0 mL.

Opção 2
- Soro fisiológico ....83,5 mL.
- Bupivacaína 0,5% com vasoconstritor......12,5 mL.
- Sufentanila, 5 mcg/mL........................4,0 mL.

Modalidades de analgesia após dose inicial

Opção 1
- *Bolus* intermitente programado no cateter peridural (*bolus* de 7 mL, intervalo de 40 minutos): caso PCA esteja disponível, programar *bolus* sob demanda da paciente: *bolus* de 7 mL, intervalo intermitente de 40 minutos, bloqueio de 15 minutos. O limite é de 21 mL em 1 hora. Deve-se atentar rigorosamente para não haver sobreposição de *bolus* em intervalos menores que 15 minutos.

Capítulo 84 — Analgesia e Anestesia para o Parto — 841

Opção 2

- PCA: sempre que paciente apresentar dor leve em progressão, administrar 7 mL da solução padrão em cateter peridural.

Opção 3

- Infusão contínua em bomba de infusão contínua de 10 mL/h: para pacientes com potencial instabilidade hemodinâmica após analgesia (p. ex., cardiopatas).

▶ Anestesia para Cesariana

Um fundamento primordial da anestesia obstétrica é que a anestesia geral leva a maiores morbidade e mortalidade maternas, logo a anestesia neuraxial é o padrão-ouro. Independentemente da anestesia utilizada para cesariana, são indispensáveis o deslocamento uterino até o nascimento, a correção rigorosa de hipotensão para quedas maiores que 10% da pressão arterial sistólica basal e manutenção da euvolemia materna.

Sugere-se a administração de pró-cinéticos e inibidores da secreção gástrica 30 a 60 minutos antes do parto. Como jejum, para as pacientes sem fatores de risco adicionais para broncoaspiração do conteúdo gástrico, recomendam-se:

- Evitar alimentos sólidos e/ou com alto teor gordura: 8 horas.
- Evitar dieta leve (sólidos com baixo teor de gordura): 6 horas.
- Evitar dieta líquida (líquidos claros) ou carboidratos de rápida absorção: 2 a 4 horas.

Após o nascimento, deve-se iniciar ocitocina em *bolus* de 1 a 3 UI, respeitando-se a velocidade de 1 UI a cada 10 segundos, até a contração uterina efetiva. Pode-se repetir esse regime até dose total de 9 UI e, se não houver contração efetiva, deve-se iniciar uterotônico de outra classe (ergotamina ou misoprostol). A ocitocina deve ser mantida em infusão contínua por 2 a 4 horas após contração efetiva, em taxas de infusão de 2,5 a 5 mcg/h.

No período de recuperação pós-anestésica (RPA), assim como em todo o parto, deve-se permitir a interação da mãe com o recém-nascido. Esse período deve ser de no mínimo 1 hora após fechamento uterino e contração uterina efetiva. Deve-se manter vigilância com relação ao controle do sangramento, tônus uterino, dor, náusea e quaisquer outros sintomas que impeçam a alta da recuperação pós-anestésica. Nesse período, pode-se iniciar a ingestão de pequenas quantidades de líquidos ou goma de mascar, a fim de preparar a paciente para o início da realimentação no quarto, desde que as condições clínicas permitam.

Anestesia geral para cesariana

A anestesia geral é indicada nas mesmas situações que impedem a realização de anestesia no neuroeixo, e mais uma vez deve-se enfatizar que, no caso de recusa da paciente para receber anestesia no neuroeixo, ela deve ser conscientizada quanto aos riscos inerentes dos fármacos sistêmicos para o binômio materno-fetal.

Todo o preparo para manejo de via aérea difícil deve estar presente em sala operatória, tubos de menor calibre devem ser utilizados (7,0 mm com *cuff* e menores disponíveis), dispositivos supraglóticos de segunda geração e monitores que permitam a avaliação da consciência intraoperatória também fazem parte desse arsenal. A indução deve ser realizada em sequência rápida, após pré-oxigenação adequada taxa de O_2 expirado (ETO$_2$ 90%).

As drogas de escolha para indução devem ser as de menor latência para início de ação e, se possível, com curta duração ou presença de reversores. Para gestantes sem comorbidades, costuma-se indicar o uso de propofol na dose de 2 mg/kg associado a alfentanila na dose de 30 mcg/kg, ou remifentanila na dose de 1 a 1,5 mcg/kg, ou, ainda, fentanila na dose de 5 a 10 mcg/kg. Deve-se ter cuidado para que a remifentanila seja a última a ser administrada em *bolus*, após a administração do indutor e bloqueador neuromuscular, em virtude do risco de rigidez torácica. Os bloqueadores neuromusculares também devem ser utilizados, respeitando-se as contraindicações da succinilcolina. Habitualmente, utiliza-se succinilcolina na dose de 1,0 mg/kg ou rocurônio na dose de 1 a 1,2 mg/kg, este último sempre na presença de seu reversor, sugamadex.

Nas gestantes com comorbidades e indicação de anestesia geral, esses fármacos devem sofrer adaptações para o perfil da paciente. Em geral, as doses dos fármacos para gestantes com alto risco para alterações hemodinâmicas podem ser diminuídas pela metade, com exceção dos bloqueadores neuromusculares, cujas doses devem ser mantidas. Fármacos como o etomidato (0,2 a 0,3 mg/kg) podem substituir o propofol nessas pacientes, e a cetamina (1 a 2 mg/kg) pode ter papel importante nos casos de pneumopatias associadas a broncoespasmo ou pacientes em instabilidade hemodinâmica.

Para analgesia pós-operatória, nos casos de impossibilidade da administração de morfina no neuroeixo, recomenda-se a realização do bloqueio do plano transverso do abdome ou do bloqueio quadrado lombar, ambos bilateralmente, com injeção de 20 mL de ropivacaína 0,375%, sempre com auxílio de ultrassonografia.

Anestesia neuraxial para cesariana

A anestesia neuraxial é a técnica de escolha para os casos de cesariana. Como padrão, utilizam-se 12 mg de bupivacaína hiperbárica associados a

Capítulo 84 — Analgesia e Anestesia para o Parto

10 a 20 mcg de fentanila e 80 mcg de morfina. Doses maiores de anestésico local estão relacionadas a episódios de hipotensão mais significativos, e doses maiores de opioides relacionam-se com efeitos colaterais mais intensos, como náuseas e prurido, em especial as doses de morfina intratecal acima de 100 mcg. Associam-se, no intraoperatório, 2 g de dipirona, 100 mg de cetoprofeno, 4 mg de dexametasona e 4 mg de ondansetrona.

Nos casos em que se deseja ter maior controle sobre a extensão cefálica do bloqueio, em virtude do risco de instabilidade hemodinâmica ou outras condições clínicas em que não se deseja bloqueios com grande extensão torácica, pode-se optar pelo bloqueio sequencial. Nessa opção, realiza-se anestesia combinada raquiperidural com 5 mg de bupivacaína hiperbárica associados a 20 mcg de fentanila ou 5 mcg de sufentanila, e 80 mcg de morfina. Testa-se a extensão do bloqueio anestésico e complementa-se a anestesia, caso seja necessário, com 3 a 5 mL de lidocaína 2% ou bupivacaína 0,5% associados a vasoconstritor até atingir-se o nível desejado de bloqueio.

▶ Bibliografia

- Anim-Somuah M, Smyth RM, Cyna AM, Cuthberth A. Epidural versus non-epidural or no analgesia for pain management in labour. Cochrane Database Syst Rev. 2018; (5):CD000331.
- Avila WS, Alexandre ERG, Castro ML, Lucena AJG, Marques-Santos C, Freire CMV, et al. Posicionamento da Sociedade Brasileira de Cardiologia para gravidez e planejamento familiar na mulher portadora de cardiopatia – 2020. Arq Bras Cardiol. 2020; 114(5):849-942.
- Bobb LE, Farber MK, McGovern C, Camann W. Does nitrous oxide labor analgesia influence the pattern of neuraxial analgesia usage? An impact study at an academic medical center. J Clin Anesth. 2016; 35:54-7.
- Capogna G. Epidural technique in obstetric anesthesia. Cham: Springer, 2020.
- Caughey AB, Wood SL, Macones GA, Wrench IJ, Huang J, Norman M, et al. Guidelines for intraoperative care in cesarean delivery: Enhanced recovery after surgery society recommendations (part 2). Am J Obstet Gynecol. 2018; 219(6):533-44.
- Chau A, Bibbo C, Huang C, Elterman KG, Cappiello EC, Robinson JN, et al. Dural puncture epidural technique improves labor analgesia quality with fewer side effects compared with epidural and combined spinal epidural techiniques: A randomized clinical trial. Anesth Analg. 2017; 124(2):560-9.
- Chesnut DH, Wong CA, Tsen LC, Ngan Kee WD, Beilin Y, Mhyre JM, et al., editores. Chesnut's obstetric anesthesia principles and practice. 6. ed. Philadelphia: Elsevier; 2020.
- Clark V, van de Velde M, Fernando R. Oxford textbook of obstetric anaesthesia. Oxford: Oxford University Press, 2016.
- Heesen M, Carvalho B, Carvalho JCA, Duvekot JJ, Dyer RA, Lucas DN, et al. International consensus statement on the use of uterotonic agents during caesarean section. Anaesthesia. 2019; 74(10):1305-19.

844 Protocolos Assistenciais

- Hussain N, Lagnese CM, Hayes B, Kumar N, Weaver TE, Essandoh MK, et al. Comparative analgesic efficacy and safety of intermittent local anaesthetic epidural bolus for labour: A systematic review and meta-analysis. Br J Anaesth. 2020; 125(4):560-79.
- Kinsella SM, Carvalho B, Dyer RA, Fernando R, McDonnell N, Mercier FJ, et al. International consensus statement on the management of hypotension with vasopressors during caesarean section under spinal anaesthesia. Anaesthesia. 2018; 73(1):71-92.
- Lim G, Facco FL, Nathan N, Waters JH, Wong CA, Eltzschig HK. A review of the impact of obstetric anesthesia on maternal and neonatal outcomes. Anesthesiology. 2018; 129(1):192-215.
- Macones GA, Caughey AB, Wood SL, Wrench IJ, Huang J, Norman M, et al. Guidelines for postoperative care in cesarean delivery: Enhanced recovery after surgery society recommendations (part 3). Am J Obstet Gynecol. 2018; 221(3):247.e1-9.
- Melber AA, Jelting Y, Huber M, Keller D, Dullenkopf A, Girard T, et al. Remifentanil patient-controlled analgesia in labour: Six-year audit of outcome data of RemiPCA SAFE Network (2010-2015). Int J Obstet Anesth. 2019; 39:12-21.
- Murray H, Hodkinson P, Hughes D. Remifentanil patient-controlled intravenous analgesia during labour: A retrospective observational study of 10 years' experience. Int J Obstet Anesth. 2019; 39:29-34.
- Richardson MG, Lopez BM, Baysinger CL, Shotwell MS, Chesnut DH. Nitrous oxide during labor: Maternal satisfaction does not depend exclusively on analgesic effectiveness. Anesth Analg. 2017; 124(2):548-53.
- Wang TT, Sun S, Huang SQ. Effects of epidural labor analgesia with low concentrations of local anesthetics on obstetric outcomes: A systematic review and meta-analysis of randomized controlled trials. Anesth Analg. 2017; 124(5):1571-80.
- Wilson RD, Caughey AB, Wood SL, Macones GA, Wrench IJ, Huang J, et al. Guidelines for antenatal and preoperative care in cesarean delivery: Enhanced recovery after surgery society recommendations (part 1). Am J Obstet Gynecol. 2018; 219(6):523.e1-15.

capítulo **85**

Hemorragias de Terceiro e Quarto Períodos

Cristiane de Freitas Paganoti

Definições

- Hemorragia pós-parto (HPP): perda sanguínea superior a 500 mL após parto vaginal ou superior a 1.000 mL após cesárea, bem como qualquer perda sanguínea capaz de causar instabilidade hemodinâmica.
- Hemorragia pós-parto maciça: sangramento superior a 2.000 mL nas primeira 24 horas, independentemente da via de parto ou que necessite de transfusão mínima de 4 concentrados de hemácias ou que resulta em queda da hemoglobina igual ou maior que 4 g/dL ou que leve a distúrbio de coagulação.
- Hemorragia pós-parto primária: aquela que ocorre nas primeiras 24 horas após o parto (5 a 10% dos partos).
- Hemorragia pós-parto secundária: aquela que ocorre após 24 horas e em até 6 semanas após o parto.

Causas de Hemorragia Pós-Parto

As principais causas de hemorragia pós-parto podem ser divididas em 4 grandes grupos (mnemônico "4 T"), conforme apresentado na Tabela 85.1, que podem ser causa isolada ou em conjunto.

Tabela 85.1 – Causas específicas de hemorragia pós-parto – mnemônico "4 T"

"4 T"	Causa específica	Frequência relativa
Tônus	Atonia uterina	70%
Trauma	Lacerações, hematoma, inversão e rotura uterina	19%
Tecido	Retenção de tecido placentário, coágulos, acretismo placentário	10%
Trombina	Coagulopatias congênitas ou adquiridas, uso de medicamentos anticoagulantes	1%

845

Identificação de fatores de risco e estratificação de risco durante a internação

Deve-se sempre realizar busca ativa dos fatores de risco para hemorragia pós-parto durante todo o processo de cuidado da paciente. Os fatores a serem observados podem ser divididos em fatores anteparto, intraparto e pós-parto (Figura 85.1). A identificação desses fatores e a estratificação do risco da paciente, direcionando para cuidados específicos, constituem medidas essenciais para evitar a morte materna por hemorragia.

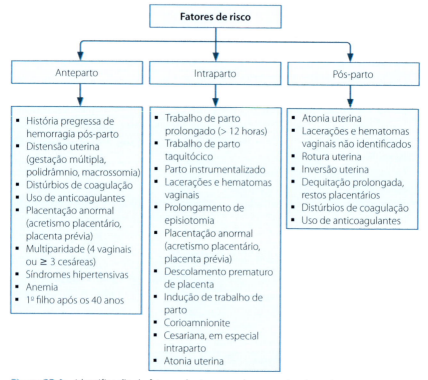

Figura 85.1 – Identificação de fatores de risco para hemorragia pós-parto.

Prevenção da hemorragia pós-parto – manejo ativo do terceiro período do parto

As medidas de prevenção da hemorragia pós-parto devem ser incorporadas na rotina de todos os profissionais que assistem pacientes em trabalho de parto. A administração de ocitocina após o parto constitui a principal

Capítulo 85 — Hemorragias de Terceiro e Quarto Períodos **847**

ação de prevenção, podendo reduzir em mais de 50% os casos de hemorragia pós-parto por atonia uterina.

As principais ações que compõem o manejo ativo do terceiro período são:

- Prevenção farmacológica: a ocitocina é a medicação de primeira escolha para a prevenção da hemorragia pós-parto e sua utilização está recomendada após todos os partos. Existem 2 opções de dose e vias de administração, conforme mostrado na Tabela 85.2.
- Tração controlada de cordão umbilical: segurar o cordão clampeado com uma das mãos e realizar, concomitantemente, a manobra de Brandt-Andrews com a outra mão (para estabilização uterina).
- Clampeamento oportuno de cordão umbilical, desde que as condições do recém-nascido assim o permitam.
- Vigilância de tônus uterino mediante realização de massagem uterina.
- Contato pele a pele precoce e monitorização de sinais vitais.

▶ Diagnóstico e Manejo da Hemorragia Pós-Parto

Sequenciamento do atendimento e tratamento direcionado à causa da hemorragia

Assim que o sangramento aumentado for identificado, devem-se deflagrar medidas terapêuticas sequenciais visando tratar a causa da hemorragia e manter a paciente estável hemodinamicamente. São de extrema importância a verbalização clara do diagnóstico e o recrutamento da equipe multiprofissional para os cuidados da paciente.

Toda maternidade precisa ter um protocolo de atendimento à hemorragia pós-parto bem estabelecido e conhecido/treinado por toda a equipe.

Depois de se fazer o diagnóstico, as medidas devem ser imediatamente iniciadas conforme demonstrado nas Figuras 85.2 a 85.8

Tabela 85.2 – Opções de profilaxia medicamentosa pós-parto com ocitocina

Opção	• Esquema endovenoso:
	• 1 UI de ocitocina em 10 segundos, seguida por 9 UI diluídas em 250 mL de soro fisiológico (correr em até 10 minutos)
	• Em caso de tônus uterino inadequado: administrar *bolus* de 1-3 UI de ocitocina, sempre respeitando a relação de 1 UI a cada 10 segundos
	• Os esquemas endovenosos profiláticos de ocitocina exigem dose de manutenção em bomba de infusão contínua:
	– 10 UI de ocitocina diluídas em 500 mL de Ringer-lactato: correr em 4 horas
	– Situações com sobredistensão uterina (p. ex., gemelidade): 15 UI de ocitocina diluídas em 500 mL de Ringer-lactato: correr em 4 horas
Opção	• Esquema intramuscular:
	– 10 UI de ocitocina logo após o nascimento

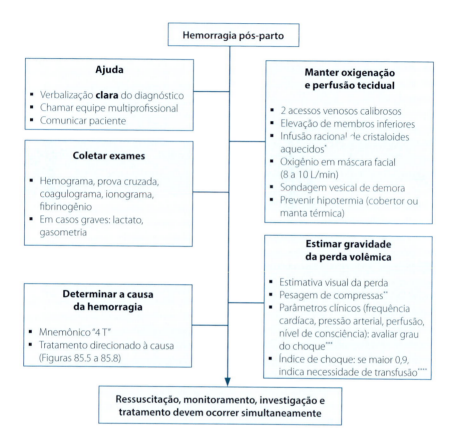

* *Prevenir a hipotermia e evitar coagulopatia dilucional. Deve-se sempre reavaliar parâmetros clínicos a cada 500 mL infundidos para determinar a abordagem a ser seguida. A partir do momento em que já tiverem sido infundidos 1.500 a 2.000 mL de solução cristaloide, deve-se considerar realizar transfusão de hemocomponentes.*
** *Do ponto de vista prático, pode-se dizer que 1 mL de sangue equivale a aproximadamente 1 g de peso (ver fórmula na Figura 85.3).*
*** *É o pior parâmetro clínico (o mais alterado) que define o grau de choque. Essa informação orienta a ressuscitação hemostática e volêmica que deve ser feita para a paciente (ver Tabela 85.3).*
**** *Reflete as adaptações cardiovasculares maternas frente a quadros de hemorragia, podendo ser útil para prever a necessidade de transfusão maciça. É obtido a partir da divisão da frequência cardíaca (FC) pela pressão arterial sistólica (PAS) (ver Figura 85.4). Valores superiores a 0,9 indicam maior chance de transfusão. Valores ≥ 1 (ou seja, FC > PAS) sinalizam para abordagem agressiva da hemorragia e, à medida que o índice se eleva, o prognóstico da paciente piora.*

Figura 85.2 – Sequenciamento do atendimento à hemorragia pós-parto.

Capítulo 85 Hemorragias de Terceiro e Quarto Períodos **849**

Perda sanguínea estimada (mL) =	Peso das compressas sujas de sangue (g) – Peso estimado das compressas secas (g)

Figura 85.3 – Fórmula para estimativa da perda volêmica por meio de pesagem de compressas.

Tabela 85.3 – Graus de choque e sinais clínicos na hemorragia obstétrica

Grau de choque	Perda (%) e volume (mL) para mulher entre 50-70 kg	Nível de consciência	Perfusão	Pulso	PAS (mmHg)	Transfusão
Compensado	10-15% 500-1.000 mL	Normal	Normal	60-90	> 90	Usualmente não necessária
Leve	16-25% 1.000-1.500 mL	Normal e/ou agitada	Palidez, frieza	91-100	80-90	Possível
Moderado	26-35% 1.500-2.000 mL	Agitada	Palidez, frieza, sudorese	101-120	70-79	Usualmente exigida
Grave	> 35% > 2.000 mL	Letárgica ou inconsciente	Palidez, frieza, sudorese, perfusão capilar > 3	> 120	< 70	Provável transfusão maciça

PAS: pressão arterial sistólica.

$$\text{Índice de choque} = \frac{\text{Frequência cardíaca}}{\text{Pressão arterial sistólica}}$$

Figura 85.4 – Cálculo do índice de choque.

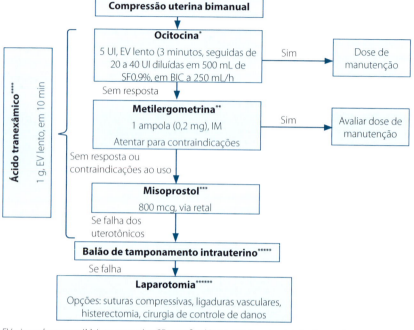

EV: via endovenosa; IM: intramuscular; SF: soro fisiológico; BIC: bomba de infusão contínua.
* *Manutenção: 12 5mL/h por 4 horas. Casos de atonia significativa: continuar infusão até 24 horas a 67,5 UI/mL ou 3 UI/h.*
** *Pode-se repetir mais 0,2 mg após 20 minutos da primeira dose. Em casos mais graves: mais 3 doses a cada 4 horas (dose máxima: 1 mg/24 horas).*
- *Contraindicações: hipertensão, doença vascular oclusiva (inclusive cardiopatia isquêmica); sepse, hipersensibilidade, uso de inibidores de proteases para vírus da imunodeficiência humana (HIV).*

*** *Atentar para latência: início de ação em 15-20 minutos.*
**** *Repetir ácido tranexâmico em casos de: persistência do sangramento 30 minutos após 1ª dose ou reinício do sangramento em até 24 horas da 1ª dose. Esse medicamento é mais eficaz quando administrado nas primeiras 3 horas do diagnóstico.*
***** *Cuidados durante o uso do balão de tamponamento intrauterino:*
  • *Tempo de permanência = 24 horas.*
  • *Manter uterotônicos e antibioticoprofilaxia (cefazolina, 2 g, EV, a cada 8 horas).*
  • *Monitoramento rigoroso da paciente.*
  • *Analgesia adequada.*
  • *Infundir somente soro morno. Não se pode infundir ar em virtude do risco de embolia gasosa e nem soro frio por causa do risco de hipotermia.*
  • *Respeitar a capacidade volumétrica do balão (500 mL).*
  • *Realizar a retirada gradual: a cada 50 mL, sempre reavaliar sangramento e sinais vitais. Se não ocorrer sangramento após o esvaziamento completo do balão, encerra-se o procedimento. Caso ocorra sangramento enquanto se retira o balão, deve-se enchê-lo novamente e se preparar para intervenção cirúrgica.*
****** *A escolha e o sucesso da abordagem dependerão da facilidade de execução do procedimento, da familiaridade do cirurgião com a técnica e da localização do foco de sangramento.*
  – *opções de suturas compressivas: B-Lynch, Hayman e Cho*
  – *opções de ligaduras vaculares: artérias uterinas, ovarianas e ilíaca interna.*

Figura 85.5 – Sequenciamento do tratamento da hemorragia pós-parto. Causa: "tônus".

Capítulo 85   Hemorragias de Terceiro e Quarto Períodos   851

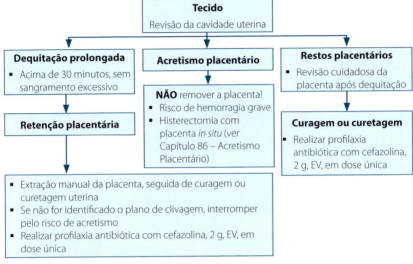

EV: via endovenosa.
Figura 85.6 – Sequenciamento do tratamento da hemorragia pós-parto. Causa: "tecido".

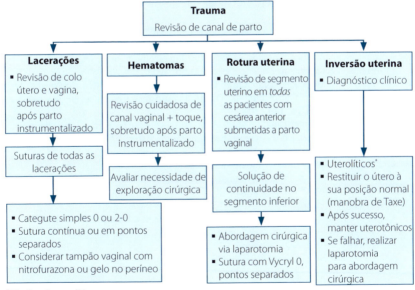

* Opções de uterolíticos:
 – Terbutalina: 0,5 mg, por via subcutânea.
 – Nitroglicerina endovenosa: dose variável (50 a 500 mg), com até 3 repetições de 25 a 250 mg.
 – Anestesia geral com halogenados.
Figura 85.7 – Sequenciamento do tratamento da hemorragia pós-parto. Causa: "trauma".

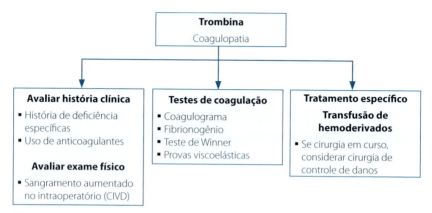

Figura 85.8 – Sequenciamento do tratamento da hemorragia pós-parto. Causa: "trombina".

Bibliografia

- Alves ALL, Silva LB, Melo VH. Uso de balões intrauterinos em pacientes com hemorragia pós-parto. Femina. 2014; 42(4):193-201.
- Alves ALL, Silva LB, Melo VH. Uso de suturas compressivas na hemorragia pós-parto. Femina. 2014; 42(6):265-76.
- Balogun-Lynch C, Whitelaw N. The surgical management of post partum haemorrhage. Fetal Matern Med Rev. 2006; 17(2):105-23.
- Committee on Practice Bulletins – Obstetrics. Practice Bulletin n. 183: Postpartum hemorrage. Obstet Gynecol. 2017; 130(4):e168-86.
- Mavrides E, Allard S, Chandraharan E, Collins P, Green L, Hunt BJ, et al.; Royal College of Obstetricians and Gynaecologists. Prevention and management of postpartum haemorrhage. BJOG. 2016; 124:e106-49.
- Organização Pan-Americana da Saúde. Manual de orientação para o curso de prevenção de manejo obstétrico da hemorragia: Zero Morte Materna por Hemorragia. Brasília: OPAS; 2018a.
- Organização Pan-Americana da Saúde. Recomendações assistenciais para prevenção, diagnóstico e tratamento da hemorragia obstétrica. Brasília: OPAS; 2018b.
- Porreco RP, Stettler RW. Surgical remedies for postpartum hemorrhage. Clin Obstet Gynecol. 2010; 53(1):182-95.
- Zugaib M, Francisco RPV, editores. Zugaib obstetrícia. 4. ed. Barueri: Manole, 2020.

capítulo 86

Acretismo Placentário

Mario Macoto Kondo

Define-se acretismo como a aderência anormal da placenta na parede uterina, com ausência parcial ou total da decídua basal e desenvolvimento imperfeito da camada fibrinoide.

A placenta pode:

- Aderir ao miométrio (acreta).
- Invadir o miométrio (increta).
- Ultrapassar o miométrio (percreta).

Pode ocorrer acretismo de todos os cotilédones (total), de alguns (parcial) ou de um ou parte de um deles (focal).

O acretismo placentário aumentou em paralelo ao aumento de cesarianas, ocorrendo em 1:533 partos. Relaciona-se a taxa de mortalidade de 7% e as morbidades intra e pós-operatória, como necessidade de transfusão sanguínea maciça, lesão de bexiga e/ou ureter, órgãos pélvicos, como necessidade de unidade de terapia intensiva (UTI), infecção e formação de fístulas.

▶ Fatores de Risco

Os principais fatores de risco para o acretismo são: cesariana anterior, idade materna acima de 35 anos, multiparidade, mioma submucoso, curetagem uterina e alteração endometrial.

De todos eles, o crescente aumento do número de cesarianas em todo o mundo é o que mais contribui para o aumento da placenta prévia e do acretismo. Silver *et al.*, em 2006, demonstraram riscos de acretismo na presença de placenta prévia de 3% para casos sem cesariana anterior; de 11% para casos com 1 cesariana anterior; de 40% para 2 cesarianas; de 61% para 3 cesarianas; e de 67% para 4 cesarianas ou mais.

▶ Quadro Clínico

Na presença de placenta prévia que não sangra, deve-se suspeitar de acretismo.

853

854 Protocolos Assistenciais

A hemorragia anteparto semelhante à da placenta prévia pode ocorrer na presença de acretismo em razão da formação do segmento inferior e da dilatação do orifício interno, que leva ao rompimento da área da placenta que recobre o orifício interno, ocasionando sangramento.

Diagnóstico

O diagnóstico pré-natal deve ser focado na presença de placenta prévia associada à cesariana anterior e imagem sugestiva de acretismo na ultrassonografia e/ou ressonância magnética.

A ultrassonografia apresenta sensibilidade de 77 a 93%, e especificidade de 71 a 96%. Deve-se procurar os principais sinais de acretismo:

- Perda do espaço hipoecoico retroplacentário.
- Adelgaçamento do miométrio subjacente.
- Irregularidade da interface entre útero e bexiga.
- Protrusão da placenta para bexiga.
- Lacunas irregulares.
- Aumento da vascularização.
- Fluxo turbulento ao mapeamento Doppler.

A ressonância magnética é importante quando a ultrassonografia não é esclarecedora, e nos casos de placenta prévia com predomínio posterior. Tem sensibilidade de 80 a 88%, e especificidade de 65 a 100%. Os critérios são:

- Protrusão placentária.
- Placenta heterogênea.
- Bandas escuras intraplacentárias nas imagens ponderadas emT2.
- Interrupção focal da parede miometrial.
- Invasão de estruturas pélvicas pela placenta.

O uso de gadolínio como contraste não está plenamente estabelecido, pois cruza a placenta, entra na circulação fetal, é excretado no líquido amniótico e deglutido pelo feto e, possivelmente, reabsorvido pelo sistema gastrointestinal fetal. Sua meia-vida no feto não é conhecida, e sua utilização não é recomendada de forma rotineira durante a gestação.

Conduta

O parto deve ser realizado com 36 semanas de gestação, envolvendo cuidadoso planejamento. Um diagnóstico acurado com base em história de placenta prévia e cesariana anterior e exames de imagem com suspeita de acretismo é o passo inicial para o parto.

Recomenda-se equipe multidisciplinar com obstetra, anestesista, neonatologista, hemoterapeuta, urologista, intensivista e radiologista intervencionista.

Na presença de acretismo placentário, há possibilidade de sangramento intraoperatório de grande intensidade, por isso recomenda-se a cateterização seletiva das artérias ilíacas internas para oclusão temporária, por meio de balão. Essa intervenção contribui para a diminuição da perda sanguínea e reduz a necessidade de transfusões de hemocomponentes e o tempo cirúrgico durante a histerectomia pós-cesariana.

A gestante e a família devem ser esclarecidas a respeito do acretismo e da possível necessidade de cateterismo das artérias ilíacas internas, histerectomia, transfusão sanguínea, pós-operatório em unidade de terapia intensiva, possibilidade de eventuais lesões (bexiga, ureter, intestino), além do risco de morte. Um termo de consentimento deve ser assinado nessa ocasião.

No dia do parto, a gestante é encaminhada para radiologia intervencionista, em que, após a anestesia (duplo bloqueio), é realizada a punção bilateral das artérias femorais seguida de implante dos balões nas artérias ilíacas internas contralaterais. Os balões são fixados nos introdutores e na pele para realização do transporte até o centro obstétrico.

A cesariana deve ser planejada para o fácil acesso ao feto e visando permitir um campo cirúrgico amplo para a histerectomia. Entre 30 e 60 minutos antes do início da cirurgia, institui-se profilaxia antibiótica com cefazolina por via endovenosa, na dose de 1 ou 2 g (para obesas), em dose única. Em caso de alergia à cefalosporina, deve-se utilizar clindamicina por via endovenosa, na dose de 600 mg, também em dose única.

A incisão recomendada é a mediana infraumbilical. Pode-se considerar Pfannenstiel ampla ou Cherney-Maylard, com histerotomia fúgidia (corporal--fúndica) procurando-se evitar lesão da placenta nesse momento, para retirada fetal sem dificuldades. Faz-se tração suave do cordão, para verificar se ocorre dequitação ou não. Depois de confirmar o acretismo, realiza-se sutura hemostática, insuflam-se os balões e parte-se para a histerectomia.

É importante não tentar o descolamento manual da placenta, pois, mesmo com os balões, ocorre sangramento intenso em razão de diversas colaterais presentes. Deve-se lembrar de que o fluxo de sangue uteroplacentário é de 600 mL/min e em poucos minutos pode-se estar diante de choque hipovolêmico de extrema gravidade. Todo esse preparo busca tornar a realização da histerectomia mais tranquila do ponto de vista técnico, possibilitando a dissecção da bexiga e a identificação eventual dos ureteres com sangramento controlado, diminuindo a chance de lesão dessas estruturas. Outro cuidado é procurar não lesar o útero e a placenta durante a dissecção da bexiga, para não haver sangramento aumentado nessa fase da cirurgia. Na cirurgia feita de forma cuidadosa, a chance de tração excessiva, laceração do útero, artérias e veias é pequena, garantindo-se a retirada do útero de forma segura.

Protocolos Assistenciais

O maior sangramento costuma ocorrer por ocasião da retirada do útero. Após fechamento da cúpula vaginal e cuidadosa revisão da hemostasia, desinsuflam-se os balões e procede-se a uma nova revisão. Se houver aumento do sangramento, insuflam-se os balões novamente para a hemostasia. Nesse período, se o sangramento for significativo, pode-se optar por embolização. Há, ainda, a possibilidade de tamponamento pélvico com compressas se o sangramento for difuso e incontrolável (*damage control*). Nessa condição, a retirada das compressas é feita 24 a 48 horas após a cirurgia.

No atual estágio de conhecimento, há controvérsia sobre a real eficácia da oclusão temporária das artérias ilíacas internas para a redução da perda sanguínea e do tempo cirúrgico (nível de evidência 2C); no entanto, com base na experiência da Clínica Obstétrica do Hospital das Clínicas da Faculade de Medicina da Universidade de São Paulo (HCFMUSP), o procedimento é recomendado.

Recomenda-se também que, caso a oclusão temporária não possa ser feita, a cesariana siga o mesmo planejamento, com histerotomia fugidia, extração fetal e manutenção da placenta *in situ*. Nessa condição, pode-se fazer o planejamento pós-parto adequado e seguro, com prazo de até 7 dias, com possibilidade de transferir a puérpera para um centro maior e com disponibilidade de todos os recursos necessários para a oclusão temporária das artérias ilíacas internas e a realização da histerectomia.

◗ Bibliografia

- Angstmann T, Gard G, Harrington T, Ward E, Thomson A, Giles W. Surgical management of placenta accreta: A cohort series and suggested approach. Am J Obstet Gynecol. 2010; 202(1):38.e1-9.
- Brown BJ, Heaston DK, Pouson AM, Gabert HA, Mincau DE, Miller Jr. FJ. Uncontrollable postpartum bleeding: A new approach to hemostasis through angiographic arterial embolization. Obstet Gynecol. 1979; 54(3):361-5.
- Carnevale FC, Kondo MM, Sousa Jr WO, Santos AB, Leal Filho JMM, Moreira AM, et al. Perioperative temporary occlusion of the internal iliac arteries as prophylaxis in cesarean section at risk of hemorrhage in placenta accreta. Cardiovasc Intervent Radiol. 2011; 34(4):758-64.
- Committee on Obstetric Practice. Committee Opinion n. 529: Placenta accreta. Obstet Gynecol. 2012; 120(1):207-11.
- Cunninghan FG, Leveno KJ, Bloom SL, Hauth JC, Rouse J, Spong CY. Obstetrical hemorrhage. In: Williams obstetrics. 23. ed. New York: McGraw-Hill, 2010. p. 776-80.
- Dwyer BK, Belogolovkin V, Tran L, Rao A, Carroll I, Barth R, et al. Prenatal diagnosis of placenta accreta: Sonography or magnetic resonance imaging? J Ultrasound Med. 2008; 27(9):1275-81.
- Jaraquemada JMP. Selective vascular ligation versus embolization in obstetric hemorrhage. Radiology. 1999; 210(3):876-8.

Capítulo 86 — Acretismo Placentário

- Silver RM, Landon MB, Rouse DJ, Leveno KJ, Spong CY, Thom EA, et al. Maternal morbidity associated with multiple repeat cesarean deliveries. Obstet Gynecol. 2006; 107(6):1226-32.
- Tan CH, Tay KH, Sheah K, Kwek K, Wong K, Tan HK, et al. Perioperative endovascular internal iliac artery occlusion balloon placement in management of placenta accreta. Am J Roentgenol. 2007; 189(5):1158-63.
- Warshak CR, Eskander R, Hull AD, Scioscia AL, Mattrey RF, Benifschke K, et al. Accuracy of ultrasonography and magnetic resonance imaging in the diagnosis of placenta accreta. Obstet Gynecol. 2006; 108(3 Pt 1):573-81.
- Welsh AL, Ellwood D, Caretr J, Peduto AJ, Vedelago J, Bennett M. Opinion: Integration of diagnostic and management perspectives for placenta accreta. Aust N Z J Obstet Gynaecol. 2009; 49(6):578-87.
- Zugaib M, Kondo MM, Miyadahira EH, Nomura RMY. Management of placenta previa accreta: J Mat Fetal Neonatal Med Volume 23, Issue sup1 (2010):96

capítulo 87

Infecção Puerperal

Tiago Pedromonico Arrym
Pedro Paulo Pereira

Infecção puerperal, também denominada febre puerperal, é um termo genérico que representa qualquer infecção bacteriana do trato genital feminino no pós-parto. A maioria dos casos ocorre no período de pós-parto recente. Com a adoção de medidas profiláticas, a incidência dessa enfermidade tem diminuído, porém ainda é responsável por considerável número de mortes maternas, sendo a quarta causa de óbito materno no Brasil.

A principal causa de febre no puerpério é a infecção do trato genital. Dessa forma, a fim de chamar a atenção do obstetra para a ocorrência dessa eventualidade, agruparam-se todos os estados febris puerperais sob a denominação morbidade febril puerperal, que é conceituada como a ocorrência de temperatura de 38°C ou mais, por 2 dias, durante os primeiros 10 dias de pós-parto, excetuando-se as primeiras 24 horas. A temperatura deve ser determinada por via oral, pelo menos 4 vezes ao dia, segundo técnica-padrão.

A incidência de infecção puerperal varia entre 0,5 e 10%. Apesar de a mortalidade materna ter diminuído nas últimas décadas, forma, com os estados hipertensivos e hemorrágicos, a tríade letal no ciclo gravídico-puerperal, principalmente em países em desenvolvimento.

▶ Fatores Predisponentes

A operação cesariana é o principal fator predisponente para o desenvolvimento de febre no puerpério, sobretudo se realizada no trabalho de parto em situação de emergência. Presença de bactérias em tecido cirúrgico desvitalizado, perda moderada de sangue, formação de hematomas na linha de sutura e contaminação do peritônio com germes provenientes da cavidade amniótica contribuem para a maior incidência de infecção puerperal após cesariana (Tabela 87.1).

Outros itens, como rotura prematura de membranas ovulares, partos prolongados, múltiplos exames vaginais, monitoração interna, anemia e baixo nível socioeconômico, são mencionados como fatores de risco para endometrite no pós-parto. Esses eventos, no entanto, não estão presentes na maioria das pacientes com infecção puerperal e, provavelmente, constituem fatores de risco relativos.

860 Protocolos Assistenciais

Tabela 87.1 – Principais bactérias relacionadas à infecção puerperal

Aeróbios	Anaeróbios
Gram-positivos	

▪ Estreptococo β-hemolítico do grupo A
  – *Streptococcus pyogenes*
▪ Estreptococos β-hemolíticos do grupo B
  – *Streptococcus agalactiae*
  – *Streptococcus agalactiae mastiditis*
▪ Enterococos
  – *Enterococcus faecalis*
  – *Enterococcus faecium*
▪ Estafilococos
  – *Staphylococcus aureus*
  – *Staphylococcus epidermidis*
	▪ Cocos anaeróbios
	  – *Peptococcus*
	  – *Peptostreptococcus*
	▪ Bacilos anaeróbios
	  – *Clostridium perfringens*
	  – *Clostridium welchii*

Gram-negativos	

▪ Enterobactérias
  – *Escherichia coli*
  – *Klebsiella*
  – *Enterobacter*
  – *Proteus*
  – *Pseudomonas*
  – *Haemophilus influenzae*
  – *Gardnerella vaginalis*
	▪ Bacilos anaeróbios
	  – *Bacteroides fragilis*
	  – *Bacteroides bivius*
	  – *Fusobacterium*

Outros	
▪ *Mycoplasma hominis* ▪ *Chlamydia trachomatis*	

Microbiologia

Geralmente, a infecção puerperal é polimicrobiana. As bactérias a ela relacionadas, na maioria das vezes, são aquelas que habitam o intestino e frequentemente colonizam períneo, vagina e cérvice.

Diagnóstico

Quadro clínico

● Endometrite e endomiometrite

O diagnóstico de endometrite puerperal se baseia na presença de febre, excluindo-se outras causas. A ocorrência de febre observada por medida oral, especialmente acima de 38,5°C, ainda que nas primeiras 24 horas do pós-parto, não deve ser ignorada e a hipótese de endometrite deve ser aventada, a menos que seja evidente outra causa. Frequentemente, estreptococos β-hemolíticos dos grupos A e B causam febre já nessas primeiras 24 horas. Esses microrganismos, especialmente os do grupo A, multiplicam-se rapidamente, ocasionando

Capítulo 87   Infecção Puerperal   861

bacteremia e choque séptico fulminante. Pacientes com desidratação, atelectasia, ingurgitamento mamário e cistite geralmente não apresentam temperatura oral como essa.

Após as primeiras 24 horas de puerpério, qualquer elevação de temperatura oral a, no mínimo, 38°C deve ser valorizada, sobretudo depois de operação cesariana.

Dor abdominal acompanhada de loquiação com odor fétido podem fazer parte do quadro clínico. A palpação uterina, em geral, evidencia útero hipoinvoluído, doloroso e amolecido.

• Parametrite

A parametrite costuma ser unilateral e decorre de disseminação linfática de microrganismos que infectam lacerações cervicais ou vaginais.

Cursa com febre (entre 39 e 40°C) persistente de longa duração. Ao exame de toque, especialmente o retal, nota-se endurecimento dos paramétrios, com intensa manifestação dolorosa.

• Salpingite e ooforite

A disseminação canalicular proveniente de uma endometrite pode levar ao aparecimento de salpingite. Abscesso ovariano também pode ser raramente observado.

Nesses casos, constata-se febre alta (39 a 40°C) com dor à palpação de fossas ilíacas.

• Peritonite

A disseminação linfática da endometrite pode acometer a cavidade abdominal. A princípio, ocorrem pelviperitonite e, posteriormente, peritonite generalizada.

Observam-se febre alta (40°C) e dor à palpação abdominal com descompressão brusca, evidenciando irritação peritoneal, íleo adinâmico e dor ao toque do fundo de saco posterior.

• Tromboflebite pélvica puerperal

A apresentação clínica tradicional da tromboflebite pélvica puerperal é febre de origem desconhecida.

O diagnóstico clínico é extremamente difícil porque, com exceção da variante da veia ovariana que, eventualmente, pode ser palpada como massa dolorosa que se estende até a margem lateral do músculo reto abdominal, o exame físico é pouco elucidativo.

862 Protocolos Assistenciais

• Sepse

A sepse caracteriza-se, principalmente, por febre alta contínua (40°C) associada a calafrios, taquicardia, hipotensão e confusão mental (ver Capítulo 73 – Sepse e Choque Séptico).

Exames

Hemograma completo

A leucocitose em casos de endometrite varia entre 15.000 e 30.000 células/mm^3.

Deve-se estar atento, no entanto, ao fato de que o aumento no número de leucócitos é um processo fisiológico do pós-parto e, isoladamente, não é indicativo de infecção.

Hemoculturas

Em razão de sua baixa positividade e pouca relação com a gravidade do caso, a realização de hemocultura é tema controverso. Apenas 10 a 20% das pacientes apresentam resultado positivo. Atualmente, preconiza-se coleta de sangue para hemoculturas se, após 48 horas de tratamento, houver manutenção dos picos febris.

Exames de imagem

A ultrassonografia (pélvica e transvaginal) é fundamental no diagnóstico de retenção de produtos da concepção, abscessos e hematomas intracavitários e de parede abdominal.

Em algumas situações, pode ser necessária a realização de tomografia computadorizada (pélvica e abdominal) na identificação de abscessos intracavitários profundos e na pesquisa de tromboflebite pélvica puerperal.

Tratamento

O tratamento baseia-se na prescrição de antibióticos imediatamente após o estabelecimento do diagnóstico. A terapêutica antibiótica deve ser abrangente, uma vez que, na maioria das vezes, a infecção é polimicrobiana, com bactérias aeróbias e anaeróbias provenientes das floras intestinal e genital.

Atualmente, na Clínica Obstétrica do Hospital das Clínicas da Faculdade de Medicina da Universidade de São Paulo (HCFMUSP), as combinações mais comumente utilizadas são:

- Opção 1: clindamicina na dose de 600 mg, por via endovenosa, a cada 6 horas, ou na dose de 900 mg, por via endovenosa, a cada 8 horas

Capítulo 87 | Infecção Puerperal **863**

associada a gentamicina na dose de 3,5 a 5 mg/kg*, por via endovenosa, a cada 24 horas.

- Opção 2: ampicilina + sulbactam na dose de 3 g, por via endovenosa, a cada 6 horas.

Não há predileção por um esquema terapêutico em relação ao outro. Em pacientes com comprometimento da função renal, pode-se substituir a gentamicina por cefalosporina de terceira geração (ceftriaxona, 1 g, por via endovenosa, a cada 12 horas).

Para os casos não complicados (endometrite sem sinais de sepse), preconiza-se a administração endovenosa de antibióticos até que a paciente se encontre afebril e assintomática por 48 horas. Não há evidências de que prolongar a antibioticoterapia por via oral após a alta melhore o desfecho do quadro. Na presença de sinais de sepse, a antibioticoterapia deverá permanecer por 7 a 10 dias.

A permanência de febre por período superior a 48 horas é considerada falha terapêutica, devendo-se excluir resistência bacteriana, infecção do sítio cirúrgico, hematomas, celulite pélvica, abscesso intracavitário, tromboflebite pélvica e febre por antibiótico. Nessa situação, são imprescindíveis o reexame clínico da paciente e exclusão de foco infeccioso extragenital. Muitas vezes, a tomografia computadorizada é necessária na identificação de hematoma, abscesso e tromboflebite pélvica.

A tromboflebite pélvica pode ser diagnosticada por tomografia computadorizada, ressonância magnética, ultrassonografia com Doppler colorido ou, ainda, por exclusão. Apesar de não haver estudos bem controlados que comprovem que a administração de heparina ofereça maior benefício que a antibioticoterapia por tempo mais prolongado, sua administração é usual em casos diagnosticados por exames de imagem ou suspeitos de tromboflebite pélvica puerperal. Classicamente, administra-se heparina não fracionada, inicialmente na dose de 5.000 UI, por via endovenosa, seguida de 1.000 UI/h. Verifica-se o tempo de tromboplastina parcial ativada (TTPA) a cada 4 horas, até se atingir o nível terapêutico desejado (TTPA de 1,5 a 2,5 vezes o valor médio), a partir do qual o controle pode ser diário. A heparina também pode ser administrada na forma de heparina de baixo peso molecular (p. ex., enoxaparina na dose de 1 mg/kg, por via subcutânea, a cada 12 horas). Até o momento, não há estudos comparando as taxas de sucesso no tratamento da tromboflebite pélvica puerperal com relação ao tipo de heparina adminis-

---

*Na paciente com índice de massa corpórea ≥ 30 kg/m², deve-se utilizar o peso ideal ajustado para cálculo da dose de gentamicina:

a. Peso ideal feminino = 49 + {0,67 × [altura (cm) − 152,4]}

b. Peso ideal ajustado = [peso atual (kg) − peso ideal (kg)] × 0,25 + peso ideal (kg)

864 Protocolos Assistenciais

trada. Na Clínica Obstétrica do HCFMUSP, o tratamento com antibióticos é mantido até que a paciente se encontre afebril por pelo menos 48 horas. O tempo de anticoagulação com heparina dependerá da extensão do trombo. Para pacientes com evidência de trombose venosa de ramos pélvicos deve-se manter a heparina de baixo peso molecular por 2 semanas. Para os casos de trombose pélvica mais extensa (veia ovariana, veia ilíaca, veia cava) ou êmbolos sépticos, a anticoagulação com heparina de baixo peso molecular ou anticoagulante oral deverá permanecer por pelo menos 3 meses.

O tratamento cirúrgico da infecção puerperal é indicado em casos de:
- Curetagem de restos placentários.
- Desbridamento de material necrótico (fasciíte) perineal ou abdominal.
- Drenagem de abscessos intracavitários da parede abdominal e perineais: nesses casos, se possível, deve-se dar preferência a abordagem com auxílio da radiologia intervencionista.
- Ligadura de veia ovariana e, excepcionalmente, para o uso de filtro de veia cava inferior em casos refratários ao tratamento clínico de tromboflebite pélvica puerperal.
- Histerectomia: indicada nas formas disseminadas, localizadas ou propagadas refratárias ao tratamento clínico. Sempre que as condições técnicas permitirem, deve ser total e, se necessário, pode ser radical, com retirada dos anexos e paramétrios comprometidos.

▶ Profilaxia

O uso de antimicrobianos de forma profilática tem apresentado grande impacto na redução de incidência da morbidade febril puerperal, sem comprometer a evolução do neonato.

Na Clínica Obstétrica do HCFMUSP, utiliza-se profilaxia antimicrobiana entre 30 e 60 minutos antes do procedimento cirúrgico. Em casos de operação cesariana de emergência, o uso da profilaxia antimicrobiana deve ser iniciado assim que possível (Tabela 87.2).

Na Clínica Obstétrica do HCFMUSP, utiliza-se profilaxia antimicrobiana em casos de parto normal apenas se houver extração manual da placenta/curagem uterina e também em casos de rotura perineal de terceiro e/ou quarto graus.

Capítulo 87 Infecção Puerperal **865**

Tabela 87.2 – Profilaxia antimicrobiana para operação cesariana

Esquema preconizado*
- Cefazolina, 2 g, EV, se peso < 120 kg
- Cefazolina, 3 g, EV, se peso ≥ 120 kg

Em caso de alergia à cefazolina:
- Clindamicina, 900 mg, EV, e gentamicina 3,5-5 mg/kg**, EV, em dose única
Paciente nefropata: substitui-se a gentamicina por ceftriaxona, 2 g , EV, em dose única

EV: via endovenosa.
*Deve-se repetir a dose profilática apenas se o tempo cirúrgico exceder 2 meias-vidas do antibiótico usado (utilizar tempo zero como o início da infusão antibiótica profilática inicial) ou quando o sangramento intraoperatório for maior ou igual a 1.500 mL. É importante evitar manter a profilaxia por mais de 24 horas, pois aumenta o risco de injúria renal aguda e colite pseudomembranosa, bem como a resistência a agentes antimicrobianos.
** Na paciente com índice de massa corpórea ≥ 30 kg/m², deve-se utilizar o peso ideal ajustado para cálculo da dose de gentamicina:
a. Peso ideal feminino = 49 + {0,67 × [altura (cm) – 152,4]}
b. Peso ideal ajustado = [peso atual (kg) – peso ideal (kg)] × 0,25 + peso ideal (kg)

▶ Bibliografia

- Arulkumaran N, Singer M. Puerperal sepsis. est Pract Res Clin Obstet Gynaecol. 2013;2 7(6):893-902.
- Caissutti C, Saccone G, Zullo F, Quist-Nelson J, Felder L, Ciardulli A, et al. Vaginal cleansing before cesarean delivery: A systematic review and meta-analysis. Obstet Gynecol. 2017; 130(3):527-38.
- Committee on Practice Bulletins – Obstetrics. ACOG Practice Bulletin n. 199: Use of antibiotics in labor and delivery. Obstet Gynecol. 2018; 132(3):e103-19.
- Faro S. Postpartum endometritis. Clin Perinatol. 2005; 32(3):803-14.
- Karsnitz DB. Puerperal infections of the genital tract: A clinical review. J Midwifery Women's Health. 2013; 58(6):632-42.
- Knight M, Chiocchia V, Partlett C, Rivero-Arias O, Hua X, Hinshaw K, et al.; ANODE Collaborative Group. Prophylactic antibiotics in the prevention of infection after operative vaginal delivery (ANODE): A multicentre randomised controlled trial. Lancet 2019; 393(10189):2395-403.
- Pereira PP. Infecção puerperal. In: Zugaib M, Francisco RPV, editores. Zugaib obstetrícia. 4. ed. Barueri: Manole, 2020. p. 489-96.
- Sistemas de Informações sobre Mortalidade Materna. Painel de monitoramento da mortalidade materna. [Acesso em: 10/02/2020]. Disponível em: http://svs.aids.gov.br/dantps/centrais-de-conteudos/paineis-de-monitoramento/mortalidade/materna/.
- van Dillen J, Zwart J, Schutte J, Roosmalen J. Maternal sepsis: Epidemiology, etiology and outcome. Curr Opin Infect Dis. 2010; 23(3):249-54.

capítulo 88

Complicações da Cicatriz Cirúrgica

Tiago Pedromonico Arrym
Pedro Paulo Pereira

Infecção de Sítio Cirúrgico

Infecção do sítio cirúrgico é uma das principais complicações do período puerperal, com grande potencial de morbidade e mortalidade maternas. É o tipo de infecção mais comum no puerpério e ocorre em 3 a 16% das cesáreas. Relaciona-se com a presença de fatores predisponentes e tem sua incidência diminuída com a administração profilática de antibiótico. Esse tipo de infecção costuma ter início entre o 5º e o 7º dia de puerpério; entretanto, pode se apresentar até o 30º dia do pós-parto.

Fatores predisponentes

- Tempo prolongado de internação.
- Obesidade.
- Diabetes *mellitus*.
- Uso de corticosteroides.
- Tempo prolongado de rotura das membranas ovulares.
- Múltiplos toques vaginais.
- Tempo cirúrgico prolongado.
- Técnica cirúrgica inadequada.
- Desnutrição.
- Infecções em outros tecidos ou órgãos (p. ex., abscessos dentários).

A adoção de medidas preventivas diminui a incidência de complicações da cicatriz cirúrgica (Tabela 88.1).

868 Protocolos Assistenciais

Tabela 88.1 – Medidas preventivas associadas à diminuição da incidência de complicações da cicatriz cirúrgica

Cuidados gerais

- Tratamento da obesidade
- Controle metabólico de gestantes e puérperas diabéticas
- Reavaliação do uso de drogas imunossupressoras e anticoagulantes
- Combate ao excesso de exames genitais

Técnica cirúrgica asséptica e cuidadosa

- Antissepsia cuidadosa das mãos com solução degermante de gliconato de clorexidina 2% ou degermante de PVPI 10% por tempo mínimo de 5 minutos antes da 1ª cirurgia e 3 minutos entre cirurgias
- Tricotomia da pele a ser incisada imediatamente antes da cirurgia e cuidadosa, para não provocar escarificações
- Assepsia da parede abdominal após a anestesia com solução degermante de gliconato de clorexidina 2% seguida de remoção com material estéril e posterior aplicação de digliconato de clorexidina 0,5% ou soluções alcoólicas de PVPI
- Uso do bisturi elétrico monopolar com moderação
- Hemostasia cuidadosa e sistemática
- Tempo cirúrgico controlado
- Utilização de materiais de sutura apropriados e sem excessos
- Quando necessários, os drenos devem ser exteriorizados por abertura contralateral

Profilaxia antibiótica

- Indicada nas cirurgias potencialmente contaminadas, como prevenção de infecção do sítio cirúrgico e endometrite em casos de:
- Cesárea
- Partos vaginais acompanhados de dequitação manual e/ou manipulação intrauterina
- Lacerações perineais de 3º ou 4º graus:
    - Administração de antibiótico 30 a 60 minutos antes do procedimento cirúrgico:
    - Esquema preconizado*
        - Cefazolina: 2 g, EV, se peso < 120 kg
        - Cefazolina: 3 g, EV, se peso ≥ 120 kg

Em caso de alergia à cefazolina

- Clindamicina 900 mg, EV, e gentamicina 3,5 a 5 mg/kg**, EV, em dose única
- Se paciente nefropata, substitui-se a gentamicina por ceftriaxona, 2 g, EV, em dose única

EV: via endovenosa; PVPI: polivinilpirrolidona.
* Deve-se repetir a dose profilática apenas se o tempo cirúrgico exceder 2 meias-vidas do antibiótico usado (utilizar tempo zero como o início da infusão antibiótica profilática inicial) ou quando o sangramento intraoperatório for maior ou igual a 1.500 mL. É importante evitar manter a profilaxia por mais de 24 horas, pois aumenta o risco de injúria renal aguda e colite pseudomembranosa, bem como a resistência a agentes antimicrobianos.
** Na paciente com índice de massa corpórea ≥ 30 kg/m², deve-se utilizar o peso ideal ajustado para cálculo da dose de gentamicina:
a) Peso ideal feminino = 49 + {0,67 × [altura (cm) – 152,4]}
b) Peso ideal ajustado = [peso atual (kg) – peso ideal (kg)] × 0,25 + peso ideal (kg)

Classificação

As infecções de sítio cirúrgico são classificadas conforme os planos acometidos:

- Incisionais (mais comuns):
  - Superficial: quando localizada acima da fáscia muscular.
  - Profunda: quando localizada abaixo da fáscia muscular.
- Órgão-cavidade:
  - Quando envolve qualquer órgão ou cavidade que tenha sido aberto ou manipulado durante a cirurgia. O foco uterino é o maior responsável, sendo principal causa de infecção puerperal.

Agentes microbianos

Alguns agentes são mais frequentemente encontrados em comparação com outros, sendo os mais comuns o *Staphylococcus epidermidis*, o *Staphylococcus aureus* e a *Escherichia coli* (Tabela 88.2).

Tabela 88.2 – Agentes microbianos relacionados à infecção de cicatriz cirúrgica

Frequentes	Infrequentes
Staphylococcus epidermidis	Micoplasma
Staphylococcus aureus	Anaeróbios
Escherichia coli	
Enterococos	
Enterobactérias	
Estreptococos	

▶ Infecção da Incisão da Cesárea

Quadro clínico

Em geral, o início do processo é precedido de dor exagerada na incisão.

Didaticamente, os processos são divididos em 4 formas distintas: forma leve, celulite, forma purulenta ou exsudativa e fasciíte necrosante. Na prática, no entanto, podem se apresentar de forma associada ou representar quadro evolutivo do mesmo processo mórbido. O acometimento sistêmico, com manifestação de febre, calafrios e piora do estado geral, pode estar presente nas 3 últimas formas.

• Forma leve

A forma leve de infecção na incisão da cesárea é caracterizada por hiperemia, hipertermia local, edema, dor e ausência de sinais ou sintomas sistêmicos.

• Celulite

A celulite em incisão de cesárea apresenta um quadro clínico semelhante à forma leve, porém com acometimento extenso e difuso do tecido celular subcutâneo. É manifestação comum quando o agente etiológico é o estreptococo.

• Forma purulenta ou exsudativa

A forma purulenta ou exsudativa é a forma mais típica de infecção em incisão de cesárea. Coleções teciduais, que podem ou não drenar espontaneamente, são frequentemente associadas a hiperemia e hipertermia de pele e tecidos adjacentes.

• Fasciítes necrosantes

A fasciíte necrosante é a forma mais grave de infecção de sítio cirúrgico e pode atingir mortalidade entre 20 e 50% dos casos, mesmo se utilizados antibióticos de largo espectro. Felizmente, representa forma rara de infecção e acomete 1,8:1.000 cesáreas. Costuma estar associada à infecção por agentes anaeróbios ou flora polimicrobiana, e caracteriza-se por acometimento difuso do tecido celular subcutâneo e/ou da fáscia muscular, acompanhado de crepitação e necrose de extensas áreas teciduais.

Tratamento

O tratamento depende da apresentação clínica.

• Forma leve

Recomenda-se o acompanhamento ambulatorial da forma leve e preconiza-se o tratamento conservador da ferida cirúrgica, com retirada dos pontos para melhora do processo inflamatório. Em casos selecionados, sugere-se uso de anti-inflamatórios não hormonais. O tratamento com antibióticos deve ser evitado.

• Celulite sem comprometimento sistêmico

Na celulite sem comprometimento sistêmico, recomenda-se acompanhamento ambulatorial e preconiza-se o tratamento conservador da ferida cirúrgica, com retirada completa ou alternada dos pontos da pele.

A terapêutica antibiótica (7 a 10 dias) consiste em:

- Opção 1: amoxicilina (500 mg) + clavulanato (250 mg) na dose de 1 comprimido, por via oral, a cada 8 horas.
- Opção 2: clindamicina (300 mg) na dose de 2 comprimidos, por via oral, a cada 6 horas, ou 3 comprimidos, por via oral, a cada 8 horas.

Capítulo 88 — Complicações da Cicatriz Cirúrgica **871**

• Celulite com comprometimento sistêmico

Nos casos de celulite com comprometimento sistêmico, são recomendados internação, abordagem cirúrgica com remoção do tecido necrótico e envio de material para cultura.

A terapêutica antibiótica, que deve ser reorientada a depender dos resultados de bacterioscopia e culturas, consiste em:

- Opção 1: clindamicina na dose de 600 mg, por via endovenosa, a cada 6 horas, ou na dose de 900 mg, por via endovenosa, a cada 8 horas + gentamicina na dose de 3,5 a 5 mg/kg*, por via endovenosa, a cada 24 horas.
- Opção 2: ampicilina + sulbactam na dose de 3 g, por via endovenosa, a cada 6 horas.

• Forma purulenta ou exsudativa

A abordagem inicial da forma purulenta ou exsudativa consiste em:

- Internação hospitalar.
- Ultrassonografia de partes moles e pelve, com avaliação de possíveis coleções, bem como do acometimento de órgãos profundos. Se necessário, considerar tomografia computadorizada de abdome e pelve.
- Coleta de material para bacterioscopia e cultura (quando houver exsudação).
- Avaliações clínica e laboratorial.

Além dessas medidas, preconiza-se abordagem cirúrgica para drenagem das coleções:

- Superficiais: tratamento da cicatriz realizado com curativos e materiais apropriados. A reaproximação das bordas está indicada quando não mais houver processo infeccioso. O fechamento da incisão por segunda intenção pode constituir alternativa.
- Profundas: se possível, por se associar a menor morbidade e visando diminuição do tempo de internação hospitalar, prefere-se a abordagem por meio de radiologia intervencionista. Outra opção é a drenagem das coleções subaponeuróticas de forma convencional, com fechamento da aponeurose com fios monofilamentados e aproximação das bordas, se não houver comprometimento de tecidos superficiais.

---

* Na paciente com índice de massa corpórea ≥ 30 kg/m², deve-se utilizar o peso ideal ajustado para cálculo da dose de gentamicina:
a) Peso ideal feminino = 49 + {[0,67 × [altura (cm) – 152,4]}
b) Peso ideal ajustado = [peso atual (kg) – peso ideal (kg)] × 0,25 + peso ideal (kg)

872 Protocolos Assistenciais

A terapêutica antibiótica, que deve ser reorientada a depender dos resultados de bacterioscopia e culturas, consiste em:

- Opção 1: clindamicina na dose de 600 mg, por via endovenosa, a cada 6 horas, ou na dose de 900 mg, por via endovenosa, a cada 8 horas + gentamicina na dose de 3,5 a 5 mg/kg*, por infusão endovenosa, a cada 24 horas.
- Opção 2: ampicilina + sulbactam na dose de 3 g, por via endovenosa, a cada 6 horas.

- ## Fasciítes necrosantes

A abordagem inicial das fasciítes necrosantes é a mesma indicada para a forma purulenta ou exsudativa, com internação, extenso desbridamento tecidual e uso precoce de antimicrobianos.

A terapêutica antibiótica consiste em:

- Penicilina cristalina na dose de 4.000.000 UI, por via endovenosa, a cada 4 horas + clindamicina na dose de 600 mg, por via endovenosa, a cada 6 horas, ou na dose de 900 mg, por via endovenosa, a cada 8 horas.

Quando essa primeira abordagem antibiótica for ineficaz, deve-se associar:

- Opção 1: gentamicina na dose de 1,5 mg/kg/dose*, por infusão endovenosa a cada 8 horas.
- Opção 2: ceftriaxona na dose de 1 g, por via endovenosa, a cada 12 horas.

Deiscência da Ferida Cirúrgica

Deiscência da ferida cirúrgica é como se denomina o afastamento total ou parcial de 1 ou mais planos suturados. Caracteriza-se a evisceração quando esse afastamento é seguido de exteriorização do conteúdo abdominal.

Fatores predisponentes

- Técnica cirúrgica inadequada.
- Obesidade.
- Tabagismo.

---

* Na paciente com índice de massa corpórea ≥ 30 kg/m², deve-se utilizar o peso ideal ajustado para cálculo da dose de gentamicina:
a) Peso ideal feminino = 49 + {[0,67 × [altura (cm) – 152,4]]}
b) Peso ideal ajustado = [peso atual (kg) – peso ideal (kg)] × 0,25 + peso ideal (kg)

Capítulo 88   Complicações da Cicatriz Cirúrgica   873

Tabela 88.3 – Opções de tratamento das complicações de ferida operatória

Carvão ativado e prata

Curativo composto por carvão ativado impregnado por íons de prata 0,15% e envolto por náilon poroso
- Ação: absorve a secreção purulenta, é bactericida, controla a infecção e elimina odores desagradáveis
- Indicação: feridas infectadas e exsudativas
- Modo de uso e troca: aplicado na ferida e ocluído com curativo secundário
- Troca do curativo: 48 a 72 horas
- Contraindicação: feridas não exsudativas ou limpas
Não deve ser cortado porque as fibras podem penetrar na ferida e causar discromia

Alginato de cálcio e sódio

Curativo fibroso originado de algas marrons
- Ação: forma um gel com poder hemostático, promovendo desbridamento autolítico e absorção de exsudato
- Indicação: feridas altamente exsudativas e/ou sangrantes com ou sem infecção
- Modo de uso e troca: aplicado na ferida e ocluído com curativo secundário
- Troca do curativo: sempre que saturado; nas infecções, não deve ultrapassar 24 horas
- Contraindicação: feridas não exsudativas

Hidrogel

É composto de PVPI e água
- Ação: hiperidrata o tecido desvitalizado, promovendo desbridamento autolítico e atraumático
- Indicação: feridas limpas com pouca exsudação
- Modo de uso e troca: aplicado diretamente sobre a área afetada e coberto com curativo secundário
- Troca do curativo: 12 a 24 horas
- Contraindicação: feridas muito exsudativas e infectadas

Papaína

Enzima proteolítica liofilizada extraída do látex do mamão
- Ação: promove desbridamento químico, é bactericida e acelera o processo cicatricial
- Indicação: feridas com necrose, infectadas (maiores concentrações – > 8%) ou não (menores concentrações – até 6%), e com pouco a moderado exsudato
- Modo de uso e troca: irrigar a cicatriz com solução de papaína na concentração própria para o tipo de ferida:
  - 10%: necrose (pode causar desconforto doloroso)
  - 4 a 6%: secreção purulenta (após desbridamento mecânico – limpeza com soro fisiológico em jatos)
  - 2%: tecido de granulação (funciona na prevenção do dessecamento da ferida)
- Troca do curativo: 12 a 24 horas

(Continua)

874   Protocolos Assistenciais

- Desnutrição.
- Incisões longitudinais.
- Presença de tosse, vômitos e distensão abdominal no pós-operatório.

Quadro clínico

O sinal mais frequente é a drenagem de material serossanguinolento pela incisão, geralmente 24 horas após a cirurgia.

Tratamento

- Baseia-se na ressutura da incisão.
- Nas situações de deiscência de pele e tecido celular subcutâneo, a ressutura cirúrgica pode ser precedida de utilização de curativos apropriados, com o intuito de favorecer o fechamento por segunda intenção (Tabela 88.3).
- Nos casos de evisceração, a ressutura deve ser realizada com urgência para evitar o comprometimento do conteúdo abdominal.

Tabela 88.3 – Opções de tratamento das complicações de ferida operatória (continuação)

Ácido linoleico e ácido linoleico com lanolina (AGE)
São triglicérides de cadeia média capazes de alterar funções leucocitárias
• Ação: promovem resposta inflamatória local, acelerando a proliferação de tecido de granulação e angiogênese
• Indicação: feridas limpas, com intuito de hidratar e acelerar a cicatrização
• Modo de uso e troca: aplicar sobre ferida previamente desbridada e cobrir com gaze estéril
• Troca de curativo: 1 a 24 horas
Fechamento assistido a vácuo (curativo a vácuo)
• Indicação: feridas abdominais abertas e feridas traumáticas
• Ação: induz a formação de tecido de granulação por redução de edema de tecido circundante, diminuição da colonização bacteriana da ferida e aumento da oferta local de oxigênio
• Modo de uso e troca: aplicado após desbridamento local.
• Troca do dispositivo após 3 a 5 dias, após a saturação da esponja ou quando se atinge a capacidade máxima do frasco coletor
É importante avaliar a indicação de interconsulta ao grupo de cirurgia plástica

AGE: ácidos graxos essenciais; PVPI: polivinilpirrolidona.

▶ Hematomas e Seromas

Hematomas e seromas consistem no acúmulo de material serossanguinolento e/ou de material de lipólise posterior ou não à reação inflamatória a materiais de sutura na ferida cirúrgica.

Capítulo 88   Complicações da Cicatriz Cirúrgica   875

Fatores predisponentes
- Técnica cirúrgica inadequada.
- Obesidade.
- Utilização de medicações ou presença de doenças que determinem alterações na coagulação.

Quadro clínico
Observam-se dor, abaulamentos dos tecidos adjacentes à ferida cirúrgica e drenagem espontânea de secreções serossanguinolentas pela incisão. Nos casos mais graves, pode haver alterações hemodinâmicas e associação com infecção.

Tratamento
O tratamento consiste em drenagem cirúrgica dos hematomas, revisão de hemostasia e eventual colocação de drenos nos locais de grande risco.

Os seromas, quando não drenados espontaneamente, permitem aspiração por agulha.

▶ Infecção da Episiotomia
A infecção da episiotomia é uma complicação incomum, com incidência inferior a 1% dos partos. A gravidade da infecção guarda relação direta com a profundidade da lesão.

Quadro clínico
O quadro clínico é variável, podendo apresentar-se como leve hiperemia associada a edema local até quadros de comprometimento extenso, com presença de abscessos, saída de material purulento e acometimento sistêmico.

A fasciíte necrosante pélvica é acometimento com elevada taxa de mortalidade.

Tratamento

- **Terapêutica antibiótica**

Na ausência de acometimento sistêmico ou secreção purulenta, administram-se:
- Opção 1: amoxicilina (500 mg) + clavulanato (250 mg) na dose de 1 comprimido, por via oral, a cada 8 horas.

876 Protocolos Assistenciais

- Opção 2: clindamicina (300 mg) na dose de 2 comprimidos, por via oral, a cada 6 horas, ou na dose de 3 comprimidos, por via oral a cada 8 horas.

Na presença de acometimento sistêmico e/ou secreção purulenta, recomendam-se:

- Opção 1: clindamicina na dose de 600 mg, por via endovenosa, a cada 6 horas + gentamicina na dose de 3,5 a 5 mg/kg*, por via endovenosa, a cada 24 horas.
- Opção 2: ampicilina + sulbactam na dose de 3 g, por via endovenosa, a cada 6 horas.

- **Tratamento cirúrgico**
- Abordagem cirúrgica inicial:
  - Deve ser realizada após início da terapêutica antibiótica.
  - Consiste na exploração cirúrgica da lesão, com retirada de fios de sutura, desbridamento extenso do tecido necrótico e hemostasia.
  - O tratamento da ferida deve ser realizado com curativos apropriados.
- Reconstrução operatória:
  - Realizada após a total remissão do processo inflamatório e infeccioso (em média, 7 dias), já com tecido assumindo aspecto de granulação.

Deiscência da episiotomia

A forma isolada de deiscência da episiotomia, sem infecção, não é comum. Associa-se à infecção em 60 a 80% dos casos.

Fatores predisponentes

- Tabagismo.
- Formação de hematomas.
- Técnica operatória inadequada.

Complicações

São possíveis complicações a rotura perineal de quarto grau e fístulas retovaginais.

Tratamento

O tratamento é similar ao das infecções de episiotomia.

---

* Na paciente com índice de massa corpórea $\geq$ 30 kg/m², deve-se utilizar o peso ideal ajustado para cálculo da dose de gentamicina:
a) Peso ideal feminino = 49 + {[0,67 × [altura (cm) – 152,4]}
b) Peso ideal ajustado = [peso atual (kg) – peso ideal (kg)] × 0,25 + peso ideal (kg)

Capítulo 88 Complicações da Cicatriz Cirúrgica 877

▶ Bibliografia

- Brasil. Agência Nacional de Vigilância Sanitária. Critérios diagnósticos de infecções relacionadas à assistência à saúde. Brasília: Anvisa, 2017. [Acesso em: 10/02/2020]. Disponível em: http://www.saude.sp.gov.br/resources/cve-centro-de-vigilancia-epidemiologica/areas-de-vigilancia/infeccao-hospitalar/2019/manualanvisacriteriosdiagninfrelasaude.pdf.
- Caissutti C, Saccone G, Zullo F, Quist-Nelson J, Felder L, Ciardulli A, et al. Vaginal cleansing before cesarean delivery: A systematic review and meta-analysis. Obstet Gynecol. 2017; 130(3):527-38.
- Committee on Practice Bulletins – Obstetrics. ACOG Practice Bulletin n. 199: Use of prophylatic antibiotics in labor and delivery. Obstet Gynecol. 2018; 132(3):e103-19.
- Cunninghan FG, Leveno KJ, Bloom SL, Hauth JC, Rouse DJ, Spong CY. Infecção puerperal. In: Obstetrícia de Williams. 23. ed. Porto Alegre: AMGH; 2010.
- Knight M, Chiocchia V, Partlett C, Rivero-Arias O, Hua X, Hinshaw K, et al.; ANODE Collaborative Group. Prophylactic antibiotics in the prevention of infection after operative vaginal delivery (ANODE): A multicentre randomised controled trial. Lancet. 2019; 393(10189):2395-403.
- Olsen MA, Butler AM, Willers DM, Devkota P, Gross GA, Fraser VJ. Risk factors for surgical site infection after low transverse cesarean section. Infect Control Hosp Epidemiol. 2008; 29(6):477-84.
- Pereira PP. Infecção puerperal. In: Zugaib M, Francisco RPV, editores. Zugaib obstetrícia. 4. ed. Barueri: Manole, 2020. p. 489-96.
- Sistema de Vigilância das Infecções Hospitalares do Estado de São Paulo. Dados 2018. [Acesso em: 10/02/2020]. Disponível em: http://www.saude.sp.gov.br/resources/cve-centro-de-vigilancia-epidemiologica/areas-de-vigilancia/infeccao-hospitalar/aulas/ih19_dados_ih2018.pdf. Acessado em: 10/02/2020.
- Smaill FM, Gyte GM. Antibiotic prophylaxis versus no prophylaxis for preventing infection after cesarean section. Cochrane Database Syst Rev. 2010;(1):CD007482.
- Sullivan SA, Smith T, Chang E, Hulsey T, Vandorsten JP, Soper D. Administration of cefazolin prior to skin incision is superior to cefazolin at cord clamping in preventing postcesarean in-fectious morbidity: A randomized, controlled trial. Am J Obstet Gynecol. 2007; 196(5):455.e1-5.
- Tita AT, Rouse DJ, Blackwell S, Saade GR, Spong CY, Andrews WW. Emerging concepts in antibiotic prophylaxis for cesarean delivery: A systematic review. Obstet Gynecol. 2009; 113(3):675-82.

capítulo 89

Estímulo e Inibição da Lactação

Mônica Fairbanks de Barros

O pré-natal é um momento muito importante para que as gestantes e seus acompanhantes sejam informados sobre os benefícios do aleitamento materno, da importância da sua oferta desde a primeira hora de vida, da importância da amamentação exclusiva até o sexto mês de vida e complementar até os 2 anos ou mais (orientações da Organização Pan-Americana da Saúde e da Organização Mundial da Saúde – OPAS/OMS). O obstetra tem a oportunidade de esclarecer para cada gestante e acompanhante a importância do suporte familiar e social para o sucesso dessa meta. O profissional deve estar preparado, ainda, para orientar a prática correta e as possíveis dificuldades que surjam com relação à amamentação.

▶ Estímulo da lactação no pré-natal

Faz parte da rotina pré-natal o exame das mamas na primeira consulta e nas seguintes, se houver qualquer queixa.

Esse exame destina-se a observar alterações anatômicas e corrigi-las, se possível. Deve-se orientar a gestante sobre as mudanças naturais das mamas na gestação, uma das primeiras modificações gravídicas, com aumento do volume e da vascularização além de apresentarem-se precocemente sensíveis e pesadas. A primeira orientação relaciona-se, então, à necessidade de se adequar tamanho e tipos de sutiãs, que garantam boa sustentação e conforto. As mamas completam seu desenvolvimento na gestação, quando há aumento da rede de ductos e alvéolos por ação estrogênica e progestacional. Mais uma vantagem do aleitamento materno, portanto, é conferir proteção futura contra o câncer de mama materno.

Uma preocupação frequente é como preparar as mamas para o aleitamento materno. Na verdade, as estruturas anatômicas sofrem naturalmente as modificações necessárias ao aleitamento, com o aumento glandular já citado e o aumento de diâmetro e escurecimento da pele dos mamilos, que se torna mais grossa e, portanto, mais resistentes à pega. A orientação antiga de exercer massagens circulares com toalhas ou buchas sobre a papila mamária não é mais recomendada, pois estudos mostraram que, ao realizar atrito excessivo,

879

880 Protocolos Assistenciais

há perda de proteção lipídica da mesma, o que facilita lesões mamilares. Por esse motivo, deve-se estimular que os mamilos sejam lavados apenas com água e desencorajar o uso de hidratantes e emolientes nessa área. A recomendação de curtas exposições à luz solar (antes das 10 ou após as 16 horas), quando possível, pode ajudar a tornar o epitélio dos mamilos mais resistentes. Também é válida a exposição a uma lâmpada de 40 W (a 20 cm de distância, durante 10 minutos).

Devem ser observados, também, os ressecamentos da pele, a forma da papila e as cicatrizes de mamoplastias. Papilas planas, pseudoinvertidas e invertidas podem conferir maior dificuldade à pega, sendo as últimas as de pior prognóstico para o sucesso do aleitamento. Embora não haja evidências comprovadas de melhora, alguns exercícios podem ser orientados para auxiliar no preparo das papilas menos favorecidas à amamentação. Realizar suaves movimentos de rotação, tração e exteriorização das papilas (exercícios de Hoffman). Esses exercícios podem ser iniciados a partir de 32 semanas, não sendo recomendados antes pelo risco de estímulo de contrações uterinas.

O uso de conchas plásticas com bases rígidas colocadas entre o mamilo e o sutiã pode auxiliar na extrusão da papila, mas deve ser aconselhado com cautela, em virtude do risco de bloqueio de ductos lactíferos a montante da concha por edema, que pode ser causado por compressão da glândula mamária. Outro risco é a incorreta esterilização das mesmas de modo que passem a funcionar como porta de entrada para bactérias, facilitando mastites. Por esses motivos, ao se aconselhar seu uso, é importante orientar que não comprimam demais a glândula mamária com o sutiã apertado sobre as conchas e, também, que as mesmas sejam usadas por períodos curtos do dia, que podem ser aumentados gradativamente. Deve-se desestimular o uso durante o período noturno pelo mesmo motivo.

Em geral, no segundo trimestre da gravidez, a glândula mamária já se torna apta a produzir colostro e é possível verificar sua existência à expressão papilar suave. Deve-se mostrar à gestante que a existência do colostro serve como um reforço positivo, já que ajuda a desmistificar o temor comum entre elas de não serem capazes de produzir leite. É importante esclarecer o que é o colostro, leite inicial muito rico em anticorpos, com aspecto mais grosso e amarelado que o leite, que passará a existir em poucos dias, é muito importante para o entendimento do processo normal do aleitamento.

O profissional deve alertar a gestante sobre procedimentos ou atitudes contrárias ao aleitamento, como oferecimento de água, chás ou complementos lácteos, assim como outros fatores de risco para o desmame precoce, como o retorno precoce ao trabalho, a crença de que o leite é fraco, experiência prévia ruim com amamentação etc.

Capítulo 89 · Estímulo e Inibição da Lactação · 881

Estímulo da Lactação no Parto

Durante o trabalho de parto, deve-se manter o ambiente tranquilo para a parturiente, com a presença do acompanhante e informações claras e honestas. O apoio para o alívio da dor, em um primeiro momento com métodos não farmacológicos e, quando solicitado pela mãe, com analgesia farmacológica adequada (para partos vaginais, geralmente duplo bloqueio), são fundamentais para não prejudicar a emoção do primeiro contato entre mãe e filho.

A amamentação deve ser estimulada o mais precocemente possível, logo após o nascimento, ainda na sala de parto. Deve-se promover inicialmente o primeiro contato pele a pele, o que acalma mãe e filho, ajuda a estabelecer o vínculo afetivo e previne a perda de temperatura e hipoglicemia. Ainda, com relação à parturiente, podem ser oferecidos pelo neonatologista os primeiros exames e cuidados ao recém-nascido. Sobre o corpo da mãe, o recém-nascido apresenta reflexo de buscar naturalmente o mamilo. Com isso, há estímulo para produção e liberação de ocitocina, o que acelera a dequitação e aumenta o tônus uterino, diminuindo o sangramento pós-parto. Com isso, deve ocorrer liberação mais precoce da produção de prolactina no pós-parto, o que colabora para apojadura mais precoce e maior chance de o recém-nascido conseguir ir para casa em aleitamento materno exclusivo sem necessidade de receber fórmulas infantis.

Estímulo da Lactação no Puerpério

Deve-se proporcionar, sempre que possível, o regime de alojamento conjunto, estimulando as mães a permanecerem com seus filhos durante todo o dia. Durante esse precioso período, devem ser orientadas a técnica correta de aleitamento materno e os cuidados com as mamas e os mamilos. É importante se atentar para o posicionamento correto da mãe e da criança durante o aleitamento.

Para prevenir a formação de lesões mamilares, deve-se insistir em demonstrar e facilitara pega e posição corretas. A mãe deve ser estimulada a posicionar o bebê de maneira confortável, estando relaxada, bem apoiada, não curvada para a frente ou para trás. A criança deve ser colocada com seu abdome voltado exatamente de frente para o abdome materno, com a boca centrada em frente ao eixo para onde aponta o mamilo, bem aberta, com seu queixo tocando a mama e o nariz afastado, mantendo cabeça, tronco e membros em linha reta. O recém-nascido deve abocanhar toda a aréola, situação em que a língua se posiciona corretamente sob a papila, facilitando a sucção eficiente, pois, assim, suas gengivas comprimem os ductos galactóforos, depósitos de leite situados sob a aréola, esvaziando-os.

882 Protocolos Assistenciais

Orienta-se, ainda, a técnica de livre demanda, ou seja, oferecer ao recém-nascido as mamas sempre que ele desejar. A duração aproximada de cada mamada costuma ser de 10-15 minutos, porém esse tempo pode ser maior se a criança estiver sugando eficientemente. Ao término da mamada, a criança costuma soltar espontaneamente o mamilo. A outra mama pode ser, então, oferecida, mas alguns lactentes podem satisfazer-se com apenas um lado. A cada mamada, deve-se sempre alternar o lado da primeira mama a ser oferecida.

Caso haja necessidade de interromper a mamada, para não lesar a papila, orienta-se a introdução do dedo mínimo no canto da boca da criança para desfazer o vácuo formado.

Se as mamas ficarem muito cheias, principalmente durante a apojadura, recomenda-se a ordenha manual, com menor chance de causar lesão mamilar do que a ordenha com bombas elétricas, embora estas também sejam uma opção. Inicialmente, vale a pena mobilizar a mama a ser ordenhada inteira de um lado para o outro, como chacoalhando suavemente. Massageia-se, então, a aréola com movimentos circulares e, posteriormente, pressiona-se essa região entre o polegar e o indicador em sentido inicialmente para trás (contra o tórax) e depois fechando-se os dedos um contra o outro. Repetem-se esses movimentos até que a aréola torne-se mais macia, menos túrgida. Essa massagem não deve ser dolorosa, situação que indica que a técnica está incorreta.

Quando as mamas estiverem ingurgitadas, mesmo após o esvaziamento manual, uma opção é o uso de bombas manuais ou elétricas, podendo esse leite ser armazenado em frascos de vidro previamente esterilizados para uso posterior. A utilização de bombas apresenta melhores resultados após a amamentação estar bem estabelecida e deve ser evitada caso haja fissuras mamilares, para evitar piora. É importante, ainda, lembrar de estimular a passagem do próprio colostro sobre os mamilos para hidratação e ajudar na prevenção e tratamento de fissuras. Quando ocorrerem fissuras, há evidências de aceleração do processo de reepitelização com o uso de lanolina purificada (cicatrização em base úmida).

Deve-se lembrar à mãe que o período inicial requer calma e paciência. A tendência é de que após 7-10 dias as mamadas tornem-se mais regulares e mais rápidas, com esvaziamento mamário mais eficiente.

No pós-parto, o fato de o recém-nascido sugar repetidamente facilita a melhor protrusão dos mamilos. O uso de conchas plásticas com base rígida é uma opção para auxiliar essa protrusão e manter os mamilos em contato com o ar e sem contato direto com o sutiã.Há, no entanto, os riscos já expostos de bloqueio de ductos causado pela compressão da glândula mamária e contaminação.

Capítulo 89   Estímulo e Inibição da Lactação **883**

No caso dos mamilos já protusos, pode-se usar conchas com base flexível (material de silicone que se adapta à forma da mama, causando menos compressão). Como já citado anteriormente, no uso de conchas é preciso orientar a puérperapara que evite apertar a concha contra a glândula e evite o uso prolongado, além de esterilizar o material frequentemente.

A equipe de apoio do alojamento conjunto deve ter, junto com a lactante, a meta de que a alta hospitalar seja dada com o bebê em aleitamento materno exclusivo sempre que possível, com técnicas corretas. Sabe-se que, com isso, aumenta-se a chance de sucesso de a mãe conseguir manter o aleitamento exclusivo até completar 6 meses de vida do seu filho(a).

▶ Galactagogos

Os galactagogos são substâncias ou medicações que podem estimular o início, a manutenção e o aumento da secreção láctea. Eles são mais eficazes em estimular a ativação inicial da lactação do que quando esse processo já está estabelecido.

As melhores experiências com o uso dos galactagogos são para casos de mães com recém-nascidos internados em unidades de terapia intensiva (UTI) que estão retirando leite com bomba, na indução de lactação em mulheres que não passaram pelo ciclo gravídico-puerperal (mães adotivas) ou na relactação (mulheres que suspenderam a lactação temporariamente). Em mulheres com a lactação já estabelecida, os níveis de prolactina já estão altos e o principal estímulo para a produção de leite é a sucção frequente. Nessas, os galactagogos não têm eficácia comprovada em aumentar a produção de leite. Apesar disso, podem ser usados quando as medidas não farmacológicas de estímulo não apresentarem bons resultados.

Os mais utilizados são a metoclopramida e a domperidona (medicações de uso gastrointestinal). Atuam como antagonistas da dopamina, que é o principal antagonista da prolactina, e aumentam o nível sérico desta com a maior síntese de leite (Tabela 89.1). A sulpirida foi contraindicada em bula pelo fabricante para esse uso, apesar do mecanismo antidopaminérgico.

São descritas, ainda, algumas substâncias fitoterápicas ou homeopáticas com efeito galactagogo, porém sem comprovação científica convencional. Seu uso é considerado seguro, uma vez que não existem efeitos colaterais maléficos conhecidos. Como a lactação é um processo neuroendócrino complexo, são esperadas diferenças de eficácia desses medicamentos para cada nutriz. Assim, para que se observe efeito, é preciso discutir com a puérpera que o uso recomendado é por tempo prolongado. As mais utilizadas são:

Protocolos Assistenciais

Tabela 89.1 – Antagonistas da dopamina mais usados no estímulo à lactação

Droga	Dose	Segurança	Passagem para o leite	Efeitos colaterais maternos
Metoclopramida	1 cp (10 mg), VO, até 3 ×/dia, por no máximo 1-2 semanas (efeito dose-dependente)	Segura	Pequena (28-157 mcg/L)	Fadiga, sonolência, confusão mental, efeitos extrapiramidais: tremores, bradicinesia, distonia Uso crônico: prolactinoma
Domperidona	1 cp (10 mg), VO, até 3 ×/dia (efeito dose-dependente)	Segura (não cruza barreira hemato-encefálica)	1,2 ng/mL	Sonolência, cefaleia, cólicas, diarreia, contrações musculares extrapiramidais Descrito como efeito colateral raro: aumento da prolactina

cp: comprimido; VO: via oral.

- Plantas utilizadas sob formas de chás para lactação, isoladas ou associadas (Goebel e Glöckler, em 2002, recomendaram a ingestão de 3 xícaras diárias de infusão de mistura dessas plantas):
  - Alcaravia (*Carum carvi*): seus óleos essenciais, ceras, resinas e açúcar mucilaginoso atuam no sistema neurossensorial das glândulas mamárias, provocando estímulo positivo para a secreção. Também conhecida como cominho.
  - Funcho (*Foeniculum vulgare*): comparável à erva-doce quanto ao princípio ativo, o óleo volátil anetol, que é um antagonista competitivo da dopamina. Tradicionalmente, acredita-se que quando dado à mãe ele passa pelo leite, protegendo o bebê de cólicas.
  - Erva-doce (*Pimpenella anisum*): parece ter o mesmo efeito galactogênico do funcho.
  - Urtiga-maior (*Urtica dioica*): apresenta efeito estimulante atribuído a processo do ferro.
- Plantas utilizadas como medicamentos:
  - Algodoeiro (*Gossypium herbaceum*): utilizado na forma de tintura da semente. Segundo a teoria antroposófica, estimula a secreção láctea e promove a contratura do útero. Como tintura do óleo de algodoeiro, a posologia é de 20 g.
  - Pulsatila (*Pulsatilla pratense* ou *nigicans*): amplamente utilizada na homeopatia, tem ação sobre alterações do humor e sintomas depressivos, sendo mais empregada em nutrizes mais tensas. É utilizada em dinamização 6CH, 3 gotas ou 3 glóbulos a cada mamada.

◗ Inibição da Lactação

A inibição da lactação pode ser indicada por raros motivos, quando esta é contraindicada. Pode ser definitiva ou temporária, e a manutenção do esvaziamento mamário, bem como a secreção láctea, podem ser aproveitadas ou não.

Supressão definitiva

As principais indicações de inibição da lactação desde o nascimento podem ser relacionadas à mãe ou à criança.

Relacionadas à mãe

- Doenças infecciosas.
- Portadoras de vírus da imunodeficiência humana (HIV).
- Portadora de HTLV-1.
- Hepatite C: há risco teórico de transmissão pelo leite, porém, na prática, não confirmado. O risco é maior quando há coinfecção pelo HIV ou carga viral do vírus da hepatite C (HCV) alta. Devem-se esclarecer os potenciais riscos à lactante, que deverá decidir quanto ao aleitamento. As hepatites do tipo A e B não constituem contraindicação para o aleitamento, desde que o recém-nascido receba imunoglobulina e vacina específicas.
- Tuberculose ativa e/ou não tratada.
- Mal de Hansen não tratado, com tratamento à base de sulfonas há menos de 3 semanas, ou com lesões de pele nas mamas em mãe sem tratamento adequado.
- Doenças maternas relacionadas ao uso de medicamentos contraindicados (p. ex., quimioterápicos).
- Uso de drogas utilizadas pela mãe com contraindicação para aleitamento natural (ver site www.e-lactancia.org).
  - Terapêuticas: amitriptilina (doses acima de 150 mg/dia), asparaginase, bleomicina, ciclofosfamida, cimetidina, cisplatina, citarabina, clomifeno, clormetina, dacarbazina, dactinomicina, doxorrubicina, ergotamina, etoposido, fenindiona, fluoresceína, fluorouracil, levamisol (usado como citotóxico), mercaptopurina, metotrexato, procarbazina, reserpina, tamoxifeno, testosterona, vimblastina e vincristina.
  - Ilícitas: álcool (consumo em grande quantidade), anfetaminas,cocaína, fenciclidina, heroína, maconha, *crack*, cola de sapateiro, ácido lisérgico (LSD), haxixe e *ecstasy*.
- Certas drogas são utilizadas em algumas situações, como a ciclosporina (C) e azatioprina (D), representando contraindicação relativa.

886 Protocolos Assistenciais

- O carbonato de lítio deve ser usado com cautela e com o cuidado de controlar a litemia, já que o nível tóxico é próximo do nível terapêutico.

Relacionadas à criança

- Óbito fetal ou neonatal.
- Crianças com galactosemia, fenilcetonúria e síndrome do xarope do bordo (erros inatos do metabolismo).

Supressão temporária

A supressão temporária pode ser indicada em situações de exposição materna a agentes radioativos, poluentes ambientais e substâncias empregadas em métodos diagnósticos, como tomografia ou ressonância magnética.

Os radioisótopos I^{131}, I^{125}, Tc^9 e Ga^{67} são os mais empregados nos procedimentos diagnósticos e determinam a interrupção do aleitamento a depender da dose e do agente (Tabela 89.2).

Os radiofármacos utilizados apenas para fins diagnósticos permitem a volta ao aleitamento natural após o clareamento da substância no sangue materno. No caso de exposição a altas doses de inseticidas, metais pesados ou outros contaminantes ambientais que possam se concentrar no leite, recomenda-se liberar o aleitamento com segurança somente após a determinação dos níveis séricos maternos e/ou lácteos do agente. Pesticidas como organoclorados, diclorodifeniltricloretano (DDT), bifenilpoliclorinado (PCB) e hexaclorobenzeno (HCB) têm sido identificados no leite de mulheres altamente expostas. Isso vale para mães expostas a metais pesados.

Tabela 89.2 – Substâncias radioativas e interrupção temporária do aleitamento com base na detecção do composto no leite humano

Elemento	Período de detecção no leite
I^{123}	Acima de 36 horas
I^{125}	Até 12 dias
I^{131}	2-14 dias (dados dependentes do estudo)
Ga^{67}	2 semanas
Cu^{64}	50 horas
In^{111}	Radioatividade muito baixa com 20 horas
Na radioativo	Acima de 96 horas
Tc^{99m} Rc^{99m} macroagregado Tc^{04}	15 horas-3 dias

Capítulo 89 Estímulo e Inibição da Lactação **887**

Diante de situações de suspensão temporária do aleitamento, recomenda-se estocar leite antes e a manter a ordenha regular das mamas, o que mantém a produção láctea e a excreção da droga ou do elemento radioativo. Outras situações especiais que também podem indicar a interrupção temporária da lactação ou sua inibição são:

- Necessidade de procedimentos cirúrgicos e uso de agentes anestésicos: deve-se observar a duração e o tipo de anestésico empregado.
- Quadro depressivo moderado ou grave: deve-se avaliar a dose de medicação usada pela mãe com relação à segurança para o lactente. Muitos dos inibidores seletivos da recaptura da serotonina (ISRS) e vários antidepressivos tricíclicos não são recomendados para uso em nutrizes, pois, embora não existam evidências de prejuízo direto ao lactente, o efeito em longo prazo no desenvolvimento cerebral da criança é desconhecido.
- Doenças autoimunes que necessitem de pulso medicamentoso com corticosteroide para controle também indicam a suspensão temporária do aleitamento durante esse procedimento.

Para a inibição da lactação, a primeira medida é não estimular o reflexo de ejeção do leite, ou seja, não amamentar e evitar manipular os mamilos com ordenha e bombas. Recomenda-se comprimir as mamas por 7-10 dias com sutiã, *top* ou enfaixamento mamário com ataduras largas e elásticas, que demonstram ser eficazes em 70-80% dos casos, sendo úteis quando há contraindicação para o uso das drogas bloqueadoras da prolactina e/ou em locais com menos recursos. Recomenda-se, também, o uso de analgésicos nos primeiros dias, em razão do desconforto observado (45% têm ingurgitamento e dor). Quando as mamas ingurgitam, o represamento mecânico do leite leva à supressão da produção, seguida por reabsorção local. Esse processo dura, em média, 2-3 dias.

Os fármacos mais utilizados para inibir a lactação são agonistas dopaminérgicos derivados da ergotina. São contraindicados em casos de quadros hipertensivos não controlados e de doenças cardiovasculares.

- Cabergolina: apresenta menos efeitos adversos e é, atualmente, a mais empregada. Inibe completamente a lactação quando administrada precocemente após o parto (1 comprimido de 0,5 mg, por via oral, repetido após 12 horas, ou 2 comprimidos em dose única). Em lactação já estabelecida, a dose recomendada é de 0,25 mg, 2 vezes ao dia, por 2 dias consecutivos. Deve-se ter cautela em puérperas com quadros hipertensivos desencadeados pela gestação (considerar riscos e benefícios). A cabergolina não deve ser administrada em concomitância com antibióticos macrolídeos e drogas dopaminérgicas. O principal efeito colateral observado é hipotensão postural, mais frequente com doses superiores a 0,5 mg por tomada.

- Bromocriptina: é pouco usada depois da descrição de vários casos de infarto do miocárdio, hipertensão arterial e acidente vascular cerebral hemorrágico em puérperas submetidas à droga. Pode ser um recurso na falta de cabergolina. A dose recomendada é de 1 comprimido de 2,5 mg, por via oral, a cada 12 horas, por 14 dias. Se houver efeito rebote após o tratamento, deve-se administrar a droga por mais 1 semana.

Bibliografia

- Bittar RE, Carvalho MHB, Martinelli S. Puerpério. In: Zugaib obstetrícia básica. Barueri: Manole, 2014.p . 379-431.
- Chaves RG, Lamounier JA. Uso de medicamentos durante a lactação. J Pediatr (Rio J). 2004; 80(5 Supl):S189-98.
- Gardin NE, Strasse M. Principais plantas estimulantes da lactação. Rev Assoc Bras Med Antroposófica. 2007; (3-4):19-23.
- Giugliani ERJ. Problemas comuns na lactação e seu manejo.. J Pediatr (Rio J). 2004; 80(5 Supl):S147-54.
- Ruocco RMSA, Zugaib M. Doenças maternas não infecciosas como contraindicação ao aleitamento materno. In: Issler H (ed). O aleitamento materno no contexto atual: Políticas, prática e bases científicas. São Paulo: Sarvier, 2008.
- Ruocco RMSA, Zugaib M. Medicação materna e leite humano. In: Issler H (ed). O aleitamento materno no contexto atual: Políticas, prática e bases científicas. São Paulo: Sarvier, 2008.
- Ruocco RMSA. Estímulo e inibição da lactação. In: Zugaib M, Bittar RE, editores. Protocolos assistenciais: Clínica Obstétrica da FMUSP. 4. ed. São Paulo: Atheneu, 2011. p. 713-21.
- Ruocco RMSA. Lactação e promoção do aleitamento materno. In: Zugaib M, Ruocco R, editores. Pré-natal. 3.e d. São Paulo: Atheneu, 2005. p.3 69-81.
- Ylikorkala O, Kauppila A, Kivinen S, Viinikka L. Treatment of inadequate lactation with oral sulpiride and buccal oxytoxin. Obstet Gynecol. 1984; 63(1):57-60.

capítulo 90

Mastite

Mônica Fairbanks de Barros

A mastite é uma condição inflamatória que acomete um ou mais segmentos da glândula mamária, podendo evoluir para infecção, principalmente de etiologia bacteriana. Quando ocorre no período de aleitamento, é chamada de mastite lactacional ou puerperal. É uma causa importante de redução da produção láctea e interrupção precoce do aleitamento.

▶ Epidemiologia

A sua incidência é muito variável na literatura (3-33%). Essa variação deve-se a diferenças entre as populações estudadas, com variações nas técnicas de aleitamento, no suporte às lactantes e nas formas de apresentação. Pode se apresentar como bloqueio de ductos lactíferos, ingurgitamento mamário, mastite não infecciosa com sinais flogísticos e mastite infecciosa com febre geralmente maior que 38,5°C, que pode evoluir até a formação de abscessos. A demora do diagnóstico de abscesso, que pode ser único ou múltiplo, pode resultar, eventualmente, em sepse. Esses processos podem ocorrer durante todo o período de aleitamento, embora sejam mais frequentes nas primeiras 2 a 8 semanas do pós-parto. Em pacientes com mastite prévia, a taxa de recorrência é muito variável (de acordo com a literatura, de 4-36,1%).

Fatores predisponentes para a instalação de mastite

A principal causa de mastite é a técnica inadequada de aleitamento com drenagem ineficiente do leite e esvaziamento incompleto das mamas. Outro mecanismo que contribui para sua instalação é a penetração de bactérias através de soluções de continuidade, como as fissuras mamilares.

- Condições maternas: anemia, desnutrição, mamilos planos ou invertidos, fissuras, ingurgitamento mamário, lesões dermatológicas (dermatomicoses), menor resistência da pele, cirurgia mamária prévia, antecedente de mastite, fadiga e estresse materno, e uso inadequado de antibióticos, pomadas, sutiãs ou protetores mamilares.

890 Protocolos Assistenciais

- Condições do lactente: sucção ineficaz por fenda labial, freio lingual curto, palato em ogiva, prematuridade, doença grave e síndrome de Down.

▶ Diagnóstico

O diagnóstico é fundamentalmente clínico e caracterizado por dor mamária localizada, na maioria das vezes, unilateral, que acomete um lóbulo ou quadrante. Pode haver também queixa de mialgia, anorexia, sudorese e mal-estar geral. Ao exame físico, podem-se observar febre, taquicardia, prostração e, nos casos mais graves, sinais de bacteremia ou sepse. As mamas podem apresentar ingurgitamento localizado com edema, infiltração e eritema localizado, bem como dor à compressão. Podem evoluir com uma região endurecida, dolorosa e com ponto de flutuação, sugerindo tratar-se de abscesso.

Diagnóstico laboratorial

O principal agente etiológico é o *Staphylococcus aureus*. Outros possíveis agentes envolvidos são: *Staphylococcus* coagulase negativo, estreptococos beta-hemolíticos dos grupos A e B, *Escherichia coli*, *Bacteroides*, bacilos Gram-negativos e, mais raramente, fungos. Em geral, esses microrganismos estão presentes na flora cutânea materna e/ou na flora oral do lactente.

A bacterioscopia e cultura com antibiograma da secreção láctea obtida por ordenha mamária, punção ou *swab* da lesão, quando existente, podem orientar o tratamento com antibióticos. Deve-se realizar a higienização prévia do mamilo, desprezando-se uma pequena quantidade do leite inicial para evitar contaminação pela flora cutânea. Esses procedimentos são mais úteis para os casos refratários ao tratamento ou com apresentação clínica anômala, guiando a instituição da terapêutica adequada.

Exames de imagem

A ultrassonografia mamária é importante para o diagnóstico e o tipo de tratamento. Pode revelar edema subcutâneo, septos ou múltiplas lojas, ectasia ductal, abscessos intraglandulares (na espessura da glândula) ou retromamários (entre a mama e os músculos), principalmente em mamas volumosas, ingurgitadas ou em usuárias de próteses de silicone.

Não se recomenda a realização de mamografia na fase aguda, pois a dor intensa da mastite é acentuada pelo exame, além de não mostrar vantagens para o diagnóstico e o tratamento. Esse exame deve ser realizado após a resolução do processo agudo da mastite, com melhora dos sinais flogísticos e completa resolução de coleções (lojas ou abscessos), conforme as rotinas de rastreamento do câncer mamário.

Tratamento

O tratamento é ambulatorial, com medidas de suporte como proteção mamilar, remoção efetiva do leite e analgesia com paracetamol ou dipirona e anti-inflamatórios não hormonais ou codeína.

A antibioticoterapia deve ser iniciada nos casos em que não há melhora em 12-24 horas ou se a lactante apresenta febre e comprometimento do estado geral. O agente principal a ser considerado é o *Staphylococcus aureus*, geralmente produtor de penicilinase. Os antibióticos de escolha são amoxicilina,d icloxacilina (500 mg), cefalosporinas, clindamicina ou eritromicina, considerando-se que tratamentos por períodos mais curtos aumentam a frequência de recorrência.

Em casos mais graves, com abscessos grandes ou septados, mastite recidivante, sinais de bacteremia/sepse ou resposta insatisfatória ao tratamento por via oral, recomenda-se internação hospitalar para administração de antibioticoterapia parenteral. Indica-se, então, oxacilina (na dose de 1-2 g, por via endovenosa, a cada 4-6 horas), associada a 1 g de cefoxitina, também por via endovenosa, a cada 8 horas.

Diante de evolução clínica arrastada ou sinais ne necrose local, ou em casos em que há resistência no antibiograma ao antibiótico empregado, indica-se o uso de vancomicina (na dose de 1 g, por via endovenosa, a cada 12 horas), clindamicina (na dose de 600 mg, por via endovenosam a cada 6 horas) ou metronidazol (na dose de 500 mg, por via endovenosa, a cada 6 horas). Estes últimos ampliam a cobertura para microrganismos anaeróbios.

Caso haja saída de pus pelos mamilos ou persistência de dor intensa, recomenda-se interromper temporariamente o aleitamento, utilizando-se 2 comprimidos de cabergolina, por via oral, em dose única (0,5 mg). Esse esquema é preferencial à bromocriptina (na dose de 2,5 mg, por via oral, a cada 12 horas), até melhora dos sintomas, por apresentar menos efeitos colaterais como cefaleia, náuseas, hipotensão arterial e dor abdominal. Ao se utilizar inibidores de lactação, o recém-nascido não deve ser amamentado pelo período de 12 horas, e todo o leite ordenhado deve ser desprezado.

Abscesso

Na presença de abscesso, indica-se, inicialmente, punção das lesões. A ultrassonografia mamária identifica presença de lojas, avalia sua extensão e permite guiar a punção com agulha grossa, obtendo-se material para bacterioscopia e cultura. Abscessos com até 5 cm de diâmetro com loja única podem ser tratados em esquema ambulatorial, drenados com anestesia local com agulha fina (10 G × 5 mm) no ponto de flutuação (local mais amolecido da pele sobre o abscesso), com antissepsia prévia e, em seguida, punção com agulha grossa (30 G × 10 mm), guiada por ultrassonografia e acoplada em frasco a vácuo. Recomenda-se reavaliação em 48 horas e, se houver formação de nova coleção no local, repete-se a punção. Em 80-90% dos casos, ocorre resolução satisfatória, com melhores resultados estéticos e custos menores.

Em caso de evolução desfavorável com piora clínica, necrose extensa, abscessos volumosos (maiores que 5 cm) e/ou septados e recidiva após a segunda punção, deve-se realizar drenagem cirúrgica sob anestesia geral. A incisão deve obedecer às linhas de força de Langer (periareolar, periareolar ou no sulco inframamário) sobre o ponto de flutuação. Deve-se realizar desbridamento completo de todas as lojas identificadas na ultrassonografia, sempre no sentido radial, para não lesionar os ductos. O pus e todo o tecido necrótico devem ser removidos, realiza-se a limpeza com soro fisiológico e um fragmento de tecido deve ser obtido para estudo anatomopatológico.

Nos abscessos superficiais, coloca-se um dreno laminar tipo Penrose exteriorizado pela incisão. Nos profundos, utilizam-se drenos tubulares exteriorizados por contra-abertura próximos à incisão cutânea. Nos abscessos localizados nos quadrantes inferiores ou retromamários, exteriorizam-se os drenos pelo sulco inframamário e estes devem ser mobilizados de 2-3 cm/dia enquanto houver eliminação de secreção. A cicatrização ocorre por segunda intenção, até ser conveniente a correção estética dos eventuais defeitos observados.

Diagnóstico diferencial

A resposta ao tratamento da mastite costuma ser rápida. Se os sintomas não regredirem em alguns dias de manejo adequado, incluindo antibioticoterapia, outros diagnósticos deverão ser considerados. A recorrência no mesmo local também chama a atenção para a investigação de outro diagnóstico.

Devem-se considerar resistência bacteriana aos antibióticos utilizados, formação de abscessos, carcinoma de mama localmente avançado, que também pode absceder, carcinoma ductal ou inflamatório. A punção aspirativa pode mostrar sangue e, nesse caso, deve-se proceder à biópsia.

Não havendo resposta ao tratamento instituído, em especial em pacientes com imunossupressão (diabéticas, lúpicas, transplantadas ou com AIDS), deve-se pensar na possibilidade de mastites mais raras: tuberculose, sarcoidose, granulomatosa, actinomicose ou fúngica. Entre outras causas raras, estão a lúpica, fibrose em pacientes diabéticas e doença de Paget.

Profilaxia

Capítulo 90 — Mastite **893**

A prevenção das mastites se dá, principalmente, pela correta orientação e incentivo para o aleitamento natural durante o pré-natal, o parto e o puerpério. Entre as principais medidas, destacam-se (ver Capítulo 89 – Estímulo e Inibição da Lactação):

- Realizar o exame dos mamilos durante o pré-natal, visando orientação quanto ao preparo, com exercícios especiais e possível preparo com conchas para aquelas que possuem mamilos pseudoinvertidos ou invertidos.
- Estimular a primeira mamada o mais precocemente possível (de preferência, na primeira hora após o parto) para desencadear mais rapidamente a apojadura.
- Estimular a higiene das mãos e das mamas apenas com água e pouco sabonete para não prejudicar a oleosidade natural dos mamilos.
- Fornecer orientações quanto ao posicionamento da mãe e do lactente, a pega correta do mamilo e as técnicas de esvaziamento mamário (massagens e ordenhas).
- Controlar a ansiedade e o estresse materno.

Bibliografia

- Abou-Dakn M, Schäfer-Graf U, Wöckel A. Psychological stress and breast diseases during lactation. Breastfeed Rev. 2009; 17(3):19-26
- Aryeetey RN, Marquis GS, Brakohiapa L, Timms L, Lartey A. Subclinical mastitis may not reduce breastmilk intake during established lactation. Breastfeed Med. 2009; 4(3):161-6.
- Barbosa-Cesnik C, Schwartz K, Foxman B. Lactation mastitis. JAMA. 2003; 289(13):1609-12.
- Dixon JM, Khan LR. Treatment of breast infection. BMJ. 2011; 342:d396.
- Eglash A, Plane MB, Mundt M. History, physical and laboratory findings, and clinical outcomes of lactating women treated with antibiotics for chronic breast and/or nipple pain. J Hum Lact. 2006; 22(4):429-33.
- Eryilmaz R, Sahin M, Tekelioglu MH, Daldal E. Management of lactational breast abscesses. Breast. 2005; 14(5):375-9.
- Giugliani ERJ. Problemas comuns na lactação e seu manejo.. J Pediatr (Rio J). 2004; 80(5 suppl):S147-54.
- Jahanfar S, Ng CJ, Teng CL. Antibiotics for mastitis in breastfeeding women. Cochrane Database Syst Rev. 2009; (1):CD005458.
- Lee IW, Kang L, Hsu HP, Kuo PL, Chang CM. Puerperal mastitis requiring hospitalization during a nine-year period. Am J Obstet Gynecol. 2010; 203(4):332.e1-6.
- Amir LH; Academy of Breastfeeding Medicine Protocol Committee. ABM Clinical Protocol n. 4: Mastitis, revised March 2014. Breastfeed Med. 2014; 9(5):239-43.
- Michie C, Lockie F, Lynn W. The challenge of mastitis. Arch Dis Child. 2003; 88(9):818-21.
- Schwarz RJ, Sherstha R. Needle aspiration of breast abscesses. Am J Surg. 2001; 182(2):117-9.

894 Protocolos Assistenciais

- Spencer JP. Management of mastitis in breastfeeding women. Am Fam Physician. 2008; 78(6):727-31.
- Thompsen AC, Espersen T, Maiggard S. Course and treatment of milk stasis, noninfectious inflammation of the breast, and infectious mastitis in nursing women. Am J Obstet Gynecol. 1984; 149(5):492-5.
- World Health Organization. Mastitis: causes and management. Geneve: WHO, 2000.

capítulo 91

Depressão Pós-Parto e Outros Distúrbios Psiquiátricos Puerperais

Marco Aurélio Knippel Galletta

O puerpério é considerado período de risco para transtornos psíquicos, em razão das exigências de adaptações hormonais e sociais abruptas. Há evidências na literatura de que os transtornos psiquiátricos que ocorrem no período gravídico-puerperal são, em geral, negligenciados e, portanto, não tratados, o que acarreta consequências significativas para a mãe e o recém-nascido. Os transtornos puerperais são divididos em 3 categorias: disforia ou *blues* puerperal, depressão pós-parto e psicose puerperal. Certamente, o mais importante deles, em virtude de sua prevalência e do grau de disfuncionalidade que promove, é a depressão pós-parto, que será descrita com mais detalhes. O *blues* também tem alta prevalência, mas baixa disfuncionalidade, enquanto a psicose puerperal apresenta baixa prevalência, mas grande gravidade. Todos devem ser objeto da atenção do obstetra.

▶ Disforia (ou *Blues*) Puerperal

Pode-se considerar a disforia (*blues* puerperal ou *baby blues*) como a forma mais leve dos quadros depressivos puerperais, acometendo entre 50 e 80% das puérperas, com sintomas (labilidade emocional, insônia, choro fácil, humor deprimido, ansiedade) que se iniciam nos primeiros dias do pós-parto e desaparecem espontaneamente em até 2 semanas, sendo esse limite de tempo o grande elemento a diferenciar o *blues* da depressão pós-parto. Além disso, seus sintomas depressivos são, de maneira geral, mais leves do que os da depressão pós-parto e possuem a característica de apresentarem um pico de intensidade por volta do 5º ao 7º dias de pós-parto, com diminuição na intensidade depois disso. A depressão pós-parto, ao contrário, possui sintomas mais graves e de intensidade crescente.

Além disso, no *blues* os sintomas somáticos são mais elevados nos primeiros 4 dias e os sintomas de irritabilidade e hostilidade podem persistir por mais tempo, com pico entre o 9º e o 10º dias pós-parto. É interessante destacar que as mulheres de etnia africana e oriental costumam ter mais queixas e sintomas somáticos, enquanto as de origem europeia demonstram

895

896 Protocolos Assistenciais

maiores queixas ansiosas. Essa informação é importante, pois em nossa cultura não costumamos valorizar as queixas somáticas de dor e mal-estar como possíveis sintomas de origem emocional. Saber identificar um quadro de *blues* puerperal é importante em 2 sentidos: o primeiro visa orientar e tranquilizar a paciente de que se trata de um quadro benigno e, no geral, autolimitado, enquanto o segundo motivo diz respeito ao fato de que, embora benigno e comum, o *blues* se apresenta como fator de risco para a depressão pós-parto, com razão de chance (OR) de 3 a 4 vezes. Assim, a mulher diagnosticada com esse distúrbio precisa ser observada nas semanas seguintes. Algumas mulheres poderão manter os sintomas depressivos, em maior ou menor intensidade, com a possibilidade de evoluir para a depressão pós-parto.

Ao mesmo tempo que se tranquiliza o núcleo familiar com boas informações, também deve-se acionar os familiares para auxiliarem a puérpera com suas tarefas diárias, como forma de diminuir a sobrecarga comum nos primeiros dias da maternidade. Dessa forma, de maneira geral, não se indica tratamento específico, mas sim, eventualmente, apresenta-se a possibilidade de um suporte psicológico, se houver uma manifestação mais ansiosa da paciente.

▶ Psicose Puerperal

A psicose é a forma mais grave dos quadros psiquiátricos pós-parto. Tem início precoce, com instalação nas primeiras 3 semanas após o parto, sendo mais comum nas primeiras 48 a 72 horas e, felizmente, é rara, estando presente em 0,1 a 0,2% das parturientes. Os sintomas iniciais da psicose puerperal são descritos como inquietação, irritabilidade e alteração do sono, e evoluem rapidamente para quadro psicótico caracterizado por humor depressivo ou eufórico, comportamento desorganizado, labilidade emocional, confusão mental, delírios e alucinações.

Pode acontecer como evolução de quadros psiquiátricos prévios, como depressão, bipolaridade ou mesmo psicose, mas o antecedente pessoal ou familiar de transtorno bipolar aumenta consideravelmente o risco. Daquelas pacientes sem antecedentes, 50% irão evoluir com quadro bipolar no futuro. A taxa de recorrência também é alta, entre 50 e 70%, ou seja, trata-se de um antecedente extremamente importante. Na Clínica Obstétrica do Hospital das Clínicas da Faculdade de Medicina da Universidade de São Paulo (HCFMUSP), houve um caso com reincidência que terminou com infanticídio, o que salienta a importância da história prévia.

Esse distúrbio se trata de uma urgência psiquiátrica e deve ser prontamente tratado, com internação hospitalar e prescrição de antipsicóticos. Muitas vezes,

Capítulo 91 Depressão Pós-Parto e Outros Distúrbios Psiquiátricos Puerperais **897**

em virtude da gravidade do quadro e da urgência no tratamento, indica-se a eletroconvulsoterapia (ECT), com ótimos resultados.

Deve-se pensar em possíveis quadros orgânicos desencadeadores, como eclâmpsia, tireoidopatias, colagenases (lúpus, em especial), trombose cerebral e encefalite, pois o tratamento específico será fundamental para o restabelecimento da saúde mental.

Certamente, a internação visa a proteção não só do concepto, como também da mãe. Mãe e bebê deverão ser afastados e a amamentação, contraindicada. A possibilidade de infanticídio precisa ser lembrada, pois ocorre em cerca de 4% das pacientes acometidas, no bojo das alucinações vivenciadas.

▶ Depressão Pós-Parto

Conceito

Depressão pós-parto ou depressão puerperal (DP) é o nome que se dá ao quadro de depressão que ocorre no pós-parto da mulher. Trata-se de um quadro depressivo como todos os demais durante a vida da pessoa, porém apresenta algumas características peculiares, com maior frequência de obsessões com relação ao bebê, sentimento de culpa, humor lábil e sintomas ansiosos. Pode tratar-se de uma depressão que surge durante esse período ou da reagudização de um quadro depressivo prévio. Na evolução, pode não retornar ou pode ressurgir em outro momento da vida da mulher. Algumas vezes, pode ser, ainda, o primeiro episódio depressivo de um transtorno afetivo bipolar.

Etiopatogenia

As causas da depressão pós-parto são quase as mesmas da depressão em outros momentos da vida da mulher (ver Capítulo 46 – Depressão na Gravidez); no entanto, nesses casos, as causas desencadeadoras podem ser um pouco diferentes, envolvendo estresse no parto, na amamentação, no relacionamento intrafamiliar ou mesmo quando algo inesperado ocorreu no curso da gravidez, como internações e intercorrências obstétricas (pré-eclâmpsia, diabetes mellitus gestacional etc.), ou com o recém-nascido, como asfixia neonatal, infecções, malformações congênitas e internação em unidade de terapia intensiva (UTI) neonatal. Por sua vez, alterações no ambiente doméstico, privação de sono e variações hormonais abruptas também podem contribuir.

Epidemiologia

A depressão pós-parto é um importante problema de saúde pública e sua prevalência está entre 10-20%, variando de acordo com os critérios diagnósticos utilizados e os métodos de investigação empregados. A prevalência parece ser maior nos países com menor índice de desenvolvimento humano (IDH),

898 Protocolos Assistenciais

nas pesquisas com menor tamanho amostral, com instrumentos de autoavaliação em vez da entrevista clínica e com desenhos transversais, em comparação com os desenhos longitudinais. Os principais fatores de risco são: depressão prévia ou durante a gravidez, *blues* puerperal, ansiedade, ausência de apoio familiar (em especial do companheiro), condições financeiras insuficientes, parto traumático e violência doméstica.

Quadro clínico e diagnóstico

A manifestação do quadro ocorre a partir das primeiras 4-6 semanas após o parto, de forma insidiosa, alcançando sua intensidade máxima nos primeiros 3-6 meses.

Nem sempre é fácil diagnosticar a depressão pós-parto, pois alguns sintomas depressivos, como alterações do sono, do apetite e do desejo sexual, estão comumente presentes no puerpério. Por outro lado, cerca de 80% das mulheres com depressão pós-parto não relatam espontaneamente seus sintomas depressivos ao profissional de saúde, até porque um terço delas não acredita ter esse problema, o que atrapalha bastante o diagnóstico.

Para se fazer o correto diagnóstico, deve-se considerar a presença dos sintomas clássicos, na maior parte do dia, todos os dias, por pelo menos 2 semanas (esse aspecto faz a diferenciação do *blues* puerperal). Os sintomas mais comuns são: humor depressivo, choro fácil, perda de interesse e de energia para as atividades rotineiras, sentimento de culpa, incompetência e desesperança, incapacidade de sentir prazer, cansaço, alterações do sono e do apetite, comprometimento de atenção e memória, além de pensamentos negativos, podendo chegar à ideação suicida. Logicamente, alguns dos sintomas somáticos são comuns no pós-parto e deverão ser analisados com prudência.

Tipicamente, há particularidades clínicas da depressão pós-parto que auxiliam no diagnóstico. Há, por exemplo, um componente ansioso obsessivo mais proeminente do que o usual no pós-parto, com medo de causar danos ao bebê, pensamentos de agressão ao recém-nascido e dificuldade de estabelecer vínculo positivo com o filho gerado.

Infelizmente, no retorno pós-parto de rotina, em geral, não se pensa no diagnóstico de depressão pós-parto e não se investiga a existência dessa doença, sem perguntar ativamente sobre sintomas depressivos. Como o pico de incidência é entre 1-2 meses pós-parto, ao se desconfiar de possível quadro depressivo no retorno pós-parto, deve-se fazer um retorno mais rapidamente, para se fazer o diagnóstico com mais certeza.

Como muitas mulheres não relatam seus sintomas depressivos espontaneamente, a busca dos sintomas deve ser ativa pelo médico. Como já postulado no Capítulo 46 – Depressão na Gravidez, 2 perguntas deveriam ser adicionadas na anamnese obstétrica do retorno pós-parto:

- "Você se sente triste, desanimada, deprimida?".
- "Você sente que está sem vontade, sem interesse ou prazer para fazer suas coisas?".

Se a paciente responder negativamente a essas perguntas, a investigação pode ser encerrada, mas se alguma resposta for positiva, dever-se-á prosseguir com a anamnese, buscando outros sintomas depressivos, como alterações do sono e do apetite, choro fácil, confusão, pensamentos negativos e de morte, desesperança.

Pode ajudar na rotina das consultas de pós-parto o uso de questionários autoaplicáveis como os de Beck ou a escala de depressão pós-parto de Edimburgo (em inglês, Edinburgh postnatal depression scale – EPDS), facilmente disponíveis na internet, e que estão entre os anexos do Capítulo 46 – Depressão na Gravidez. Entre eles, na Clínica Obstétrica do HCFMUSP, dá-se preferência para o EPDS, por ser mais simples e desenhado especificamente para o pós-parto. Desaca-se, no entanto, que, apesar de sua utilidade, o uso de um questionário não substitui o bom diálogo e um diagnóstico mais apurado por um profissional preparado, seja ele obstetra, psicólogo ou psiquiatra.

Prognóstico

Em mulheres com diagnóstico de depressão pós-parto, o vínculo entre mãe e recém-nascido pode ficar prejudicado, com consequências importantes para o desenvolvimento da criança, como desenvolvimento de baixa autoestima, insegurança e atraso nos desenvolvimentos cognitivo e emocional.

Além disso, o infanticídio e o suicídio estão entre as mais graves complicações decorrentes de transtornos puerperais, o que reforça a necessidade de intervenção precoce e adequada a fim de se estabelecer a melhor estratégia de tratamento. Também se sabe que mais de 70% das mulheres com história de depressão pós-parto terão um episódio subsequente durante a vida.

Sem tratamento, o curso natural da doença é um gradual agravamento durante os primeiros 6 meses pós-parto, podendo chegar à ideação suicida ou à catatonia. Com o prolongamento da duração da doença, ocorrem também aumentos do número de sequelas e de sua gravidade. O tratamento insuficiente ou ausente pode levar à cronicidade do quadro depressivo, com recorrências cada vez mais preocupantes. Também há risco de evolução para o transtorno bipolar. É importante, portanto, instituir o adequado acompanhamento do quadro.

Tratamento

Os tratamentos indicados são os farmacológicos e os psicoterapêuticos. Se os sintomas forem poucos e leves, com manutenção das atividades cotidianas, apenas a psicoterapia é suficiente, mas deve-se estar atento à possível piora do quadro, quando o tratamento medicamentoso é obrigatório. O obstetra certamente pode iniciar o tratamento farmacológico, mas os critérios para sua manutenção e tempo de tratamento são da alçada do psiquiatra, sendo necessário o pronto encaminhamento. O tratamento se baseia no uso dos antidepressivos já apresentados no Capítulo 46 – Depressão na Gravidez, com algumas peculiaridades no tocante ao cuidado com a amamentação.

A princípio, a eficácia de todos os antidepressivos é similar, devendo ser considerados seus efeitos colaterais e interferência na amamentação (Tabela 91.1). Todas as drogas antidepressivas são excretadas no leite, com concentrações maiores ou menores, de acordo com a metabolização e a meia-vida. Os inibidores seletivos da recaptura de serotonina (ISRS) são as drogas mais estudadas (fluoxetina, sertralina, paroxetina). Apresentam poucos efeitos adversos descritos e parecem ser seguras na amamentação. São excretadas no leite e não há nenhum metabólito ativo, apresentando baixos níveis séricos e nenhum efeito adverso descrito. Quanto aos antidepressivos tricíclicos, há um metabólito ativo em comum, a doxepina, que possui meia-vida bastante longa (37 horas), podendo acumular-se de forma perigosa no organismo da criança, o que se associa a sedação e depressão respiratória. Diante do exposto, ao se introduzir uma medicação antidepressiva durante a amamentação, a preferência deve ser pela sertralina seguida pela fluoxetina e pela paroxetina. Deve-se salientar, entretanto, que, embora a maioria dos antidepressivos tenha efetiva passagem pelo leite, não são descritos efeitos significativos sobre o lactente.

Alguns psiquiatras associam benzodiazepínicos aos antidepressivos ISRS nas primeiras 1 ou 2 semanas, com o intuito de diminuir os efeitos colaterais comuns e indesejáveis, aumentando, assim, a adesão ao tratamento. Ressalta-se, no entanto, que os benzodiazepínicos deveriam ser evitados durante a lactação, em razão das possibilidades de sedação e síndrome de abstinência nos lactentes, na retirada da droga. Se forem utilizados, que seja na dose mais baixa possível, com observação da sedação do recém-nascido.

A eletroconvulsoterapia pode ser usada em casos mais graves, com risco de suicídio ou infanticídio, quando a melhora rápida do quadro é imperativa e não se pode esperar 2 semanas para o tratamento farmacológico se tornar eficaz. Comumente, é preciso um total de 3-9 sessões até se conseguir resposta satisfatória.

Tabela 49.1 – Uso de drogas antidepressivas na gravidez (continuação)

Grupo	Medicação	Efeitos colaterais	Dose usual	Meia-vida	FDA	Teratogenicidade	Efeitos no recém-nascido	Indicações
Antidepressivos tricíclicos	Amitriptilina	Boca seca, visão borrada, constipação, retenção urinária, taquicardia, prejuízo da memória, confusão, alucinações e delírio	75-150 mg	10-50 horas	C	Casos isolados: nanismo tanatofórico, acrania	Abstinência perinatal (tremores, espasmos, irritabilidade, letargia, cólica, obstrução intestinal	Depressão, cefaleia e outras dores
	Nortriptilina		10-50 mg	15-39 horas	C	Caso isolado de craniossinostose	funcional transitória e retenção urinária), sedação	Depressão, enxaqueca, TDAH, Tourette
	Clomipramina		50-75 mg	12-36 horas	C	Teratogênico em ratos (fenda labial, olhos, enrugamento da pele)		Depressão, TOC, pânico, dor crônica
	Imipramina		25-150 mg	11-25 horas	C	Casos isolados de malformação de membros		Depressão, dor crônica, pavor noturno
Inibidores seletivos da recaptura de serotonina (ISRS)	Fluoxetina	Cefaleia, irritação, ansiedade, impaciência, agitação, tremores, diarreia, náusea, insônia, ganho de peso e disfunção sexual	20-80 mg	4-6 dias	C	Malformações cardíacas do septo ventricular, hipertensão pulmonar persistente	Síndrome de má adaptação pós-natal (20-30%)	Depressão, TOC, TAG, pânico, fibromialgia, transtorno alimentar
	Paroxetina		20-40 mg	3-65 horas	D	Malformações cardíacas (no geral e, principalmente, da via de saída do ventrículo direito), hipertensão pulmonar persistente	Síndrome de má adaptação pós-natal (20-30%)	Depressão, TOC, pânico, TAG, TEPT

(Continua)

Tabela 49.1 – Uso de drogas antidepressivas na gravidez (continuação)

Grupo	Medicação	Efeitos colaterais	Dose usual	Meia-vida	FDA	Teratogenicidade	Efeitos no recém-nascido	Indicações
Inibidores seletivos da recaptura de serotonina (ISRS)	certralina	Paroxetina	50-200 mg	22-36 horas	B/C	Hipertensão pulmonar persistente	Síndrome de má adaptação pós-natal	Depressão, TOC, pânico, fobias, TEPT
	Citalopram		20-40 mg	35 horas	B	Hipertensão pulmonar persistente	Concentração no leite 2-3 × maior do que no sangue materno	Depressão, TOC, pânico
	Escitalopram		10-20 mg	27-32 horas	C	Hipertensão pulmonar persistente	Síndrome de má adaptação pós-natal	Depressão recorrente, pânico, TAG, TOC, fobias
Inibidores da recaptura de serotonina e noradrenalina	Venlafaxina	Os mesmos dos ISRS + transpiração, vertigem, hipertensão e descontrole do diabetes mellitus	75-225 mg	5-11 horas	C	Dados insuficientes	Síndrome de má adaptação pós-natal	Depressão, TAG, pânico, fobias
	Duloxetina		60-120 mg	12-21 horas	?	Dados insuficientes	Dados insuficientes	Depressão, TAG, fibromialgia

(Continua)

Tabela 49.1 – Uso de drogas antidepressivas na gravidez (continuação)

Grupo	Medicação	Efeitos colaterais	Dose usual	Meia-vida	FDA	Teratogenicidade	Efeitos no recém-nascido	Indicações
Inibidor da recaptura de dopamina e, mais fracamente, da noradrenalina (também é um antagonista nicotínico)	Bupropiona	Cefaleia, insônia, convulsões, febre, tontura, coceira, sudorese, erupção cutânea, urticária, tremores, calafrios, agitação, dificuldade de concentração, boca seca, dor abdominal, enjoo, vômito, constipação, perda de apetite, transtornos visuais	150-300 mg	8-24 horas	C	Malformação cardíaca (da via de saída do ventrículo esquerdo), arritmia, TDAH	Dados insuficientes	Depressão, inibição do trecém-nascidobagismo
Antaconista de receptores α-2-noradrenérgicos (pré-sinápticos)	Mirtazapina	Aumento de apetite e de peso, sonolência/sedação	30-45 mg	20-40 horas	C	Dados insuficientes	Dados insuficientes	Depressão, cefaleia
Antidepressivo atípico	Trazodona	Fraqueza, edema, sintomas gripais, fadiga, dor torácica, febre	50-150 mg	6-13 horas	C	Arritmia em animais	Dados insuficientes	Depressão, dor crônica

FDA: categoria de risco para uso na gestação de acordo com o Food and Drug Administration; TAG: transtorno de ansiedade generalizada; TDAH: transtorno de déficit de atenção e hiperatividade; TEPT: transtorno de estresse pós-traumático; TOC: transtorno obsessivo-compulsivo; Tourette: síndrome de Tourette.

Síndrome de má adaptação pós-natal (Webster): irritabilidade, cianose, choro anormal, tremores, letargia, hipoatividade, diminuição da alimentação, taquipneia, desconforto respiratório, hipotermia e hipoglicemia.

Bibliografia

- Faisal-Cury A, Menezes PR. Antenatal depression strongly predicts postnatal depression in primary health care. Braz J Psychiatry. 2012; 34(4):446-50.
- Figueira P, Corrêa H, Malloy-Diniz L, Romano-Silva MA. Escala de depressão pós-natal de Edimburgo para triagem no sistema público de saúde. Rev Saúde Pública. 2009; 43 (Supl 1):79-84.
- Galletta MA, Faisal-Cury A, Aquino MMA, Tess V. Recomendações SOGESP 2016: Desafios no diagnóstico da depressão pós-parto no Brasil, 2016, 1-22. [Acesso em: 28/10/2021]. Disponível em: https://www.sogesp.com.br/recomendacoes-sogesp/tema-2016/2016-tema-01/.
- Grussu P, Quatraro RM. Maternity blues in Italian primipara women: Symptoms and mood states in the first fifteen days after childbirth. Health Care Women Int. 2013; 34(7):556-76.
- Halim N, Beard J, Mesic A, Patel A, Henderson D, Hibberd P. Intimate partner violence during pregnancy and perinatal mental disorders in low and lower middle income countries: A systematic review of literature, 1990-2017. Clin Psychol Rev. 2018; 66:117-35.
- Lobato G, Moraes CL, Reichenheim ME. Magnitude da depressão pós-parto no Brasil: Uma revisão sistemática. Rev Bras Saúde Matern Infant. 2011; 11(4):369-79.
- O'Connor E, Rossom RC, Henninger M, Groom HC, Burda BU. Primary care screening for and treatment of depression in pregnant and postpartum women: Evidence report and systematic review for the US Preventive Services Task Force. JAMA. 2016; 315(4): 388-406.
- Pogliani L, Baldelli S, Cattaneo D, Pileri P, Clementi E, Cetin I, Zuccotti G. Selective serotonin reuptake inhibitors' passage into human milk of lactating women. J Matern Fetal Neonatal Med. 2019; 32(18):3020-5.
- Reck C, Stehle E, Reinig K, Mundt C. Maternity blues as a predictor of DSM-IV depression and anxiety disorders in the first three months postpartum. J Affect Disord. 2009 ; 113(1-2):77-87.
- Silva GA. Prevalência de depressão pós-parto em países desenvolvidos e em desenvolvimento: Contribuições metodológicas de uma metanálise. Tese (Doutorado). São Paulo: Universidade de São Paulo, Faculdade de Psicologia, 2013.
- Tess VLC. Abordagem dos transtornos psiquiátricos na gestação e no puerpério. In: Forlenza OV, Miguel EC, editores. Compêndio de clínica psiquiátrica. Barueri: Manole, 2012. p. 639-55.
- The American College of Obstetricians and Gynecologists Committee Opinion n. 630: Screening for perinatal depression. Obstet Gynecol. 2015; 125(5):1268-71.
- Theme-Filha MM, Ayers S, Gama SG, Leal MC. Factors associated with postpartum depressive symptomatology in Brazil: The Birth in Brazil National Research Study, 2011/2012. J Affect Disord. 2016; 194:159-67.
- Zinga O, Phillips SD, Bom L. Depressão pós-parto: Ssabemos os riscos, mas podemos preveni-la? Braz J Psychiatry. 2005; 27(2):56-64.

Índice Remissivo

> **Obs.:** números em *itálico* indicam figuras; números em **negrito** indicam tabelas e quadros.

A

Abortamento, 559 (*v.tb.* Aborto)
  acompanhamento, 567
  ameaça de, 562
    tratamento, 563
  completo, 562
    tratamento, 563
  curso natural do, 561
  espontâneo, risco de, 22
  exames complementares, 561
  fatores
    etiológicos, 559
    maternos, 560
  formas clínicas e aspectos
    ultrassonográficos do, 562
  habitual sem causa determinada, 47
  incidência, 559
  incompleto, **562**
    tratamento, 563
  infectado, **562**
    antibióticos empregados no, **567**
    tratamento, 566
  retido, 562
Aborto
  habitual, 573
    fatores ambientais e estilo de vida, 578
    fatores anatômicos, 575
    fatores endocrinológicos, 577
    fatores genéticos, 574
    fatores imunológicos, 575

    história obstétrica, 574
    rotina de investigação básica de, **578**
    trombofilias hereditárias, 577
  retido, 569
    acompanhamento, 572
    conduta, 570
    diagnóstico, 569
    exames complementares, 569
    tratamento, 565
Acetato de atosibana, esquema terapêutico de utilização do, **638**
Aciclovir, 50
Ácido
  acetilsalicílico, uso na profilaxia de tromboembolismo, 251
  ascórbico, 12
  fólico, 11, 68
  mefenâmico, 81
  valproico, 80
Acidose, probabilidade de ocorrência de, *187*
Acne, 94
  na gestação, algoritmo de tratamento para, **95**
  tratamento, 94
Acompanhamento
  pré-natal, frequência das consultas, 70
  ultrassonográfico nas gestações gemelares, rotina adotada no HCFMUSP, 649
Aconselhamento genético, 45
  abortamento habitual sem causa determinada, 47
  casamento consanguíneo, 47
  contato com agentes mutagênicos ou teratogênicos, 48
  doença herdável, 46
  idade parental avançada, 48

906 Protocolos Assistenciais

malformações em gestações anteriores ou na atual, 46
malformações na família, 46
recomendações de testes diagnósticos para, 58
Acretismo
placentário, 853
conduta, 854
diagnóstico, 854
fatores de risco, 853
quadro clínico, 853,
Acuidade visual, piora da, 72
Agente(s)
cardioteratogênicos
efeitos da exposição a, **146**
exposição a, 146
microbianos relacionados à infecção de cicatriz cirúrgica, 869
mutagênicos ou teratogênicos, contato com, 48
Agorafobia, 512
Alcaravia, 884
Álcool, 49
Algodoeiro, 884
Alimentação equilibrada, 3
Aloimunização
diagnóstico de, 721
Rh, 721
Altura uterina, 118
Amamentação, 29
Ambiental, o que é?, 48
Amiodarona, 82
Amniocentese
complicações, 163
época de realização, 162
indicações, 162
técnica, 162
Amniodrenagem, 610
complicações, 164
técnica, 163
Amnionicidade, 645
Amplificação *multiplex* de sondas dependente de ligação, 59
Analgesia
com raquianestesia, 839
combinada raquiperidural, 840
geral para cesariana, 842
neuraxial para cesariana, 842

no neuroeixo para parto vaginal, 839
para cesariana, 841
para o parto vaginal, 837
peridural contínua, 839
sistêmica
inalatória, 838
para o parto vaginal, 838
venosa, 838
Analgésicos, 81
Anemia(s), 209
aplástica, 223
diagnóstico, 223
tratamento, 223
classificação, 209
classificação de acordo com a fisiopatologia da doença e conforme a morfologia dos eritrócitos, **210**
ferropriva, 211
diagnóstico, 212
tratamento, 212
fetal, diagnóstico e tratamento da, 725
megaloblástica, 215
diagnóstico, 216
tratamento, 216
Aneuploidia e cardiopatias congênitas, relação entre, **150**
Anomalias cromossômicas no primeiro trimestre,
rastreamento das, 121
Antagonista
dos receptores da angiotensina II, 82
da dopamina, 8
Antibióticos de acordo com o foco infeccioso, **756**
Anticoagulação
exames laboratoriais para o controle da, 252
fatores de risco para sangramento que podem contraindicar, **258**
indicações de, 270
para gestantes e puérperas após internação por COVID-19, *411*
plena durante a gestação, *271*
plena, conduta no parto de pacientes com, 263
profilática de acordo com o peso materno, ajuste da, *243*
tipos de, *243*

Índice Remissivo **907**

Anticoagulante(s), 82
  orais, uso na profilaxia de
    tromboembolismo, 252
Anticonvulsivantes, 49
Antidepressivos, 81
Antieméticos, 50
Antígenos eritrocitários associados à
  doença hemolítica perinatal moderada
  a grave, **722**
Antipiréticos, 81
Antipruriginosos centrais, 81
Antitrombina
  deficiência de, 238
  função da, 238
Aorta, corte do eixo curto mostrando o, *149*
Artéria pulmonar, *149*
Asma, 364
  avaliação fetal, 369
  classificação, 365
  conduta no parto, 370
  diagnóstico, 364
  exacerbações
    em gestantes, tratamento
      medicamentoso, **369**
    tratamento, 367
    na gestação, terapia de manutenção
      da, **367**
    tratamento, 365
    de manutenção da, 366
Assistência
  ao parto, 783
    acompanhamento do trabalho de
      parto, 785
    admissão, 783
    amniotomia, 786
    analgesia, 786
    assistência
      ao segundo período, 786
      ao terceiro período, 787
      pós-dequitação, 788
    exame
      de toque, 784
      físico geral, 784
      obstétrico, 784
    posição durante o primeiro
      período, 786
  pré-natal
    acolhimento, 65

acompanhamento pré-natal, 70
antecedentes e identificação de
  riscos, 66
avaliação
  inicial, 65
  laboratorial inicial, 68
  exame físico geral e obstétrico, 68
  programação da gravidez, 66
  suplementação vitamínica, 68
  vigilância
    fetal, 75
    materna, 72
Atenolol, 82
Atividade(s)
  aeróbias, duração/intensidade, 25
  biofísicas, áreas de controle no sistema
    nervoso central, **180**
  física
    definição, 20
    indicadas na gravidez, **24**
    modificações gravídicas no
      organismo materno e, 20
    na gestação, benefícios, 19
    na gravidez
      contraindicações, 21
      influência no peso fetal/recém-
        -nascido e parto prematuro, 23
      segurança da, 22
      precauções, 24
      tipos de, 24
Atriosseptomia, indicação, **151**
Ausculta intermitente dos batimentos
  cardíacos fetais, 805
Avaliação antenatal, aspectos
  nutricionais, 3-17
AZT, administração intravenosa profilática
  de, **429**

B

Baby blues, 895
Bacteriúria assintomática, 450
  orientações e tratamento, 452
Balanço hídrico, 408
Barro biliar, 631
Bem-estar fetal, 75
Benzodiazepínicos e ansiolíticos na
  gravidez, uso, **514-515**

908 Protocolos Assistenciais

β-hCG, uso combinado da dosagem sérica
de, com ultrassonografia, 546, 547
β-miméticos, 638
Bicarbonato, reposição de, 325
Biópsia de vilo corial
complicações, 162
contraindicações, 161
época de realização, 160
indicações, 160
técnica, 161
Bloqueios atrioventriculares, 152
Blues puerperal, 895
Bradicardias, 152
Bypass gástrico em Y de Roux, 337

C

Calciferol, 12
Cálcio, 13
Câncer
de colo de útero,457
rastreamento de, 459
de mama, 479
diagnóstico, 480
fatores de risco, 479
patologia, 479
quimioterapia, 482
tratamento, 481
Carbamazepina, 80
Carboidratos, 7
Carcinoma de colo uterino, 457
na gestação, 465
Cardápio de 2.000 kcal, **8**
Cardiopatia(s), 265
acompanhamento pré-natal, 266
congênita 145
congênita fetal, condutas indicadas para
os casos de, **156**
fetais
morfologia, 147
rastreamento pela ultrassonografia
obstétrica, 147
fatores de impacto negativo no
prognóstico materno e fetal, **266**
materna, tratamento medicamentoso
da, 269
Cardiotocografia
anteparto, 175

basal, 177
com sobrecarga, 179
computadorizada, 179
estimulada, 178
intraparto, conduta de acordo com o
traçado da, **814**
intraparto e conduta obstétrica,
interpretação da, **813**
Casamento consanguíneo, 47
Catapora, 36
Cavidade peritoneal,revisão da, 794
Caxumba, imunização contra, 35
Célula
do líquido amniótico, 51
do sangue fetal, 52
Celulite
com comprometimento sistêmico, 871
em incisão de cesárea, 870
sem comprometimento sistêmico, 870
Cerclagem
abdominal, 587
cervical, 583
de emergência, 585
terapêutica, 584
contraindicações para, 587
Cesárea/cesariana, 789
anestesia para, 841
anestesia neuroaxial para, 842
classificação, 795
complicações maternas e perinatais
das, 795
de emergência, indicações, 790
eletiva, indicações, 790
estratégias para redução, 795
indicações, 789
monitoração das taxas de, 795
risco epidemiológico para,
classificação, 796
segmentar transversa anterior, 603
Cetoacidose diabética
manejo da, 324, *326*
sinais, sintomas e fatores precipitantes
de, **324**
Chlamydia trachomatis, 442, 449
Choque séptico, 749, 752
em gestantes e puérperas, causas, 754

C

Cianocobalamina, 11
Cicatriz cirúrgica, complicações da, 867
Ciclo de resposta sexual humana, 105
Cirurgia(s)
  bariátrica
    complicações maternas e fetais
      associadas à, **338**
    durante a gestação, complicações, 338
    gestação após, 337
    fetais, 199
    correção intrauterina da
      mielomeningocele, 201
    fotocoagulação a *laser*, 199
    oclusão endotraqueal fetal, 203
Cistite(s), 450
  casos não complicados, orientações e
    tratamento, 453
Clamídia, 442
  diagnóstico, 442
  implicações obstétricas, 442
  tratamento, 443
Classificação
  de Gratacós para restrição de
    crescimento fetal seletiva em
    gemelares monocoriônicos, **653**
  de Robson, os 10 grupos, **797**
Coagulação intravascular disseminada
  sinais clínicos e laboratoriais de, **740**
  sistema de pontuação para diagnóstico
    da, **716**
Coagulopatia do feto morto retido, 605
Cocaína, 49
Colestase
  gravídica, 373
    conceito, 373
    conduta obstétrica, 378
    diagnóstico, 375
    epidemiologia, 373
    etiologia, 374
    prognóstico, 376
    quadro clínico, 374
    tratamento clínico, 377
  intra-hepática da gravidez,
    denominações anteriores, **98**
Colo
  curto, identificação do, 630

uterino, intervenções baseadas na
  medida do comprimento do, 630
Complicação(ões)
  da cicatriz cirúrgica
    deiscência da ferida cirúrgica, 872
    hematomas e seromas, 874
    infecção
      da episiotomia, 875
      da incisão da cesárea, 869
      do sítio cirúrgico, 867
    medidas preventivas associadas à
      diminuição da incidência de, **868**
    hipertensivas agudas, tratamento, 295
Condiloma acuminado na gestação, 464
Controle ambiental, 366
Convulsão, recorrência de, tratamento, 709
Coração anatomicamente normal
  corte dos três vasos no, *149*
  corte mostrando 4 câmaras de um, *148*
Cordão
  prolapso do, 591
  umbilical, inserção anômala do, 657
Cordocentese
  complicações, 165
  época de realização, 164
  indicações, 164
  técnica, 165
Corionicidade, 645
  determinação da, **646**
Correção intrauterina da
  mielomeningocele, 201
  acompanhamento pós-correção, 202
  indicação, 201
  medidas preventivas durante e após
    procedimento, 202
  técnica, 202
Corticosteroide(s)
  tópicas, 99
  uso na profilaxia de
    tromboembolismo, 251
Corticoterapia, 639
  antenatal, 691
COVID-19, 39
  alta hospitalar, 411
  anticoagulação para gestantes e
    puérperas após internação por, *411*
  atendimento de gestantes e puérperas
    com, experiência do HCFMUSP, 402

910 Protocolos Assistenciais

gestantes e puérperas
em unidade de terapia intensiva, 408
tratamento em enfermaria, **406**, *407*
transmissão vertical, 410
triagem de sintomas clínicos de, roteiro
para, **403**
Crescimento fetal, 75
Crise
convulsiva, manejo da, 385
de pânico na sala de parto,
tratamento, 516
epiléptica, 381
tireotóxica, 355
critérios diagnósticos para, **356**
tratamento, *357*
Cuidados paliativos em medicina fetal, 195
Curva
da altura uterina com relação à idade
gestacional, *616*
de peso ao nascer com relação à idade
gestacional
para meninas, *619*
para meninos, *618*

D

Data da última menstruação, 117
Defeito(s)
de fibroblastos, 129
de transcrição genética, 129
do fechamento do tubo neural, 143
profilaxia da recorrência e da
primeira ocorrência dos, 143
do tubo neural
conduta, 142
rastreamento e diagnóstico dos, 139
rastreamento, 139
rastreamento bioquímico, 140
ultrassonografia no primeiro
trimestre, 140
ultrassonografia no segundo
trimestre, 141
enzimáticos, 129
Deficiência(s)
da vitamina D, 12
de antitrombina, 238
de iodo, 14
de proteína C, 238

de proteína S, 239
de proteína Z, 236
nutricionais durante a gestação,
tratamento das, **339**
Deiscência
da episiotomia, 876
da ferida cirúrgica, 872
fatores predisponentes, 872
quadro clínico, 874
tratamento, 874
Dengue, 36
na gestação, 36
Depressão
maior, critérios diagnósticos segundo o
DSM-IV, **487**
na gravidez, 485
pós-parto, 895, 897
conceito, 897
epidemiologia, 897
etiopatogenia, 897
prognóstico, 899
quadro clínico e diagnóstico, 898
tratamento, 900
Dequitação, 793
Dermatose(s)
alteradas pela gravidez, 93
da gravidez, nomenclatura e sinônimos
anteriores das, **98**
específicas da gravidez, 93, 98
Desaceleração
precoce DIP II, 812
variável, 812
Descolamento prematuro de placenta, 737,
894
complicações, **737**
conduta obstétrica, 740
conduta, 739
crônico, 741
diagnóstico, 738
fatores de risco, 737
risco de recorrência, 742
Descompensações cardiovasculares,
abordagem inicial das, 276
edema agudo do pulmão, 276
infarto agudo do miocárdio, 277
parada cardiorrespiratória, 278
taquiarritmias, 276

Descompressão funicular pelo toque vaginal, *593*
Descontrole pressórico em pacientes internadas, tratamento, *701*
Dexclorfeniramina, 82
Diabetes
mellitus, 50
após o parto, pesquisa de, *694*
tratamento
atividade física, 306
dieta, 306
insulinoterapia, 307
monitoração glicêmica, 306
mellitus gestacional, 585
acompanhamento pré-natal, 687
assistência ao parto, 693
avaliação fetal, 692
complicações associadas ao, 686
diagnóstico, 685
durante o pré-natal, diagnóstico de, *686*
fatores de risco, **685**
momento e tipo de parto, 692
perfil glicêmico e alvos terapêuticos para o tratamento do, **688**
prescrição de insulina no dia do parto para pacientes com, **693**
puerpério, 693
situações especiais
corticoterapia antenatal, 691
pós-cirurgia bariátrica, 691
síndrome de ovários policísticos, 690
tratamento, 687
mellitus tipo 1, 301
acompanhamento pré-natal, 302
cuidados pré-concepcionais, 301
definição, 301
exames complementares adicionais, 303
gestante com, cuidados no dia do parto, 310
gestante com, exames complementares adicionais na rotina pré-natal da, **304**
na gravidez, complicações associadas ao, **303**
mellitus tipo 2, 313

ajuste de terapêutica após o parto de pacientes com, *318*
amamentação, 318
cuidados e orientações pré-concepcionais, 313
diagnóstico na gestação, 313
confirmação diagnóstica no pós-parto para os casos de, 317
gestante com, tratamento, 314
individualização do tratamento na gestação, *315*
pacientes com, cuidados e orientações pré-concepcionais, 313
Diagnóstico pré-natal, metodologias moleculares no, vantagens e desvantagens, **53**
Diástole
reversa em artérias umbilicais, 183
zero em artérias umbilicais, 183
Dieta materna e as condições do recém-nascido, 3
Digoxina, 82
Dinoprostona
posicionamento do pessário de, *773*
utilização na maturação cervical, 772
Discordância de crescimento entre fetos, fórmula, 651
Disforia puerperal, 895
Disfunções tireoidianas, 343
crise tireotóxica, 355
hipertireoidismo, 34
hipotireoidismo, 344
na gestação, rastreamento das, 344
tireoidite pós-parto, 356
Distocia
de dilatação, 821, 824
funcional, 821
classificação, 821
conduta terapêutica, 822
operação cesariana indicada para casos de, 825
quadro clínico, 822
por hiperatividade, 821, 822
por hipertonia, 821, 823
por hipoatividade, 821, 822

912 Protocolos Assistenciais

Distúrbio(s)
  do ritmo cardíaco no feto
    aconselhamento pós-diagnóstico, 155
    bloqueios atrioventriculares, 152
    bradicardias, 152
    conduta obstétrica, 155
    extrassístoles, 152
    taquicardias, 153
  psiquiátricos durante a gravidez, 503
    transtorno
      afetivo bipolar, 503
      de ansiedade, 510
      de ansiedade generalizada, 517
      de estresse pós-traumático, 520
      de pânico, 511
      obsessivo-compulsivo, 519
DNA HPV, pesquisa de, 463
Doença(s)
  fetais, 174
  hemolítica perinatal, classificação da
    história obstétrica prévia de acordo
    com o pior desfecho relacionado à,
    724
  herdável, 46
  hipertensiva específica da gestação, **698**
  hipertensivas da gravidez, classificação,
    698
  materna de defeito enzimático ou
    metabólico, 50
  maternas , 174
    de defeito enzimático ou metabólico,
    50
    preexistentes, 173
  respiratórias, 359
    asma, 364
    pneumonia comunitária, 361
    tuberculose pulmonar, 359
  reumática, profilaxia da, **270**
  trofoblástica gestacional, 535
    características, 536
    classificação, **535**
    evolução, 536
Domperidona, **884**
Dopplervelocimetria, 181
  aplicabilidade da, 183
  das artérias umbilicais, anormalidades
    na, 185
  de artérias uterinas e umbilicais, **184**

em gestações de alto risco para
  insuficiência plaquetária, *184*
indicações, 183
Droga(s)
  antidepressivas, uso na
    gravidez, **489-491**
  antiepilépticas, 382
    mais utilizadas, doses e principais
      malformações, **383**
  antirretrovirais, **427**
  contraindicadas na gravidez, 80
    antialérgicos, 82
    anti-infecciosos, 84
    anti-inflamatórios, 85
    antimaláricos, 85
    antineoplásicos, 85
    classificação, 80
    drogas antirreumáticas com
      informações limitadas, 85
    drogas modificadoras de doenças
      reumáticas, 85
    fármacos
      cardiovasculares, 82
      para aparelho respiratório, 83
      para metabolismo e nutrição, 83
      para trato gastrointestinal, 83
      hormônios e substâncias com ação
        uterina, 84
      psicotrópicos, 81
      vitaminas, 83
  depressivas, uso na gravidez, **901-903**
  modificadoras de doenças reumáticas, 85
  na gravidez, 79
DUM (data da última menstruação), 65

E

Eclâmpsia, 707
  avaliação fetal, 711
  classificação prognóstica, 707
  iminência de, 704
  iminência de, e tratamento obstétrico
    nos casos de, *711*
  sulfato de magnésio, critérios que
    contraindicam a administração de, **709**
  tratamento, 707
    esquema de Pritchard para uso de
      sulfato de magnésio, 708

Índice Remissivo 913

esquema de Sibai para uso de sulfato
de magnésio, 709
hidantalização, esquema de, 710
hipotensor, 710
manutenção da função
respiratória, 708
recorrência das convulsões, 709
Ecocardiografia
fetal, 118, 145
indicações, 145
período ideal para a realização da, 147
transtorácica, 304
Eczema, 100
Edema agudo de pulmão, 276
Emergência hipertensiva
drogas para tratamento, 70
tratamento da, 703
Êmese gravídica
tratamento, 529
tratamento farmacológico da, 530
Endocardite infecciosa, profilaxia
da, 270, **271**
Enoxaparina, ajuste de dose com base no
peso da paciente, **248**
Enterobacter, 449
Enterococcus faecalis, 449
Epilepsia, 381
assistência no parto, 385
assistência pré-natal, 384
avaliação pré-concepcional, 383
classificação, 381
contracepção, 386
etiologia, 381
influência da gravidez sobre a, 381
influência sobre a gravidez, 382
pós-parto, 385
Episódios maníacos, características, **505**
Epitélio glandular, 631
Equilíbrio acidobásico, avaliação do, 817
Ergotamina, 50
Erupção
atópica da gravidez, 100
denominações anteriores, **98**
polimórfica da gravidez, 99
denominações anteriores, **98**
Erva-doce, 884

Escala
de percepção de esforço subjetivo de
Borg, **26**
de pressão pós-parto de Edimburgo,
versão em português, **496-497**
Escherichia coli, 449
Escore cardiovascular, **151**
Espica, 811
Espirometria, 364
Esquema de Sibai para uso de sulfato de
magnésio, 709
Estabilizadores de humor na gravidez, uso
de, 507-508
Estado nutricional da gestante, diagnóstico
e acompanhamento, 4
Esteatose hepática aguda da gravidez, 714
Estreptococo do grupo B, 40
infecção por, 471
Estrias, 96
tratamento, 97
Exercício(s)
abdominais, 24
de Hofmann, 880
físico, riscos e benefícios, 19
no meio aquático, 27
resistidos, 27
frequência/intensidade, 27
segurança, 27
sinais e sintomas que contraindicam
os, 28
Extração fetal, 793
Extrassístoles, 152
Antipruriginosos centrais, 81

F

Fármaco(s)
mais utilizados para inibir a lactação, 887
para aparelho respiratório, 83
para metabolismo e nutrição, 83
para trato gastrointestinal, 83
Fasciíte necrosante, 870
Fator V de Leiden, mutação do, 237
Febre amarela, 39
Fechamento
da parede abdominal, 794
do útero, 793
Fenilcetonúria, 50

914 Protocolos Assistenciais

Ferida operatória, tratamento das
  complicações, opções, **873-874**
Ferro, 13
  elementar, 68
Feto(s)
  com pico de velocidade sistólica
    da artéria cerebral média,
    acompanhamento dos, 726
  unidos, 660
Foliculite pruriginosa da gravidez, 100
Fórcipe
  aplicações do, classificação das, **800**
  complicações relacionadas ao uso
    inadequado do, **803**
  condições de aplicações do, **800**
  cuidados após o parto, 803
  falhado, 800
  indicações, 800
  Kielland, particularidades, 802
  obstétrico, 799
  Piper, 799
    particularidades, 802
  Simpson-Braun, 799
    particularidades, 802
  tentativa de, 800
Fórmula para estimativa da perda volêmica
  por meio de pesagem de compressas, *849*
Fotocoagulação *laser* das anastomoses
  placentárias na síndrome de transfusão
  feto-fetal, 199
  acompanhamento pós-*laser*, 201
  indicação, 199
  medidas preventivas durante e após
    procedimento, 200
  técnica, 200
Fração β-livre da gonadotrofina coriônica
  humana, 126
Frequência
  cardíaca em treinamento aeróbio
    durante a gestação, tabela
    modificada para zonas de, **26**
  cardíaca fetal, 23, 175, 180
    acelerações da, 811
    interpretação dos parâmetros
      avaliados pela cardiotocografia, **809**
    medidas de ressuscitação
      intrauterina para traçados da, **815**

no período intraparto, alterações
  da, 808
  parâmetros, 175
  quedas da, 811
Função
  Plaquetária, estudo da, 184
  renal, 304
  tireoidiana, 343
Funcho, 884
Fundoscopia, 304

G

Galactagogos, 883
Ganho de peso
  na gestação gemelar, **647**
  materno, 6
  recomendado na gestação, **6**
Gardnerella vaginalis, 449
Gemelar(es)
  com restrição de crescimento fetal
    de acordo com a classificação de
    Gratacós, acompanhamento
    dos, *654-655*
  dicoriônicos, restrição de crescimento
    fetal seletiva em, 651
Gemelidade, 645
  acompanhamento
    pré-natal, 646
    ultrassonográfico, 648
  amnionicidade, 645
  complicações, 649
    inserção anômala do cordão
      umbilical, 657
    malformação fetal, 656
    óbito de 1 dos fetos, 655
    prematuridade, 649
    restrição do crescimento fetal, 651
  corionicidade, 645
  parto e puerpério, 660
Gene homeobox, 129
Genético, o que é?, 48
Gengivite, 72
Gestação(ões)
  anembrionada, *562*
    de primeiro trimestre
      tratamento, 565
  após cirurgia bariátrica, 337

Índice Remissivo 915

atividade física na, benefícios, 19
com feto acárdico, 659
complicadas por pneumonia, 361
condiloma acuminado na, 464
de alto risco para sofrimento fetal
intraparto
situações que caracterizam, **806**
diabetes *mellitus* na, perfil glicêmico
e alvos terapêuticos no tratamento
do, **307**
diabetes *mellitus* tipo 2 na
individualização do tratamento
do, *315*
ectópicas em sítios extratubários, 550
em pacientes com doença renal,
evolução da, **282**
em pacientes lúpicas, 229
emergências e urgências hipertensivas
na, manejo das, *296*
exercendo a sexualidade na, 108
ganho de peso materno recomendado
na, **6**
gemelar(es)
ganho de peso na, 647
procedimentos invasivos nas, 169
infecções sexualmente transmissíveis
na, 435
intercorrências da, 174
monoamniótica, 660
monocoriônicas
complicações exclusivas das
fetos unidos, 660
gestação
com feto acárdico, 659
monoamniótica, 660
síndrome da transfusão
feto-fetal, 657
prolongada, 743
fatores que influenciam a incidência
de, 744
terapêutica nas emergências
hipertensivas na, **297**
testes diagnósticos para sífilis na,
interpretação de, **439**
treinamento durante a gestação
tabela modificada para zonas de
frequência cardíaca em, **26**
trombofilias na, rastreamento de, **236**

uso de imunoglobulinas na, 34
vacinas contraindicadas na, 35
Gestante(s)
adolescente
classificação do estado nutricional, 6
com sobrepeso e obesidade, 7
alimentação da, 3
aloimunizada, 722
acompanhamento da(s), *724*, *725*
alteração citológica em, conduta em, **461**
alterações cutâneas fisiológicas, 93
alterações pigmentares nas, 95
avaliação nutricional da, 4
cardiopatas
acompanhamento pré-natal de, **268**
sinais e sintomas de
descompensação cardíaca na, **269**
casos de alteração histológica em,
conduta nos, 463
com antecedente de parto
prematuro, 630
com cardiopatia, prematuridade em, 272
com diabetes *mellitus* tipo 1
exames complementares adicionais
na rotina pré-natal da, **304**
com diabetes *mellitus* tipo 2
tratamento, 314
com diagnóstico de infecção pelo
HIV, 431
com diagnóstico tardio do HIV durante
pré-natal, 431
com diástole zero ou reversa,
conduta, *188*
com epilepsia, 382
com fatores de risco para
prematuridade espontânea, conduta
assistencial na, *631*
com hipertensão arterial crônica
critérios para internação da, **292**
investigação laboratorial da, **292**
com IMC fora dos limites adequados, 7
cardápio de 2.000 kcal, **8**
com síndrome dos anticorpos
antifosfolípide, profilaxia
antitrobótica em, *242*
com síndrome HELLP com menos de
34 semanas e feto vivo, conduta, *719*

916 Protocolos Assistenciais

com trombofilia de alto risco
trombótico, profilaxia
antitrombótica em, *242*
com trombofilia de baixo
risco trombótico, profilaxia
antitrombótica em, *242*
conduta nos casos de alteração
citológica em, 461
gráfico para acompanhamento
nutricional da, 5
grupos especiais, orientações
nutricionais para, 15
HIV-positivo
peculiaridades da rotina laboratorial
em, **425**
necessidades calóricas e
suplementação, 7
minerais, 13
vitaminas, 11
nefropata, assistência pré-natal, 284
obesa, 6
orientações nutricionais gerais, 14
queixas clínicas e obstétricas, 72
rastreamento sorológico da, 438
reanimação cardiopulmonar em, *279*
Rh(–) não aloimunizada, 722
vacinação dTpa conforme histórico
vacinal da, **32**
vivendo com HIV, 424
Gonadotrofina coriônica humana
na gravidez de localização
desconhecida, 554
razão de, *555*
Gonorreia, 443
diagnóstico, 443
implicações obstétricas, 443
tratamento, 444
Gorduras, 8
Granuloma gravidarum, 72
Gravidez
após história de óbito fetal, 605
após transplante renal, 283
atividade física na
contraindicações, 21
segurança da, 22
cervical, 551
cirurgia cardíaca durante a, 272
complicações associadas ao diabetes

mellitus tipo 1 na, **303**
de localização desconhecida, 553
acompanhamento, 554
algoritmo para acompanhamento e
conduta em, *557*
classificação, 553
conduta, 556
falhada, 553
persistente, 554
depressão na, 485
dermatoses específicas da, 98
drogas contraindicadas na, 80
ectópica, 545, 554
diagnóstico, 545
tratamento, 548
em cicatriz de cesárea, 551
erupção
atópica da, 99
polimórfica da, 99
estabilizadores de humor na, uso
de, **507-508**
foliculite pruriginosa da, 100
influência sobre a
epilepsia, 381
gravidez, 382
intersticial, 550
intrauterina, 553
metástases na, exames laboratoriais e de
imagem para pesquisa de, 480
pós-doença trofoblástica gestacional, 543
psoríase pustulosa da, 101
terapêutica cardiovascular na, **269**
tubária
tratamento cirúrgico, 548
tratamento clínico, 548
uso de vacinas e indicações na, **31**
Grupo(s)
alimentares em porções, lista de
equivalência dos, **9**
de atendimento integral em
perinatologia, 96

H

hCG, *ver* Gonadotrofina coriônica humana
Helmintoses, 88
intestinais, tratamento das
principais, **89-90**

Índice Remissivo **917**

Hematomas, 874
Hemoglobina glicada, 303
Hemoglobinopatia, doenças falciformes, 216
Hemorragia(s)
  obstétrica, graus de choque e sinais
    clínicos na, **849**
  pós-parto
    causa tônus, sequenciamento do
      tratamento da, *850*
    causa trauma, sequenciamento do
      tratamento da, *851*
    causa trombina, sequenciamento do
      tratamento da, *852*
    identificação de fatores de risco
      para, *846*
    prevenção da, 846
    sequenciamento do atendimento
      à, *848*
    e tratamento direcionado à causa
      da, 847
  pós-parto, 845
    causas, 845
    causas mnemônio 4T, **845**
    maciça, 845
    primária, 845
Hepatite
  A, 414
    vacina contra, 37
  B, 33
    interpretação dos padrões
      sorológicos da, **71**
  B, 414
    interpretação dos padrões
      sorológicos da, **416**
    vacinação contra o vírus da, 417
  C, 418
    características virais e sorológicas dos
      agentes causadores de, **413**
  D, 419
  E, 419
  virais, 413
Hibridização *in situ* fluorescente, 59
Hidropisia fetal, avaliação por meio
  do escore cardiovascular de James
  Huhta, 150
Hiperêmese
  gravídica, 525
    avaliação inicial, 529

diagnósticos diferenciais de, 528
epidemiologia, 526
etiopatogenia, 526
prognóstico, 529
quadro clínico, 527
tratamento, 529
  farmacológico, **532**
Hiperglicemia sem cetoacidose diabética,
  manejo da, 323, *323*
Hiper-homocisteinemia, 239
Hiperpigmentação generalizada, 95
Hipertensão arterial crônica, 289, **698**
  avaliação fetal na, **298**
  acompanhamento pré-natal, 291
  avaliação fetral, 297
  classificação, 290
  com pré-eclâmpsia superajuntada, 290
  critérios de internação da, **292**
  diagnóstico, 290
  gestantes com, conduta obstétrica, 298
  indicações de profilaxia de pré-
    eclâmpsia em pacientes com, **299**
  investigação laboratorial da gestante
    com, **292**
  terapêutica farmacológica da, 293
  tratamento, 293
Hipertireoidismo
  causas, 350
  complicações obstétricas e neonatais, 351
  definição, 349
  diagnóstico, 351
  na gestação, diagnóstico, **351**
  na gestão, algoritmo para início do
    tratamento do, 354
  prevalência na, 350
  sinais e sintomas, 350
Hipnoanalgésicos, 81
Hipoacusia, 72
Hipoglicemia, manejo da, 321, *322*
Hiposmia, 72
Hipotireoidismo
  complicações obstétricas e neonatais, 347
  conduta no puerpério nas pacientes
    com, *349*
  definição, 344
  diagnóstico, 345
    etiológico do, *347*

918 Protocolos Assistenciais

em gestantes, tratamento com
levotiroxina, ajustes de doses no, **348**
etiologia, 344
na gestação
diagnóstico do, *346*
dose inicial de levotiroxina para
tratamento do, **348**
prevalência na gravidez, 344
sinais e sintomas, 345
tratamento, 347
Histerotomia, 792
HIV, taxa de transmissão vertical do, 422
Hormônios sexuais, 50
HPV, *ver* Papilomavírus humano

I

Idade
gestacional, 118
curvas da altura uterina com relação
à, *616*
parâmetros ultrassonográficos
utilizados para, **119**
parenteral avançada, 48
Imunizações, 31
Imunoglobulina anti-D
indicações da profilaxia com, 723
profilaxia com, 727
Incompetência cervical, 581
acompanhamento pré-natal, 587
cerclagem abdominal, 587
contraindicações para cerclagem, 587
diagnóstico, 581
fatores de risco, 581
tratamento, 583
Índice
cardiotocométrico, **177**
de Bishop, 773
de choque, cálculo do, *849*
de líquido amniótico, 190
de massa corpórea, 4, 329
classificação do estado nutricional
de acordo com o, **329**
do perfil biofísico fetal, 181
NEWS, **752**
SOFA, **750**
modificado para obstetrícia, **751**

Indução
do parto, 777
com ocitocina, 778
complicações, 780
falha de, 780
indicações e contraindicações, 777
do trabalho de parto
contraindicações, **778**
rotina empregada na, **779**
Infarto agudo do miocárdio, 277
Infecção(ões)
da episiotomia, 875
complicações, 876
quadro clínico, 875
tratamento, 875, 876
da incisão da cesárea, 869
quadro clínico, 869
tratamento, 870
do sítio cirúrgico, 867
agentes microbianos, 869
classificação, 869
fatores predisponentes, 867
do trato genital inferior, pesquisa de, 629
do trato urinário, 449
acompanhamento, 454
diagnóstico, 449
etiologia, 449
fatores de risco, 449
orientações e tratamento, 451
intra-amniótica, 679
critérios diagnósticos, **681**
diagnóstico, 681
epidemiologia, 680
esquemas antimicrobianos, **682**
microbiologia, 680
patogênese, 679
na gravidez, prevenção de, 31
neonatal por estreptococo do grupo B
fatores de risco que indicam
profilaxia antibiótica para
prevenção de, **473**
neonatal por estreptococo do grupo
B, profilaxia antibiótica intraparto
para, 640
neonatal precoce por estreptococo do
grupo B, 475
regime terapêutico preconizado pelo
CDC, 475

oportunista, quimioprofilaxia, **425**
pela *Chlamydia trachomatis*, 629
pelo estreptococo do grupo B, 40
pelo HIV, interpretação dos testes para
diagnóstico da, **423**
pelo papilomavírus humano, 457
fatores de risco, 458
história natural, 459
prevalência no Brasil, 457
quadro clínico, 459
transmissão, 459
pelo vírus da imunodeficiência
humana, 421
assistência
ao parto, 430
ao puerpério, 432
pré-natal, 424
esquemas antirretrovirais, 428
interpretação dos testes para
diagnóstico da, **423**
rastreamento pré-natal, 422
terapia antirretroviral, 426
transmissão vertical, 422
por estreptococo
coleta do material para cultura, 472
estratégia de rastreamento, 472
profilaxia antimicrobiana
intraparto, 473
por estreptococo do grupo B, 471
puerperal, 859
bactérias relacionadas à, **860**
diagnóstico, 860
exames, 862
fatores predisponentes, 859
microbiologia, 860
profilaxia, 864
tratamento, 862
sexualmente transmissíveis
clamídia, 442
gonorreia, 443
herpes genital, 445
na gestação, 435
sífilis, 435
tricomoníase, 444
Influenza, 33
Inibidores da enzima conversora da
angiotensina, 82
Insuficiência renal crônica, 283

Insulina(s)
ajustes e doses de acordo com os
registros do perfil glicêmico, **308**
consideradas seguras para uso durante
a gestação, tipos e tempos de ação
das, **307**
esquema de equivalência de doses
e conversão em dose múltipla e
sistema de infusão contínua de
insulina, *309*
Insulinoterapia, 307, 316
para pacientes com diabetes *mellitus*
tipo 2, *316*
Intervenções cardíacas fetais, **151**
Intubação orotraqueal de pacientes com
COVID-19, 409
Inventário de depressão de Beck, **494-496**
Iodo, 14
radioativo, 353

K

Klebsiella, 449

L

Lactação
antagonistas da dopamina mais usados
no estímulo à, **884**
estímulo e inibição da, 879
inibição da, 885
supressão
definitiva, 885
temporária, 886
no parto, estímulo da, 881
no pré-natal, estímulo da, 879
no puerpério, estímulo da, 881
Laparoscopia, 547
Laparotomia, 792
Laterocidência, 591
Lesão
incompatível com a vida, 134
operável, mas evolutiva antes de 34
semanas, 134
Líquido amniótico
classificação do, **190**

920 Protocolos Assistenciais

critério maior bolsão para determinar a
quantidade de, **189**
índice de, 190
volume de, 180
Litio, 49
Loratadina, 82
Lúpus eritematoso sistêmico, 227
acompanhamento pré-natal, 229
anticoncepção no pós-parto, 233
atividade na gravidez, 231
avaliação da vitalidade e do crescimento
fetal, 230
medicamentos durante a gravidez, 232
paciente com, 229
via de parto, 233

M

Macronutientes
carboidratos, 7
gorduras, 8
proteínas, 8
sais mineirais, 9
vitaminas, 9
Malformação(ões), 129
congênitas, 195
em gestações anteriores ou na atual, 46
fetais, 129
acompanhamento pré-natal, 135
classificação, 133
conduta em relação à, 132
grupo 1, 134
grupo 2, 134
grupo 3, 134
grupo 5, 135
rastreamento das, 130
ultrassonografia morfológica fetal, 130
maiores, 129
menor, operável no pós-natal, sem
urgência e não evolutiva, 134
menores, 129
na família, 46
operáveis e não evolutivas, 135
operável e evolutiva após 34 semanas,
134
Mama, câncer de, 479
Manobra
de Thiessen, 828

semelhantes à de Bracht, 829
Marcadores
bioquímicos, 126
utiizados no rastreamento de
anomalias cromossômicas no
primeiro trimestre, 126
do primeiro trimestre para rastreamento
da trissomia do cromossomo 21,
sensibilidade e especificidade
dos, **116**
Massa placentária única, 645
Mastite, 889
abscesso, presença de, 891
diagnóstico, 890
fatores predisponentes para a instalação
de, 889
profilaxia, 892
tratamento, 891
Maturação
cervical, 771
com prostaglandinas, **772**
dinoprostona na, 772
misoprostolona, 774
pulmonar fetal, corticoterapia para, 650
Mecônio intraparto, 817
Medicações dermatológicas na gestação e
na lactação, segurança das, **102-103**
Medicamento(s)
agentes químicos e drogas
provavelmente teratogênicos, 49
sabidamente teratogênicos, 49
supostamente teratogênicos, 49
para uso dermatológico, 93
Medicina fetal, cuidados paliativos em, 195
Melasma, 96
Membranas ovulares, rotura prematura
das, 647, 665
Memória, alteração da, 72
Meningococo, 38
Metformina na gestação, 314
Metoclopramida, **884**
Método de avaliação da vitalidade fetal
biofísicos, 174
Metodologias pré-natais diagnósticas
para diferentes indicações fetais,
recomendações, **62**
Metoprolol, 82

Índice Remissivo 921

Microarray cromossômico fetal, 59
Mielomeningocele, correção intrauterina da, 201
Mineirais
  cálcio, 13
  ferro, 13
  iodo, 14
Misoprostol, utilização para maturação cervical, 774
Mnemônico 4T, **845**
Mola hidatiforme, 537
Monitoração
  fetal eletrônica, 807
  fetal intraparto, 805
    avaliação do risco obstétrico, 805
    métodos, 805
Morfologia fetal, 75
Movimentos
  corpóreos fetais, 180
  respiratórios fetais, 180
Mulher, recomendações nutricionais diárias para a, **10**
Mutação do fator V de Leiden, 237

N

Nadolol, 82
Nefrite lúpica, 227
  e pré-eclâmpsia, alterações clínicas e laboratoriais no diagnóstico diferencial entre, **228**
Nefropatia, 281
  insuficiência renal crônica, 283
  síndrome nefrótica, 282
Neisseria gonorrhoeae, 629
Neoplasia trofoblástica gestacional, 539
  classificação anatômica, **541**
  sistema de escore para, **541**
Neuroproteção fetal, sulfato de magnésio para, 640
Nitroprussiato de sódio e nitroglicerina, uso diante do insucesso do controle pressórico com hidralazina, **702**
Níveis glicêmicos materno e fetal, 23
Nutrição pré-natal, 3

O

Obesidade, 329
  acompanhamento pré-natal, 331
  assistência ao parto e ao puerpério, 332
  cesáreas de mulheres com, indicações e vantagens do local de incisão na parede abdominal nas, **334**
  complicações associadas à, 330
  complicações maternas e fetais associadas à, **330**
  gestante com cuidados no período periparto da, **332-333**
Óbito
  de 1 dos fetos dicoriônicos, 656
  de 1 dos fetos monocoriônicos, 656
  fetal, 597
    causas, condutas investigativas das, **599**
    conduta
      ativa, 601
      clínica asssitencial, 600
      expectante, 600
    diagnóstico, 597
    fatores
      de risco, 598
      etiológicos, **598-599**
    gravidez após história de, 605
    incidência, 597
Ocitocina
  indução do parto com, 778
  profilaxia medicamentosa pós-parto com, opções de, **847**
Oclusão endotraqueal fetal na hérnia diafagmática congênita, 203
  acompanhamento pós-inserção do balão endotraqueal, 204
  indicação, 203
  medidas preventivas durante e após procedimento, 204
  técnica, 204
  na hérnia diafragmática congênita, 203
Oftalmia neonatorum, 443
Oligoâmnio, 187
Onda, análise da forma da, 183
Ooforite, 861
Operação cesariana, técnica da, 791
Ovoide córmico, expulsão do, 828

922 Protocolos Assistenciais

P

Paciente
  com hipertensão arterial crônica
    indicações de profilaxia, **299**
  com nefropatia, acompanhamento
    pré-natal das, 285
Paladar, alterações de, 72
Papilomavírus humano, 36, 458
  infecção pelo, 457
Parada cardiorrespiratória, 278
  em gestantes, causas reversíveis, **279**
Parametrite, 861
Parasitoses intestinais, 87-92
Parede abdominal, fechamento da, 794
Parto
  analgesia e anestesia para o, 837
  assistência do, 783
  estímulo da lactação no, 881
  indução do, 777
  operatório, 799
  pélvico, 827
    assistência ao, 828
  plano de, 761
    do HCFMUSP, *763-770*
    experiência da Clínica Obstétrica do
      HCFMUSP, 761, 763
  vaginal
    analgesia
      no neuroeixo para, 839
      para o, 837
      sistêmica para o, 838
    via vaginal, conduções para o, 827
Penfigoide gestacional, denominações
  anteriores, **98**
Pequeno para a idade gestacional, 613
Perda volêmica, fórmula para estimativa de
  por meio de pesagem de compressas, *849*
Perfil biofísico fetal, 179
  conceito, 179
  índices do, 181
  marcador(es)
    crônico, 180
    agudos, 179
    crônico, 180
  parâmetros biofísicos, 180

Peritonite, 861
Peso fetal
  em gestações únicas, valores de
    referência para a estimativa
    ultrassonográfica do, **617**
  em gestações gemelares, valores
    de referência para a estimativa
    ultrassonográfica do, **652**
  ganho de, 6
PHQ-9 (*Patient Health Questionnaire*), 486,
  498
Pico do fluxo expiratório, 364
Pielonefrite aguda, 451
  casos não complicados, orientações e
    tratamento, 453
Pirâmide alimentar, 4
Placas urticariformes pruriginosas na
  gravidez, 99
Placenta
  de inserção baixa, 729
  descolamento prematuro de, 737
  prévia, 729
    conduta, 732
    cuidados no parto, 733
    diagnóstico
      clínico, 730
      diferencial, 731
    etiologia, 729
    exames subsidiários, 731
    morbidades materna e fetal, 734
    quadro clínico, 730
Plantas
  utilizadas como medicamentos, 884
  utilizadas sob formas de chás para
    lactação, 884
Pneumococo, 38
Pneumonia
  adquirida na comunidade
    durante a gestação
      critérios de internação em casos
        de, **363**
      tratamento da, 363
  comunitária, 361
    diagnóstico, 362
    etiologia, 361
    tratamento, 362
Polaciúria, 72
Polidrâmnio, 607

Índice Remissivo 923

amniodrenagem, 610
causas, **608**
complicações maternas e fetais, 609
conduta, 609
diagnóstico, 608
parto, indicação, 611
patogênese, 607
Polissistolia, 823
Poliúria, 72
Pós-cirurgia bariátrica, 691
Pós-datismo, 743
incidência, 743
protocolo de assistência ao, 746
vigilância da vitalidade fetal, 745
Posição
de prece maometana, 594
de Trendelenburg genupeitoral, 594
prona, 409
Pré-eclâmpsia, 697
critérios de internação, 700
cuidados no pós-parto, 705
definição, 697
diagnóstico, 697
drogas utilizadas, **700**
exames complementares na, 698
prevenção e predição, 704
propedêutica complementar da, 698
tratamento do descontrole pressórico
em pacientes internadas, 701
Prematuridade
classificação conforme a sua evolução
clínica e os fatores de risco
associados, 628
eletiva, 627
fatores de risco, identificação dos, 628
gestantes com fatores de risco
identificados, 630
prevenção da, 627
sinais ultrassonográficos, 631
sludge, 631
Prematuro, antecendentes de, 628
Pré-natal
estímulo da lactação no, 879
exames de vigilância fetal durante o, **75**
exames solicitados na Clínica Obstétrica
do HCFMUSP, **69-70**
rastreamento do vírus da
imunodeficiência humana durante

o, fluxograma, 71
Procedimentos invasivos, 159
amniocentese, 162
amniodrenagem, 163
biópsia de vilo corial, 160
cordocentese, 164
nas gestações gemelares, 169
transfusão intrauterina, 166
Procidência, 591
Procúbito, 591
Profilaxia
antimicrobiana para operação
cesariana, **865**
antitrombótica, 247, 270
da endocardite infecciosa, 270
da pré-eclâmpsia superajuntada, 299
de pré-eclâmpsia em pacientes com
hipertensão arterial crônica,
indicações, **299**
de tromboembolismo, uso de
acetilsalicílico ou corticosteroide
para, 250
tromboembolismo venoso
na gravidez, 247
na hospitalização e no pós-parto, 253
Progesterona na gravidez de localização
desconhecida, 555
Prolapso
do cordão, 591
conduta, 592, 594
diagnóstico, 592
fatores de risco, 591
resposta rápida do, acionamento
de, **593**
Propranolol, 82
Prostaglandina, 49
maturação cervical com, **772**
Proteína(s), 8
A plasmática específica da gestação
(PAPP-A), 126
C, deficiência de, 238
S, deficiência de, 239
Proteus mirabilis, 449
Protocolo
de assistência ao pós-datismo, 746
para manejo de sepse na gestação
aplicável a pacientes a partir de 22
semanas, 754

924 Protocolos Assistenciais

para manejo de sepse na gestação aplicável a pacientes com menos de 22 semanas, *753*
Protozooses, 88
Protrombina mutante, 237
Prurigo da gravidez, 100
Psicose puerperal, 896
Psoríase pustulosa da gravidez, denominações anteriores, **98**
Puerpério, 28, 895
Pulsatila, 884
Púrpura trombocitopênica trombótica, 714

Q

Queda
da frequência cardíaca fetal, 811
prolongada da frequência cardíaca fetal, 811
Questionário de saúde do paciente, **498-499**

R

Rastreamento
bioquímico de primeiro trimestre, 126
do câncer de colo de útero, 459
sorológico da gestante, 438
Reação em cadeia da polimerase fluorescente quantitativa, 59
Reanimação cardiopulmonar em gestantes, *279*
Refluxo gastroesofágico, 365
Resposta
hemodinâmica fetal à hipoxemia, estudo da, 186
resposta hemodinâmica ao exercício, 23
sexual
humana, ciclos de, 105
modelo circular de, *107*
modelo linear de, *105*
Restrição do crescimento fetal, 613
a partir de 32 semanas de gestação, conduta obstétrica na, *623*
avaliação e manejo da, **620**
conduta assistencial intraparto, 624
conduta clínica e obstétrica, 620

de início precoce, conduta obstétrica na, *622*
diagnóstico, 615
fatores etiológicos, 613
seletiva de acordo com a cronicidade, definição, **653**
Retinoides, 49
Rinite, 365
Rotura prematura das membranas ovulares, 647
avaliação inicial da gestação, 649
complicações, 649
conduta clínica, 652
etiologia, 648
incidência, 647
no pré-termo > 24 semanas, conduta na, *657*
prematurea, conduta nos casos de, *653*
prevenção da infecção pelo estreptococo do grupo B, 656
Rubéola, vacina contra, 35
Rubéola, 395
diagnóstico sorológico, 396
etiologia, 395
infecção fetal, 396
prevenção pela vacina, 398
propedêutica fetal invasiva, 397
quadro clínico materno, 395
transmissão vertical, 396
Rubivirus, 395

S

Sais minerais, 9
Salbutamol, 638
esquema terapêutico de utilização de, *639*
Salpingite, 861
Sangue
fetal, obtenção da amostra, 818
materno, 51
Sarampo, 35
Sedativos ansiolíticos, 81
Sepse, 749, 862
mortalidade, 749
Septo interventricular, corte do eixo longo mostrando o, *148*
Sequência anemia-policitemia, 658
classificação, **659**

Índice Remissivo

Sequenciamento de próxima geração, 60
Seromas, 874
Sexualidade
feminina, 105
gestação e, 107
Sífilis, 435
congênita, 437
em gestantes, protocolo de decisão
clínica sobre, *441*
latente, 436
na gestação, interpretação de testes
diagnósticos para, **439**
primária, 436
secundária, 436
terciária, 437
Sinal
do "lambda", 645
do "T", 645
Síndrome(s)
antifosfolípide, 240, 575
critérios diagnósticos, 576
profilaxia antitrombótica em
gestantes com, *242*
da imunodeficiência adquirida, 421
da rubéola congênita,
ultrassonografia, 397
da transfusão feto-fetal, 657
de ovários policísticos, 690
de transfusão feto-fetal conforme
classificação de Quintero, estágios
da, **200**
HELLP
conduta na gestante com, *719*
conduta obstétrica, 717
diagnóstico, 713
diagnóstico diferencial, 714
sinais e sintomas, 713
tratamento clínico, 714
hemolítica urêmica, 714
nefrótica na gestação, 282
Sistema de escore para neoplasia
trofoblástica gestacional, **541**
Sludge, 631
Sobrepeso, complicações maternas e fetais
associadas ao, **330**
Sonograma
arterial e venoso, esquema de, 183
interpretação dos, 182

Sonolência, 72
Staphylococcus saprophyticus, 449
Streptococcus do grupo B, 449
Substâncias radioativas e interrupção
temporária do aleitamento, **886**
Sulfato de magnésio
esquema de Sibai para uso de, 709
para neuroproteção fetal, 640
Sulfonamidas, 49
Superdistensão, 824
Suplementação
indicadas durante o pré-natal, 68
vitamínica, 68

T

Tabagismo, 366
Talassemia, 222
minor, diagnóstico, 223
Talidomida, 49
Taquiarritmias, 276
com instabilidade hemodinâmica,
abordagem nas, *277*
Taquicardias, 153
sinusal, 154
supraventriculares, 154
ventriculares, 155
Taquissistolia, 817
Taxa de detecção de cardiopatias na
posição de 4 câmaras, 147
Tecidos utilizados para o diagnóstico pré-
natal fetal
células do líquido amniótico, 51
células do sangue fetal, 52
sangue materno, 51
vilo corial, 51
Técnica
da hibridização *in situ* fluorescente, 161
da operação cesariana, 791
de Fobi-Capella, 337
de McDonald modificada por Pontes, *584*
Temperatura corporal, 24
Terapêutica
anti-hipertensiva de manutenção, **295**
cardiovascular na gravidez, **269**
farmacológica da hipertensão arterial
crônica, 293

926 Protocolos Assistenciais

nas emergências hipertensivas na
gestação, 297
Terapia antirretroviral, 426
Teratogenicidade, 77
Teratógeno, período crítico durante o qual
desenvolvimento pode ser interrompido
por, *78*
Terbutalina, 638
esquema terapêutico de utilização de, *639*
Teste
com sobrecarga, 179
da estimulação sônica, 178
diagnósticos para sífilis na gestação,
interpretação de, 439
imunológicos, interpretação, 438
não treponêmicos, 438
pré-natal não invasivo
capacitação, 56
contraindicações, 55
indicações, 54, 55
limitações, 55
pré-natal não invasivo, 127
treponêmicos, 437
Tionamidas, 352
orientações para o uso das, **353**
Tireoide fetal, 343
Tireoidectomia, 353
Tireoidite pós-parto, 356
Tireotoxicose gravídica e a doença de
Graves, diferenças entre, **351**
Tocólise, 637
Tônus fetal, 180
Toque vaginal, descompressão funicular
pelo, *593*
Toxoplasma gondii, 387
Toxoplasmose, 387
congênita, 387
esquemas terapêuticos na, **391**
diagnóstico sorológico, 389
infecção fetal, tratamento, 390
prevenção, medidas higienodietéticas
para, **392**
protocolo de assistência, 391
taxas de transmissão vertical e de
acometimento fetal em função da
idade gestacional, *388*
transmissão vertical, profilaxia da, 390
TRAb, dosagem durante a gestação, **354**

Trabalho
de parto
e falso trabalho de parto, diferenças
clínicas entre, **636**
prematuro, 635
assistência ao, 641
conduta, 636
dúvida diagnóstica, 635
escolha da via de parto no
trabalho de, *642*
Traço falciforme, 221
Transfusão intrauterina, 166
cálculo do volume de infusão, 167
complicações, 169
época de realização, 166
indicações, 166
material, 167
prognóstico perinatal, 169
solicitação do hemoconcentrado, 167
técnica, 168
Translucência nucal, 121
acompanhamento da gestação, 124
medida da, 122
organograma de conduta com relação à
medida da, *125*
padronização da medida da, 122
Transtorno(s)
afetivo bipolar, 503
de ansiedade, 510
de ansiedade generalizada, 517
de estresse pós-traumático, 520
de pânico, 511
obsessivo-compulsivo, 519
puerperais, 895
Trato respiratório, modificações gravídicas
do, 359, **359**
Treponema pallidum, 435
Trichomonas vaginalis, 444
Tricomoníase, 444
diagnóstico, 444
implicações obstétricas, 444
tratamento, 445
Tricomoníase, 629
Tromboembolismo
pulmonar, 257
diagnóstico, 259
em gestantes, fluxograma para o
diagnóstico, 259

Índice Remissivo **927**

venoso
diagnóstico e tratamento, 257
escore de risco na hospitalização, **254**
exames indicados para gestante com
antecedente de, 250
venoso na gravidez
profilaxia do, 247
sem hospitalização, escore de risco
para, **248**
Trombofilia(s), 235
acompanhamento pré-natal e
tratamento, 241
conduta no parto, 244
conduta no pós-parto, 245
conduta no puerpério, 245
deficiência de antitrombina, 238
deficiência de proteína C, 238
deficiência de proteína S, 239
hereditárias, 577
hiper-homocisteinemia, 239
mutação do fator V de Leiden, 237
protrombina mutante, 237
rastreamento na gestação, **236**
síndrome antifosfolípide, 240
Tromboflebite pélvica puerperal, 861
Trombose venosa profunda, 257
diagnóstico, 258
Tuberculose
pulmonar, 359
diagnóstico, 360
tratamento, 360, **361**
vacina da, 38, 2

U

Ultrassonografia, 113
gestacional, 113
indicações, 114
morfológica do segundo trimestre, 116
na síndrome da rubéola congênita, 397
obstétrica de terceiro trimestre, 117
obstétrica transvaginal de primeiro
trimestre, 114
Ureaplasma urealyticum, 449
Uretrites, 450
Urocultura, 304
Urtiga-maior, 884
Útero, fechamento do, 793

Uterolíticos
contraindicações para o uso de, **637**
indicações para o uso de, **636**

V

Vacina(s)
BCR, 38
contraindicadas na gestação
caxumba, 35
dengue, 36
papilomavírus humano, 36
rubéola, 35
sarampo, 35
varicela, 36
de HPV, 465
seguras de rotina pré-natal, 32
hepatite B, 33
influenza, 33
tétano, difteria e coqueluche
acelular, 32
Vacinação dTpa conforme histórico vacinal
da gestante, 32
Vaginose bacteriana, 629
Valor de referência
da gasometia em gestantes, **408**
de TSH e T4 para diagnóstico do
hipotireoidismo durante a gestação,
346
para a estimativa ultrassonográfica do
peso fetal em gestações
gemelares, **652**
para a estimativa ultrassonográfica do
peso fetal em gestações únicas, **617**
Valva pulmonar, 149
Valvoplastia
aórtica, indicação, **151**
pulmonar, indicação, **151**
Varicela, vacina contra, 36
Velocidade sistólica da artéria cerebral
média, acompanhamento dos fetos com
pico de, 726
Viabilidade da gestação, 75
Vilo corial, 51
Virustáticos, 50
Vitalidade
fetal
avaliação da, 173

928   Protocolos Assistenciais

avaliação com uso da
cardiotocografia e do perfil
biofísico fetal, *182*
métodos de avaliação biofísicos, 174
riscos de falência de oxigenação do
feto, 173
Vitamina(s), 9
A, 12
consumo excessivo, 12
ácido ascórbico, 12

ácido fólico, 11
B12, 11
B9, 11
B9, 12
C, 12
calciferol, 12
cianocobalamina, 11
D, 12
fontes, **10**
Volume de infusão, cálculo do, 167

IMPRESSÃO:

PALLOTTI
GRÁFICA

Santa Maria - RS | Fone: (55) 3220.4500
www.graficapallotti.com.br